ヒューマン・ボディ

――<からだと病気>詳細図鑑――

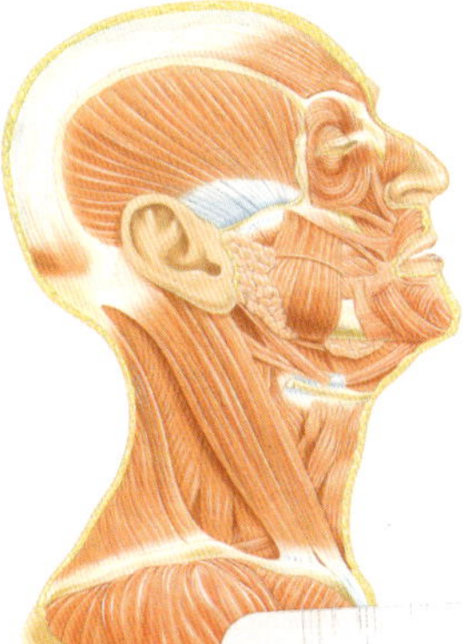

主婦の友社

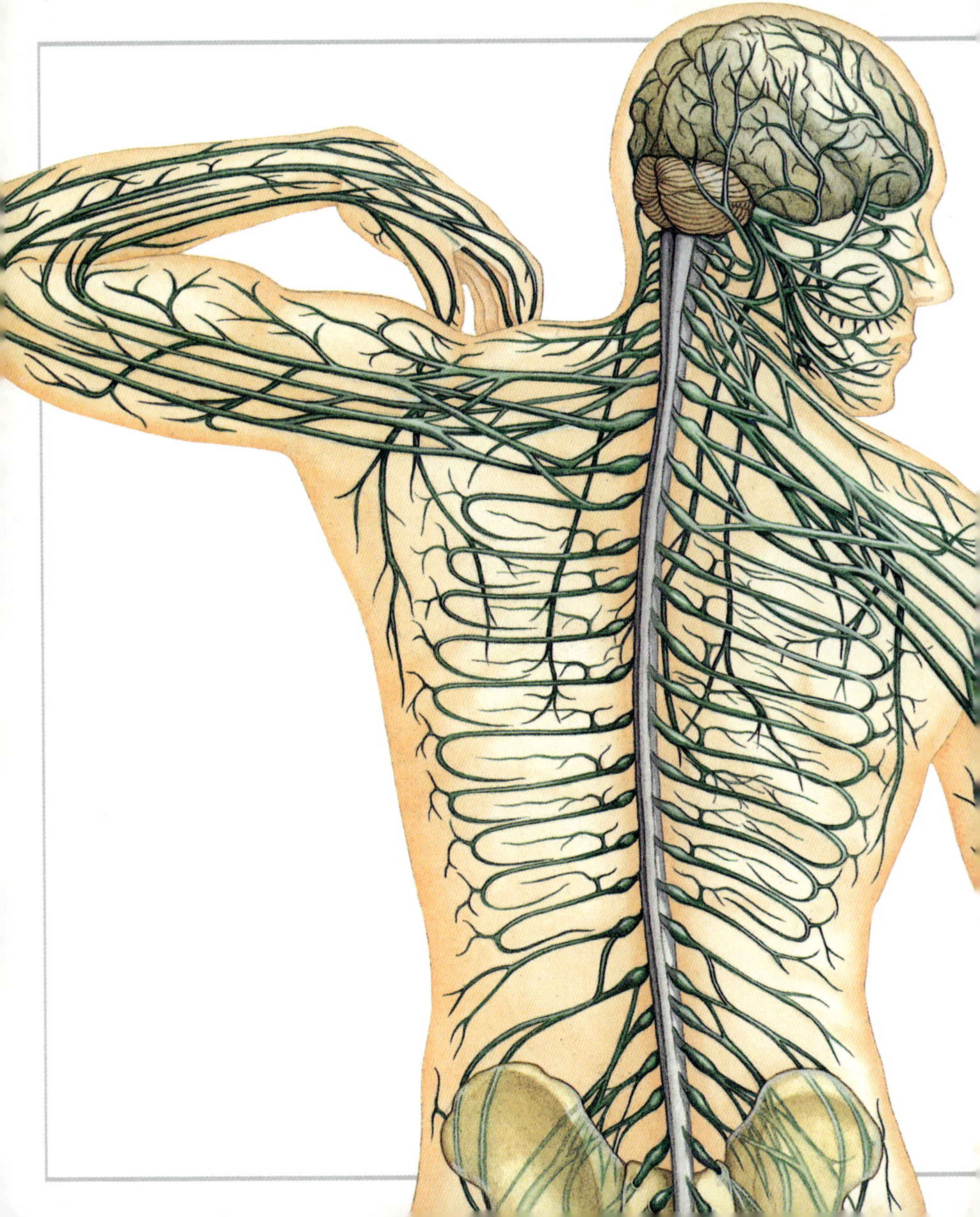

ヒューマン・ボディ

——＜からだと病気＞詳細図鑑——

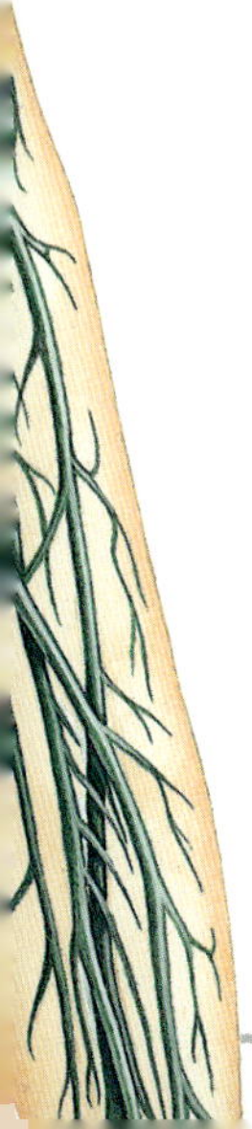

主婦の友社

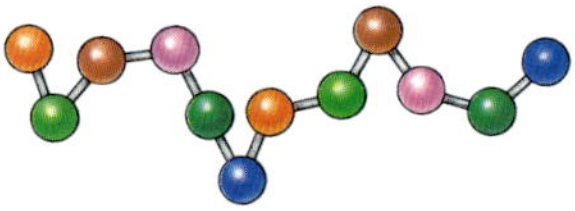

A DORLING KINDERSLEY BOOK
http://www.dk.com

Original Title: Human Body

Japanese translation rights arranged with
Dorling Kindersley Limited,London
through Tuttle-Mori Agency.Inc., Tokyo

目次

本書について 6

人体の構造 8

体の各部の仕組み 10
さまざまな器官系 36
細胞、皮膚、上皮組織 44
骨格系 58
筋肉系 80
神経系 96
内分泌系 156
心血管系 168
リンパ系・免疫系 186
呼吸器系 194
消化器系 206
泌尿器系 236
生殖器系 248
ヒトのライフサイクル 256

病気と機能障害 306

皮膚の病気 308
骨・筋肉の病気 314
神経系の病気 330
循環器の病気 344
感染症と免疫疾患 362
呼吸器の病気 376
消化器の病気 392
泌尿器の病気 406
生殖器障害 410
がん 424

用語集と索引 430

用語集 432
索引 438

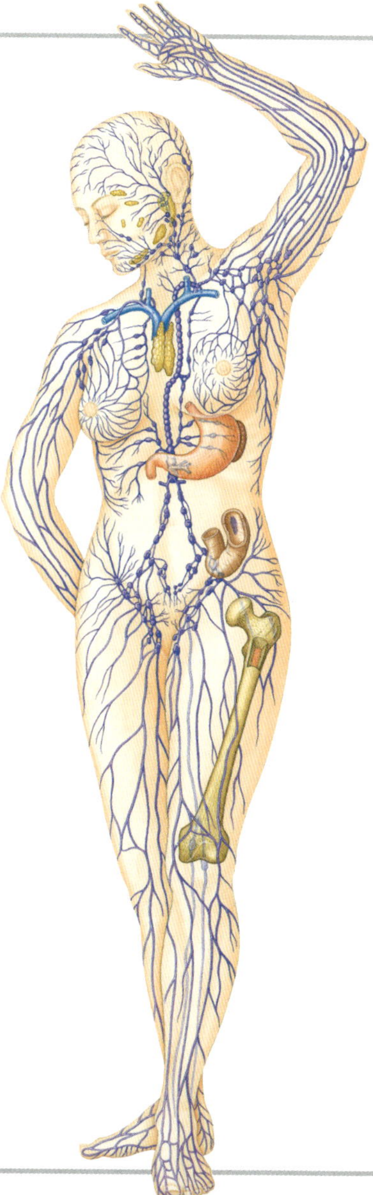

本書について

本書では、人体の構造と働きや、よく起こる病気を解説しています。前半では体の各部の仕組みを示し、続いてそれぞれの器官系の構造を説明し、前半の最後にヒトのライフサイクル（発生から老化に至る変化）を解説してあります。本書の後半ではよくかかる病気をとり上げ、巻末の用語集では医学用語を説明しています。

人体の構造

体の各部の仕組み

体のあらゆる部分を網羅する詳細な解剖地図です。体の各部分にある筋肉や血管、主な臓器などの内部構造が一目でわかります。

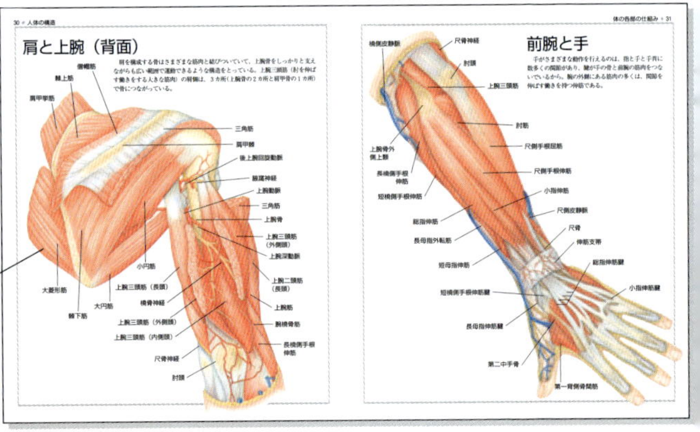

解剖地図

人体の解剖学的構造を示します。こまかい構造に至るまで名称を付記しました。

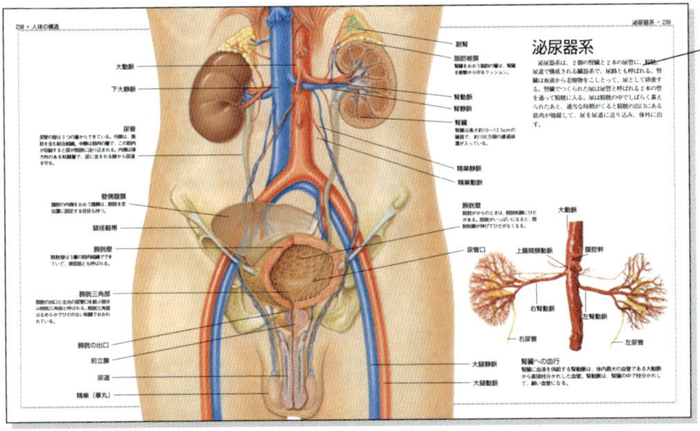

器官系の説明

それぞれの器官系の特徴や働きを説明する文章で、器官系に属する各臓器の位置を図に示しています。

器官系

この章では、主な器官系を図解して説明します。各器官系のあらましを説明したあと、器官系を構成するそれぞれの臓器の構造と役割を示します。

個々の臓器

器官系を構成する組織や臓器の構造と働きをくわしく説明します。

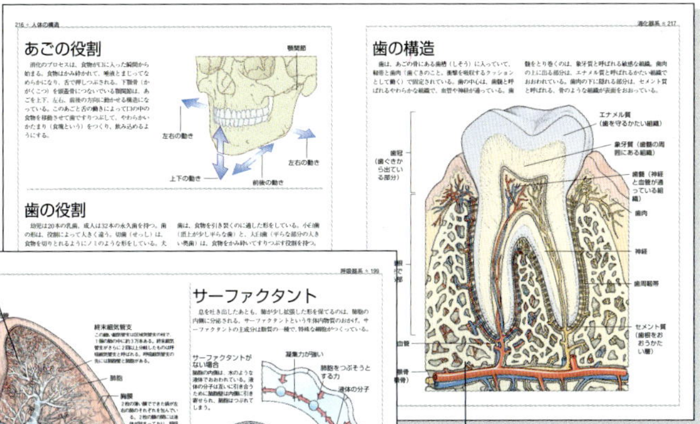

内部構造図

臓器の中の様子が一目でわかります。

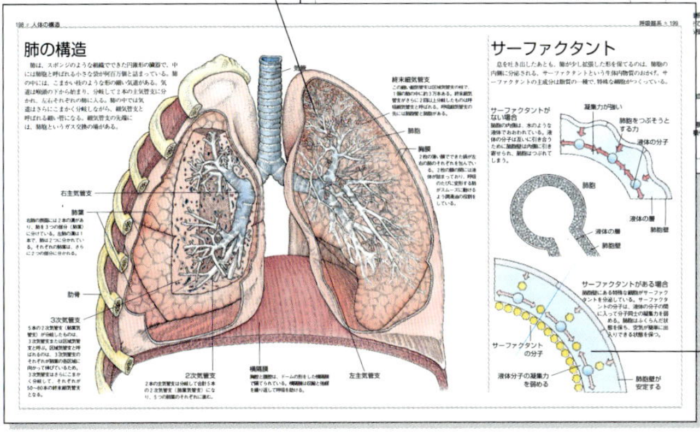

拡大図

小さな組織の微細構造を示します。

概念図

複雑な体の機能を図でわかりやすく説明しています。

病気と機能障害

人体の機能障害

この章では、けが、感染症、がんなど私たちが経験することの多い病気や機能障害を図解して説明しています。

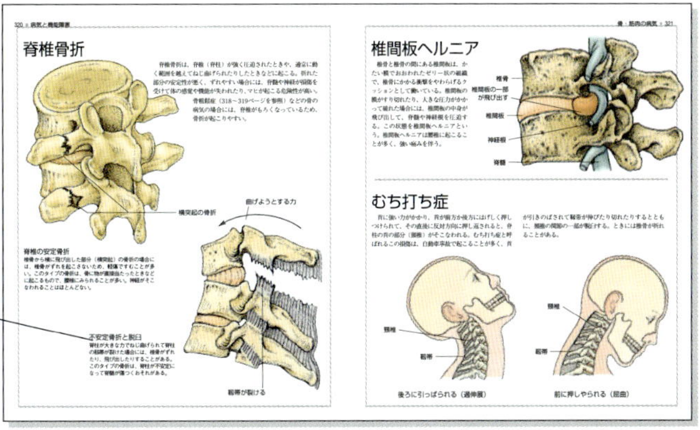

説明文

すべての図には、簡潔な説明文がついています。

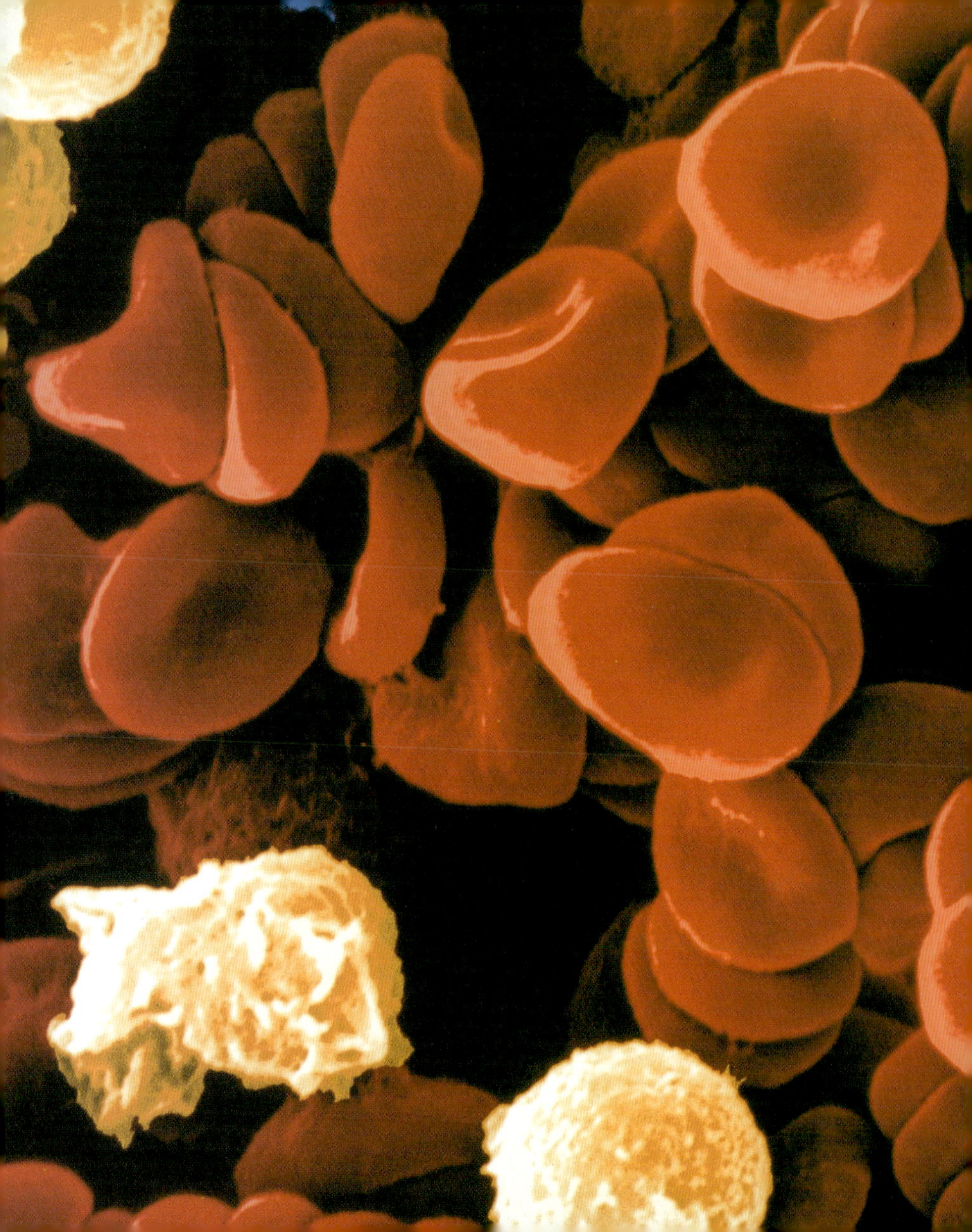

人体の構造

体の各部の仕組み 10
さまざまな器官系 36
細胞、皮膚、上皮組織 44
骨格系 58
筋肉系 80
神経系 96
内分泌系 156
心血管系 168
リンパ系・免疫系 186
呼吸器系 194
消化器系 206
泌尿器系 236
生殖器系 248
ヒトのライフサイクル 256

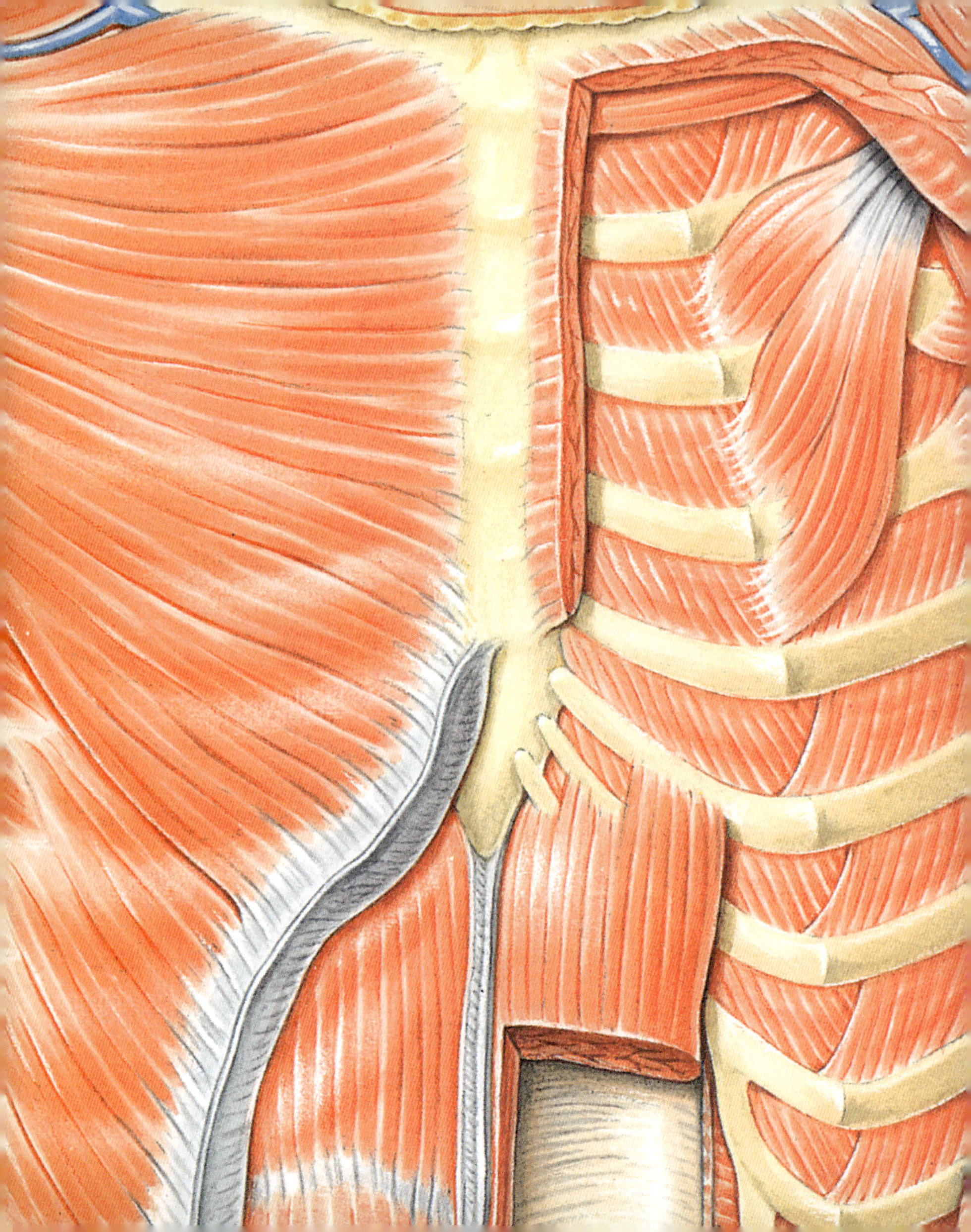

体の各部の仕組み

人体は、さまざまな内臓や組織が統合してできた複雑な生命体である。この章では、人体を頭部、胸部、腹部、骨盤部などの部分に分けて、臓器や組織の場所やお互いの位置関係を示す。頭からつま先までの構造を見てみよう。

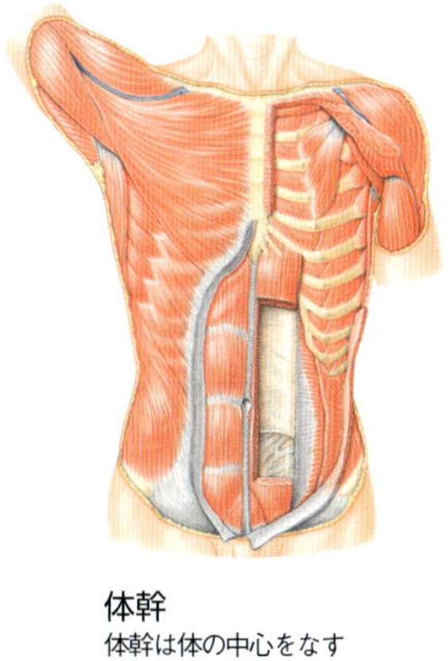

体幹
体幹は体の中心をなす部分で、胸部と腹部に分けられる。

頭頸部（1）

頭部には脳がある。脳は頭蓋骨で守られていて、頭蓋骨の外側には筋肉の層がある。筋肉の層は顔面神経から枝分かれした数々の神経の支配を受けて、さまざまな表情をつくり出す。頭部に血液を供給する動脈と、頭部からの血液を運び出す静脈は、頸動脈と頸静脈から枝分かれしたもの。頸部は頭部の重みを支え、頭部と肩から下の部分の連絡通路として働く。

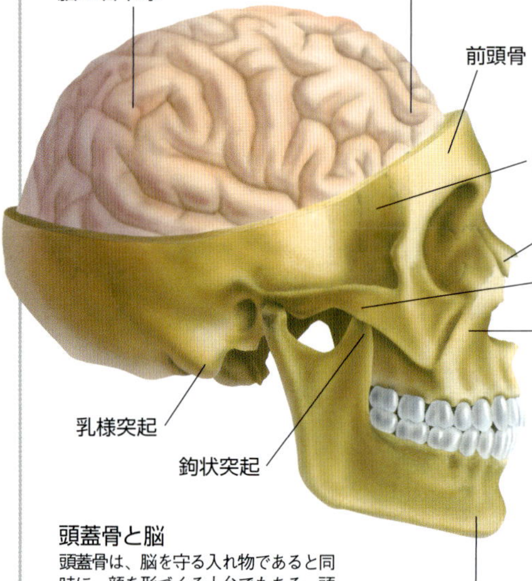

脳の右半球
脳の前頭葉
前頭骨
蝶形骨
鼻骨
頬骨弓
上顎骨
乳様突起
鉤状突起
下顎骨

頭蓋骨と脳
頭蓋骨は、脳を守る入れ物であると同時に、顔を形づくる土台でもある。頭蓋骨を構成する骨の中で動かすことができるのは、下顎骨だけ。ほかの骨はすべて癒合されている。

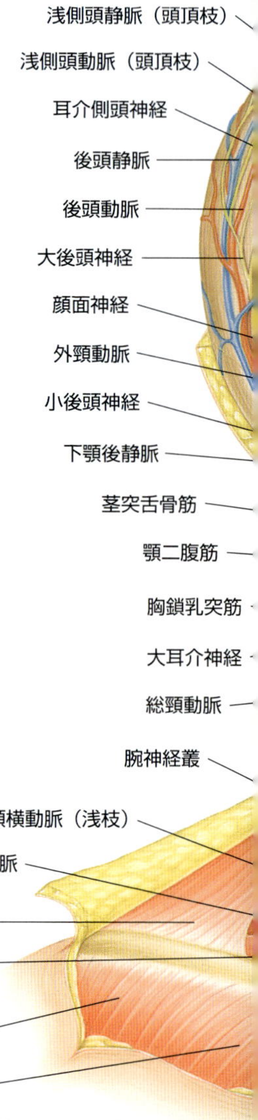

浅側頭静脈（頭頂枝）
浅側頭動脈（頭頂枝）
耳介側頭神経
後頭静脈
後頭動脈
大後頭神経
顔面神経
外頸動脈
小後頭神経
下顎後静脈
茎突舌骨筋
顎二腹筋
胸鎖乳突筋
大耳介神経
総頸動脈
腕神経叢
頸横動脈（浅枝）
鎖骨下動脈
僧帽筋
肩甲舌骨筋（下腹）
三角筋
大胸筋

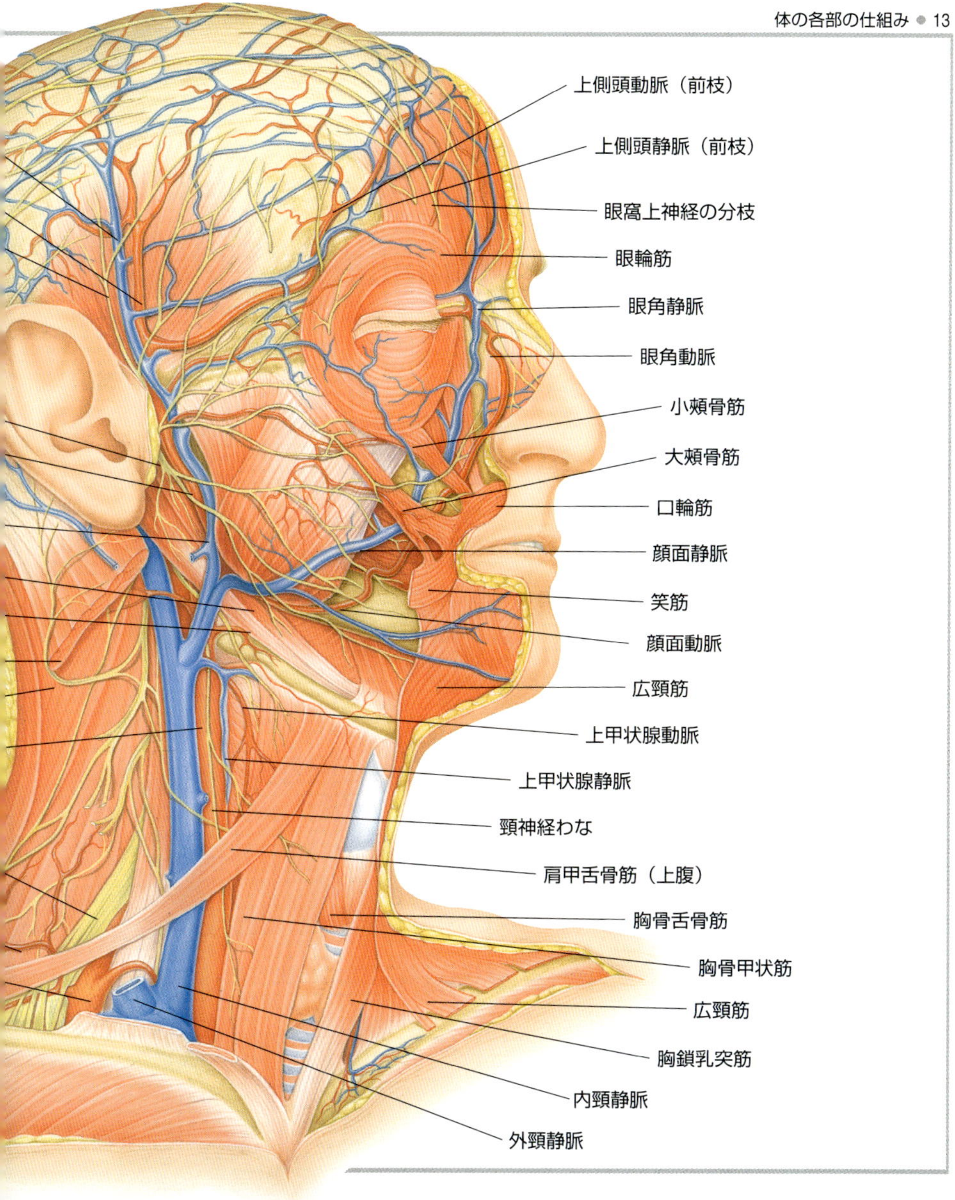
上側頭動脈（前枝）
上側頭静脈（前枝）
眼窩上神経の分枝
眼輪筋
眼角静脈
眼角動脈
小頬骨筋
大頬骨筋
口輪筋
顔面静脈
笑筋
顔面動脈
広頸筋
上甲状腺動脈
上甲状腺静脈
頸神経わな
肩甲舌骨筋（上腹）
胸骨舌骨筋
胸骨甲状筋
広頸筋
胸鎖乳突筋
内頸静脈
外頸静脈

頭頸部（2）

顔面の骨は、眼や鼻、舌という重要な感覚器官の位置を定め、周囲の土台をつくる役割も持つ。上顎骨と下顎骨は歯を支える。首の筋肉は強力で、頭を左右に振ったり、頭を前に傾けたり後ろにそらしたりするほか、頭をぐらつかせずにまっすぐに保つ働きをしている。

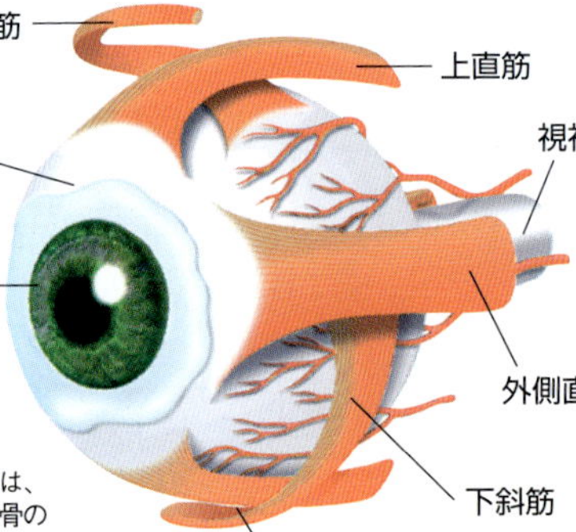
上斜筋
上直筋
強膜
視神経
角膜
外側直筋
下斜筋
下直筋

眼

眼をおさめている眼窩は、眼球を守る役目を持つ骨のくぼみ。眼球にとりついている眼筋は、眼球を上下左右に動かす。

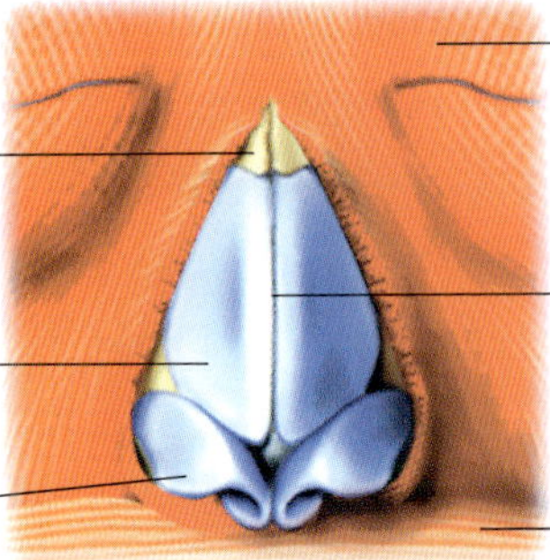
眼輪筋
鼻骨
鼻中隔軟骨
外側鼻軟骨
大鼻翼軟骨
口輪筋

鼻

鼻の外部構造は主に軟骨でできている。鼻骨から出た小さな突起が鼻梁をつくっている。

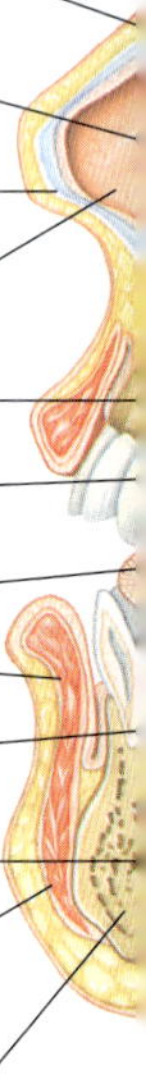
上直筋
外側直筋
下斜筋
頬骨
鼻軟骨
鼻腔
上顎骨
軟口蓋
上縦舌筋
口輪筋
おとがい舌筋
舌扁桃
おとがい筋
下顎骨
おとがい舌骨筋
顎舌骨筋

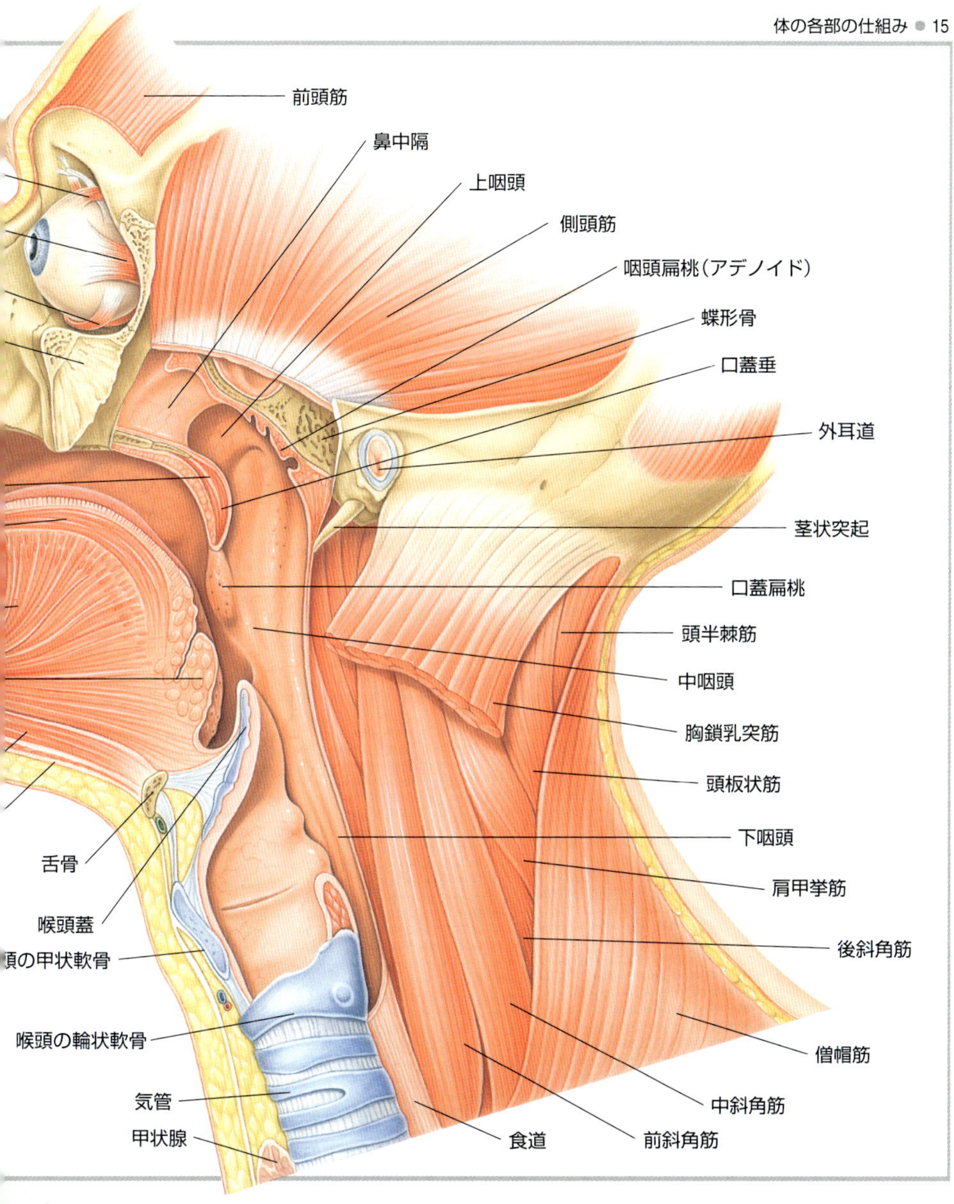
前頭筋
鼻中隔
上咽頭
側頭筋
咽頭扁桃（アデノイド）
蝶形骨
口蓋垂
外耳道
茎状突起
口蓋扁桃
頭半棘筋
中咽頭
胸鎖乳突筋
頭板状筋
下咽頭
肩甲挙筋
後斜角筋
僧帽筋
中斜角筋
前斜角筋
食道
舌骨
喉頭蓋
頭の甲状軟骨
喉頭の輪状軟骨
気管
甲状腺

頸部（前面）

頸部には、呼吸と嚥下に関係する筋肉や組織がある。気管は空気の通り道で、肺に至る。咽頭（普通は喉と呼ばれる場所）と気管をつないでいるのが、喉頭と呼ばれる声をつくり出す器官である。唾液腺がつくる唾液は、食べ物をやわらかくして飲み込みやすくする働きを持つ。

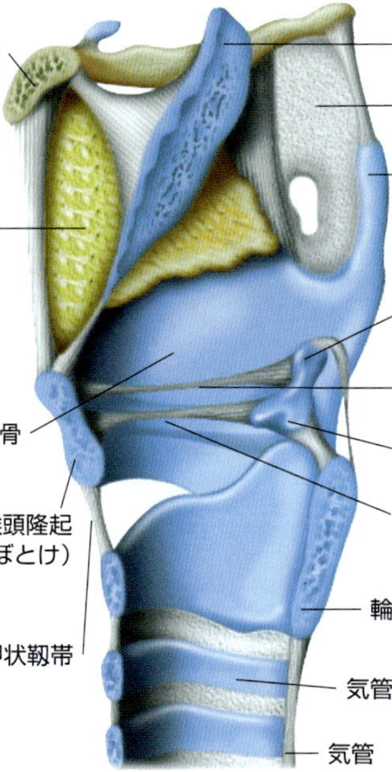
舌骨
喉頭蓋
甲状舌骨膜
甲状軟骨の上角
脂肪体
小角軟骨
〔喉頭〕室ひだ
（偽声帯）
甲状軟骨
披裂軟骨
声帯ひだ（真声帯）
喉頭隆起
（のどぼとけ）
輪状軟骨
輪状甲状靱帯
気管軟骨
気管

喉頭

喉頭は主に軟骨と靭帯でできている。喉頭の中にある声帯の間を空気が通り抜けると、声が出る。物を飲み込むときは、喉頭蓋と呼ばれる軟骨のフタが閉じて、肺に食べ物が入らないように防ぐ。

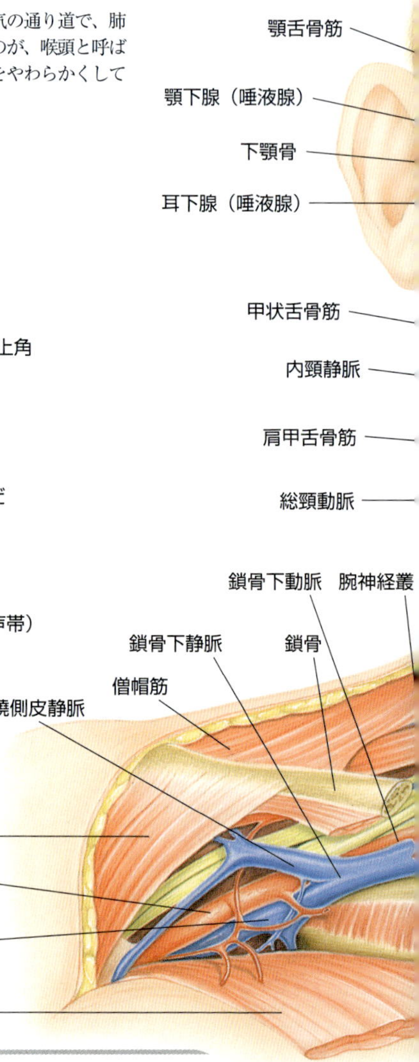
顎舌骨筋
顎下腺（唾液腺）
下顎骨
耳下腺（唾液腺）
甲状舌骨筋
内頸静脈
肩甲舌骨筋
総頸動脈
鎖骨下動脈
腕神経叢
鎖骨下静脈
鎖骨
僧帽筋
橈側皮静脈
三角筋
腋窩動脈
腋窩静脈
大胸筋

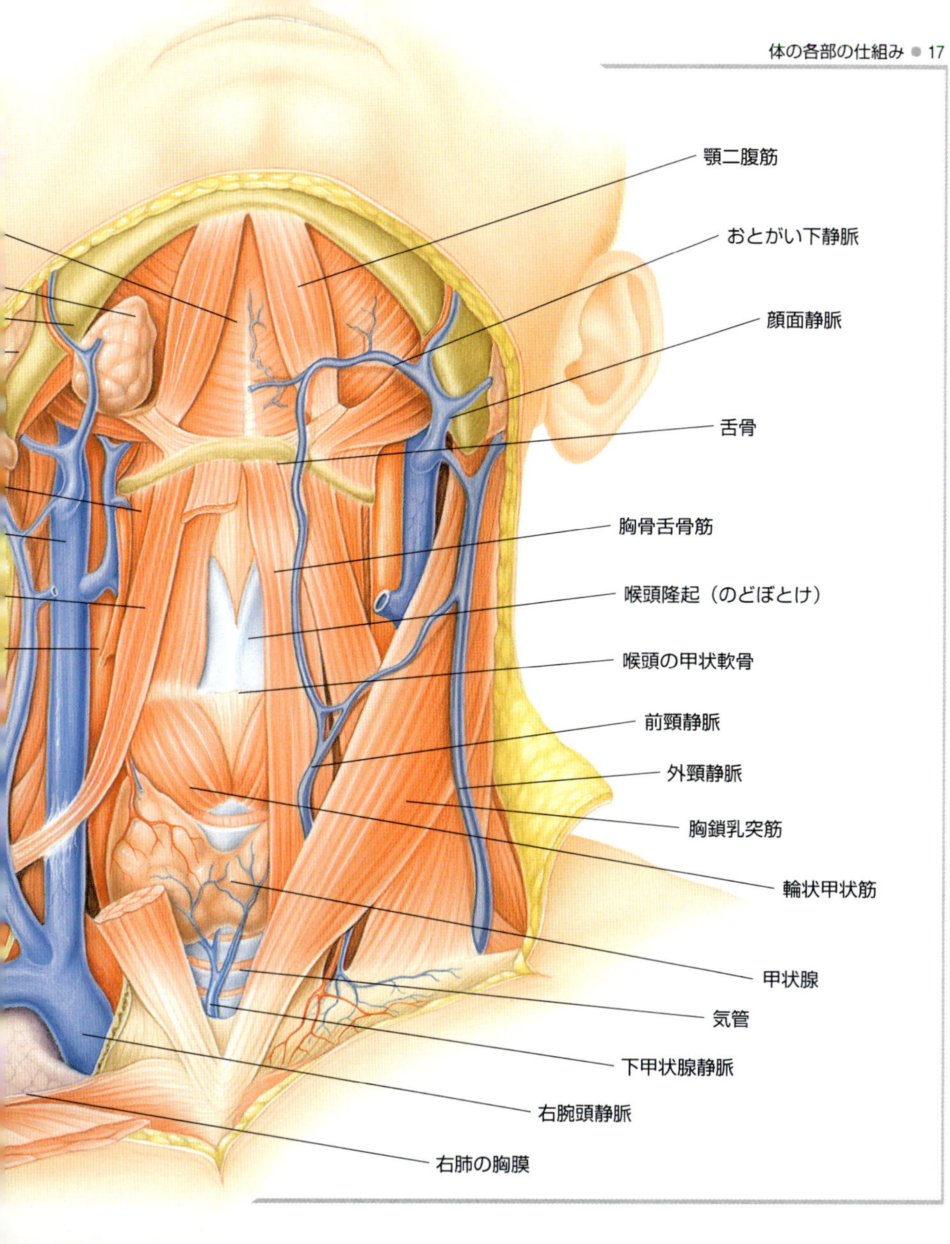
顎二腹筋
おとがい下静脈
顔面静脈
舌骨
胸骨舌骨筋
喉頭隆起（のどぼとけ）
喉頭の甲状軟骨
前頸静脈
外頸静脈
胸鎖乳突筋
輪状甲状筋
甲状腺
気管
下甲状腺静脈
右腕頭静脈
右肺の胸膜

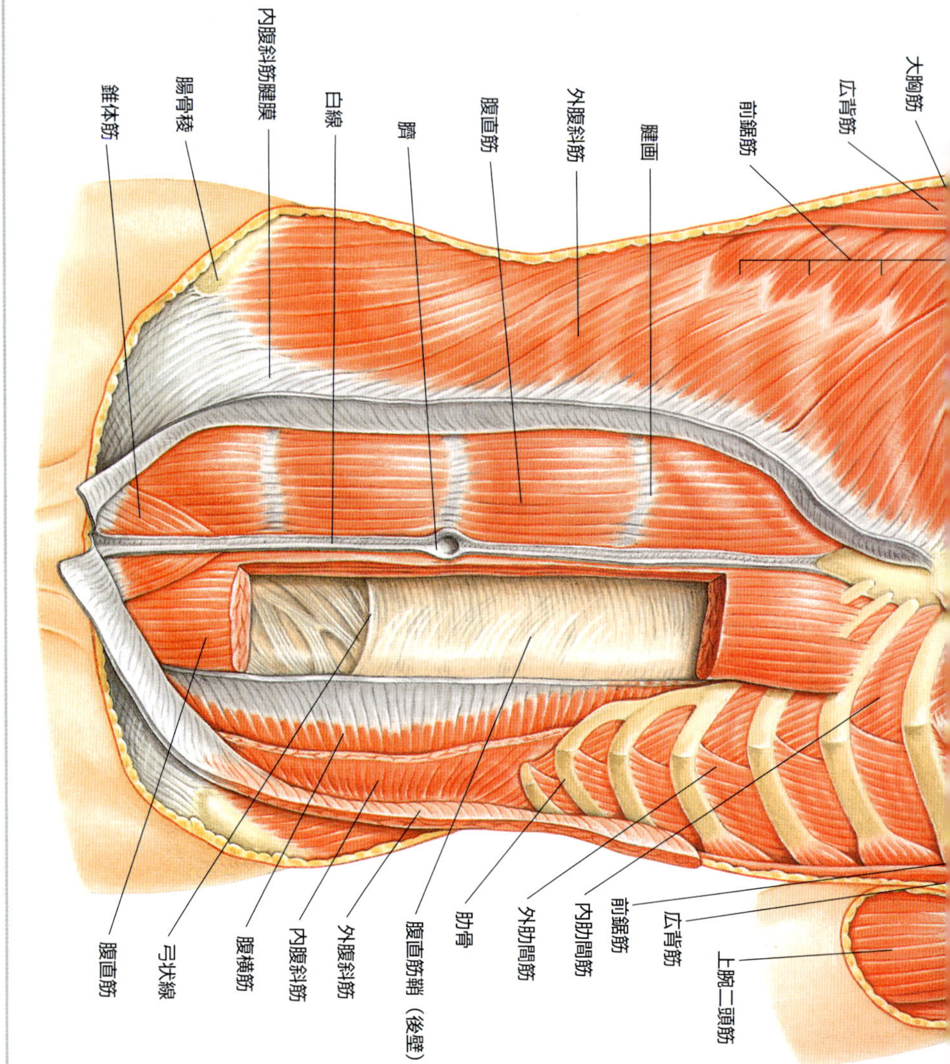
大胸筋
広背筋
前鋸筋
腱画
外腹斜筋
腹直筋
臍
白線
内腹斜筋腱膜
腸骨稜
錐体筋
腹直筋
弓状線
腹横筋
内腹斜筋
外腹斜筋
腹直筋鞘（後壁）
肋骨
外肋間筋
内肋間筋
前鋸筋
広背筋
上腕二頭筋

体幹部（前面）

体幹部は体の中心部分で、胸部と腹部からなる。体幹部の上半分にある胸郭は、体を支え、心臓や肺を守る働きを持つ。体幹の前面にある表在筋は、腕を前に出して内側に寄せる働きをする。深部筋は、呼吸をするときに肋骨を動かす筋肉。胸郭より下にある腹部の内臓は、丈夫な筋肉の層でおおわれている。

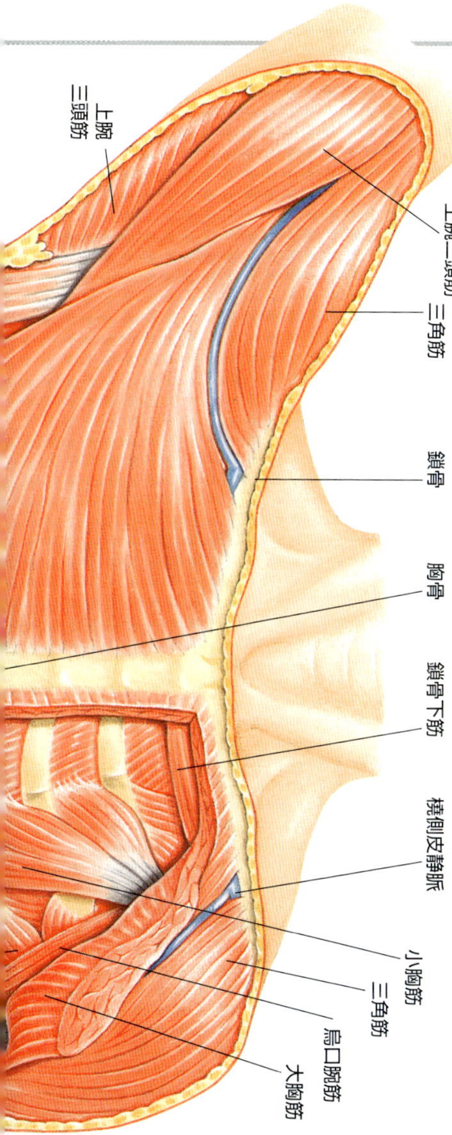
上腕三頭筋
上腕二頭筋
三角筋
鎖骨
胸骨
鎖骨下筋
橈側皮静脈
小胸筋
三角筋
烏口腕筋
大胸筋

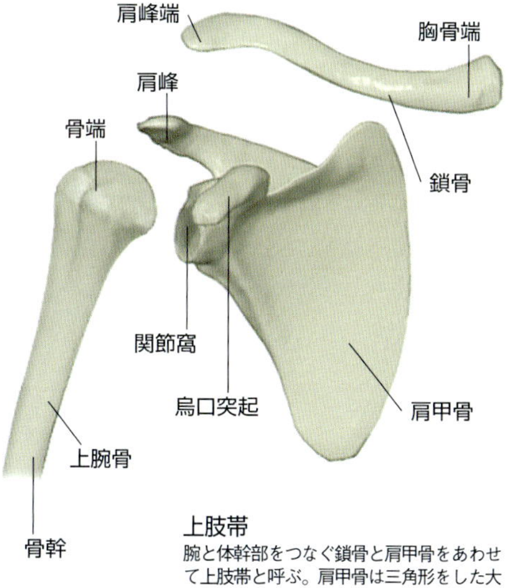
肩峰端
胸骨端
肩峰
骨端
鎖骨
関節窩
烏口突起
肩甲骨
上腕骨
骨幹

上肢帯

腕と体幹部をつなぐ鎖骨と肩甲骨をあわせて上肢帯と呼ぶ。肩甲骨は三角形をした大きな骨。

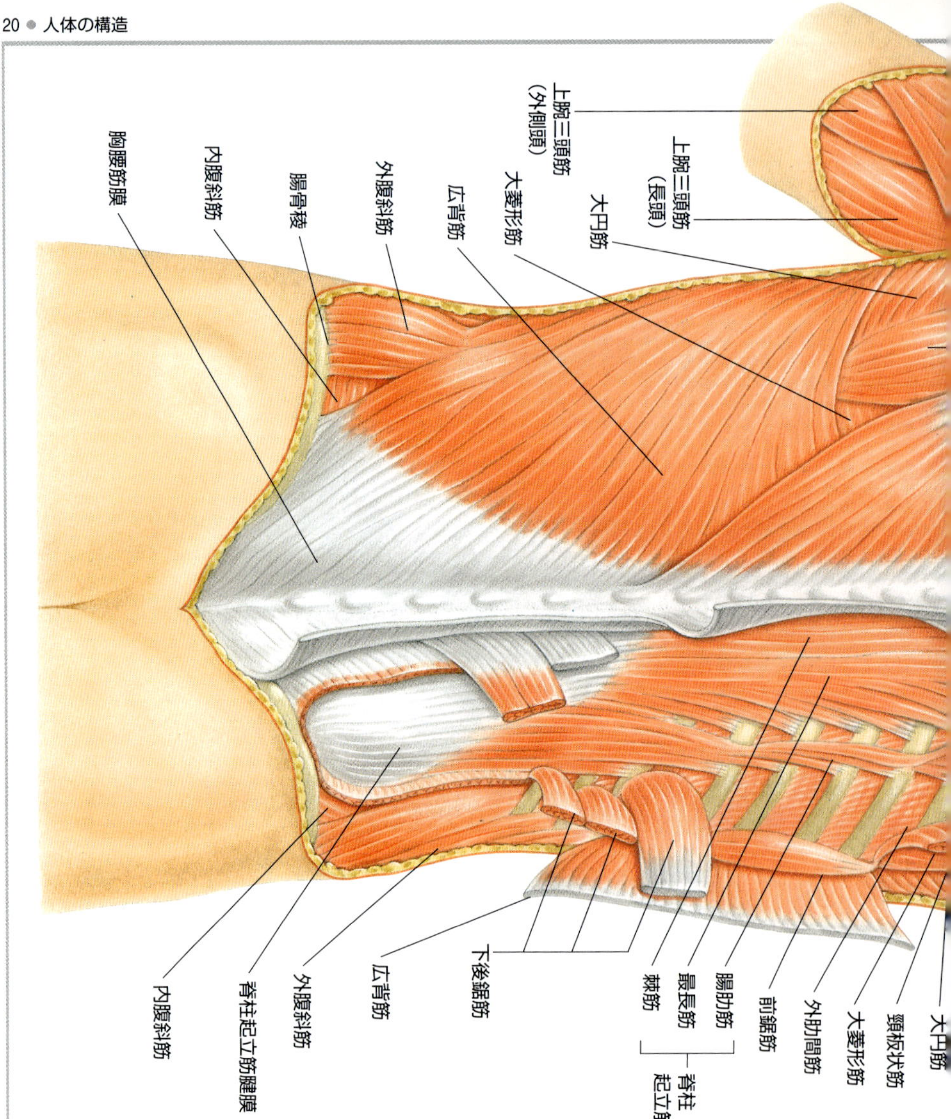
上腕三頭筋
（外側頭）
上腕三頭筋
（長頭）
大円筋
大菱形筋
広背筋
外腹斜筋
腸骨稜
内腹斜筋
胸腰筋膜
大円筋
頸板状筋
大菱形筋
外肋間筋
前鋸筋
腸肋筋
最長筋
棘筋
脊柱
起立筋
下後鋸筋
広背筋
外腹斜筋
脊柱起立筋腱膜
内腹斜筋

体幹部（背面）

脊柱は骨でできた柱で、体をまっすぐに保つ働きを持つほか、脊髄と呼ばれる神経インパルスを伝達する神経の束を保護している。脊髄からは、脊髄神経が出て体の各部に伸びている。体幹部の背面にある筋肉は、肩をしっかりと保つほか、腕を後ろ側に動かす働きもする。強力な深部筋は、体幹部をまっすぐに保つほか、前屈運動を調節する働きを持つ。

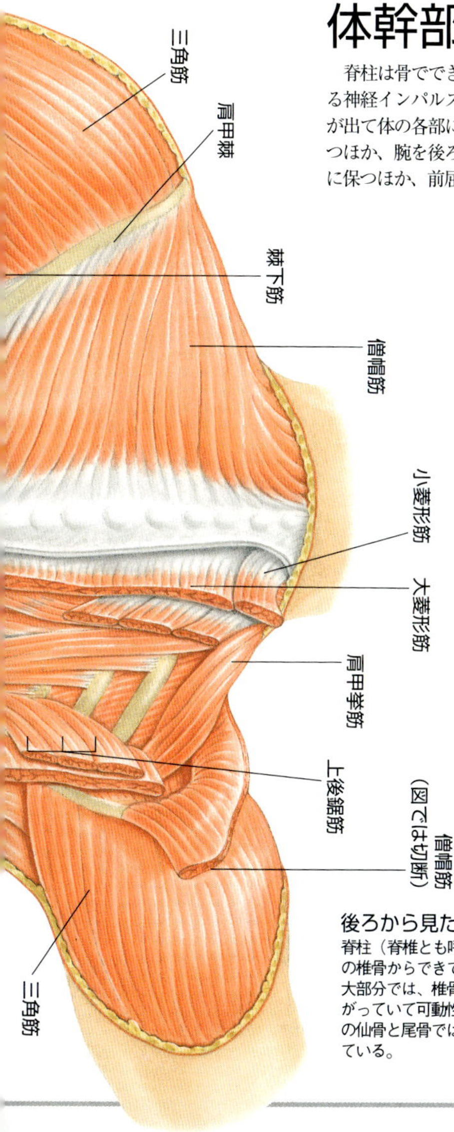
三角筋
肩甲棘
棘下筋
僧帽筋
小菱形筋
大菱形筋
肩甲挙筋
上後鋸筋
僧帽筋（図では切断）
三角筋

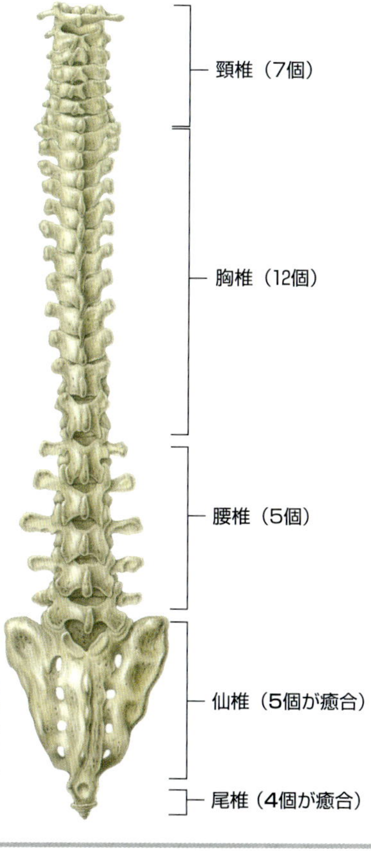
頸椎（7個）
胸椎（12個）
腰椎（5個）
仙椎（5個が癒合）
尾椎（4個が癒合）

後ろから見た脊柱

脊柱（脊椎とも呼ぶ）は、33個の椎骨からできている。脊柱の大部分では、椎骨は関節でつながっていて可動性があるが、下の仙骨と尾骨では椎骨が癒合している。

胸腔

体幹部の上半分を占める胸部と下半分の腹部は、横隔膜と呼ばれる筋肉の膜で隔てられている。肋骨と肋間筋で囲まれた胸腔と呼ばれる空間の中には、心臓や肺（下の図）、太い血管、気道が入っている。肺を包む薄い膜（胸膜）は、呼吸による摩擦をやわらげる働きがある。心臓のまわりには心膜という袋状の膜があり、心臓を保護している。

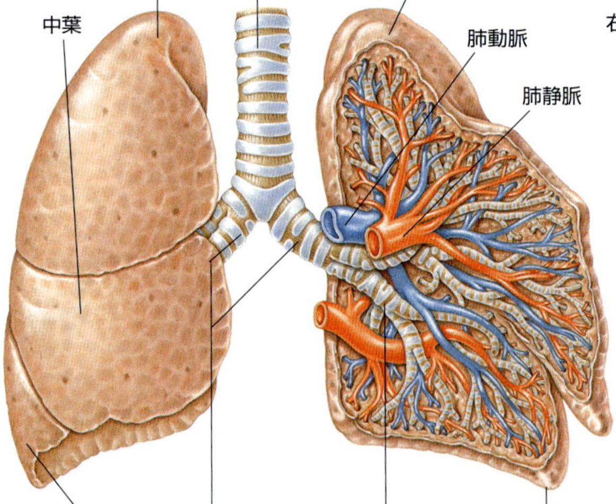
右肺の上葉
気管
左肺の上葉
中葉
肺動脈
肺静脈
下葉
主気管支
葉気管支
下葉

肺

左右の肺は、複数の小葉に分かれている。右肺は３葉、左肺は２葉に分かれる。吸い込んだ空気は気道を通り、気道から分岐した主気管支を通って肺に入る。主気管支はさらに分岐して、徐々に細くなる。

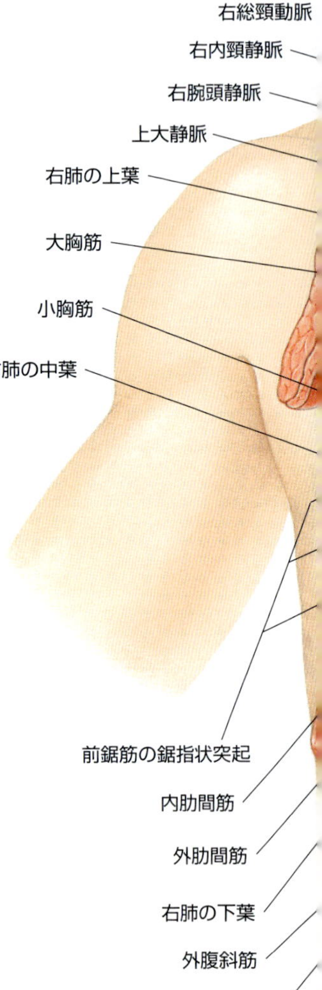
右総頸動脈
右内頸静脈
右腕頭静脈
上大静脈
右肺の上葉
大胸筋
小胸筋
右肺の中葉
前鋸筋の鋸指状突起
内肋間筋
外肋間筋
右肺の下葉
外腹斜筋
胸膜

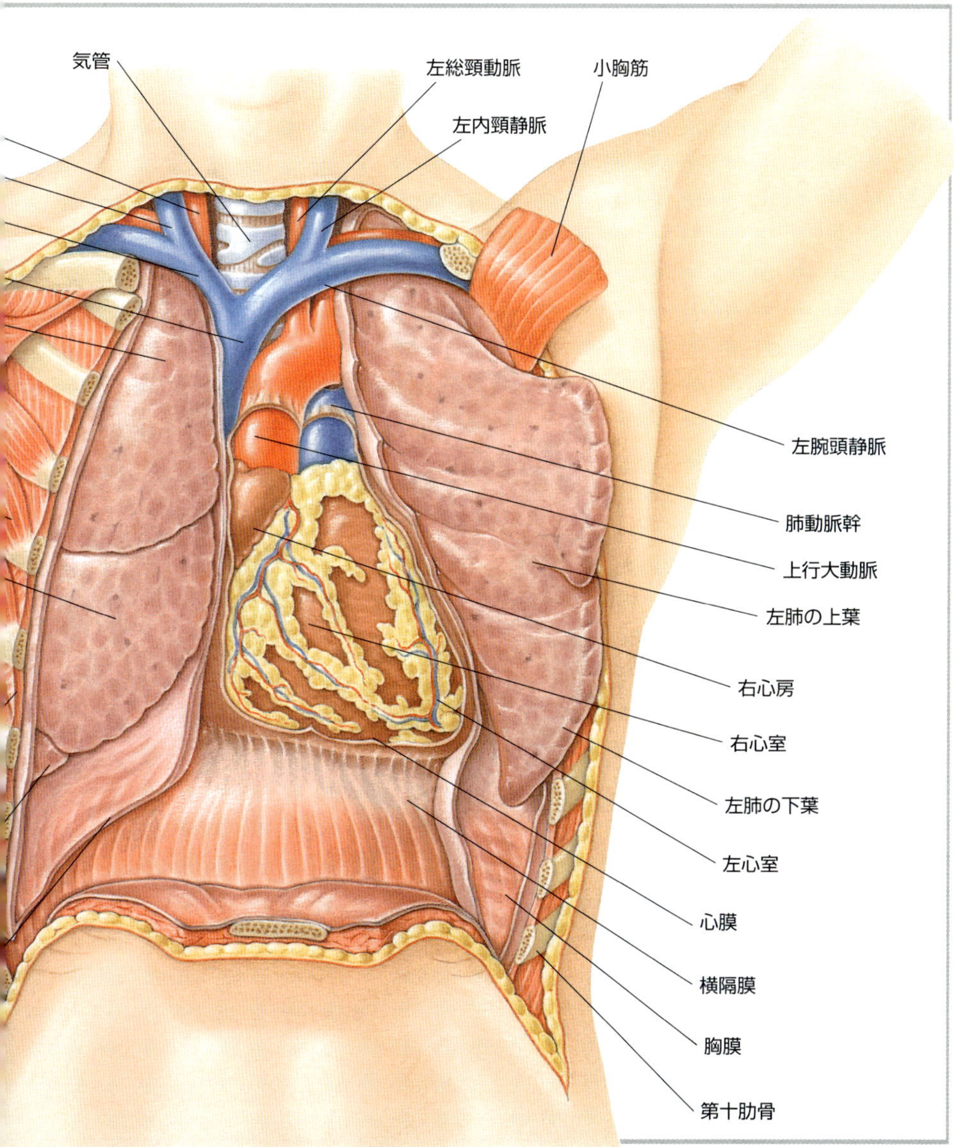

気管
左総頸動脈
小胸筋
左内頸静脈
左腕頭静脈
肺動脈幹
上行大動脈
左肺の上葉
右心房
右心室
左肺の下葉
左心室
心膜
横隔膜
胸膜
第十肋骨

腹部（1）

体幹部のうち胸部と骨盤にはさまれた部分を腹部という。腹壁は筋肉でできていて、消化器（胃、腸、肝臓、膵臓）と脾臓（免疫系の一部をなす臓器）を包んでいる。これらの臓器の奥には、腎臓がある。小腸の前にエプロンのようにかかっている脂肪組織でできたひだのある膜は大網と呼ばれる。

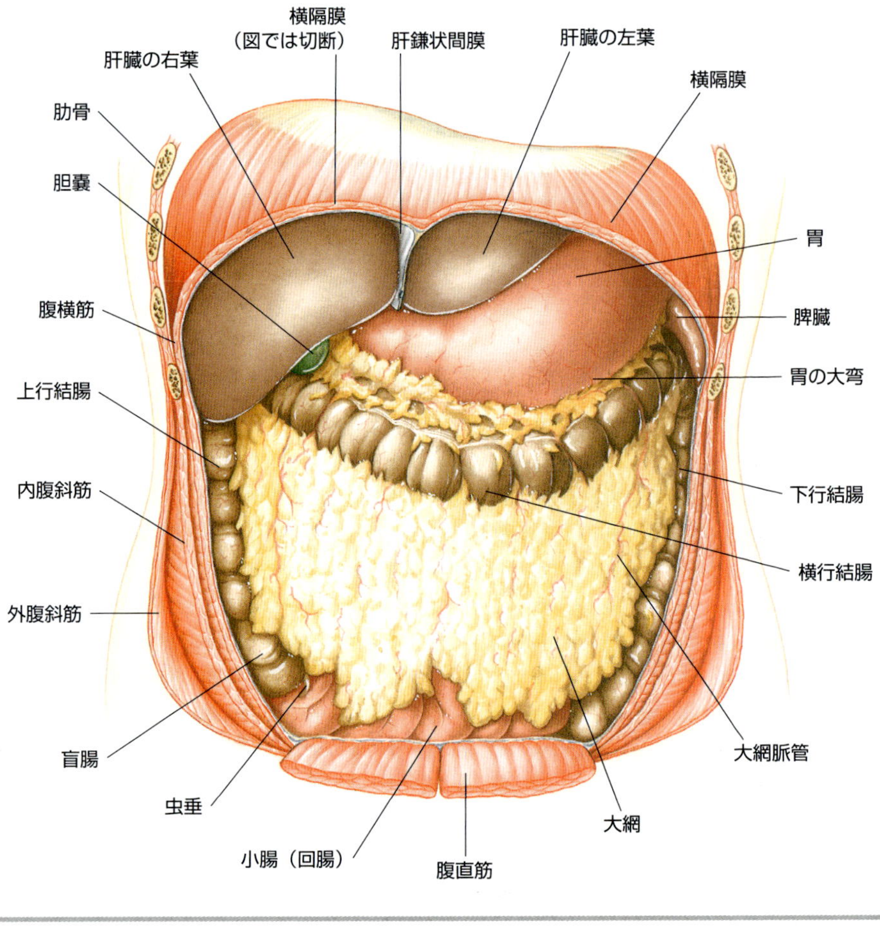

腹部（2）

腹部から肝臓をとり除いて食道を見えるようにした図を下に示す。食道は、喉を通過した食物を胃に送り届ける管で、胸部と腹部を隔てる横隔膜を貫いて通っている。体内で最大の血管である大動脈は、腹部の下のほうで終わり、骨盤腔と両脚に血液を送る２本の動脈に分かれる。

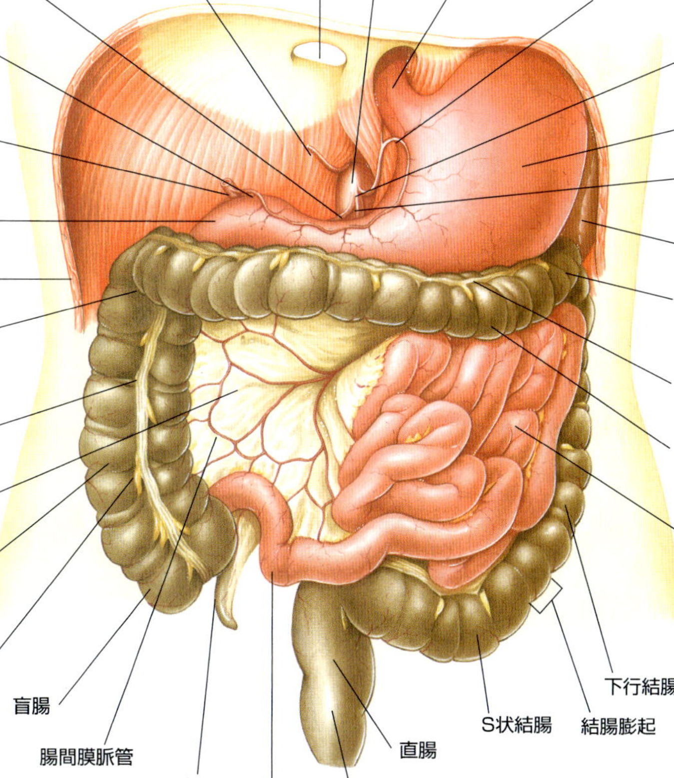

男性の骨盤腔

腹部の下には、骨盤腔がある。骨盤腔は、下肢帯をつくる寛骨（長骨、坐骨、恥骨からなる骨）と、仙骨（脊柱の下の部分にある癒合した骨）で囲まれている。男女とも、骨盤腔には直腸や膀胱などの消化器の下の部分と泌尿器が入っている。男性では、生殖器の一部が骨盤腔の中にあるが、主な生殖器は体外にぶら下がっている。

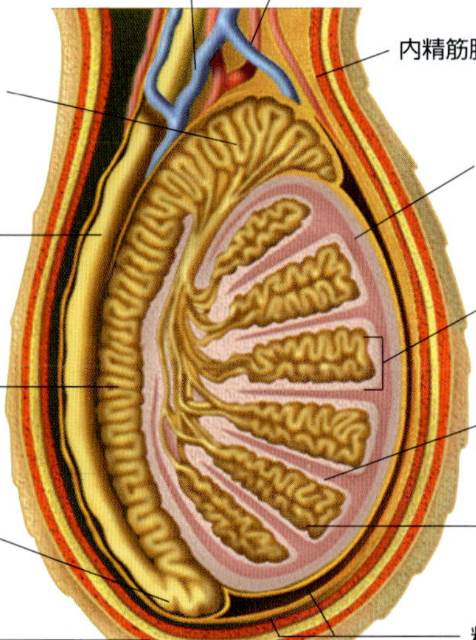
精巣静脈
精巣動脈
内精筋膜
精巣上体頭部
精巣白膜
精管
精巣小葉
精巣上体
体部
精巣中隔
精巣上体
尾部
精細管
精巣挙筋
精巣鞘膜
陰嚢の皮膚

精巣（睾丸）

精子は、精巣の中に詰まっている精細管の中でつくられたあと、精巣上体（副睾丸）と呼ばれる曲がりくねった長い管の中で蓄えられている間に成熟する。性行為を行うと、精巣上体を出た精子が精管を通って射精される。

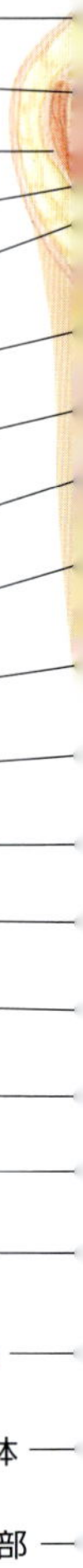
中臀筋
腸骨筋
外腹斜筋
内腹斜筋
腹横筋
大腰筋
外腸骨静脈
外腸骨動脈
腹直筋
壁側腹膜
精管
膀胱壁
尿管口
白線
恥骨結合
尿道前立腺部
陰茎提靱帯
尿道海綿体
陰茎海綿体
尿道海綿体部

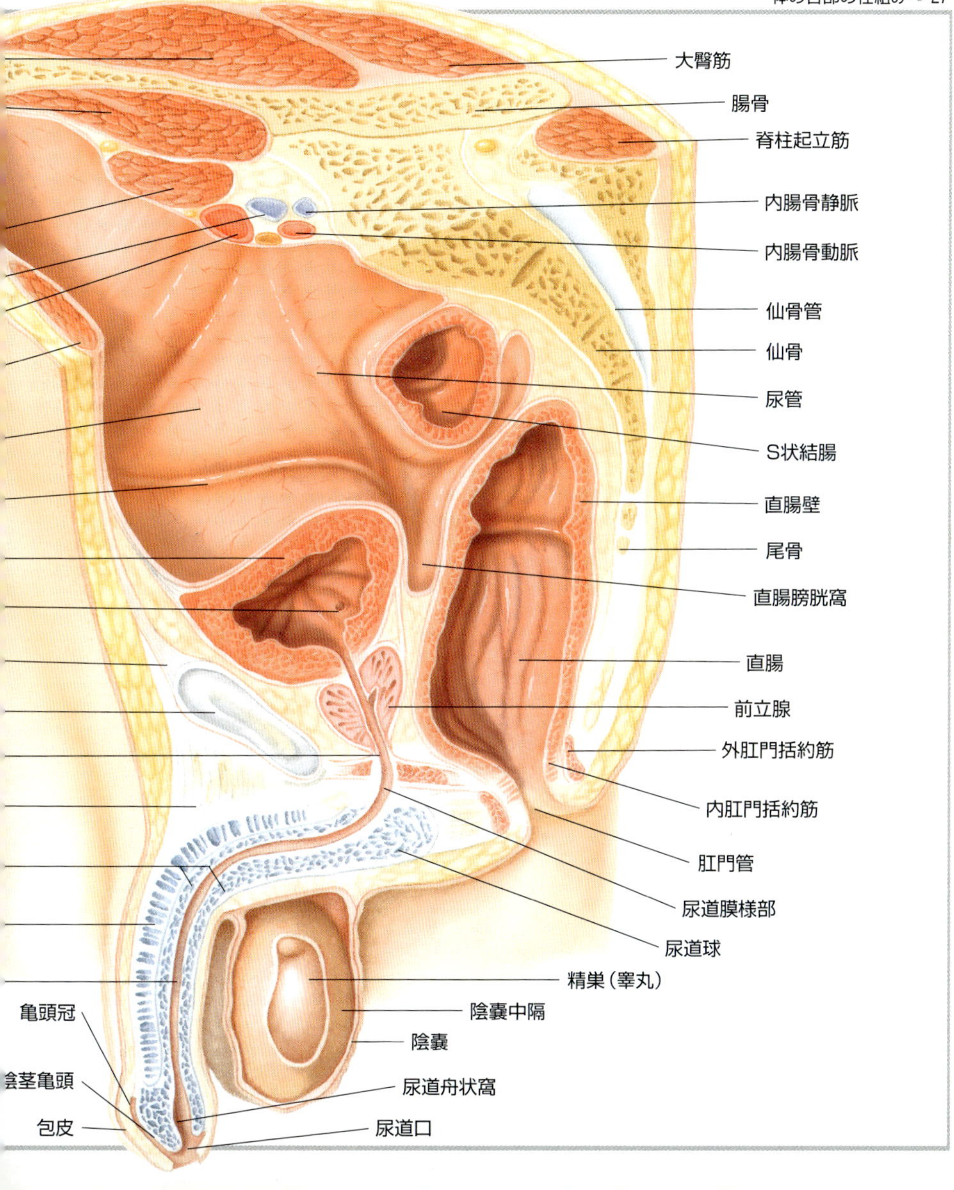
大臀筋
腸骨
脊柱起立筋
内腸骨静脈
内腸骨動脈
仙骨管
仙骨
尿管
S状結腸
直腸壁
尾骨
直腸膀胱窩
直腸
前立腺
外肛門括約筋
内肛門括約筋
肛門管
尿道膜様部
尿道球
精巣（睾丸）
陰嚢中隔
陰嚢
亀頭冠
陰茎亀頭
包皮
尿道舟状窩
尿道口

女性の骨盤腔

女性の生殖器はすべて骨盤腔の中に入っている。厚い壁を持つ子宮は、膀胱と直腸の間にあり、通常は前屈している。子宮は、靱帯で固定され、骨盤底の筋肉で支えられている。子宮の両側からは卵管が出ている。卵管の端は、卵管采と呼ばれる指を広げたような形になっており、卵管采は卵巣のすぐ上に伸びている。子宮と外界をつなぐ通路が腟である。

外性器

女性の外性器は、陰核（クリトリス）と、陰唇と呼ばれる皮膚のひだで、腟口は、尿道口と肛門の間にある。

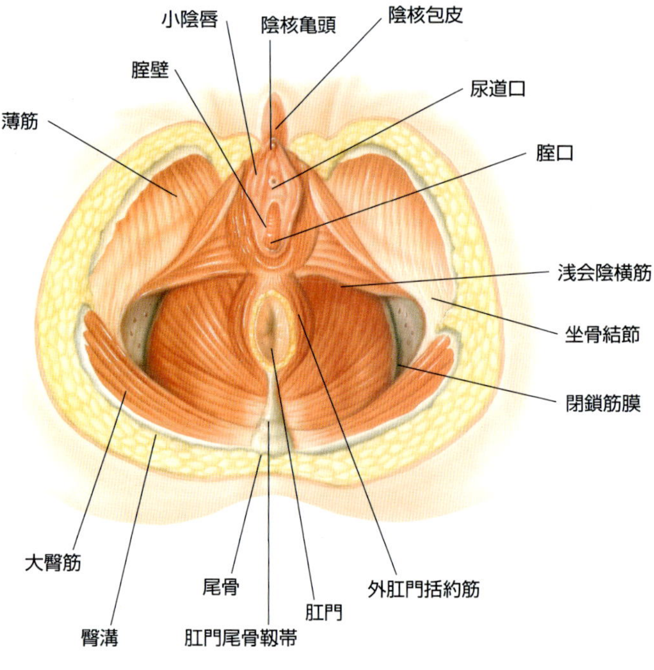
小陰唇
陰核亀頭
陰核包皮
腟壁
尿道口
薄筋
腟口
浅会陰横筋
坐骨結節
閉鎖筋膜
大臀筋
尾骨
外肛門括約筋
肛門
臀溝
肛門尾骨靱帯

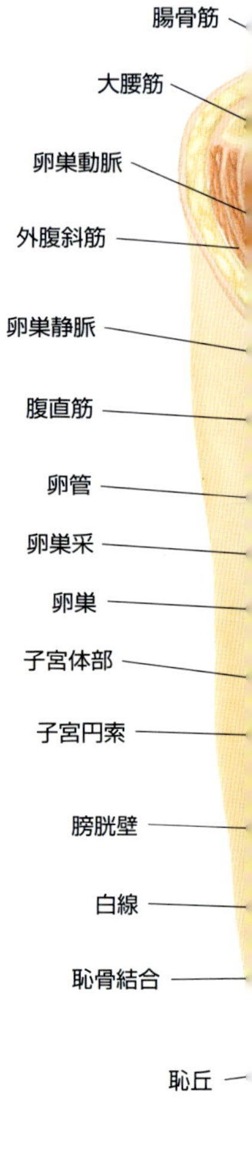
腸骨筋
大腰筋
卵巣動脈
外腹斜筋
卵巣静脈
腹直筋
卵管
卵巣采
卵巣
子宮体部
子宮円索
膀胱壁
白線
恥骨結合
恥丘

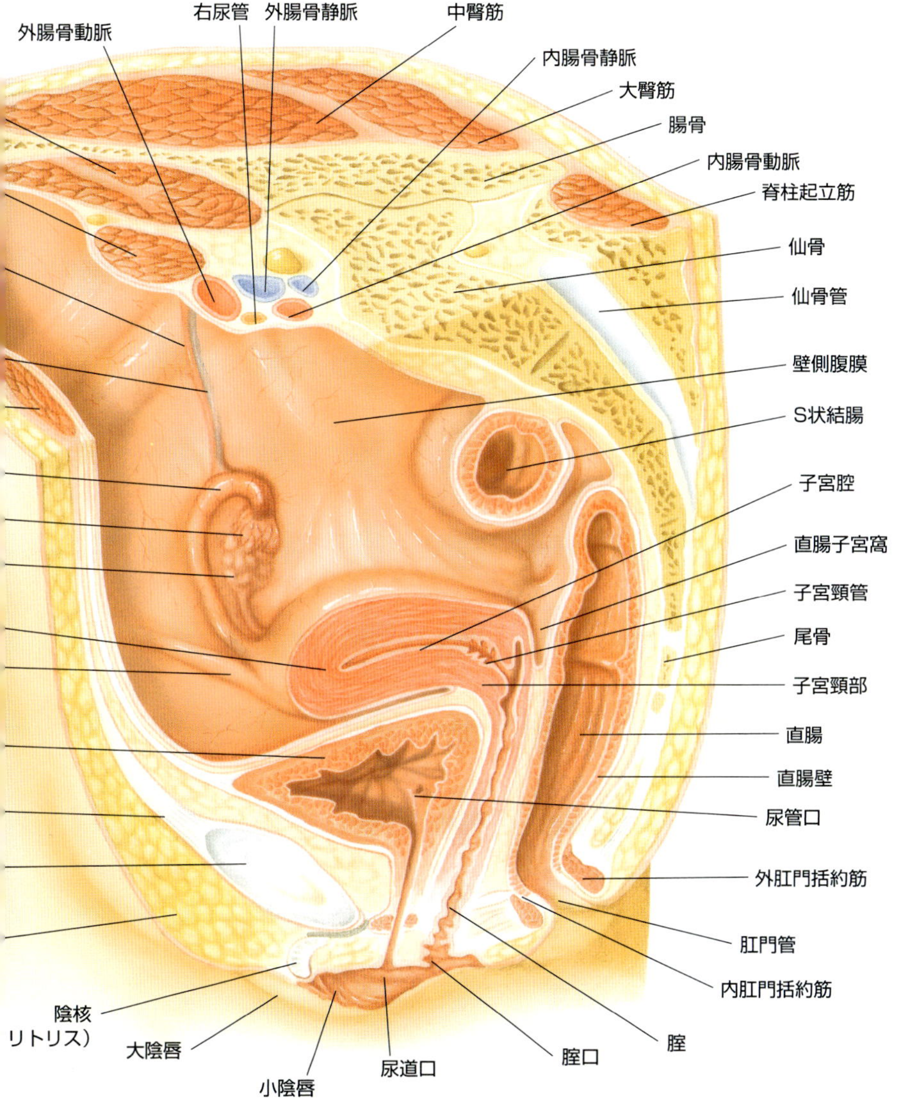

外腸骨動脈
右尿管
外腸骨静脈
中臀筋
内腸骨静脈
大臀筋
腸骨
内腸骨動脈
脊柱起立筋
仙骨
仙骨管
壁側腹膜
S状結腸
子宮腔
直腸子宮窩
子宮頸管
尾骨
子宮頸部
直腸
直腸壁
尿管口
外肛門括約筋
肛門管
内肛門括約筋
陰核
リトリス)
大陰唇
小陰唇
尿道口
腟口
腟

肩と上腕（背面）

肩を構成する骨はさまざまな筋肉と結びついていて、上腕骨をしっかりと支えながらも広い範囲で運動できるような構造をとっている。上腕三頭筋（肘を伸ばす働きをする大きな筋肉）の肩側は、３カ所（上腕骨の２カ所と肩甲骨の１カ所）で骨につながっている。

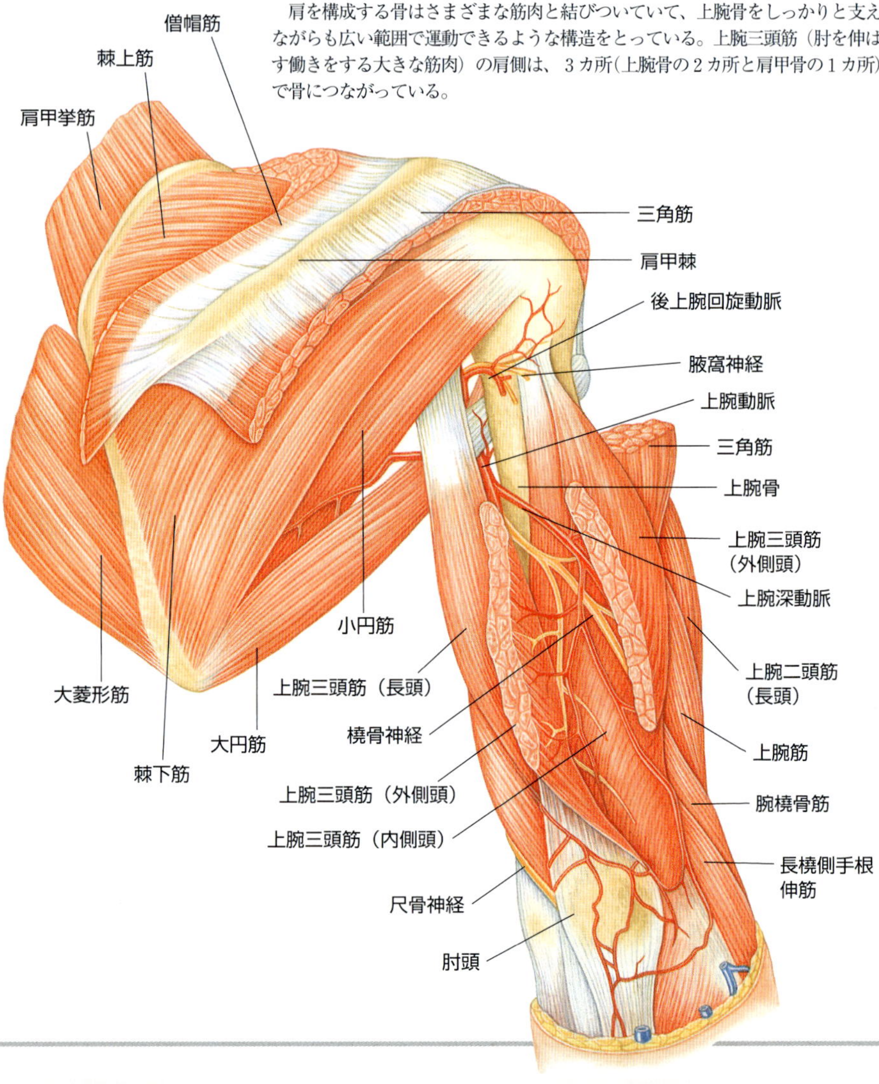

僧帽筋
棘上筋
肩甲挙筋
三角筋
肩甲棘
後上腕回旋動脈
腋窩神経
上腕動脈
三角筋
上腕骨
上腕三頭筋（外側頭）
上腕深動脈
小円筋
上腕二頭筋（長頭）
上腕三頭筋（長頭）
大菱形筋
橈骨神経
上腕筋
大円筋
棘下筋
上腕三頭筋（外側頭）
腕橈骨筋
上腕三頭筋（内側頭）
長橈側手根伸筋
尺骨神経
肘頭

前腕と手

手がさまざまな動作を行えるのは、指と手と手首に数多くの関節があり、腱が手の骨と前腕の筋肉をつないでいるから。腕の外側にある筋肉の多くは、関節を伸ばす働きを持つ伸筋である。

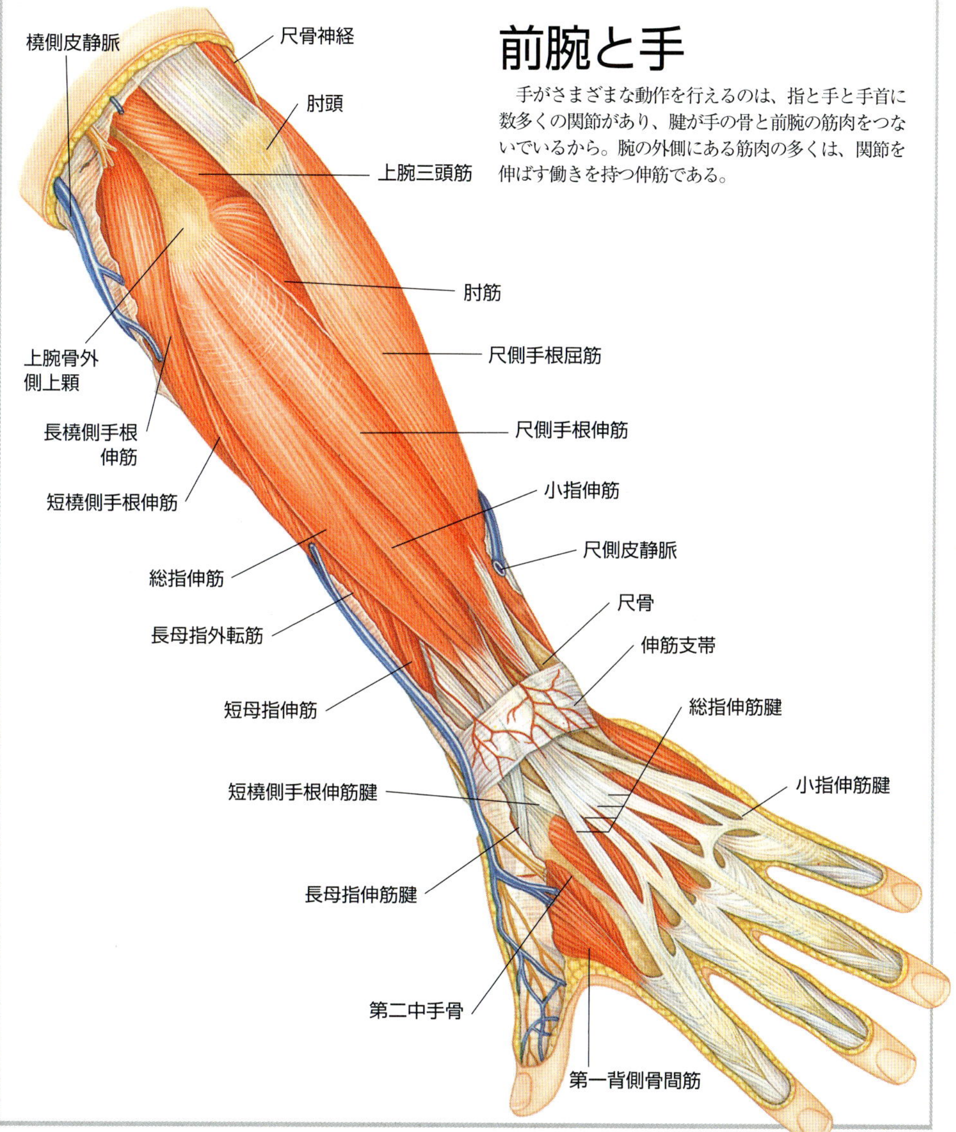
橈側皮静脈
尺骨神経
肘頭
上腕三頭筋
肘筋
尺側手根屈筋
上腕骨外側上顆
長橈側手根伸筋
尺側手根伸筋
短橈側手根伸筋
小指伸筋
尺側皮静脈
総指伸筋
尺骨
長母指外転筋
伸筋支帯
短母指伸筋
総指伸筋腱
短橈側手根伸筋腱
小指伸筋腱
長母指伸筋腱
第二中手骨
第一背側骨間筋

大腿

大腿には、歩く、走る、登るなどの動作に必要な脚の曲げ伸ばしを行う筋肉、立ったときに体幹部をしっかりと支える動作に必要な筋肉など、さまざまな種類の筋肉がある。人体最大の末梢神経である坐骨神経は、大腿の後ろ側を通り、膝のすぐ上で枝分かれする（右ページの図を参照）。

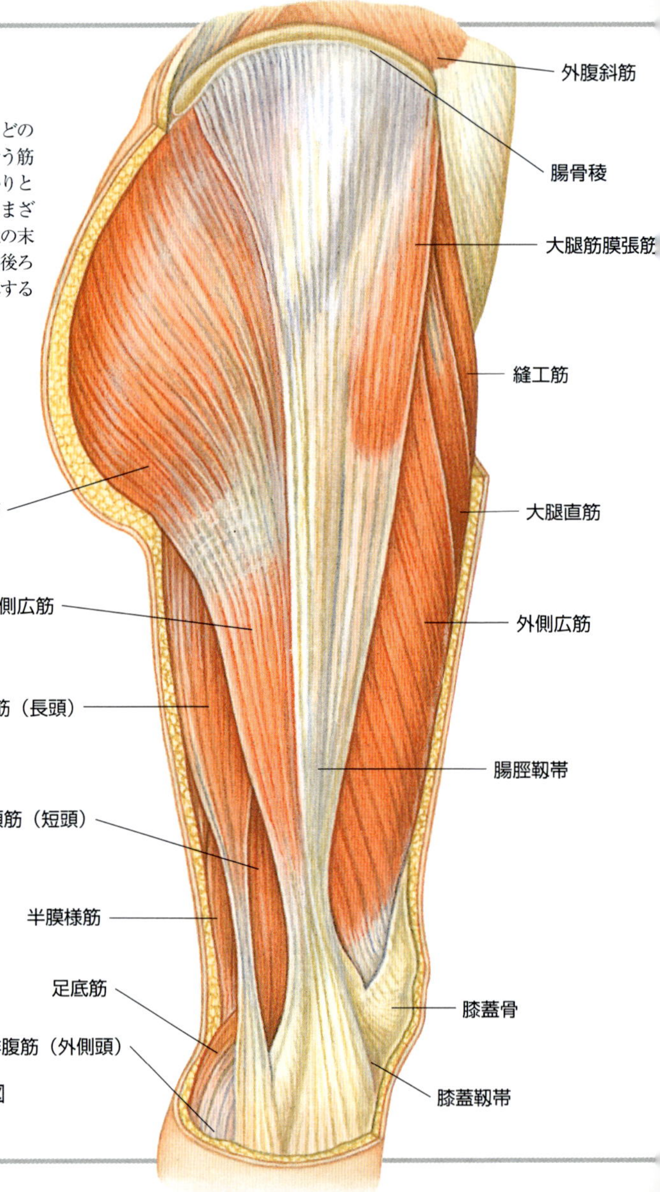
外腹斜筋
腸骨稜
大腿筋膜張筋
縫工筋
大臀筋
大腿直筋
外側広筋
外側広筋
大腿二頭筋（長頭）
腸脛靭帯
大腿二頭筋（短頭）
半膜様筋
足底筋
膝蓋骨
腓腹筋（外側頭）
膝蓋靭帯

表在筋の側面図

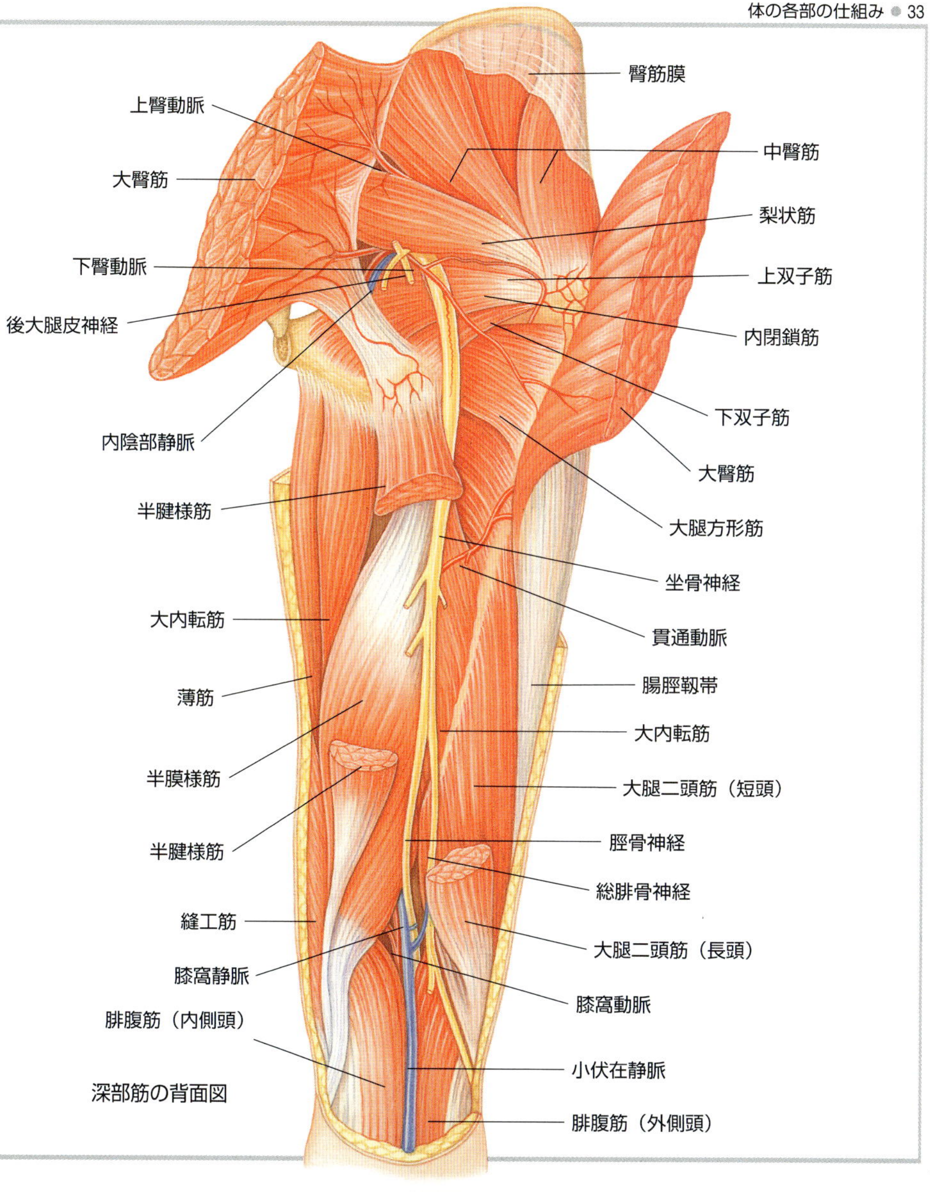
臀筋膜
上臀動脈
中臀筋
大臀筋
梨状筋
下臀動脈
上双子筋
後大腿皮神経
内閉鎖筋
下双子筋
内陰部静脈
大臀筋
半腱様筋
大腿方形筋
坐骨神経
大内転筋
貫通動脈
薄筋
腸脛靭帯
大内転筋
半膜様筋
大腿二頭筋（短頭）
半腱様筋
脛骨神経
総腓骨神経
縫工筋
大腿二頭筋（長頭）
膝窩静脈
膝窩動脈
腓腹筋（内側頭）
小伏在静脈
腓腹筋（外側頭）

深部筋の背面図

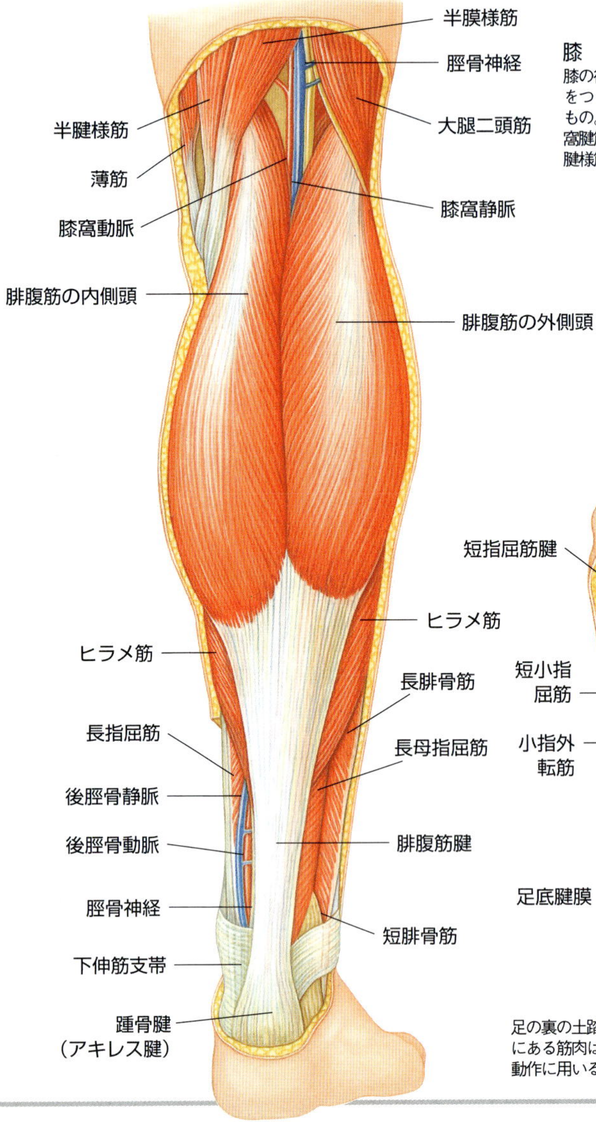
半膜様筋
脛骨神経
大腿二頭筋
半腱様筋
薄筋
膝窩動脈
膝窩静脈
腓腹筋の内側頭
腓腹筋の外側頭
ヒラメ筋
ヒラメ筋
長腓骨筋
長指屈筋
長母指屈筋
後脛骨静脈
後脛骨動脈
腓腹筋腱
脛骨神経
短腓骨筋
下伸筋支帯
踵骨腱
（アキレス腱）

膝

膝の後ろ側にあるくぼみは、膝関節をつくる骨につながる腱がつくったもの。これらの腱は、太腿にある膝窩腱筋や大腿二頭筋、半膜様筋、半腱様筋から伸びている。

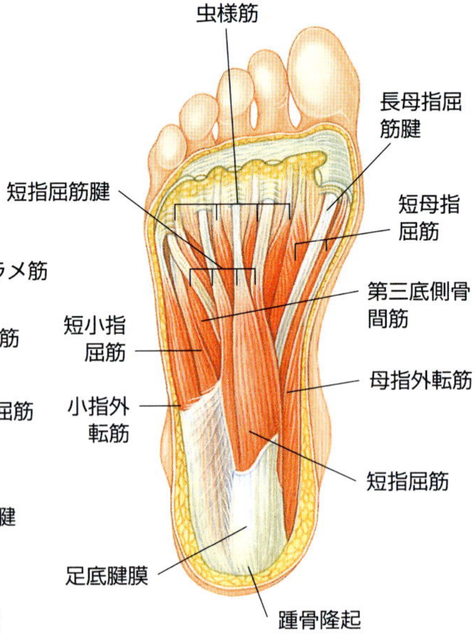
虫様筋
長母指屈筋腱
短指屈筋腱
短母指屈筋
第三底側骨間筋
短小指屈筋
母指外転筋
小指外転筋
短指屈筋
足底腱膜
踵骨隆起

足（足底）

足の裏の土踏まずは、筋肉と腱で支えられている。足底にある筋肉は、歩く際に必要となる足を下向きに曲げる動作に用いる。

下肢と足

下肢の後ろ側にある筋肉は、ふくらはぎを形づくっている。この筋肉は、踵骨腱（アキレス腱）を介して踵骨（しょうこつ）を引き上げ、足関節を伸ばすという、歩行やランニングで次の一歩を踏み出す際に必要な動作に用いられる。下肢と足への血液の供給は、脛骨動脈が行っている。

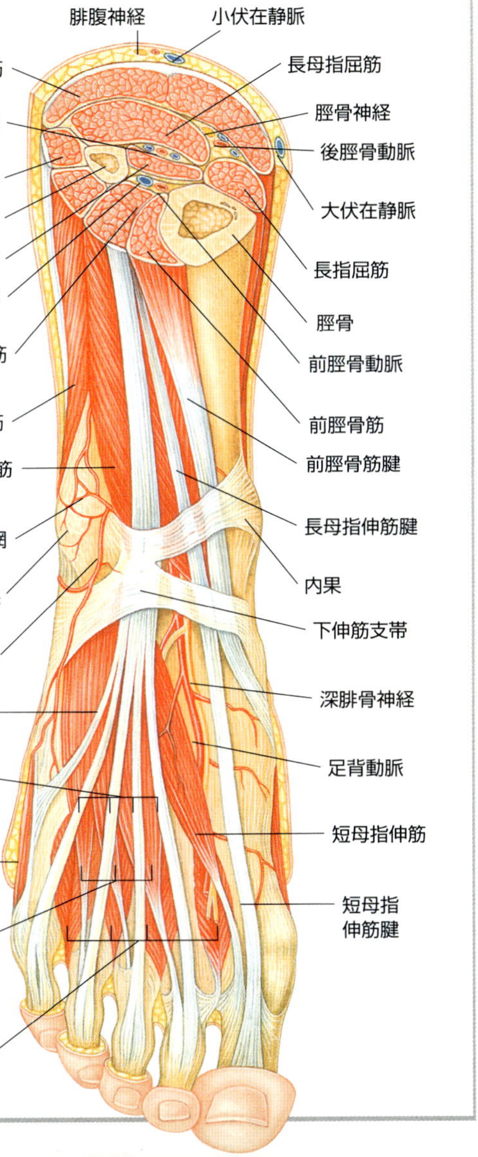
腓腹神経
小伏在静脈
ヒラメ筋
長母指屈筋
腓骨動脈
脛骨神経
後脛骨動脈
長腓骨筋
腓骨
大伏在静脈
後脛骨筋
長指屈筋
前脛骨静脈
脛骨
長母指伸筋
前脛骨動脈
短腓骨筋
前脛骨筋
長指伸筋と第三腓骨筋
前脛骨筋腱
外果動脈網
長母指伸筋腱
内果
外果
下伸筋支帯
前外果動脈
深腓骨神経
第三腓骨筋腱
足背動脈
長指伸筋腱
短母指伸筋
小指外転筋
短母指
伸筋腱
短指伸筋
背側骨間筋

足

足の動きの多くは、下肢の前面から伸びている筋肉の働きによる。これらの筋肉から出る長い腱は、足の骨につながっており、足を上に曲げたり、足の指を伸ばす働きをする。足に血液を送る太い血管は、足関節の周囲を通っている。

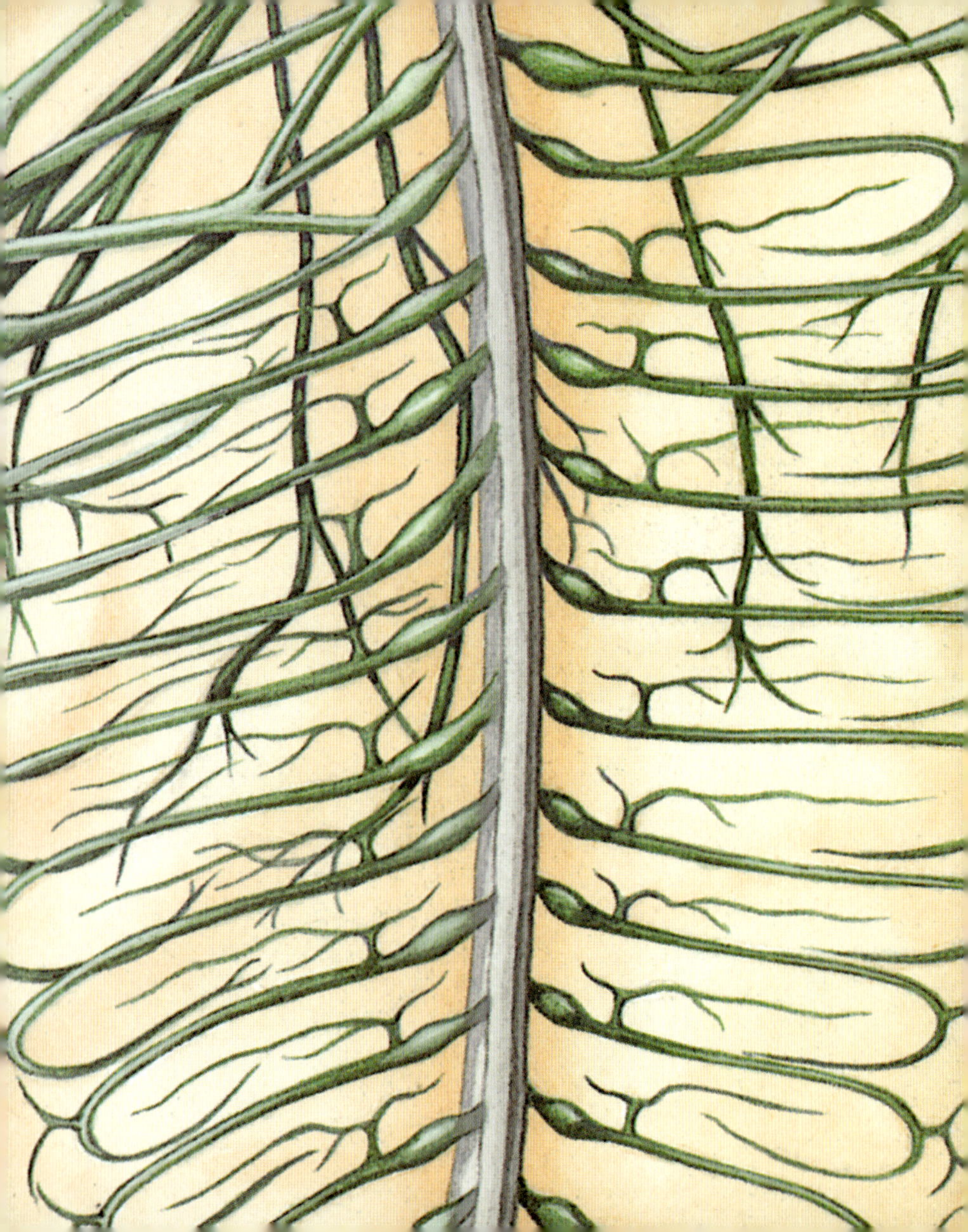

さまざまな器官系

呼吸や消化など特定の機能を果たす臓器や組織などをまとめたものを、器官系と呼ぶ。器官系は体内で別々の仕事をしているようにみえるが、完全に独立しているわけではなく、生理的・生化学的に関係しあっている。さまざまな器官系が協調して働き、効率よく機能を発揮してはじめて人体は健康を保ち、生き続けることができるのである。

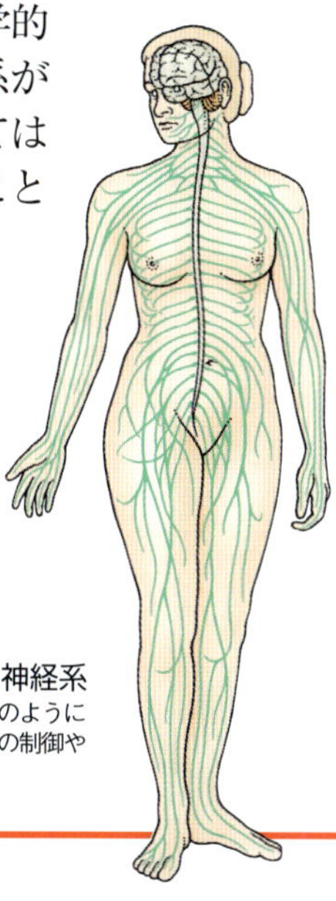

神経系

体内には神経が網の目のように走っていて、体の各部の制御や信号の伝達を行う。

骨格系

骨格は、体を形づくる基礎として働く。骨は、他の器官系の一部としても働いている。骨の中にある赤色骨髄と呼ばれる脂肪の多い組織では、赤血球や白血球がつくられている。カルシウムをはじめとする必須ミネラルは骨の中で蓄えられ、体がカルシウムを必要とするときに放出される。

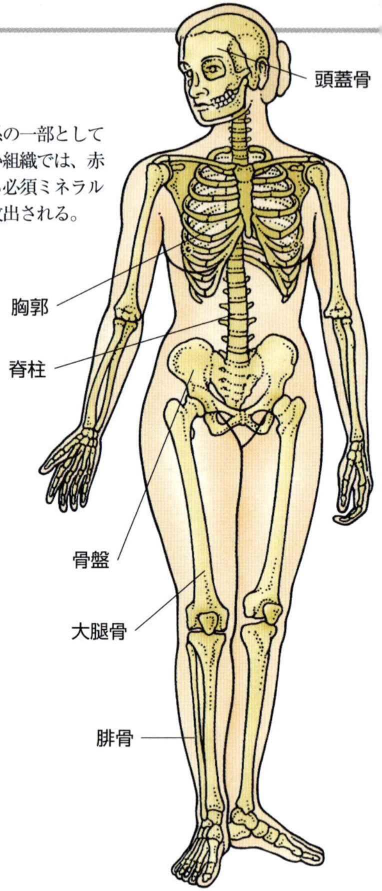
頭蓋骨
胸郭
脊柱
骨盤
大腿骨
腓骨

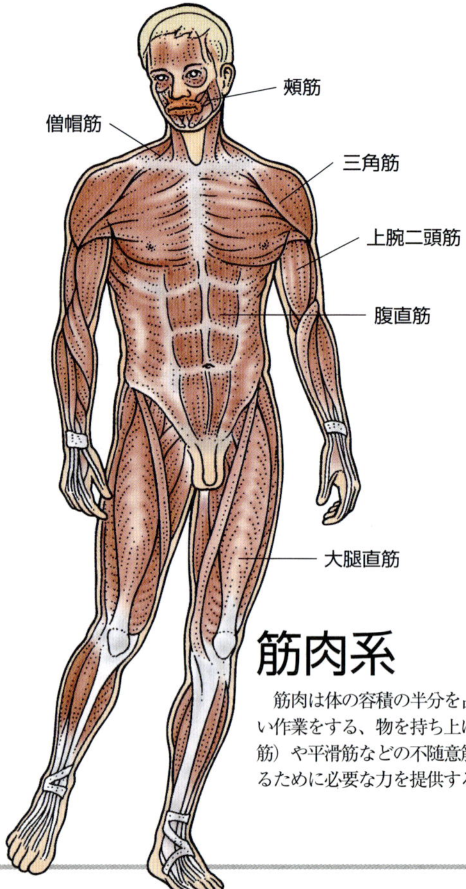
頬筋
僧帽筋
三角筋
上腕二頭筋
腹直筋
大腿直筋

筋肉系

筋肉は体の容積の半分を占める。随意筋は骨格とともに働いて、こまかい作業をする、物を持ち上げる、話すなどの動作を行う。心臓の筋肉（心筋）や平滑筋などの不随意筋は、呼吸器系や循環器系、消化器系が機能するために必要な力を提供する。

神経系

脳は、思考と創造の場である。脳は、こまかく枝分かれして全身を網羅する末梢神経と脊髄を介して全身の動きを支配する。神経系は内分泌腺と相互に作用しながら、他の器官系や体の機能に影響を及ぼす。

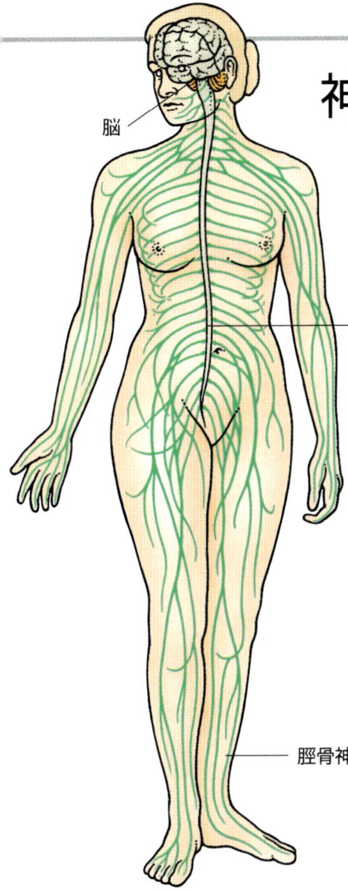
脳
脊髄
脛骨神経

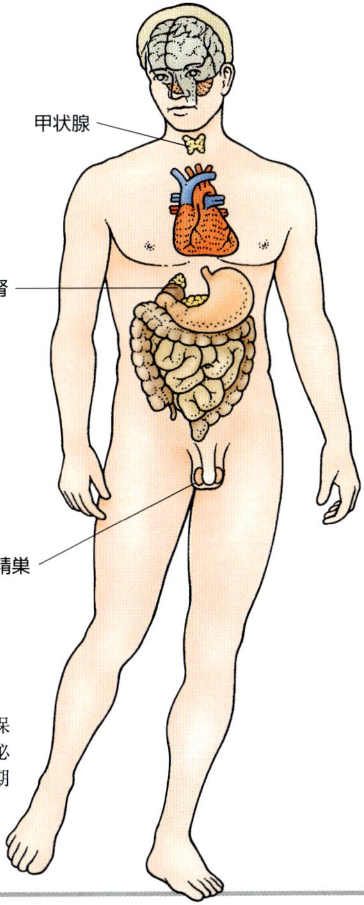
甲状腺
副腎
精巣

内分泌系

ホルモンは、特定の組織に働きかけて、体内のバランスを保つ化学物質である。ホルモンは内分泌腺や一部の臓器から分泌され、血液などの体液とともに循環する。内分泌系は、思春期に起こる変化を開始させる働きがある。

循環器系

循環器系の基本的な機能は、体じゅうに血液を送り出すこと。血液循環は生命の維持に欠かせないもので、数秒以上停止しただけで、人は意識を失ってしまう。循環器系は、酸素をとり入れた血液を全身の臓器や組織に送るほか、必要に応じて血液の供給量をすばやく変化させる能力も持つ。血液循環には、体内で発生した老廃物をとり除く働きもある。

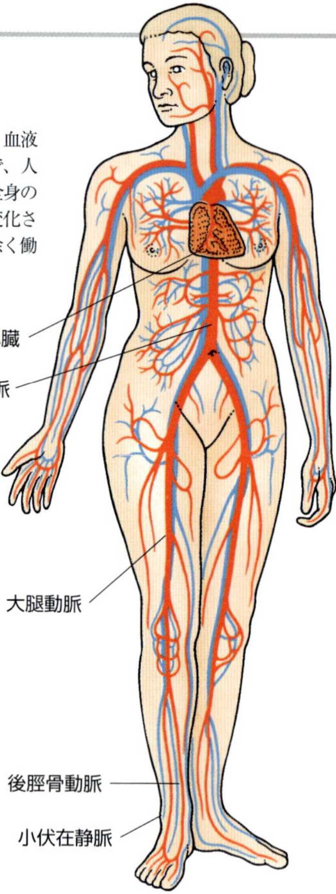
心臓
下行大動脈
大腿動脈
後脛骨動脈
小伏在静脈

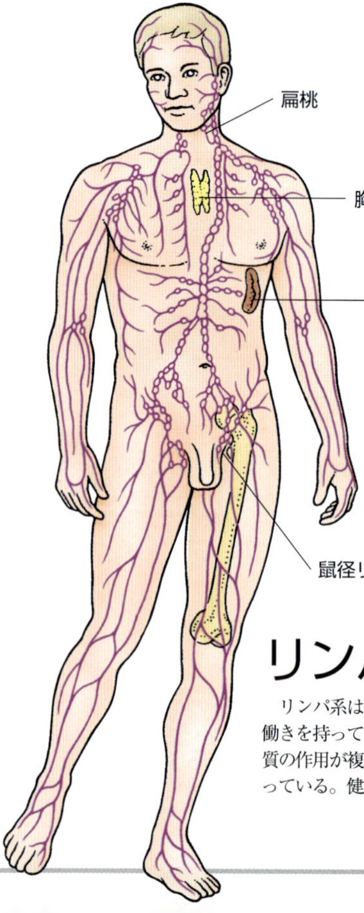
扁桃
胸腺
脾臓
鼠径リンパ節

リンパ系

リンパ系は、感染症から身を守り、体内の組織の機能異常を予防する働きを持っている。健康な人は、物理的な障壁と、細胞の機能、化学物質の作用が複雑に組み合わされた防御システムによって外敵から身を守っている。健康状態が悪化すると、リンパ系の機能も低下する。

呼吸器系

気道は呼吸筋と協力しあって、酸素と二酸化炭素の交換の場である肺に空気を送り込み、排出させる。循環器系は、酸素を組織に運び込み、組織から二酸化炭素を持ち帰る。

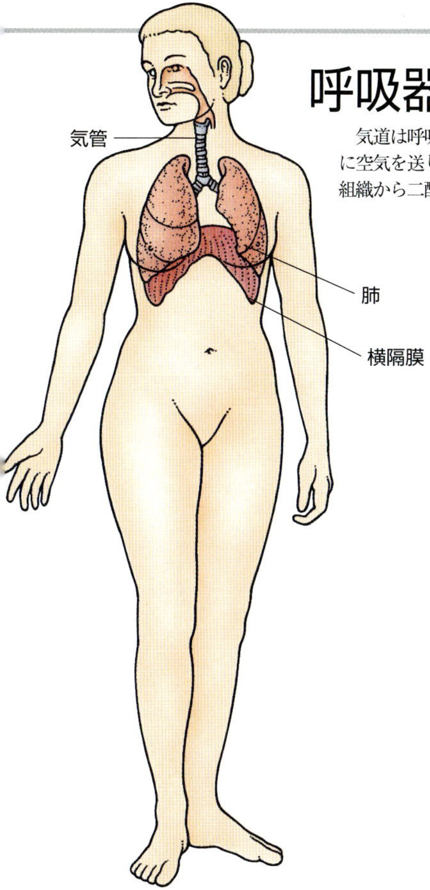
気管
肺
横隔膜

消化器系

口から肛門まで続く消化管は、食物を蓄え、消化し、体細胞に吸収できる物質にまで分解して、不要物を排泄するなど、さまざまな機能を持つ。神経系が安定していなければ、正常な消化が行われない。

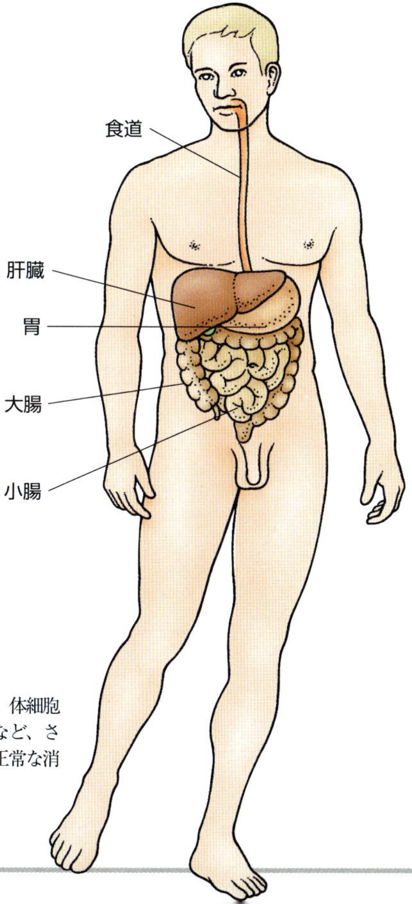
食道
肝臓
胃
大腸
小腸

男性の泌尿器系

腎臓は尿をつくることによって、老廃物や余分な水分を排泄し、体内の化学物質のバランスを維持している。尿の生成は、血流や血圧、ホルモン、体のさまざまなリズムや周期の影響を受ける。尿は尿道を通って体外に排泄される。男性では、陰茎（ペニス）の先にある開口部から尿が排泄されるが、この尿の通り道は精液の通り道でもある。

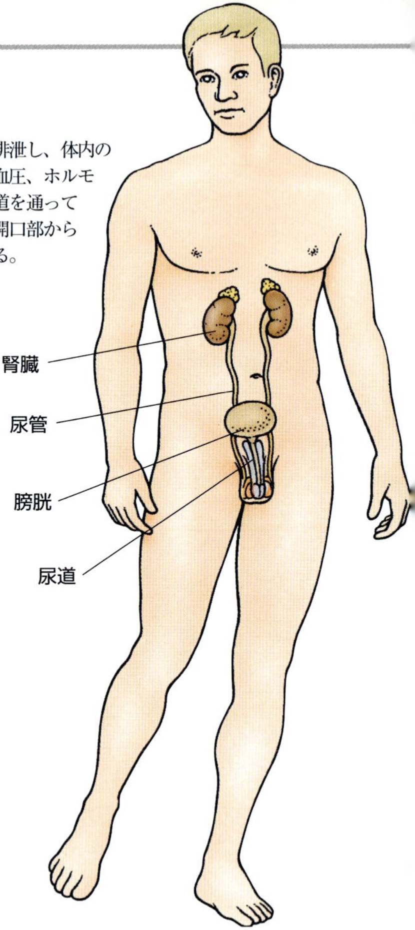

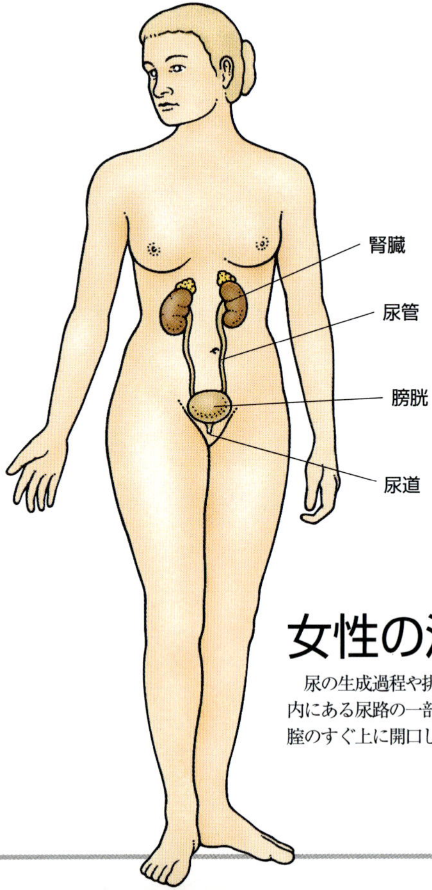

女性の泌尿器系

尿の生成過程や排泄のプロセスには男女差はないが、女性では骨盤内にある尿路の一部が男性よりもやや低い位置にある。尿道の出口は腟のすぐ上に開口していて、男性の尿道よりかなり短い。

男性の生殖器系

男性の生殖器系の主な役割は、精子をつくり、女性に精子を送り届けることにある。この機能は、体内の性ホルモンの濃度が一定のレベルに達しなければあらわれない。思春期になって内分泌系の刺激によって性ホルモンの濃度が上がると、生殖器系に変化が起こる。

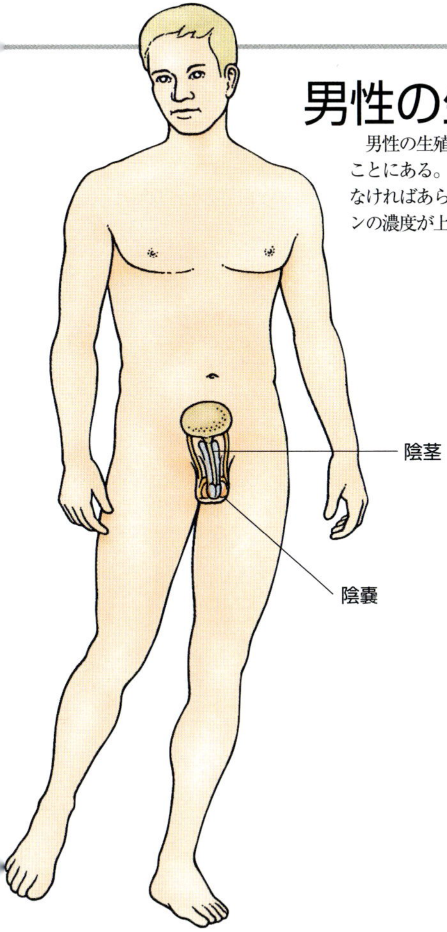
陰茎
陰嚢

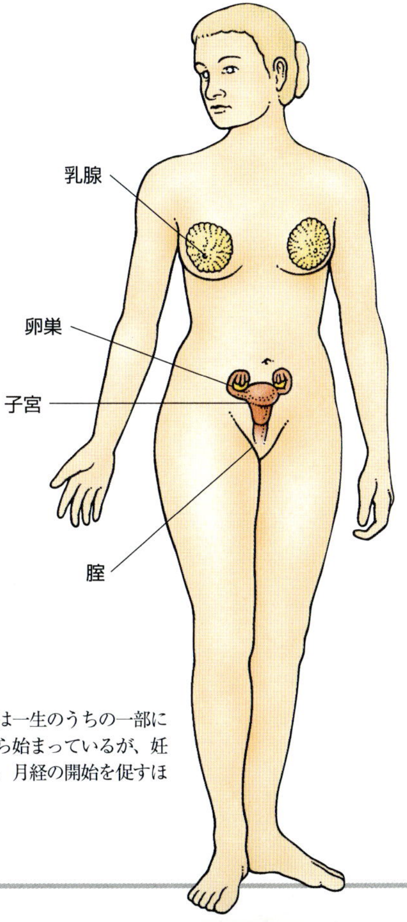
乳腺
卵巣
子宮
腟

女性の生殖器系

男性と同じく、女性の生殖器系が完全に機能する時期は一生のうちの一部にすぎない。卵巣の中での卵細胞の生成は、胎児の時期から始まっているが、妊娠できる状態になるのは思春期以降である。内分泌系は、月経の開始を促すほか、閉経期の開始も促す。

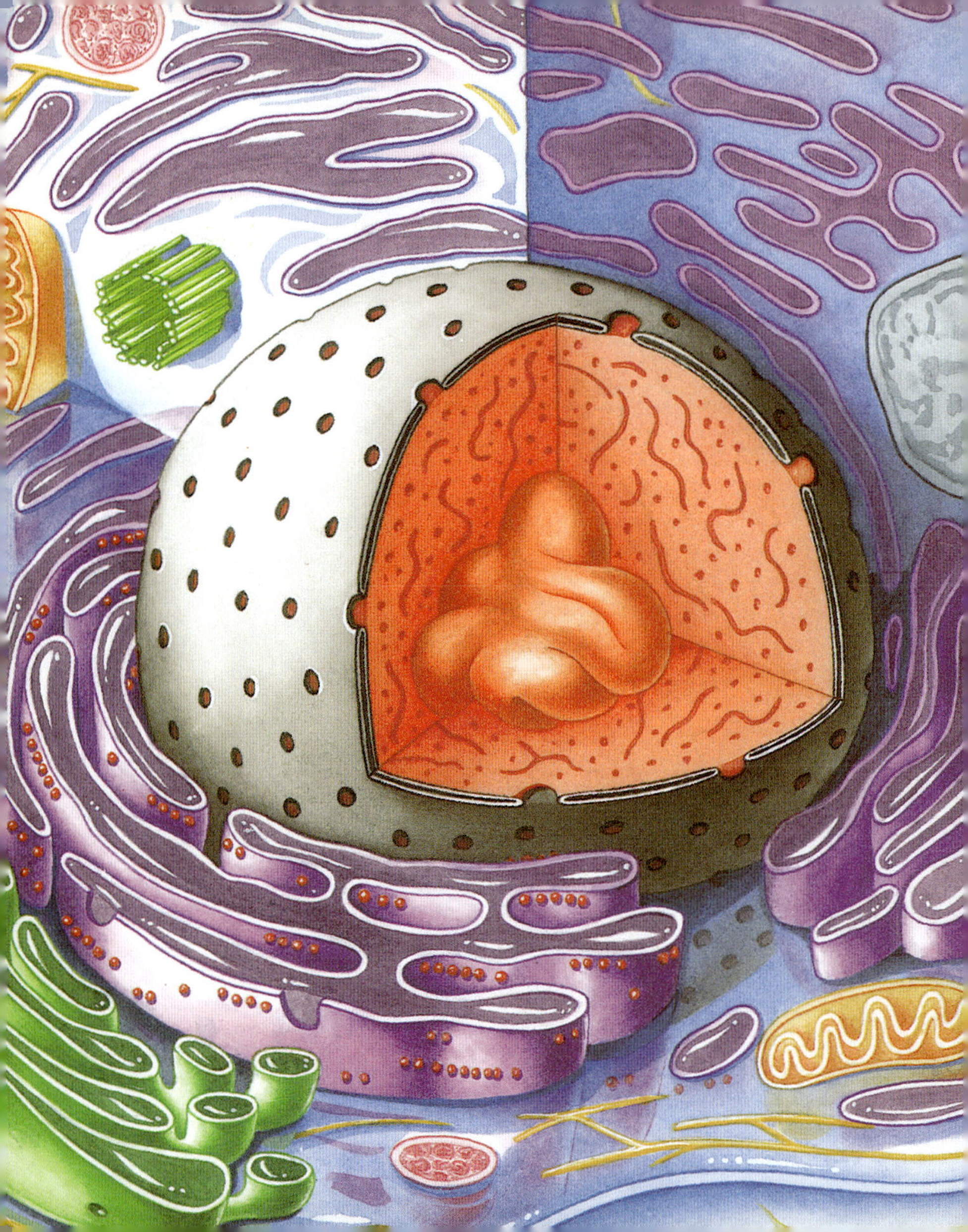

細胞、皮膚、上皮組織

細胞は、呼吸や増殖などの基本的なプロセスを行う能力を持つ、生命の基本単位で、人体は、何十兆個もの細胞からできている。皮膚の表面をおおっている細胞や、内臓の内壁をつくる細胞は、上皮細胞と呼ばれている。上皮細胞の構造や層の厚みは場所によって大きく違う。

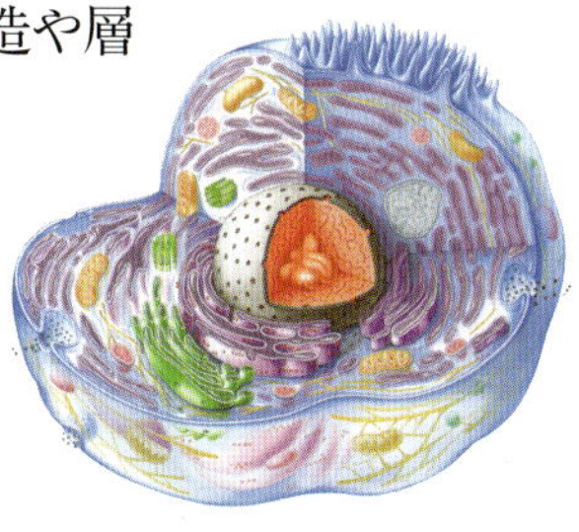

細胞
ヒトの細胞の大きさや形は、細胞の役割によってかなり違う。細胞の中には、核やミトコンドリアなどの小器官がある。

細胞の構造

ヒトの細胞の多くには、オルガネラ（小器官）と呼ばれる小組織がある。オルガネラのそれぞれはタンパク質の合成などの特殊な機能を持つ。オルガネラの多くは膜で包まれていて、細胞質と呼ばれるゼリー状の物質の中に浮かんでいる。細胞質の90％は水だが、酵素やアミノ酸などの細胞が働くために必要な分子も含まれている。

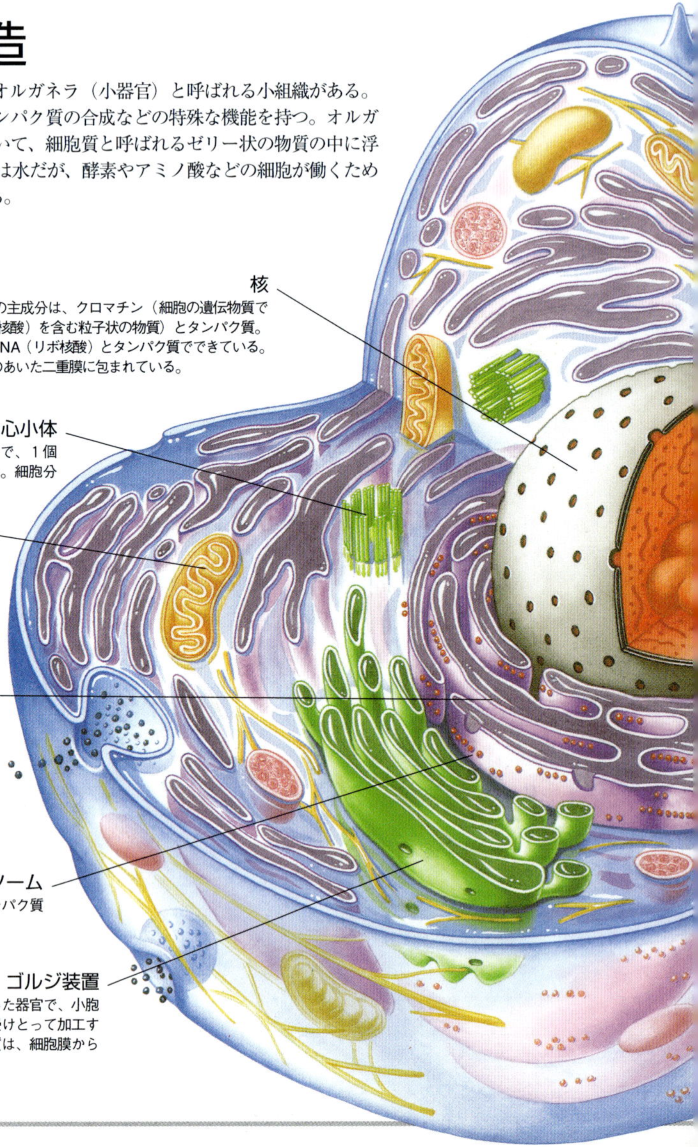

核

核は細胞の管制塔で、その主成分は、クロマチン（細胞の遺伝物質であるDNA（デオキシリボ核酸）を含む粒子状の物質）とタンパク質。核の中にある核小体は、RNA（リボ核酸）とタンパク質でできている。核は、核膜と呼ばれる孔のあいた二重膜に包まれている。

中心小体

中空の管のような器官で、１個の細胞の中に２個ある。細胞分裂に重要な働きをする。

ミトコンドリア

アデノシン三リン酸（ATP）と呼ばれる、細胞のエネルギー源となる物質をつくる器官。

小胞体

細胞内の物質輸送にかかわる器官。粗面小胞体にはリボソームがついている。滑面小胞体では脂質がつくられる。

リボソーム

小さな顆粒状の器官。タンパク質の合成に重要な役割を持つ。

ゴルジ装置

平らな袋が重なった形をした器官で、小胞体が出したタンパク質を受けとって加工する。加工されたタンパク質は、細胞膜から放出される。

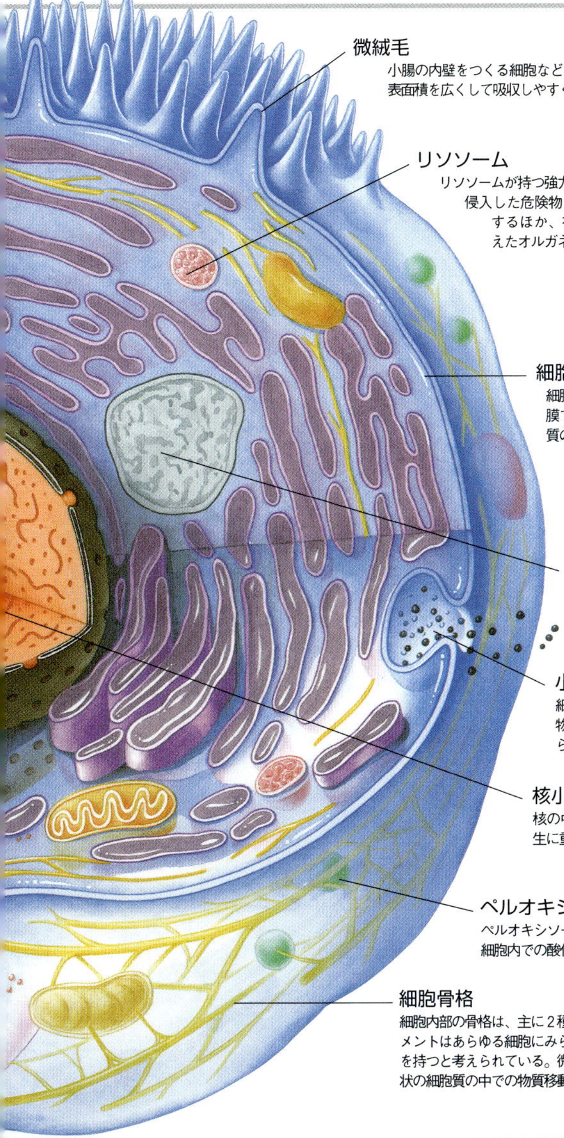

微絨毛
小腸の内壁をつくる細胞などの表面にある突起。表面積を広くして吸収しやすくする。

リソソーム
リソソームが持つ強力な酵素は、細胞内に侵入した危険物（細菌など）を分解するほか、有害物質や役目を終えたオルガネラを処理する。

細胞膜
細胞の中身を包み込む膜で、細胞内外への物質の移動を調節する。

液胞
細胞内にとり込まれた物質や老廃物や水を運んだり蓄えたりする袋。

小胞
細胞がつくり出した酵素などさまざまな物質が入った袋。袋の中身は、細胞膜から外に放出される。

核小体
核の中にある小さな器官で、リボソームの産生に重要な役割を果たす。

ペルオキシソーム
ペルオキシソームの中でつくられた酵素は、細胞内での酸化反応にかかわる。

細胞骨格
細胞内部の骨格は、主に2種類の物質でできている。フィラメントはあらゆる細胞にみられる物質で、細胞を支える働きを持つと考えられている。微小管と呼ばれる中空の管は、液状の細胞質の中での物質移動を促すと考えられている。

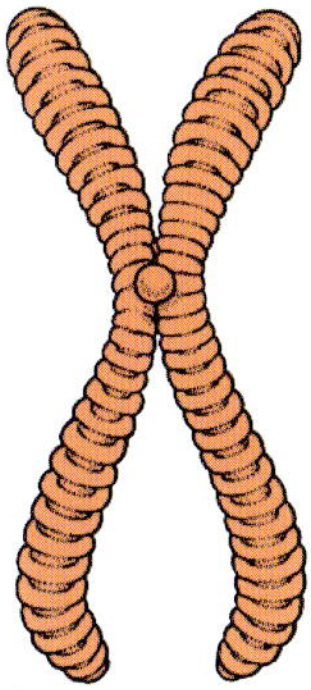

染色体
細胞が分裂するときにはDNA（遺伝物質）が複製され、染色体と呼ばれるX字形のコイルのような物質ができる。

細胞の種類

ヒトの細胞にはさまざまな種類があり、その機能によって形、大きさや寿命が違う。神経細胞には軸索があり、神経信号を伝える働きを持つ。白血球の膜はやわらかく、毛細血管の間の細いすき間を通り抜けることができる。平滑筋細胞は長さを変えて収縮力を変化させる。卵細胞は受精すると保護膜をつくり、後続の精子の侵入をはばむ。精子はムチのような尾を持ち、女性器を泳ぎわたる。

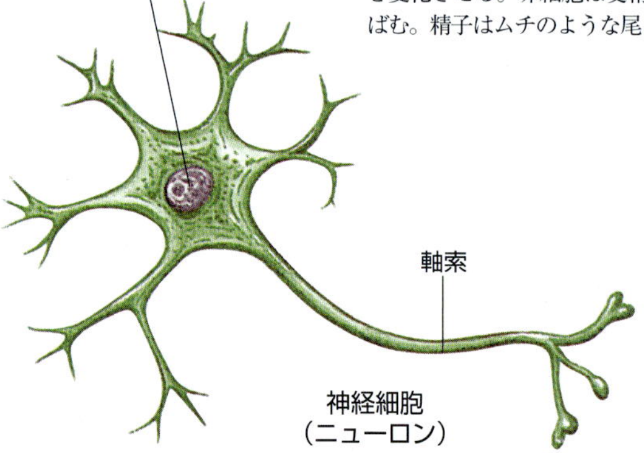

神経細胞
（ニューロン）

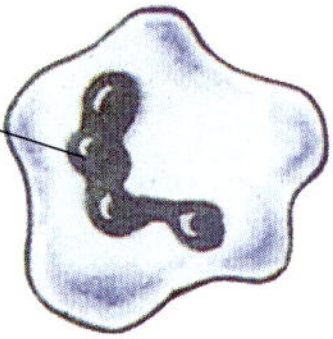

白血球

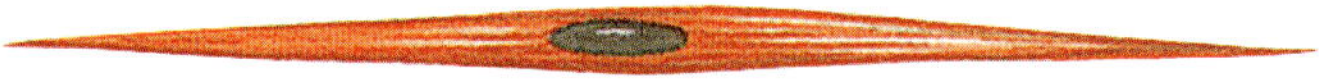

平滑筋細胞

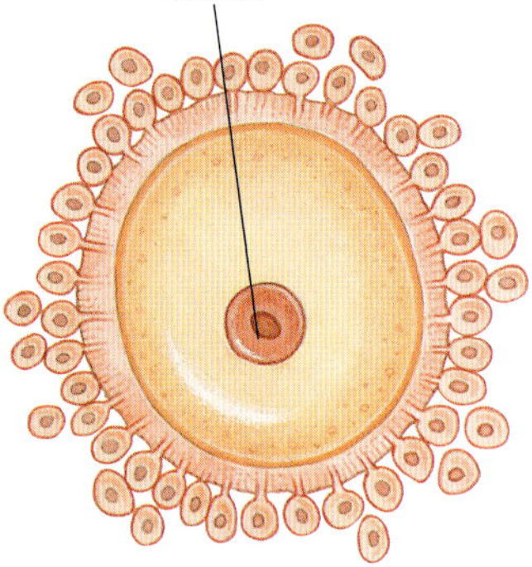

卵子
（卵）

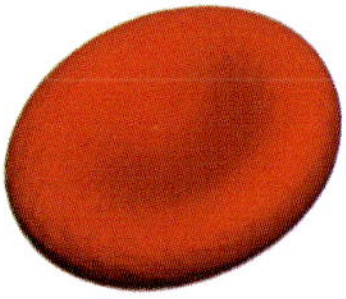

赤血球

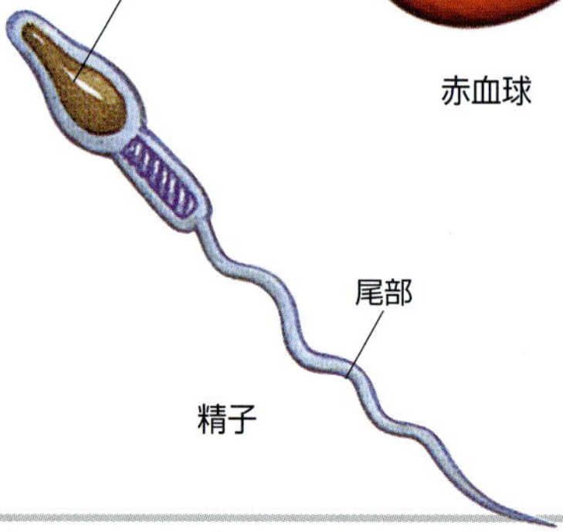

精子

輸送機構

細胞膜は、細胞の内側または外側への物質輸送をコントロールし、細胞の役目に応じて特定の物質だけを通過させる性質を持つ。この性質は、選択的透過性と呼ばれる。ある種の細胞膜には、特定の分子だけに反応する受容体タンパクがある。ある種の膜タンパクは互いに結びついて、細胞と細胞をつなぐ働きを持つ。

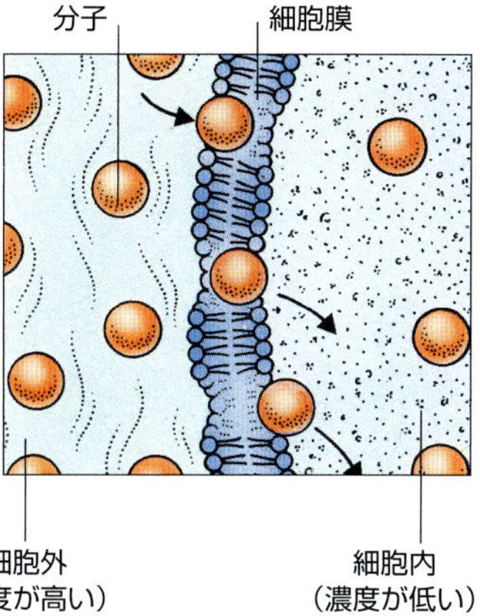
分子
細胞膜
細胞外
（濃度が高い）
細胞内
（濃度が低い）

単純拡散

拡散とは、分子が濃度が高いところから低いところに移動すること。単純拡散の場合には、水や気体などの物質が細胞膜のすき間を通って移動する。

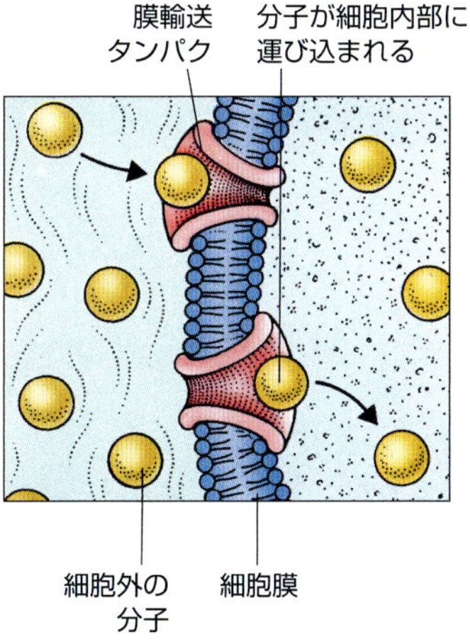
膜輸送
タンパク
分子が細胞内部に
運び込まれる
細胞外の
分子
細胞膜

促進拡散

膜輸送タンパクが細胞膜の外側にある大きな分子と結合すると、膜輸送タンパクが変形して細胞の内側に向けて口を開く。膜輸送タンパクにはさまざまな種類があり、それぞれが特定の物質だけを運ぶ。

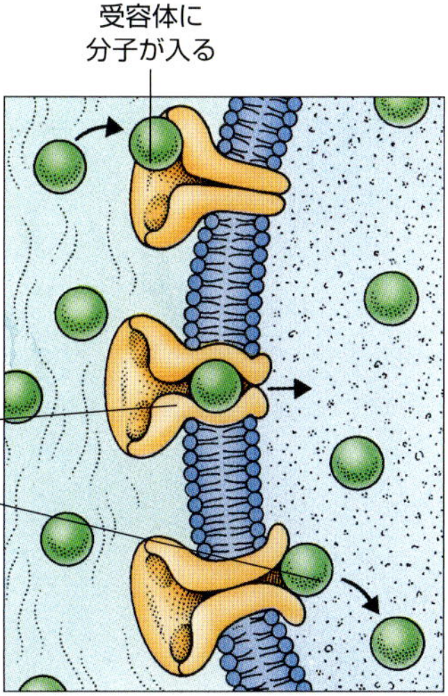
受容体に
分子が入る
タンパク質が
通路になる
分子が細胞内に入る

能動輸送

濃度の低いところから高いところへと物質を移動させる場合には、ATP（アデノシン三リン酸）がエネルギーを供給する。分子が細胞膜の受容体に結合すると、受容体のタンパク質が変化して、分子を通す通路になる。分子はこの通路を通って細胞の中に入る。

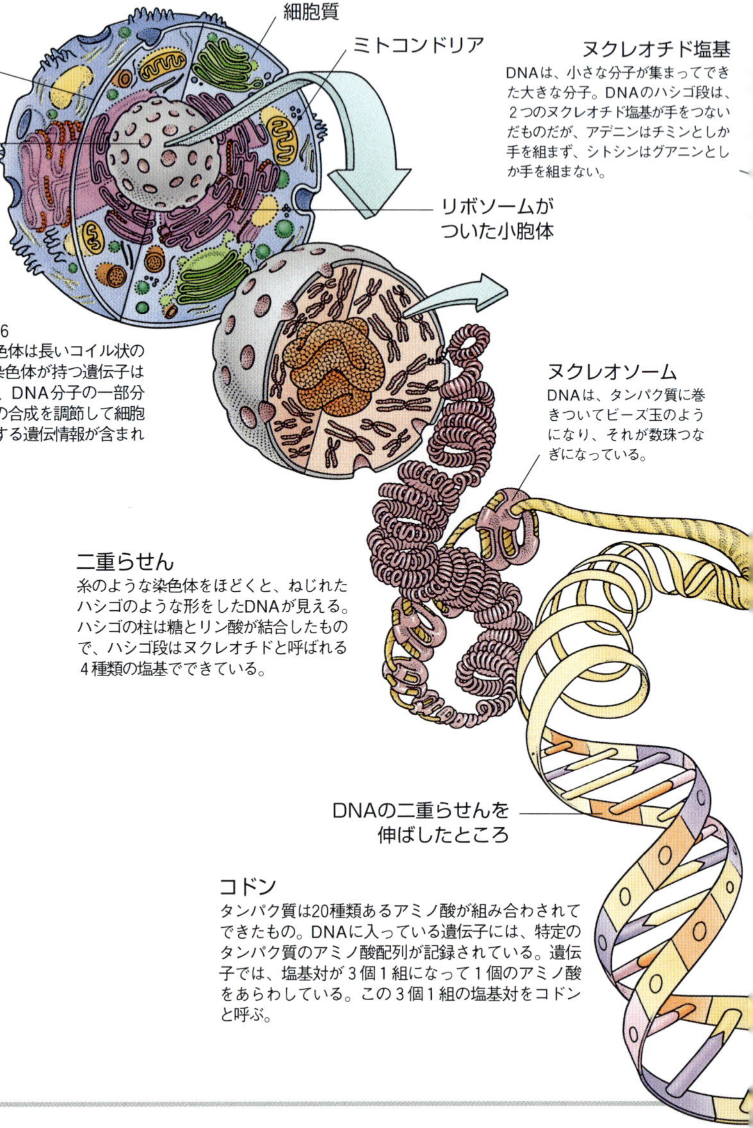
細胞質
ミトコンドリア
細胞膜
細胞核
リボソームがついた小胞体
DNAの二重らせんを伸ばしたところ

ヌクレオチド塩基

DNAは、小さな分子が集まってできた大きな分子。DNAのハシゴ段は、２つのヌクレオチド塩基が手をつないだものだが、アデニンはチミンとしか手を組まず、シトシンはグアニンとしか手を組まない。

染色体

ヒトの細胞の核には46本の染色体がある。染色体は長いコイル状のDNA分子で、46本の染色体が持つ遺伝子は約3万個。遺伝子とは、DNA分子の一部分のことで、タンパク質の合成を調節して細胞の働きをコントロールする遺伝情報が含まれている。

ヌクレオソーム

DNAは、タンパク質に巻きついてビーズ玉のようになり、それが数珠つなぎになっている。

二重らせん

糸のような染色体をほどくと、ねじれたハシゴのような形をしたDNAが見える。ハシゴの柱は糖とリン酸が結合したもので、ハシゴ段はヌクレオチドと呼ばれる４種類の塩基でできている。

コドン

タンパク質は20種類あるアミノ酸が組み合わされてできたもの。DNAに入っている遺伝子には、特定のタンパク質のアミノ酸配列が記録されている。遺伝子では、塩基対が３個１組になって１個のアミノ酸をあらわしている。この３個１組の塩基対をコドンと呼ぶ。

塩基の分類

- シトシン
- グアニン
- チミン
- アデニン

DNA

DNA（デオキシリボ核酸）は、細胞核にある染色体に含まれる遺伝物質で、タンパク質の合成と遺伝にかかわる。このページでは、DNAがタンパク質の材料を使って、細胞の機能をコントロールするタンパク質をつくる様子を説明する。タンパク質の合成は、つくりたいタンパク質の設計図が書かれた部分のDNAのハシゴ段が切れるところから始まる。

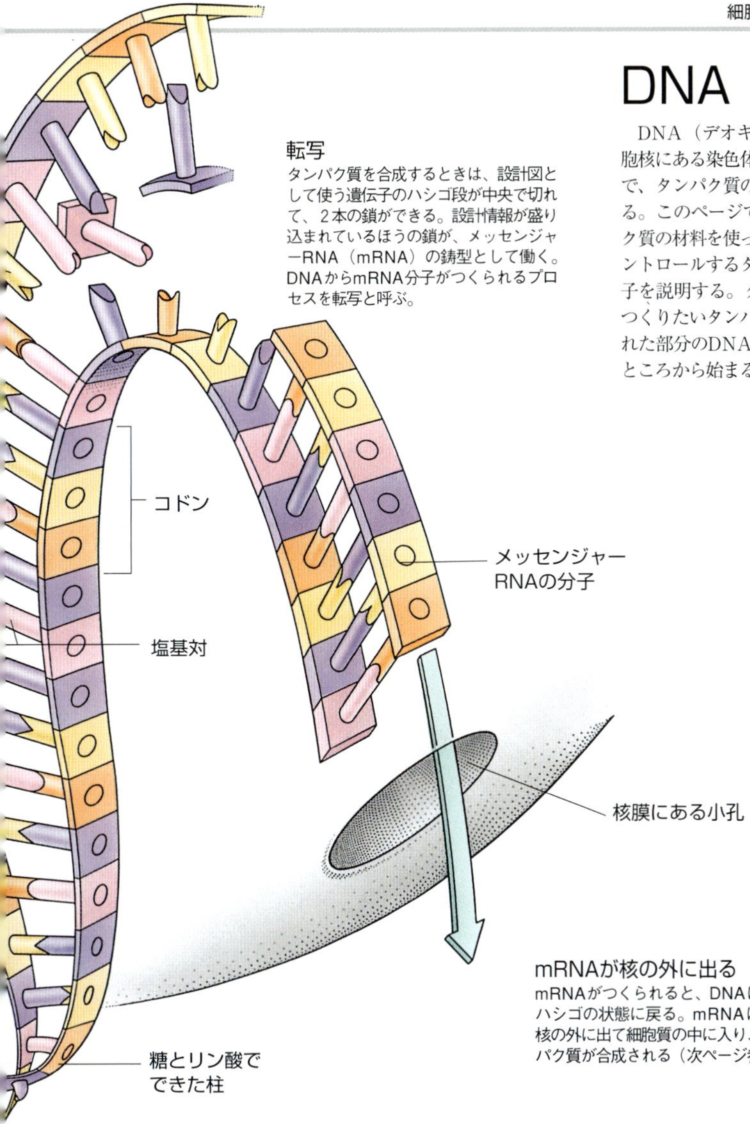
転写
タンパク質を合成するときは、設計図として使う遺伝子のハシゴ段が中央で切れて、2本の鎖ができる。設計情報が盛り込まれているほうの鎖が、メッセンジャーRNA（mRNA）の鋳型として働く。DNAからmRNA分子がつくられるプロセスを転写と呼ぶ。
コドン
塩基対
糖とリン酸でできた柱
メッセンジャーRNAの分子
核膜にある小孔
mRNAが核の外に出る
mRNAがつくられると、DNAは再びハシゴの状態に戻る。mRNAは細胞核の外に出て細胞質の中に入り、タンパク質が合成される（次ページ参照）。

タンパク質の合成

前ページのプロセスでつくられたメッセンジャーRNA（mRNA）は、核の外に出たあと、細胞質に浮かぶタンパク質工場にたどりつく。この工場つまりリボソームは、mRNAを頭から順に読みながら、mRNAのコドンが示すアミノ酸を使ってmRNAの設計図どおりにアミノ酸をつなぎ、タンパク質をつくり出す。

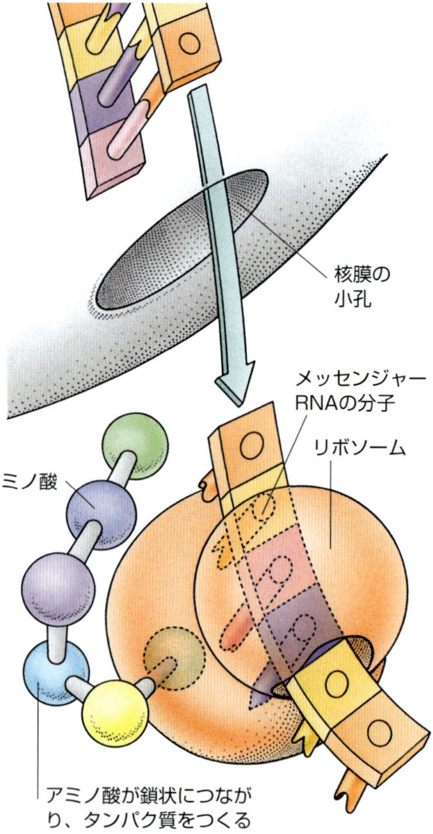
核膜の
小孔
メッセンジャー
RNAの分子
リボソーム
アミノ酸
アミノ酸が鎖状につながり、タンパク質をつくる

タンパク質の役割

タンパク質は、さまざまな生体機能に必要な成分で、髪や筋肉となるほか、抗体やホルモン、酵素などの特殊な機能を発揮したり、酸素を運ぶヘモグロビンのような運搬役を担ったりする。

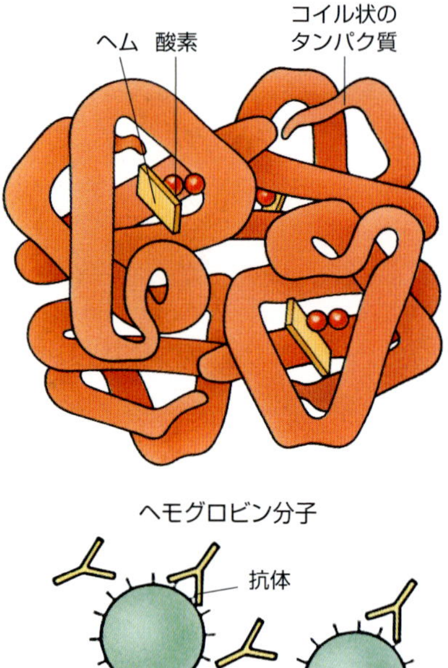
ヘム
酸素
コイル状の
タンパク質

ヘモグロビン分子

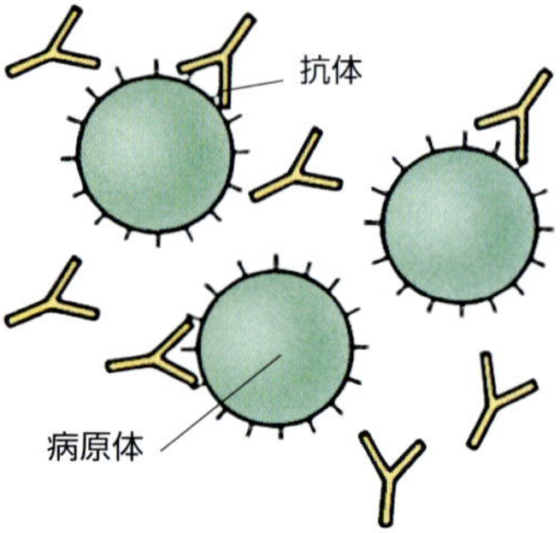
抗体
病原体

病原体を攻撃する抗体

有糸分裂

有糸分裂は、体細胞が分裂するときにあらわれる現象で、核の中にあるDNAが複製されたあと、1組ずつ新しい細胞に入るプロセスをいう。有糸分裂は、体が発育するときや古くなった組織が新しい組織にかわるときに起こる。このプロセスでは、1個の細胞が分裂して親細胞と全く同じ娘細胞が2個できる。細胞が分かれる前の段階では、DNA分子が複製されたあとに凝縮してクロマチンと呼ばれる長い糸ができる。

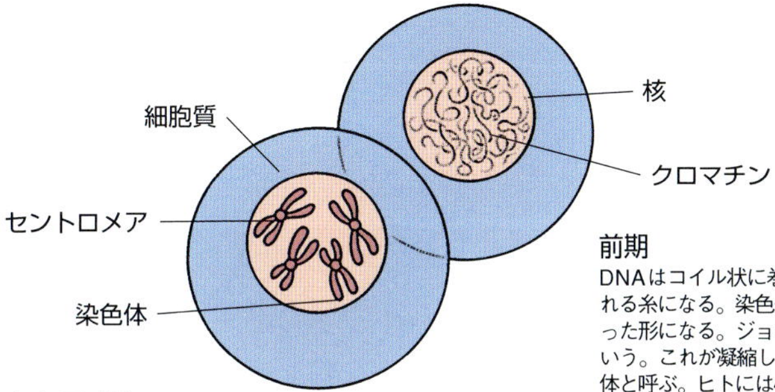
細胞質
核
クロマチン
セントロメア
染色体

前期

DNAはコイル状に巻き上がり、染色分体と呼ばれる糸になる。染色分体は2本が1カ所でつながった形になる。ジョイント部分をセントロメアという。これが凝縮してX字型になったものを染色体と呼ぶ。ヒトには46本の染色体がある。

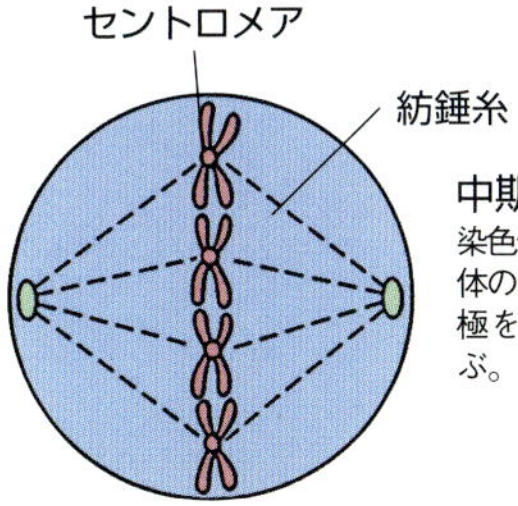
セントロメア
紡錘糸

中期

染色体が一列に並ぶ。染色体のセントロメアと細胞の極を結ぶ糸が紡錘状に並ぶ。

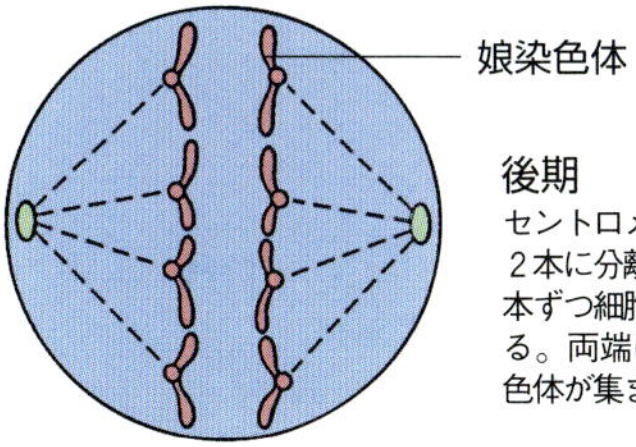
娘染色体

後期

セントロメアが分かれて、2本に分離した染色体が1本ずつ細胞の両端に移動する。両端には46本ずつ染色体が集まる。

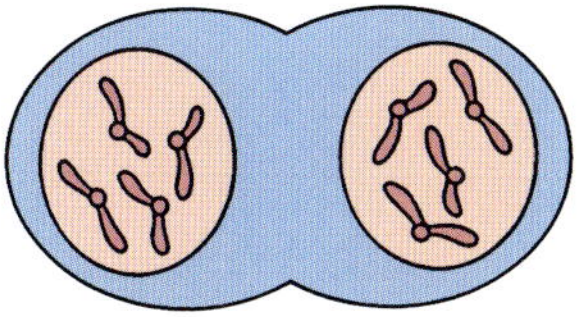

終期

紡錘糸が消えて、46本の染色体の周囲に核膜ができる。細胞の中央がくびれ、染色体がほぐれ始める。

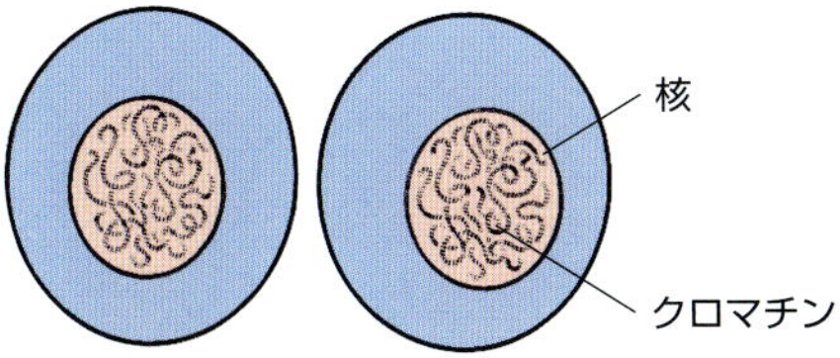
核
クロマチン

終期の後半

細胞は分裂し始め、2個の染色体のかたまりの間に細胞板がつくられたあと、細胞が2つに分裂する。新しい細胞に入った46本の染色体は、クロマチン線維に戻る。

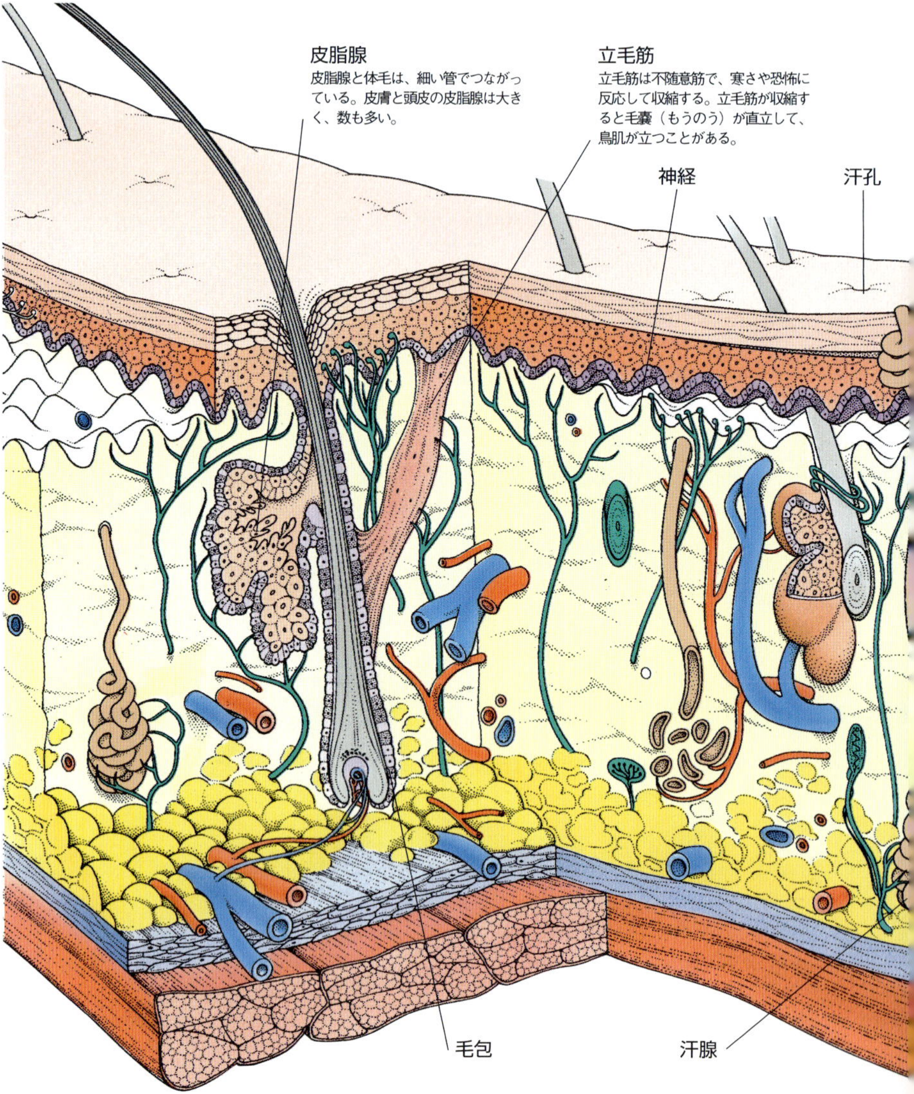
皮脂腺
皮脂腺と体毛は、細い管でつながっている。皮膚と頭皮の皮脂腺は大きく、数も多い。
立毛筋
立毛筋は不随意筋で、寒さや恐怖に反応して収縮する。立毛筋が収縮すると毛嚢（もうのう）が直立して、鳥肌が立つことがある。
神経
汗孔
毛包
汗腺

皮膚の構造

皮膚は、表皮と真皮という２層から成り立っている。表皮とは外側の薄い層のことで、組織をつくるのは平たい板のような細胞が何段も重なった、重層扁平上皮の一種。真皮は表皮の下にある部分で、線維組織と弾性組織からできていて、血管や神経線維、毛根、汗腺がある。真皮の最下層は、皮膚をその下の組織につなぎとめる働きを持つ。

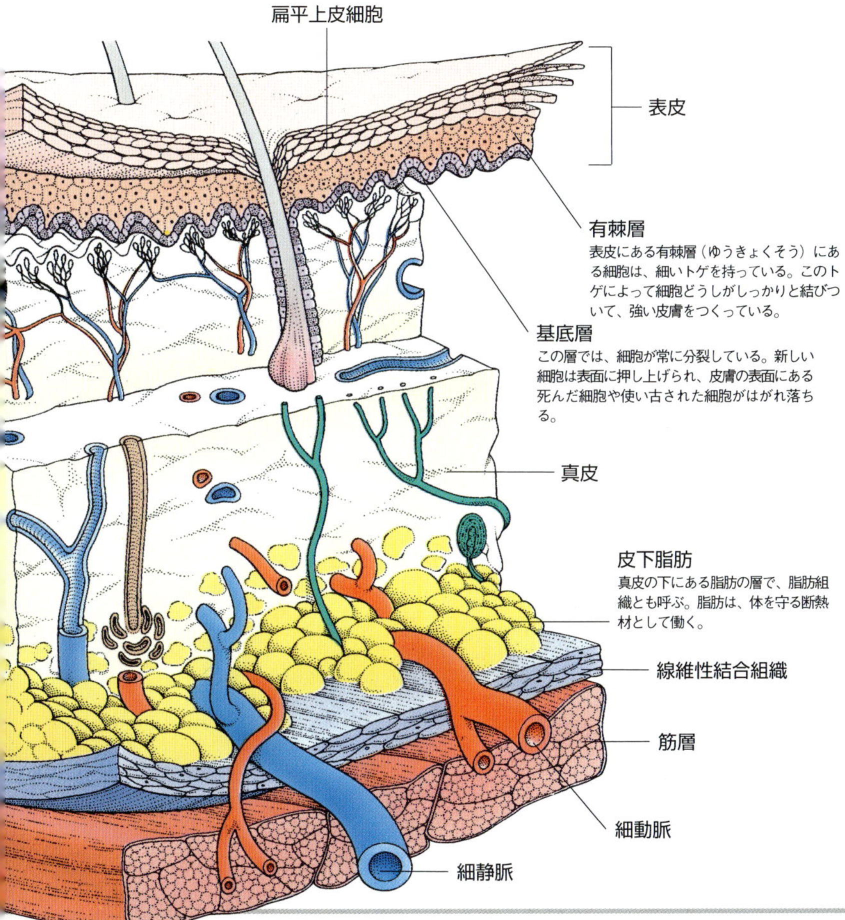
扁平上皮細胞
表皮
有棘層
表皮にある有棘層（ゆうきょくそう）にある細胞は、細いトゲを持っている。このトゲによって細胞どうしがしっかりと結びついて、強い皮膚をつくっている。
基底層
この層では、細胞が常に分裂している。新しい細胞は表面に押し上げられ、皮膚の表面にある死んだ細胞や使い古された細胞がはがれ落ちる。
真皮
皮下脂肪
真皮の下にある脂肪の層で、脂肪組織とも呼ぶ。脂肪は、体を守る断熱材として働く。
線維性結合組織
筋層
細動脈
細静脈

爪の構造

爪は、ケラチンと呼ばれるかたい線維性のタンパク質からできている。髪の原料もケラチン。爪の真下にある部分は爪床（そうしょう）という。爪がピンク色をしているのは、爪床に血管が多く通っているため。爪をつくるのは、爪上皮（一般には甘皮という）の下にある活発な細胞と、爪半月（そうはんげつ。爪の根元にある白いところ）の部分。

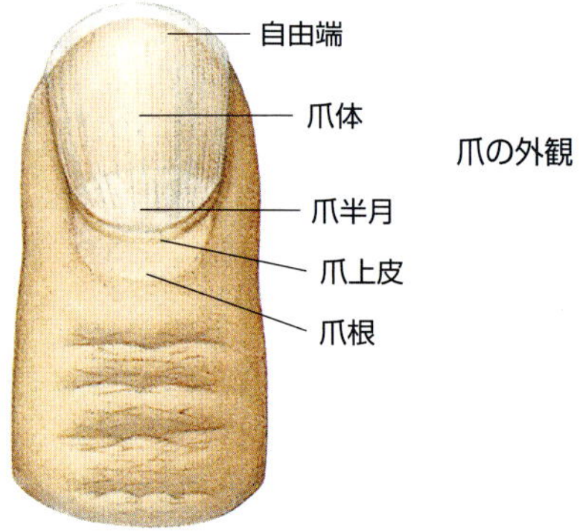

自由端
爪体
爪半月
爪上皮
爪根

爪の外観

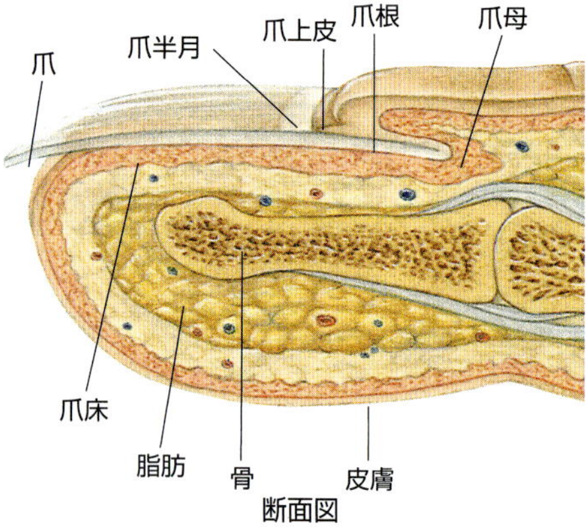

爪
爪半月
爪上皮
爪根
爪母
爪床
脂肪
骨
皮膚

断面図

髪の発育

毛母細胞は、皮膚の表面から真皮まで届く孔（毛包という）の中で成長する。毛母細胞は分裂を繰り返すが、つくられた細胞はやがて死滅して皮膚の上に押し上げられる。この死んだ細胞の集まりを毛幹という。毛包は、成長期と休止期のサイクルを繰り返す。

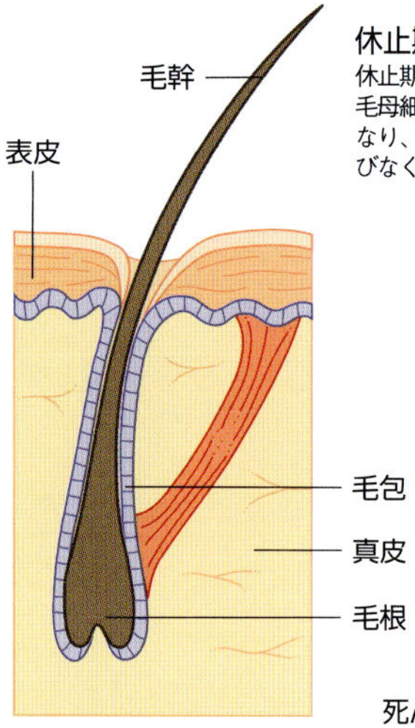

毛幹
表皮
毛包
真皮
毛根

休止期

休止期の間は、毛根での毛母細胞の成長がおそくなり、停止する。髪は伸びなくなる。

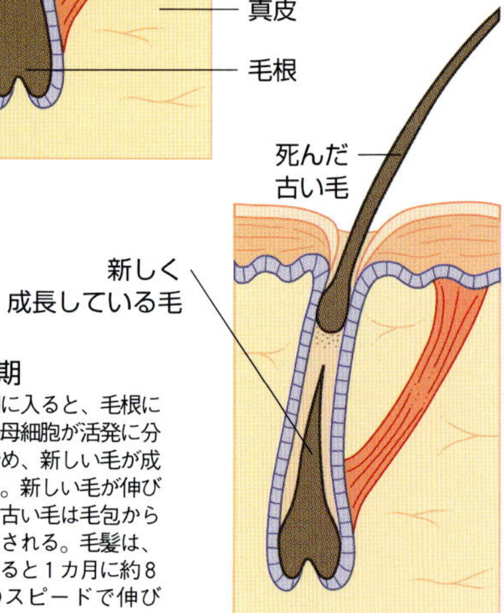

死んだ古い毛
新しく成長している毛

成長期

成長期に入ると、毛根にある毛母細胞が活発に分裂し始め、新しい毛が成長する。新しい毛が伸びると、古い毛は毛包から押し出される。毛髪は、平均すると１カ月に約８ｍｍのスピードで伸びる。

上皮組織

上皮組織は皮膚のほかにも体のさまざまな部位にあり、特殊な機能を果たしている。上皮組織の種類は多い。扁平細胞、立方細胞または円柱細胞が１層に並んだものは、単層上皮という。２層以上重なったものは重層上皮。重層構造のように見えても実際には線毛（細い毛のような突起物）が生えていたり、粘液を分泌する機能を持つ円柱細胞が１層に並んでいるだけのものは、多列上皮と呼ばれる。複数の層でできた変形する能力を持つ上皮は、移行上皮という。

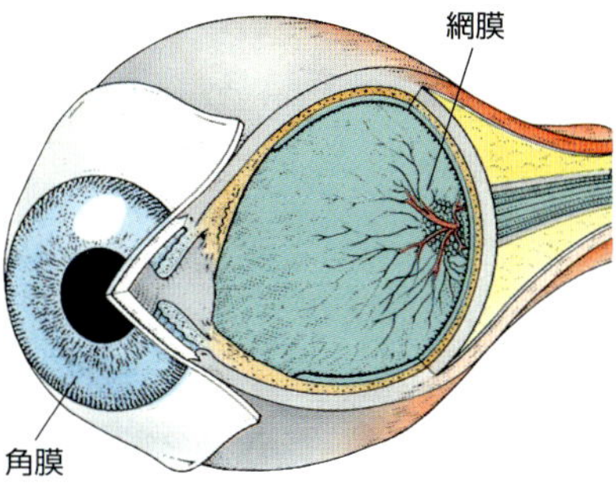
網膜
角膜

眼
角膜の外側は、透明で丈夫な重層扁平上皮でおおわれている。また網膜の色素層にある上皮組織は、単層立方上皮と呼ばれる。

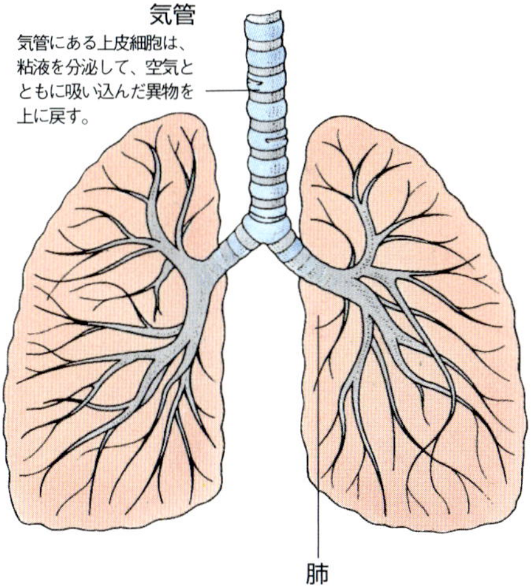
気管
気管にある上皮細胞は、粘液を分泌して、空気とともに吸い込んだ異物を上に戻す。
肺
太い気道は、多列上皮でおおわれている。

呼吸器系
気道の内側は、多列上皮と呼ばれる、背の高さが違うさまざまな細胞が１層に並んだ上皮組織でおおわれている。背の高い細胞の一部には線毛が生えており、異物をとらえたり移動させたりする機能を持つ。また、杯細胞と呼ばれる、粘液を分泌する機能を持つ細胞もある。

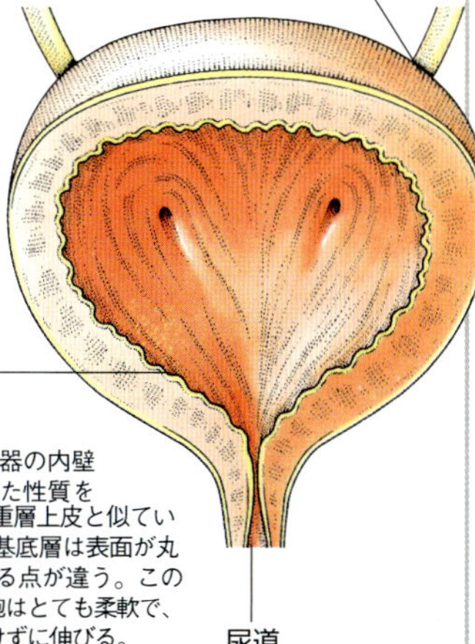
尿管
尿管の内壁をつくる上皮細胞は、酸性の尿から尿道を保護する粘液を分泌する。
膀胱の内壁
膀胱の内膜は、丸い形をした上皮細胞が密に詰まったもので、膀胱に尿がたまってふくらむと伸びる仕組みになっている。
尿道

泌尿器系
移行上皮は、泌尿器の内壁をつくる膜に適した性質を持つ。移行上皮は重層上皮と似ているが、移行上皮の基底層は表面が丸い細胞でできている点が違う。この基底層をつくる細胞はとても柔軟で、引っぱられると裂けずに伸びる。

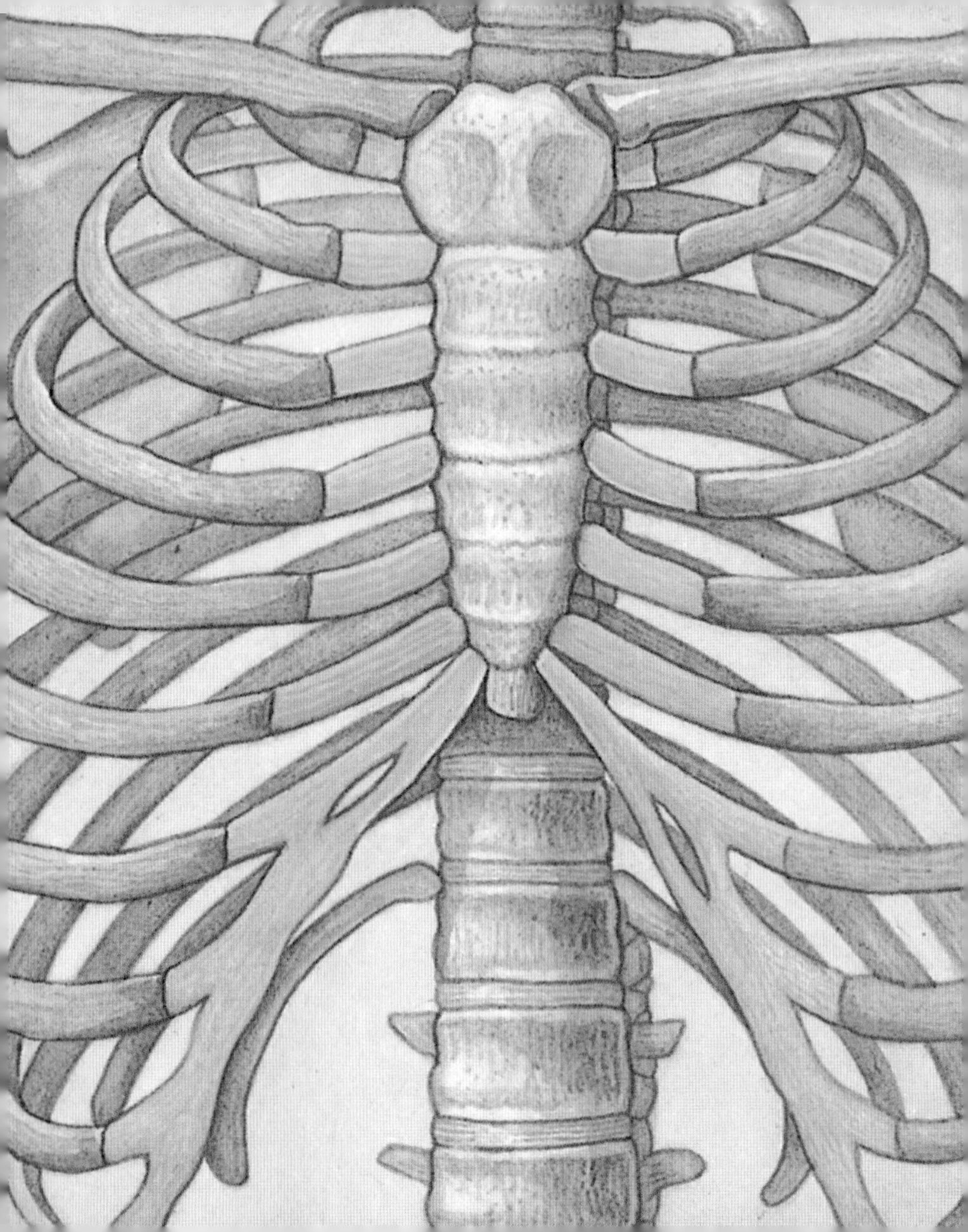

骨格系

生きているヒトの骨は、体重を支え、内臓を守るために、強く弾力性のある構造をしている。骨組織は、常に新しい組織にとりかえられ、カルシウムやリンなど体に必要なミネラルを蓄えている。骨と骨の継ぎ目にある関節の多くは、広い範囲で動かせるようになっている。脊椎など可動範囲が小さい関節は、安定した体をつくる働きを持つ。

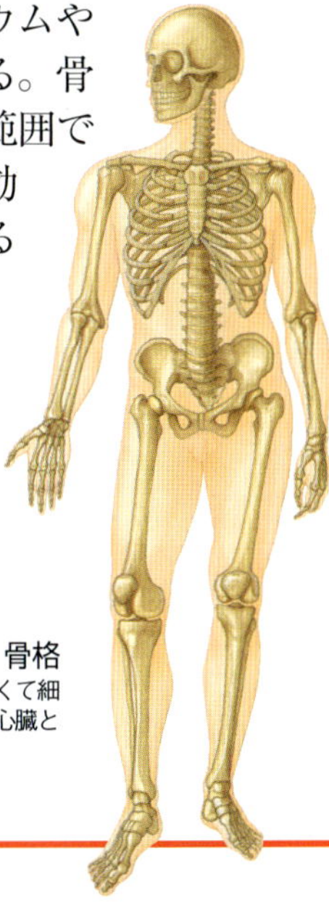

骨格
骨は、やわらかい組織を支える軽くて細いフレームだ。胸郭（左図）は、心臓と肺を守っている。

骨格（1）

ヒトの骨格は、大きさや形の違うさまざまな骨から成り立っている。成人が持つ骨の正確な数は人によって違うが、平均は206個だといわれている。骨格は大きく分けると、体軸骨格と体肢骨格の２種類に分類される。体軸骨格とは、頭蓋骨と肋骨、脊柱（脊椎）、胸骨など体の軸をつくるもので、体肢骨格とは、腕や脚の骨と、肩甲骨や鎖骨、骨盤など、手足をつくる骨格のことである。

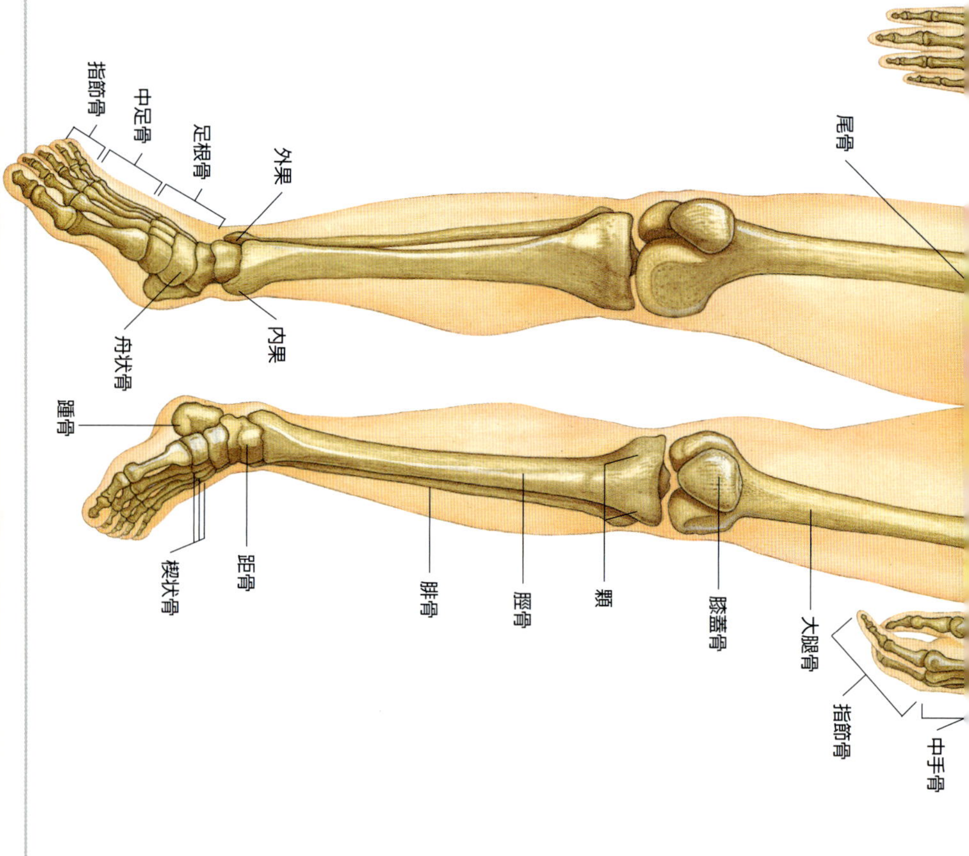

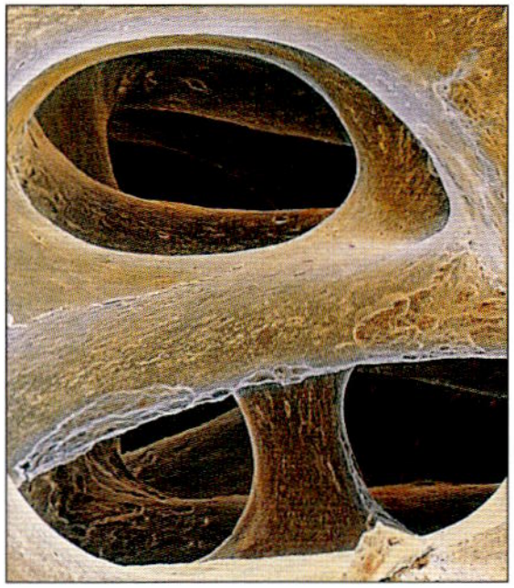

骨組織

長い骨の内部は、骨梁と呼ばれる支柱でできている。骨が軽くて強いのは、この内部構造のおかげ。

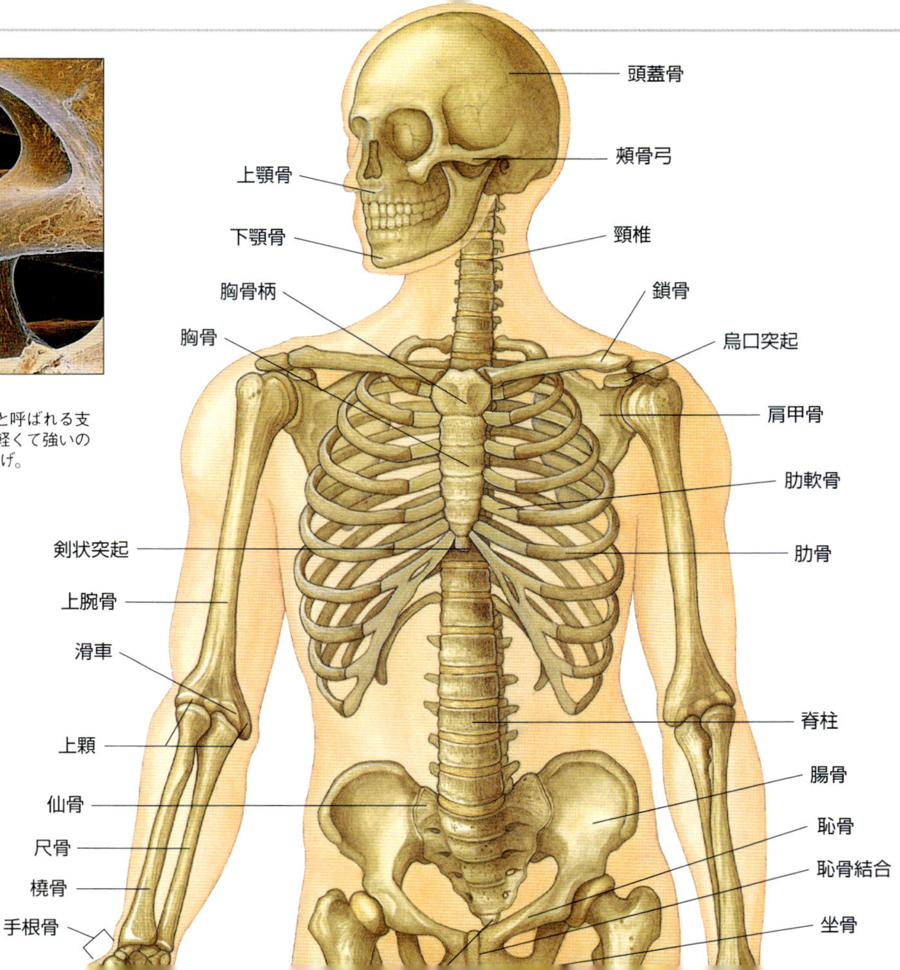
頭蓋骨
頬骨弓
上顎骨
下顎骨
頸椎
胸骨柄
鎖骨
胸骨
烏口突起
肩甲骨
肋軟骨
剣状突起
肋骨
上腕骨
滑車
上顆
脊柱
腸骨
仙骨
恥骨
尺骨
恥骨結合
橈骨
手根骨
坐骨

骨格（2）

脊柱（脊椎）は、円筒状の椎骨（ついこつ）が積み重なったもの。脊柱は、中に通る脊髄を保護できるように丈夫な構造をとっている。脊柱は、筋肉や靱帯の助けを借りて頭蓋骨を支え、姿勢を保つ。また脊柱は柔軟な構造をしているため、胴体をねじったり、曲げたりすることができる。肩甲骨は、胸郭の上部をおおう翼の形をした骨で、腕や肩を大きく動かすことができるのは、肩甲骨のおかげである。

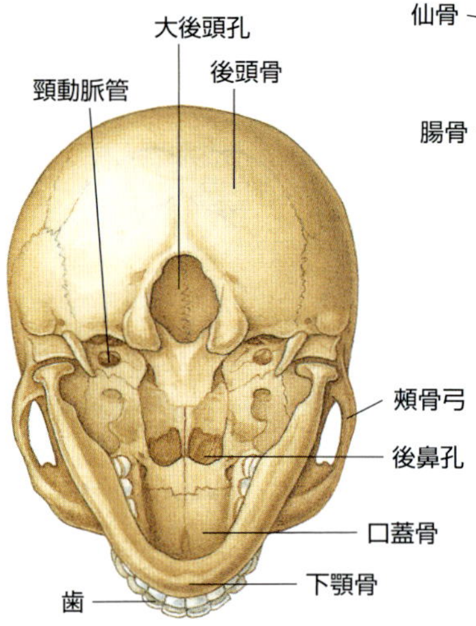
大後頭孔
後頭骨
頸動脈管
頬骨弓
後鼻孔
口蓋骨
下顎骨
歯

頭蓋底

脊髄は、頭蓋骨の底にある大後頭孔という大きな孔を通って脳から出る。血管は、頸動脈管などの孔を通る。

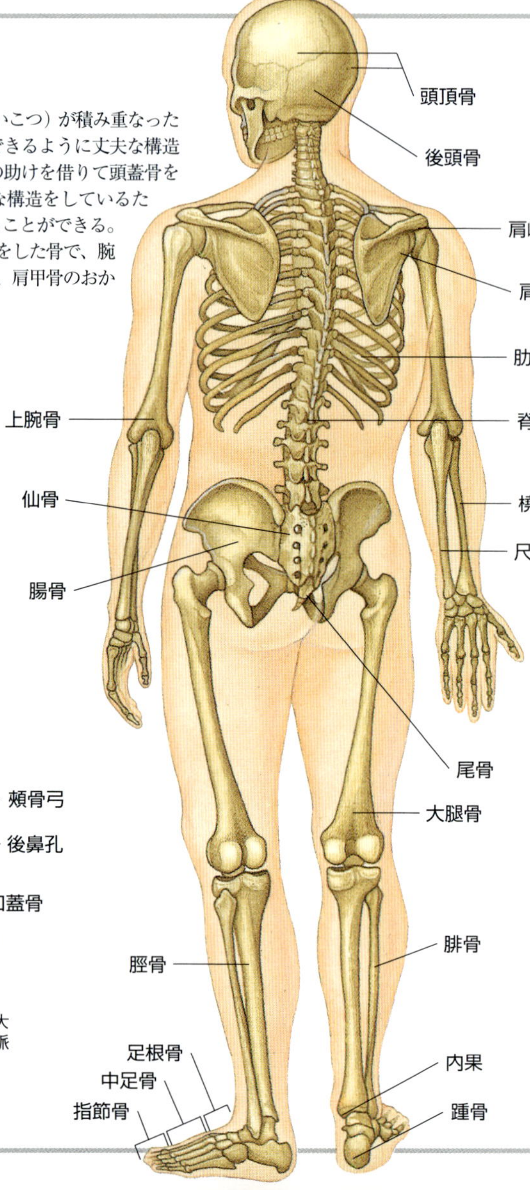
頭頂骨
後頭骨
肩峰
肩甲骨
肋骨
上腕骨
脊柱
仙骨
橈骨
尺骨
腸骨
尾骨
大腿骨
脛骨
腓骨
足根骨
中足骨
指節骨
内果
踵骨

骨の形

それぞれの骨は、機能に適した形をしている。長い骨は、上下するレバーのように働く。距骨（足首の骨）などの短い骨は、橋の働きをする。頭蓋骨のような平たい骨は、中身を保護する殻として働く。膝蓋骨（しつがいこつ）のように、小さくて丸い種のような形をした骨は、周囲が腱にとり囲まれている。椎骨、腸骨（骨盤）と蝶形骨などの一部の頭骨は、不規則な形をしている。

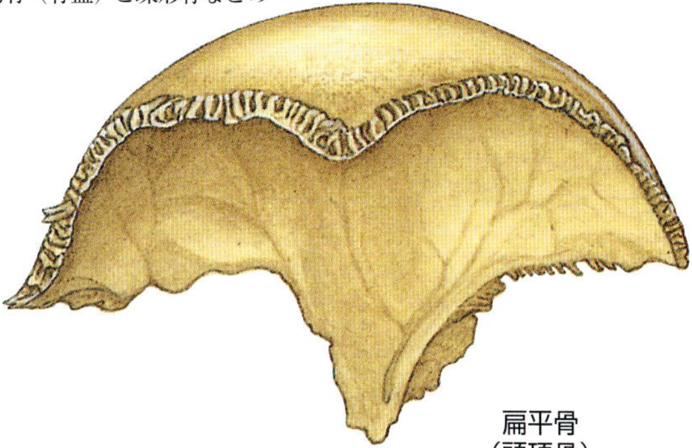

扁平骨
（頭頂骨）

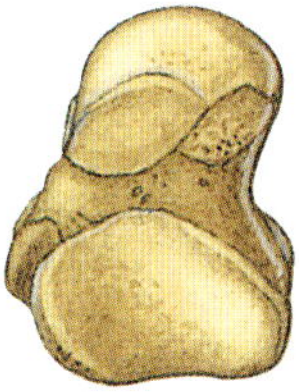

短骨
（距骨）

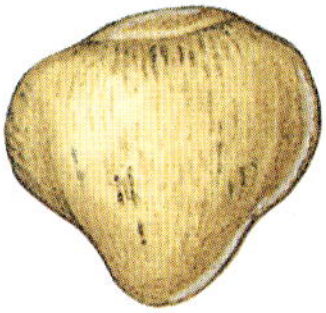

種子骨
（膝蓋骨）

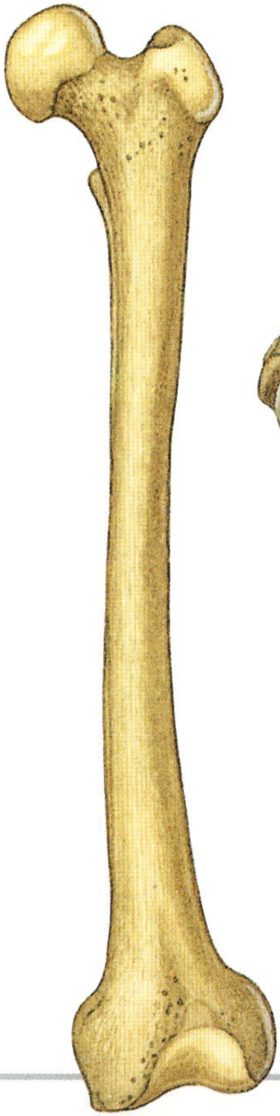

長管骨
（大腿骨）

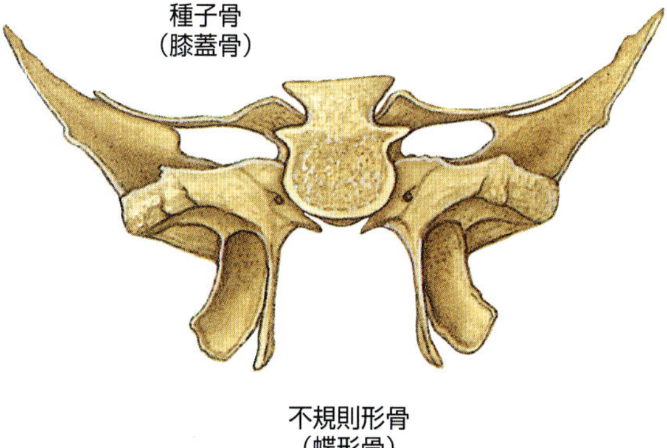

不規則形骨
（蝶形骨）

手足の骨

手と足の骨の構造はよく似ている。手は、14個の指節骨（指の骨）と5個の中手骨（手のひらの骨）、8個の手根骨（手首の骨）からできている。足にある14個の指節骨（つま先の骨）は、手の指節骨より短い。また足には5個の中足骨（足底の骨）と7個の足根骨（足首の骨）がある。

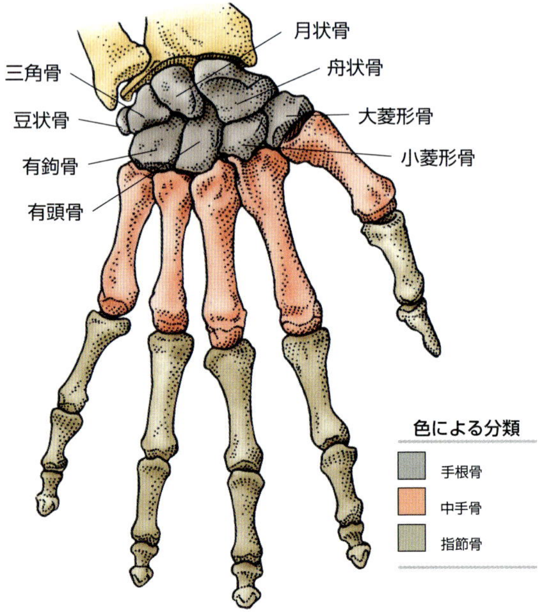
月状骨
三角骨
舟状骨
豆状骨
大菱形骨
有鉤骨
小菱形骨
有頭骨
色による分類
手根骨
中手骨
指節骨

手

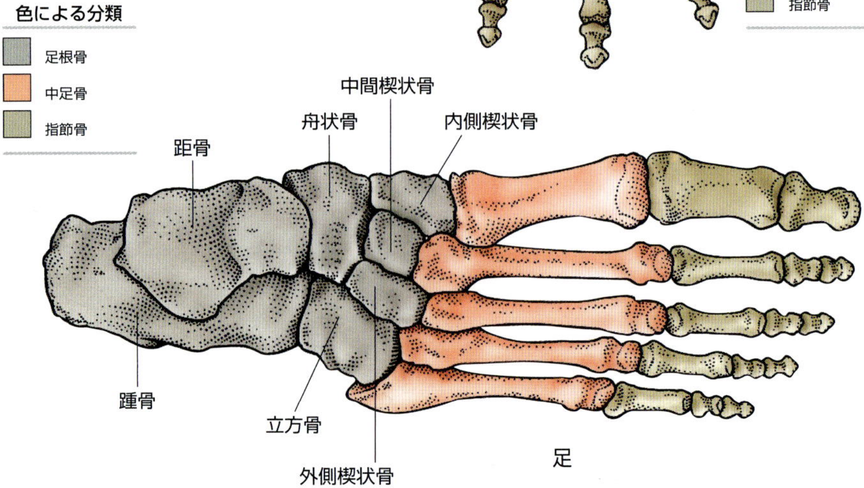
色による分類
足根骨
中足骨
指節骨
中間楔状骨
舟状骨
内側楔状骨
距骨
踵骨
立方骨
外側楔状骨

足

胸郭

胸郭（きょうかく）とは胸にある鳥かごの形をした骨のことで、心臓や肺などの臓器を守っている。胸郭にある12対の肋骨はすべて脊椎とつながっており、上から第一肋骨～第十二肋骨と呼ぶ。第一～第七肋骨（真肋）は、肋軟骨を介して胸骨とつながっている。第八肋骨以下３対の肋骨は仮肋と呼ばれる。仮肋は上にある肋骨と軟骨を介してつながることで、間接的に胸骨とつながっている。さらに下にある２対の肋骨は胸骨につながっておらず、浮遊肋と呼ばれる（下の図では、第十一肋骨と第十二肋骨が胃と肝臓で隠れている）。

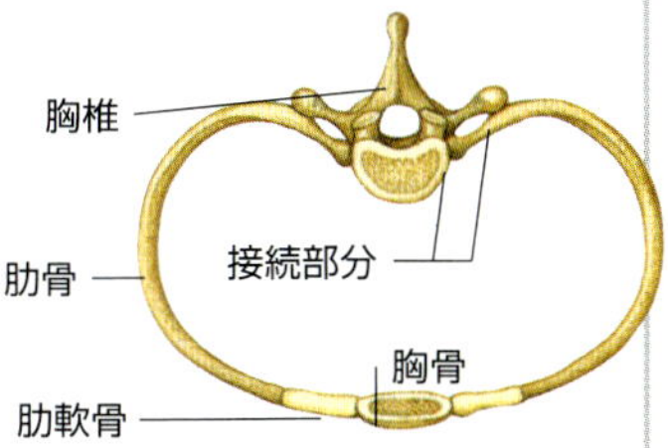

肋骨と他の骨とのつながり

それぞれの肋骨は、胸椎（脊椎の胸の部分）と２カ所でつながっている。肋骨と胸骨がつながる部分では、弾力のある肋軟骨が橋渡しをしている。

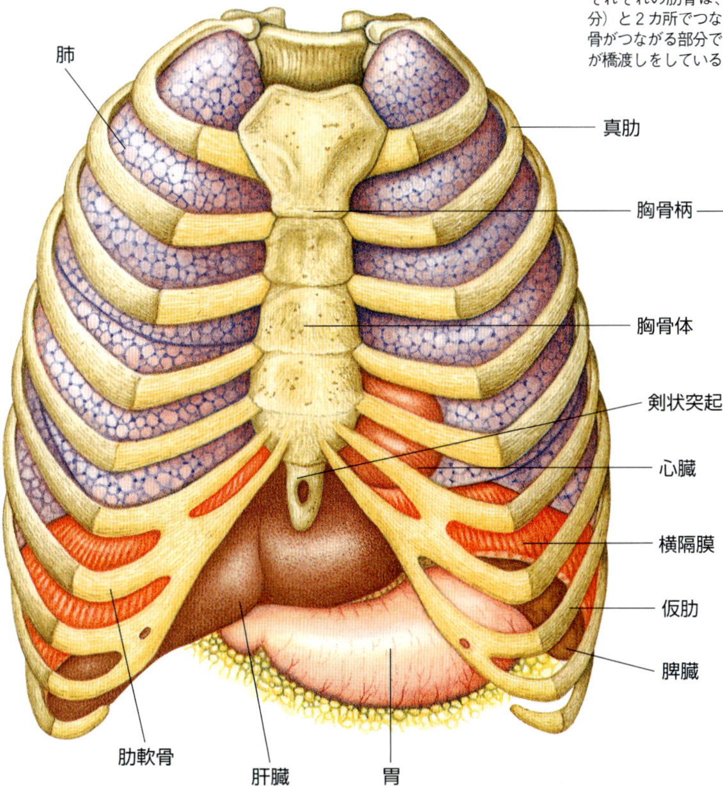

骨盤

骨盤の形には、男女差がある。全体の構造は男女とも同じだが、女性の骨盤のほうが浅くて幅が広く、出産に適した形になっている。骨盤は複数の骨が融合したリング状の骨で、上半身を支える土台となるほか、生殖器と消化器、泌尿器の一部を守る働きをする。

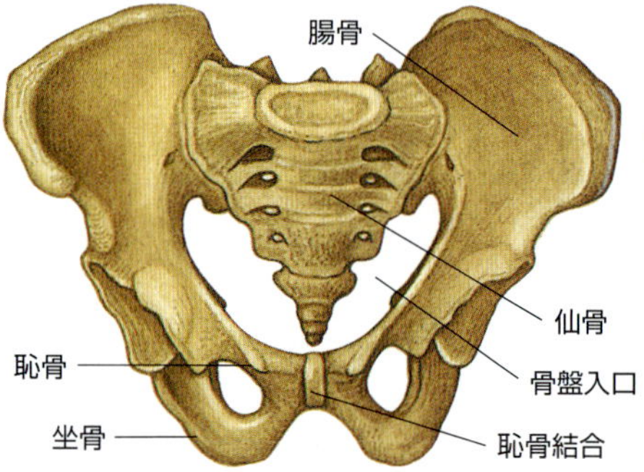
腸骨
仙骨
恥骨
骨盤入口
坐骨
恥骨結合

男性の骨盤

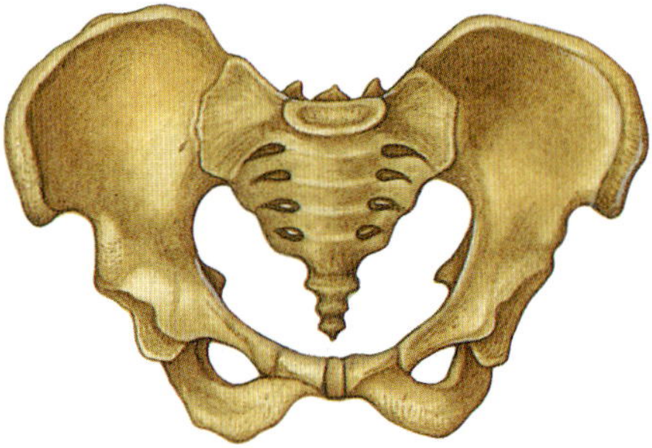

女性の骨盤

頭蓋骨（1）

頭蓋の複雑な構造は、さまざまな骨が集まって成り立っている。脳を包んで守っている８個の骨は、頭蓋冠と呼ばれる。その他の14個の骨が顔の骨格をつくっている。成人の頭蓋骨では、下顎骨を除く以外の骨はすべて縫合と呼ばれる方式でつながっている。頭蓋骨の表面を観察すると、いくつか筋が通っているのがわかる。この筋が縫合。

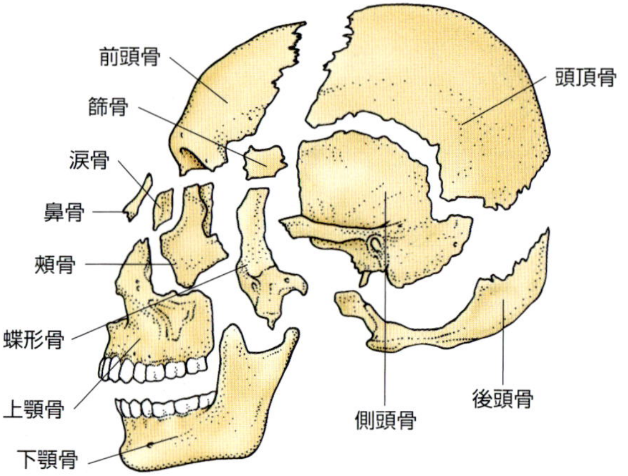
前頭骨
頭頂骨
篩骨
涙骨
鼻骨
頬骨
蝶形骨
上顎骨
下顎骨
側頭骨
後頭骨

頭蓋骨（2）

頭蓋骨の正面をつくっているのは、額をつくる前頭骨と頬をつくる頬骨、上顎骨、下顎骨である。頭蓋冠の後ろと横には、後頭骨と頭頂骨がある。中耳には、耳小骨と呼ばれる小さな骨が3個あるが、これらは頭蓋骨の一部とはみなさない。耳小骨は鼓膜から内耳へと音波を伝える働きを持つ。

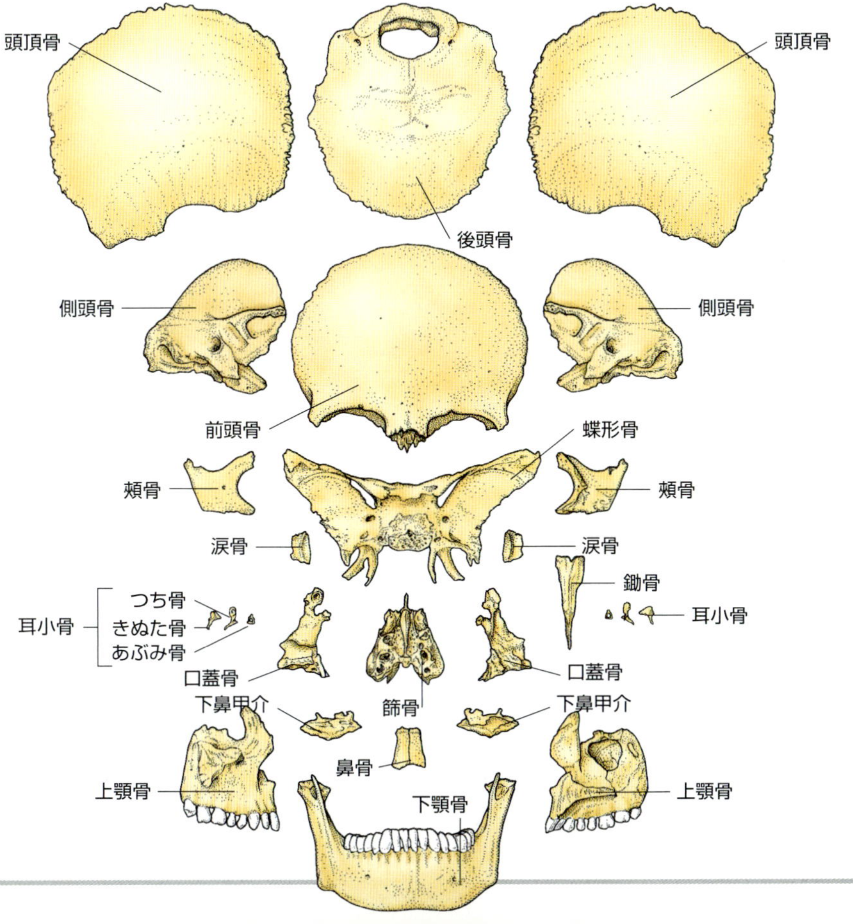

脊柱の構造

脊柱は、椎骨と呼ばれる33個のリング状の骨が関節でつながった構造をしている。隣り合う椎骨の間にあるのは、弾力があり衝撃を吸収する円板で、円板の外側は丈夫な軟骨でおおわれている。椎骨は、首にある頸椎、背中の上半分にある胸椎、腰の部分にある腰椎の3つに分けられる。脊柱のいちばん下側にある、くさび形の仙骨と、尾の形をした尾骨は、いくつかの椎骨が癒合したもの。

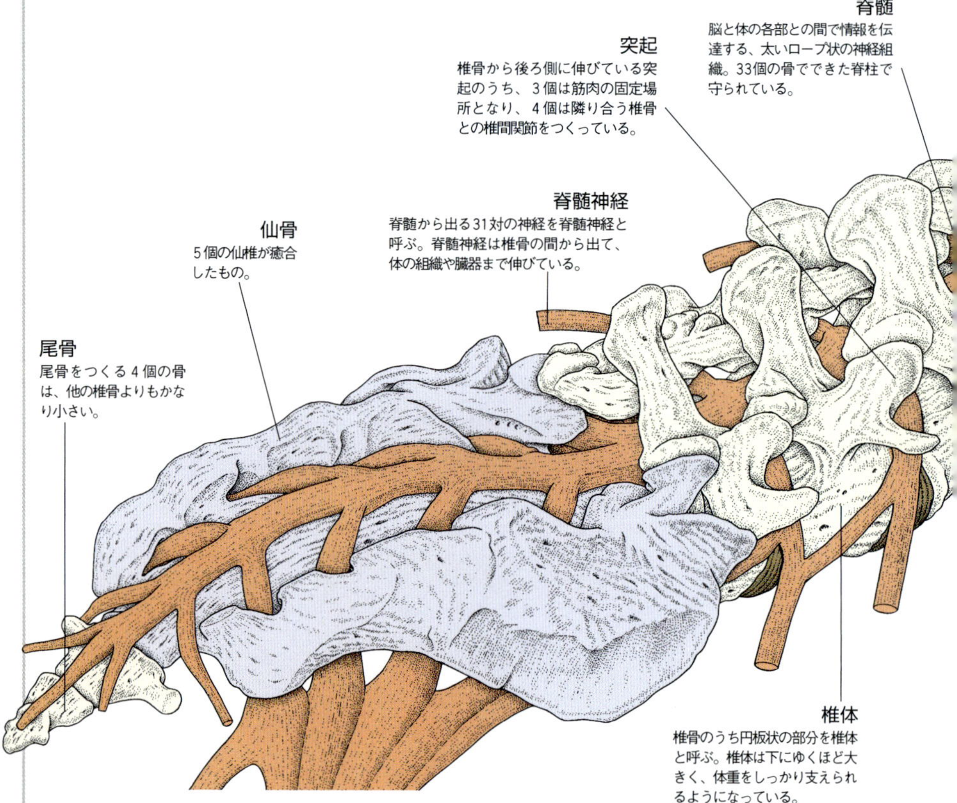
脊髄
脳と体の各部との間で情報を伝達する、太いロープ状の神経組織。33個の骨でできた脊柱で守られている。
突起
椎骨から後ろ側に伸びている突起のうち、3個は筋肉の固定場所となり、4個は隣り合う椎骨との椎間関節をつくっている。
脊髄神経
脊髄から出る31対の神経を脊髄神経と呼ぶ。脊髄神経は椎骨の間から出て、体の組織や臓器まで伸びている。
仙骨
5個の仙椎が癒合したもの。
尾骨
尾骨をつくる4個の骨は、他の椎骨よりもかなり小さい。
椎体
椎骨のうち円板状の部分を椎体と呼ぶ。椎体は下にゆくほど大きく、体重をしっかり支えられるようになっている。

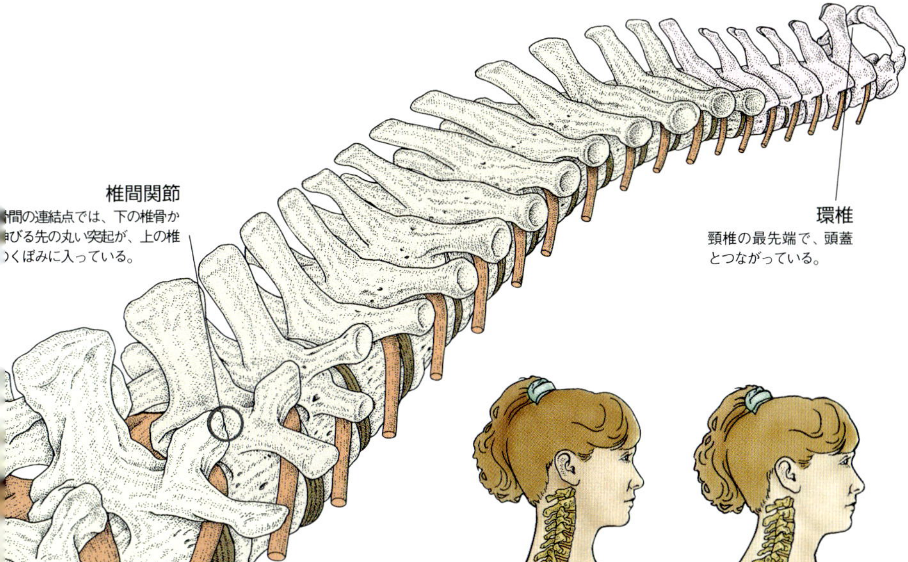
椎間関節
間の連結点では、下の椎骨か
びる先の丸い突起が、上の椎
くぼみに入っている。
環椎
頸椎の最先端で、頭蓋
とつながっている。
椎間板
丈夫で柔軟性のある軟骨で、中
心部はゼリー状。椎間板は、椎
骨のクッションとして働く。

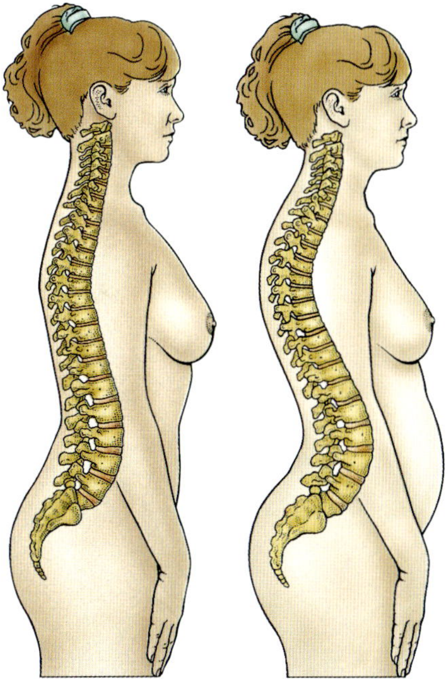

正常な脊柱　　脊柱の弯曲異常

脊柱の形

健全な脊柱は、弾力とバランスが保てるよう４カ所で軽く曲がっている。頸椎と腰椎部は前に、胸椎と仙椎は後ろに曲がっている。姿勢が悪かったり、先天的な異常や骨の病気がある場合は、脊柱の弯曲異常があらわれることがある。

脊柱の各部

　脊柱の各部は、それぞれの役目に合った形をしている。頸椎は頭と首を支え、胸椎は肋骨の連結点としての役目がある。体を動かすときの重心として働けるよう、脊椎は下にいくほど強く、重みに耐えられる形になる。椎骨の形はさまざまだが、椎体と呼ばれる円板状の骨と、突起と呼ばれる筋肉とつながる部分に分かれている点は共通している。

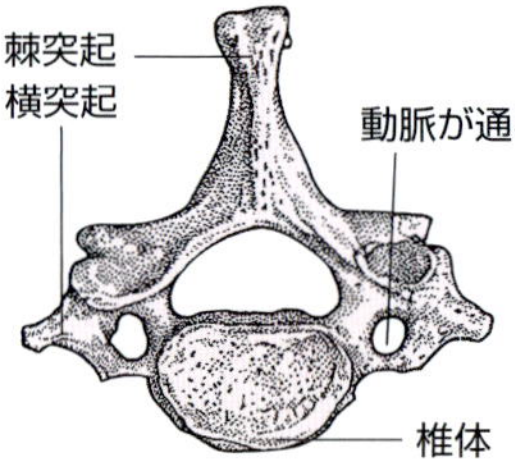
棘突起
横突起
動脈が通る孔
椎体

頸椎

頸椎には、２個の羽の形をした突起がある。突起にある孔は、脳に血液を運ぶ動脈が通る。

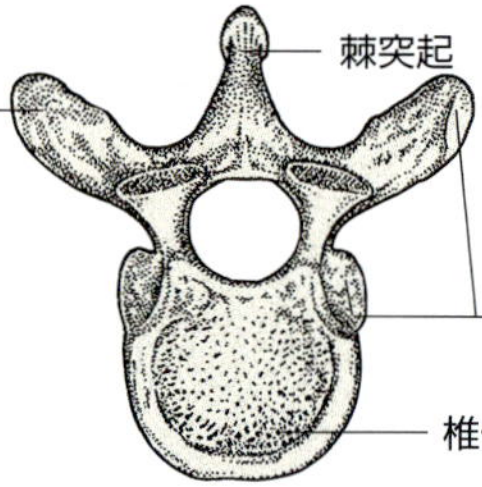
棘突起
横突起
肋骨が
つながる部分
椎体

胸椎

胸椎は、胸を守る胸郭の一部を形づくっている。椎骨の突起と椎体にある小さなくぼみに肋骨がつながる。

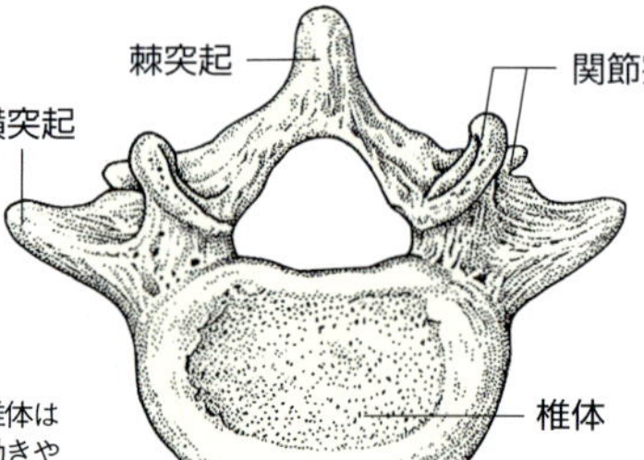
棘突起
関節突起
横突起
椎体

腰椎

体重の大部分を支える腰椎の椎体は大きい。関節突起は、腰椎を動きやすくする働きがある。

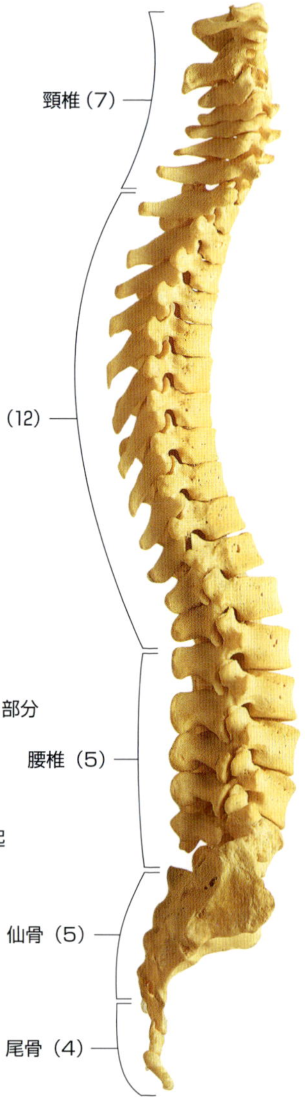
頸椎（7）
胸椎（12）
腰椎（5）
仙骨（5）
尾骨（4）

脊椎の関節の動き

脊柱は、頭と体を支えるために強固につくられているが、上半身を曲げたりねじったりできるほどの柔軟性をあわせ持つ。椎骨の間にある軟骨でできた円板は1平方センチあたり数百キログラムもの力に耐えられる。脊椎の周囲には、強い靱帯と筋肉がとり巻いていて脊椎をしっかりと支え、脊柱の動きを調節している。

靭帯
脊椎を支え、脊柱が動くときに椎骨がずれないように保つ。

椎間関節
隣り合う椎骨の可動範囲を決める働きがある。

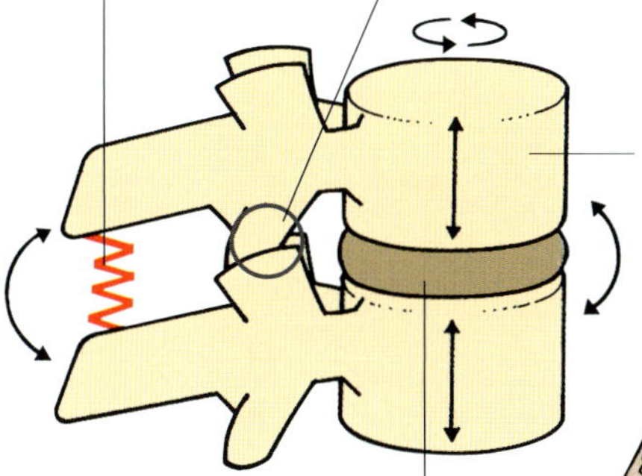

椎間板
軸方向にかかる力を吸収する。曲げたりねじったりする場合は、ベアリングのボールのように働く。

脊柱の関節
個々の関節が動く範囲は小さいが、脊柱の全体としての柔軟性は大きく、後ろにそったり、左右にねじったり、前に曲げたりすることができる。

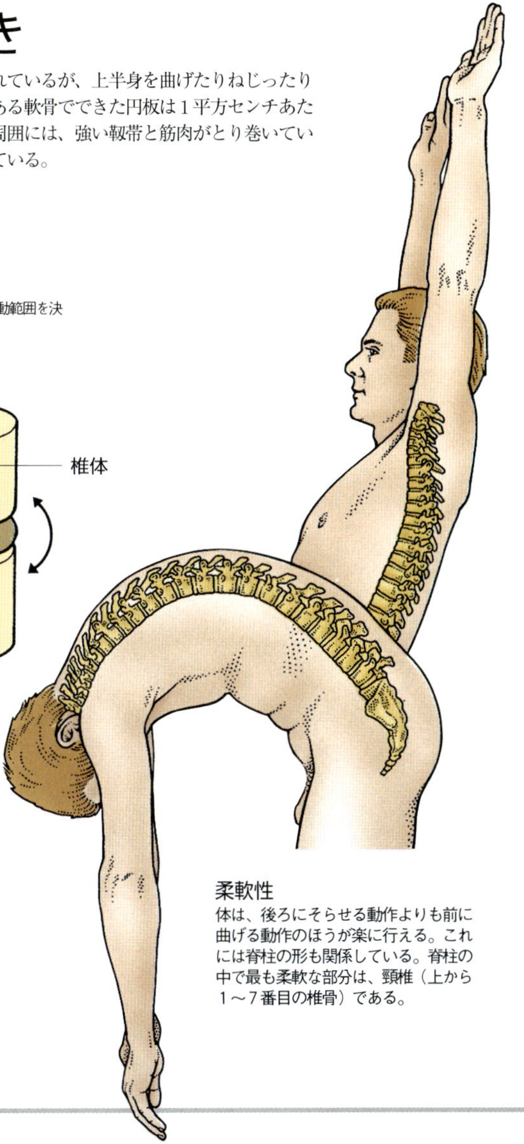

柔軟性
体は、後ろにそらせる動作よりも前に曲げる動作のほうが楽に行える。これには脊柱の形も関係している。脊柱の中で最も柔軟な部分は、頸椎（上から1～7番目の椎骨）である。

骨の構造

骨は、タンパク質の線維と水、ミネラルでできた骨基質と呼ばれる土台の中に特殊な細胞が入った構造をしている。長管骨（長い管のような骨）の中心にある髄腔には、骨髄と血管が詰まっている。骨髄をとり囲む海綿質（スポンジのような骨）の層の中にも、骨髄と緻密質（かたい骨）が含まれている。骨の表面をおおう膜は、骨膜と呼ばれる。

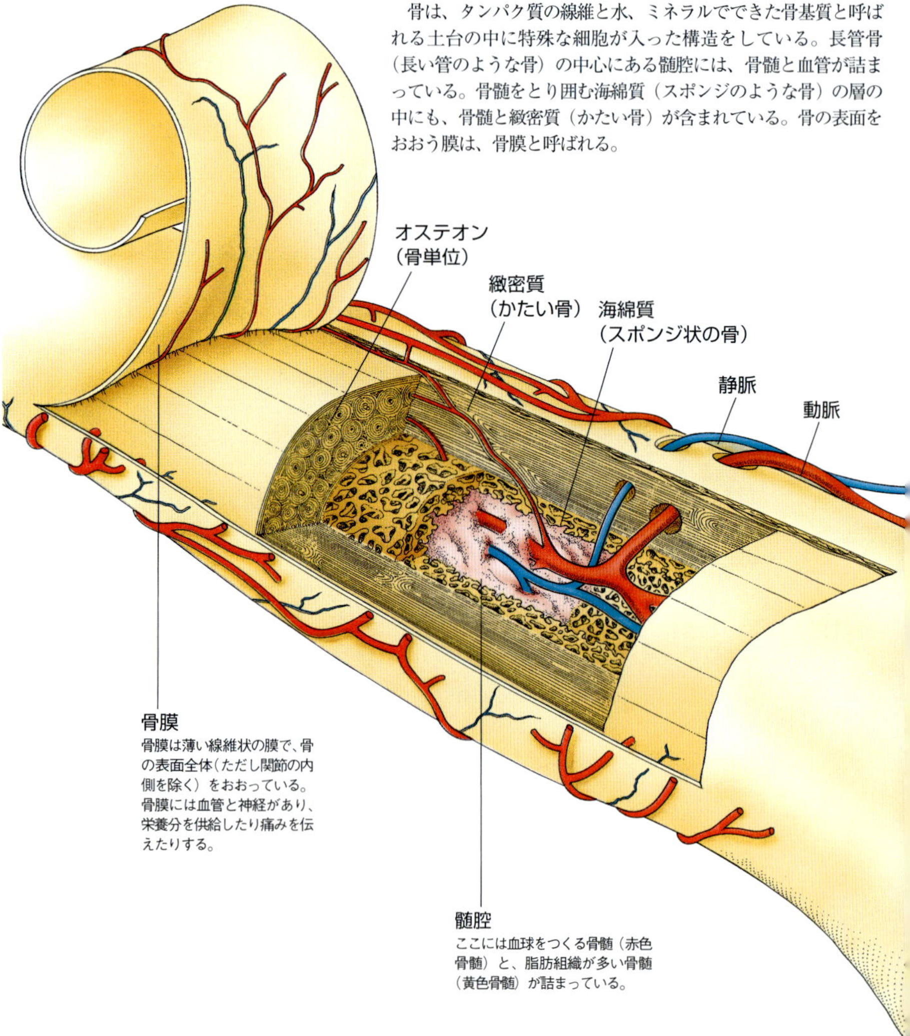

骨膜

骨膜は薄い線維状の膜で、骨の表面全体（ただし関節の内側を除く）をおおっている。骨膜には血管と神経があり、栄養分を供給したり痛みを伝えたりする。

髄腔

ここには血球をつくる骨髄（赤色骨髄）と、脂肪組織が多い骨髄（黄色骨髄）が詰まっている。

長管骨

腕や脚をつくる長い骨の両端は、骨端と呼ばれる。子どもの場合、骨端はほとんど軟骨でできているが、成人になると骨端はかたくなって海綿質に変わる。骨の中ほどの部分は、骨幹と呼ばれる。

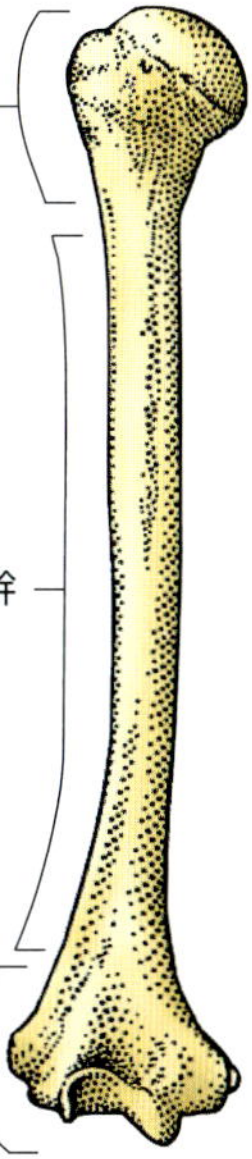
骨端
骨幹
骨端

オステオン（骨単位）

オステオンは、緻密質（かたい骨）という建物をつくるレンガにあたるもので、ハヴァース系とも呼ばれる。オステオンは円柱の形をしていて中心に管が通っている。管の周囲には、骨層板と呼ばれる薄い骨組織の層が同心円を描くようにとり巻いている。

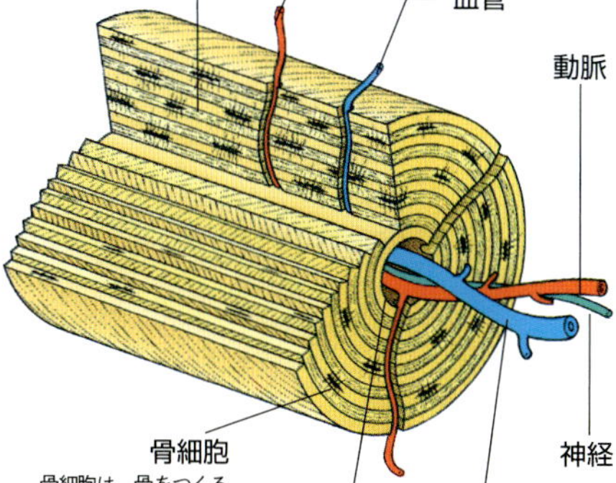
骨層板
それぞれの層は、線維状のコラーゲン（タンパク質の一種）でできている。線維の方向は層によって違うため、骨層板はとても強い。
血管
動脈
神経
骨細胞
骨細胞は、骨をつくる基本となる細胞で、骨小腔（すき間）に入っている。
ハヴァース管
静脈

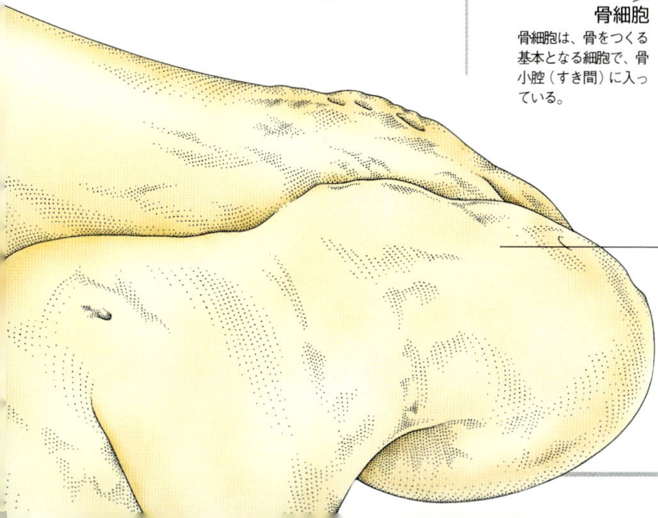
骨端
長管骨の両端は、骨端と呼ばれる。

骨の成長

長管骨の骨幹と骨端の間には、骨端成長板と呼ばれる骨が成長する部分がある。骨端成長板には軟骨細胞があって分裂を繰り返している。分裂した細胞は柱のように並び、古い細胞を骨幹の中央に向けて押し出している。軟骨細胞は、徐々に大きくなり最後には死滅するが、死んだ細胞が残したすき間には、新しい骨細胞が入る。骨の成長は、17歳くらいまで続く。

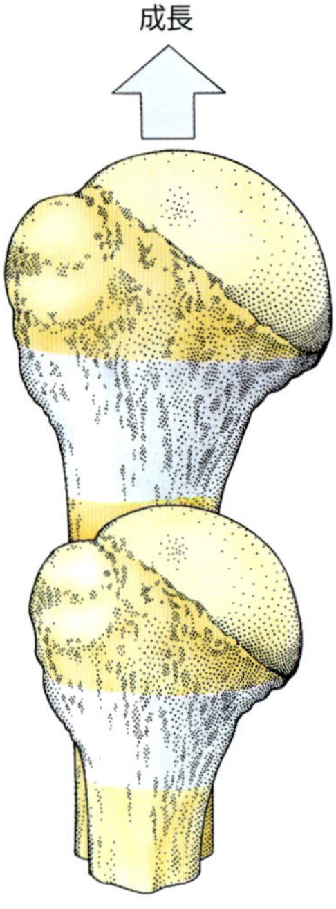
成長

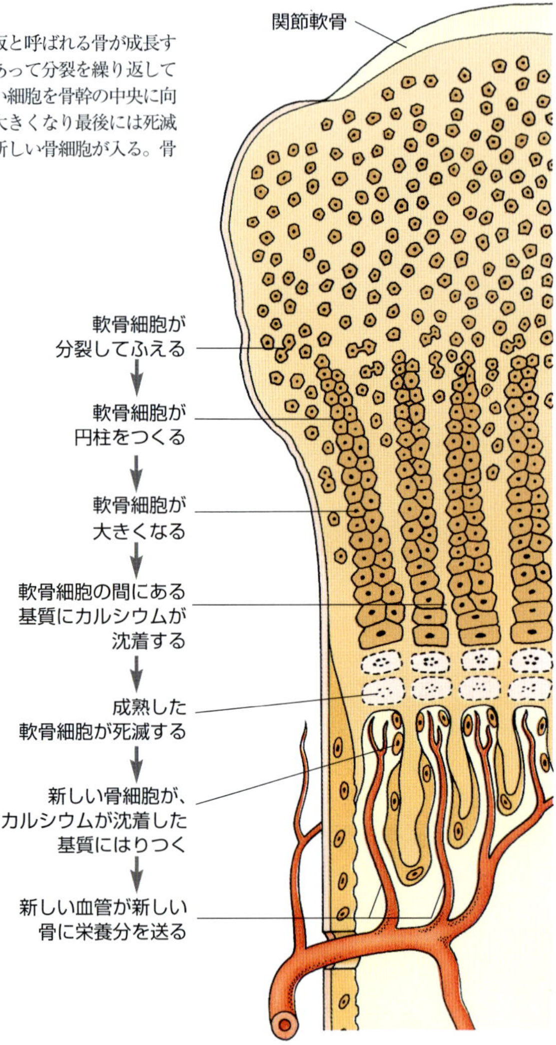
関節軟骨
軟骨細胞が
分裂してふえる
軟骨細胞が
円柱をつくる
軟骨細胞が
大きくなる
軟骨細胞の間にある
基質にカルシウムが
沈着する
成熟した
軟骨細胞が死滅する
新しい骨細胞が、
カルシウムが沈着した
基質にはりつく
新しい血管が新しい
骨に栄養分を送る

骨端成長板がある場所
上の図の灰色の部分が、骨端成長板。骨端成長板は、長管骨の両端近くにある。

骨の修復

骨は生きている組織で、ヒトの一生を通じて骨組織を壊しては再生させるプロセスを繰り返している。折れた骨は再生する能力があり、折れた部分は新しい組織でつながる。骨が損傷を受けると修復の仕組みがすばやく働き始めるが、新しい骨ができるまでに数週間かかることがある。折れた骨がつながったあとも、骨が元の強さに戻るには数カ月かかることがある。

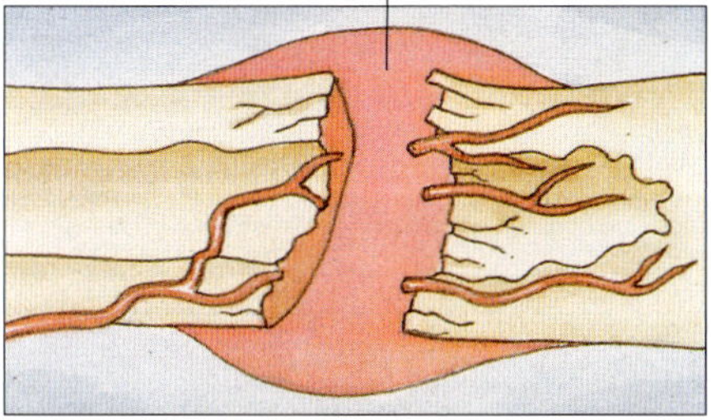
凝血塊ができる

骨折の1時間後

骨が折れた直後から治癒のプロセスが始まる。傷ついた血管から漏れた血液はすぐに凝固して、さらに出血が起こらないようにする。

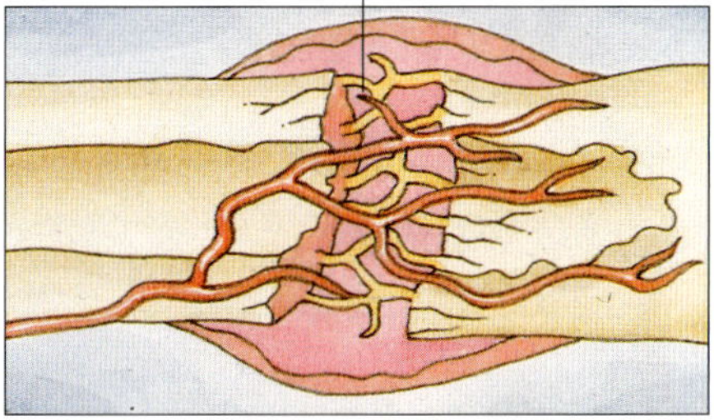
線維組織の
ネットワーク

数日後

線維芽細胞が、仮骨と呼ばれる網目状の線維組織をつくり始める。仮骨は、折れた骨の間に橋をかけ始め、凝血塊は消え始める。

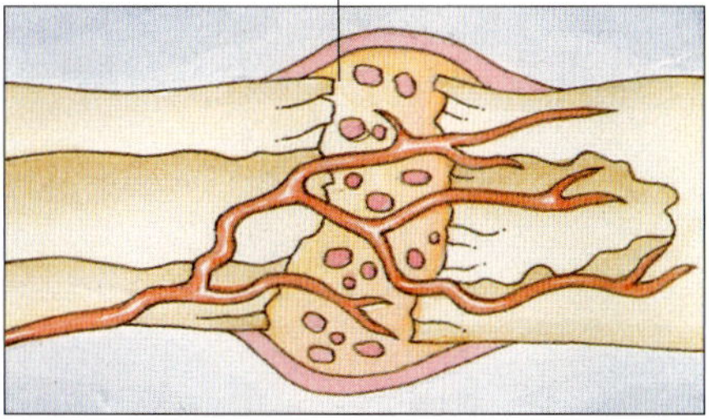
スポンジ状の骨が
つくられる

1〜2週間後

やわらかいスポンジ状の骨が仮骨に沈着して線維組織の周囲を補強するため、折れた骨の両端がしっかりと固定する。傷ついた血管は修復され、折れた部分を越えて伸びる。

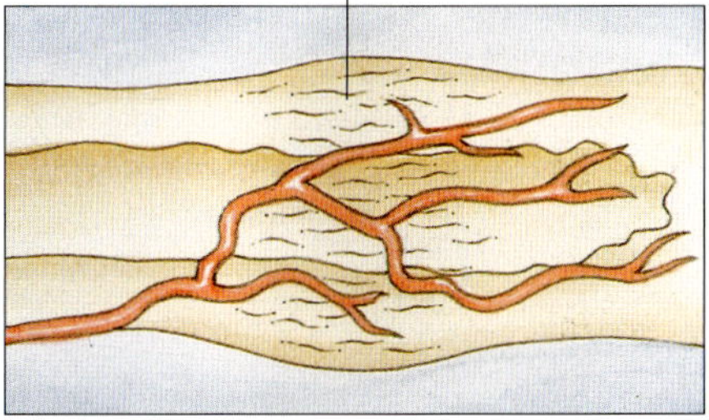
新しい密な骨

2〜3カ月後

仮骨にかわって密な骨ができ、修復が終わる。骨折のあとにふくらんでいた部分は、徐々に元の大きさに戻る。治癒のプロセスは、骨が元どおりの強度をとり戻すまで続く。

関節の構造

2個の骨がつながる部分を連結という。人体にある連結は、さまざまな形と仕組みのものがある。下の図にあげた膝関節のように、骨と骨の出会う部分が潤滑液で満たされていて、可動範囲が広く、接触面がなめらかにスライドする連結は、関節と呼ばれる。関節をつくる骨の両端は関節軟骨でおおわれている。関節は靱帯でしっかりと固定され、線維膜で包まれている。関節を動かすのは、周囲の筋肉である。

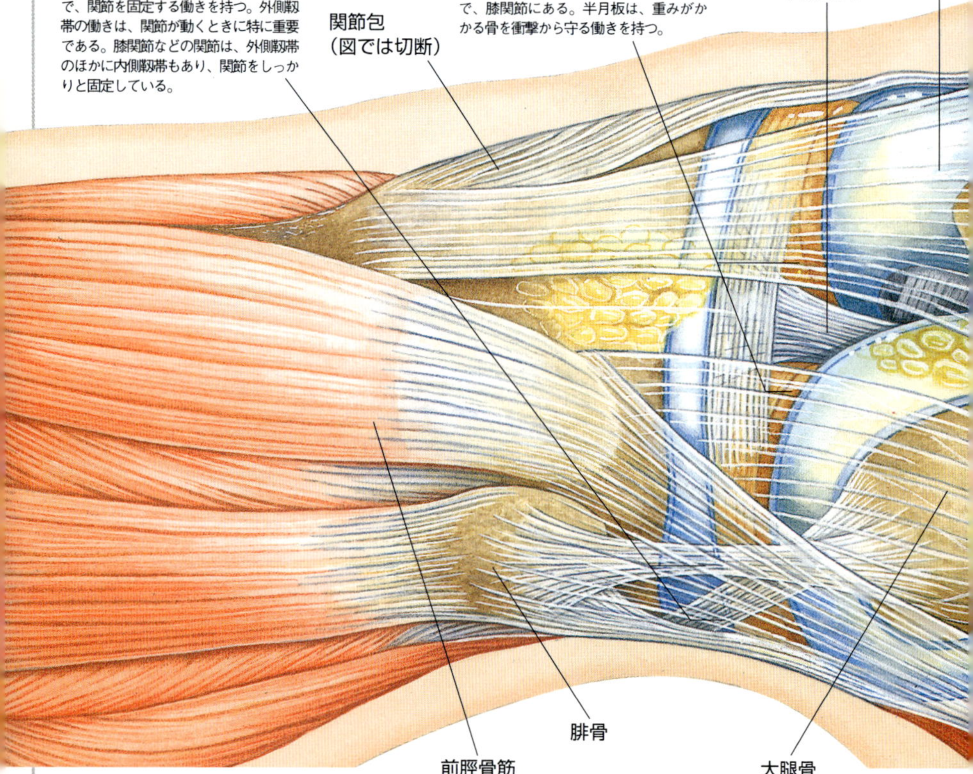
関節軟骨
関節がなめらかに動き、骨が保護されるように、骨と骨が接する部分を結合組織がとり巻いている。
外側靱帯
この線維状の腱は皮膜が厚くなったもので、関節を固定する働きを持つ。外側靱帯の働きは、関節が動くときに特に重要である。膝関節などの関節は、外側靱帯のほかに内側靱帯もあり、関節をしっかりと固定している。
半月板
半月板はクッションの役目を果たす軟骨で、膝関節にある。半月板は、重みがかかる骨を衝撃から守る働きを持つ。
内側靱帯
関節包
(図では切断)
腓骨
前脛骨筋
大腿骨

関節以外の骨の連結

骨の連結部分がすべて動くわけではない。頭蓋骨は、成長を終えると骨と骨が線維組織でしっかりと固定されて「縫合」と呼ばれる不動結合ができる。下肢にある脛骨と腓骨は靱帯で固定されており、可動範囲はごく限られている。

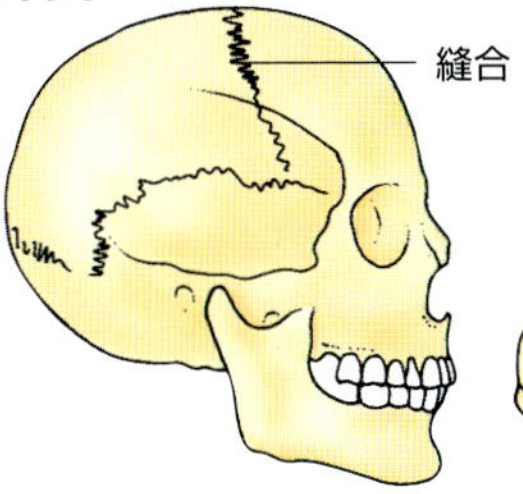
縫合

固定された連結部分

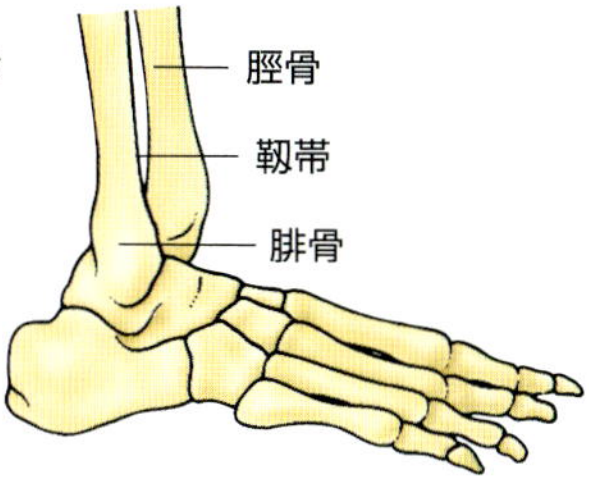
脛骨
靱帯
腓骨

可動範囲の小さい連結部分

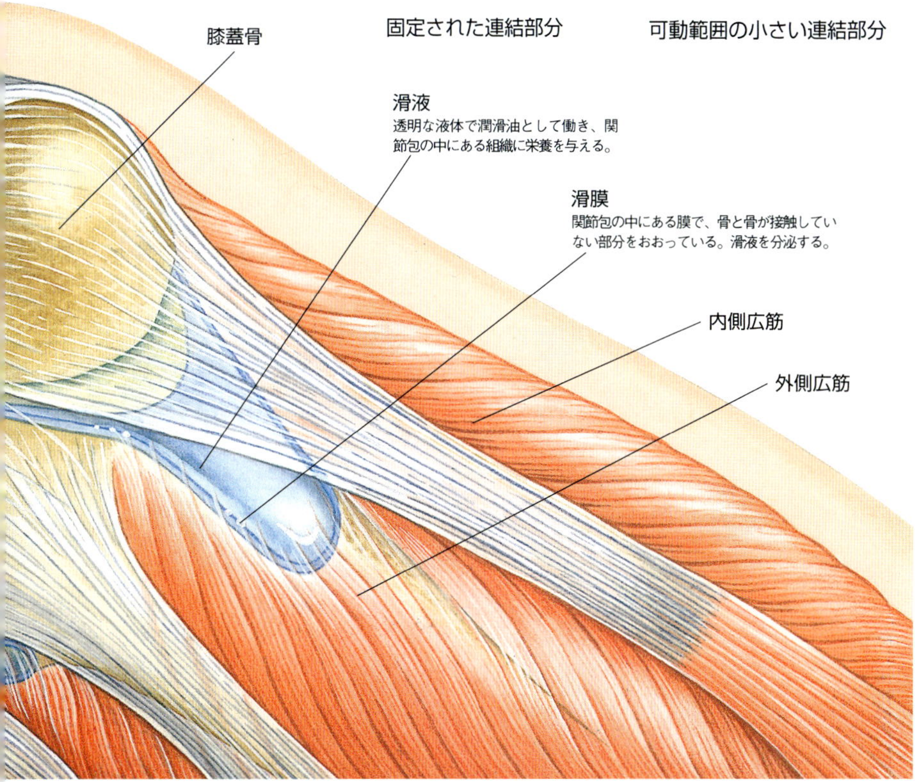
膝蓋骨
滑液
透明な液体で潤滑油として働き、関節包の中にある組織に栄養を与える。
滑膜
関節包の中にある膜で、骨と骨が接触していない部分をおおっている。滑液を分泌する。
内側広筋
外側広筋

関節の種類

関節が動く範囲と方向は、関節軟骨の形と、両側の軟骨が組み合う形によって決まる。蝶番（ちょうばん）関節と車軸関節は、上下や左右など１つの平面の上を移動するように動く関節で、楕円関節は、直交する２つの平面に沿うように動く。体にある関節の多くは、２つ以上の平面上で動かせるため、可動範囲が広い。

車軸関節

一方の骨に突起があり、もう一方の骨はソケットの形をしている。突起のある骨がソケット状の骨の中で自由に動くか、環状のソケットが突起のまわりを回転する。頸椎の上２つは車軸関節をつくっている。「いいえ」と言うときのように首を左右に振ることができるのは、この関節のおかげ。

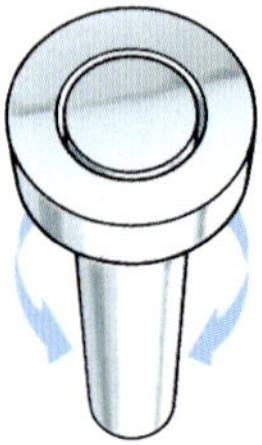

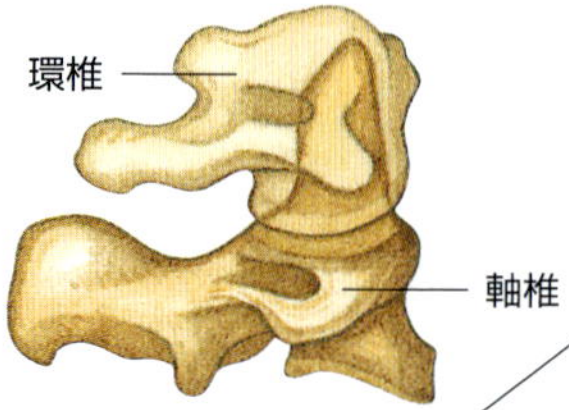

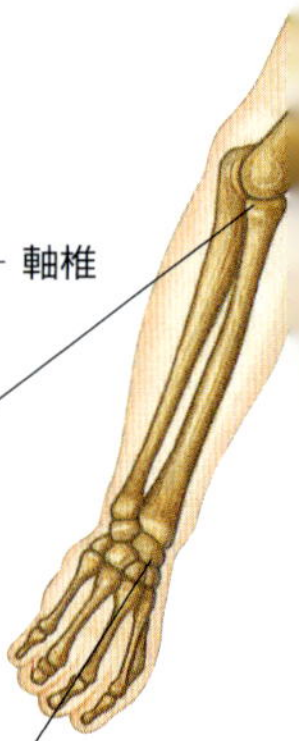

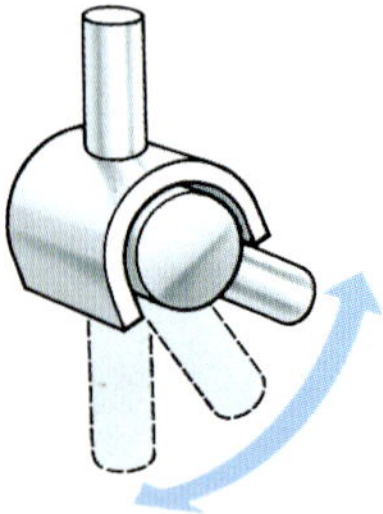

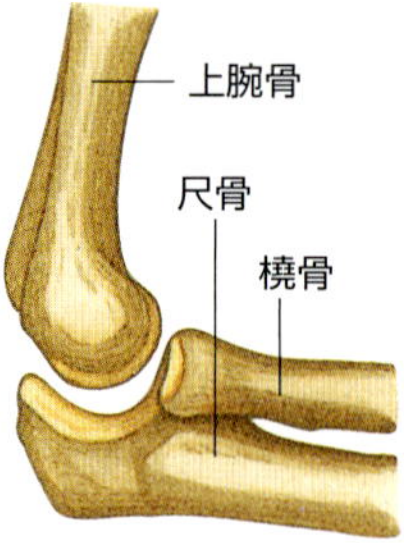

蝶番関節

最も シンプルな構造の関節で、一方の骨の凸面がもう一方の骨の凹面に入っている。この関節は、蝶番のついたドアのように、一平面上でしか動かない。肘と膝の関節は、蝶番のパターンを基本とする関節で、一平面上での曲げ伸ばしが簡単にできるほか、ごくわずかながら回転させることもできる。

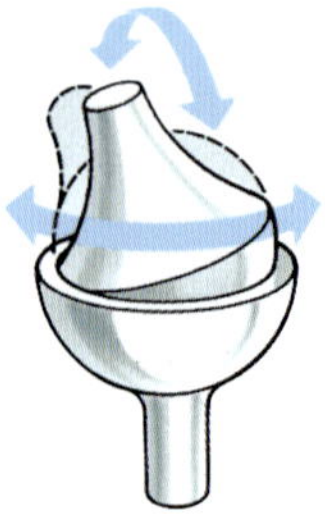

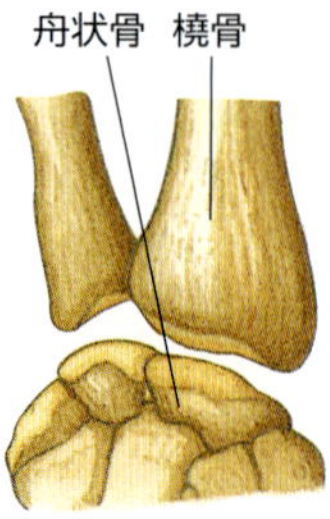

楕円関節

卵の形をした骨端が、楕円形の孔に入った形の関節。前腕の橈骨（とうこつ）と手の舟状骨（しゅうじょうこつ）は、楕円関節をつくっている。このタイプの関節は、曲げ伸ばしや左右の振りはできるが、回転は制限される。

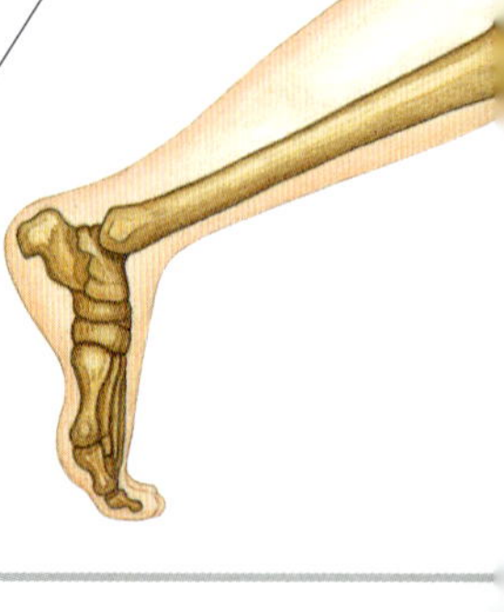

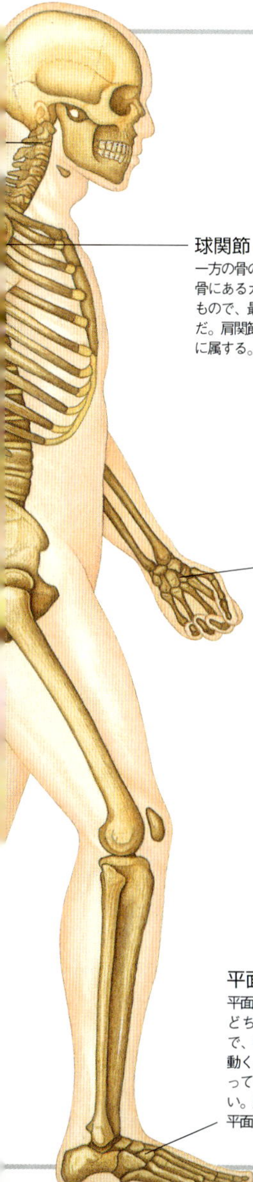

球関節

一方の骨の丸い端が、もう一方の骨にあるカップ状のくぼみに入るもので、最も可動範囲の広い関節だ。肩関節と股関節がこのタイプに属する。

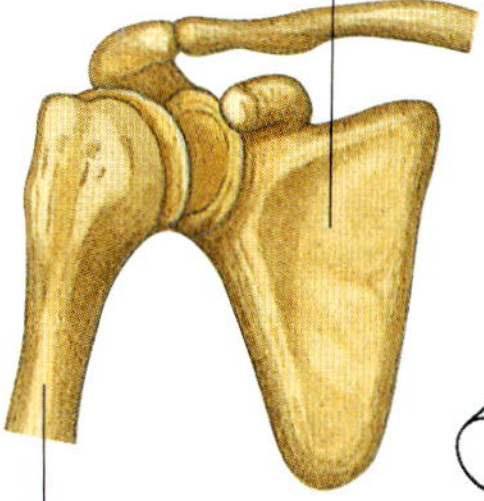
肩甲骨
上腕骨

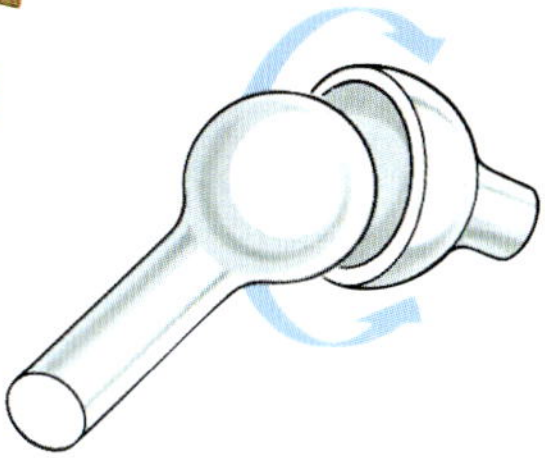

鞍関節

どちらの骨の関節表面にも凹部と凸部があり、骨は前後方向と左右方向に動かすことができるが、回転は制限される。鞍関節(あんかんせつ)は、親指のつけ根だけにある。

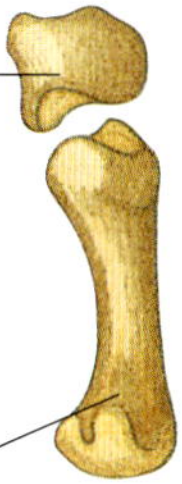
手首の
大菱形骨
親指の
第一中手骨

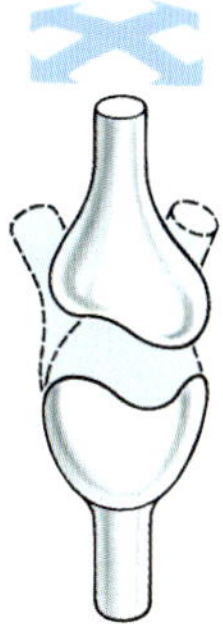

平面関節

平面関節をつくる骨の表面はどちらの面もほとんど平らで、骨がスライドするように動く。強い靱帯が関節をおおっているため、可動範囲は狭い。足と手の関節の一部が、平面関節をつくっている。

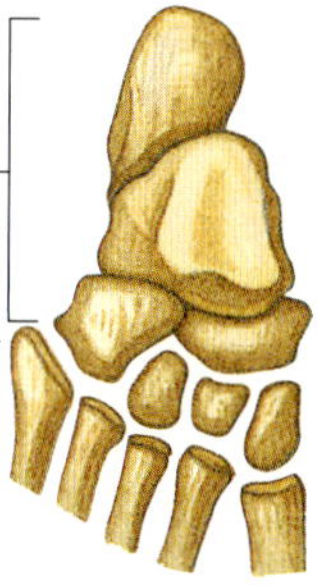
足根骨
中足骨

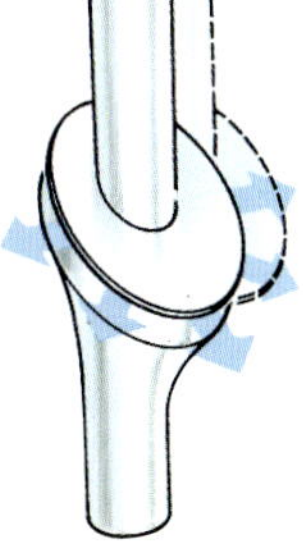

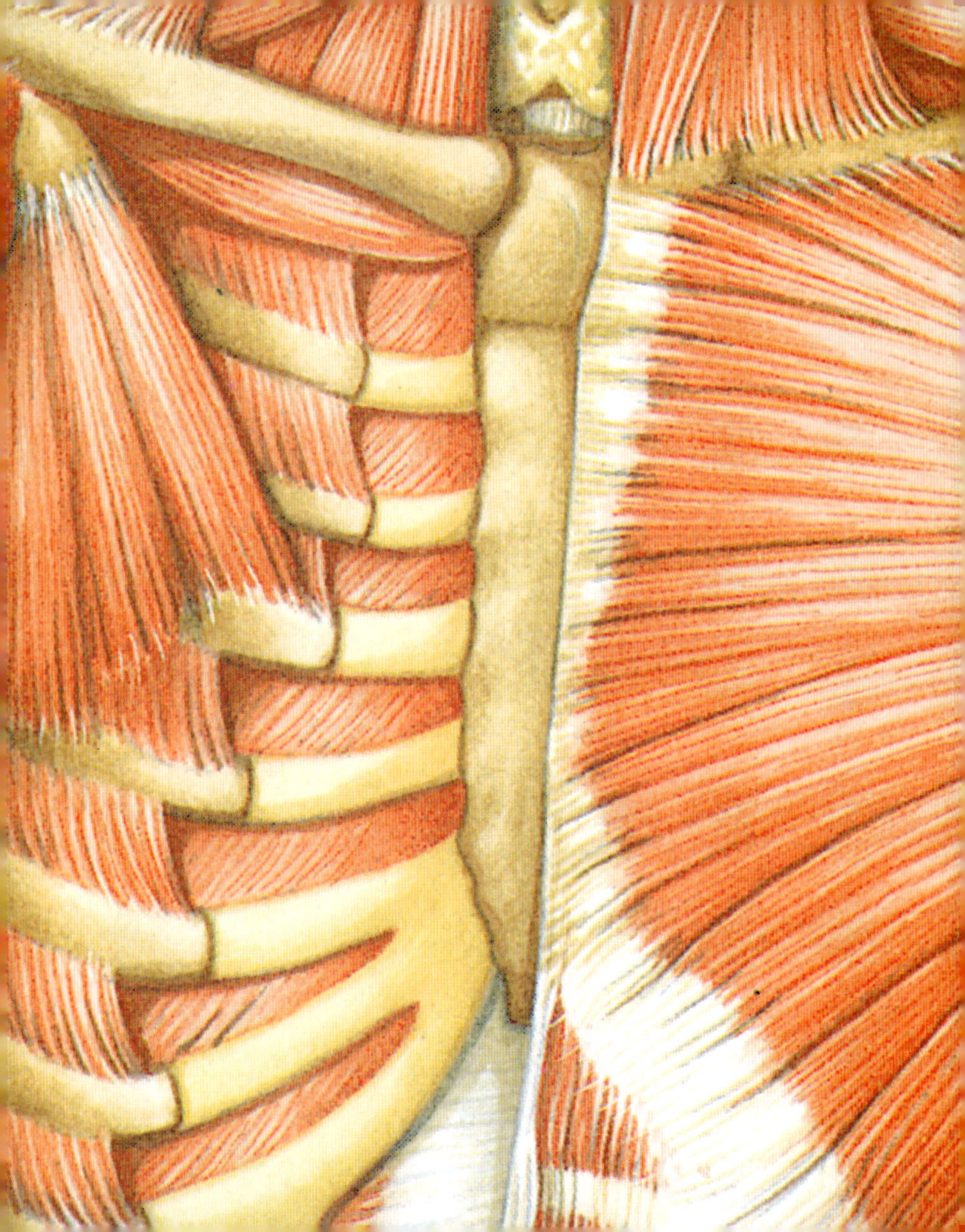

筋肉系

体を動かしたり姿勢を保つ働きをする筋肉系は、体重のほぼ半分を占めている。筋肉の多くは関節の上をわたって骨と骨をつなぎ、神経刺激に反応してグループ単位で動く。筋肉の多くは自分の意志でコントロールできる。

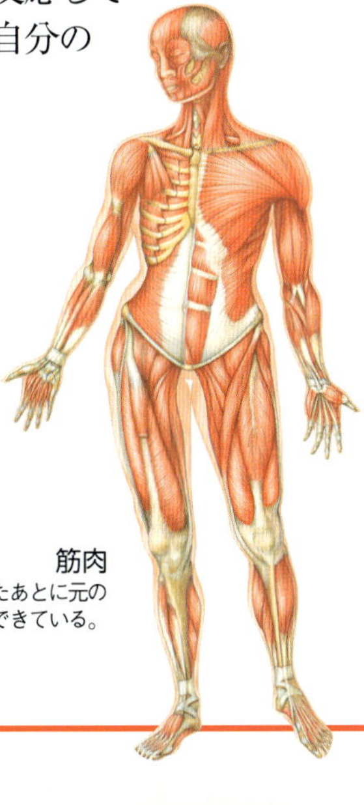

筋肉
筋肉は伸び縮みしたあとに元の形に戻る筋線維でできている。

全身の筋肉（1）

人体には、600を超える骨格筋がある。骨格筋は互いに重なり合って複雑な層をつくっている。骨格筋の多くは、１本の骨の端につながり、関節の上をわたって別の骨の端につながっている。筋肉が収縮すると、一方の骨が固定されたままの状態でもう一方の骨が動く。皮膚のすぐ下にある筋肉は表在筋と呼ばれ（図の右側に示す）、表在筋の下にある筋肉は深部筋と呼ばれる（図の左側に示す）。

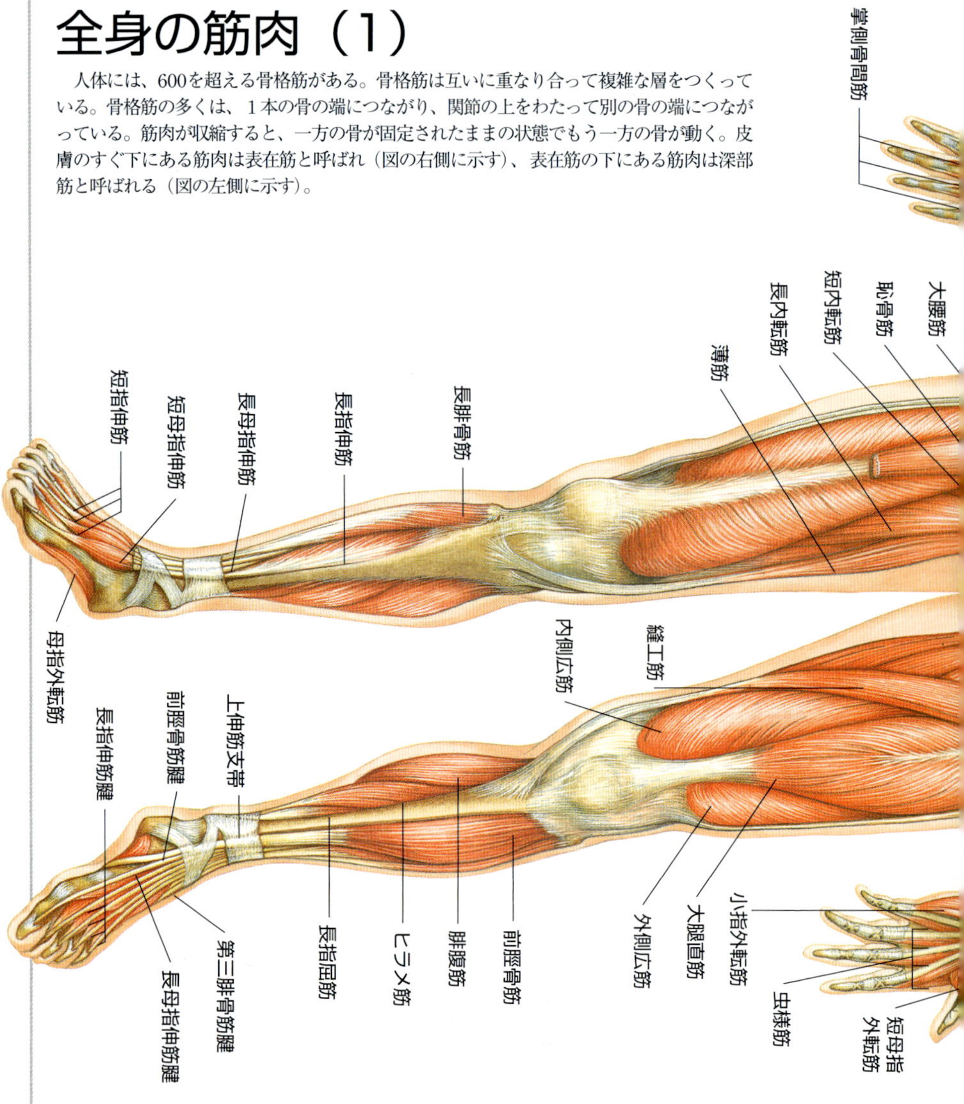
掌側骨間筋
大腰筋
恥骨筋
短内転筋
長内転筋
薄筋
長腓骨筋
長指伸筋
長母指伸筋
短母指伸筋
短指伸筋
母指外転筋
縫工筋
内側広筋
上伸筋支帯
前脛骨筋腱
長指伸筋腱
短母指外転筋
虫様筋
小指外転筋
大腿直筋
外側広筋
前脛骨筋
腓腹筋
ヒラメ筋
長指屈筋
第三腓骨筋腱
長母指伸筋腱

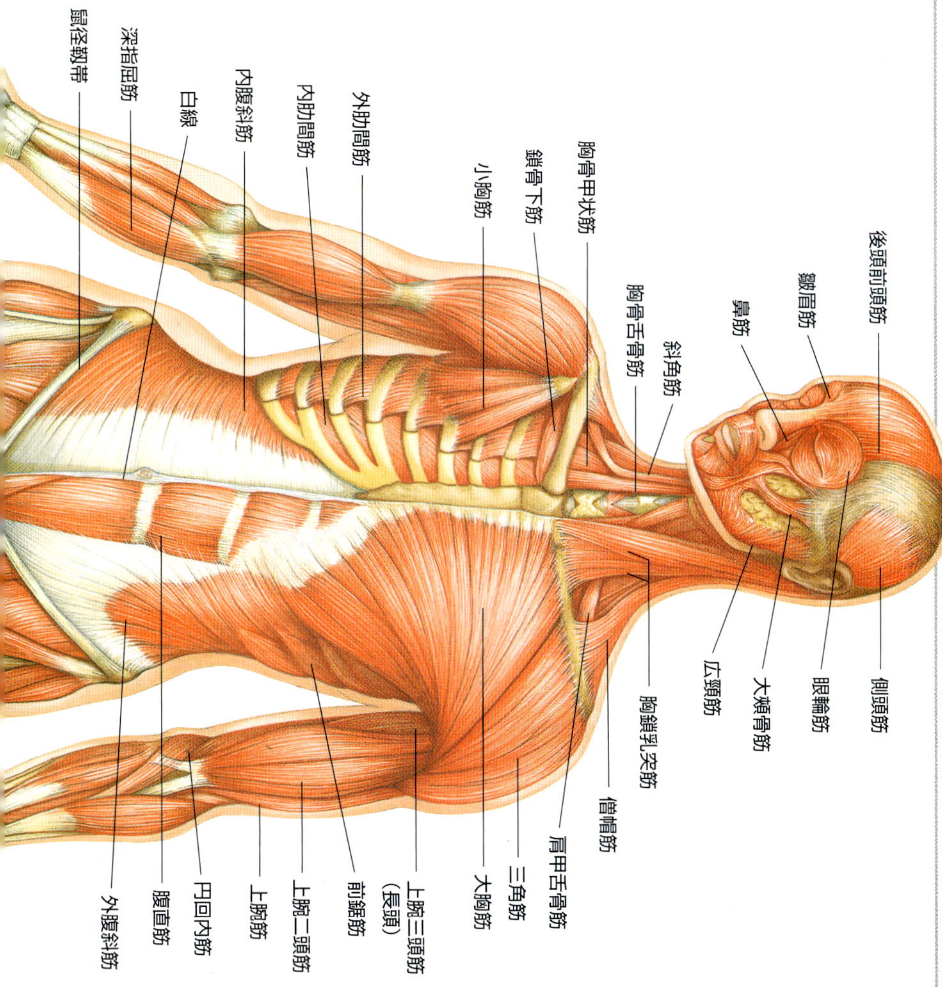
後頭前頭筋
皺眉筋
鼻筋
斜角筋
胸骨舌骨筋
胸骨甲状筋
鎖骨下筋
小胸筋
外肋間筋
内肋間筋
内腹斜筋
白線
深指屈筋
鼠径靭帯
側頭筋
眼輪筋
大頬骨筋
広頸筋
胸鎖乳突筋
僧帽筋
肩甲舌骨筋
三角筋
大胸筋
上腕三頭筋
（長頭）
前鋸筋
上腕二頭筋
上腕筋
円回内筋
腹直筋
外腹斜筋

全身の筋肉（2）

首の筋肉と背中の上側にある大きな三角筋は、首と肩をしっかりと支えて複雑な運動を行わせる。脊柱に沿って走る筋肉は、人体で最強の筋肉である。背中の筋肉は、姿勢を保ち、物を持ち上げたり押したりする力をつくり出す。体の後ろ側にある深部筋を図の左側に、表在筋を図の右側に示す。

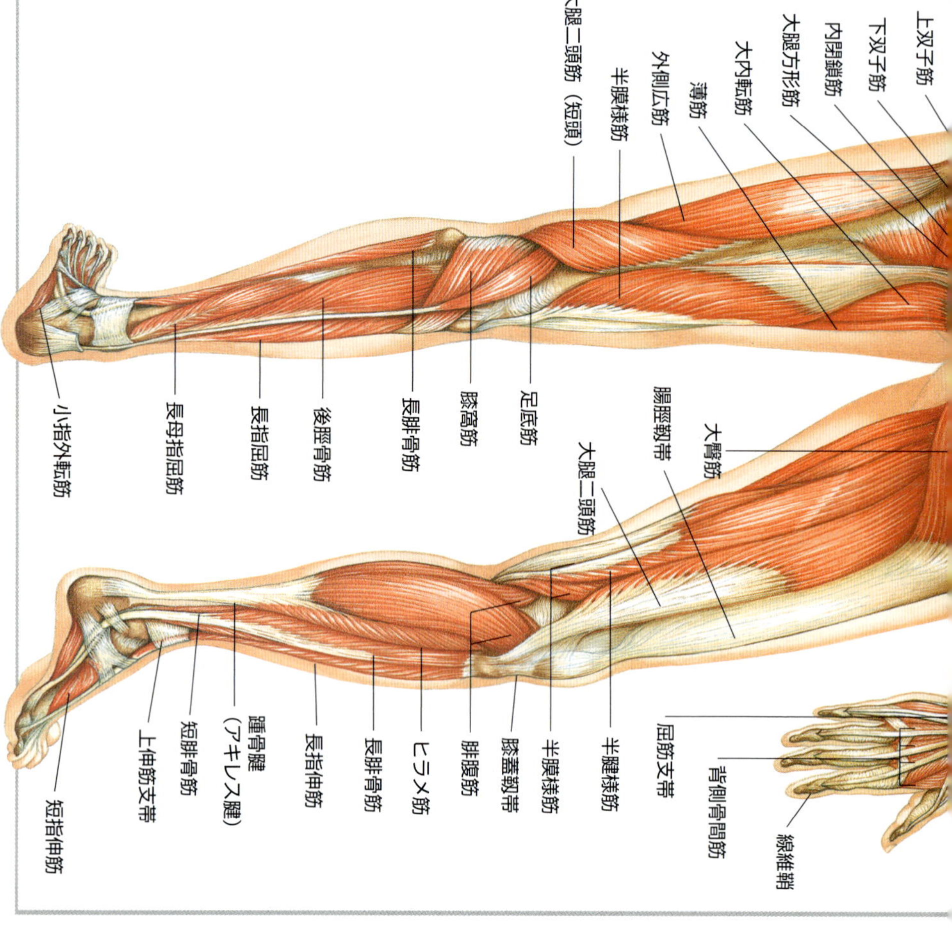
上双子筋
下双子筋
内閉鎖筋
大腿方形筋
大内転筋
薄筋
外側広筋
半膜様筋
大腿二頭筋（短頭）
足底筋
膝窩筋
長腓骨筋
後脛骨筋
長指屈筋
長母指屈筋
小指外転筋
腸脛靱帯
大臀筋
大腿二頭筋
半腱様筋
半膜様筋
膝蓋靭帯
腓腹筋
ヒラメ筋
長腓骨筋
長指伸筋
踵骨腱（アキレス腱）
短腓骨筋
上伸筋支帯
短指伸筋
屈筋支帯
背側骨間筋
線維鞘

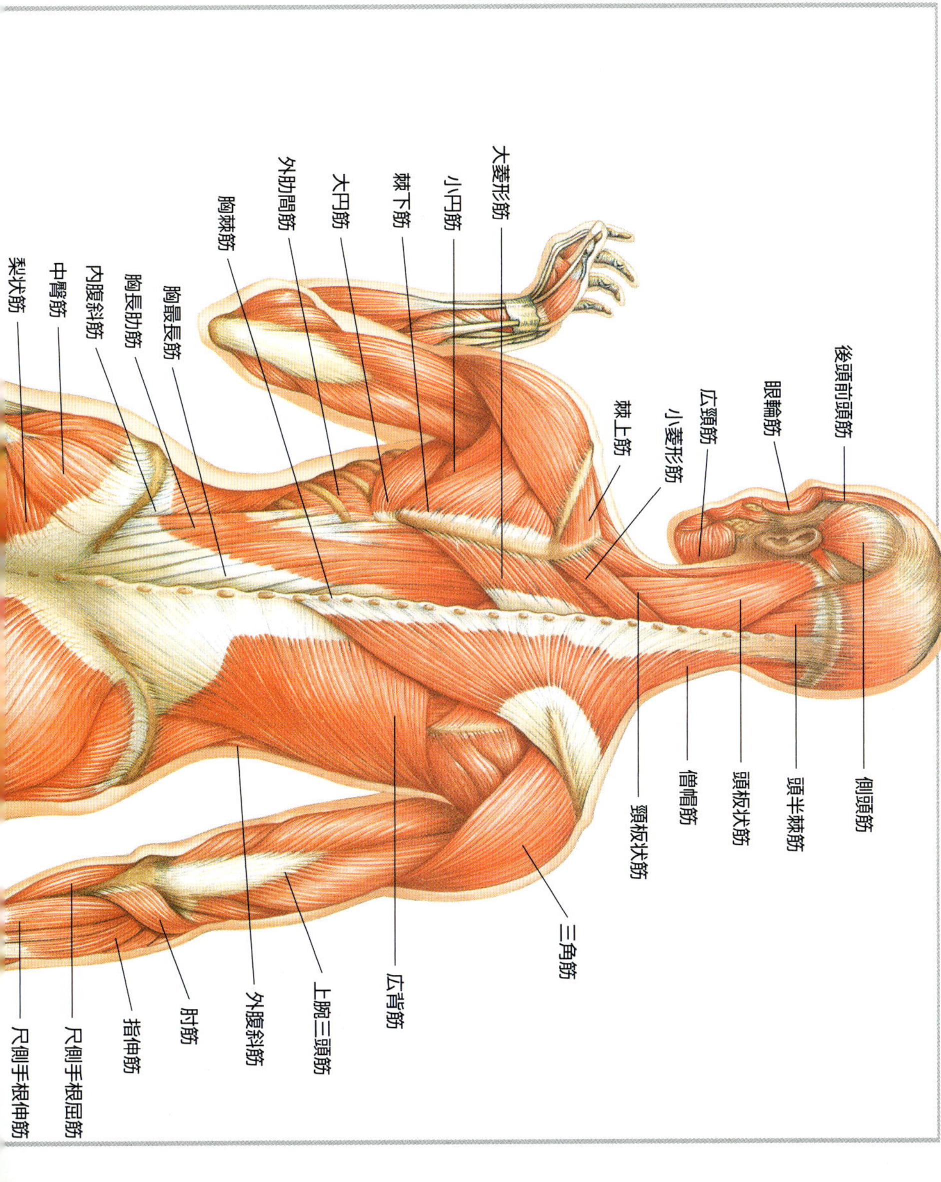

後頭前頭筋
眼輪筋
広頸筋
小菱形筋
棘上筋
大菱形筋
小円筋
棘下筋
大円筋
外肋間筋
胸棘筋
胸最長筋
胸長肋筋
内腹斜筋
中臀筋
梨状筋
側頭筋
頭半棘筋
頭板状筋
僧帽筋
頸板状筋
三角筋
広背筋
上腕三頭筋
外腹斜筋
肘筋
指伸筋
尺側手根屈筋
尺側手根伸筋

頭と顔の筋肉

顔の筋肉は皮膚とつながっていて、さまざまな動きを調節する。口と目のまわりの筋肉は、表在筋、深部筋とも特に複雑で、会話で唇を動かしたり眉を上げるなどの随意運動を行う。頭や首にある他の筋肉は、口に入れた食べ物が外に出ないようにしながら噛んだり、飲み込んだりする動きや、舌（舌の中にも筋肉がある）を動かす働きを調節する。

頭と首の後ろ側

胸鎖乳突筋などの首の後ろや横にある大きな筋肉は、首を傾けたり振るときに使う。表在筋は図の左側、深部筋は図の右側に示す。

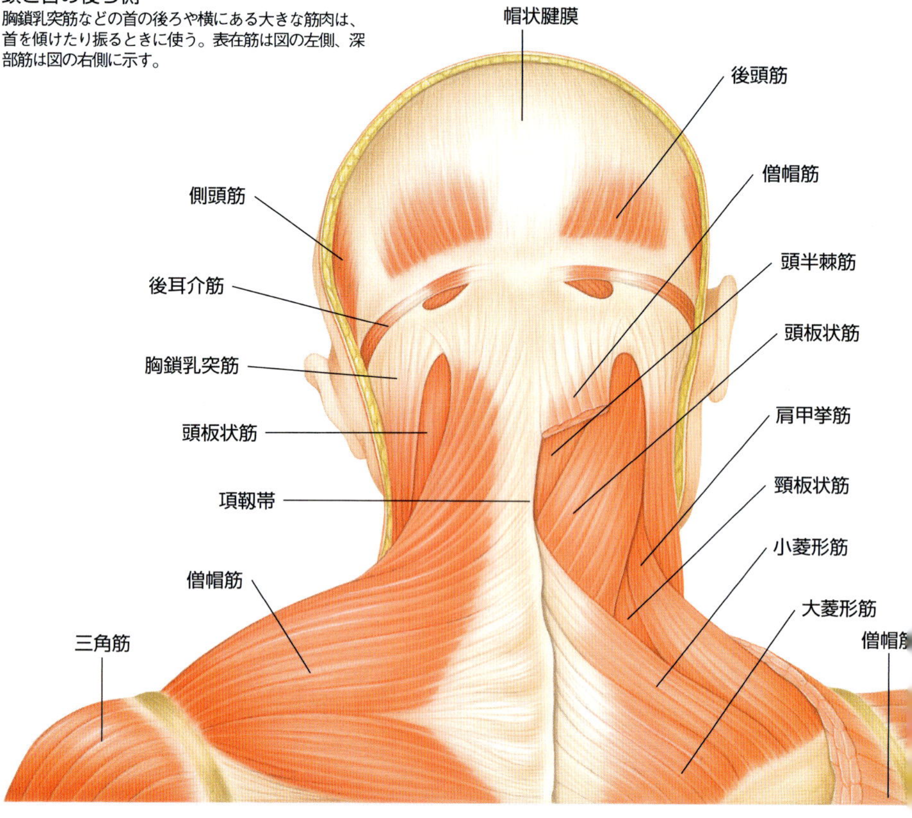
帽状腱膜
後頭筋
僧帽筋
側頭筋
頭半棘筋
後耳介筋
頭板状筋
胸鎖乳突筋
頭板状筋
肩甲挙筋
項靭帯
頸板状筋
小菱形筋
僧帽筋
大菱形筋
三角筋
僧帽筋

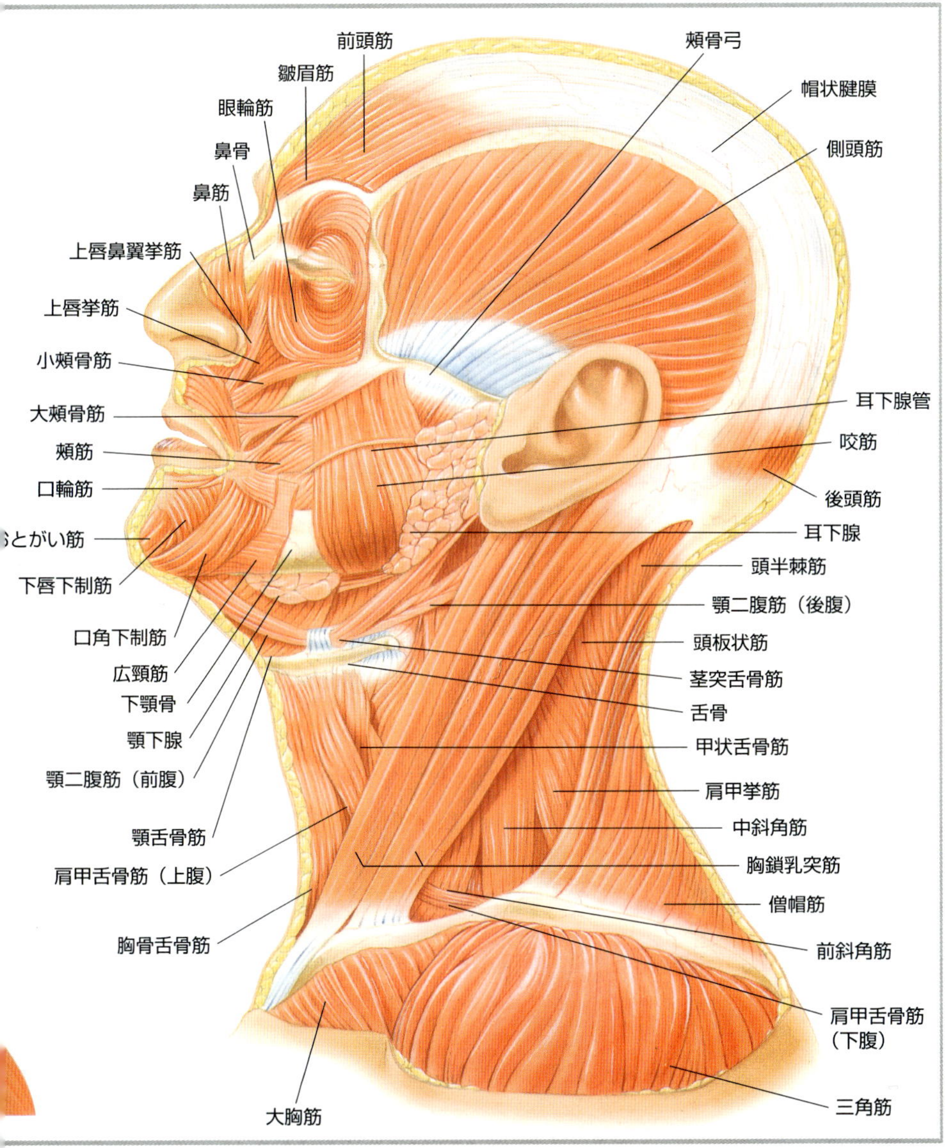
前頭筋
皺眉筋
眼輪筋
鼻骨
鼻筋
上唇鼻翼挙筋
上唇挙筋
小頬骨筋
大頬骨筋
頬筋
口輪筋
とがい筋
下唇下制筋
口角下制筋
広頸筋
下顎骨
顎下腺
顎二腹筋（前腹）
顎舌骨筋
肩甲舌骨筋（上腹）
胸骨舌骨筋
大胸筋
頬骨弓
帽状腱膜
側頭筋
耳下腺管
咬筋
後頭筋
耳下腺
頭半棘筋
顎二腹筋（後腹）
頭板状筋
茎突舌骨筋
舌骨
甲状舌骨筋
肩甲挙筋
中斜角筋
胸鎖乳突筋
僧帽筋
前斜角筋
肩甲舌骨筋
（下腹）
三角筋

顔の表情

人の気分や感情を伝えるさまざまな顔の表情は、人との意思疎通に大きな意味を持つ。顔の表情をつくる筋肉はたいへん複雑で、さまざまなニュアンスをつくり出す。顔面筋の着点（筋肉の両端のうち、筋肉が収縮すると動く側）は皮膚の中にあるため、筋肉が少し収縮しただけで顔の皮膚が動く。

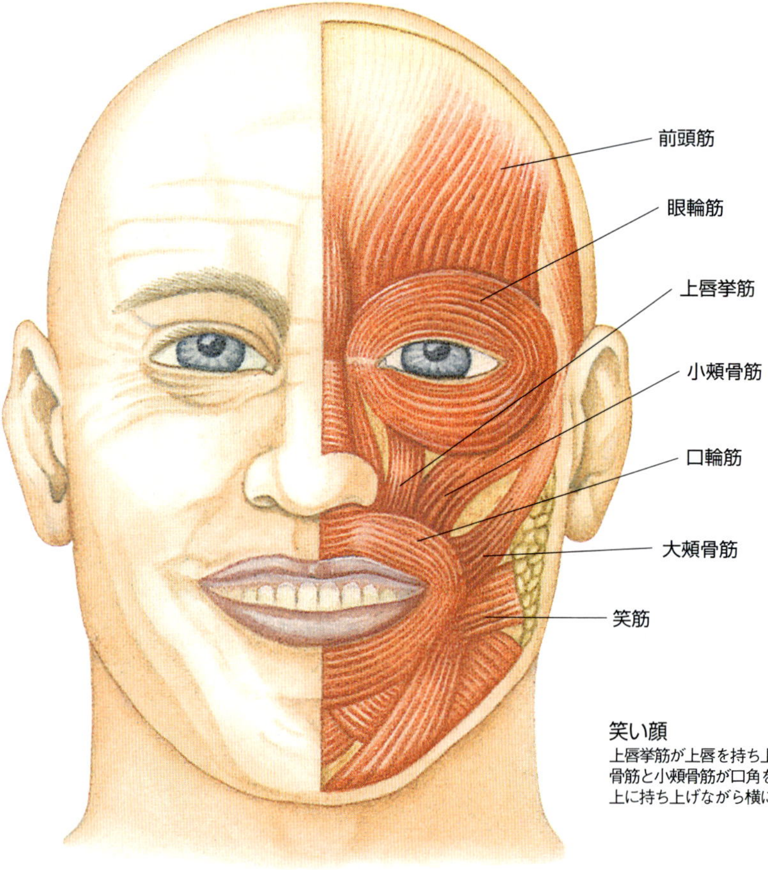

笑い顔

上唇挙筋が上唇を持ち上げる。同時に大頬骨筋と小頬骨筋が口角を引き、唇の両端を上に持ち上げながら横に引っぱる。

怒り顔

前頭筋と眼輪筋が眉をひそめさせ、鼻筋が鼻腔を広げ、眼輪筋が目を細くさせる。広頸筋と下制筋が唇の両端をへの字型に下げて、おとがい筋が口の下に梅干しの種のようなしわをつくる。

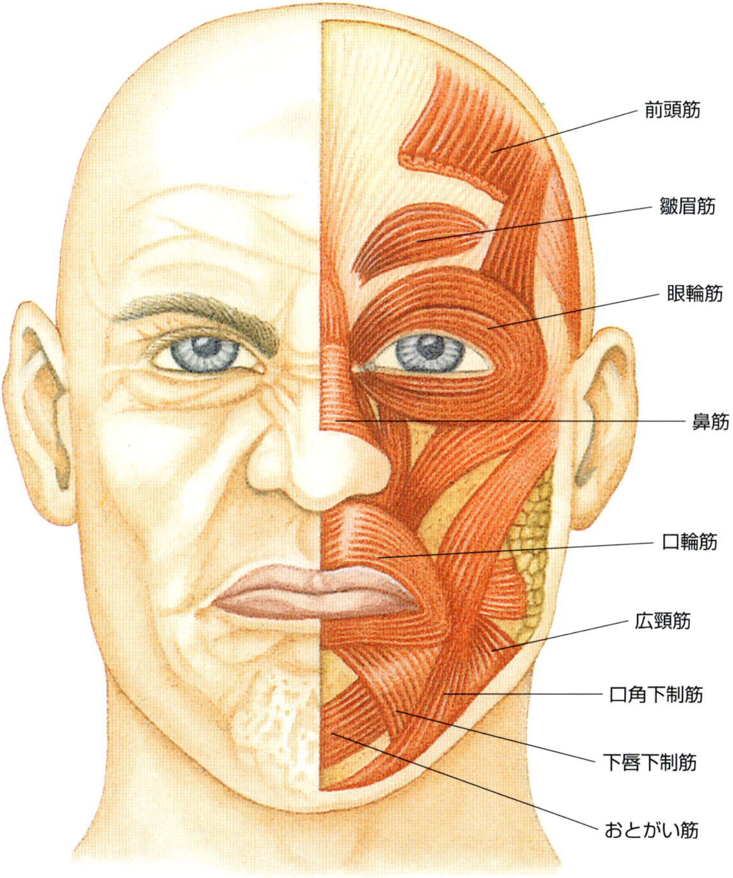
前頭筋
皺眉筋
眼輪筋
鼻筋
口輪筋
広頸筋
口角下制筋
下唇下制筋
おとがい筋

筋肉と腱のつながり

腱は結合組織でできた線維性の帯で、骨格筋と骨をつなぐ働きを持つ。ある種の腱、特に手や足にある腱は、骨にあたって摩耗しないように、潤滑液がついたサヤでおおわれている。手の骨につながっている腱は腕まで伸び、肘の近くにある手を動かす筋肉につながっている。

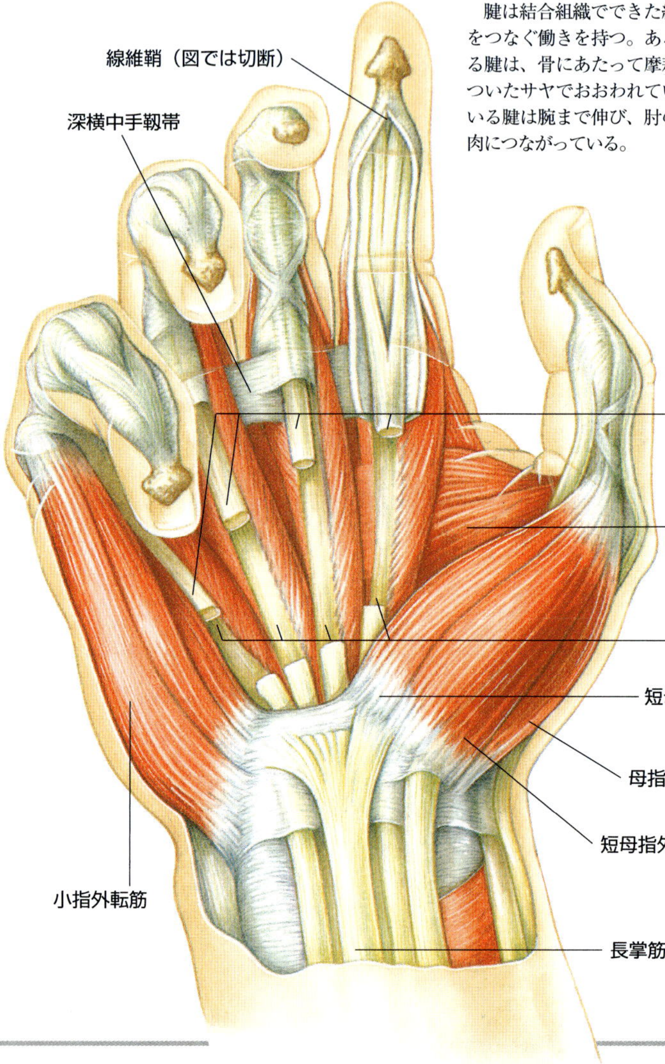
線維鞘（図では切断）
深横中手靱帯
浅指屈筋腱
（図では切断）
母指外転筋
深指屈筋腱
短母指屈筋
母指対立筋
短母指外転筋
小指外転筋
長掌筋腱

足の腱

足の骨の動きは、手と同じような仕組みで調節されている。脚の前と後ろから足の先まで長い腱が伸び、足首やつま先の蝶番（ちょうばん）関節の曲げ伸ばしができるようになっている。

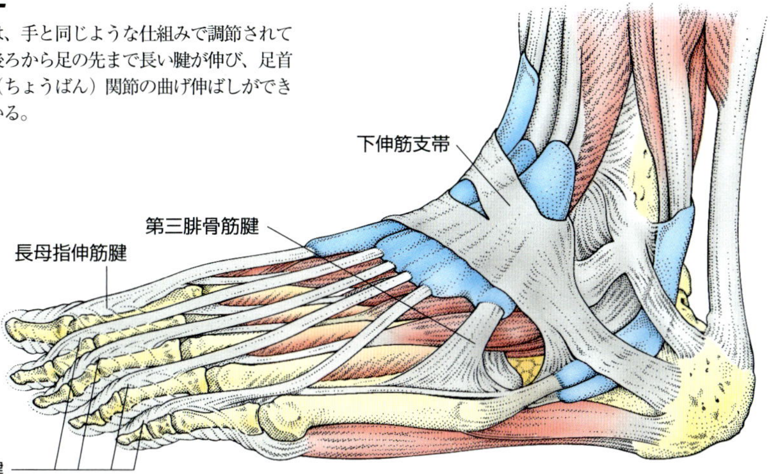
下伸筋支帯
第三腓骨筋腱
長母指伸筋腱
長指伸筋腱

腱と骨のつながり

腱は、シャーピー線維（貫通線維ともいう）によって骨にしっかりと結びついている。この連結組織は、腱をつくっているコラーゲン（タンパク質）線維が伸びたもので、骨の表面にある膜（骨膜）を貫通して骨の外側の部分につながっている。腱と骨との結びつきは強く、運動中もはずれない。

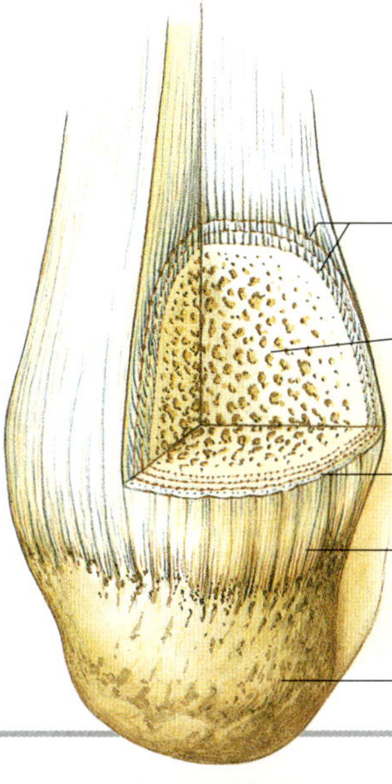
シャーピー線維
海綿質
骨膜
腱
踵骨（かかとの骨）

筋肉の構造

骨格筋は、筋線維と呼ばれる細長い細胞が結合組織でしっかりと束ねられたものである。筋肉組織には毛細血管が通っていて、筋肉の収縮に必要な酸素やブドウ糖を送り込んでいる。

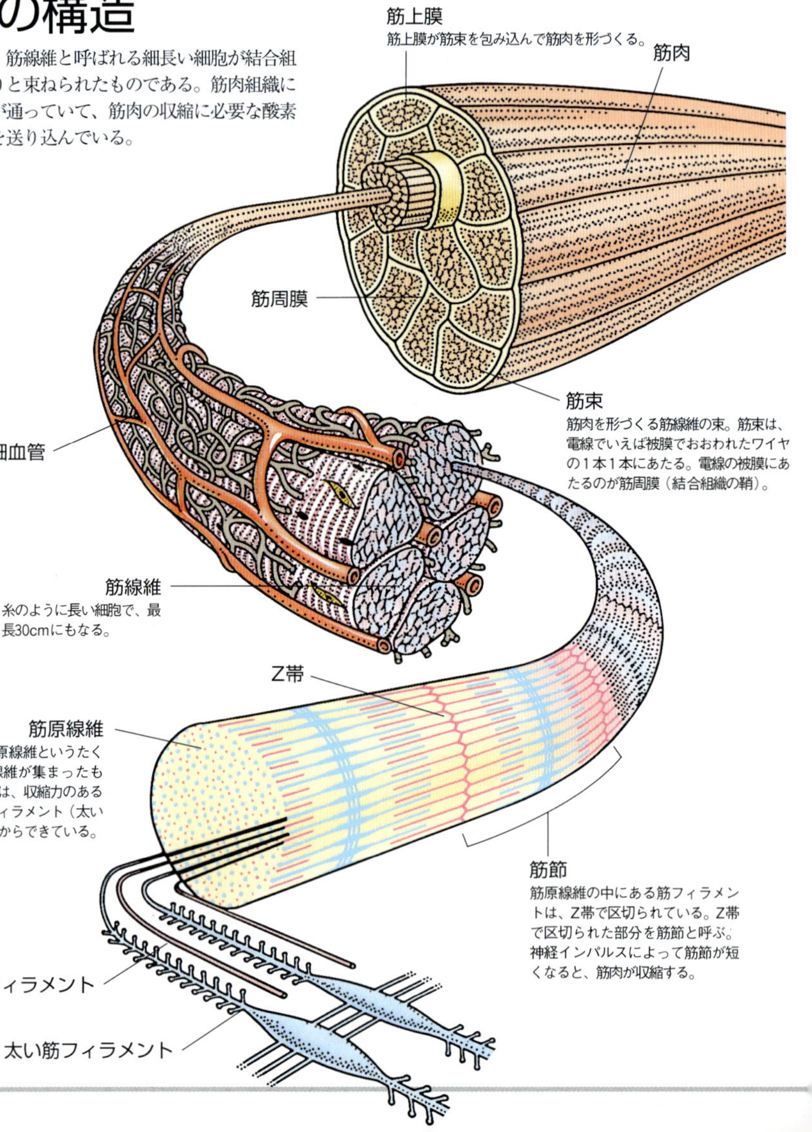
筋上膜
筋上膜が筋束を包み込んで筋肉を形づくる。
筋肉
筋周膜
筋束
筋肉を形づくる筋線維の束。筋束は、電線でいえば被膜でおおわれたワイヤの1本1本にあたる。電線の被膜にあたるのが筋周膜（結合組織の鞘）。
毛細血管
筋線維
糸のように長い細胞で、最長30cmにもなる。
Z帯
筋原線維
筋線維は、筋原線維というたくさんの細い線維が集まったもの。筋原線維は、収縮力のある2種類の筋フィラメント（太い糸と細い糸）からできている。
筋節
筋原線維の中にある筋フィラメントは、Z帯で区切られている。Z帯で区切られた部分を筋節と呼ぶ。神経インパルスによって筋節が短くなると、筋肉が収縮する。
細い筋フィラメント
太い筋フィラメント

筋肉の種類

筋肉には、骨格筋、平滑筋、心筋の３種類がある。骨格筋は、横縞模様のある長い線維（細胞）の束である。平滑筋は、腸などの内臓の壁をつくる筋肉で、短い紡錘形の線維が集まって層をつくっている。心筋は心臓にしかない筋肉で、短い筋線維が互いに結びついている。

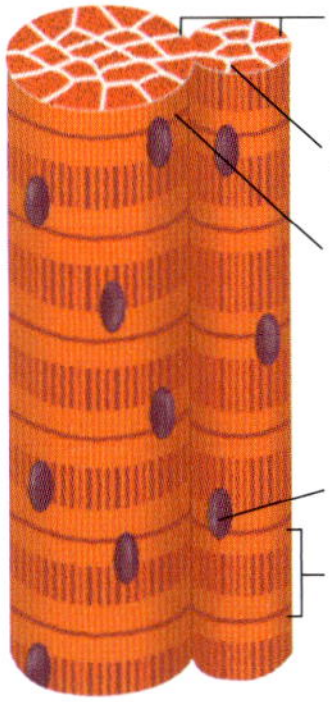
骨格筋線維
筋原線維
筋細胞膜
（筋線維の
細胞膜）
核
筋節
骨格筋

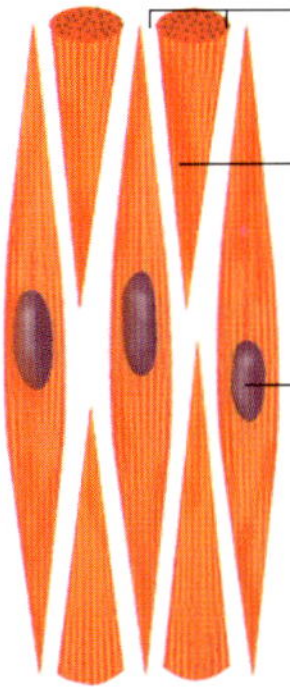
平滑筋線維
筋細胞膜
核
平滑筋

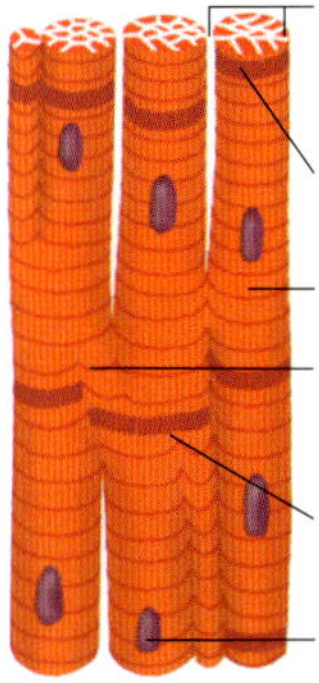
心筋線維
筋原線維
横紋
吻合
境界板
（細胞つなぐ）
核
心筋

筋肉が収縮する仕組み

筋肉が弛緩しているときは、太い筋フィラメントと細い筋フィラメント（筋線維の中にある細い糸）は、少しだけ重なっている。筋肉が収縮するときは、ちょうど両手の指を組み合わせるように、太い筋フィラメントが細い筋フィラメントの間に深く入り込む。筋線維が短くなればなるほど、筋肉全体の収縮度が大きくなる。

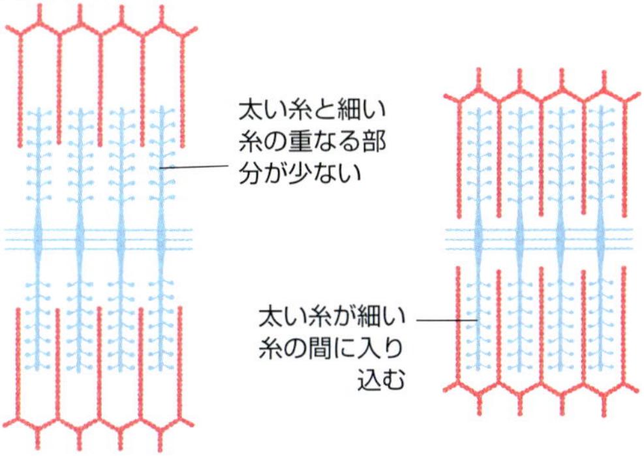
太い糸と細い
糸の重なる部
分が少ない
太い糸が細い
糸の間に入り
込む
弛緩した筋肉　収縮した筋肉

てこの原理を利用した動き

体の動きの多くは、てこの仕組みを利用している。てことは、かたい棒の一点（力点）にかけられた力が支点を介して作用点に伝わり、作用点にある重いものを動かす仕組みのこと。体内では、筋肉は力をかけるもの、骨はてこの棒、関節は支点として働いている。

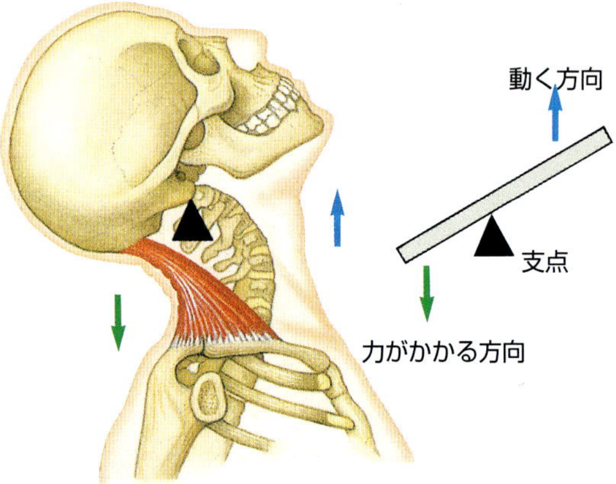

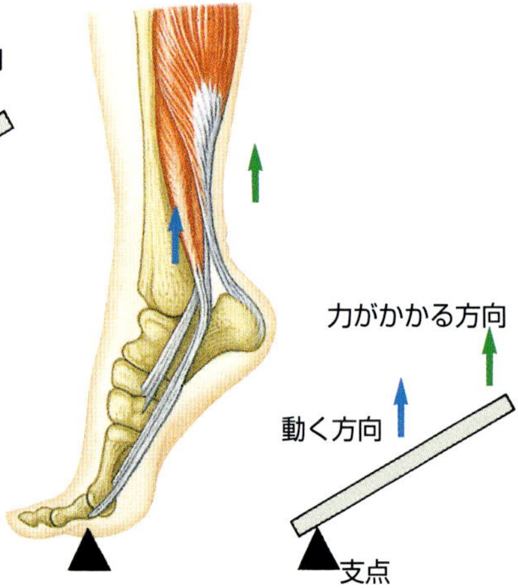

第1のてこ

第１のてこの場合には、力点と作用点の間に支点がある。首の後ろ側にある筋肉が後頭部を引っぱる動きは、第１のてこを利用している。頭蓋骨の底部をシーソーとすれば、頭蓋骨と脊柱の間にある関節が支点になる。

第2のてこ

第２のてこの場合には、力点と支点の間に作用点がある。かかとを上げてつま先立ちをする動作では、ふくらはぎの筋肉が体を持ち上げる力となり、かかとと足の大部分がてこの棒となる。作用点は、足の指と足の裏の関節。

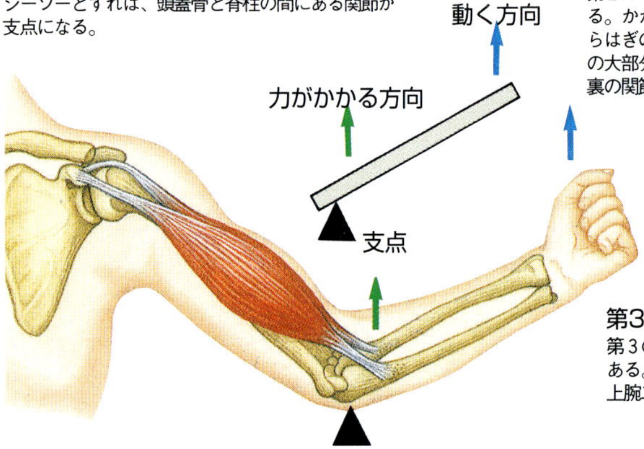

第3のてこ

第３のてこの場合には、支点と作用点の間に力点がある。肘を曲げる動作では、肘関節が支点となり、上腕二頭筋が収縮すると前腕と手が上がる。

体を支える筋肉

首と背中にある筋肉は、力を発揮する働きと体を支える働きをする。首の筋肉は、頭の重みに耐えながら頭を支える。背中の筋肉は肩甲骨につながっており、体の中でも可動範囲が最も大きい関節である肩関節を支えている。図の右は表在筋、左は深部筋を示す。

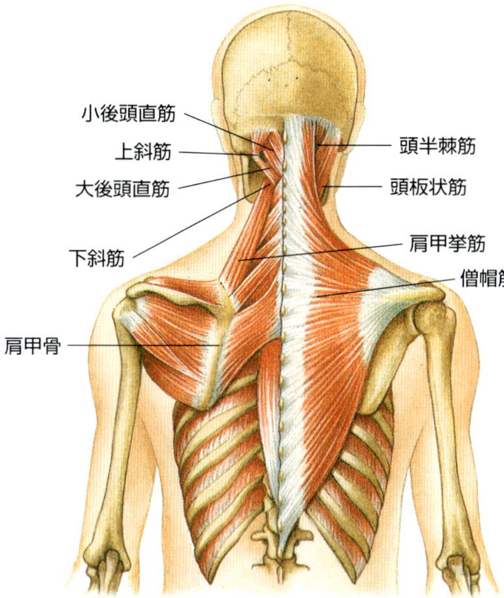
小後頭直筋
上斜筋
大後頭直筋
下斜筋
肩甲骨
頭半棘筋
頭板状筋
肩甲挙筋
僧帽筋

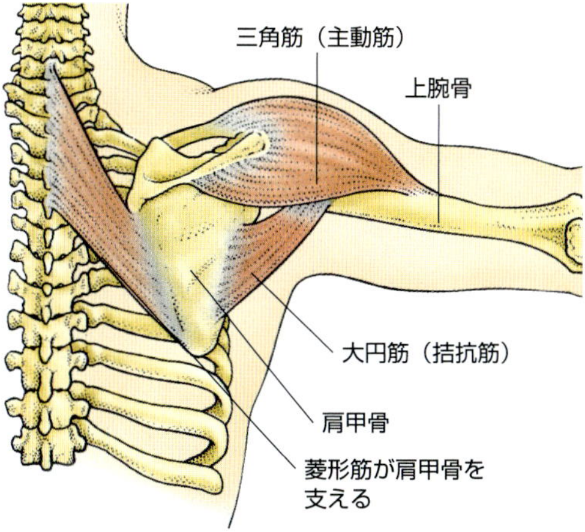
三角筋（主動筋）
上腕骨
大円筋（拮抗筋）
肩甲骨
菱形筋が肩甲骨を
支える

筋肉の協調運動

ある動きをするときに収縮する筋肉を主動筋と呼び、このときに弛緩する筋肉を拮抗筋と呼ぶ。上腕を上げる動作では、三角筋の前部と後部がバランスをとりながら、三角筋の中央にある筋線維が収縮する。大円筋（上腕骨と肩甲骨の下部をつなぐ筋肉）は弛緩して、前腕を上げる動作を助ける。体を支える筋肉も協調運動に加わることがある。

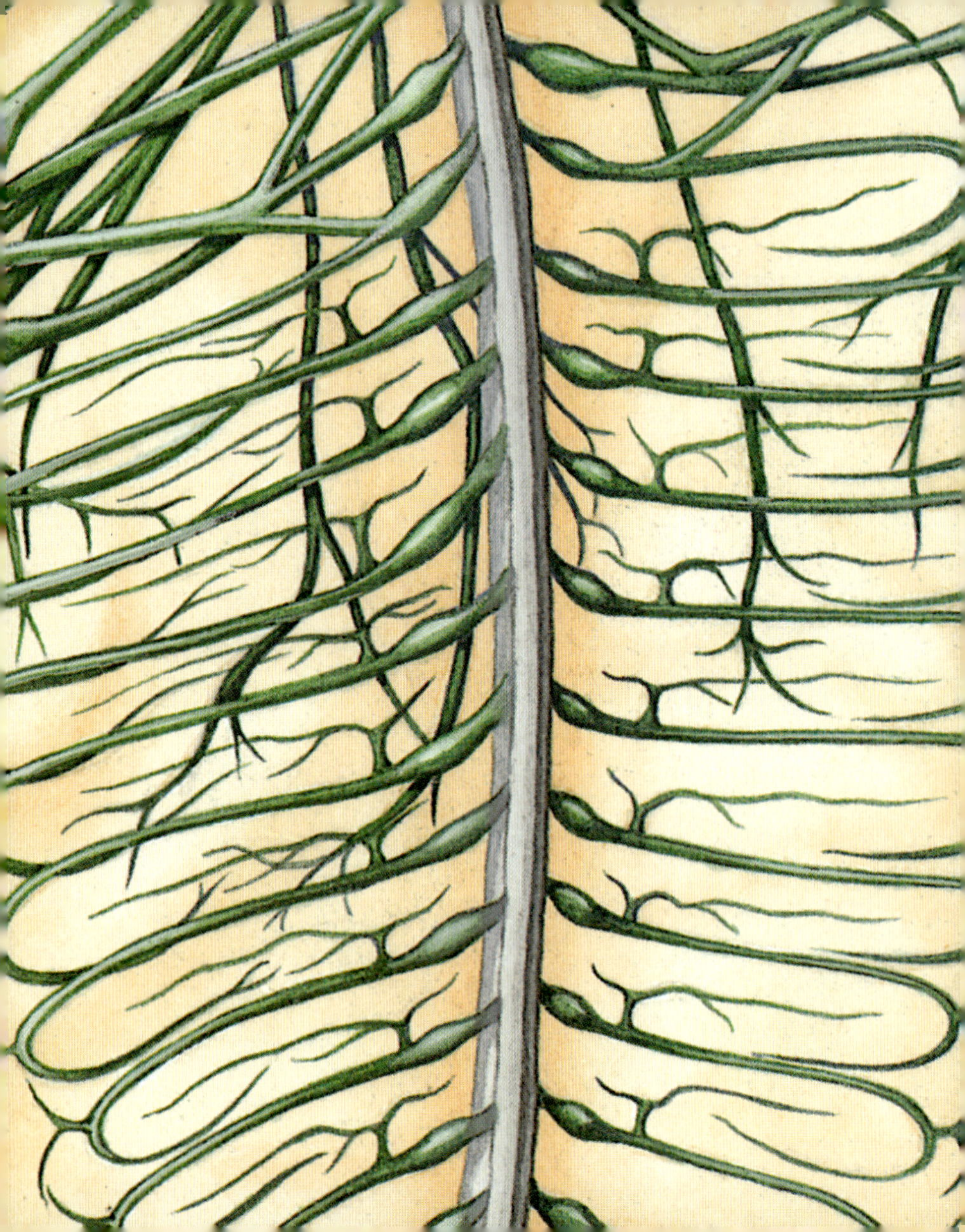

神経系

脳と体の間には、常に何十億もの電気信号や化学信号が行き交っている。この絶え間ない活動は、ニューロンと呼ばれる神経細胞と、そこから伸びる長い神経線維から発信されている。脳や脊髄にあるニューロンは中枢神経系をつくっており、体の各部とは末梢神経でつながっている。

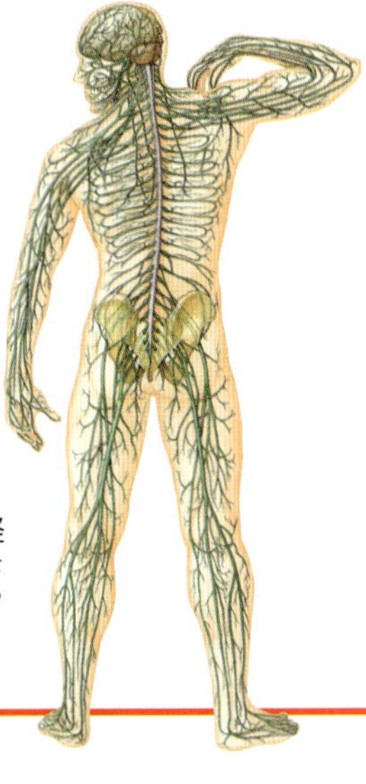

神経

神経のネットワークは、体じゅうをくまなく網羅している。脊髄（左図）から出る神経は、体幹部と手足にまで伸びている。

神経系

神経系は、中枢神経と末梢神経からなる。中枢神経系（CNS）とは脳と脊髄のことで、中枢神経系から外に伸びる神経線維を末梢神経系（PNS）と呼ぶ。末梢神経は中枢神経系に信号を送り、中枢神経系は末梢神経から受けとった信号を処理して末梢神経系に信号を送り返す。末梢神経系の神経線維の一部はグループをつくり、こまかい調節が必要な部分を支配している。

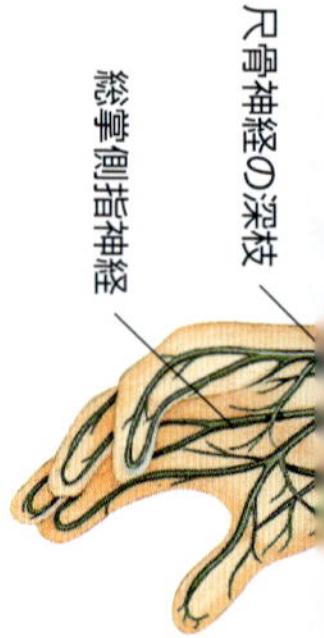
尺骨神経の深枝
総掌側指神経

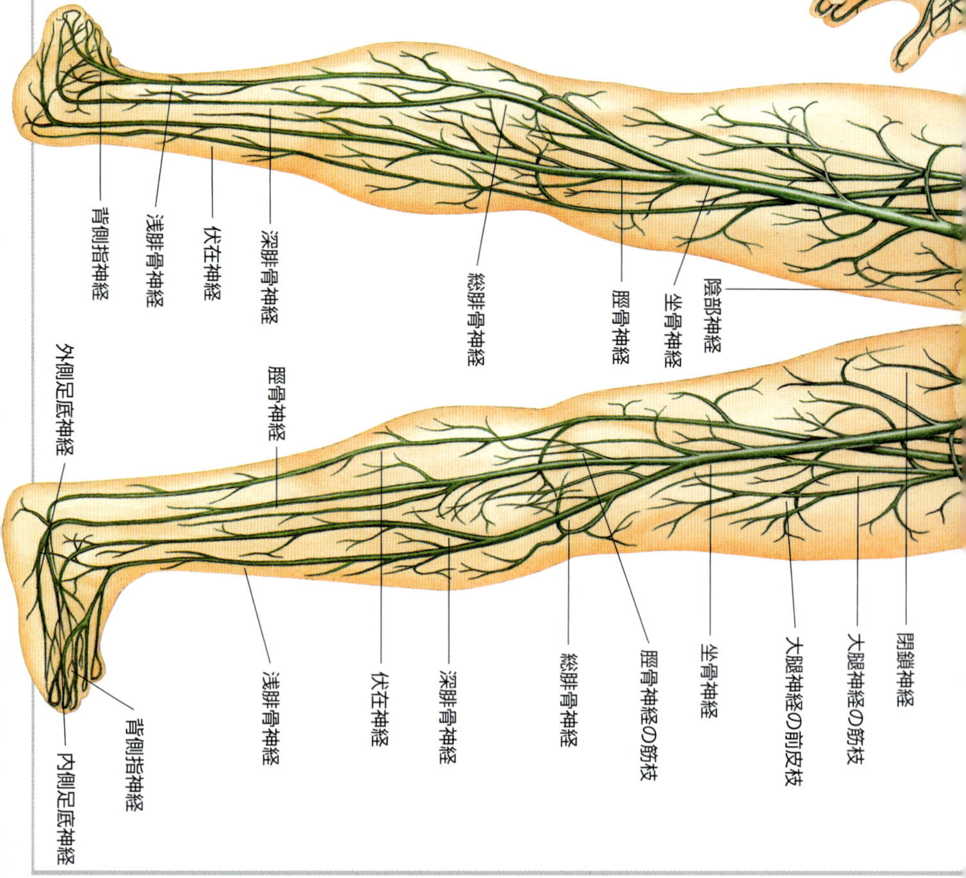
背側指神経
浅腓骨神経
伏在神経
深腓骨神経
総腓骨神経
脛骨神経
坐骨神経
陰部神経
外側足底神経
脛骨神経
浅腓骨神経
伏在神経
深腓骨神経
総腓骨神経
脛骨神経の筋枝
坐骨神経
大腿神経の前皮枝
大腿神経の筋枝
閉鎖神経
背側指神経
内側足底神経

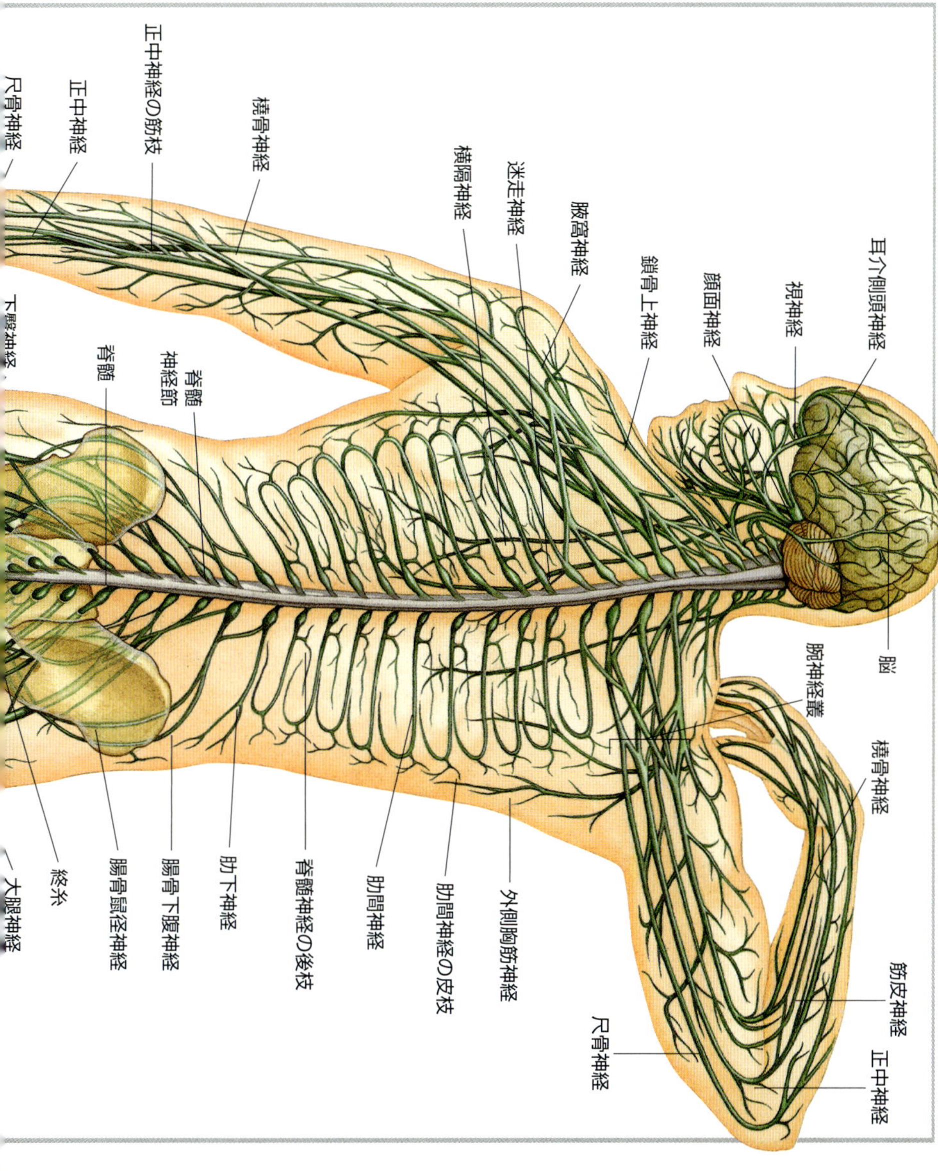
耳介側頭神経
視神経
顔面神経
鎖骨上神経
腋窩神経
迷走神経
横隔神経
橈骨神経
正中神経の筋枝
正中神経
尺骨神経
脊髄
神経節
脊髄
脳
腕神経叢
橈骨神経
筋皮神経
正中神経
尺骨神経
外側胸筋神経
肋間神経の皮枝
肋間神経
脊髄神経の後枝
肋下神経
腸骨下腹神経
腸骨鼠径神経
終糸
大腿神経

末梢神経系（PNS）

末梢神経系は、自律神経、感覚神経と運動神経の３種類に分けられる。自律神経系（青色）は、不随意運動を支配する。自律神経には、交感神経と副交感神経がある。感覚神経（赤色）は、体の各部の情報を中枢神経系（CNS）に伝達する。運動神経（紫色）は、脳から随意筋（骨格筋）に信号を送る。

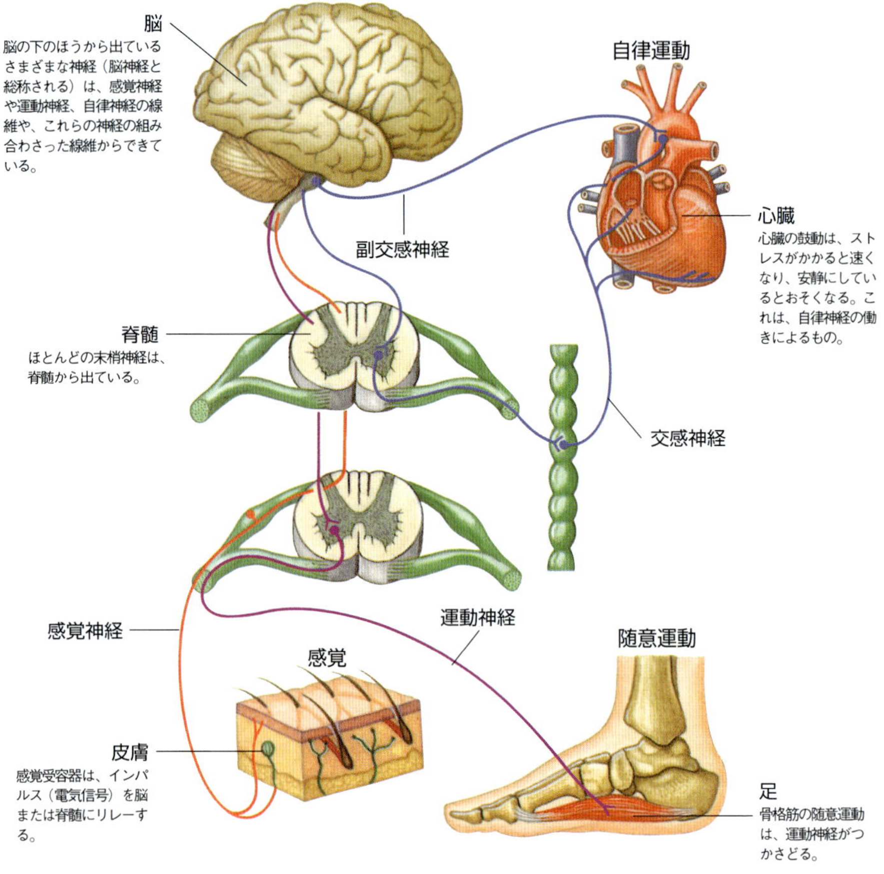
脳
脳の下のほうから出ているさまざまな神経（脳神経と総称される）は、感覚神経や運動神経、自律神経の線維や、これらの神経の組み合わさった線維からできている。
自律運動
心臓
心臓の鼓動は、ストレスがかかると速くなり、安静にしているとおそくなる。これは、自律神経の働きによるもの。
副交感神経
脊髄
ほとんどの末梢神経は、脊髄から出ている。
交感神経
感覚神経
運動神経
随意運動
感覚
皮膚
感覚受容器は、インパルス（電気信号）を脳または脊髄にリレーする。
足
骨格筋の随意運動は、運動神経がつかさどる。

神経の構造

神経の多くは、神経線維の束（神経線維束）が組織で束ねられたものでできている。中枢神経系から末梢神経系へと伸びる神経線維には、感覚神経線維と運動神経線維の２種類がある。感覚神経線維は求心性神経線維とも呼ばれ、皮膚や感覚器、内臓にある受容体で発生するインパルス（活動電位）を脳や脊髄に送る働きを持つ。これに対して、運動神経線維は遠心性神経線維とも呼ばれ、脳や脊髄から筋肉や腺へと信号を伝える。

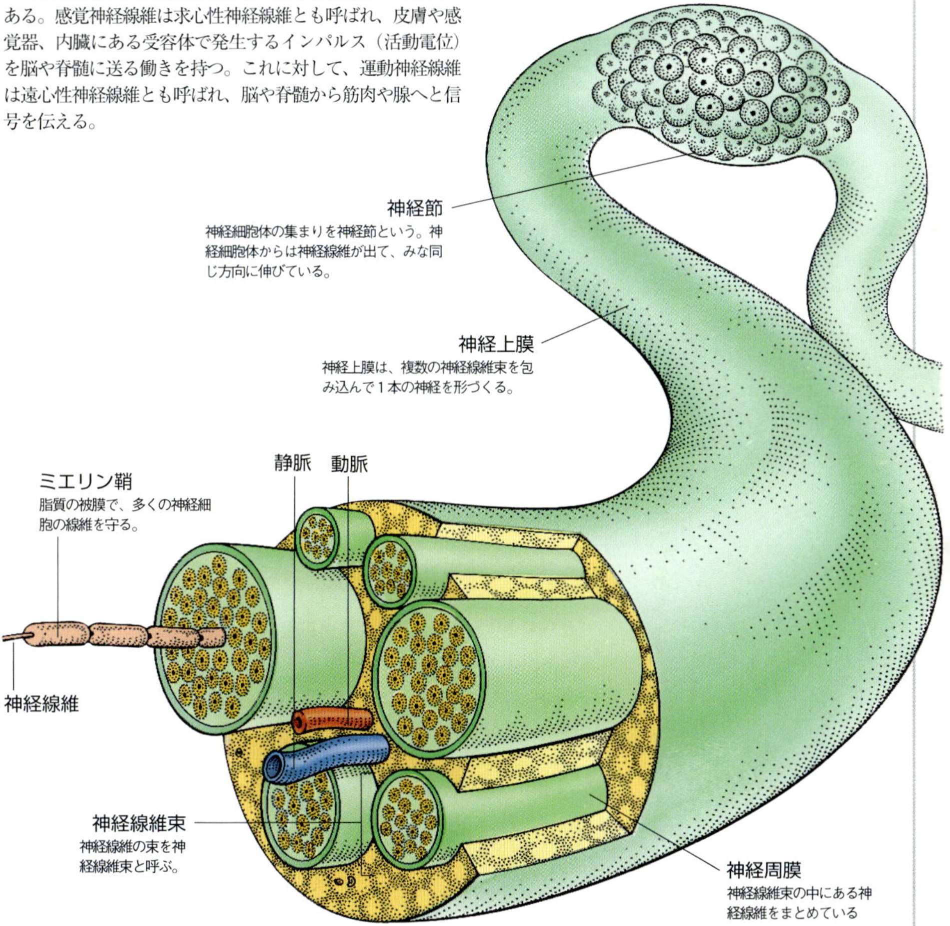

神経節
神経細胞体の集まりを神経節という。神経細胞体からは神経線維が出て、みな同じ方向に伸びている。
神経上膜
神経上膜は、複数の神経線維束を包み込んで１本の神経を形づくる。
静脈
動脈
ミエリン鞘
脂質の被膜で、多くの神経細胞の線維を守る。
神経線維
神経線維束
神経線維の束を神経線維束と呼ぶ。
神経周膜
神経線維束の中にある神経線維をまとめている

ニューロン(神経細胞)

神経系の基本単位はニューロン(神経細胞)と呼ばれる特殊な細胞で、ニューロンの細胞体には核があるほか、細胞の生命維持に必要なさまざまな小器官がある。

細胞体から飛び出した部分は神経突起と呼ばれ、神経突起の長いものは軸索(神経線維)、短いものは樹状突起という。軸索は細胞が発する神経インパルスを運び、樹状突起は他のニューロンから神経インパルスを受けとる働きをする。

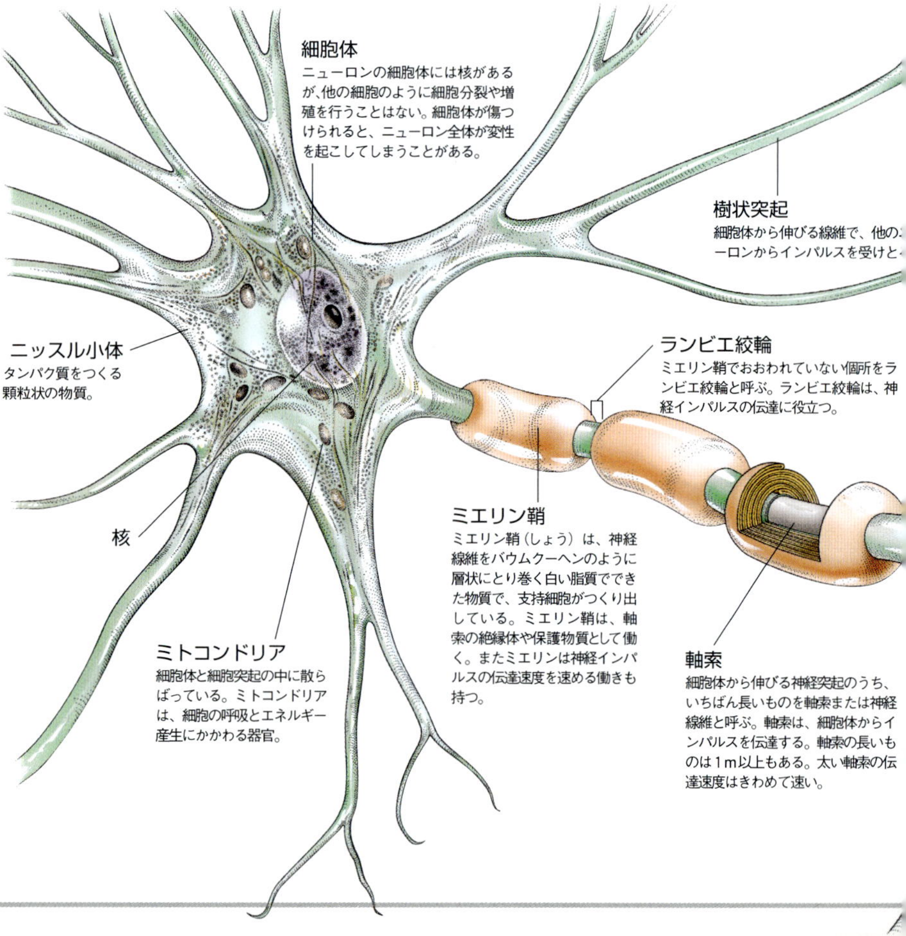

細胞体
ニューロンの細胞体には核があるが、他の細胞のように細胞分裂や増殖を行うことはない。細胞体が傷つけられると、ニューロン全体が変性を起こしてしまうことがある。
樹状突起
細胞体から伸びる線維で、他の
ーロンからインパルスを受けと
ニッスル小体
タンパク質をつくる顆粒状の物質。
ランビエ絞輪
ミエリン鞘でおおわれていない個所をランビエ絞輪と呼ぶ。ランビエ絞輪は、神経インパルスの伝達に役立つ。
核
ミエリン鞘
ミエリン鞘(しょう)は、神経線維をバウムクーヘンのように層状にとり巻く白い脂質でできた物質で、支持細胞がつくり出している。ミエリン鞘は、軸索の絶縁体や保護物質として働く。またミエリンは神経インパルスの伝達速度を速める働きも持つ。
ミトコンドリア
細胞体と細胞突起の中に散らばっている。ミトコンドリアは、細胞の呼吸とエネルギー産生にかかわる器官。
軸索
細胞体から伸びる神経突起のうち、いちばん長いものを軸索または神経線維と呼ぶ。軸索は、細胞体からインパルスを伝達する。軸索の長いものは1m以上もある。太い軸索の伝達速度はきわめて速い。

ニューロンの種類

ニューロン細胞の形や大きさ、種類、数や突起部分の長さは、ニューロンの機能や場所によって大きく違う。右図に、単極ニューロンと双極ニューロン、多極ニューロンを示す。

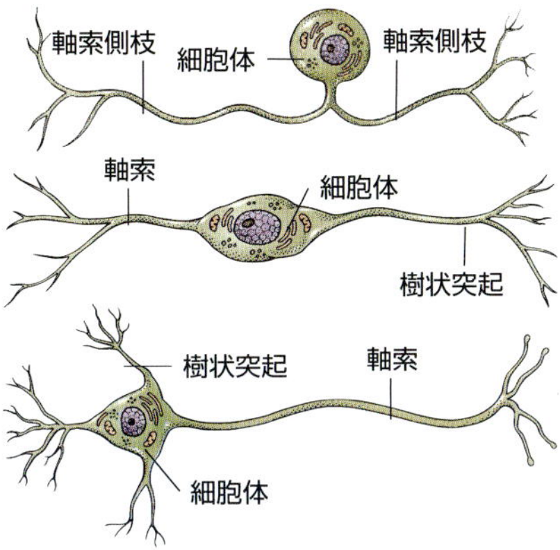
軸索側枝
細胞体
軸索側枝
軸索
細胞体
樹状突起
樹状突起
軸索
細胞体

単極ニューロン

細胞体から出る突起は1本で、1本の軸索をつくる。感覚ニューロンの多くは単極ニューロン。

双極ニューロン

軸索1本と樹状突起1本からなるニューロン。網膜や内耳にある。

多極ニューロン

脳や脊髄にあるニューロンのほとんどは、1 本の軸索と、複数の樹状突起を持つ多極ニューロン。

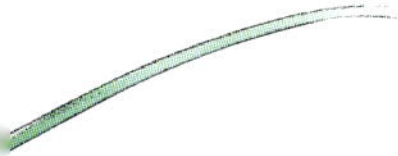

シナプス終末

シナプス終末には、たくさんの小胞がある。小胞の中には神経伝達物質と呼ばれる、細胞から細胞へインパルスを伝える化学物質が含まれている。

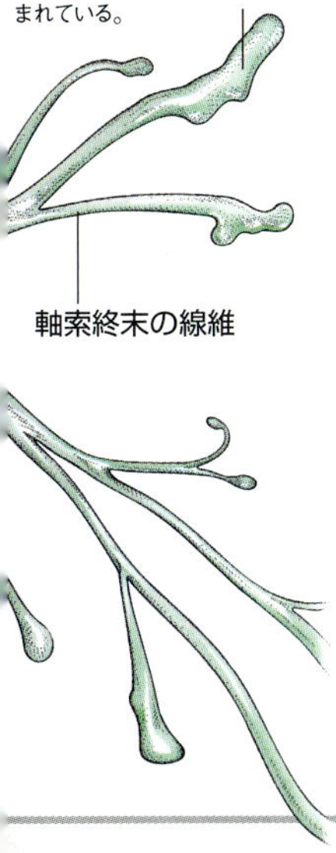
軸索終末の線維

支持細胞

さまざまな種類の支持細胞（グリア細胞）は、ニューロンの形を保つ働きをする。最も小さな支持細胞（ミクログリア）は微生物を破壊し、他の支持細胞は軸索を絶縁させたり、脳脊髄液の流れを調節したりする。

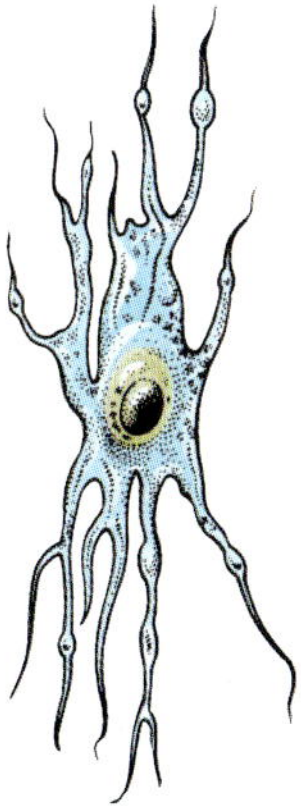

アストロサイト

アストロサイトは星のような形をした細胞で、細胞質がいくつもの細い突起をつくっている。アストロサイトの一部は毛細血管とつながっていて、ニューロンと血液との間の物質の流れを調節する働きを持つ。

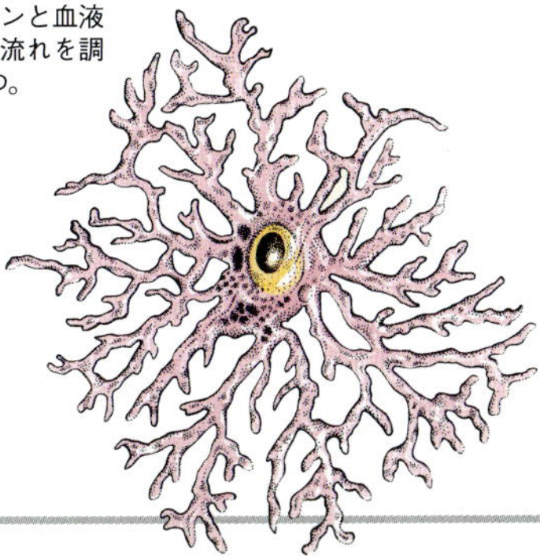

オリゴデンドロサイト

オリゴデンドロサイトの細胞膜は、脳や脊髄にあるニューロンを包み込み、ミエリン鞘をつくる。

ニューロンが働く仕組み

ニューロンは、神経インパルス（神経線維の中を通る電気信号のこと）の刺激を受けると、活動し始める。刺激を受けたニューロンの細胞膜の内側では、電荷がマイナスからプラスに変わる。神経インパルスが神経線維を伝ってシナプス終末に届くと、シナプス終末から化学物質の神経伝達物質が放出される。神経伝達物質は、細胞の間を泳いで標的細胞にとりつき、反応を起こさせる。

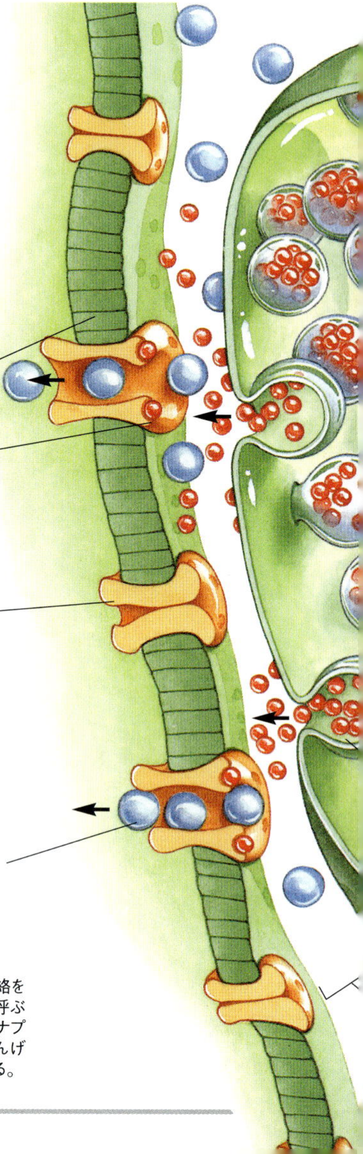

標的細胞の膜

受容体

神経伝達物質は、標的細胞の膜の上にある受容体に結合する。受容体はタンパク質でできており、神経伝達物質が結合するとプラスに帯電したナトリウムイオンなど特定のイオンだけが通り抜けられるようになる。

膜チャネル

標的細胞の膜の中にある膜チャネルは、ナトリウムイオンを通過させる性質に変わる。膜チャネルを通ってナトリウムイオンが入ると、膜の内側の電荷はマイナスからプラスに変わる。

プラスに帯電したナトリウムイオン

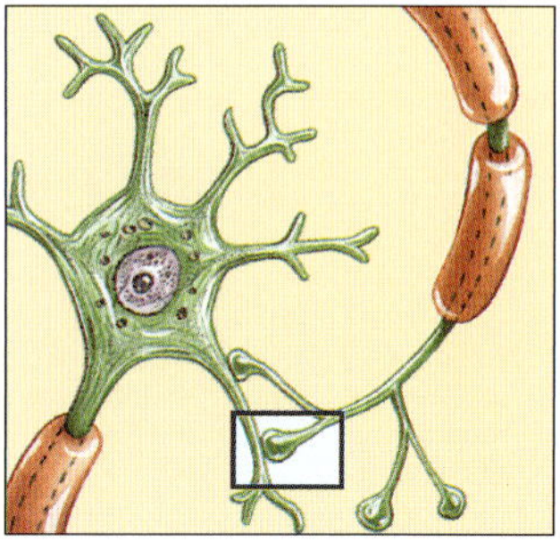

シナプス

ニューロンとニューロンが連絡をとり合う部分をシナプスと呼ぶ（右図参照）。シナプスは、シナプス終末とシナプス間隙（かんげき）、標的部位からできている。

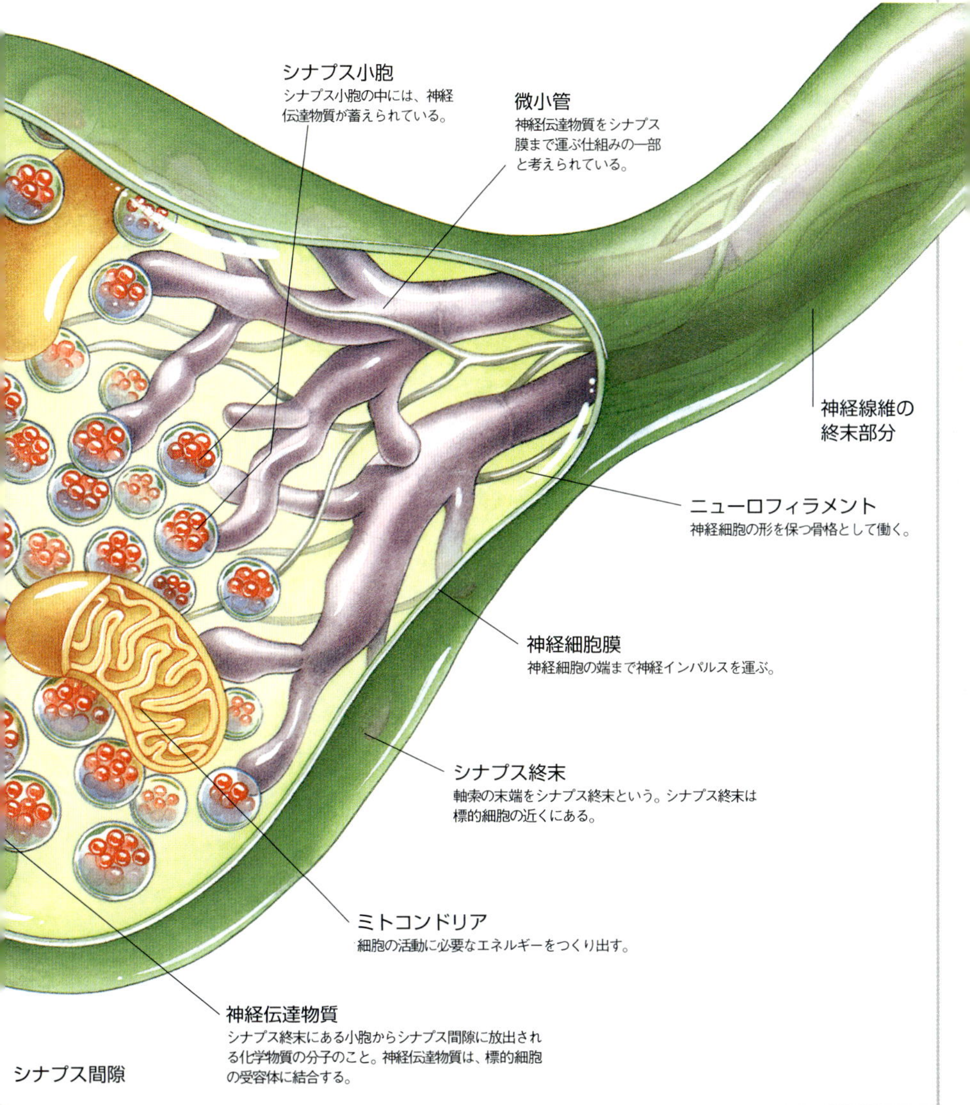
シナプス小胞
シナプス小胞の中には、神経伝達物質が蓄えられている。
微小管
神経伝達物質をシナプス膜まで運ぶ仕組みの一部と考えられている。
神経線維の終末部分
ニューロフィラメント
神経細胞の形を保つ骨格として働く。
神経細胞膜
神経細胞の端まで神経インパルスを運ぶ。
シナプス終末
軸索の末端をシナプス終末という。シナプス終末は標的細胞の近くにある。
ミトコンドリア
細胞の活動に必要なエネルギーをつくり出す。
神経伝達物質
シナプス終末にある小胞からシナプス間隙に放出される化学物質の分子のこと。神経伝達物質は、標的細胞の受容体に結合する。
シナプス間隙

神経インパルスの伝達

神経インパルスは、ある程度以上の強さの刺激が加わったときにはじめて伝達され始め、神経線維の端にまで信号が伝達される。伝達のスイッチが入るレベルを閾値（いきち）と呼ぶ。神経インパルスの伝達速度には幅があり、神経線維が冷やされたとき（たとえば氷にさわると鈍い痛みを感じる）、神経線維が細いとき、神経線維にミエリン鞘がないときは、神経インパルスの伝達はおそい。

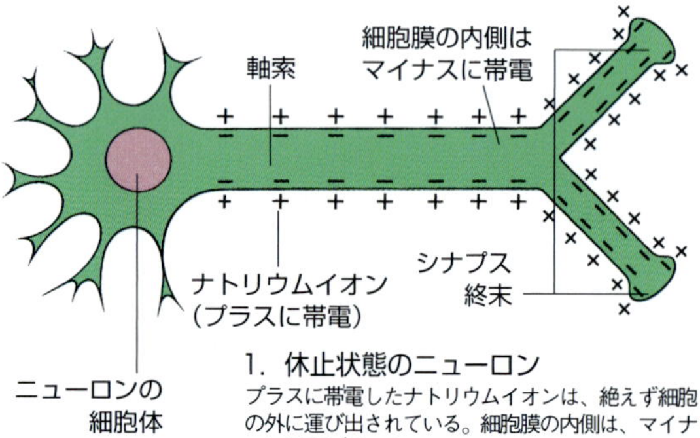
軸索
細胞膜の内側は
マイナスに帯電
ナトリウムイオン
（プラスに帯電）
シナプス
終末
ニューロンの
細胞体

1. 休止状態のニューロン

プラスに帯電したナトリウムイオンは、絶えず細胞の外に運び出されている。細胞膜の内側は、マイナスに帯電している。

2. 神経インパルスが引き起こされる

インパルスによって刺激を受けると、多量のナトリウムイオン（プラスに帯電）が細胞膜を通って細胞の中に入る。この部分では、細胞膜の内側がプラスに帯電する。

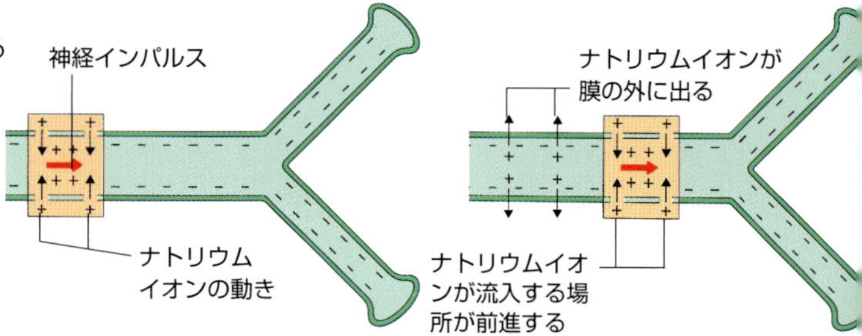
神経インパルス
ナトリウム
イオンの動き
ナトリウムイオンが
膜の外に出る
ナトリウムイオ
ンが流入する場
所が前進する

3. インパルスが前進する

インパルスが軸索を通って進むと新しい部分がプラスに帯電する。直前にプラスに帯電していた部分は、マイナスに戻る。

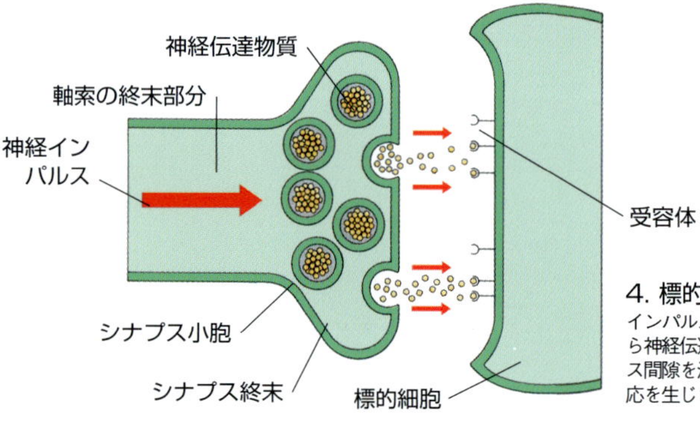
神経伝達物質
軸索の終末部分
神経イン
パルス
受容体
シナプス小胞
シナプス終末
標的細胞

4. 標的細胞に到達

インパルスはシナプス終末に届いて、シナプス小胞から神経伝達物質を放出させる。神経伝達物質はシナプス間隙を渡って標的細胞にたどり着き、標的細胞に反応を生じさせる。

阻害

神経伝達物質は、標的細胞を刺激して神経信号を発生させるほか、体の部位によっては神経信号を抑制する働きを持つ。神経伝達物質が信号伝達を抑制するときには、標的細胞膜のチャネルは開かないため、ナトリウムイオンは細胞の中に入らない。そのかわりに、神経伝達物質は別のチャネルを開いてプラスに帯電したカリウムイオンを細胞の外に出したり、マイナスに帯電した塩素イオンを細胞の中に入れたりする。カリウムイオンまたは塩素イオンの移動によって細胞膜の内側の電荷はマイナスになるため、ニューロンはインパルスを出すことができない。

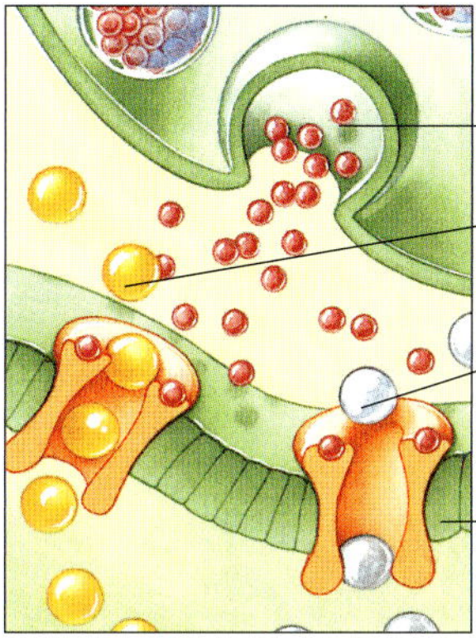
神経伝達物質
マイナスに帯電した塩素イオンが標的細胞の中に入る
プラスに帯電したカリウムイオンが標的細胞の外に出る
標的細胞の膜

再生

末梢神経がつぶれたり切れたりした場合にも、細胞体が無事であれば神経は徐々に再生する。特に神経の周囲にある結合組織が傷ついていない場合は、神経の再生は早い。脳や脊髄の神経は再生しない。損傷を受けた脳や脊髄の神経は、瘢痕組織でおおわれる。

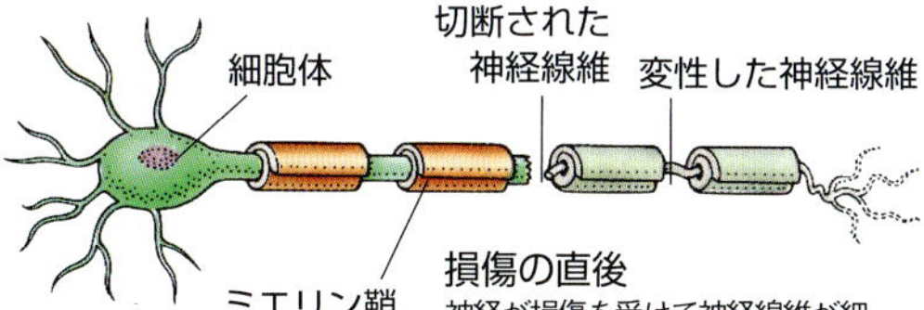
細胞体
切断された神経線維
変性した神経線維
ミエリン鞘

損傷の直後
神経が損傷を受けて神経線維が細胞体から切り離されたときは、切れた部分の神経線維とミエリンが変性する。

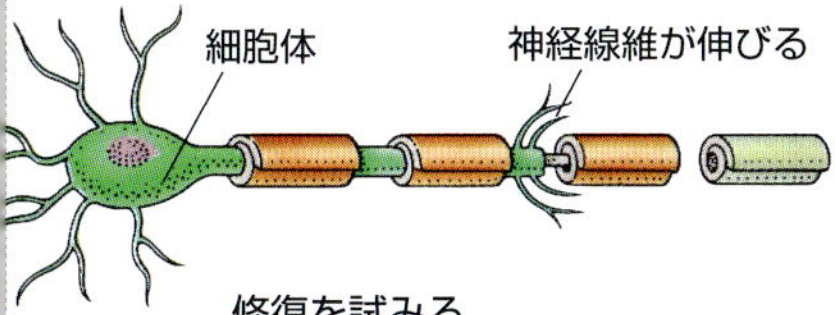
細胞体
神経線維が伸びる

修復を試みる
細胞体が残った神経線維を刺激して、神経線維を伸ばす。伸びた神経線維の１本が線維の切れ端とつながることもある。

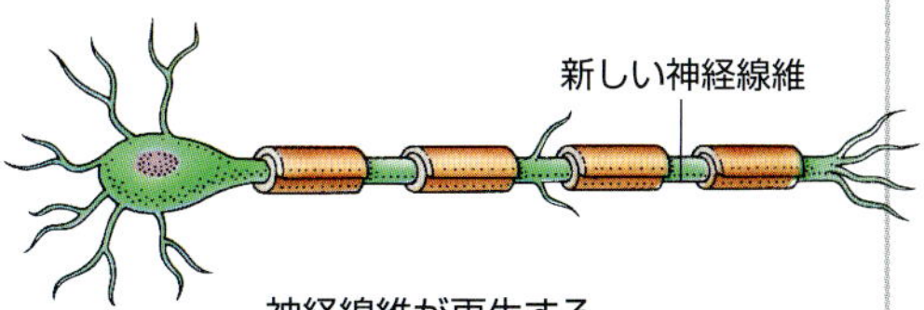
新しい神経線維

神経線維が再生する
新しい神経線維は１日に約２～４mmのスピードで伸びて、損傷を受ける前の接続部分まで伸びる。神経の機能や感覚は、徐々に回復する。

脳の表面

脳には120億本以上のニューロンと、500億個以上のグリア細胞（ニューロンを支持する細胞）がある。脳は脊髄とともに、体内でのプロセスを調節したり、随意運動を行わせたりする。脳の中で最も大きいのが大脳で、大脳は左右の脳半球に分かれており、それぞれ脳半球はさらに前頭葉、側頭葉、後頭葉、頭頂葉の４葉に分けられている。大脳の表面には深いしわがあるが、しわの形には個人差がある。深いしわを裂（れつ）と呼び、浅いしわを溝（こう）と呼ぶ。脳の表面のふくらみは、回（かい）と呼ぶ。

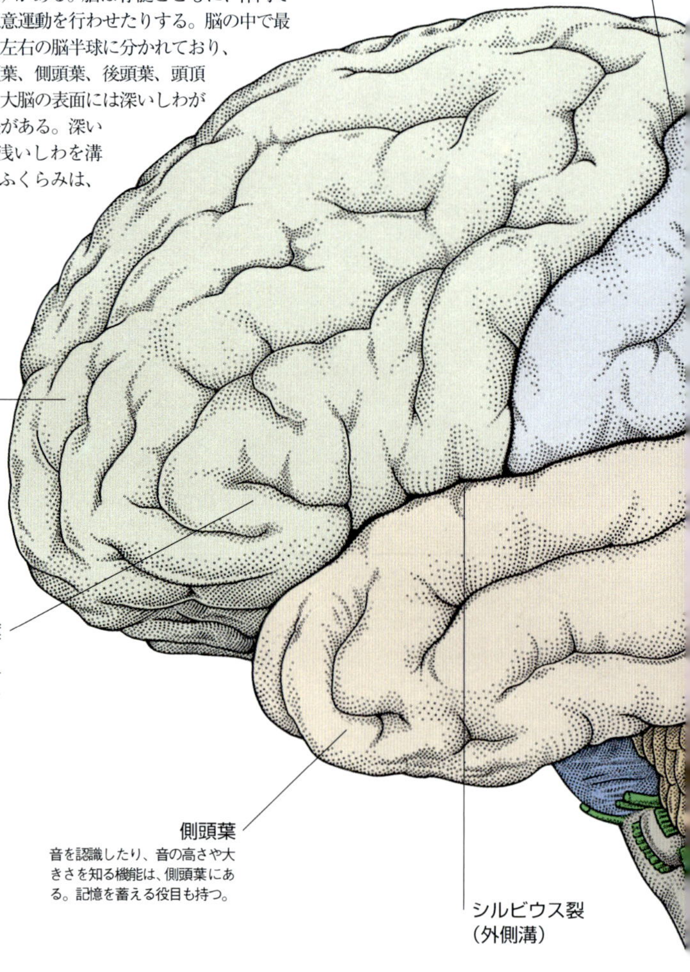
中心溝
このような大きな溝は、脳を葉と呼ばれる部分へと分けている。
回
脳の表面には、たくさんの隆起部分（回）がある。
前頭葉
発話、思考や感情の高度な調節、熟練が必要な動作、随意運動の計画や開始は、前頭葉にあるニューロンがコントロールしている。
側頭葉
音を認識したり、音の高さや大きさを知る機能は、側頭葉にある。記憶を蓄える役目も持つ。
シルビウス裂（外側溝）

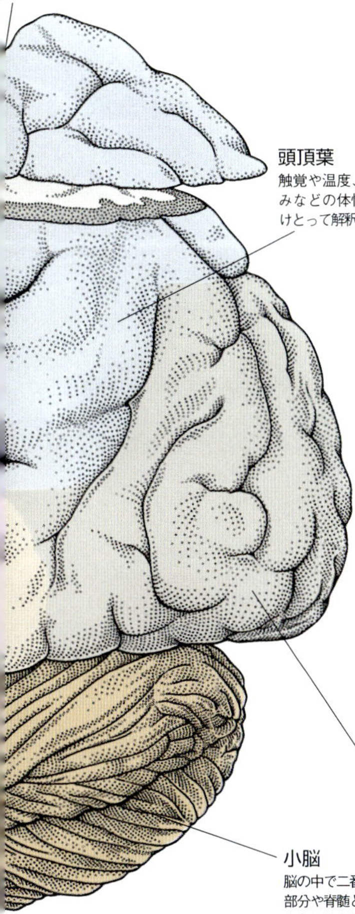
脳皮質
覚インパルスを解釈するなどの高度な知的機
は、大脳にある複雑にからみ合ったニューロ
がつかさどる。ニューロンが集中している大
皮質は、灰色に見える。
頭頂葉
触覚や温度、圧力、痛みなどの体性感覚を受けとって解釈する部分。
後頭葉
眼がとらえた情報の検出と処理を行う。
小脳
脳の中で二番目に大きい部分。小脳のニューロンは、脳の他の部分や脊髄とつながっていて、動作がなめらかで正確に行えるようにしたり、体のバランスや姿勢を調節する働きを持つ。

脳半球

大脳は大脳縦裂で分かれていて、それぞれが右脳半球、左脳半球と呼ばれる。右と左の脳半球は神経線維の束でつながっていて、常に情報が行き交っている。

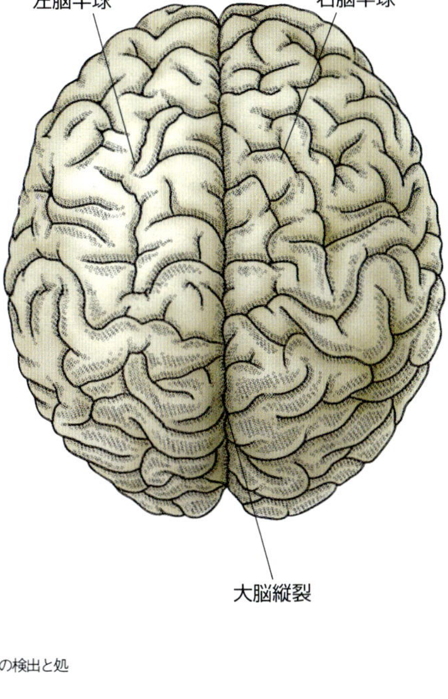
左脳半球
右脳半球
大脳縦裂

脳の内部構造

大脳皮質の下には、いくつかの器官がある。視床は脳の中央にあり、情報の中継地として働く。視床下部を包んでいるのは、大脳辺縁系と呼ばれる一連の器官（136ページ参照）。大脳辺縁系は、人が生き抜くために必要な行動や、記憶、怒りや恐れなどの感情をつかさどる。大脳辺縁系の近くにある視床下部は、体のさまざまな機能の自動調節を行う。

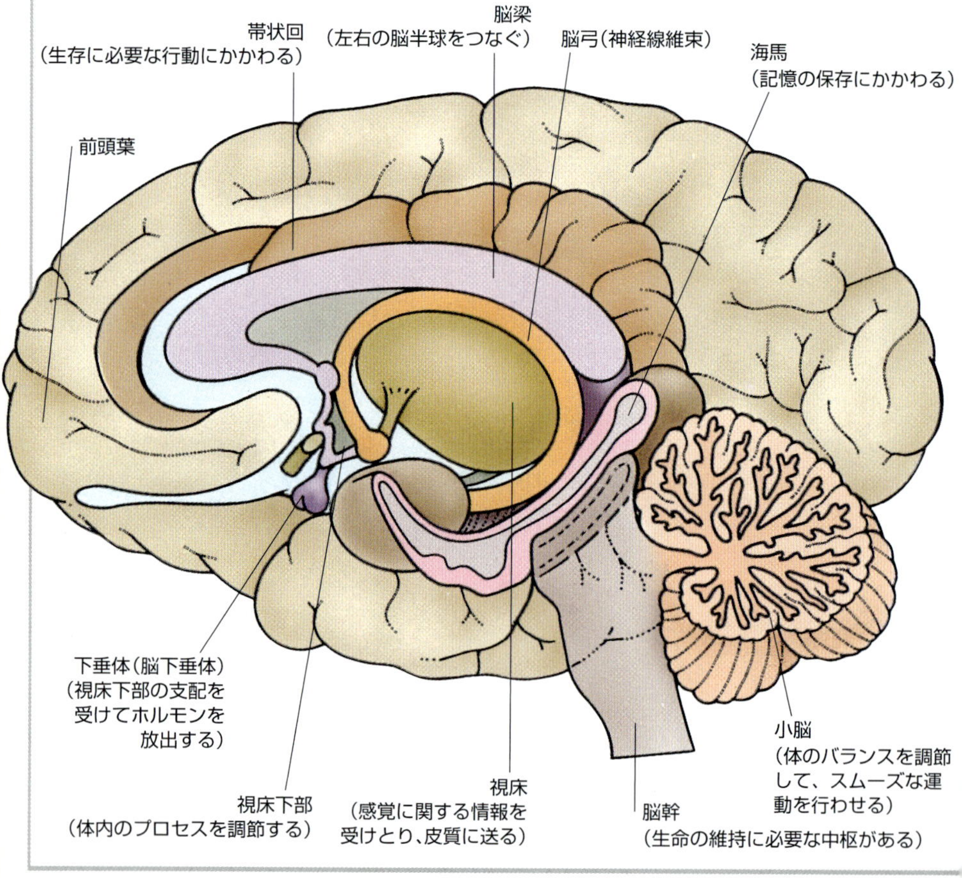

帯状回
（生存に必要な行動にかかわる）
脳梁
（左右の脳半球をつなぐ）
脳弓（神経線維束）
海馬
（記憶の保存にかかわる）
前頭葉
下垂体（脳下垂体）
（視床下部の支配を受けてホルモンを放出する）
視床下部
（体内のプロセスを調節する）
視床
（感覚に関する情報を受けとり、皮質に送る）
脳幹
（生命の維持に必要な中枢がある）
小脳
（体のバランスを調節して、スムーズな運動を行わせる）

灰白質と白質

大脳は、全体が厚さ２～６mmの灰白質（大脳皮質）でおおわれている。灰白質は、神経細胞体が集まったもので、灰白質の下は白質があるが、灰白質も点在している。白質をつくっているのは、ミエリンにおおわれた軸索（ニューロンの細胞体から伸びる神経線維）。ミエリン鞘（しょう）とは脂質でできた電気を通さない層で、神経インパルスの伝達速度を速める働きを持つ。

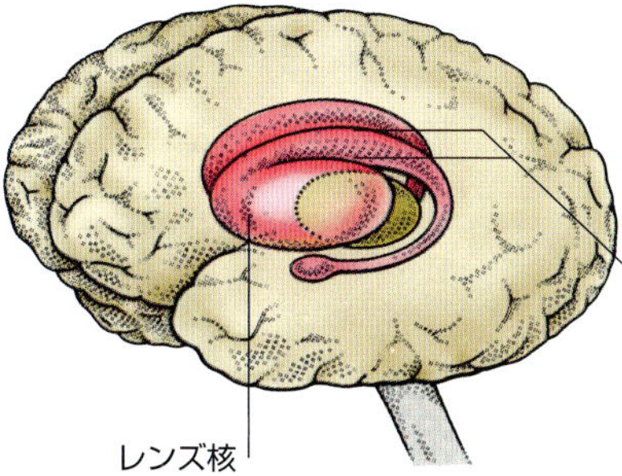
尾状核
レンズ核

基底核
脳の奥底にある灰白質のかたまりで、レンズ核と尾状核がある。レンズ核と尾状核は、歩行などの連続運動の開始と調節にかかわる。

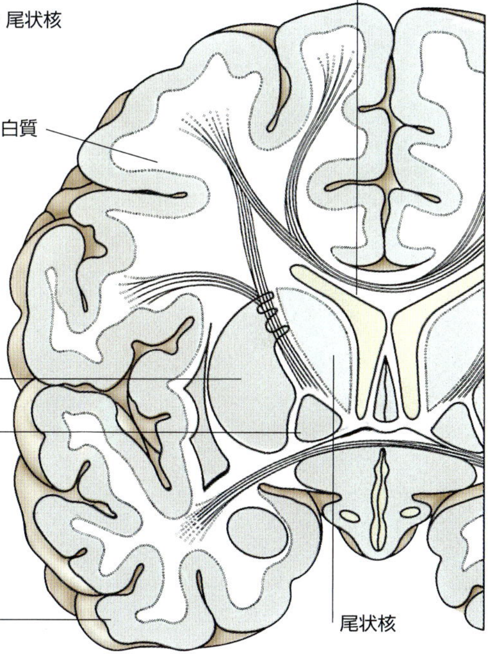
脳梁
脳梁は、左右の脳半球をつなぐ神経線維束（交連）の中で最も太いもの。
白質
レンズ核
被蓋
淡蒼球
大脳皮質（灰白質）がひだをつくる
尾状核

脳の上下のつながり

脊髄と下位脳（大脳核や脳幹、小脳など）と大脳皮質を行き来する神経インパルスは、ミエリンでおおわれた神経線維（有髄神経線維）の束を通る。この束は投射線維と呼ばれ、脳幹の上のほうを通ったあと、内包と呼ばれる線維の束が密に詰まった部分を通る。次に投射線維は脳梁（左右の脳半球を連絡する線維）と交差し、扇状に開く。この扇状に開いた線維を放線冠と呼ぶ。

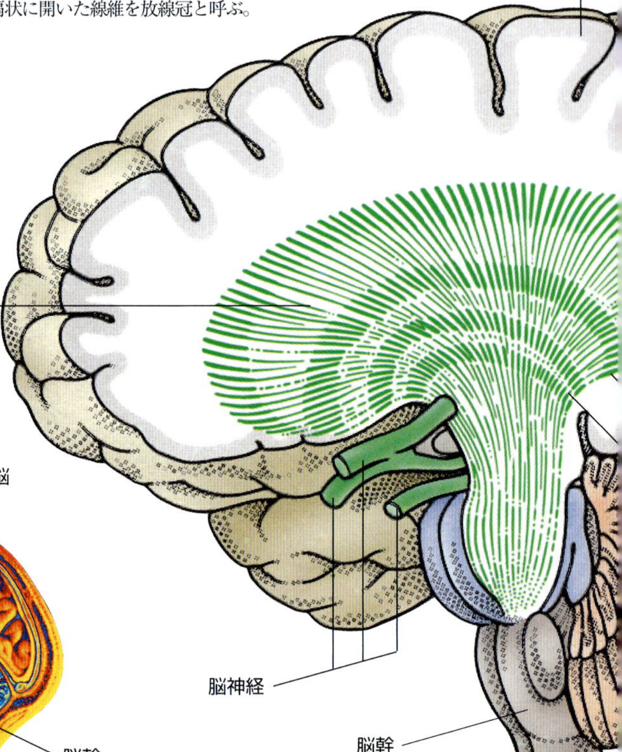
大脳皮質
灰白質が脳の外表面をおおっている。
放線冠
投射線維が扇状に広がり、大脳皮質へと伸びている。
脳神経
脳幹

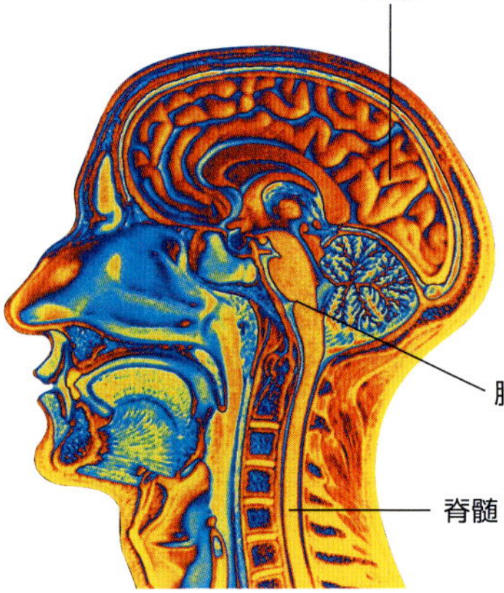
大脳
脳幹
脊髄

脳のMRIスキャン
MRIスキャンでは、生命のコントロールセンターである脳幹と、脊髄と脳を行き来するインパルスの通路である神経路がみられる。

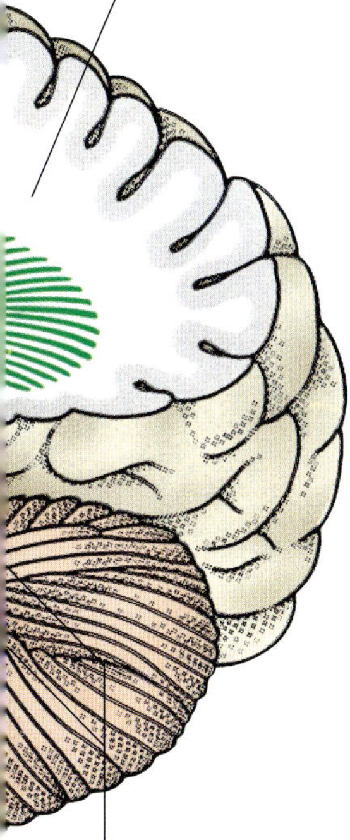
白質
脳の白質は、ミエリンでおおわれた神経線維でできている。
内包
内包では神経細胞が密集して帯をつくっている。

情報を扱う中枢

視床は灰白質のかたまりで、大脳と脳幹と脊髄を通る知覚神経の信号の中継地として働く。脳幹には、心臓の拍動や呼吸、血圧、消化、さらには嚥下（えんげ）や嘔吐などの反射運動の一部を調節する中枢がある。

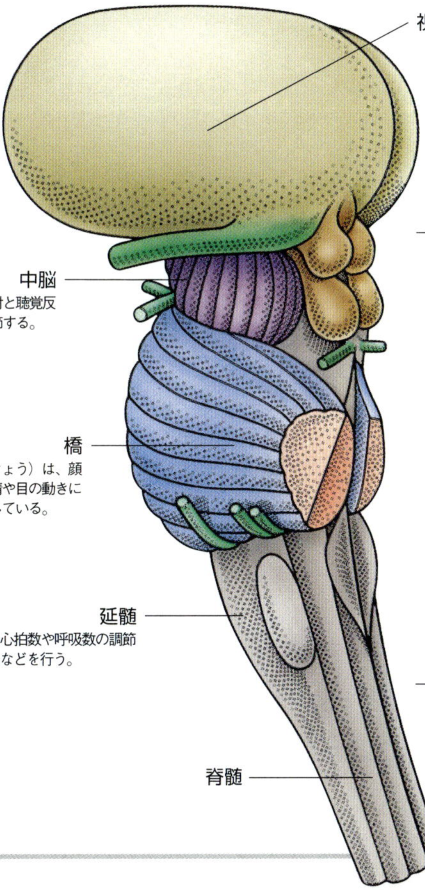
視床
中脳
視覚反射と聴覚反射を調節する。
脳幹
橋
橋（きょう）は、顔の表情や目の動きに関係している。
延髄
心拍数や呼吸数の調節などを行う。
脊髄

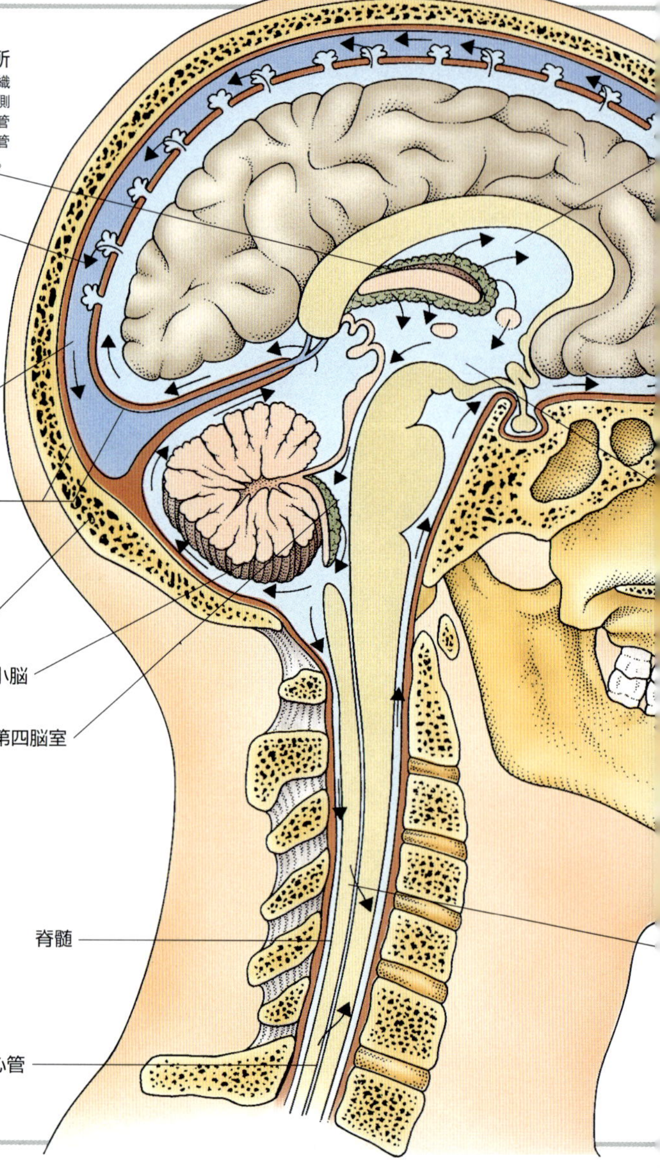
静脈洞
硬膜
頭蓋骨
小脳
第四脳室
脊髄
中心管

脳脊髄液がつくられる場所

脳脊髄液は、脈絡叢（そう）という組織でつくられる。脈絡叢とは、脳室の内側をおおうように広がる組織で、毛細血管が豊富に含まれる。脈絡叢の毛細血管は、上皮細胞の層にとり囲まれている。

脳脊髄液が流れる方向

脳脊髄液は、側脳室から第三脳室、第四脳室に流れ込んだあと、脳の外側に回るほか、中心管と脊髄の外側に流れる。

静脈洞

硬膜に囲まれた静脈を静脈洞と呼ぶ。

硬膜

脳をおおう３層膜のうち、最も外側にある膜。

脳脊髄液

脳と脊髄というやわらかい組織は、頭蓋骨や脊柱というかたい骨でできた入れ物で守られているほか、骨と組織の間には脳脊髄液または髄液と呼ばれる透明な水のような液体が詰まっている。脳脊髄液は、脳室の中でつくり出され、１日に３～４回は新しい液と入れかわる。脳脊髄液は組織を衝撃から守るクッションとなるほか、脳を液体に浮かんだ状態にして血管や神経にかかるストレスをやわらげる働きもある。脳脊髄液にはブドウ糖が含まれており、脳細胞に栄養を運ぶ。

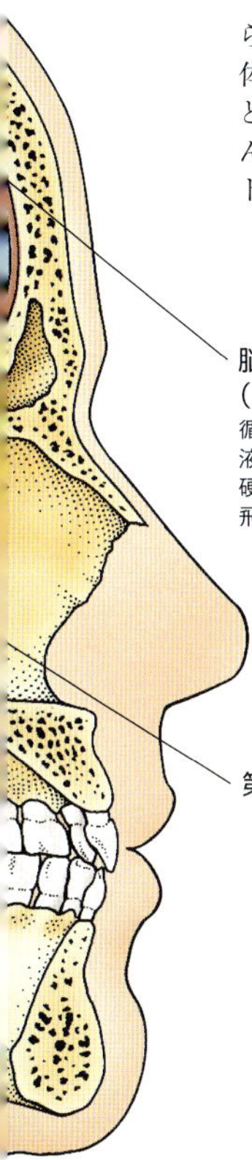
側脳室
第三脳室

脳脊髄液が再吸収される部分（クモ膜顆粒）
循環を終えた脳脊髄液は、クモ膜顆粒から再吸収されて血液中に入る。クモ膜顆粒は脳をおおう膜（軟膜、クモ膜、硬膜の３層をあわせて髄膜と呼ぶ）のうち、クモ膜が外に飛び出したもの。

髄液は脊髄の周囲を循環する
脊柱が動くと、中心管の中と脊髄の表面にある髄液の循環が促される。

脳脊髄液の循環

側脳室でつくられた脳脊髄液は、室間孔から第三脳室に流れ込む。第三脳室の脳脊髄液は、中脳水道を通って第四脳室に入る。

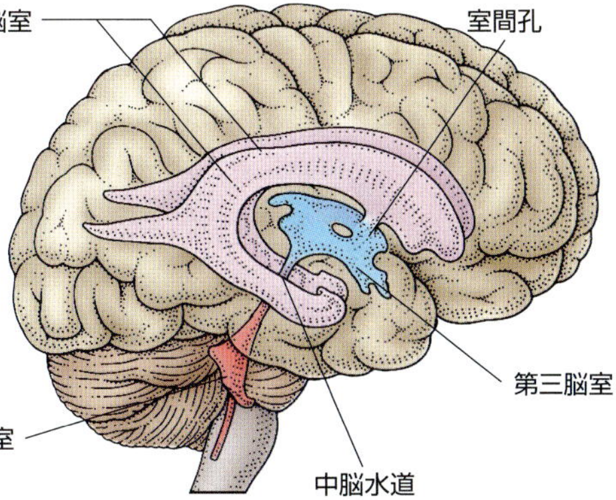
側脳室
室間孔
第三脳室
第四脳室
中脳水道

髄膜

脳は、髄膜と呼ばれる３層膜でおおわれている。最も外側にあって頭蓋骨の内壁をおおう膜は、硬膜と呼ばれる。硬膜には頭蓋骨に血液を運ぶ静脈や動脈が通っている。中層であるクモ膜からは結合組織が網の目のように出ていて、クモ膜下腔（脳脊髄液や血管が通るすき間）を満たしている。最も内側にある大脳皮質をおおうやわらかい膜は、軟膜と呼ばれる。

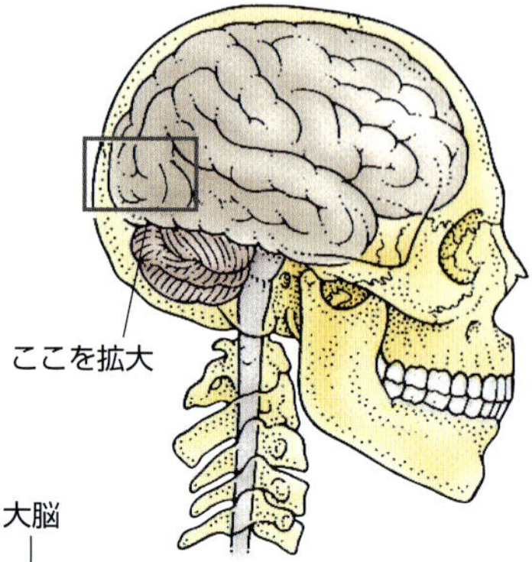
ここを拡大

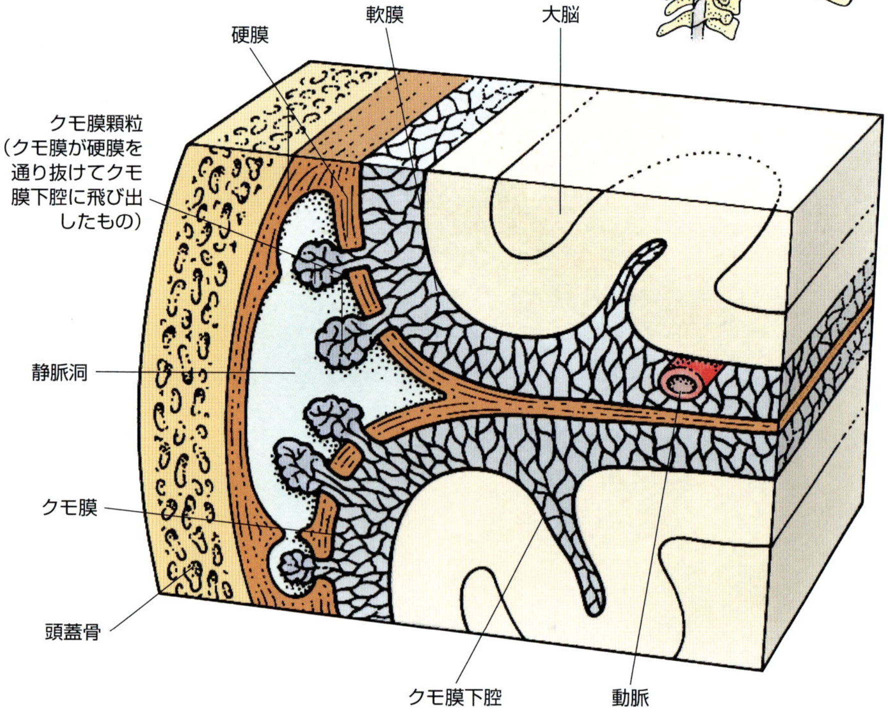
軟膜
大脳
硬膜
クモ膜顆粒
（クモ膜が硬膜を
通り抜けてクモ
膜下腔に飛び出
したもの）
静脈洞
クモ膜
頭蓋骨
クモ膜下腔
動脈

脳の血流

脳の重さは体重の約2％にしかすぎないが、体内の血液のほぼ20％を必要とする。血液が運ぶ酸素とブドウ糖は、脳にとってなくてはならないもので、酸素とブドウ糖の供給がとぎれると、脳の機能はたちまちそこなわれてしまう。酸素を多く含む血液は、動脈にのって脳のすみずみにまで運ばれる。酸素を放出したあとの血液は、細い静脈を通り、静脈洞と呼ばれる場所に集められたのち、心臓に戻る。

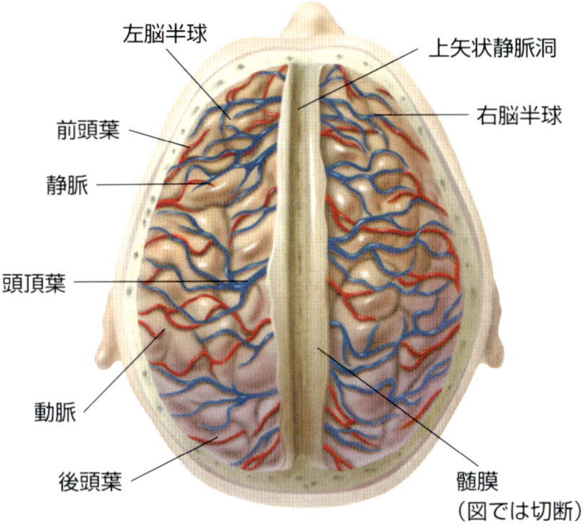
左脳半球
上矢状静脈洞
右脳半球
前頭葉
静脈
頭頂葉
動脈
後頭葉
髄膜
（図では切断）

血液脳関門

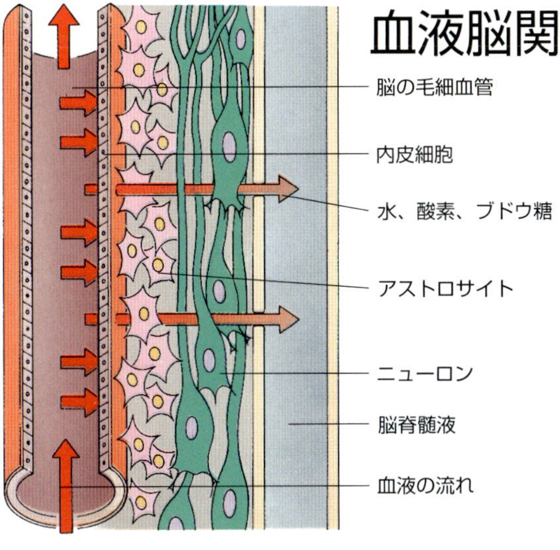
脳の毛細血管
内皮細胞
水、酸素、ブドウ糖
アストロサイト
ニューロン
脳脊髄液
血液の流れ

脳をよい状態に保つには、脳に入る物質の種類を制限する必要がある。脳の毛細血管の壁をつくる細胞（内皮細胞）は密に詰まっていて、ある種の物質が組織に入らないようにしている。毛細血管は、アストロサイト（支持細胞）から伸びる線維でおおわれている。この二重のバリアは、酸素、ブドウ糖、水などの分子は通すが、他の多くの分子は通さない。

脳の発達

最も重要な器官である脳の発達は、胎児期のごく早い時期から始まる。小さな組織のかたまりから、脳の機能をつかさどる特殊な組織ができ上がっていく。脳と神経系は、かなり早い時期に発達する。

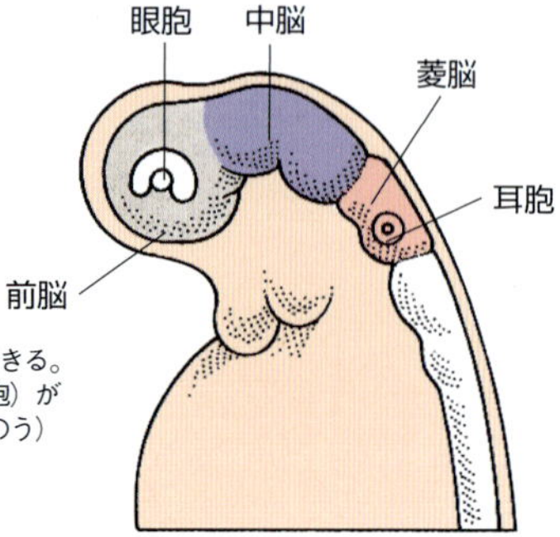

妊娠4週

胚の背中の部分に神経組織の管（神経管）ができる。神経管の頭側の端に3つの隆起部分（原始脳胞）ができ、それぞれが前脳、中脳、菱脳（りょうのう）になる。

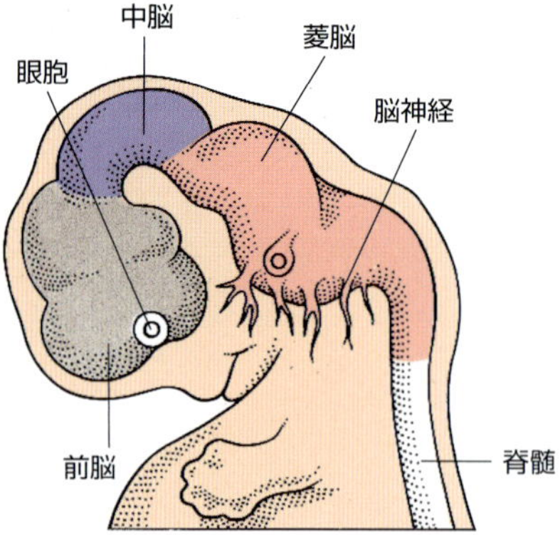

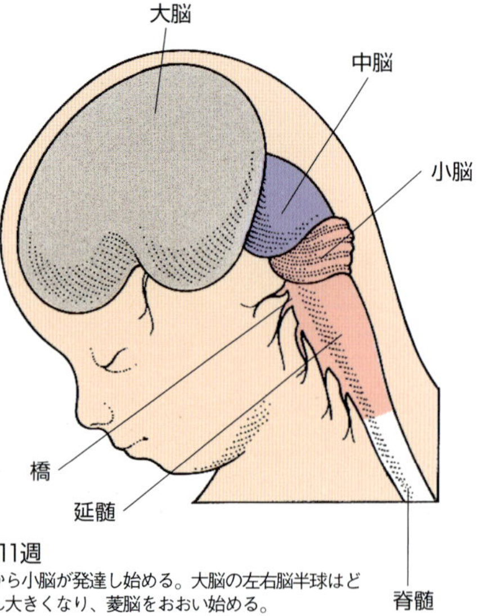

妊娠6週

神経管が曲がり、脳神経があらわれる。前脳に隆起が2つあらわれ、左右の大脳半球となる。

妊娠11週

菱脳から小脳が発達し始める。大脳の左右脳半球はどんどん大きくなり、菱脳をおおい始める。

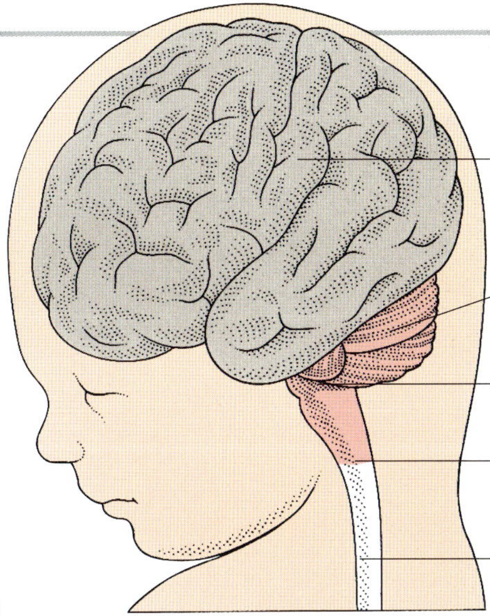
大脳
小脳
橋
延髄
脊髄

出生時　(妊娠38〜42週)
脳は、何十億個もの細胞でできている。大脳が脳の多くを占めるようになると、外側（大脳皮質）に独特なひだができる。脳のシワやふくらみの形は、人によって違う。

神経のネットワーク

新生児の脳には、大人と同じ数の神経細胞があるが、神経線維のネットワークは完成していない。６歳までは、脳が急速に成長・発達する。その後は脳が成熟する年代までゆっくりと成長・発達する。

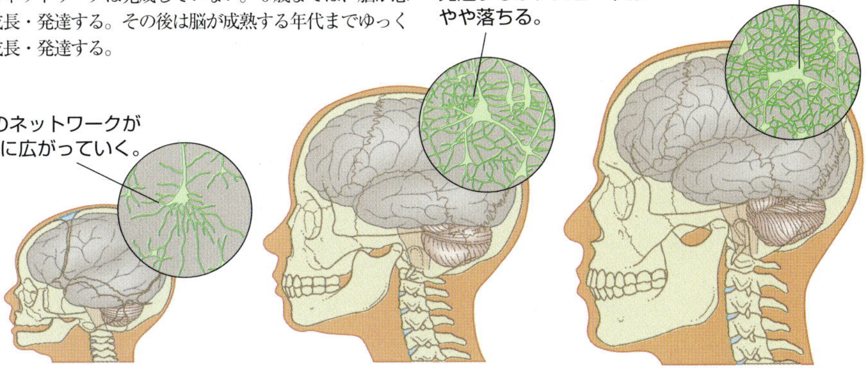
神経のネットワークが
急速に広がっていく。
ネットワークは引き続き
発達するが、スピードは
やや落ちる。
脳は成長を止める。
神経回路が完成する。
新生児
6歳
18歳

脊髄

脊髄は、脳幹から腰へと伸びる長さ約43cmのひも状の器官。脊髄の組織は灰白質と白質の２種類に分けられる。灰白質は脊髄の中心部にあるもので、神経細胞体、ミエリンでおおわれていない軸索、グリア細胞や血管でできている。白質は脊髄の外側にあるもので、ミエリンにおおわれた軸索が集まっている。白質の軸索は、脊髄と脳を行き来するインパルスを中継する。

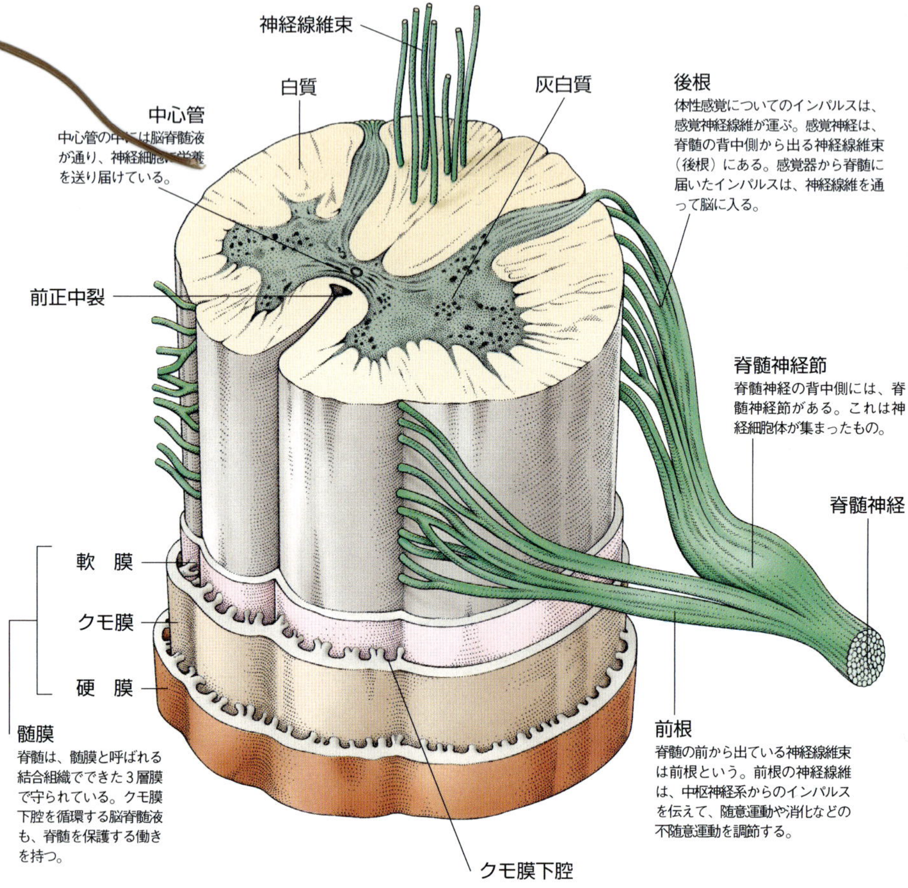

神経線維束
白質
灰白質
中心管
中心管の中には脳脊髄液が通り、神経細胞に栄養を送り届けている。
後根
体性感覚についてのインパルスは、感覚神経線維が運ぶ。感覚神経は、脊髄の背中側から出る神経線維束（後根）にある。感覚器から脊髄に届いたインパルスは、神経線維を通って脳に入る。
前正中裂
脊髄神経節
脊髄神経の背中側には、脊髄神経節がある。これは神経細胞体が集まったもの。
脊髄神経
軟　膜
クモ膜
硬　膜
髄膜
脊髄は、髄膜と呼ばれる結合組織でできた３層膜で守られている。クモ膜下腔を循環する脳脊髄液も、脊髄を保護する働きを持つ。
前根
脊髄の前から出ている神経線維束は前根という。前根の神経線維は、中枢神経系からのインパルスを伝えて、随意運動や消化などの不随意運動を調節する。
クモ膜下腔

脊髄の長さ

体が成長し発育する間は脊柱も伸びるが、脊髄も脊柱と同じペースで伸びるわけではない。脊髄は脊柱の約3分の2の長さを占めるにすぎない。脊髄は、全長のほとんどが指の太さのロープのような形をしており、先端からは馬尾（ばび）という神経線維束が出ている。

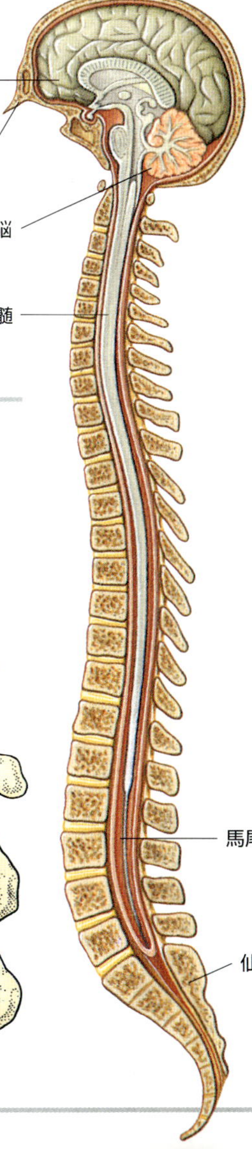
大脳
頭蓋骨
小脳
脊髄
馬尾
仙骨

脊髄神経

脊髄は、31対の脊髄神経を介して体の各部とつながっている。脊髄は、脳からの指令を脊髄神経に送り、脊髄神経が発した情報を脳に送る。脊髄の前と後ろからは、脊髄神経根と呼ばれる神経線維が出ている。神経線維は1本に束ねられたあと、椎骨(ついこつ）と椎骨の間のすき間から外に伸びている。

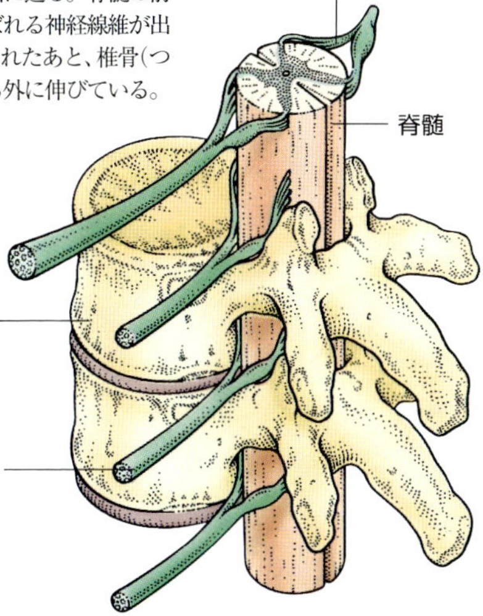
脊髄神経根
脊髄
椎骨
脊髄神経

脊髄の保護

脊髄は、脊柱をつくる骨や、骨を支える靱帯（じんたい）で守られているほか、脳脊髄液がショックアブソーバー（吸収材）として働く。また、骨膜（椎骨をおおう膜）と硬膜（脊髄をおおう3層膜の最外層）の間には、硬膜外腔と呼ばれる脂肪と結合組織が詰まった部分があり、これがクッションの役目をする。

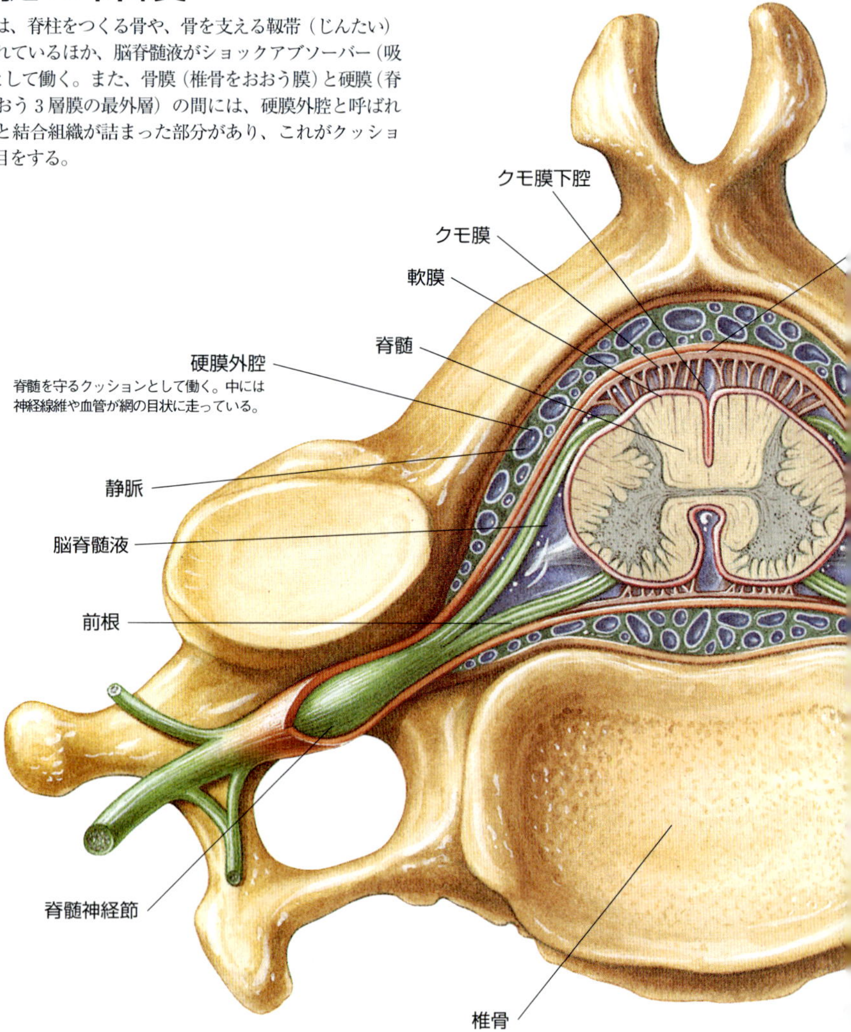
クモ膜下腔
クモ膜
軟膜
脊髄
硬膜外腔
脊髄を守るクッションとして働く。中には神経線維や血管が網の目状に走っている。
静脈
脳脊髄液
前根
脊髄神経節
椎骨

脊髄の神経線維束

ミエリンでおおわれた神経線維（有髄神経線維）は、授受するインパルスの種類や方向が同じものが集まって束をつくっている。神経線維束によっては、ある脊髄神経と別の脊髄神経をつないでインパルスを授受するものもある。脊髄の灰白質はチョウの羽のような形をしており、突起部分を角（かく）と呼ぶ。

膜
髄をおおう３層膜のうち、
外側にある膜。

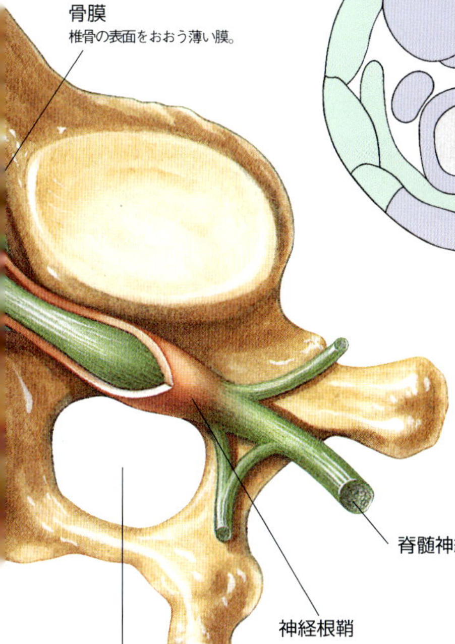
後根
骨膜
椎骨の表面をおおう薄い膜。
脊髄神経
神経根鞘
動脈と静脈が通る孔

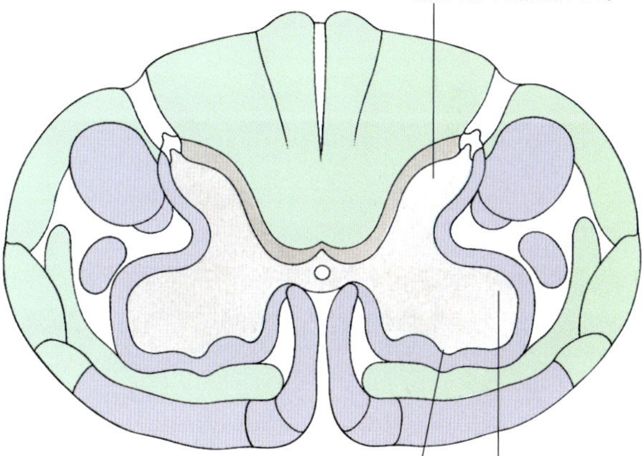
後角（背角）
後角にあるニューロンの細胞体は、全身にある感覚神経線維から触覚や温度感覚、筋肉の活動、平衡などの感覚に関する情報を受けとる。
前角（腹角）
前角にあるニューロンの細胞体は、神経線維を骨格筋に送り、筋肉を収縮させたり運動させたりする。
側角
脊髄の一部にだけある。側角のニューロンの細胞体は、内臓を調節する。

色による分類

下行路
脳のインパルスを脊髄に伝える。

上行路
体性感覚に関するインパルスを脊髄から脳に運ぶ。

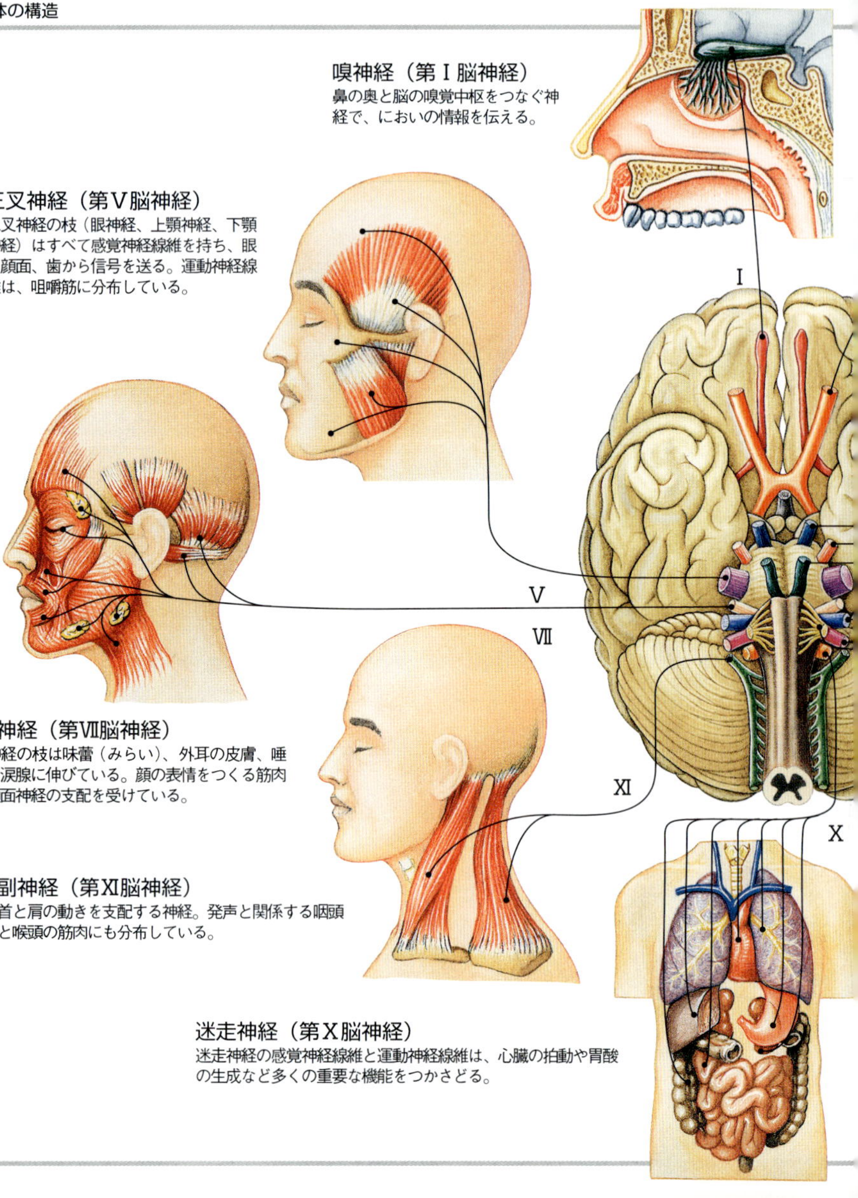

嗅神経（第Ⅰ脳神経）
鼻の奥と脳の嗅覚中枢をつなぐ神経で、においの情報を伝える。

三叉神経（第Ⅴ脳神経）
三叉神経の枝（眼神経、上顎神経、下顎神経）はすべて感覚神経線維を持ち、眼と顔面、歯から信号を送る。運動神経線維は、咀嚼筋に分布している。

顔面神経（第Ⅶ脳神経）
顔面神経の枝は味蕾（みらい）、外耳の皮膚、唾液腺、涙腺に伸びている。顔の表情をつくる筋肉も、顔面神経の支配を受けている。

副神経（第Ⅺ脳神経）
首と肩の動きを支配する神経。発声と関係する咽頭と喉頭の筋肉にも分布している。

迷走神経（第Ⅹ脳神経）
迷走神経の感覚神経線維と運動神経線維は、心臓の拍動や胃酸の生成など多くの重要な機能をつかさどる。

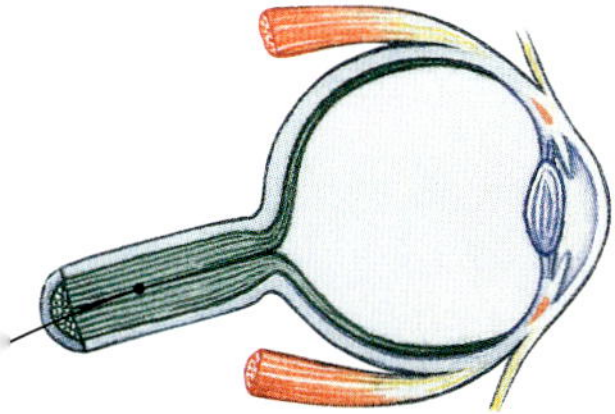

視神経（第Ⅱ脳神経）
視神経は、約100万本の神経線維からできている。網膜から脳へと視覚信号を送る。

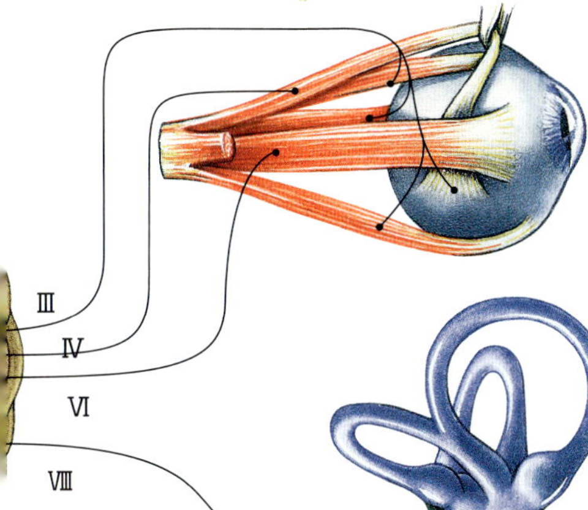

動眼神経（第Ⅲ脳神経）
滑車神経（第Ⅳ神経）
外転神経（第Ⅵ神経）
これらの３本の神経は、眼の筋肉やまぶたの随意運動をつかさどる。また瞳孔を散大させたり、水晶体の形を変えて近い物に焦点を合わせる動きもつかさどる。

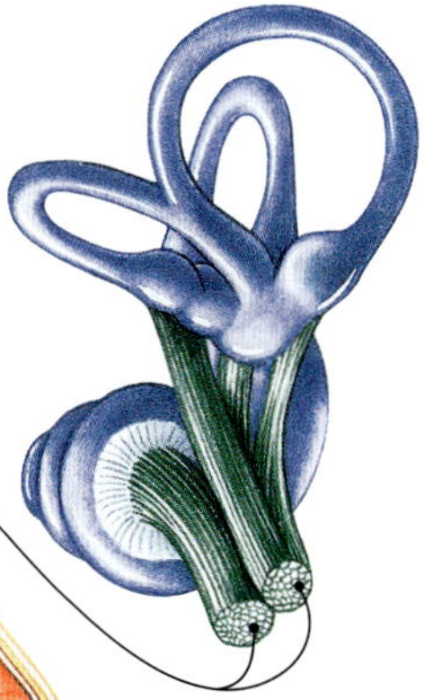

内耳神経（第Ⅷ脳神経）
内耳神経の神経線維は前庭と蝸牛に伸びており、音、体のバランス、頭の方向に関する情報を伝える。

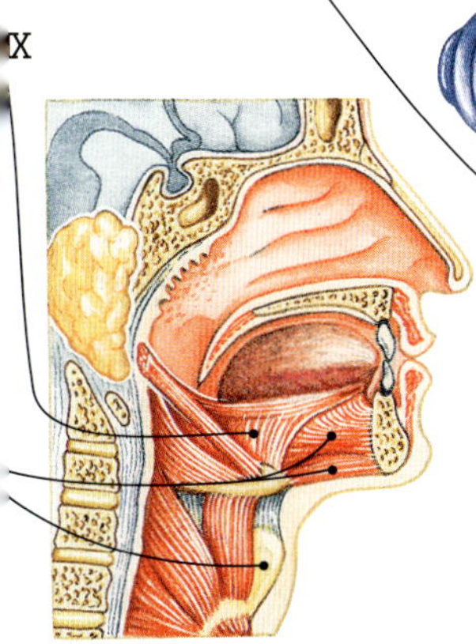

舌咽神経（第Ⅸ神経）
舌下神経（第Ⅻ神経）
これらの神経の運動神経線維は、嚥下（えんげ）に関係する。感覚神経線維は、舌と咽頭の味覚と触覚、温度感覚を伝える。

脳神経

脳の底面からは、12対の脳神経（第Ⅰ脳神経～第Ⅻ脳神経）が出て末梢神経系をつくっている。脳神経は主に頭と首の感覚機能や運動機能をつかさどる。９対の神経は、運動神経線維と感覚神経線維をあわせ持つ。これらの神経が持つ感覚神経線維は固有受容器と呼ばれ、筋肉の緊張状態や体のバランスの情報を中枢神経系に送る性質を持つ。

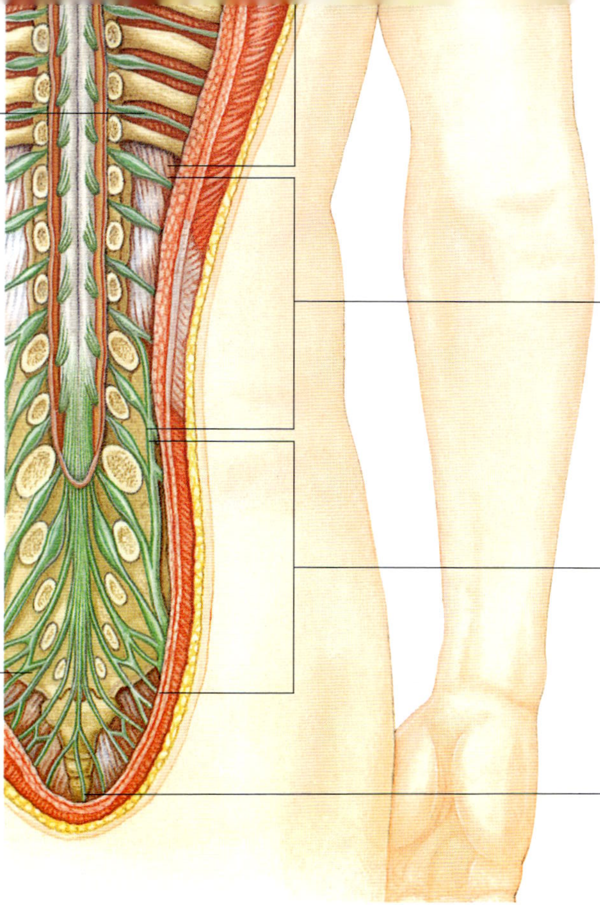

腰部（第一～五腰神経）

腰椎から出る５対の脊髄神経（第一～五腰神経）のうち４対（第一～四腰神経）は腰神経叢（そう）をつくり、下肢や体幹部にある筋肉、外性器、鼠径部（そけいぶ）と下肢の皮膚を支配している。第四腰神経と第五腰神経は、仙骨神経（第一～四仙骨神経）といっしょになる。

仙骨部（第一～五仙骨神経）

仙骨神経叢（第五腰神経～第三仙骨神経）と尾骨神経叢（第四～五仙骨神経と尾骨神経）は、大腿部、臀部、脚と足を支配する。

尾骨部（尾骨神経）

１対の神経が尾骨付近の皮膚を支配している。

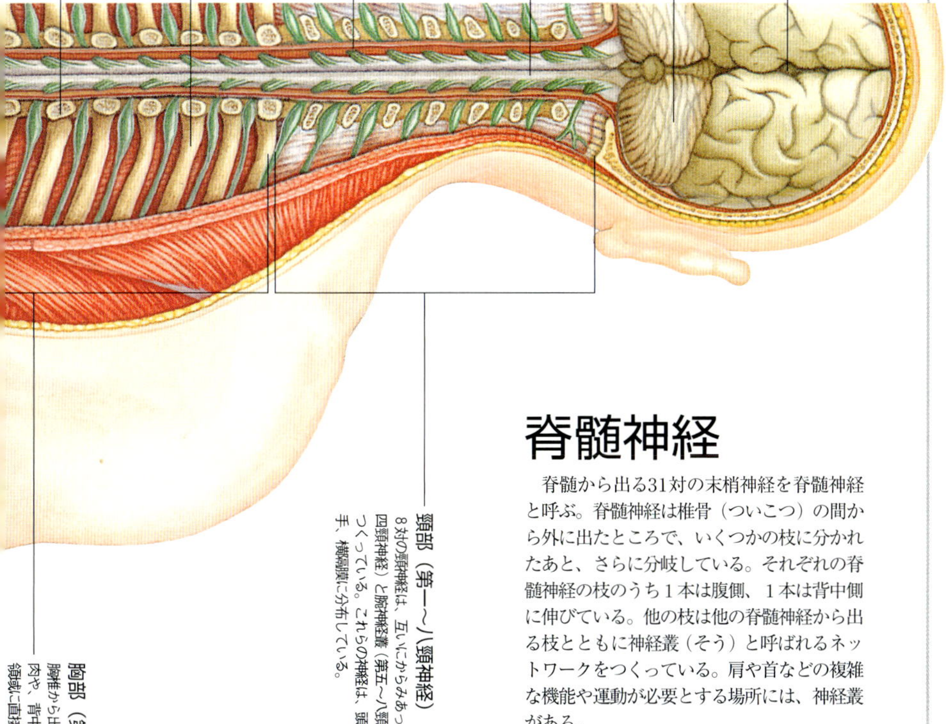
大脳縦裂
小脳
脊髄
硬膜（髄膜の最外層）
肋骨
椎骨（図では切断）
頸部（第一～八頸神経）
8対の頸神経は、互いにからみあって、頸神経叢（第一～四頸神経）と腕神経叢（第五～八頸神経と第一胸神経）をつくっている。これらの神経は、頭の後ろと首、肩、腕、手、横隔膜に分布している。
胸部（第一～十二胸神経）
胸椎から出る脊髄神経は、肋骨の間にある筋肉や、背中の深部にある筋肉、腹部や胸部の領域に直接つながっている。第一胸神経は、

脊髄神経

脊髄から出る31対の末梢神経を脊髄神経と呼ぶ。脊髄神経は椎骨（ついこつ）の間から外に出たところで、いくつかの枝に分かれたあと、さらに分岐している。それぞれの脊髄神経の枝のうち１本は腹側、１本は背中側に伸びている。他の枝は他の脊髄神経から出る枝とともに神経叢（そう）と呼ばれるネットワークをつくっている。肩や首などの複雑な機能や運動が必要とする場所には、神経叢がある。

感覚神経の分布範囲

右の地図は、皮膚節と呼ばれるもので、それぞれの脊髄神経（126〜127ページ参照）が支配する皮膚の範囲をあらわしている。体幹部の皮膚節はほぼ水平に走っているが、脚や腕の皮膚節は垂直方向に走っている。実際にはそれぞれの神経根の分布には重なる部分があるため、ここまで厳密に分担されているわけではない。

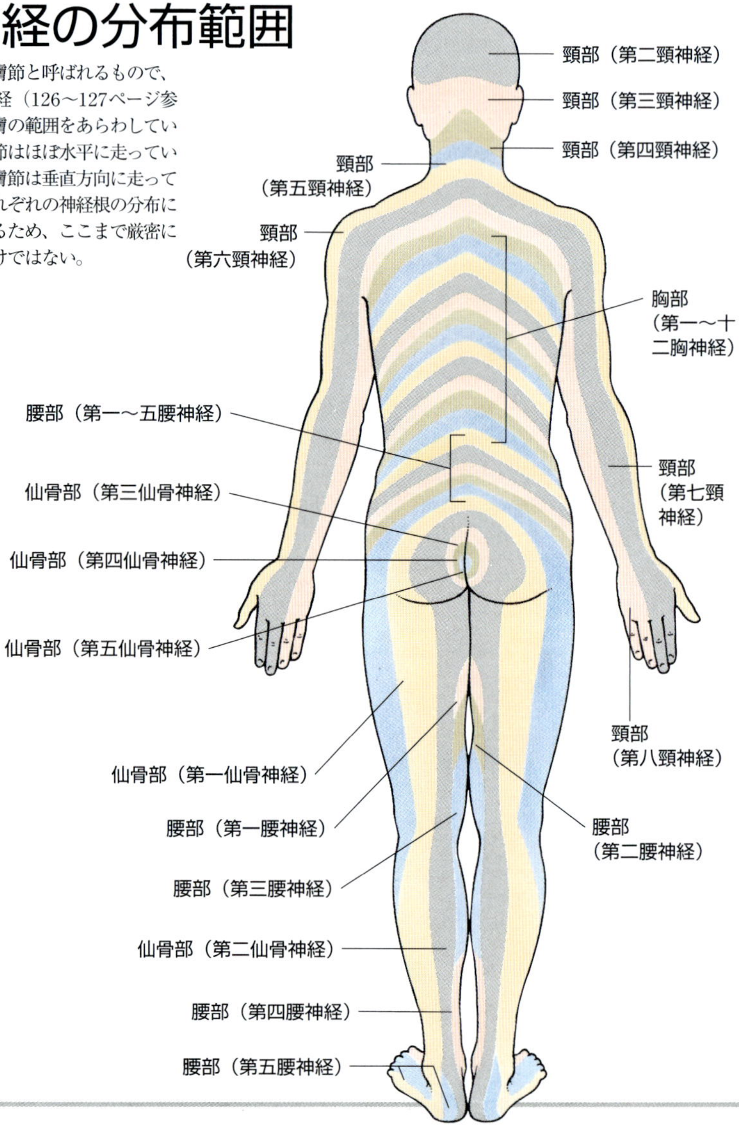

頸部（第二頸神経）
頸部（第三頸神経）
頸部（第四頸神経）
頸部（第五頸神経）
頸部（第六頸神経）
胸部（第一〜十二胸神経）
腰部（第一〜五腰神経）
仙骨部（第三仙骨神経）
仙骨部（第四仙骨神経）
仙骨部（第五仙骨神経）
頸部（第七頸神経）
頸部（第八頸神経）
仙骨部（第一仙骨神経）
腰部（第一腰神経）
腰部（第二腰神経）
腰部（第三腰神経）
仙骨部（第二仙骨神経）
腰部（第四腰神経）
腰部（第五腰神経）

脊髄反射

ある刺激を加えたときに、きまってあらわれる無意識の反応を、反射と呼ぶ。膝蓋腱反射（しつがいけんはんしゃ＝膝の下をたたくと足が前に上がる現象）は、脊髄の神経路の反応を調べるためによく使われる。膝の膝蓋靱帯（しつがいじんたい）をたたくと、太腿の前側にある筋肉が引き延ばされて感覚神経のニューロンが刺激され、信号が脊髄に入る。脊髄の中では運動神経線維が信号を受けとり、大腿の前側にある筋肉に信号を伝える。信号を受けた筋肉は収縮して、足が少し前に出る。

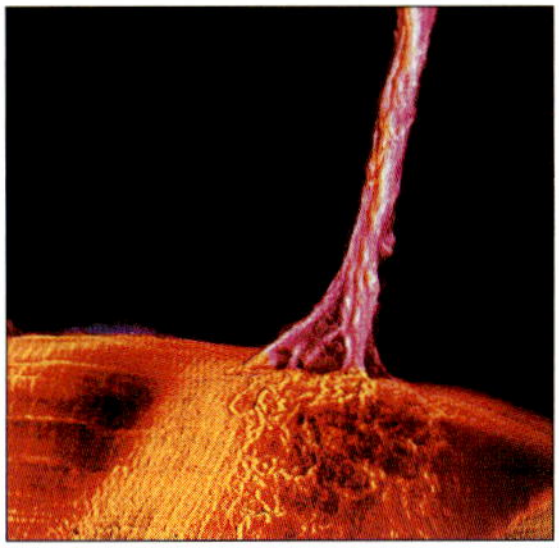

神経信号
この顕微鏡写真は、運動神経線維（ピンク）が骨格筋の線維（赤）に信号を伝える様子をあらわしている。

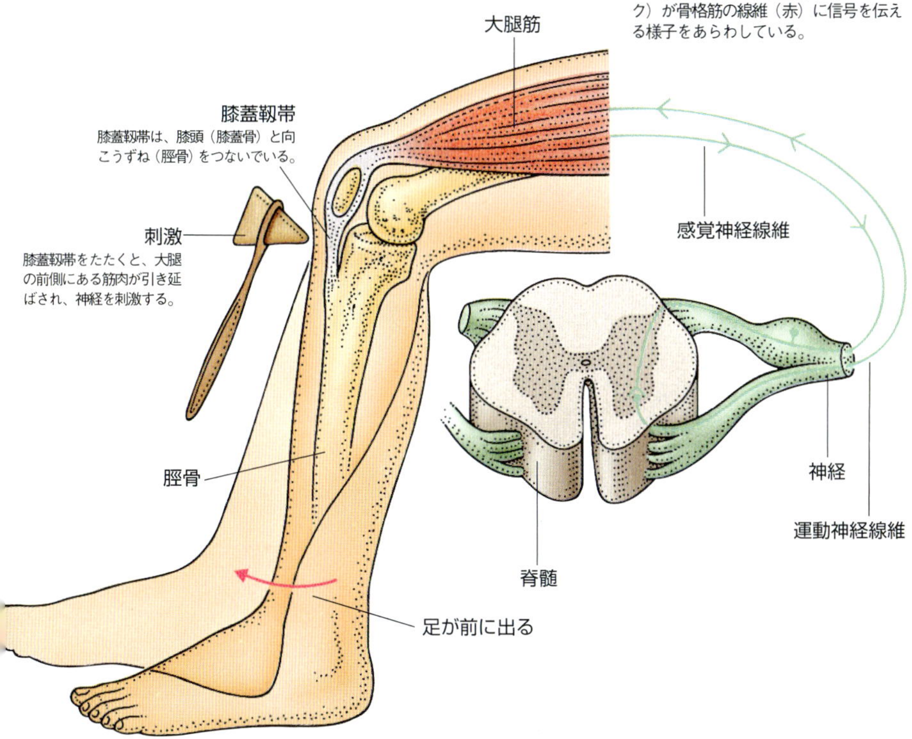
大腿筋
膝蓋靱帯
膝蓋靱帯は、膝頭（膝蓋骨）と向こうずね（脛骨）をつないでいる。
刺激
膝蓋靱帯をたたくと、大腿の前側にある筋肉が引き延ばされ、神経を刺激する。
感覚神経線維
脛骨
神経
運動神経線維
脊髄
足が前に出る

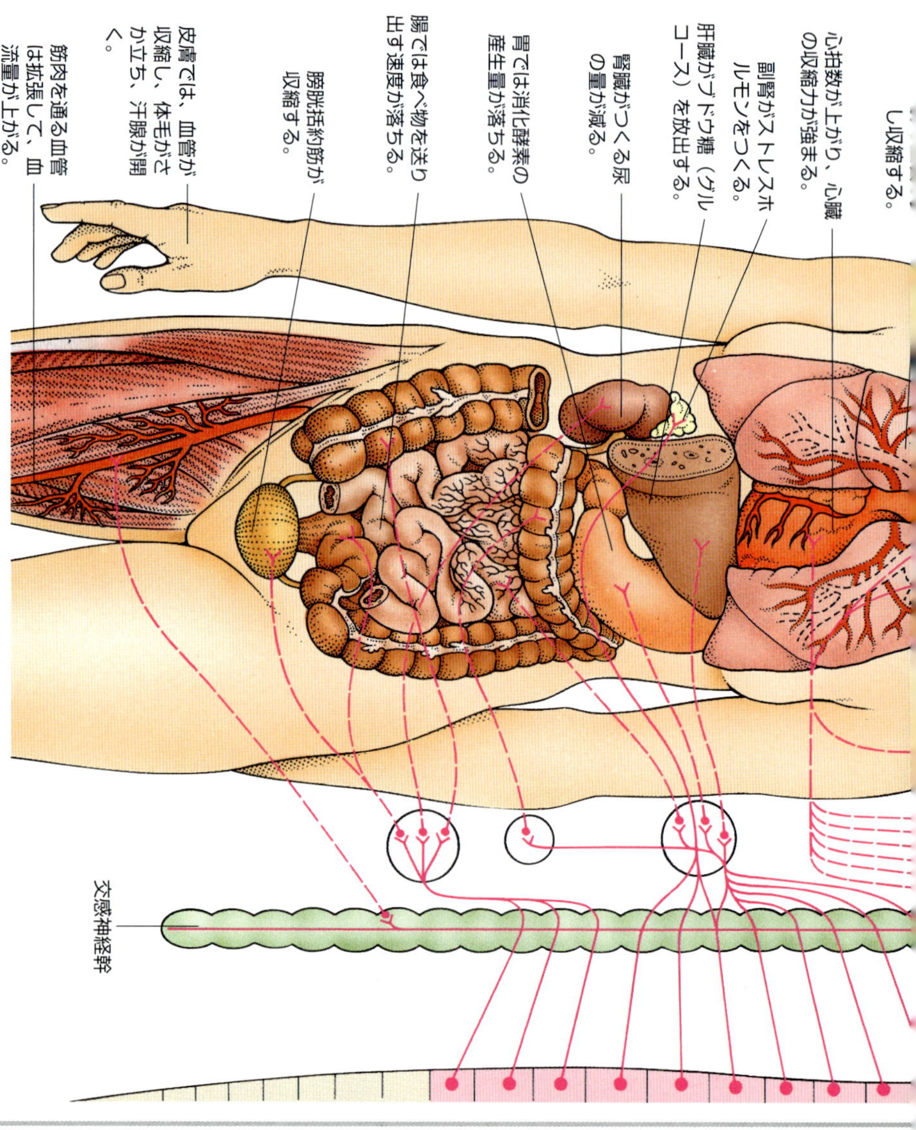
し収縮する。
心拍数が上がり、心臓の収縮力が強まる。
副腎がストレスホルモンをつくる。
肝臓がブドウ糖（グルコース）を放出する。
腎臓がつくる尿の量が減る。
胃では消化酵素の産生量が落ちる。
腸では食べ物を送り出す速度が落ちる。
膀胱括約筋が収縮する。
皮膚では、血管が収縮し、体毛がさか立ち、汗腺が開く。
筋肉を通る血管は拡張して、血流量が上がる。
交感神経幹

交感神経

交感神経系は、副交感神経系とともに自律神経系をつくっている。交感神経系は、意思と関係なく働く身体機能を支配している。交感神経は、ストレスがかかる状態におかれたときに、血管や臓器に働きかけてストレスに対応できる反応を起こさせる。交感神経は主に脊髄の胸の部分から出ていて、脊柱の左右に交感神経幹（神経細胞体が集まったもの）をつくり、ここから軸索が出ている。交感神経幹では、軸索が分岐して他の軸索と合流し、複数の臓器を刺激することもある。

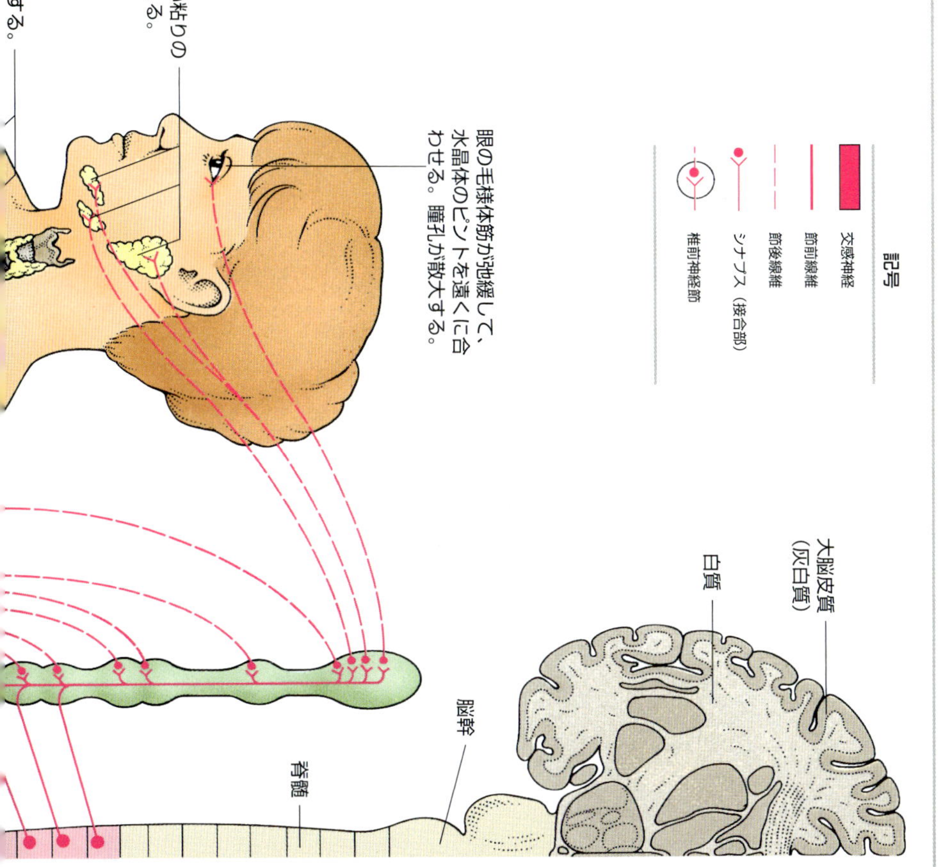
唾液腺が、濃い粘りのある唾液をつくる。
気管支が拡張する。
眼の毛様体筋が弛緩して、水晶体のピントを遠くに合わせる。瞳孔が散大する。
記号
交感神経
節前線維
節後線維
シナプス（接合部）
椎前神経節
大脳皮質（灰白質）
白質
脳幹
脊髄

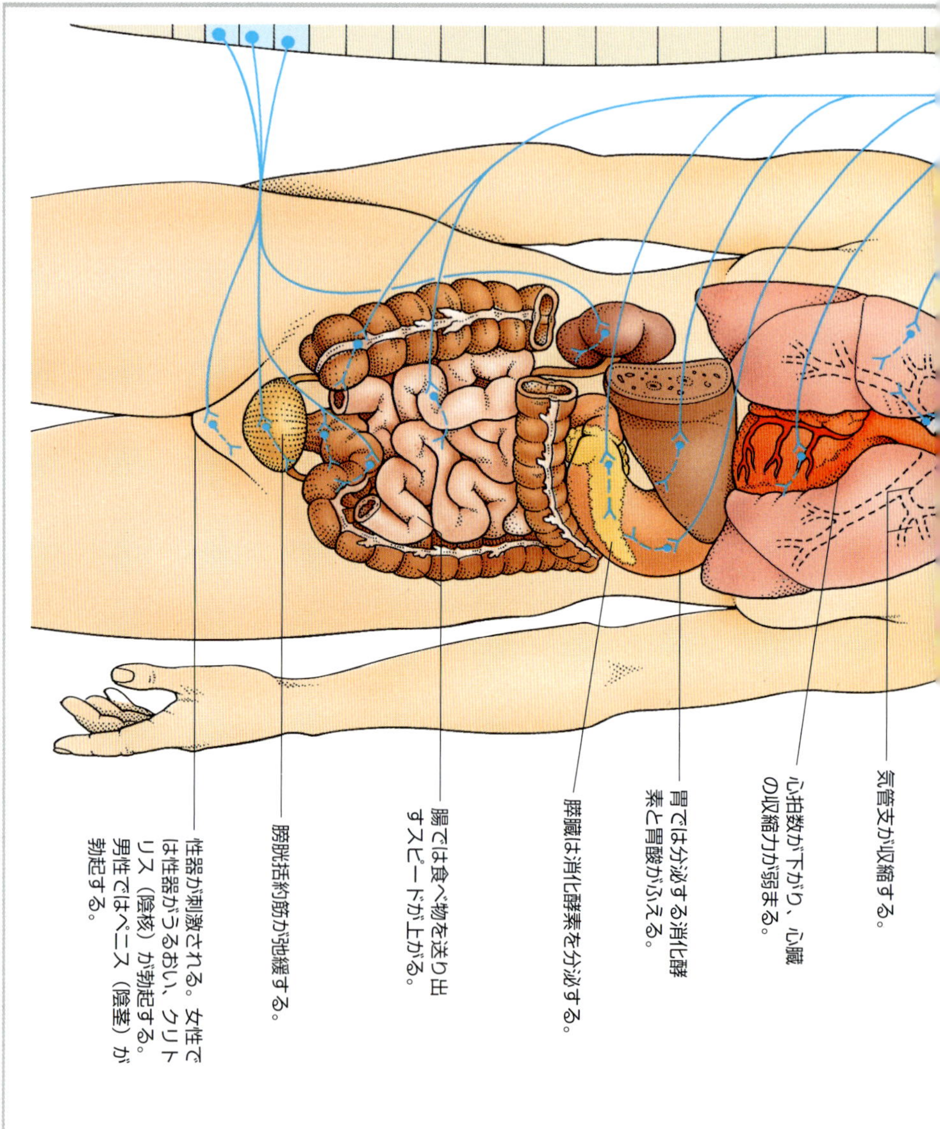
気管支が収縮する。
心拍数が下がり、心臓の収縮力が弱まる。
胃では分泌する消化酵素と胃酸がふえる。
膵臓は消化酵素を分泌する。
腸では食べ物を送り出すスピードが上がる。
膀胱括約筋が弛緩する。
性器が刺激される。女性では性器がうるおい、クリトリス（陰核）が勃起する。男性ではペニス（陰茎）が勃起する。

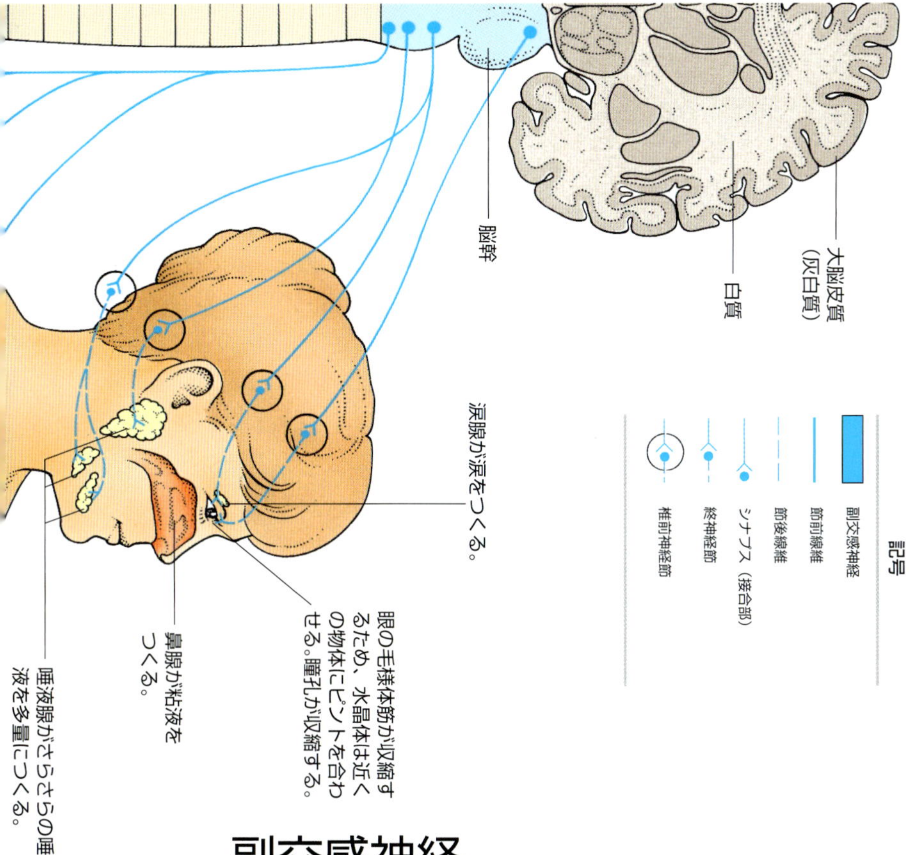

大脳皮質（灰白質）
白質
脳幹
記号
副交感神経
節前線維
節後線維
シナプス（接合部）
終神経節
椎前神経節
涙腺が涙をつくる。
眼の毛様体筋が収縮するため、水晶体は近くの物体にピントを合わせる。瞳孔が収縮する。
鼻腺が粘液をつくる。
唾液腺がさらさらの唾液を多量につくる。

副交感神経

自律神経系の一翼をになう副交感神経は、多くの場合、交感神経と逆の作用を持つ。副交感神経は主に安静にしているとき、ストレスがかからない状態での体の状態を調節している。副交感神経の働きが最も盛んなのは、眠っているとき。副交感神経は脳幹と脊髄の下のほうから出ていて、軸索はとても長い。シナプスが集まる神経節は、標的とする臓器のすぐ近くにある。このため、１本の副交感神経は１種類の臓器にしか影響を及ぼさない。

神経路の構造

交感神経系と副交感神経系では、信号は２個のニューロン（神経細胞）からできた神経路を通る。最初のニューロンは節前線維といい、中枢神経系から神経節（神経細胞体のかたまり）へと信号を運ぶ。神経節ではニューロンは次のニューロン（節後線維という）と連絡している。交感神経系の神経節は、脊柱の左右にある帯状の交感神経幹の中にある。交感神経幹では、ニューロンが分岐して複数の臓器や血管まで枝を伸ばすことがある。副交感神経の神経節は標的とする臓器や血管の近くか臓器や血管の中にあるため、１本の交感神経が刺激する臓器は１種類だけのことが多い。

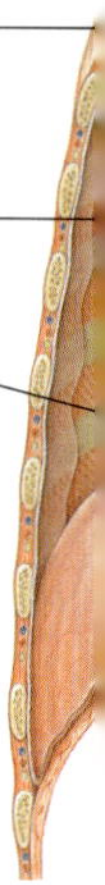
気管
交感神経幹
下大静脈

交感神経幹

交感神経系の神経節の多くは線維でつながっていて、２本の帯をつくっている。この帯は、脊柱の胸椎と腰椎の部分に沿って下に伸びている。

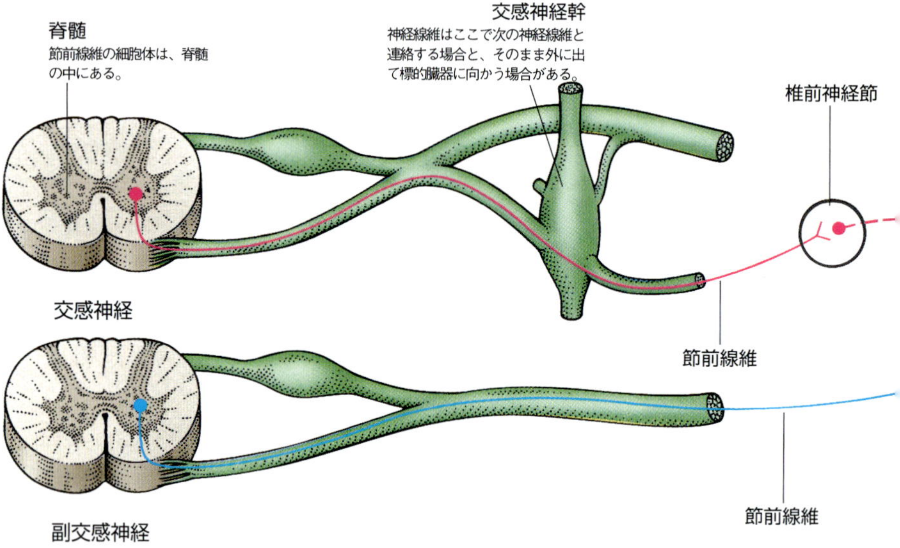
交感神経幹
神経線維はここで次の神経線維と連絡する場合と、そのまま外に出て標的臓器に向かう場合がある。
脊髄
節前線維の細胞体は、脊髄の中にある。
椎前神経節
交感神経
節前線維
副交感神経
節前線維

交感神経と副交感神経の二重支配

多くの場合、交感神経と副交感神経は逆の反応をつかさどる。臓器や組織の多くは、交感神経と副交感神経の二重支配によって、こまかい調節が行える。眼に入る光の量を調節する瞳孔も、こうした二重支配を受けている。

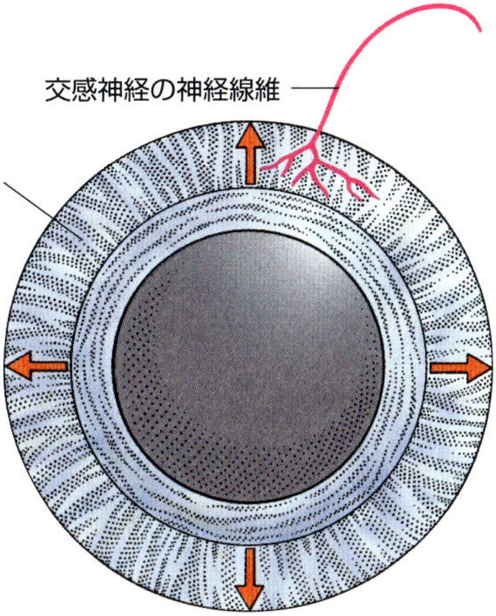
交感神経の神経線維
瞳孔を放射状にとり巻く平滑筋（瞳孔散大筋）が収縮する

瞳孔の散大

驚いたとき、ストレスがかかったとき、眼が覚めたときや、薄暗いところに入ったときは、瞳孔が開いて瞳孔径が最大で8mmになる。瞳孔が散大すると、眼に入る光の量がふえる。

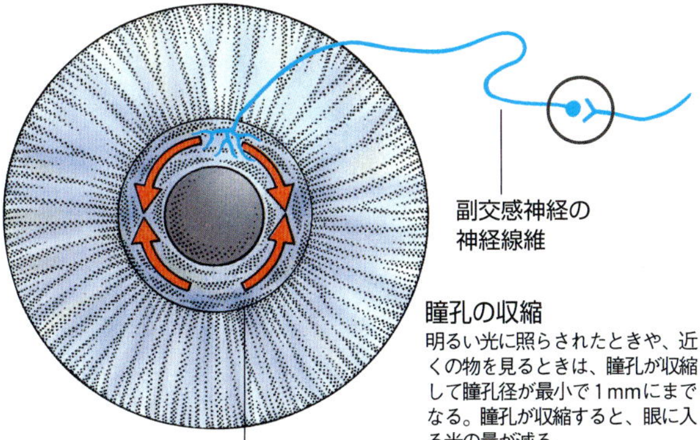
副交感神経の神経線維
瞳孔を丸くとり囲む平滑筋（瞳孔括約筋）が収縮する

瞳孔の収縮

明るい光に照らされたときや、近くの物を見るときは、瞳孔が収縮して瞳孔径が最小で1mmにまでなる。瞳孔が収縮すると、眼に入る光の量が減る。

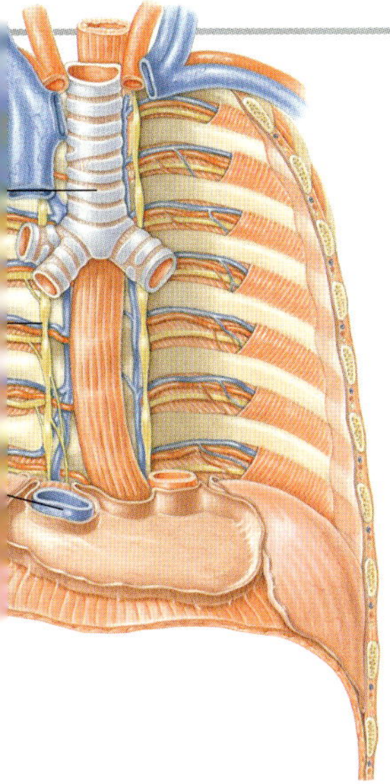

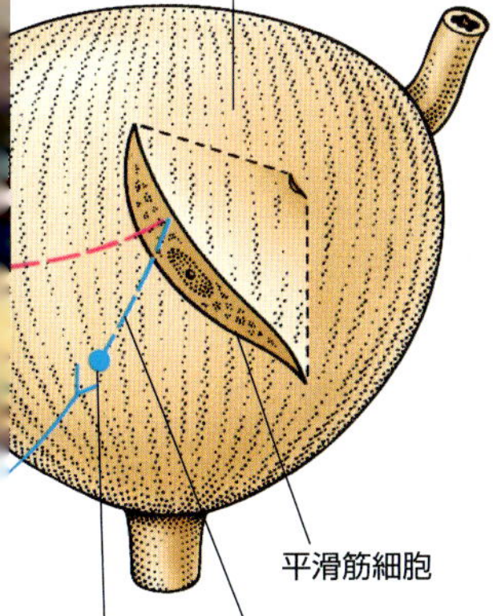
後線維
内臓（膀胱）
平滑筋細胞
節後線維
副交感神経節

大脳辺縁系

大脳辺縁系は脳の中でも原始的な部分で、闘争か逃走が必要な状況での体の反応を支配する。この輪の形をした器官の各部分は、欲求や感情の表出や、行動に感情が及ぼす影響、記憶の形成に、複雑で重要な役割を果たす。

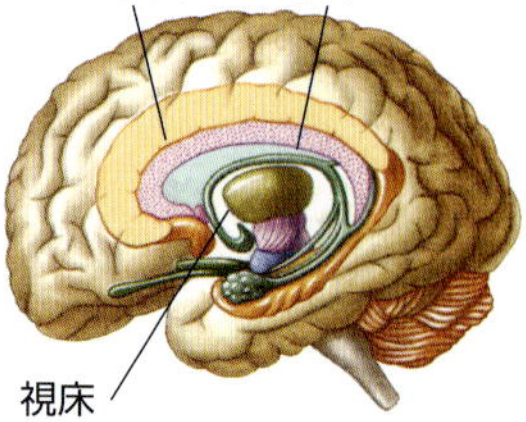

大脳辺縁系の位置

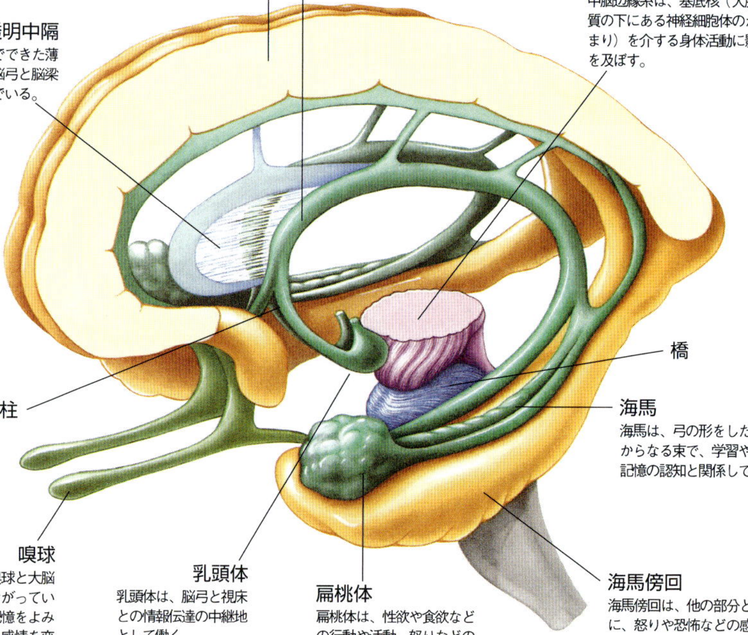

帯状回
帯状回は海馬傍回とともに、辺縁皮質をつくる。辺縁皮質は、行動と感情を調節する部分。

脳弓
脳弓は神経線維の束で、海馬をはじめとする辺縁系の各部から乳頭体に情報を伝える。

中脳
中脳辺縁系は、基底核（大脳皮質の下にある神経細胞体のかたまり）を介する身体活動に影響を及ぼす。

透明中隔
神経組織でできた薄い板で、脳弓と脳梁をつないでいる。

脳弓柱

海馬
海馬は、弓の形をした灰白質からなる束で、学習や新しい記憶の認知と関係している。

嗅球
感覚器である嗅球と大脳辺縁系とはつながっている。においが記憶をよみがえらせたり、感情を変化させたりするのは、このためといわれている。

乳頭体
乳頭体は、脳弓と視床との情報伝達の中継地として働く。

扁桃体
扁桃体は、性欲や食欲などの行動や活動、怒りなどの感情に影響を及ぼす。

海馬傍回
海馬傍回は、他の部分とともに、怒りや恐怖などの感情の表出を調節する。

視床下部

視床下部は、角砂糖くらいの大きさの器官で、ここには、神経細胞の小さなかたまり（神経核という）が数多くある。視床下部の神経核は、下垂体とともに体温と摂食、水と塩のバランス、血流、睡眠と覚醒の周期、ホルモンの活動を調節するほか、怒りや恐怖などの感情に対する反応を決める働きがある。

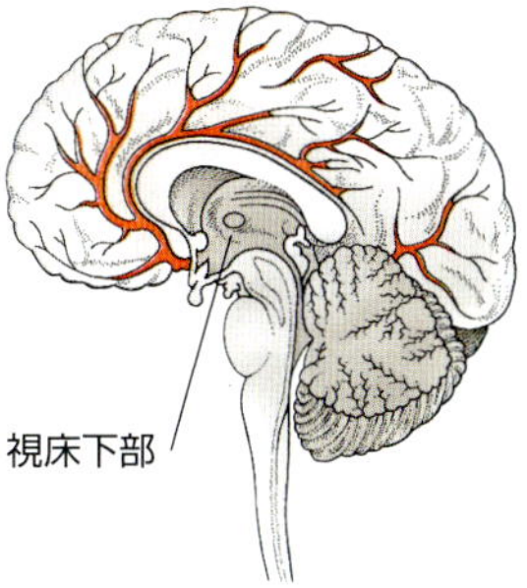
視床下部

視床下部の位置

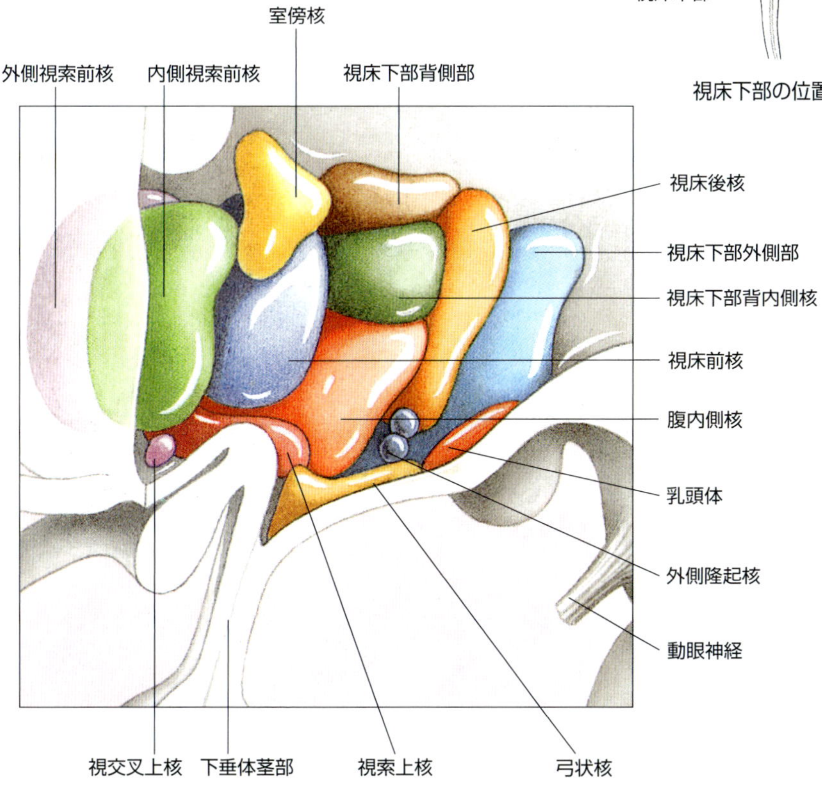
室傍核
外側視索前核
内側視索前核
視床下部背側部
視床後核
視床下部外側部
視床下部背内側核
視床前核
腹内側核
乳頭体
外側隆起核
動眼神経
視交叉上核
下垂体茎部
視索上核
弓状核

脳幹の機能

脳幹には、脳が覚醒した状態を維持する働きがある。意識は、脳幹にある網様体賦活系という経路が維持している。網様体賦活系をつくる神経線維は、脳に入ってくる感覚に関する情報を検出して、中脳から大脳皮質を活性化する信号を送る。脳幹は、睡眠を調節したり、姿勢を維持したり、呼吸や心拍を持続させる働きも持つ。

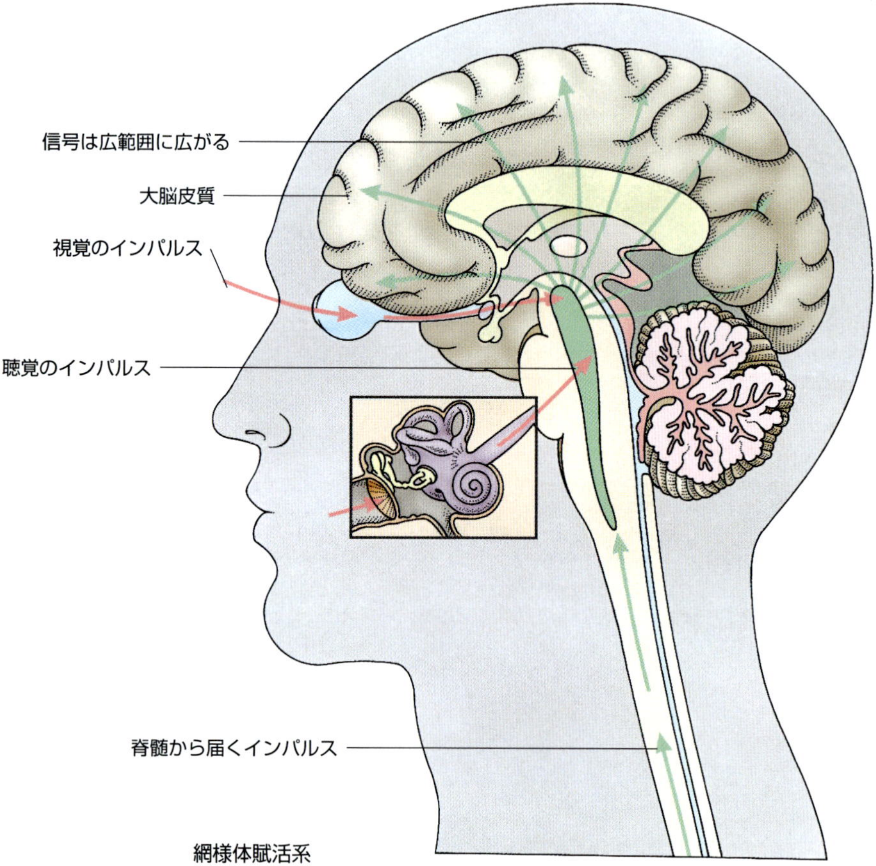
信号は広範囲に広がる
大脳皮質
視覚のインパルス
聴覚のインパルス
脊髄から届くインパルス

網様体賦活系

睡眠

脳内の神経細胞は睡眠中も休まないが、起きているときとは違う形で活動する。眠っている間は、レム睡眠（REM。眼がきょろきょろとすばやく動く時期で、夢をみるのはこのとき）とノンレム睡眠（NREM。眼が動かない時期）の２つのパターンが交互にあらわれるが、この睡眠の違いは脳の電気的な活動の違いとしてもあらわれる。

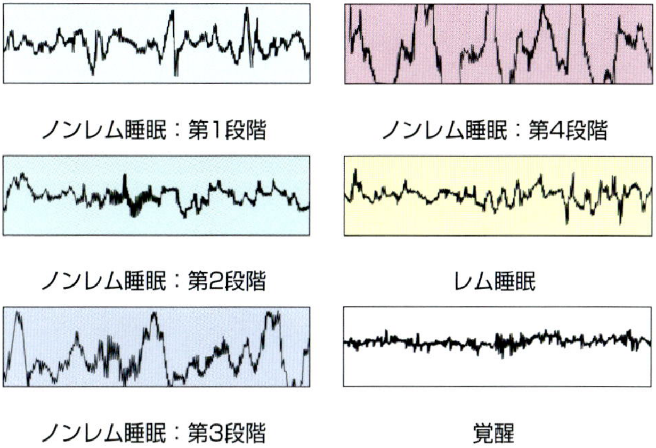
ノンレム睡眠：第1段階
ノンレム睡眠：第2段階
ノンレム睡眠：第3段階
ノンレム睡眠：第4段階
レム睡眠
覚醒

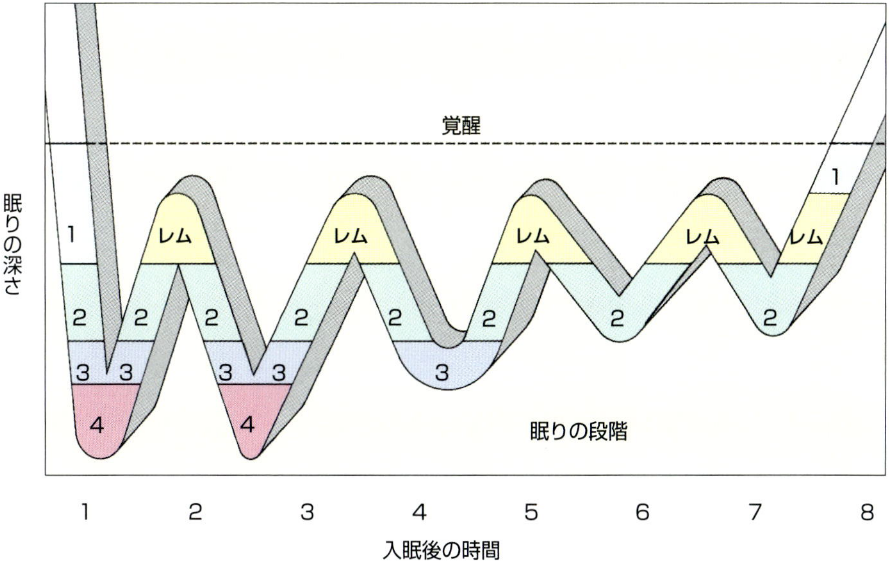
覚醒
眠りの深さ
1
レム
2
3
4
眠りの段階
1 2 3 4 5 6 7 8
入眠後の時間

情報の処理

感覚器から受けとった情報や、思考で得た情報は、脳のさまざまな部位で処理される。眼で見た情報や耳で聞いた情報を処理するところもあれば、大脳皮質や小脳などの随意運動を開始させたり、バランスをとらせる指令を出すところもある。重要な情報は、記憶として別の場所に保存される。

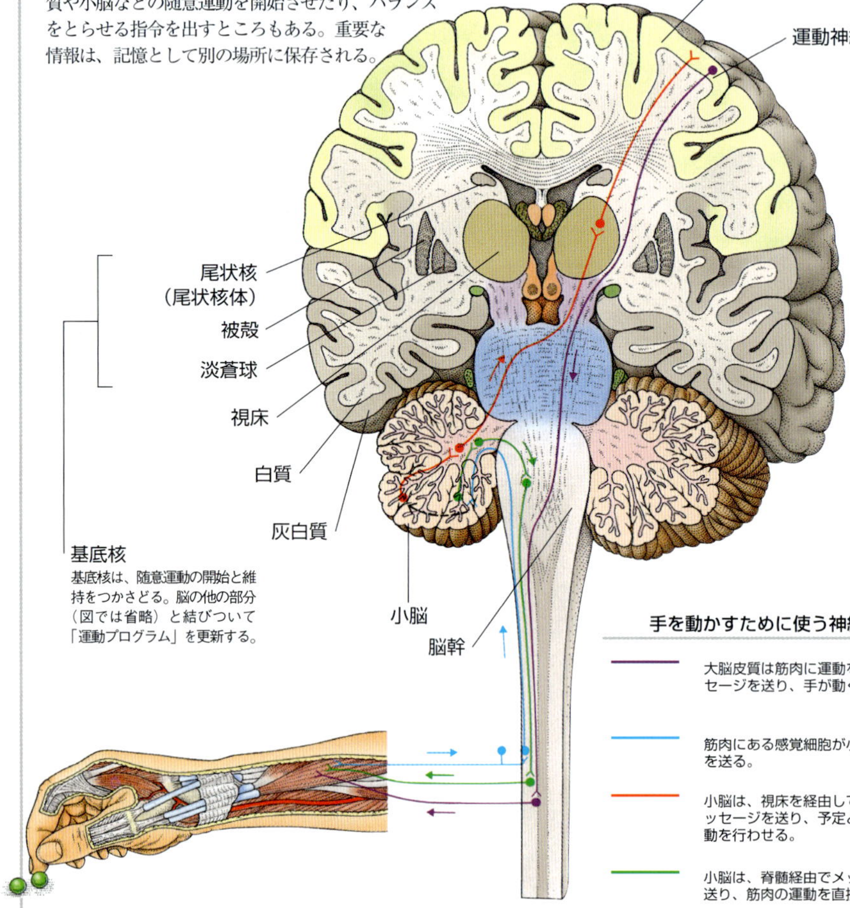
運動皮質
運動神経細胞
尾状核
（尾状核体）
被殻
淡蒼球
視床
白質
灰白質
小脳
脳幹

基底核

基底核は、随意運動の開始と維持をつかさどる。脳の他の部分（図では省略）と結びついて「運動プログラム」を更新する。

手を動かすために使う神経路

- 大脳皮質は筋肉に運動を促すメッセージを送り、手が動く。
- 筋肉にある感覚細胞が小脳に信号を送る。
- 小脳は、視床を経由して皮質にメッセージを送り、予定どおりの運動を行わせる。
- 小脳は、脊髄経由でメッセージを送り、筋肉の運動を直接補正する。

運動と触覚

大脳皮質（大脳の表面にあるひだのある薄い層）は、意識的な行動をつかさどる部分。大脳皮質のさまざまな部分が運動と触覚を支配する。運動が複雑で感覚が鋭い部分ほど、その部分を支配する大脳皮質の面積が広い。科学者たちは、損傷した脳や除去された脳の部分と、影響が出た体の部位を観察することによって、体の各部を支配する大脳皮質の場所を明らかにしてきた。

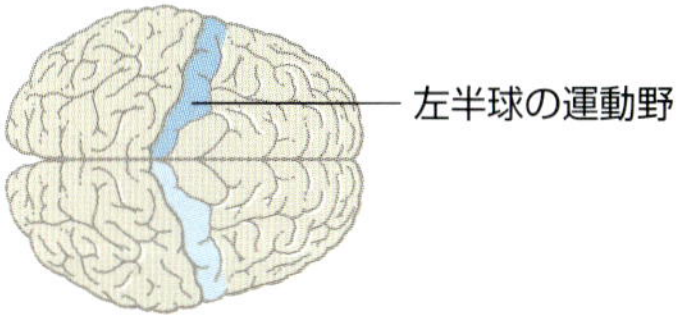

上面図

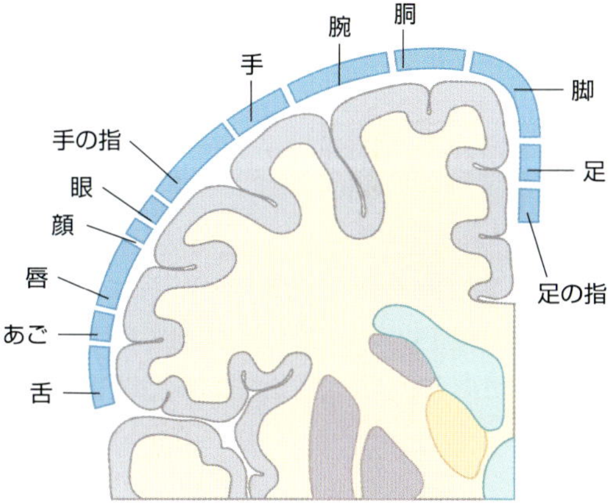

運動野の地図

左脳は体の右側、右脳は体の左側の運動をつかさどる。指や手など重要な部分を支配する運動野は広い。

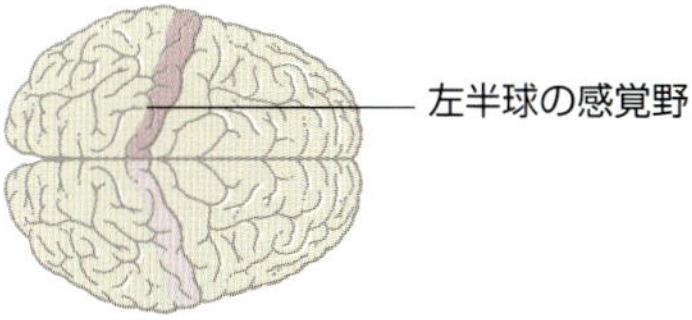

上面図

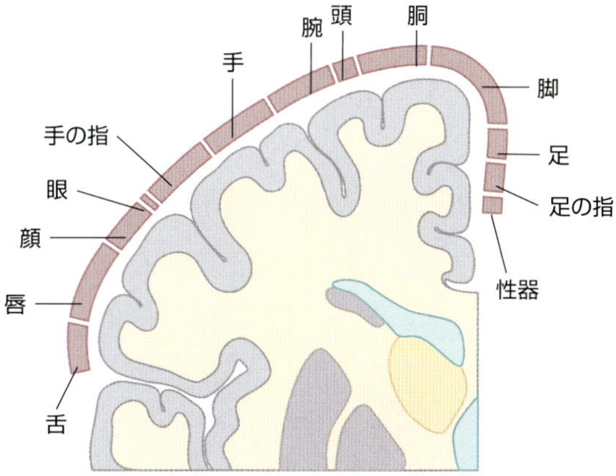

感覚野の地図

触覚に反応する皮質は、運動野のすぐ後ろにある。手、指、足など触覚が重要になる部分を支配する感覚野は広い。

連合野

一次感覚野から受けとった情報を分析する部分は、連合野と呼ばれる。連合野は大脳皮質のかなりの部分を占めている。たとえば人の話を聞くときは、一次聴覚野と呼ばれる部分が音の高さや音量についての基本的な情報をとらえ、ウェルニッケ野（聴覚連合野の一部）が話を分析して理解する。

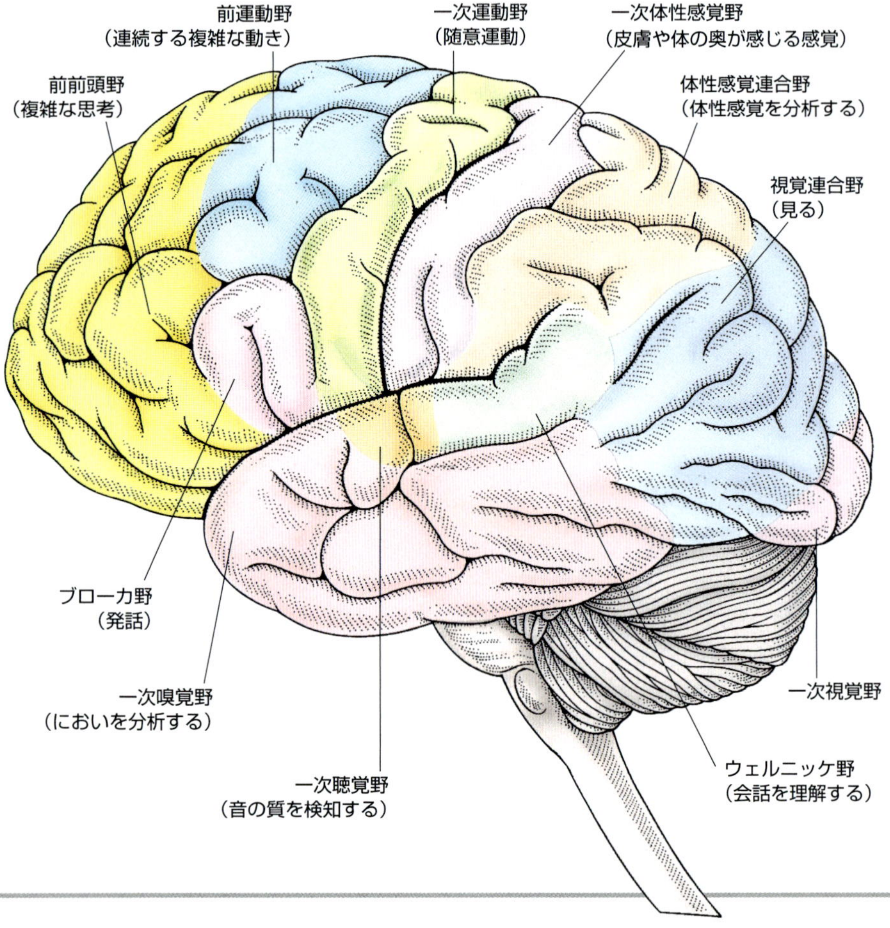
前運動野
（連続する複雑な動き）
一次運動野
（随意運動）
一次体性感覚野
（皮膚や体の奥が感じる感覚）
前前頭野
（複雑な思考）
体性感覚連合野
（体性感覚を分析する）
視覚連合野
（見る）
ブローカ野
（発話）
一次嗅覚野
（においを分析する）
一次視覚野
一次聴覚野
（音の質を検知する）
ウェルニッケ野
（会話を理解する）

記憶

記憶を形成するときは、神経細胞が新しいタンパク分子をつくり出し、神経回路に新しい連結ができると考えられている。脳には、あらゆる記憶をとどめておく部位はなく、記憶の種類によって保管される場所が違う。たとえば、キーボードの打ち方や自転車の乗り方についての記憶は運動野で保存されるが、音楽の記憶は聴覚野に保存される。海馬（かいば）と呼ばれる灰白質の帯は、過去に起こった出来事のさまざまな局面を長期記憶として蓄える。

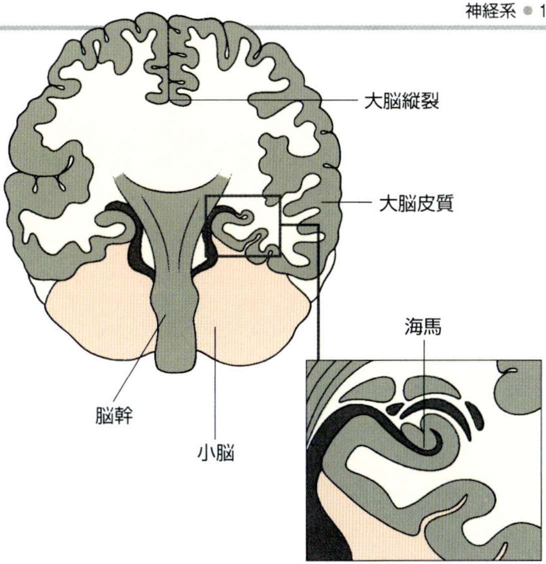
大脳縦裂
大脳皮質
海馬
脳幹
小脳

記憶の種類

複数の単語や、１枚の紙に書かれていることをごく短時間だけ維持する記憶は、感覚記憶と呼ぶ。感覚記憶が維持されるのは、１秒の数分の１という短さで、感覚記憶が保たれて解釈されたときは、短期記憶となる。短期記憶とは、数分間保たれる記憶のこと。短期記憶が長期記憶に変わることは、記憶の固定と呼ぶ。記憶を固定するには、注意力や反復、連想が必要。ある情報を思い出しやすいかどうかは、その情報の固定のされ方で決まる。

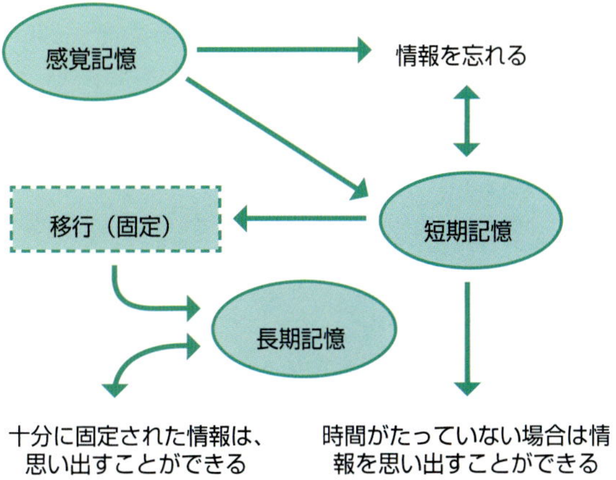
感覚記憶
情報を忘れる
移行（固定）
短期記憶
長期記憶
十分に固定された情報は、思い出すことができる
時間がたっていない場合は情報を思い出すことができる

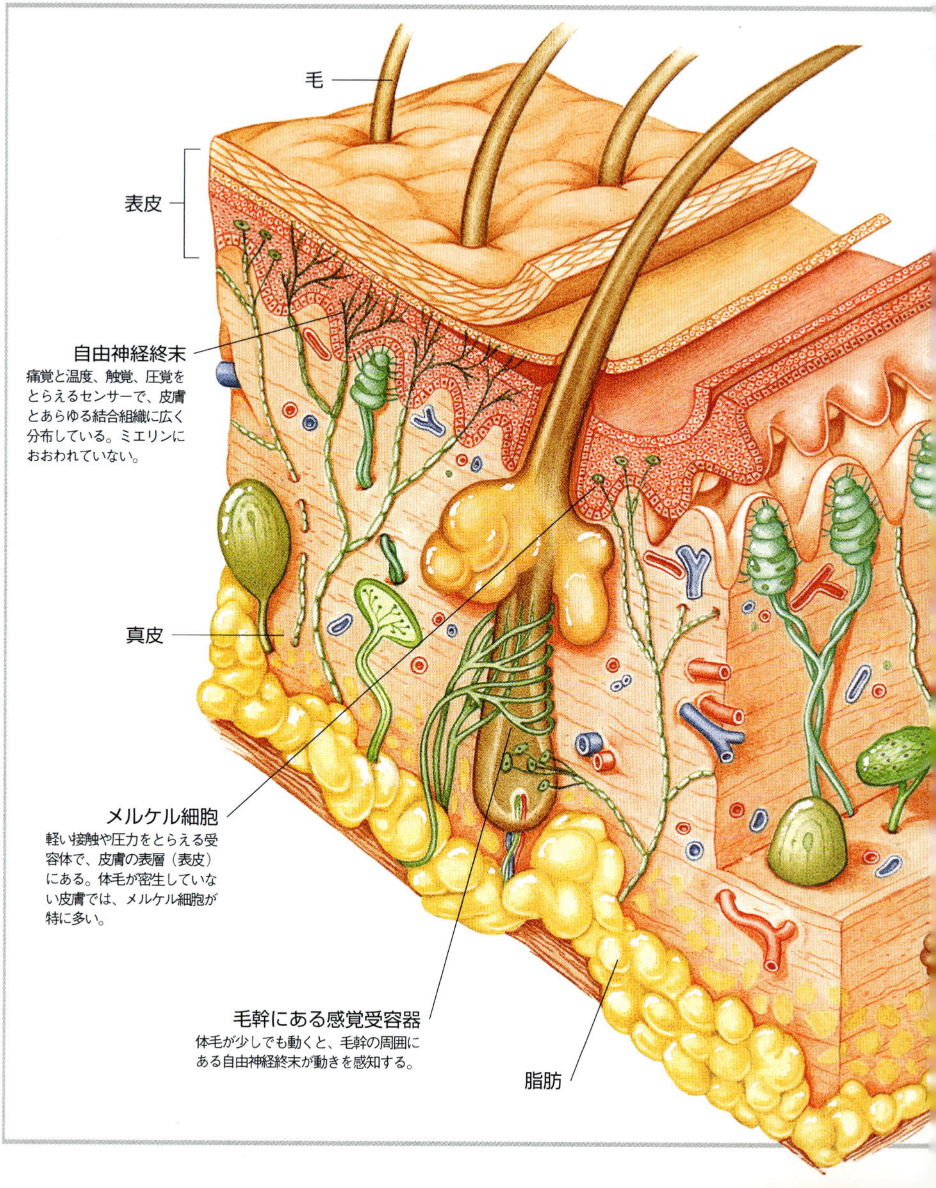
毛
表皮
自由神経終末
痛覚と温度、触覚、圧覚をとらえるセンサーで、皮膚とあらゆる結合組織に広く分布している。ミエリンにおおわれていない。
真皮
メルケル細胞
軽い接触や圧力をとらえる受容体で、皮膚の表層（表皮）にある。体毛が密生していない皮膚では、メルケル細胞が特に多い。
毛幹にある感覚受容器
体毛が少しでも動くと、毛幹の周囲にある自由神経終末が動きを感知する。
脂肪

触覚の受容器

触覚は、皮膚または深部組織にある感覚受容器がとらえる。感覚受容器は、信号を脊髄と脳幹に送り、脳幹に届いた情報は上位の脳に伝わる。感覚受容器は、結合組織で周囲をおおわれているものもあれば、裸のままのものもある。

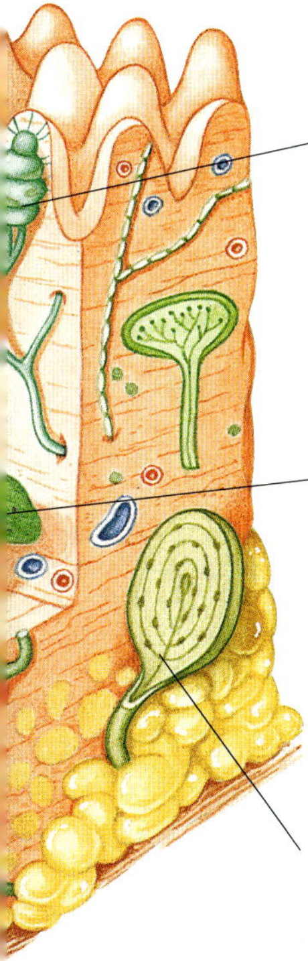

マイスネル小体
触覚を感知する被膜でおおわれた神経終末で、皮膚の内側の層（真皮）にある。指先や手のひら、足の裏、唇、舌、まぶた、外性器、乳首にみられる。

ルフィニ終末
皮膚にふれつづけたときや、皮膚や深部組織に圧力がかかったときに反応する受容器で、被膜でおおわれている。関節包にあるルフィニ終末は、回転運動に反応する。

パチニ小体
皮膚の奥や、膀胱壁、関節や筋肉の近くにある、被膜でおおわれた大きな受容器。振動や圧力の変化に反応する。

痛み

痛みを感知する受容器は、感覚神経の末端部にある。組織が傷ついたときに放出される化学物質（ヒスタミンなど）が受容器にふれると、神経終末が反応する。感覚神経は、痛みの信号を脳に伝えるほか、エンドルフィンと呼ばれる鎮痛物質の放出を促すこともある。

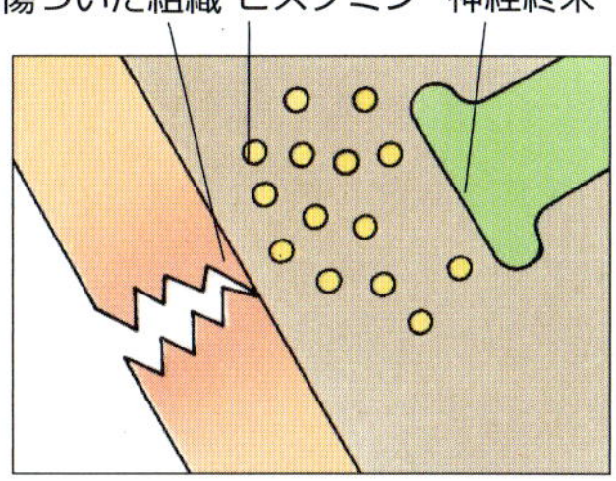
傷ついた組織
ヒスタミン
神経終末

痛みを止める仕組み
アスピリンなどの鎮痛剤は、痛覚受容器を刺激する化学物質をつくらせないようにして、痛みを止める。

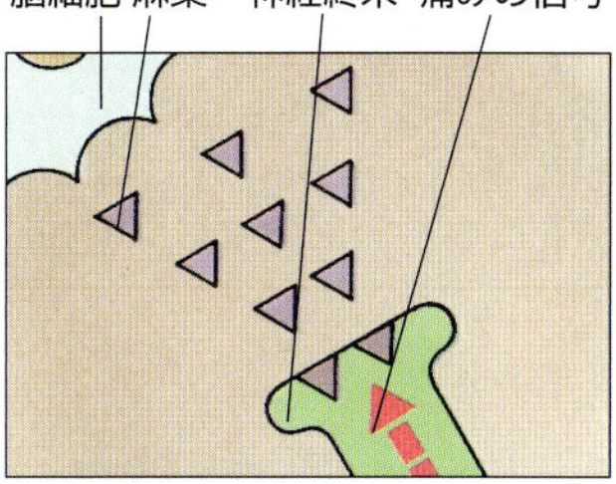
脳細胞
麻薬
神経終末
痛みの信号

エンドルフィンに似た薬
モルヒネなどの麻薬は、エンドルフィンと似た作用があり、細胞から細胞へ痛みの信号が伝わらないようにする。

味覚

味を感じる細胞は、味蕾（みらい）という。味蕾は、舌の表面にある舌乳頭と呼ばれる突起の中にある。味蕾は4種類あり、それぞれ甘味、苦味、酸味、塩味だけを感じる。同じ種類の味蕾は舌の特定の部分に集中しているので、舌の場所によって感じる味が違う。味覚の信号は、舌に枝を伸ばしている3本の脳神経のうちのどれかが受けとる。神経が発したインパルスは、脳の味覚中枢まで運ばれる。

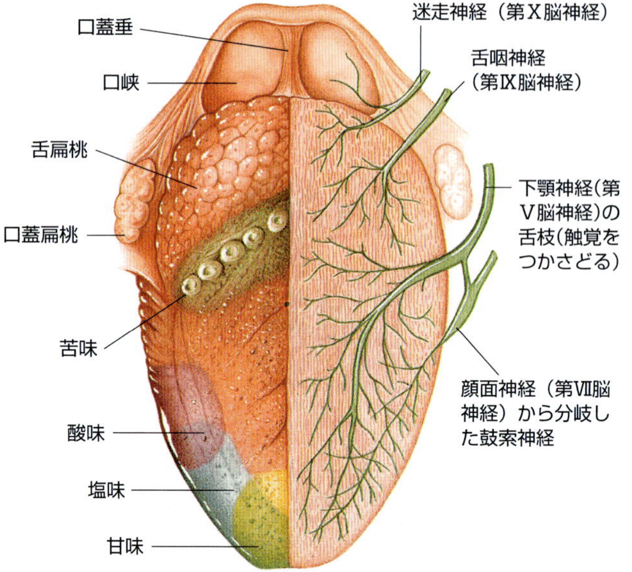
口蓋垂
口峡
舌扁桃
口蓋扁桃
苦味
酸味
塩味
甘味
迷走神経（第Ⅹ脳神経）
舌咽神経
（第Ⅸ脳神経）
下顎神経（第Ⅴ脳神経）の舌枝（触覚をつかさどる）
顔面神経（第Ⅶ脳神経）から分岐した鼓索神経

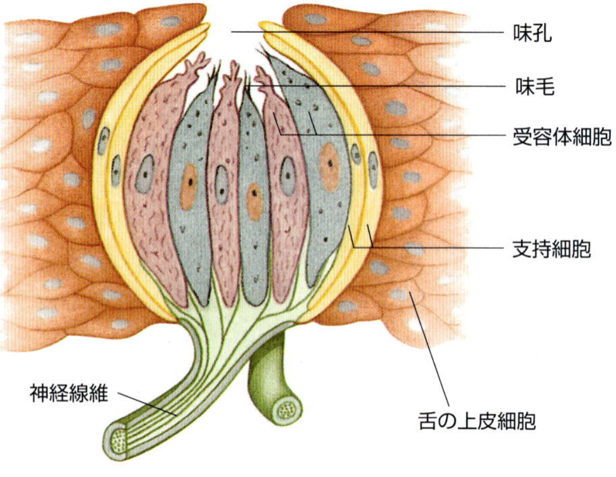
味孔
味毛
受容体細胞
支持細胞
神経線維
舌の上皮細胞

味蕾

味蕾は、味細胞と呼ばれる受容体細胞と、支持細胞が集まったもの。受容体細胞の上からは、味毛と呼ばれる細い絨毛（じゅうもう）が出ている。味毛は味孔から入ってくる唾液にふれる。口に入れられて唾液にまじった物質は、味毛にある受容体部分と結合して神経インパルスを発生させる。神経インパルスは神経を通って脳に至る。

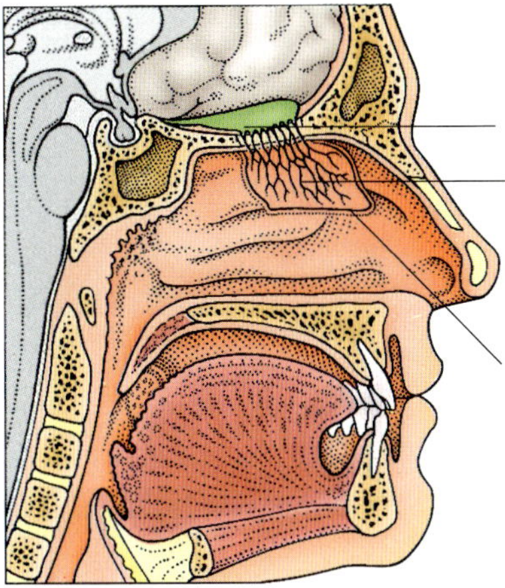
嗅球
嗅覚受容細胞
の線維
嗅上皮

嗅覚

嗅覚受容細胞は、鼻の上のほうにある嗅上皮という特殊な粘膜の中にある。嗅覚受容細胞の線維は、嗅球（嗅神経の端がふくらんだところ）まで伸びていて、嗅覚受容細胞が発した情報は脳の嗅覚野に入る。ヒトの嗅覚は、1万種以上のにおいを感知することができる。

においを感じる仕組み

鼻に入ったにおい物質は鼻粘液にとけ、嗅覚受容細胞の線維（線毛）を刺激する。嗅覚受容細胞が発した神経インパルスは、嗅覚受容細胞の線維を通り、鼻腔をつくる骨のあいた孔を通り抜けて、嗅球に入る。嗅球の中では嗅覚受容細胞の線維がインパルスを嗅神経に伝え、嗅神経は脳にインパルスを送る。

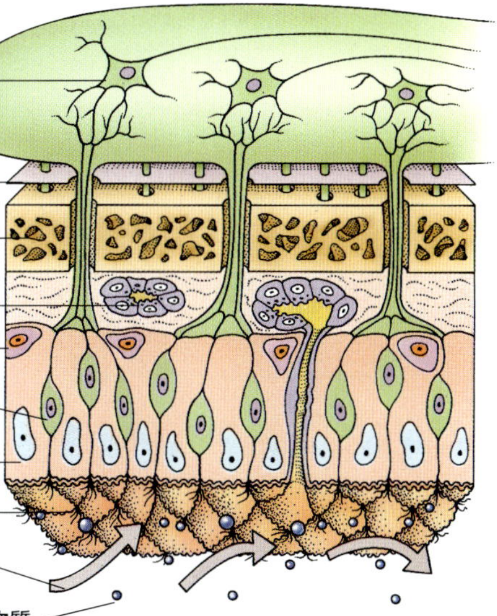
嗅球の
神経細胞
嗅球
硬膜
骨
粘液分泌腺
基底細胞
受容体細胞
支持細胞
線毛
空気の流れ
におい物質

耳の構造と聴覚

耳は、外耳と中耳、内耳の３つの部分に分けられる。外耳のうち、外から見える部分は耳介と呼ばれ、音波を集めて外耳道から鼓膜へと運ぶ働きを持つ。中耳は鼓膜と内耳の間にある、空気が詰まった空間のことで、３個の小さな骨（耳小骨）があり、音を内耳に伝える。内耳は迷路とも呼ばれる部分で、蝸牛（かぎゅう）というカタツムリの形をした器官の中にある神経線維が振動を感知して、脳に信号を送る。

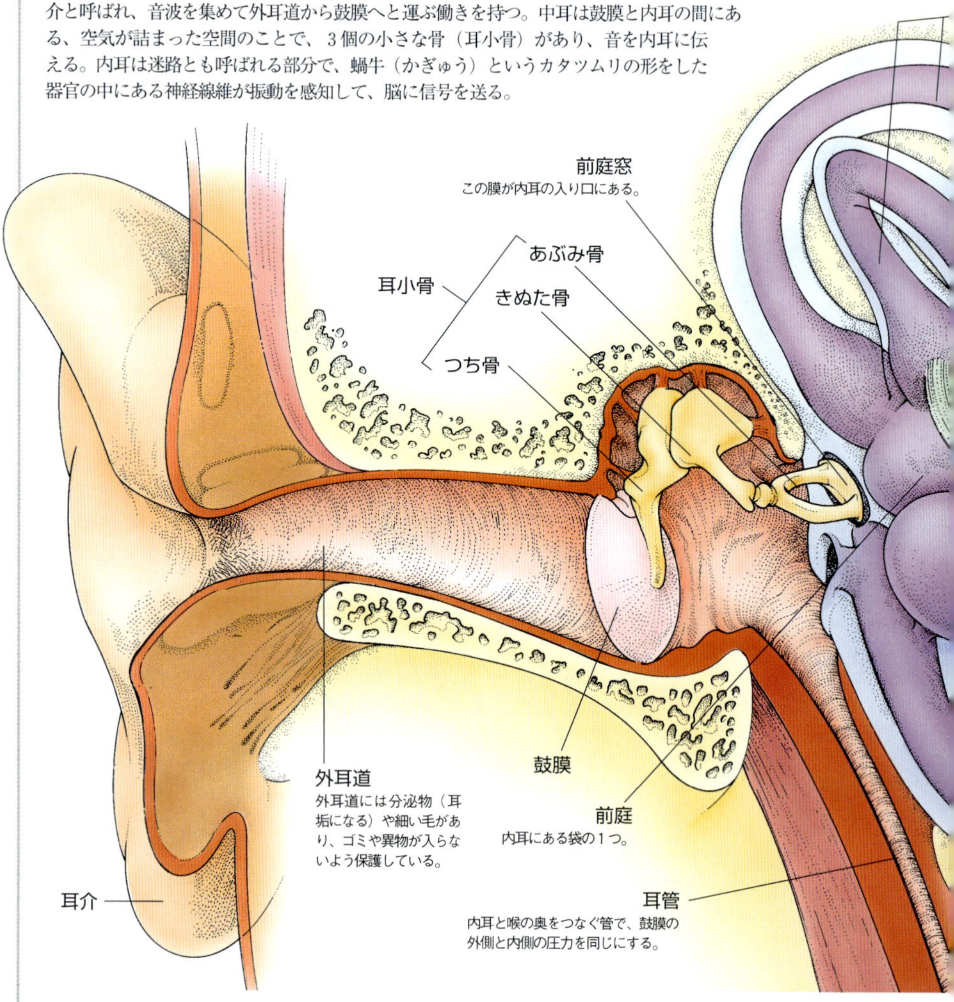
前庭窓
この膜が内耳の入り口にある。
あぶみ骨
耳小骨
きぬた骨
つち骨
外耳道
外耳道には分泌物（耳垢になる）や細い毛があり、ゴミや異物が入らないよう保護している。
鼓膜
前庭
内耳にある袋の１つ。
耳介
耳管
内耳と喉の奥をつなぐ管で、鼓膜の外側と内側の圧力を同じにする。

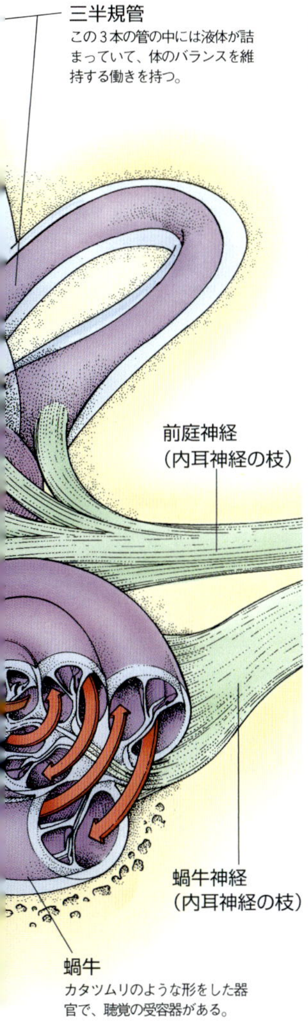
三半規管
この3本の管の中には液体が詰まっていて、体のバランスを維持する働きを持つ。
前庭神経
（内耳神経の枝）
蝸牛神経
（内耳神経の枝）
蝸牛
カタツムリのような形をした器官で、聴覚の受容器がある。

蝸牛

蝸牛（かぎゅう）は、骨を芯にしてとぐろを巻く管で、管の中は3階に分かれている。中央の階は、蝸牛管といい、中にコルチ器が入っている。コルチ器には、音に反応する細胞（有毛細胞）がある。

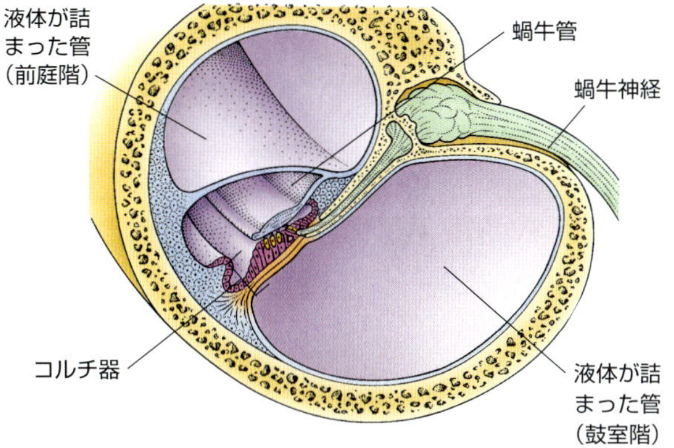
液体が詰まった管（前庭階）
蝸牛管
蝸牛神経
コルチ器
液体が詰まった管（鼓室階）

コルチ器

コルチ器の有毛細胞からは、聴毛という細い毛が生えている。音の振動が蝸牛のリンパ液の中を波のように伝わると、聴毛は、そのリンパ液の揺れをインパルス（活動電位）に変えて、情報を脳に送る。

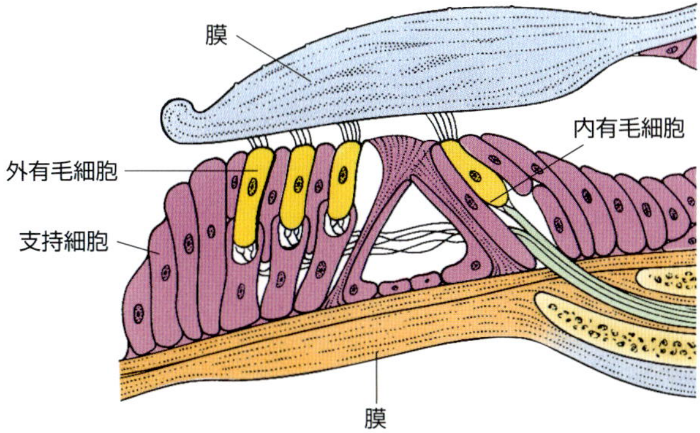
膜
内有毛細胞
外有毛細胞
支持細胞
膜

平衡感覚

平衡感覚には、視覚や、皮膚や関節にある感覚受容器もかかわるが、内耳にあるいくつかの器官も、バランスの維持に欠かせない役割を果たしている。前庭の中には卵形嚢（のう）と球形嚢という２個の袋があり、袋の中には頭の傾きを感知する感覚器の集まった部分（平衡斑）がある。三半規管の根元の管がふくらんだ部分（膨大部）には、膨大部稜と呼ばれる受容器があり、頭の回転を感知する。

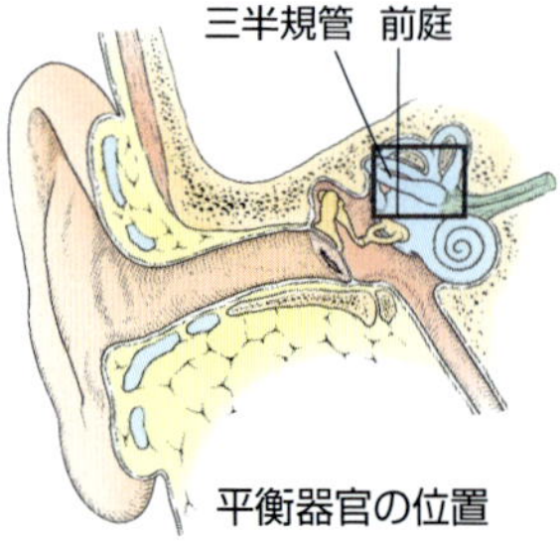
三半規管
前庭

平衡器官の位置

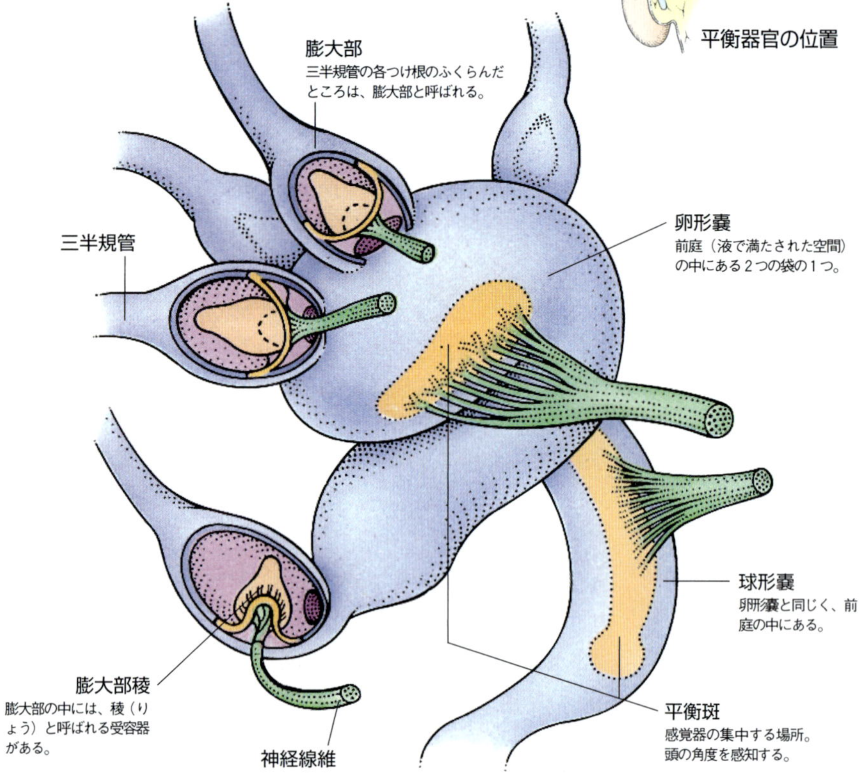
膨大部
三半規管の各つけ根のふくらんだところは、膨大部と呼ばれる。
三半規管
卵形嚢
前庭（液で満たされた空間）の中にある２つの袋の１つ。
球形嚢
卵形嚢と同じく、前庭の中にある。
膨大部稜
膨大部の中には、稜（りょう）と呼ばれる受容器がある。
神経線維
平衡斑
感覚器の集中する場所。頭の角度を感知する。

平衡斑の役割

内耳にある平衡斑（感覚装置の集まる場所）は、頭の角度を感知する。平衡斑では、感覚細胞（有毛細胞）から出ている細い毛がゼリー状の物質の中に埋まっている。頭を傾けると、ゼリー状の物質に重力がかかって下にずれるため、有毛細胞が刺激される。

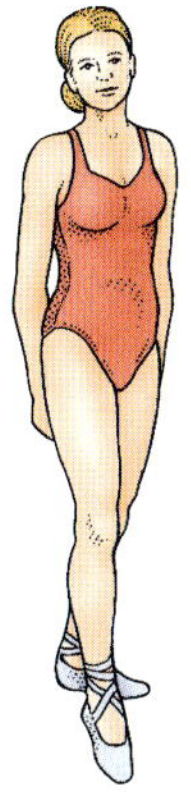

直立

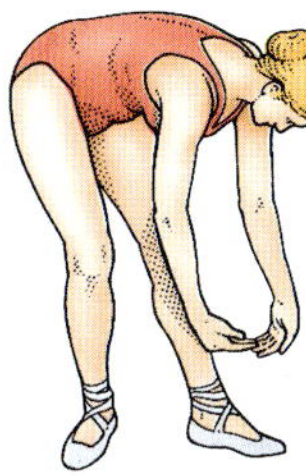

前屈

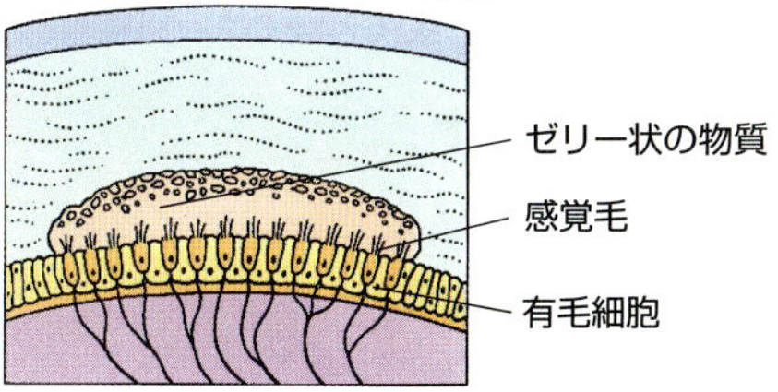
ゼリー状の物質
感覚毛
有毛細胞

平衡斑は直立

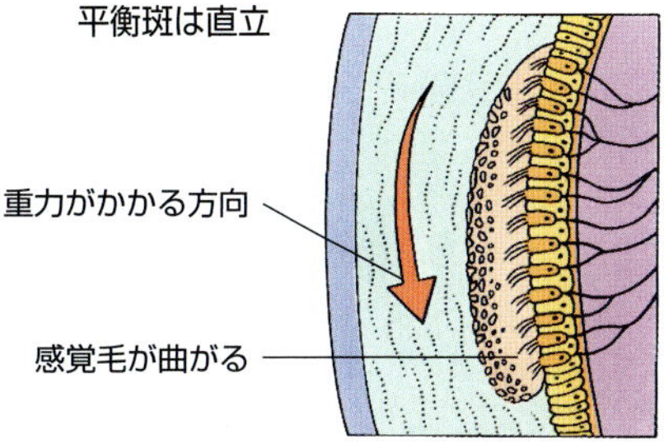
重力がかかる方向
感覚毛が曲がる

平衡斑が下に移動

膨大部稜の役割

膨大部稜は、内耳にある三半規管の各つけ根にある器官で、回転運動に反応する。稜には有毛細胞があり、毛は円錐形のゼリー状物質（クプラ）の中に伸びている。三半規管の中の液体が動くと、クプラが動いて、有毛細胞が刺激される。

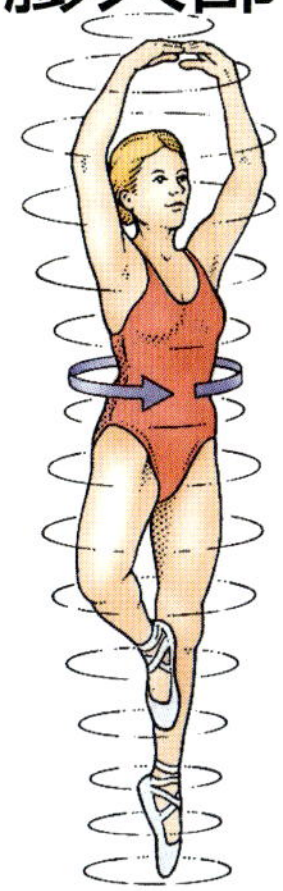

回転

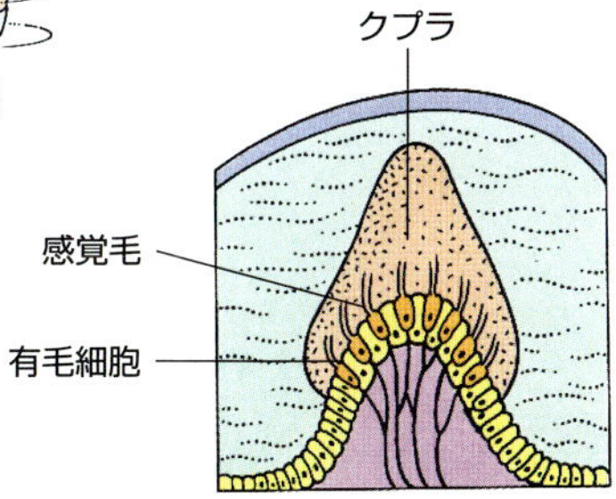
クプラ
感覚毛
有毛細胞

静止

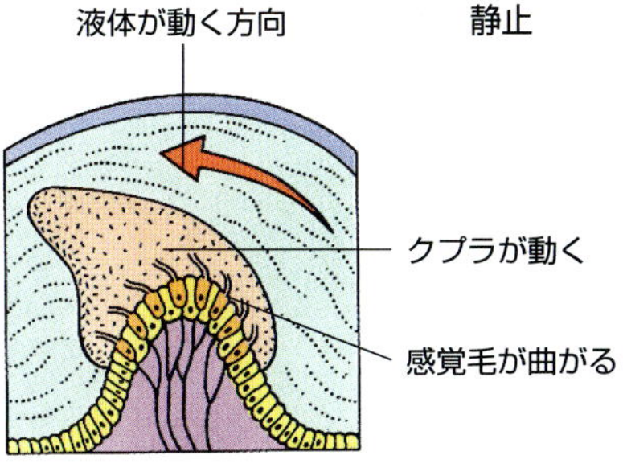
液体が動く方向
クプラが動く
感覚毛が曲がる

回転

眼の構造と視覚

眼球は、３層の壁でおおわれている。いちばん外側の壁は透明な角膜と強膜（白眼）でできている。中の壁をつくるのは、虹彩と毛様体、脈絡膜。いちばん内側の壁は眼の裏側をおおう膜で、網膜と呼ばれる。網膜では、眼に入ってきた光線が集束して画像がつくられる。

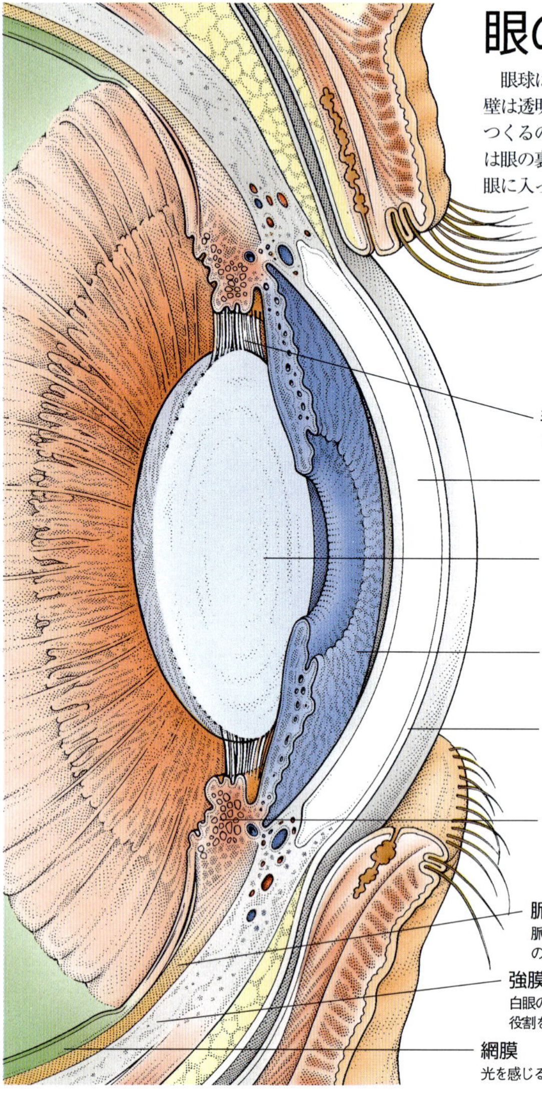
毛様体小体
ピントを合わせる毛様体筋と水晶体をつなぐ帯。
角膜
透明で湾曲した膜。眼に入る光線を屈折させる。
水晶体
水晶体は弾力性があり、厚みを変えることのできるレンズで、遠近調節は、ここで行う。
虹彩
眼に入る光の量を調節する膜で、色がついている。
結膜
角膜と強膜（白眼）をおおう透明な膜。
毛様体
毛様体には、水晶体の形を変える筋肉がある。
脈絡膜
脈絡膜の中にある血管が、眼球の壁に酸素を供給する。
強膜
白眼の部分は、眼の形を維持する役割を持つ。
網膜
光を感じる膜。

眼球の中身

角膜と水晶体の間の空間は、虹彩を境として前眼房と後眼房と呼ばれている。ここは酸素やブドウ糖、タンパク質を供給する液体（房水という）で満たされている。房水は、毛様体（水晶体の遠近調節を行う器官）でつくられる。水晶体より奥の部分は、硝子体液と呼ばれる透明なゲルが詰まっている。どちらの液体も、眼球の中の圧力を一定に保ち、眼の形を維持する働きを持つ。

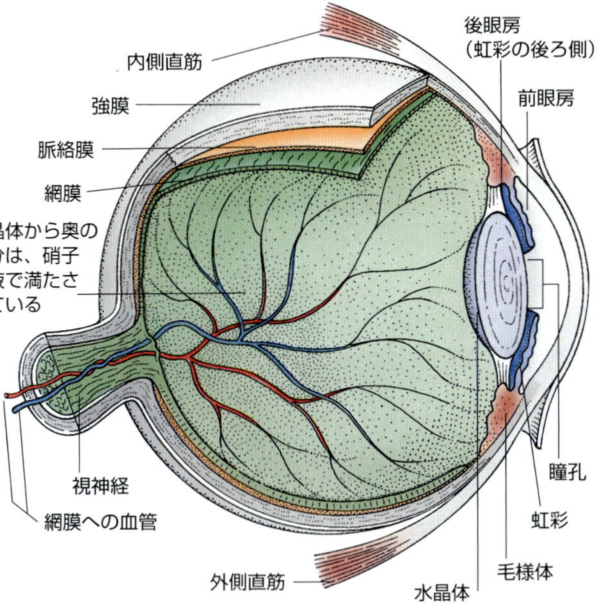
内側直筋
強膜
脈絡膜
網膜
水晶体から奥の部分は、硝子体液で満たされている
視神経
網膜への血管
後眼房（虹彩の後ろ側）
前眼房
瞳孔
虹彩
毛様体
水晶体
外側直筋

眼の付属器官

眼窩骨、外眼筋、涙腺や涙管、眉、眼瞼（がんけん＝まぶた）、睫毛（しょうもう＝まつげ）などの眼の付属器官は、眼を支える、動かす、潤滑液を供給する、傷や感染から眼を守るなどの働きを持つ。

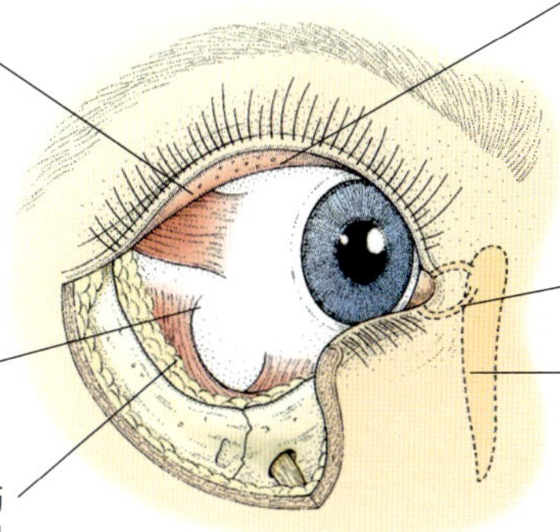
涙管の開口部
涙腺から出ている管で、結膜に涙を供給する。
結膜
強膜や角膜、まぶたの内側をおおう透明な粘膜を結膜という。結膜は、眼の表面をうるおす働きを持つ。
涙管
鼻涙管
余分な涙は、蒸発するほか、涙管から鼻涙管（鼻腔につながる管）に入って鼻に出る。
強膜
外眼筋
強膜には6本の筋肉がつながっており、眼球を動かしている（図では3本を示す）。

視覚の経路

眼に入った光線は、網膜の上でピントが合い、上下さかさまの像が写る。網膜は、視神経を介して脳にインパルスを送る。インパルスは、脳に入る前に視神経交叉と呼ばれる部分を通るが、ここでは眼から出た神経が２本に枝分かれして、１本が眼と同じ側、もう１本が眼と反対側に進んでいる。大脳皮質の視覚野には、直立した像が入る。

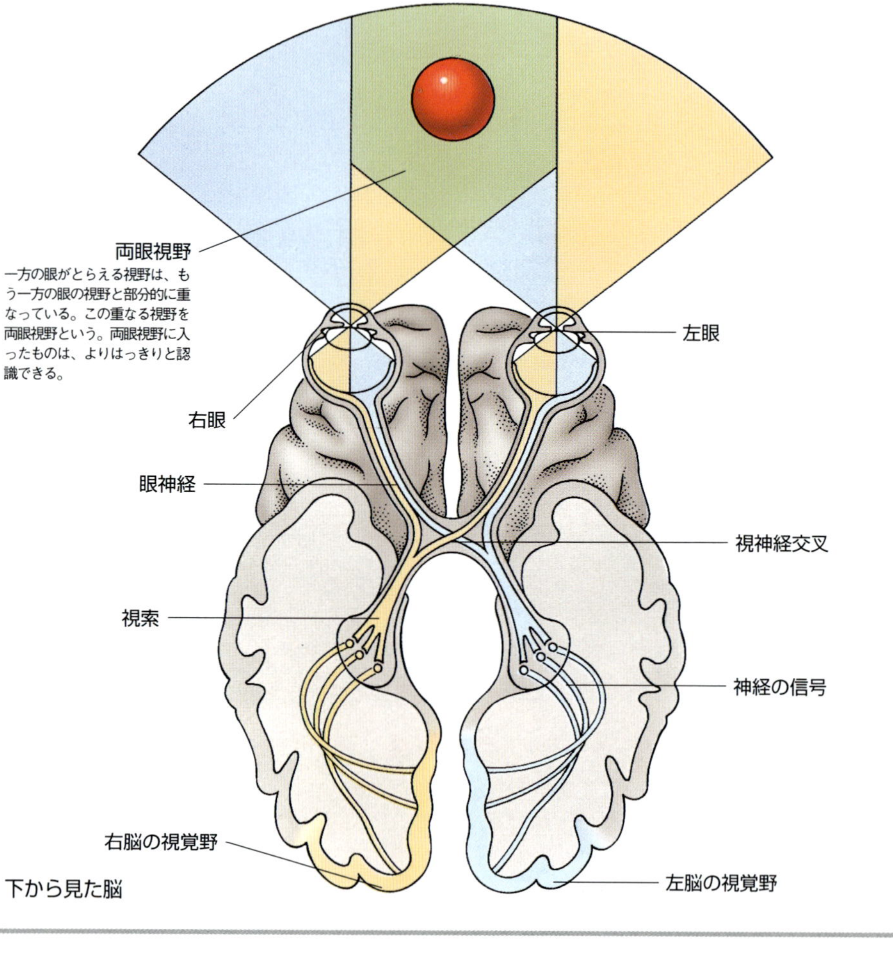

両眼視野
一方の眼がとらえる視野は、もう一方の眼の視野と部分的に重なっている。この重なる視野を両眼視野という。両眼視野に入ったものは、よりはっきりと認識できる。
左眼
右眼
眼神経
視神経交叉
視索
神経の信号
右脳の視覚野
左脳の視覚野

下から見た脳

遠近調節

眼の毛様体筋は、見たい物との距離に応じて水晶体の厚みを自動的に変える。この遠近調節によって、網膜に入る光線の角度を変えることができるため、見たい物との距離に関係なく、網膜はくっきりとした画像をとらえることができる。

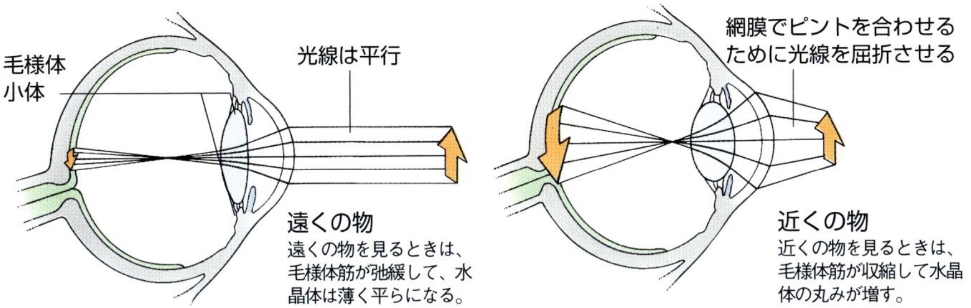
毛様体
小体
光線は平行
遠くの物
遠くの物を見るときは、毛様体筋が弛緩して、水晶体は薄く平らになる。
網膜でピントを合わせるために光線を屈折させる
近くの物
近くの物を見るときは、毛様体筋が収縮して水晶体の丸みが増す。

杆体と錐体

網膜にある神経細胞には、杆体（かんたい）と錐体（すいたい）の2種類がある。杆体が持つ感光色素は1種類だけで、色を見分けることができない。色を見分ける器官は錐体で、錐体の細胞には3種類あり、それぞれが緑、赤または青に反応する。杆体と錐体は、光の刺激を受けると電気信号を発して神経細胞を刺激する。神経細胞はインパルスを脳に送る。

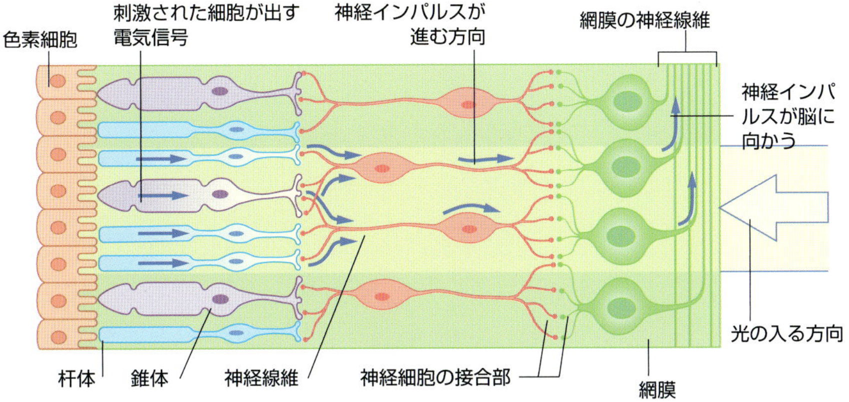
色素細胞
刺激された細胞が出す電気信号
神経インパルスが進む方向
網膜の神経線維
神経インパルスが脳に向かう
光の入る方向
杆体
錐体
神経線維
神経細胞の接合部
網膜

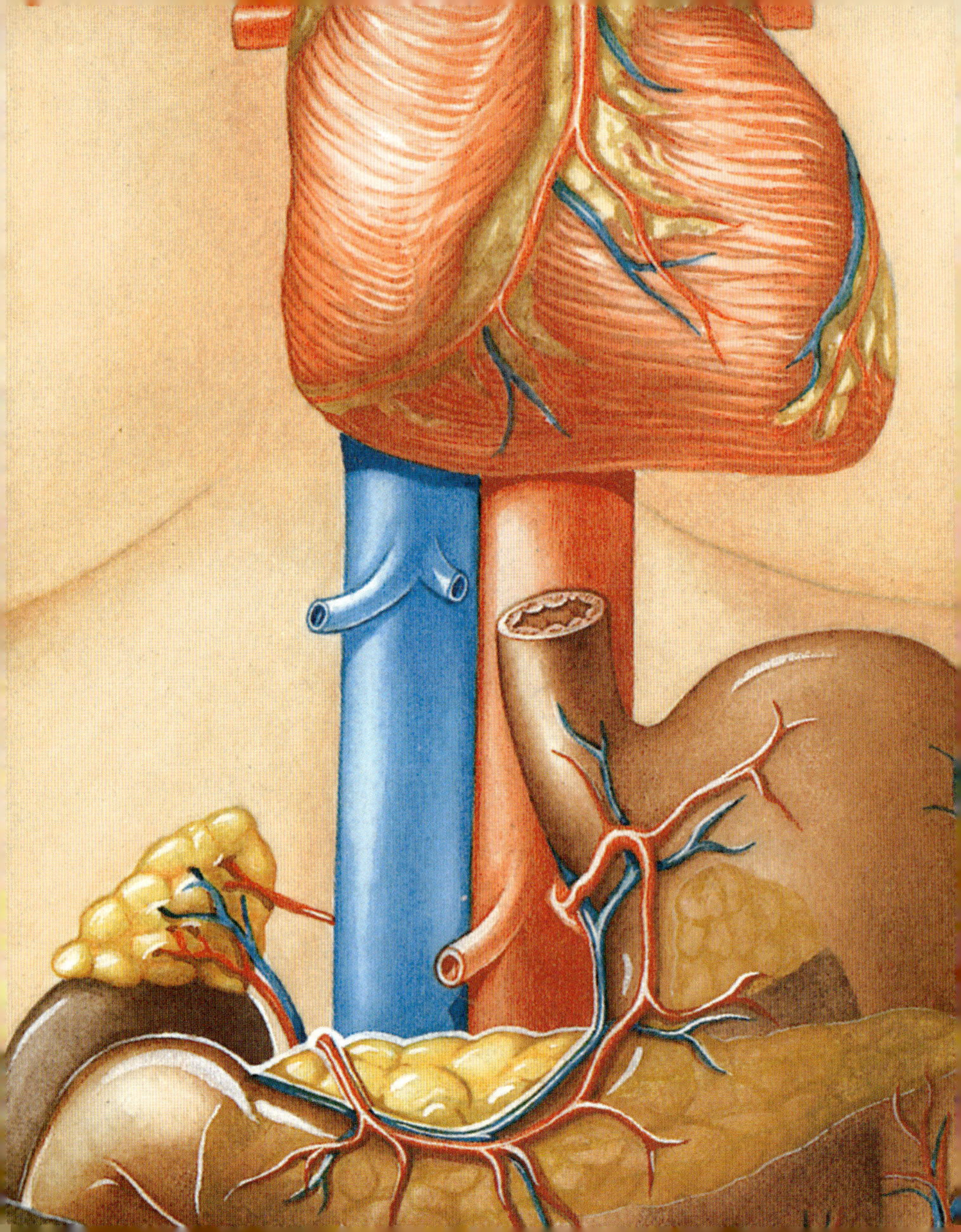

内分泌系

膵臓や卵巣などのように、体内のさまざまな部分でホルモンをつくり出す腺や細胞を総称して内分泌系という。ホルモンは複雑な化学物質で、血液とともに必要な部分に運ばれ、代謝、成長、生殖などのさまざまな機能を調節する。

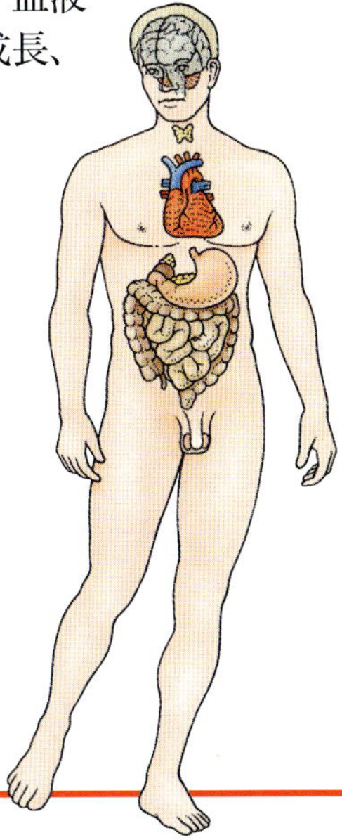

ホルモン

ホルモンは、心臓、胃、腎臓、膵臓など体のさまざまな場所でつくられている。

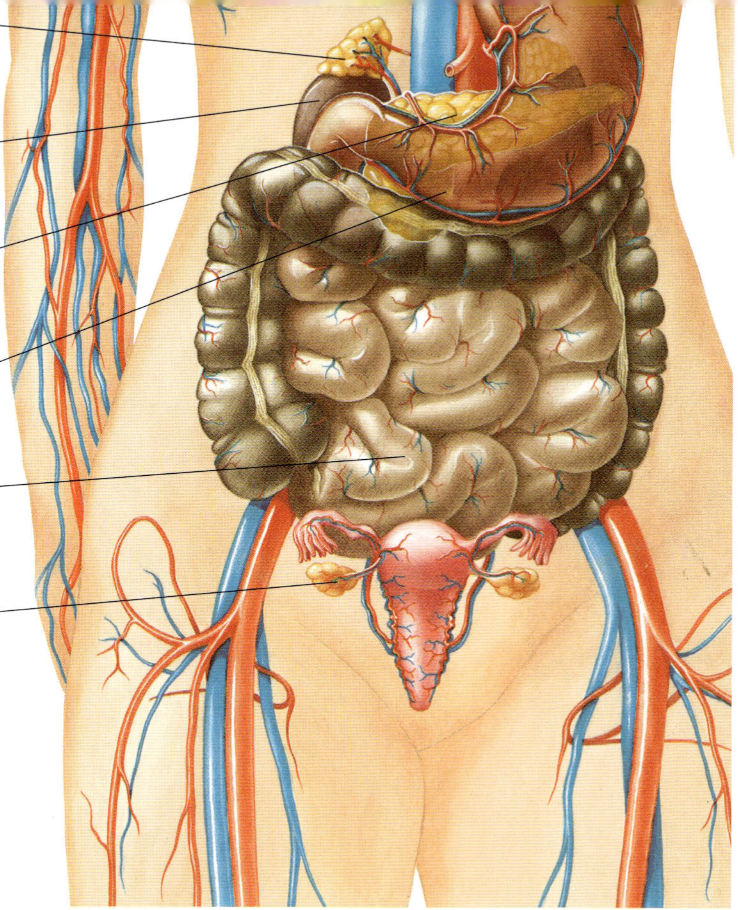

副腎

腎臓の上にある臓器で、体の代謝を調節したり、体をストレスに対処させたりするホルモンをつくる。

腎臓

腎臓が分泌するエリスロポエチンは、骨髄に働きかけて赤血球の産生を促進する。

膵臓

膵臓は、ブドウ糖の血中濃度を調節するホルモンを分泌する。

胃

胃粘膜が分泌するホルモンは、消化を助ける酵素の産生を促す。

腸

腸にある内分泌細胞は、消化にかかわるホルモンを分泌する。

卵巣

女性ホルモンであるプロゲステロンとエストロゲンをつくる。

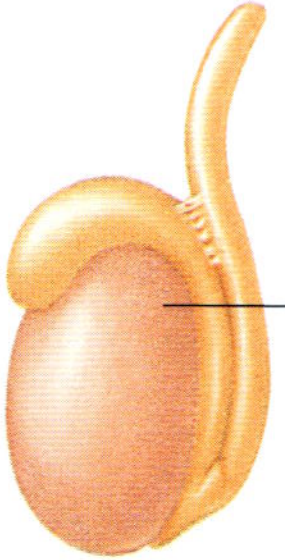

精巣（睾丸）

精子の産生を支配する男性ホルモンであるテストステロンは、精巣でつくられる。

ホルモン産生器官

ホルモンは、内分泌腺と呼ばれる特殊な腺や、心臓や消化管にある細胞でつくられる複雑な化学物質で、体内を循環する体液の中に放出され、標的とする組織にたどりつく。ホルモンは、標的とする臓器の機能を調節するほか、臓器にホルモンをつくらせることもある。プロスタグランジンと呼ばれる特殊なホルモンは、発生した場所だけに影響を及ぼす。

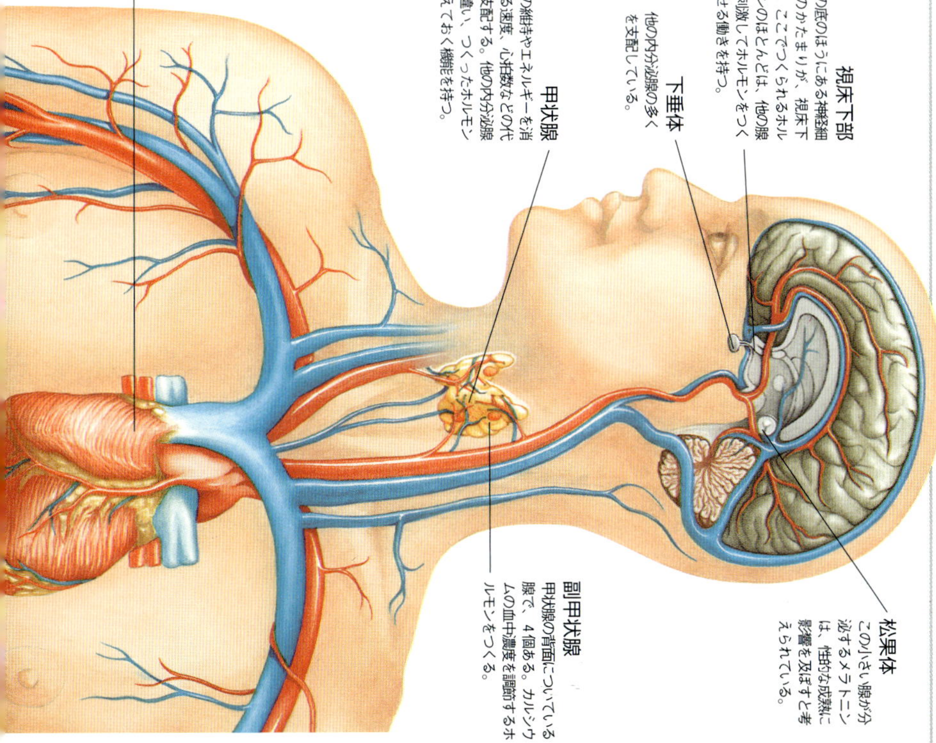
心臓
心臓は、心房性ナトリウムペプチドと呼ばれる、血液の量を減らして血圧を下げるホルモンをつくる。
甲状腺
体重の維持やエネルギーを消費する速度、心拍数などの代謝を支配する。他の内分泌腺とは違い、つくったホルモンを蓄えておく機能を持つ。
下垂体
他の内分泌腺の多くを支配している。
視床下部
脳の底のほうにある神経細胞のかたまりが、視床下部。ここでつくられるホルモンのほとんどは、他の腺を刺激してホルモンをつくらせる働きを持つ。
副甲状腺
甲状腺の背面についている腺で、4個ある。カルシウムの血中濃度を調節するホルモンをつくる。
松果体
この小さい腺が分泌するメラトニンは、性的な成熟に影響を及ぼすと考えられている。

下垂体（脳下垂体）

下垂体は、さまざまな内分泌腺や細胞の活動を支配する。下垂体は、豆粒ほどの大きさで、脳底部からぶら下がっている。下垂体からは神経線維の短い束が伸びており、視床下部（下垂体の機能を調節する部分）とつながっている。下垂体の前葉と後葉は、さまざまなホルモンをつくる。下垂体ホルモンには、標的とする臓器からのホルモンの放出を促すよう間接的に働くものと、体の機能に直接の影響を与えるものがある。

皮膚

皮膚組織にあるメラノサイトがMSHの刺激を受けると、メラニンの産生量がふえる。メラニンとは、皮膚にある色素のことで、日に当たるとふえて肌が黒くなる。

副腎

副腎がつくるステロイドホルモンは、炭水化物や脂肪、タンパク質、ミネラルの代謝に影響を及ぼすほか、ストレスに対する体の反応にもかかわる。

甲状腺

甲状腺でつくるホルモンは、体内代謝に広く影響している。

骨と全身の成長

成長ホルモンは、全身に働きかけてタンパク質の合成を促す。子どもの成長と発育に不可欠なホルモン。

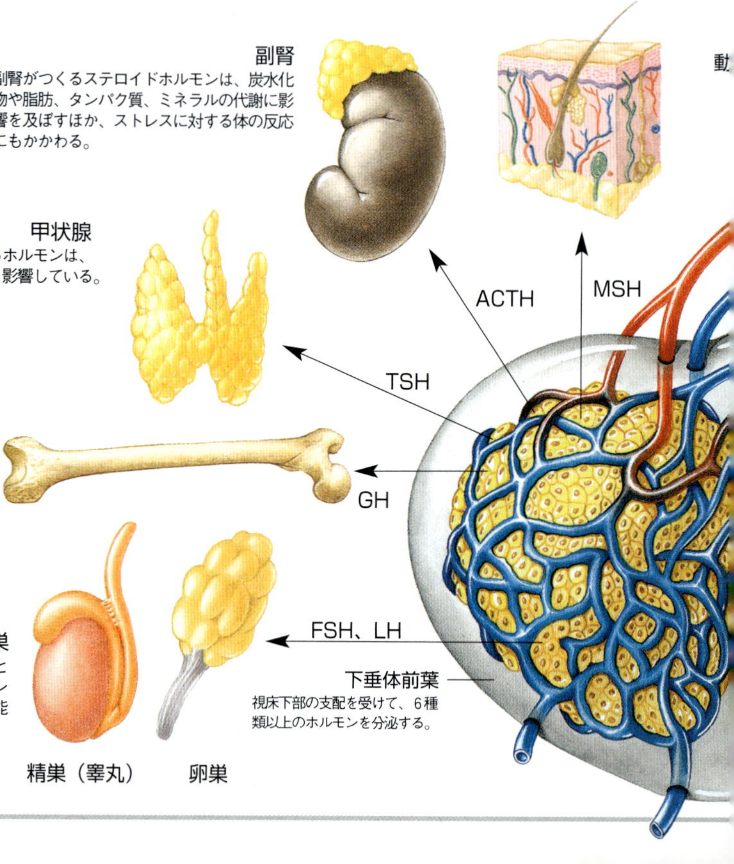

精巣と卵巣

精巣が出す男性ホルモンと卵巣が出す女性ホルモンは、性的な発育と生殖機能に必要。

精巣（睾丸）　卵巣

下垂体前葉

視床下部の支配を受けて、6種類以上のホルモンを分泌する。

略語

ACTH	副腎皮質刺激ホルモン
TSH	甲状腺刺激ホルモン
GH	成長ホルモン
FSH	卵胞刺激ホルモン
LH	黄体化ホルモン
MSH	メラノサイト刺激ホルモン
ADH	抗利尿ホルモン

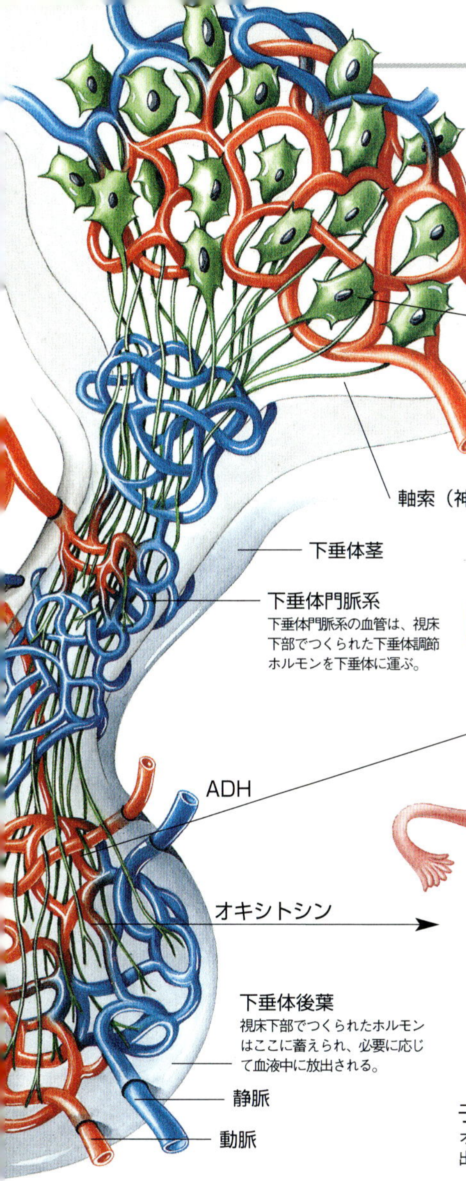
軸索（神経線維）
下垂体茎
ADH
オキシトシン
静脈
動脈

視床下部の神経分泌細胞

ADH（バソプレシンともいう）とオキシトシンは、視床下部にある神経分泌細胞でつくられる。つくられたホルモンは、軸索を通って下垂体後葉に運ばれる。

下垂体門脈系

下垂体門脈系の血管は、視床下部でつくられた下垂体調節ホルモンを下垂体に運ぶ。

下垂体後葉

視床下部でつくられたホルモンはここに蓄えられ、必要に応じて血液中に放出される。

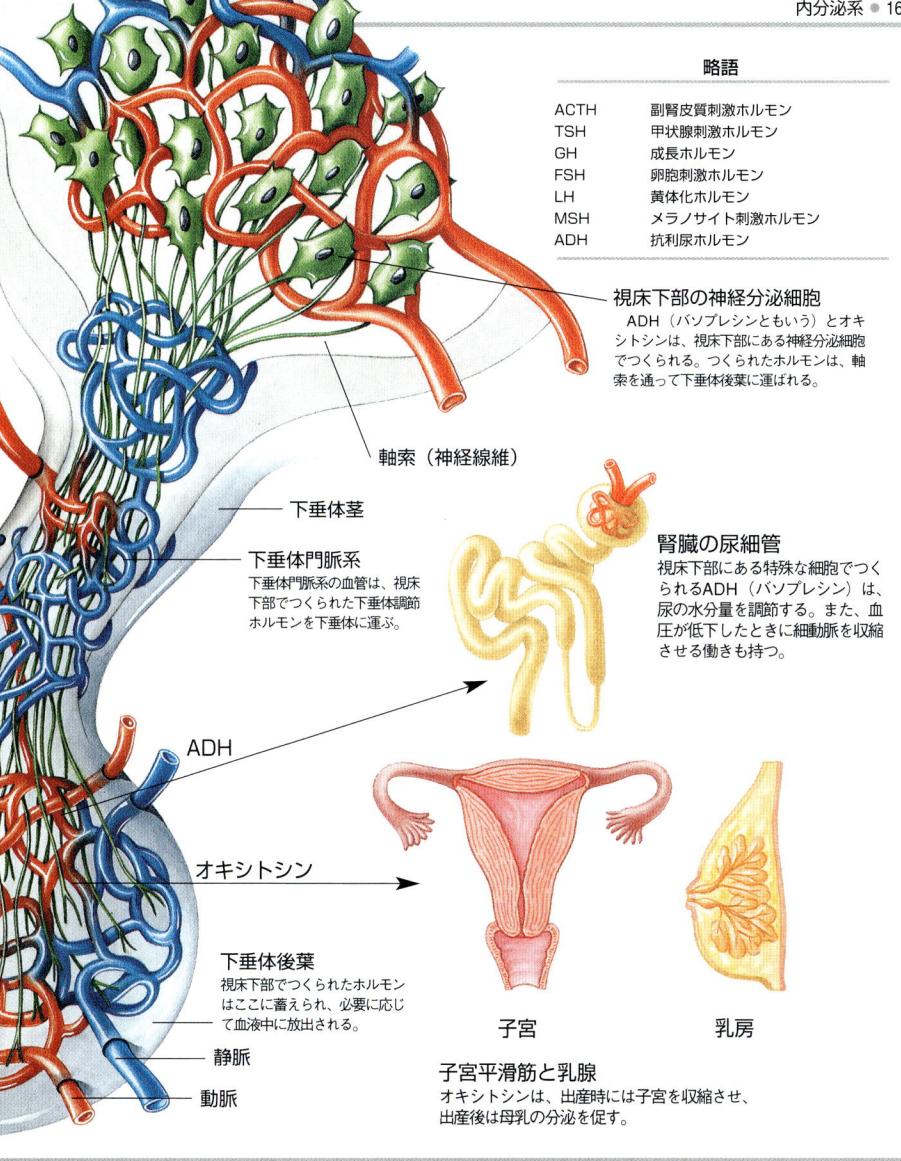

腎臓の尿細管

視床下部にある特殊な細胞でつくられるADH（バソプレシン）は、尿の水分量を調節する。また、血圧が低下したときに細動脈を収縮させる働きも持つ。

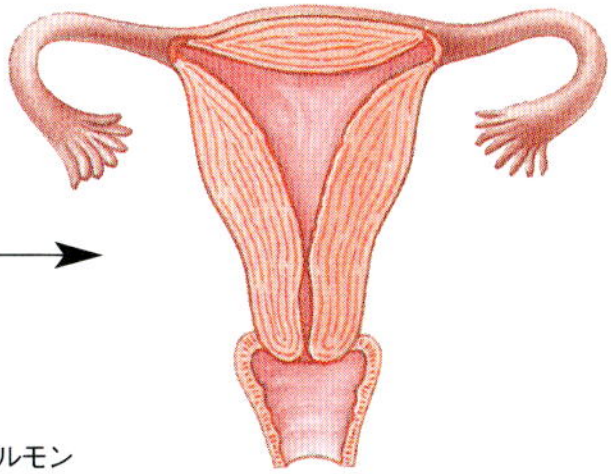

子宮

乳房

子宮平滑筋と乳腺

オキシトシンは、出産時には子宮を収縮させ、出産後は母乳の分泌を促す。

副腎

副腎は、腎臓の上にのっている小さな三角形の臓器。副腎の外側は皮質と呼ばれ、内側は髄質と呼ばれる。副腎皮質は、代謝のプロセスに影響を及ぼすホルモンを放出する。副腎髄質は、体をストレスに対処させるホルモンを放出する。

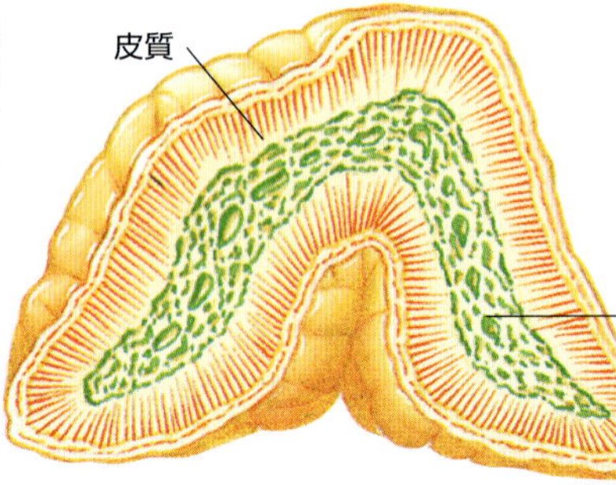

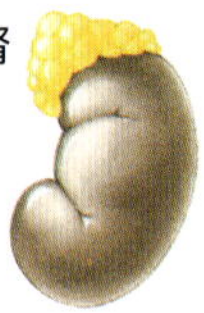

副腎でつくられるホルモン

副腎皮質には3つの層があり、それぞれ別々のホルモンをつくっている。副腎髄質は副腎皮質からはほぼ独立した内分泌腺として働いている。副腎髄質もホルモンをつくるが、神経線維が交感神経系とつながっていて、ストレスで誘発される、闘争・逃走反応にもかかわる。

副腎皮質と副腎髄質のホルモン

アルドステロン	副腎皮質の最外層から分泌されるホルモンで、ナトリウムが尿に出すぎないようにして、体内を循環する血液の量と血圧を維持する。
コルチゾール	副腎皮質の中央の層から分泌されるホルモン。体内での脂肪とタンパク質、炭水化物、ミネラルの代謝を調節するほか、抗炎症作用を持つ。
副腎アンドロゲン	副腎皮質の内側の層でつくられる性ホルモン。性腺への影響は小さい。男性では精子の産生、女性では主に体毛の分布に影響を及ぼす。
エピネフリンとノルエピネフリン	副腎髄質でつくられるこれらのホルモンは、体をストレスに対処させる働きを持つ。エピネフリン（アドレナリンとも呼ばれる）は心拍数を上げ、ノルエピネフリン（ノルアドレナリンとも呼ばれる）は、血圧を一定に保つ。

膵臓

膵臓は、２種類の働きを持つ。膵臓の大部分を占めるのは、消化酵素をつくっている組織だが、この組織にまじってランゲルハンス島と呼ばれるホルモン産生細胞のかたまりが点在している。ランゲルハンス島には、グルカゴン（ブドウ糖の血中濃度を上げるホルモン）をつくるα細胞と、インスリン（ブドウ糖の血中濃度を下げるホルモン）をつくるβ細胞、インスリンとグルカゴンの分泌を調節するδ（デルタ）細胞がある。

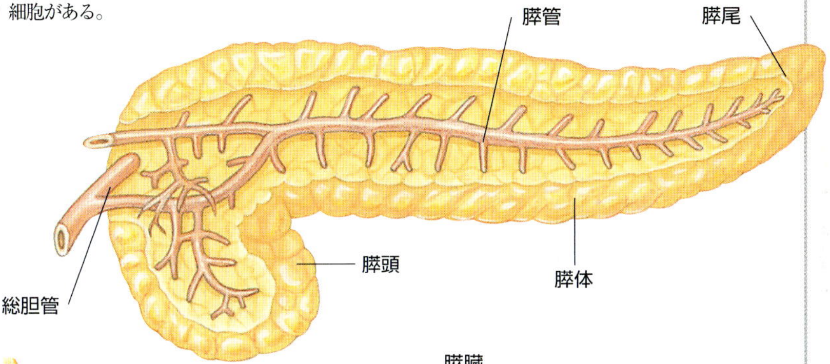
膵管
膵尾
膵頭
膵体
総胆管

膵臓

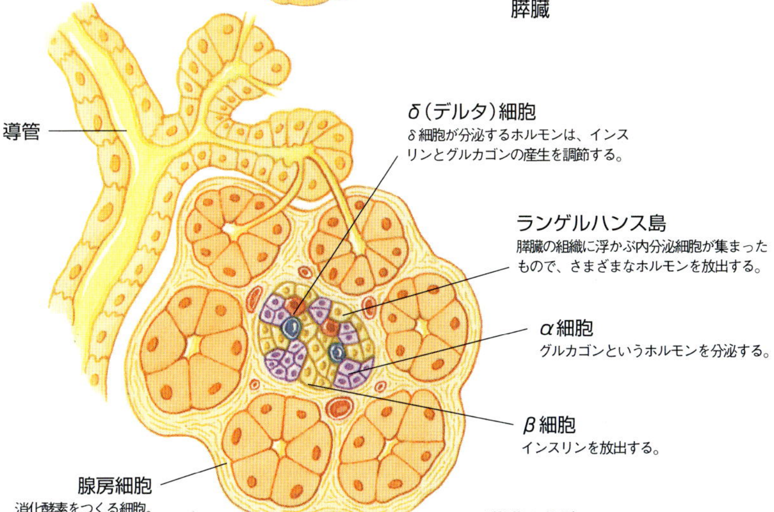
δ（デルタ）細胞
δ細胞が分泌するホルモンは、インスリンとグルカゴンの産生を調節する。
導管
ランゲルハンス島
膵臓の組織に浮かぶ内分泌細胞が集まったもので、さまざまなホルモンを放出する。
α細胞
グルカゴンというホルモンを分泌する。
β細胞
インスリンを放出する。
腺房細胞
消化酵素をつくる細胞。

膵臓の細胞

甲状腺と副甲状腺

甲状腺は首の前側にあって気管をなかばとり巻くようにしている臓器で、体の代謝の調節に重要な役割を果たす。甲状腺の裏側にある4個の副甲状腺は、カルシウムの血中濃度を調節する組織で、副甲状腺が分泌するホルモンは、骨からカルシウムを放出させたり、腎臓に働きかけてビタミンDの産生を促進することによってカルシウムの吸収を高めたりする。

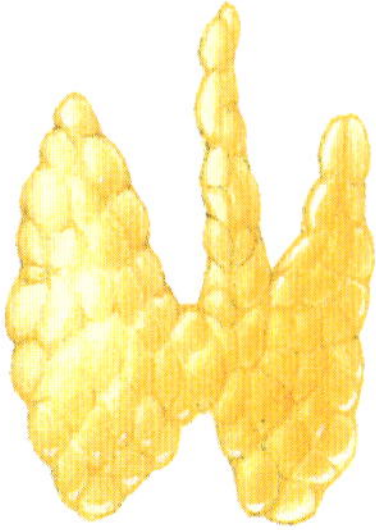

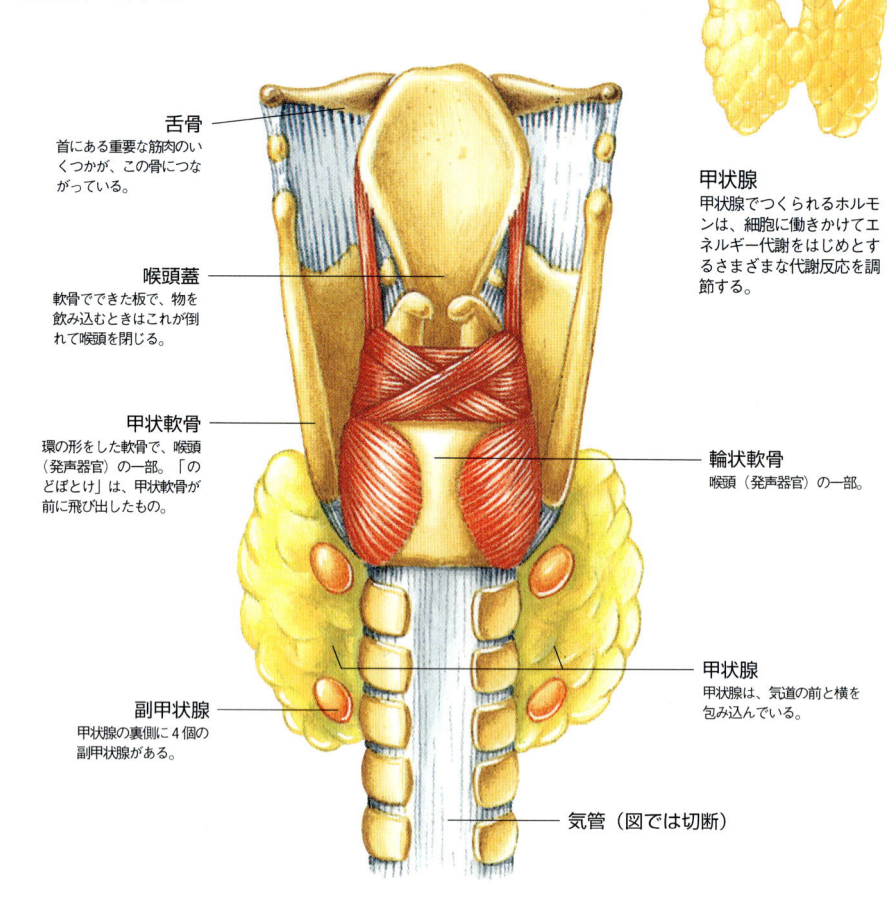

甲状腺
甲状腺でつくられるホルモンは、細胞に働きかけてエネルギー代謝をはじめとするさまざまな代謝反応を調節する。

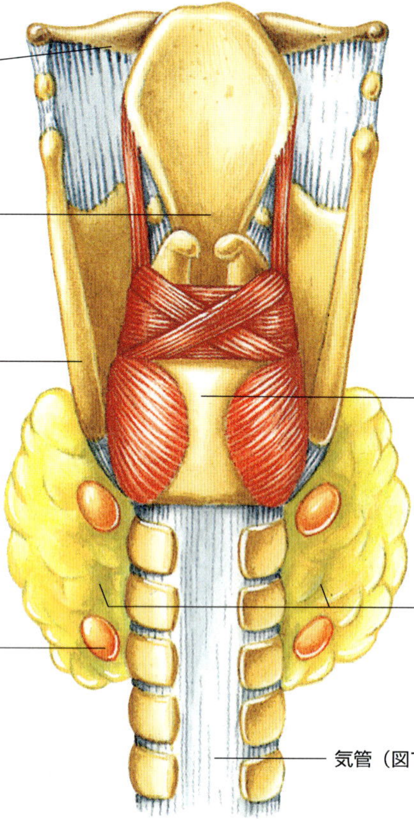
舌骨
首にある重要な筋肉のいくつかが、この骨につながっている。
喉頭蓋
軟骨でできた板で、物を飲み込むときはこれが倒れて喉頭を閉じる。
甲状軟骨
環の形をした軟骨で、喉頭（発声器官）の一部。「のどぼとけ」は、甲状軟骨が前に飛び出したもの。
輪状軟骨
喉頭（発声器官）の一部。
甲状腺
甲状腺は、気道の前と横を包み込んでいる。
副甲状腺
甲状腺の裏側に4個の副甲状腺がある。
気管（図では切断）

女性ホルモン

卵巣は、エストロゲンとプロゲステロンと呼ばれる、性的な発達や生殖に必要なホルモンを分泌する。エストロゲンは、卵子が成熟してくると卵胞（卵子を包む細胞）がつくり出すホルモン（卵胞ホルモン）。排卵という、成熟した卵子が卵巣の外に飛び出す現象が起こったあとは、卵巣に残った卵胞が黄体という小さな組織のかたまりに変わり、プロゲステロン（黄体ホルモン）を分泌する。

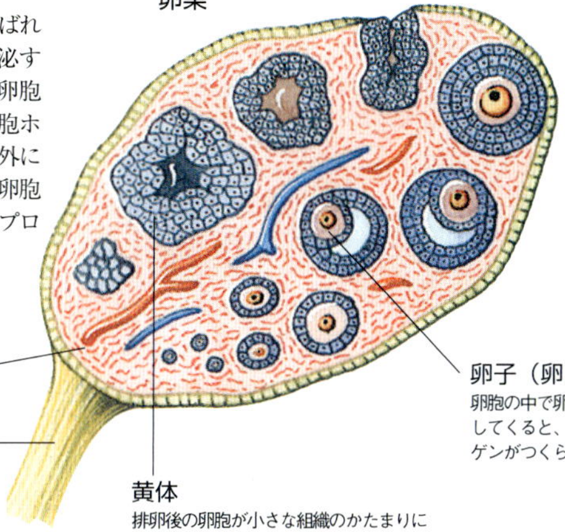
卵巣
血管
固有卵巣索
卵巣と子宮をつなぐ靱帯。
黄体
排卵後の卵胞が小さな組織のかたまりになったもの。プロゲステロンをつくる。
卵子（卵）
卵胞の中で卵子が成熟してくると、エストロゲンがつくられる。

男性ホルモン

男性では、精巣がアンドロゲンと呼ばれる一連の性ホルモンをつくるが、その中で最も重要なのがテストステロン。思春期になると、体内のテストステロン濃度は急に高くなり、性器を成熟させる。テストステロンは、ひげや声変わりなどの第二次性徴を引き起こす。

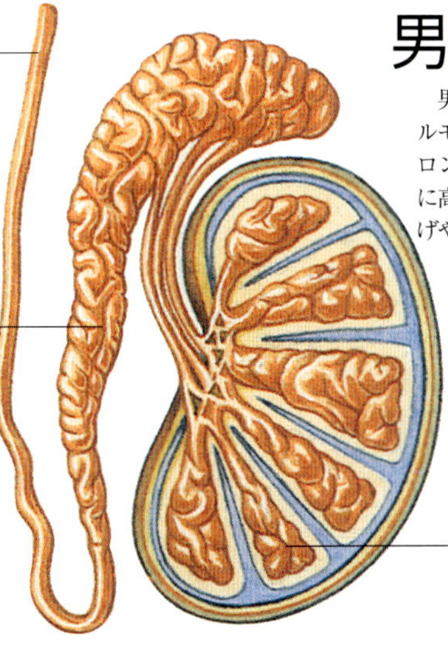
精管
精子を尿道に運ぶ管。
精巣上体（副睾丸）
発達中の精子を蓄えて成熟させる。
精巣（睾丸）
精細管
コイル状の管。精子はここでつくられる。

ホルモンが働く仕組み

ホルモンは、ステロイドやタンパク質、チロシン（アミノ酸の一種）からつくられた物質で、ホルモンは、標的とする細胞の膜の表面または中にある専用の受容体に結合したときだけ、効果を発揮する。タンパク質でできたホルモンは、細胞膜の表面にある受容体に結合する。ステロイドやチロシンを原料とするホルモンは、細胞膜を通り抜けて細胞の中に入り、細胞質や核にある受容体に結合する。

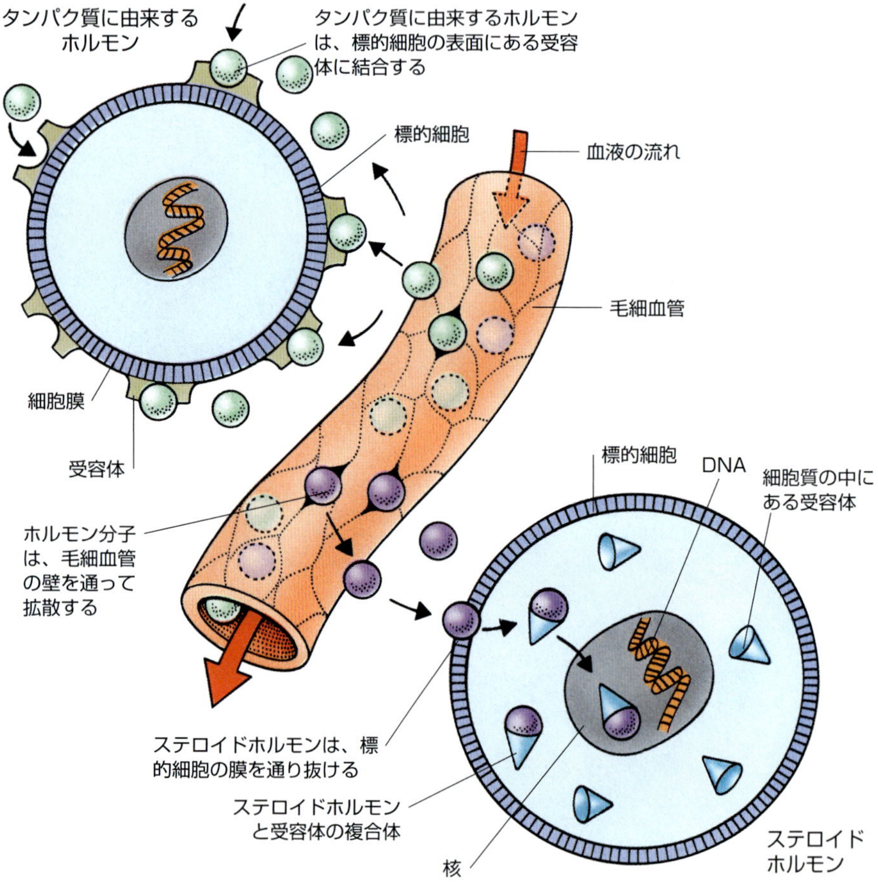

タンパク質に由来するホルモン
タンパク質に由来するホルモンは、標的細胞の表面にある受容体に結合する
標的細胞
血液の流れ
毛細血管
細胞膜
受容体
標的細胞
DNA
細胞質の中にある受容体
ホルモン分子は、毛細血管の壁を通って拡散する
ステロイドホルモンは、標的細胞の膜を通り抜ける
ステロイドホルモンと受容体の複合体
核
ステロイドホルモン

フィードバック機構

ホルモンの産生は、フィードバックと呼ばれる特殊な機構によってコントロールされている。フィードバックとは、標的とする内分泌腺からのホルモン分泌量によって、上流にある視床下部と下垂体のホルモン放出を調節する仕組みのことで、ホルモン放出が促進されることをポジティブ・フィードバック、抑制されることをネガティブ・フィードバックと呼ぶ。フィードバック機構には、体機能のバランスを維持する働きがある。

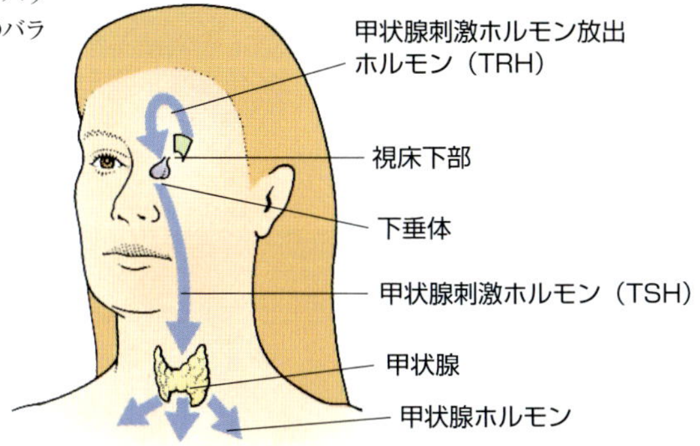
甲状腺刺激ホルモン放出ホルモン（TRH）
視床下部
下垂体
甲状腺刺激ホルモン（TSH）
甲状腺
甲状腺ホルモン

1. ホルモン濃度に対する反応

視床下部は、甲状腺ホルモンの濃度に反応してTRHをつくる。TRHは下垂体を刺激してTSHを放出させる。刺激を受けた甲状腺は、甲状腺ホルモンをつくる。

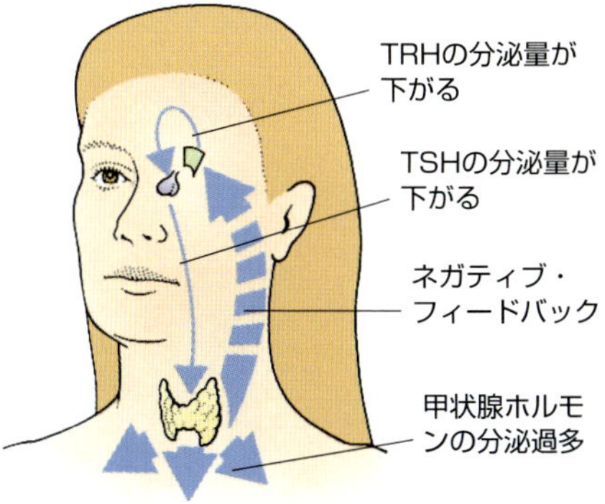
TRHの分泌量が下がる
TSHの分泌量が下がる
ネガティブ・フィードバック
甲状腺ホルモンの分泌過多

2. ネガティブ・フィードバック

甲状腺ホルモンの濃度が上がりすぎると、視床下部にネガティブ・フィードバックがかかり、視床下部からのTRHの分泌量が下がる。甲状腺はこれに反応して、ホルモンの分泌量が落ちる。

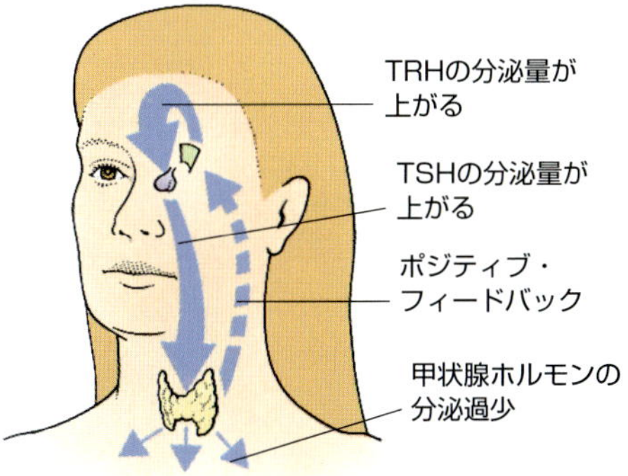
TRHの分泌量が上がる
TSHの分泌量が上がる
ポジティブ・フィードバック
甲状腺ホルモンの分泌過少

3. ポジティブ・フィードバック

甲状腺ホルモンの濃度が下がりすぎると、フィードバック機構が弱まる。視床下部はこれに反応してTRHの分泌量をふやす。この結果、下垂体からのTSHの分泌量が上がり、甲状腺ホルモンの濃度も上がる。

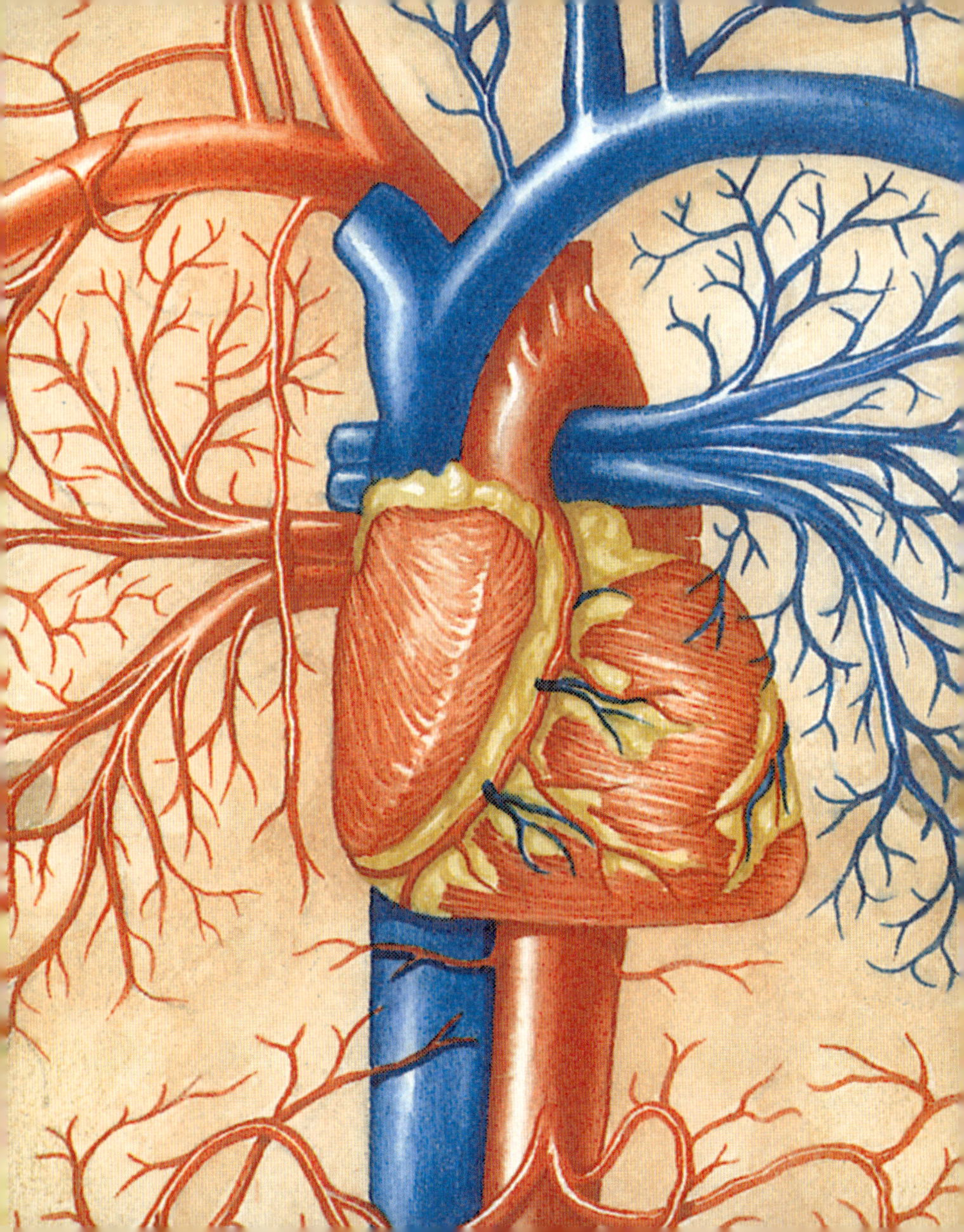

心血管系

心臓と、体内の血液を運ぶ動脈と静脈、小血管は、循環器系または心血管系と呼ばれる。血液は絶えず心臓から送り出され、動脈と静脈をめぐりながら全身の組織に酸素と栄養分を届け、組織から老廃物を受けとる。

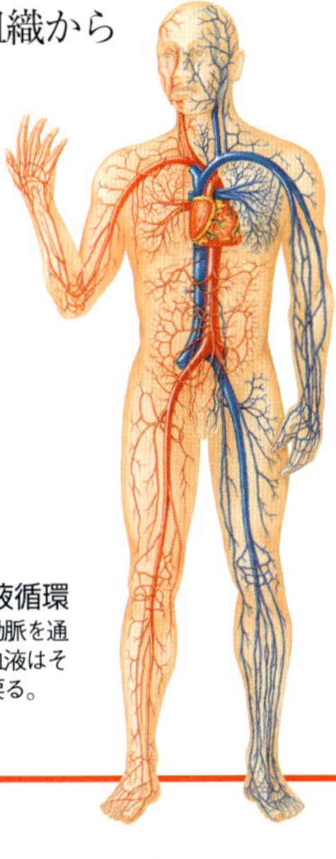

血液循環

心臓が送り出した血液は、動脈を通って全身の小血管に入る。血液はそのあと静脈に入り、心臓に戻る。

心臓と循環器

下の図に、心臓とともに循環器をつくっている主な動脈と静脈、小血管を示した。酸素を多く含む血液（主に動脈の血液）は赤色、酸素を放出したあとの血液（静脈を流れる血液）は青色で示す。肺動脈は、酸素を放出したあとの血液が流れるただ１つの動脈。心臓に戻る血液の流速は、心臓から押し出される血液の流速と同じで、血液は約１分間で全身をめぐる。

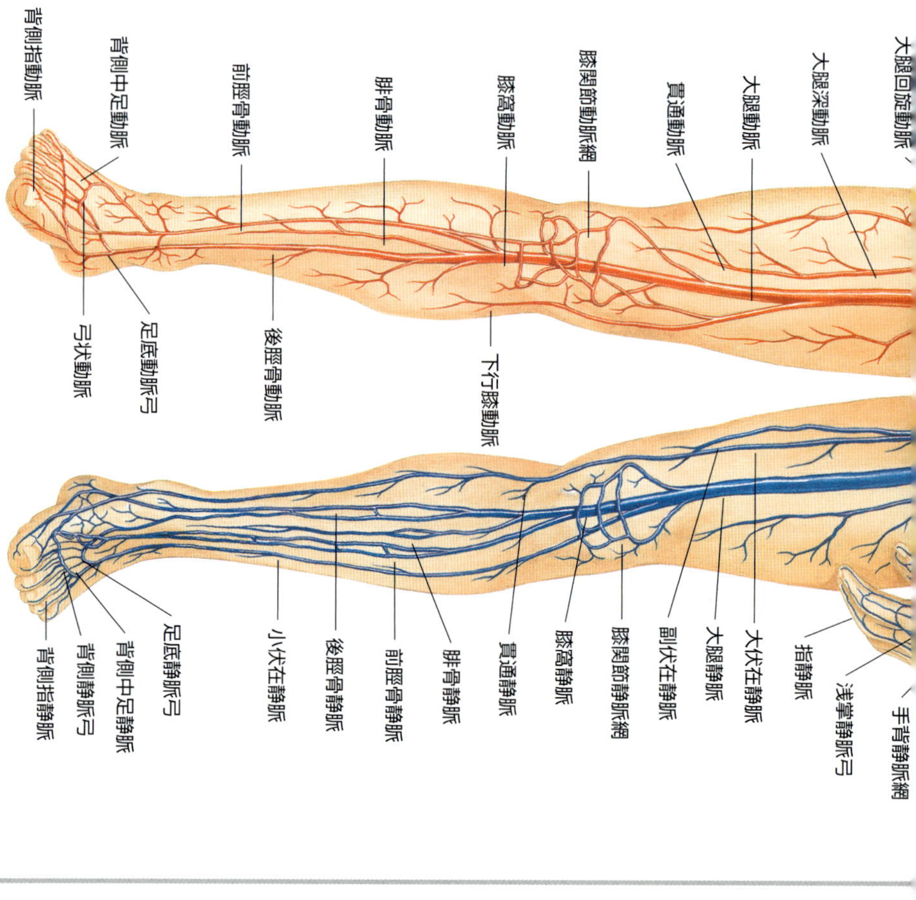
背側指動脈
背側中足動脈
前脛骨動脈
腓骨動脈
膝窩動脈
膝関節動脈網
貫通動脈
大腿動脈
大腿深動脈
大腿回旋動脈
弓状動脈
足底動脈弓
後脛骨動脈
下行膝動脈
背側指静脈
背側静脈弓
背側中足静脈
足底静脈弓
小伏在静脈
後脛骨静脈
前脛骨静脈
腓骨静脈
貫通静脈
膝窩静脈
膝関節静脈網
副伏在静脈
大腿静脈
大伏在静脈
指静脈
浅掌静脈弓
手背静脈網

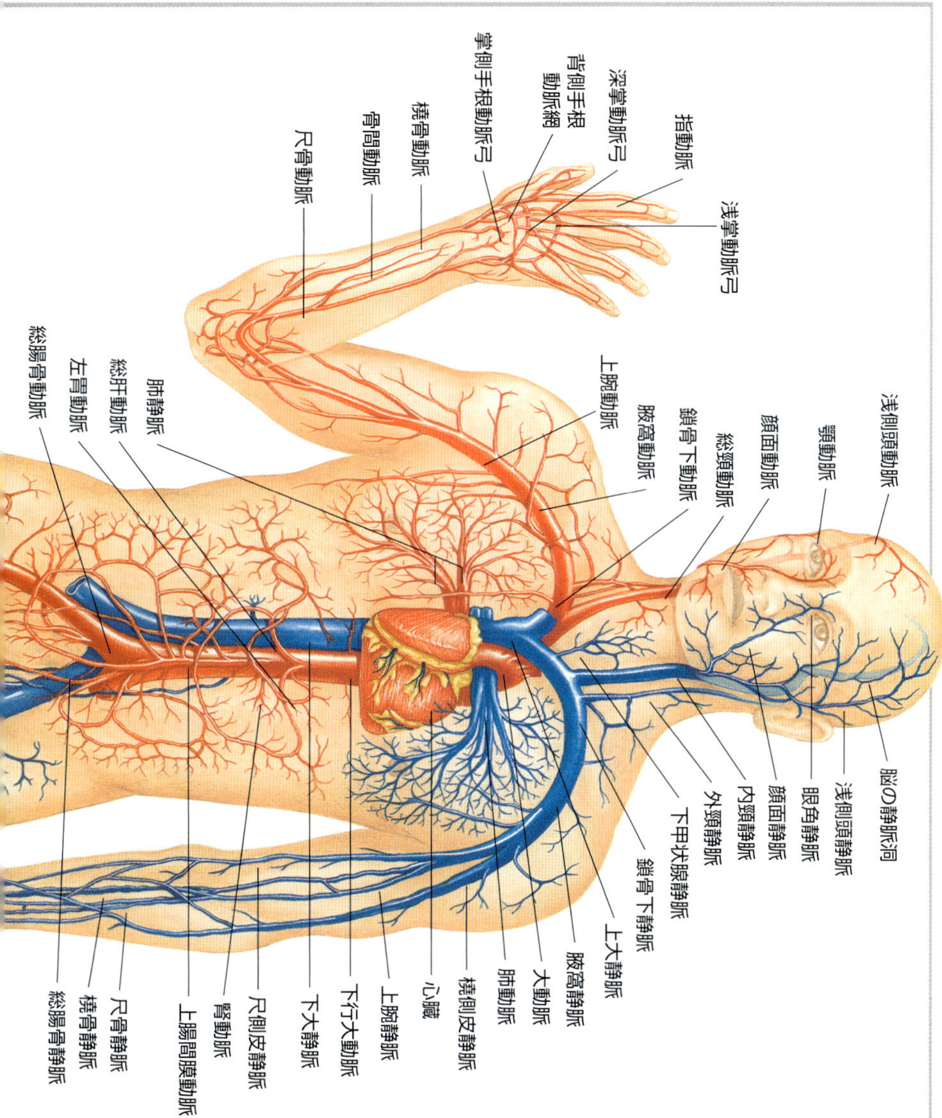
浅掌動脈弓
指動脈
深掌動脈弓
背側手根
動脈網
掌側手根動脈弓
橈骨動脈
骨間動脈
尺骨動脈
浅側頭動脈
顎動脈
顔面動脈
総頸動脈
鎖骨下動脈
腋窩動脈
上腕動脈
肺静脈
総肝動脈
左胃動脈
総腸骨動脈
脳の静脈洞
浅側頭静脈
眼角静脈
顔面静脈
内頸静脈
外頸静脈
下甲状腺静脈
鎖骨下静脈
上大静脈
腋窩静脈
大動脈
肺動脈
橈側皮静脈
心臓
上腕静脈
下行大動脈
下大静脈
尺側皮静脈
腎動脈
上腸間膜動脈
尺骨静脈
橈骨静脈
総腸骨静脈

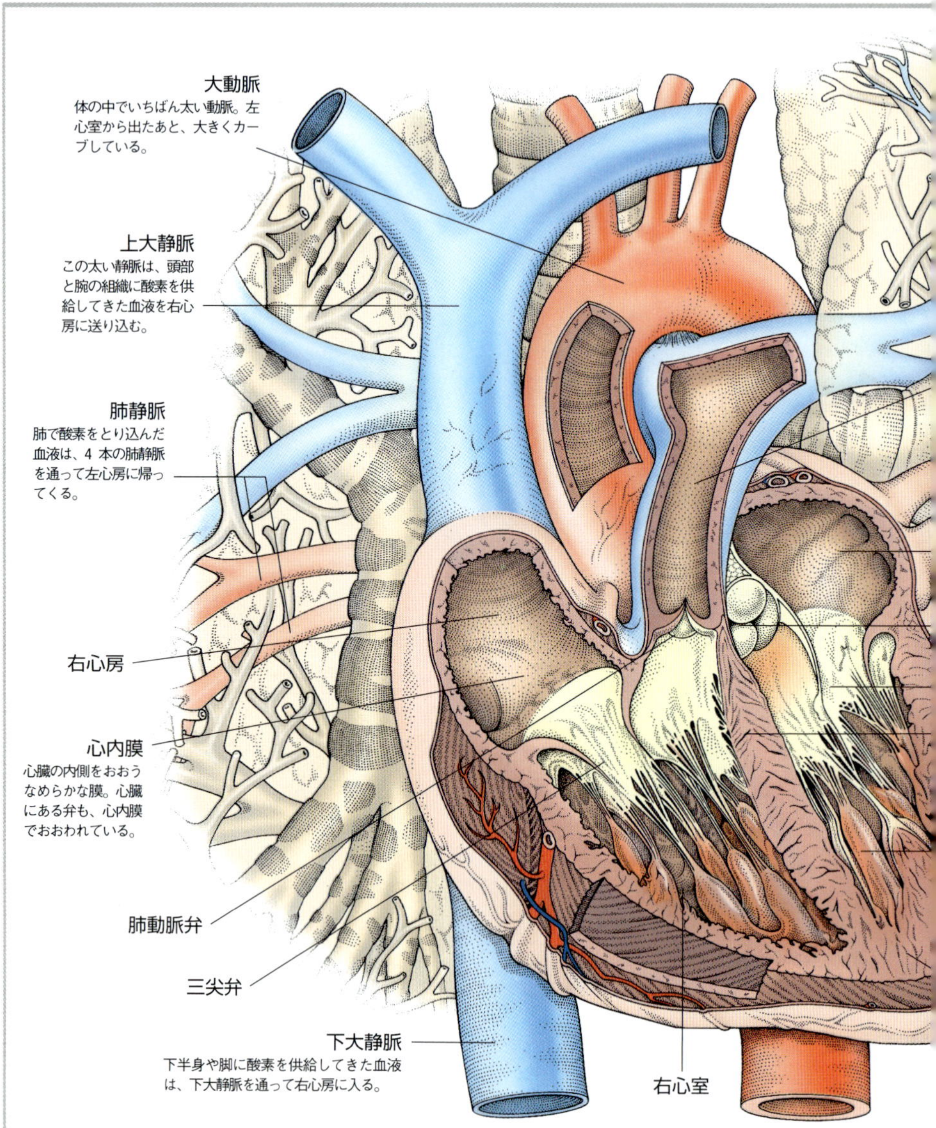
大動脈
体の中でいちばん太い動脈。左心室から出たあと、大きくカーブしている。
上大静脈
この太い静脈は、頭部と腕の組織に酸素を供給してきた血液を右心房に送り込む。
肺静脈
肺で酸素をとり込んだ血液は、4 本の肺静脈を通って左心房に帰ってくる。
右心房
心内膜
心臓の内側をおおうなめらかな膜。心臓にある弁も、心内膜でおおわれている。
肺動脈弁
三尖弁
下大静脈
下半身や脚に酸素を供給してきた血液は、下大静脈を通って右心房に入る。
右心室

心臓の構造

心臓は強力な筋肉のかたまりで、大きさはグレープフルーツ程度、胸の中心からやや左にずれた場所にある。心臓は、心筋と呼ばれる特殊な筋肉でできている。心臓の中は、4つの部屋に分かれており、上の2つを心房、下の2つを心室という。心臓を左右に分けるのは、中隔と呼ばれる丈夫な筋肉の壁。心臓の部屋から部屋に血液を移動させる際には、4個ある一方通行の弁が調節する。

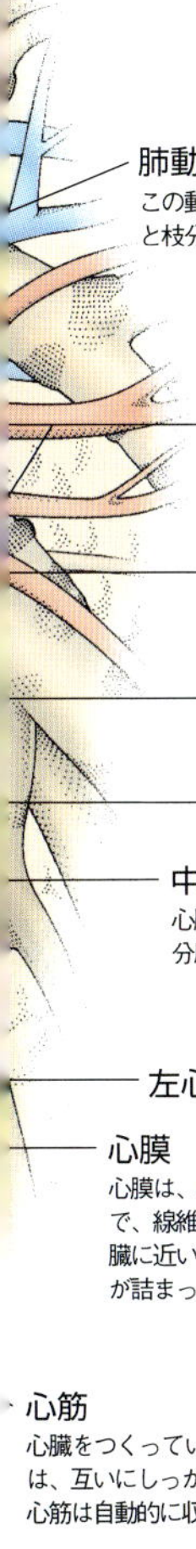
肺動脈幹
この動脈は、右心室を出たあと枝分かれして、酸素を放出したあとの血液を左右の肺に運び込む。
肺静脈
左心房
大動脈弁
僧帽弁
中隔
心臓を2つに分ける分厚い筋肉の壁。
左心室
心膜
心膜は、心臓の表面をおおう袋で、線維組織でできている。心臓に近い2枚の膜の間には液体が詰まっている。
心筋
心臓をつくっている心筋線維（筋細胞）は、互いにしっかりと結びついている。心筋は自動的に収縮することができる。

心臓は2系統のポンプ

酸素を放出したあとの血液は、心臓の右側を流れ、心臓から肺に送り込まれて酸素をとり込む。肺で酸素を受けとった血液は、心臓の左側に戻ったあと、全身に向けて送り出される。

色による分類

- 酸素を放出した血液（青）
- 酸素をとり入れた血液（赤）

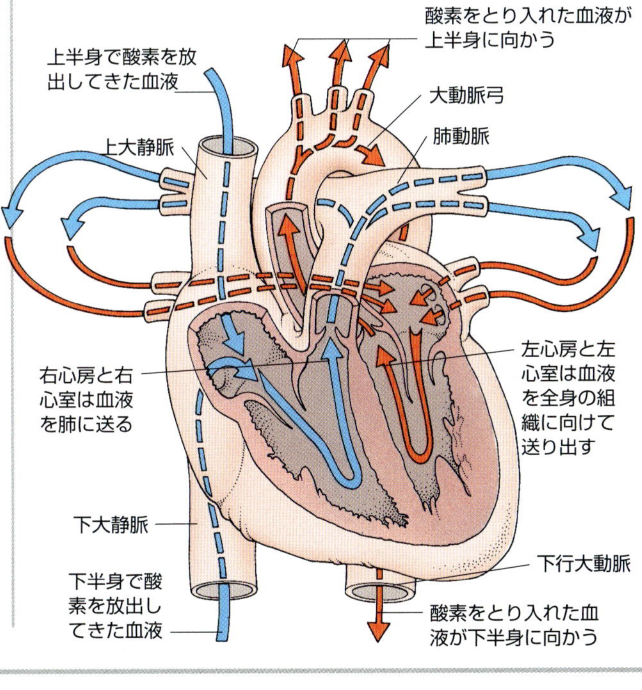
酸素をとり入れた血液が上半身に向かう
上半身で酸素を放出してきた血液
大動脈弓
肺動脈
上大静脈
右心房と右心室は血液を肺に送る
左心房と左心室は血液を全身の組織に向けて送り出す
下大静脈
下行大動脈
下半身で酸素を放出してきた血液
酸素をとり入れた血液が下半身に向かう

心臓への血液供給

心臓は、たくさんの酸素を必要とするため、多量の血液が必要（心臓より多くの血液が必要な臓器は脳だけ）。心房や心室を流れる血液は、心筋に栄養を供給しない。心臓は、冠状動脈（冠動脈）と呼ばれる血管から酸素や栄養を受けとる。

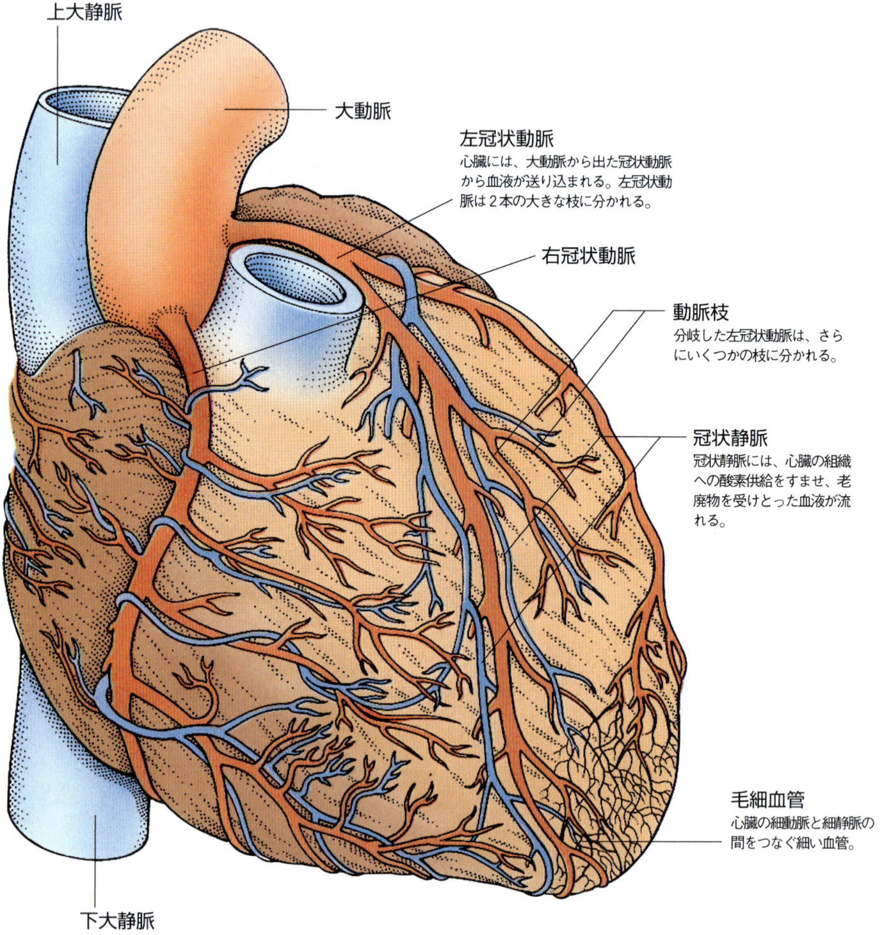
上大静脈
大動脈
左冠状動脈
心臓には、大動脈から出た冠状動脈から血液が送り込まれる。左冠状動脈は２本の大きな枝に分かれる。
右冠状動脈
動脈枝
分岐した左冠状動脈は、さらにいくつかの枝に分かれる。
冠状静脈
冠状静脈には、心臓の組織への酸素供給をすませ、老廃物を受けとった血液が流れる。
毛細血管
心臓の細動脈と細静脈の間をつなぐ細い血管。
下大静脈

冠状静脈の流れ

心臓の組織に酸素を供給した血液は、冠状静脈（冠静脈）に流れ込む。静脈に入った血液のほとんどは、冠状静脈洞と呼ばれる、心臓の背面にある太い血管に入る。冠状静脈洞の血液は、右心房に戻る。

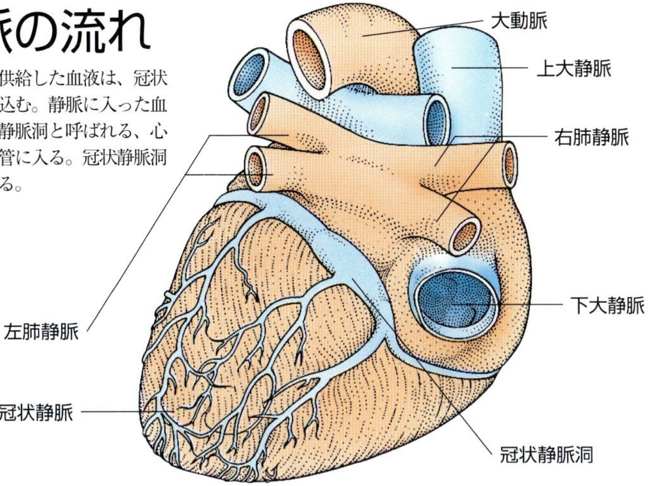
大動脈
上大静脈
右肺静脈
下大静脈
左肺静脈
冠状静脈
冠状静脈洞

心臓の骨格

心臓には丈夫な線維組織でできた輪が４個あり、心臓弁や心筋がつながる骨組みとして働いている。この骨格をとり巻く心筋線維のおかげで、心室は力強く収縮して血液を送り出すことができる。

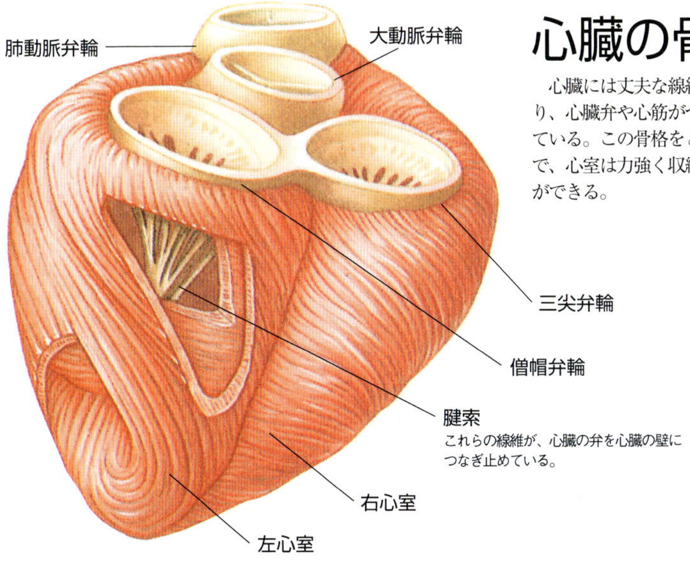
肺動脈弁輪
大動脈弁輪
三尖弁輪
僧帽弁輪
腱索
これらの線維が、心臓の弁を心臓の壁につなぎ止めている。
右心室
左心室

心臓の機能

心臓が自動的に繰り返すリズミカルな拍動は、洞房結節と呼ばれるペースメーカーが出す電気的インパルスによって維持されている。インパルスは心房全体に広がって心房を収縮させてから、房室結節に行きつく。インパルスは房室結節で一瞬とどまったあと、インパルスを伝導する特殊な心筋線維（特殊心筋）を伝って心室じゅうに広がり、心室を収縮させる。

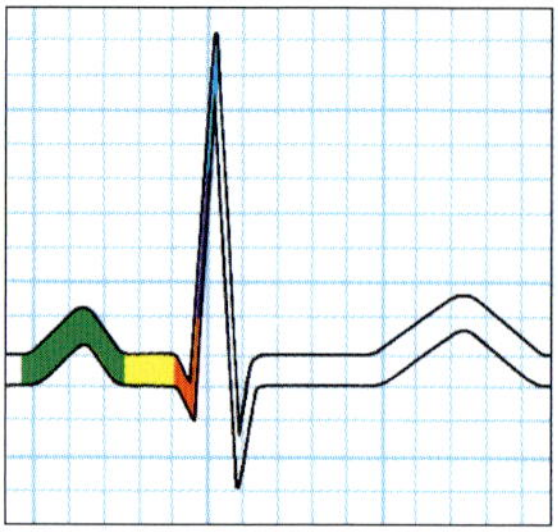

心電図（ECG）

心電図とは、心臓の電気的な活動を記録したもの。心臓の各部位にインパルスが伝わると、特徴的な波形があらわれる。下図では、心電図の各部分と、その時点でインパルスが通っている伝導路の部分を同色で色分けして示した。

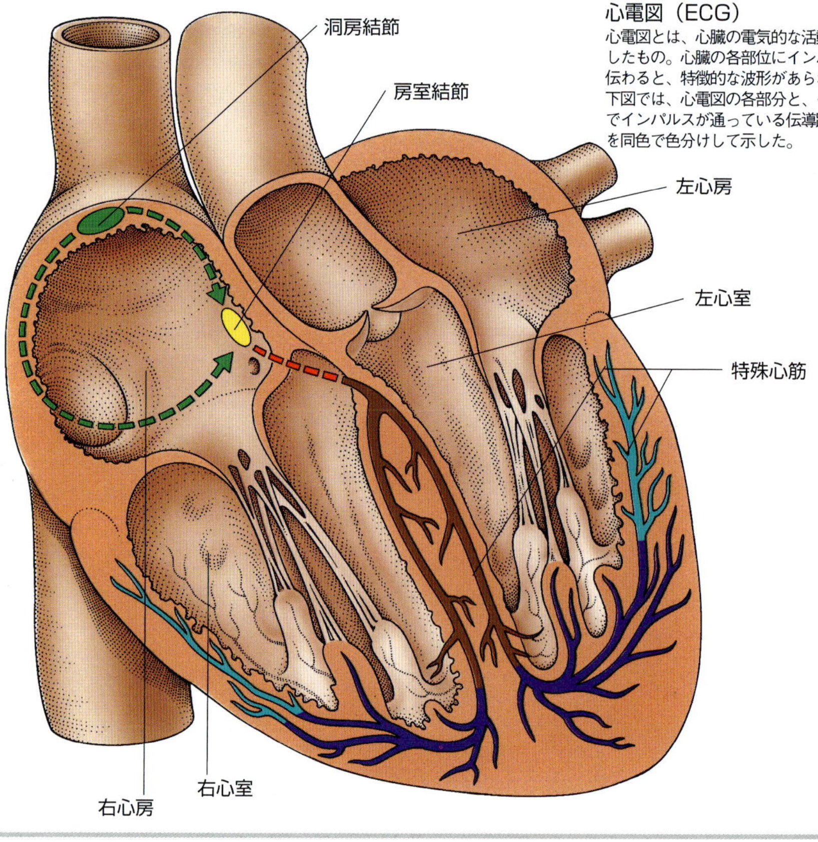

洞房結節
房室結節
左心房
左心室
特殊心筋
右心室
右心房

神経系による心臓の調節

自律神経に支配されていない状態の心臓は、１分間に約100回拍動する。安静にしているときの心拍数は毎分約70回だが、これは延髄の心臓中枢から出て迷走神経（副交感神経系）を経由して心臓に届くインパルスが心拍数を減らしているからである。運動しているときやストレスがかかっているときには、視床下部の影響を受けて、交感神経が心拍数をふやす。副腎がホルモンを放出したときも、心拍数が上がる。心拍数が上がると、心臓が筋肉に向けて送り出す血液の量がふえる。

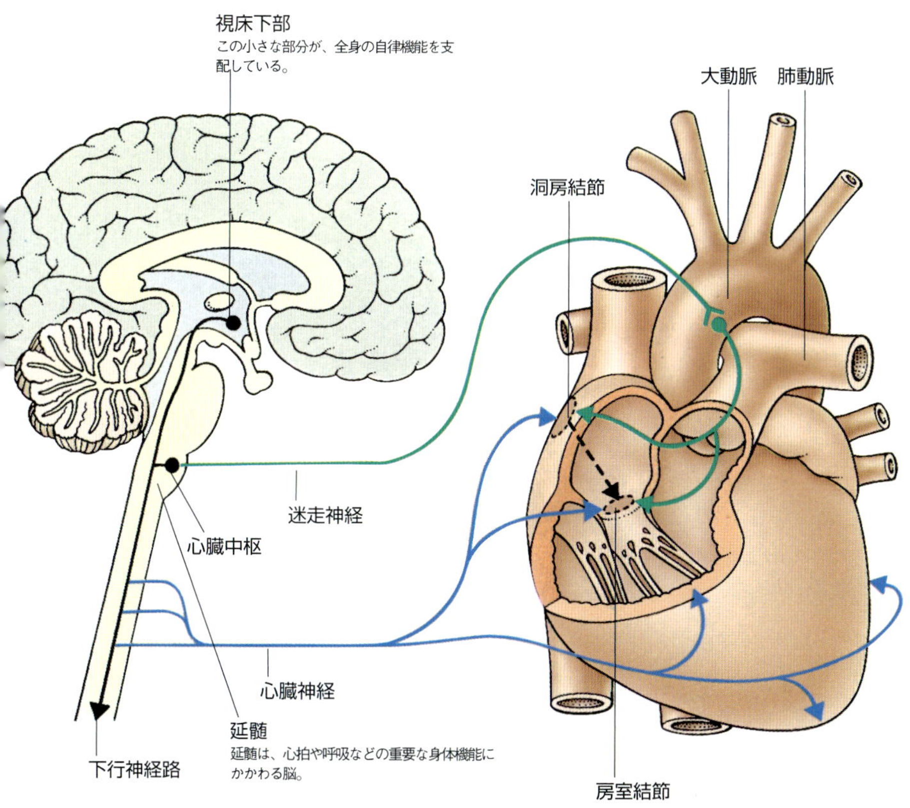
色による分類
副交感神経
交感神経
視床下部
この小さな部分が、全身の自律機能を支配している。
大動脈
肺動脈
洞房結節
迷走神経
心臓中枢
心臓神経
延髄
延髄は、心拍や呼吸などの重要な身体機能にかかわる脳。
下行神経路
房室結節

心臓の弁

心臓には４個の弁があり、心臓の中の血液を１方向にだけ流している。三尖弁（さんせんべん）と僧帽弁（そうぼうべん）は、心房と心室の間にあり、腱索と呼ばれる線維につながっている。肺動脈弁と大動脈弁は、心室から出る部分にある。弁のドアにあたる弁尖（べんせん）は、順方向には開くが逆方向には開かないので、心臓の中の血液は順方向にだけ流れ、逆流しない。

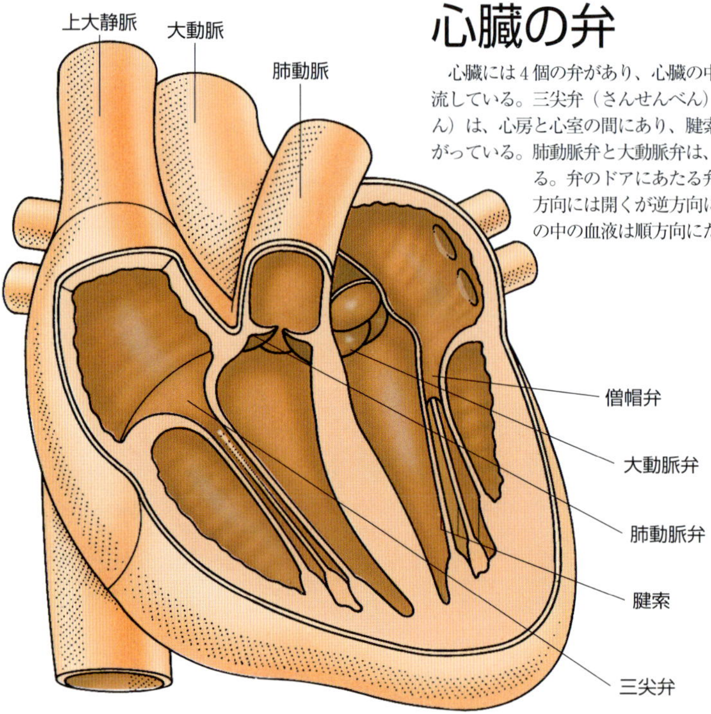
上大静脈
大動脈
肺動脈
僧帽弁
大動脈弁
肺動脈弁
腱索
三尖弁

弁尖

心臓弁でドアの役割を果たす薄い線維組織は、弁尖（べんせん）と呼ばれる。弁尖は心内膜というなめらかな膜でおおわれていて、密な結合組織で補強されている。肺動脈弁と大動脈弁、三尖弁には３枚の弁尖がある。僧帽弁の弁尖は２枚。

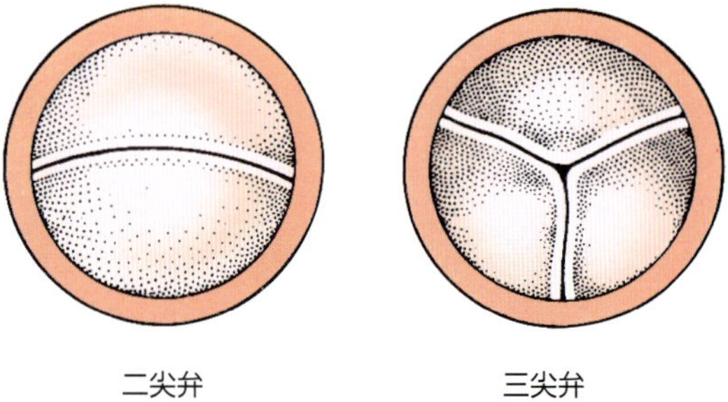
二尖弁
三尖弁

心臓の拍動

心臓が脈を打つ仕組みは、3段階の動きからなる。第1段階では、心筋が弛緩して心臓の内部が血液で満たされる。第2段階では心房が収縮し、第3段階では心室が収縮して心臓から動脈に血液が送り出される。心室が収縮するサイクルは、1秒の4分の1から5分の1という短時間で起こる。はげしい運動をしているときやストレスがかかったときは、このスピードが2倍以上になることもある。

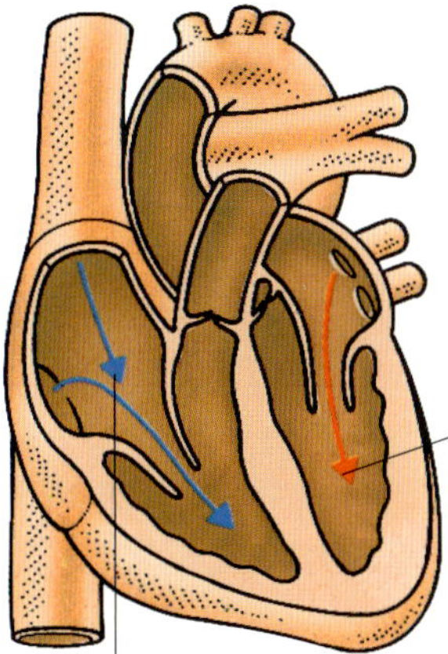
酸素をとり入れた血液
酸素を放出した血液

拡張期
第1段階では、酸素を放出した血液が右心房に入り、酸素をとり入れた血液が左心房に入る。左右の心房に入った血液は、それぞれの心室に入る。

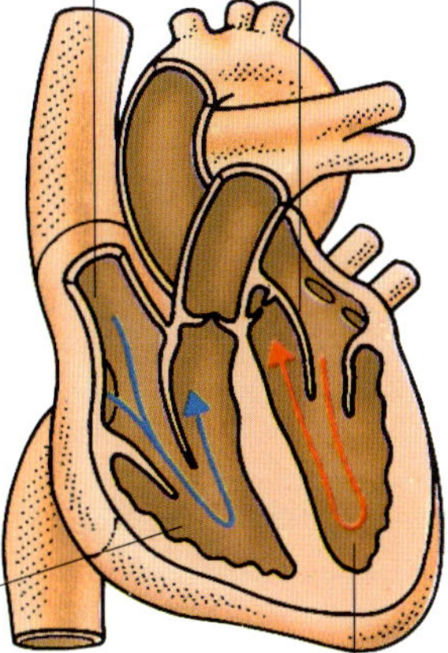
右心房
左心房
右心室
左心室

心房の収縮
第2段階では、洞房結節から伝わったインパルスが心房を収縮させる。心房が収縮すると、心房に残っている血液がすべて心室に入る。

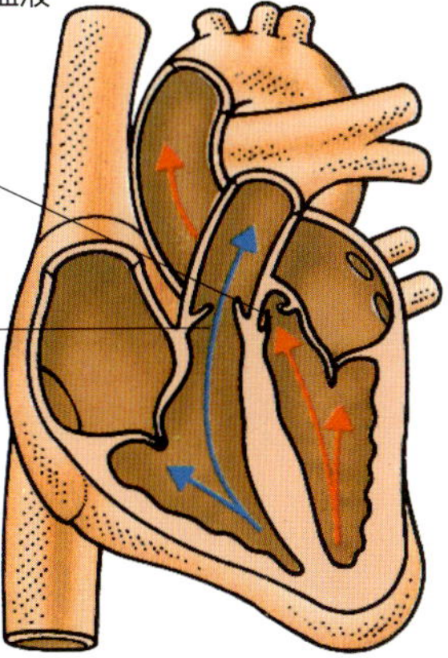
大動脈弁が開く
肺動脈弁が開く

心室の収縮
第3段階では、心室が収縮する。心室にある弁が開いて、肺動脈と大動脈に血液が押し出される。この段階が終わると、拡張期に入る。

血液の循環

血液は、肺循環と体循環と呼ばれる２つの経路をめぐる。どちらの経路にも、動脈、静脈、毛細血管がある。肺循環では、酸素を放出したあとの血液が心臓から肺へと運ばれ、肺で酸素をとり入れたあと、心臓に戻る。酸素をとり入れた血液は、体循環に入って全身に届けられる。

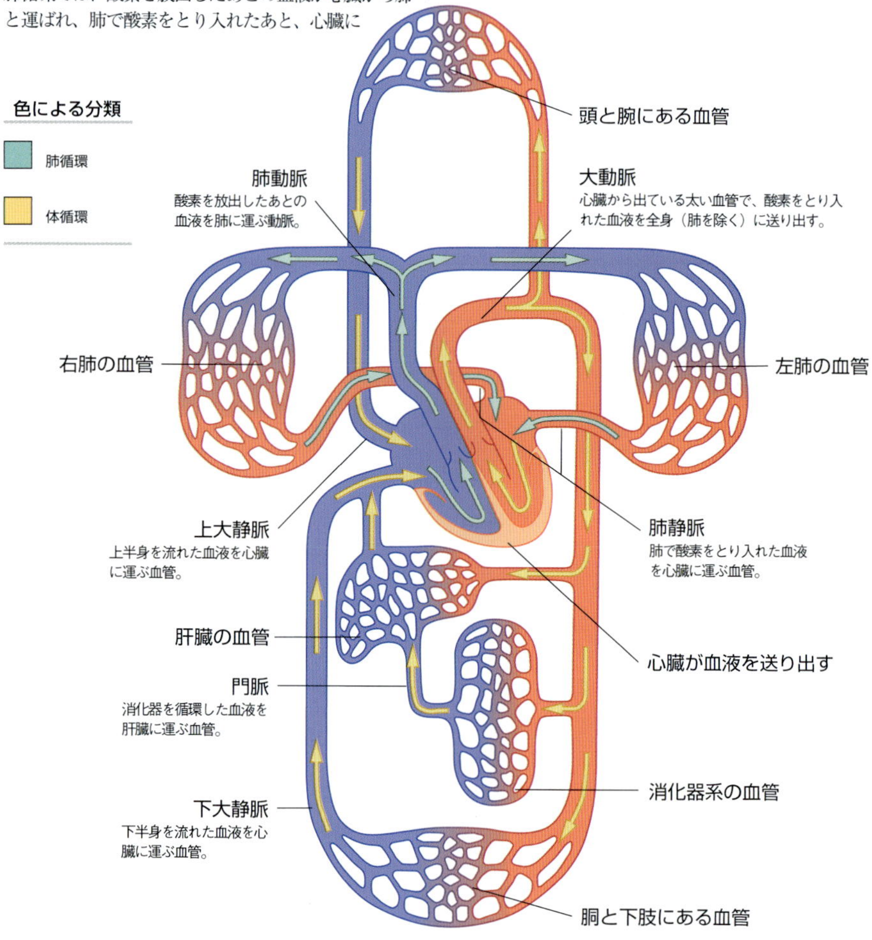
色による分類
肺循環
体循環
頭と腕にある血管
肺動脈
酸素を放出したあとの血液を肺に運ぶ動脈。
大動脈
心臓から出ている太い血管で、酸素をとり入れた血液を全身（肺を除く）に送り出す。
右肺の血管
左肺の血管
上大静脈
上半身を流れた血液を心臓に運ぶ血管。
肺静脈
肺で酸素をとり入れた血液を心臓に運ぶ血管。
肝臓の血管
心臓が血液を送り出す
門脈
消化器を循環した血液を肝臓に運ぶ血管。
消化器系の血管
下大静脈
下半身を流れた血液を心臓に運ぶ血管。
胴と下肢にある血管

肝門脈系

ある組織と別の組織をつなぐ血管を、門脈系と呼ぶ。胃や脾臓、腸、膵臓から出た血液は、いくつかの静脈を通ったあと、門脈と呼ばれる１本の静脈に注ぎ込む。肝臓では、消化管からきた血液から栄養素を吸収して蓄えたり、毒素や汚染物質をとり除く（解毒）。毒素がとり除かれた血液は下大静脈に入って心臓と肺に戻り、酸素の供給を受けて再び体組織に送り出される。

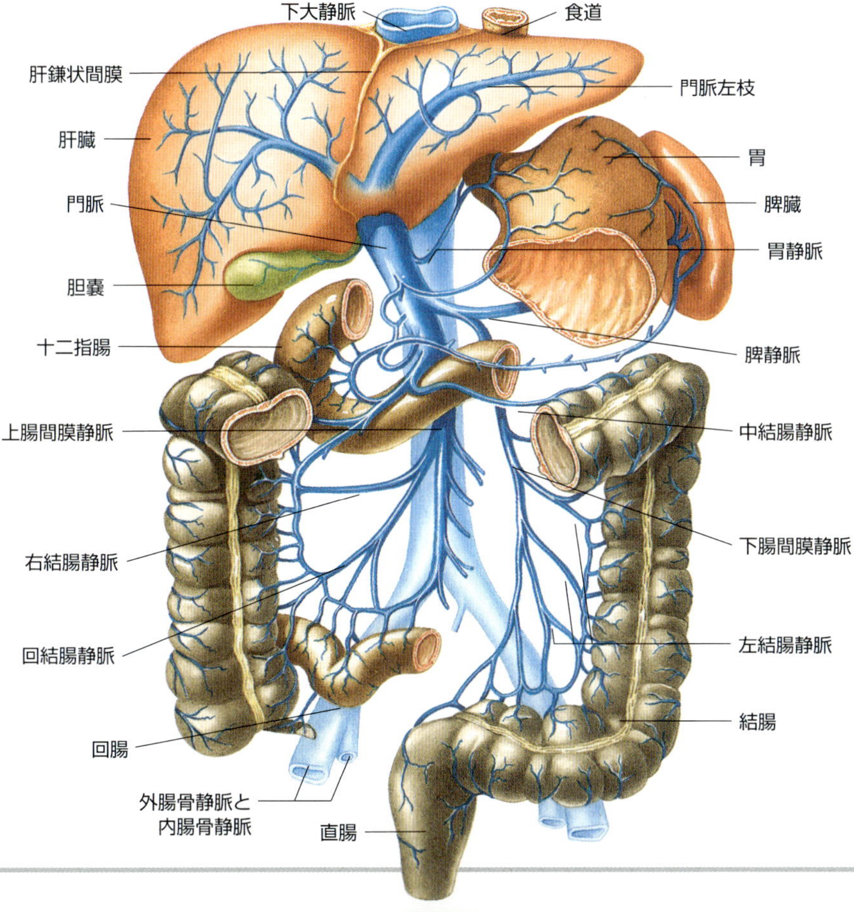
下大静脈
食道
肝鎌状間膜
門脈左枝
肝臓
胃
脾臓
門脈
胃静脈
胆嚢
十二指腸
脾静脈
上腸間膜静脈
中結腸静脈
下腸間膜静脈
右結腸静脈
回結腸静脈
左結腸静脈
結腸
回腸
外腸骨静脈と
内腸骨静脈
直腸

動脈の構造

酸素がなければ、体にある細胞はすべてあっという間に死に絶えてしまう。肺で酸素を受けとった血液は、下図のような筋肉の厚い壁を持つ動脈から、細動脈と呼ばれる細い動脈に入る。細動脈は、毛細血管を介して静脈系につながっている。血液は、酸素のほかに栄養分や老廃物も運ぶ役目を持つ。感染と闘う、出血を止めるなどの特殊な役目を持つ血液成分も含まれている。

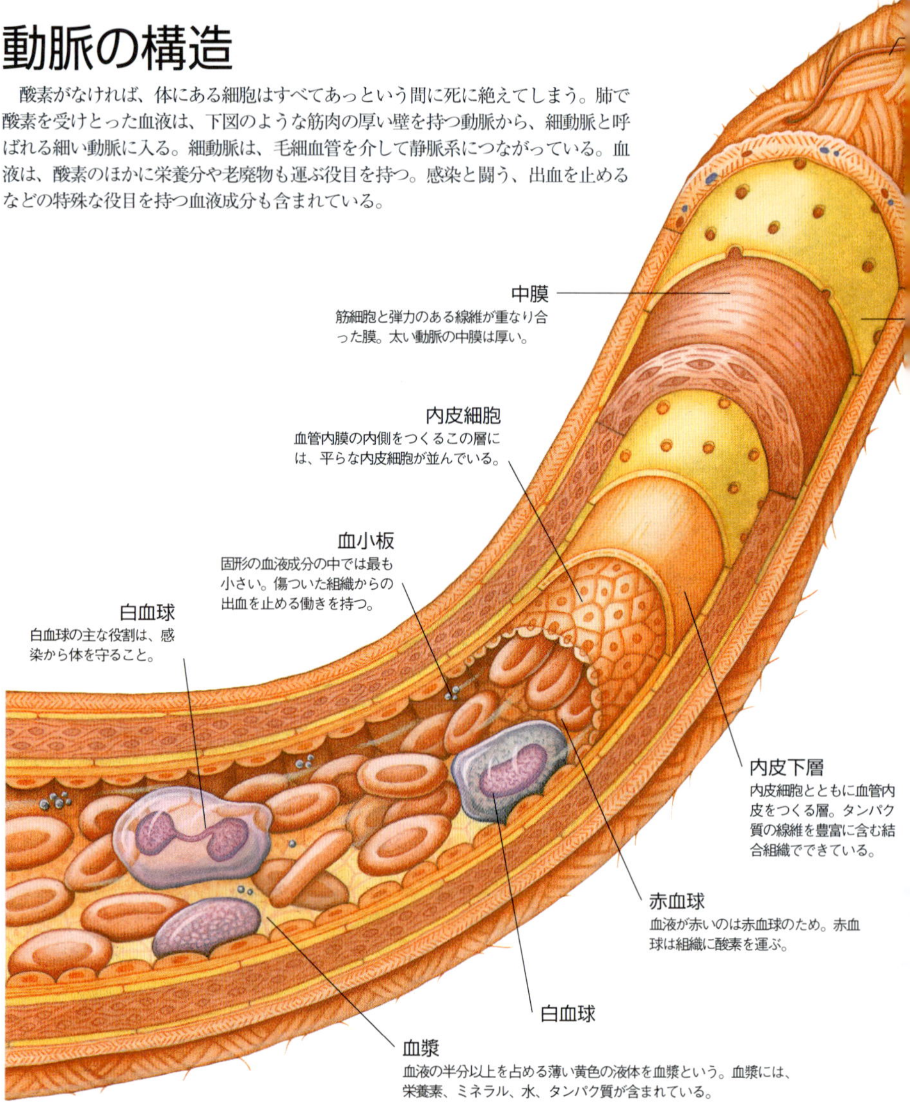
中膜
筋細胞と弾力のある線維が重なり合った膜。太い動脈の中膜は厚い。
内皮細胞
血管内膜の内側をつくるこの層には、平らな内皮細胞が並んでいる。
血小板
固形の血液成分の中では最も小さい。傷ついた組織からの出血を止める働きを持つ。
白血球
白血球の主な役割は、感染から体を守ること。
内皮下層
内皮細胞とともに血管内皮をつくる層。タンパク質の線維を豊富に含む結合組織でできている。
赤血球
血液が赤いのは赤血球のため。赤血球は組織に酸素を運ぶ。
白血球
血漿
血液の半分以上を占める薄い黄色の液体を血漿という。血漿には、栄養素、ミネラル、水、タンパク質が含まれている。

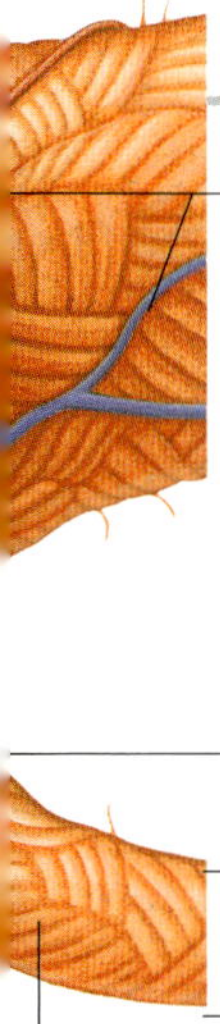
栄養血管
動脈の壁に栄養分を送る血管。
弾性膜
一部の血管では、外膜と中膜の間に柔軟な膜がある。
血管の枝
外膜
タンパク質でできた膜で、神経、血管とリンパ管が通っている。

静脈の構造

静脈の壁はやわらかくて薄く、多量の血液が流れ込むと拡張する。酸素を放出したあとに心臓に向かう静脈血の圧力は低い。静脈血が逆流することなく心臓に届くよう、静脈のあちこちには逆流防止弁がある。

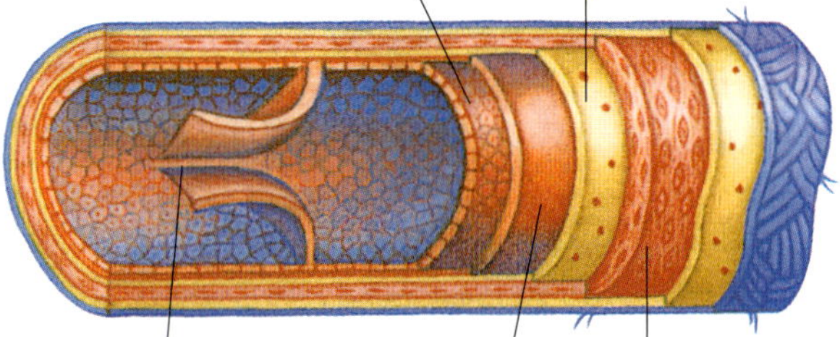
内皮細胞
弾性膜
静脈弁
内皮下層
中膜

毛細血管のネットワーク

動脈と静脈は、毛細血管を介してつながっている。毛細血管は互いにつながって網の目状に広がっている。この網の目の大きさは、組織によって違う。毛細血管の壁は薄く、物質をよく通すため、血液と組織細胞との間で栄養素や酸素を含んだ液体や、老廃物を交換できるようになっている。

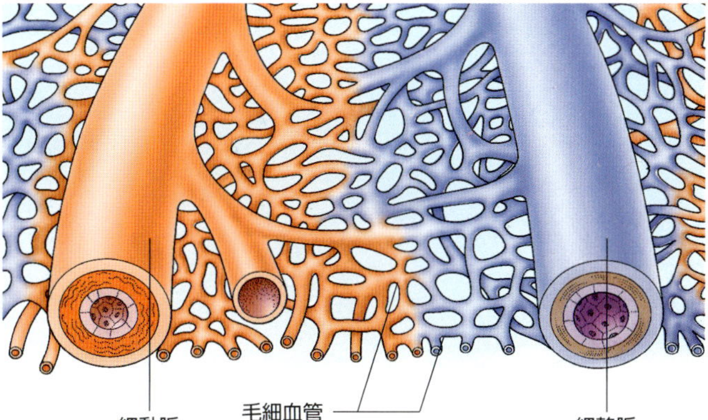
細動脈
毛細血管
細静脈

血液の成分

血液は、血球と呼ばれるさまざまな固形成分と、血漿と呼ばれる液体成分からできている。血漿のほとんどは水だが、タンパク質や栄養素も多く含まれている。血球は何種類もあるが、いちばん多いのは赤血球。血球はそれぞれ特殊な役割を持ち、体を効率よく機能させる働きがある。成人の体内には約５ℓの血液がある。

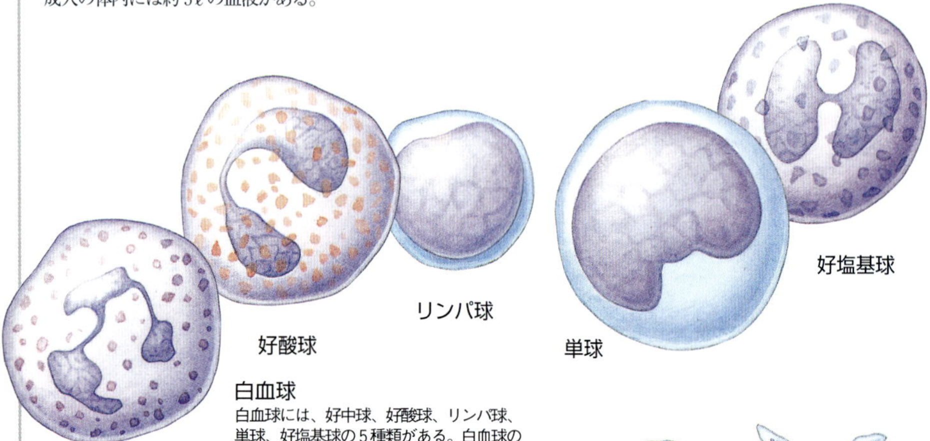

白血球

白血球には、好中球、好酸球、リンパ球、単球、好塩基球の５種類がある。白血球の主な役割は、体に侵入した病原体を排除して感染を防ぐこと。

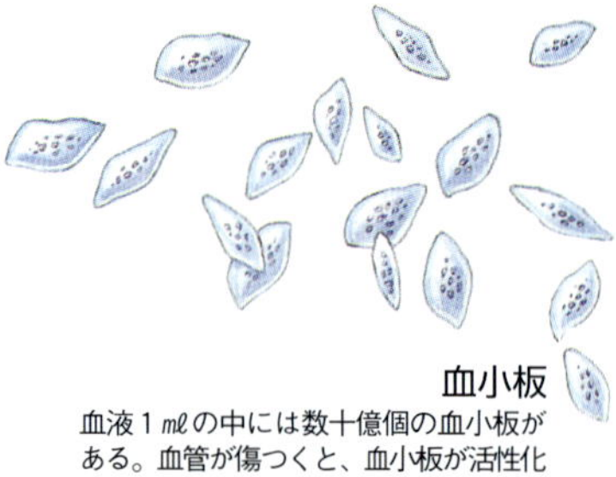

血小板

血液１㎖の中には数十億個の血小板がある。血管が傷つくと、血小板が活性化されて傷ついた部分に次々とはりつく。こうしてできた血栓は、傷ついた血管をふさいで血液の漏れを防ぐ。

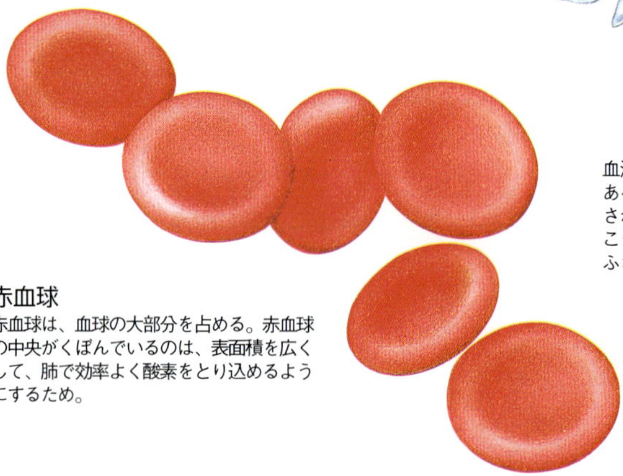

赤血球

赤血球は、血球の大部分を占める。赤血球の中央がくぼんでいるのは、表面積を広くして、肺で効率よく酸素をとり込めるようにするため。

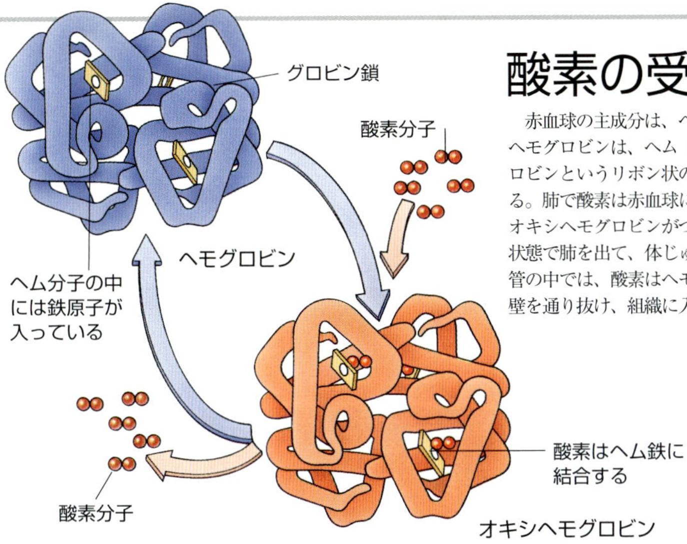
グロビン鎖
酸素分子
ヘモグロビン
ヘム分子の中
には鉄原子が
入っている
酸素はヘム鉄に
結合する
酸素分子
オキシヘモグロビン

酸素の受け渡し

赤血球の主成分は、ヘモグロビンと呼ばれる。ヘモグロビンは、ヘム（鉄を含む赤い色素）とグロビンというリボン状のタンパク質からできている。肺で酸素は赤血球に入り、ヘム鉄と結合してオキシヘモグロビンがつくられる。赤血球はこの状態で肺を出て、体じゅうに酸素を運ぶ。毛細血管の中では、酸素はヘモグロビンから離れて血管壁を通り抜け、組織に入る。

赤血球の産生

赤血球は毎秒200万個が壊れていくが、同じスピードで新しい赤血球がつくられている。赤血球がつくられるプロセスは、赤血球新生と呼ばれる。赤血球新生のプロセスは、腎臓から始まる。血液中の酸素濃度が低くなると、腎臓がエリスロポエチンというホルモンを放出し、エリスロポエチンは血流にのって赤色骨髄に入り、赤血球の産生を促す。赤血球の数がふえると血液中の酸素濃度が上がる。

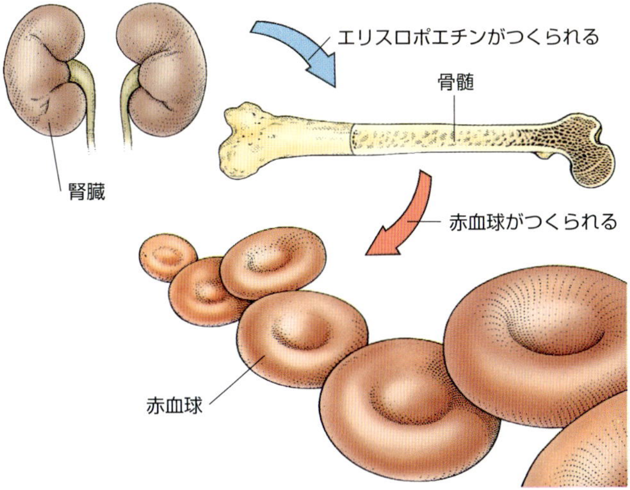
エリスロポエチンがつくられる
骨髄
腎臓
赤血球がつくられる
赤血球

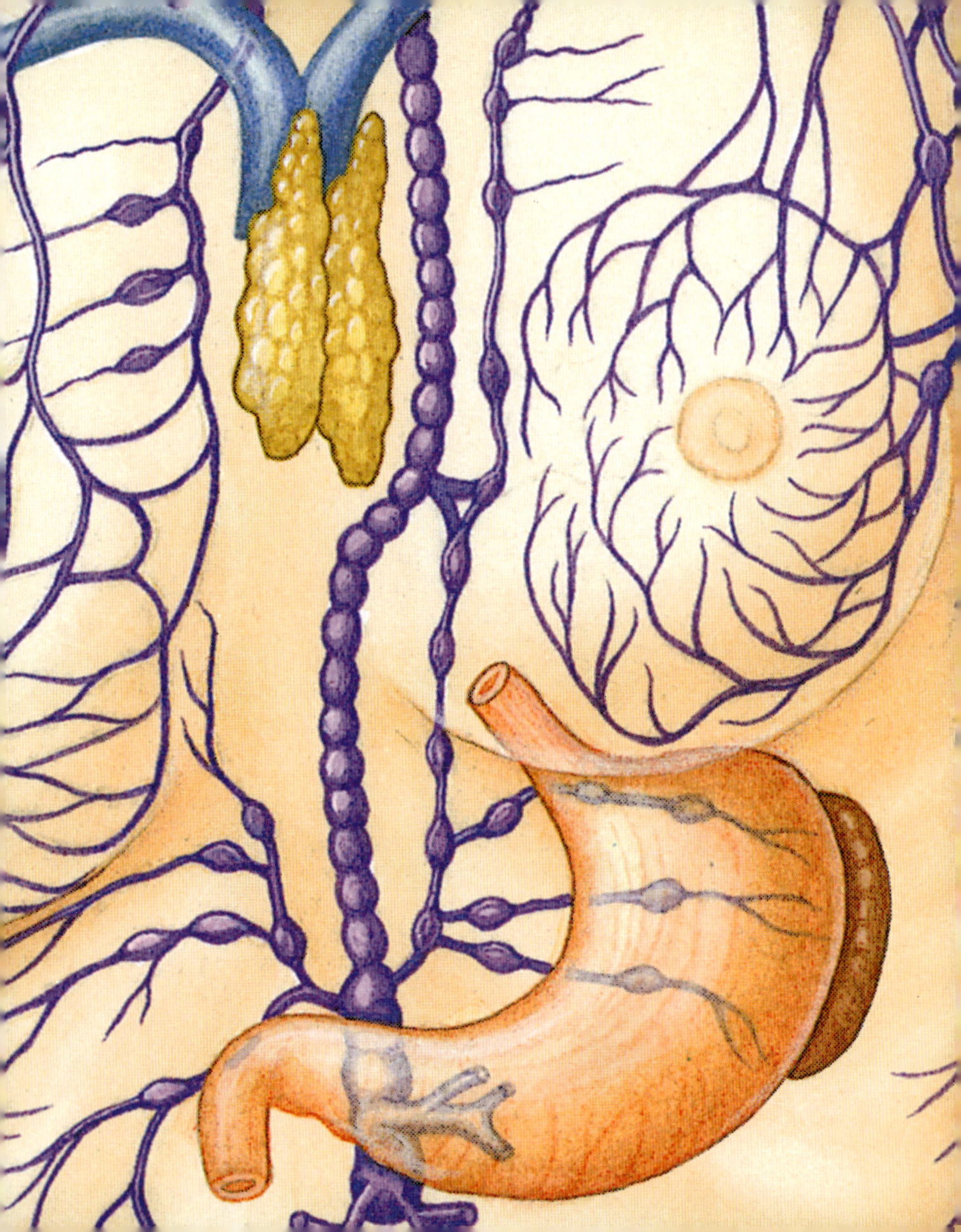

リンパ系・免疫系

健康な体には免疫系と呼ばれる防御機構が備わっていて、病原体の攻撃に応戦するほか、細胞ががん化すると活発に動きだす。免疫系の担い手はリンパ球と呼ばれる白血球で、さまざまな仕組みで感染や細胞の異常に反応する。

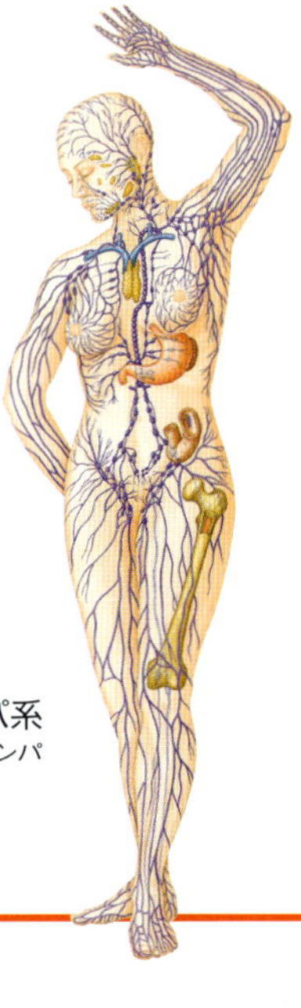

リンパ系
白血球を多く含むリンパ組織やリンパ管、リンパ節でつくられるリンパ系は、免疫系の主役。

リンパ系

リンパ系は、免疫系の一部として、病原体から体を守る働きを担っている。リンパとは、血管からしみ出して組織の細胞の間にたまる水のような液体のこと。リンパは毛細リンパ管に入り、やがてリンパ管と呼ばれる太い管に集まる。リンパ管のところどころにはリンパ節があり、ここで特殊な白血球（リンパ球とマクロファージ）がリンパに入った微生物の動きを制したり死滅させたりしたのち、リンパを血液に返す。リンパは、筋肉が動くと押し流される。リンパ管には逆流防止弁がついているため、リンパは１方向にだけ流れる。

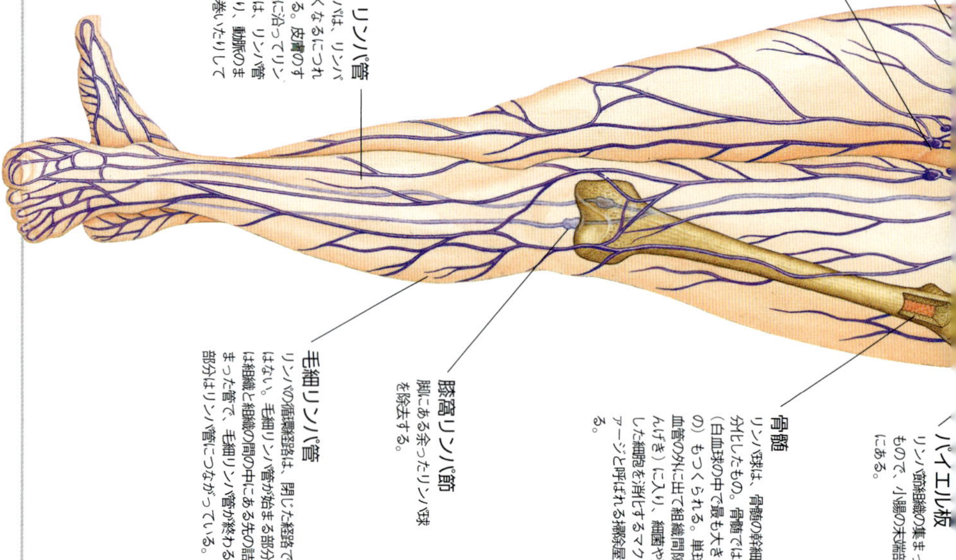
外腸骨リンパ節
深鼠径リンパ節
パイエル板
リンパ節組織の集まったもので、小腸の末端部分にある。
骨髄
リンパ球は、骨髄の幹細胞が分化したもの。骨髄では単球（白血球の中で最も大きいもの）もつくられる。単球は、血管の外に出て組織間隙（かんげき）に入り、細菌や死滅した細胞を消化するマクロファージと呼ばれる掃除屋になる。
膝窩リンパ節
脚にある余ったリンパ球を除去する。
リンパ管
毛細リンパ管を流れるリンパは、リンパ管に入る。リンパ管が太くなるにつれて、リンパ管の壁は厚くなる。皮膚のすぐ下にある組織では、静脈に沿ってリンパ管が走っている。内臓では、リンパ管は動脈を伝うように走ったり、動脈のまわりを網の目のようにとり巻いたりしている。
毛細リンパ管
リンパの循環経路は、閉じた経路ではない。毛細リンパ管が始まる部分は組織と組織の間の中にある先の詰まった管で、毛細リンパ管が終わる部分はリンパ管につながっている。

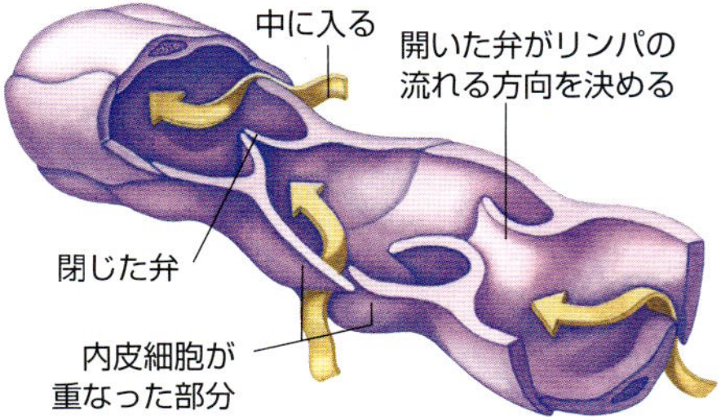
液体は毛細リンパ管の壁から中に入る
開いた弁がリンパの流れる方向を決める
閉じた弁
内皮細胞が重なった部分

毛細リンパ管

体組織から出た液体（リンパ）は、毛細リンパ管の壁を通り抜けて中に入る。毛細リンパ管の中の液体が動く方向は、逆流防止弁によってコントロールされている。

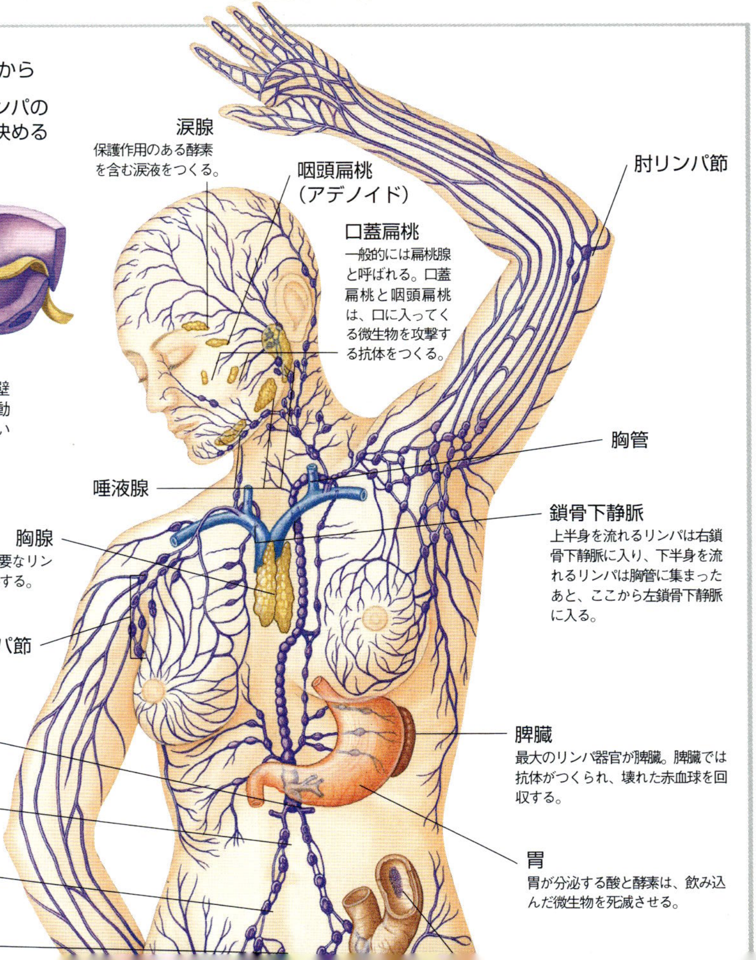
涙腺
保護作用のある酵素を含む涙液をつくる。
咽頭扁桃（アデノイド）
口蓋扁桃
一般的には扁桃腺と呼ばれる。口蓋扁桃と咽頭扁桃は、口に入ってくる微生物を攻撃する抗体をつくる。
肘リンパ節
唾液腺
胸管
鎖骨下静脈
上半身を流れるリンパは右鎖骨下静脈に入り、下半身を流れるリンパは胸管に集まったあと、ここから左鎖骨下静脈に入る。
胸腺
T細胞と呼ばれる重要なリンパ球は、胸腺で成熟する。
腋窩リンパ節
乳糜槽
下半身のリンパ管は、ここで集合する。
脾臓
最大のリンパ器官が脾臓。脾臓では抗体がつくられ、壊れた赤血球を回収する。
外側大動脈リンパ節
胃
胃が分泌する酸と酵素は、飲み込んだ微生物を死滅させる。
総腸骨リンパ節
内腸骨リンパ節

リンパ節の構造

リンパ節は、線維組織でできた被膜におおわれた組織のかたまりで、大きさは約１～20mm。リンパ節の中にはリンパ洞と呼ばれる袋があり、その中にはリンパ球とマクロファージという２種類の白血球が入っている。これらの白血球は体を感染から守る役割を持つ。組織から出たリンパの大部分は、最低１個のリンパ節を通ってから血流に戻る。

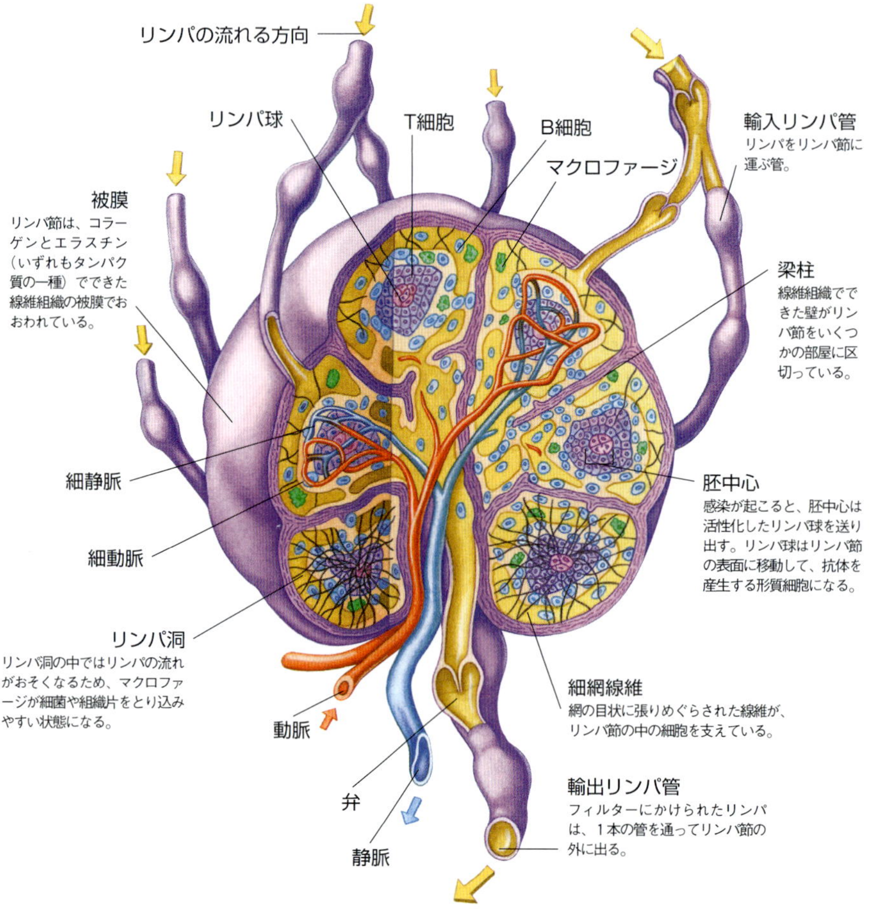
リンパの流れる方向
リンパ球
T細胞
B細胞
マクロファージ
輸入リンパ管
リンパをリンパ節に運ぶ管。
被膜
リンパ節は、コラーゲンとエラスチン（いずれもタンパク質の一種）でできた線維組織の被膜でおおわれている。
梁柱
線維組織でできた壁がリンパ節をいくつかの部屋に区切っている。
細静脈
胚中心
感染が起こると、胚中心は活性化したリンパ球を送り出す。リンパ球はリンパ節の表面に移動して、抗体を産生する形質細胞になる。
細動脈
リンパ洞
リンパ洞の中ではリンパの流れがおそくなるため、マクロファージが細菌や組織片をとり込みやすい状態になる。
細網線維
網の目状に張りめぐらされた線維が、リンパ節の中の細胞を支えている。
動脈
輸出リンパ管
フィルターにかけられたリンパは、１本の管を通ってリンパ節の外に出る。
弁
静脈

炎症反応

ある種の病原体が体に侵入すると、その部分に炎症反応があらわれる。この炎症は一種の防衛反応で、特定の病原体だけを攻撃するのではなく、侵入した微生物を無差別に攻撃する。炎症反応が起こると、血液の流れが増して好中球が感染部位に集まり、好中球が微生物を飲み込んで破壊する。

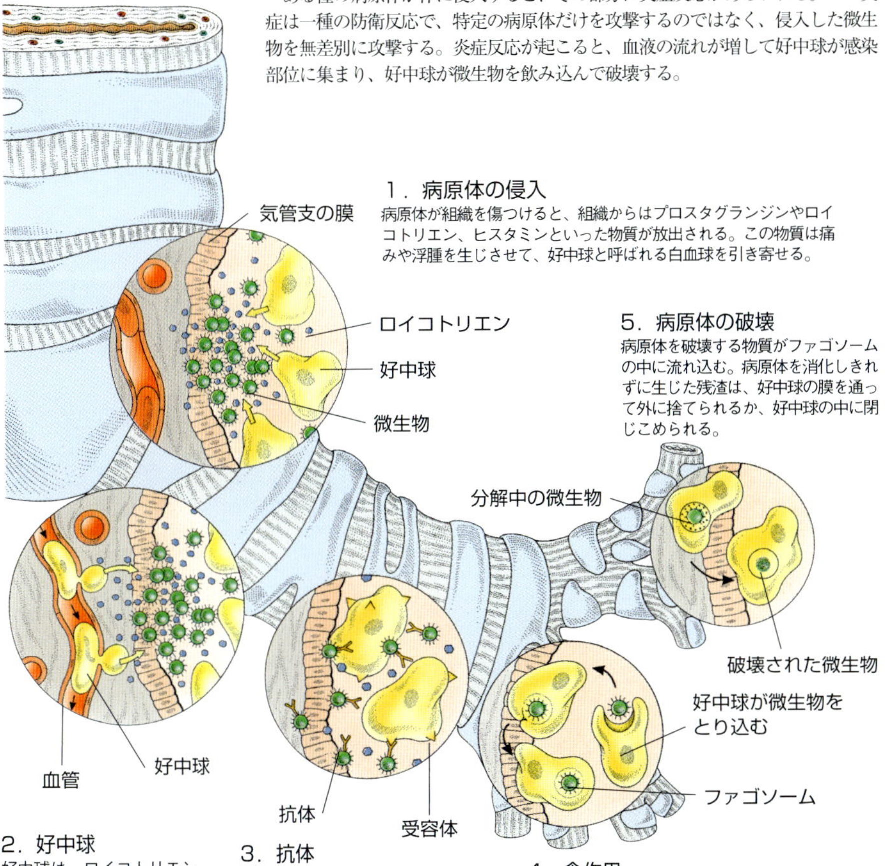
気管支の膜
ロイコトリエン
好中球
微生物
血管
好中球
抗体
受容体
分解中の微生物
破壊された微生物
好中球が微生物をとり込む
ファゴソーム

1．病原体の侵入

病原体が組織を傷つけると、組織からはプロスタグランジンやロイコトリエン、ヒスタミンといった物質が放出される。この物質は痛みや浮腫を生じさせて、好中球と呼ばれる白血球を引き寄せる。

2．好中球

好中球は、ロイコトリエンと、病原体が出す毒素に引き寄せられて集まってくる。好中球は血管壁のすき間を通り抜けて傷ついた組織に入る。

3．抗体

抗体と呼ばれる特殊なタンパク質が、組織に侵入した病原体にとりつく。抗体と病原体は、好中球の表面にある受容体に結合する。

4．食作用

好中球は病原体を飲み込む。好中球の中では、病原体を包み込む小胞（ファゴソーム）ができる。このプロセスを食作用という。

5．病原体の破壊

病原体を破壊する物質がファゴソームの中に流れ込む。病原体を消化しきれずに生じた残渣は、好中球の膜を通って外に捨てられるか、好中球の中に閉じこめられる。

特異的免疫反応

炎症反応だけでは感染に対処できない場合は、体液性免疫と細胞性免疫と呼ばれる特殊な防衛機構が働き始める。この２種類の免疫反応ではB細胞とT細胞と呼ばれる白血球が活躍して、同じ病原体が再び侵入したときは、ただちに撃退できるようになる。

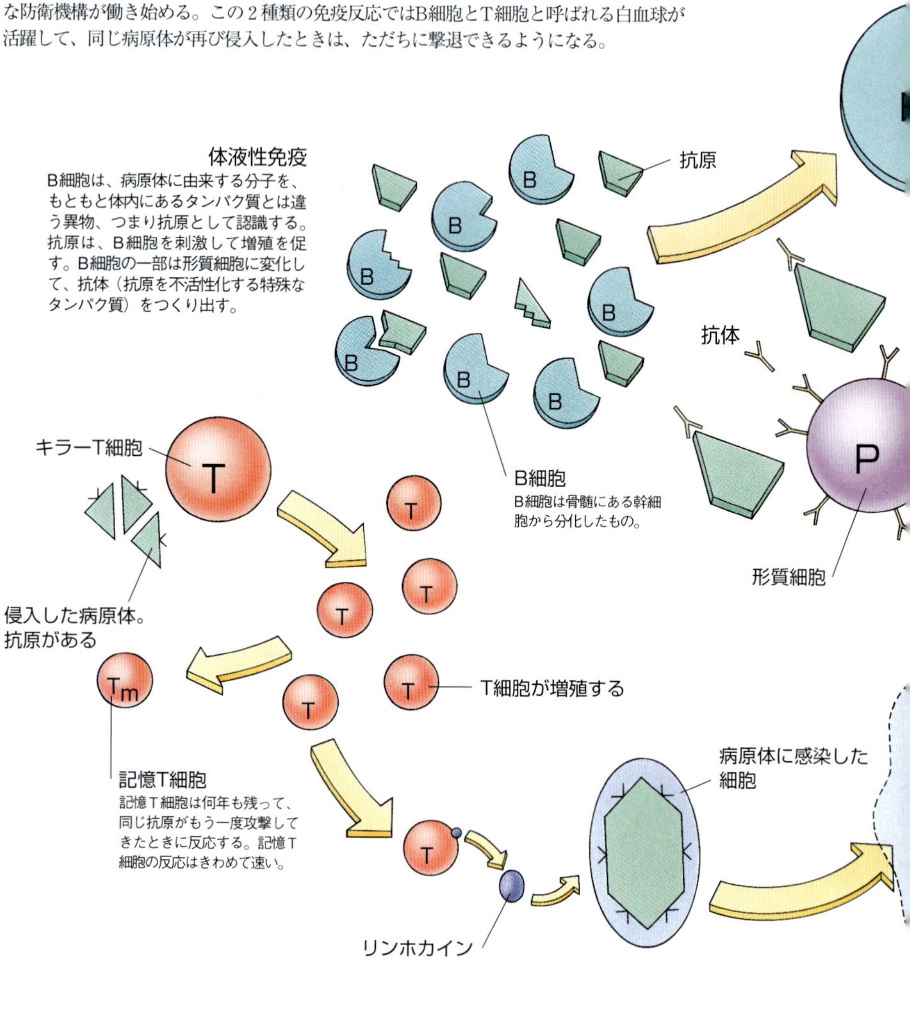

体液性免疫
B細胞は、病原体に由来する分子を、もともと体内にあるタンパク質とは違う異物、つまり抗原として認識する。抗原は、B細胞を刺激して増殖を促す。B細胞の一部は形質細胞に変化して、抗体（抗原を不活性化する特殊なタンパク質）をつくり出す。
抗原
抗体
B細胞
B細胞は骨髄にある幹細胞から分化したもの。
形質細胞
キラーT細胞
侵入した病原体。抗原がある
T細胞が増殖する
記憶T細胞
記憶T細胞は何年も残って、同じ抗原がもう一度攻撃してきたときに反応する。記憶T細胞の反応はきわめて速い。
病原体に感染した細胞
リンホカイン

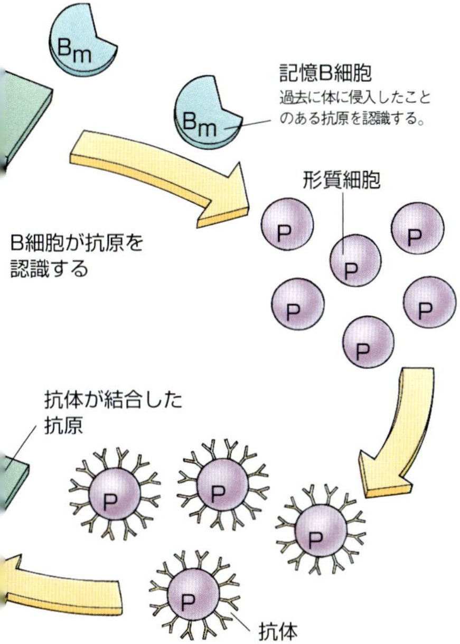
Bm
Bm
記憶B細胞
過去に体に侵入したことのある抗原を認識する。
形質細胞
P
B細胞が抗原を認識する
抗体が結合した抗原
抗体

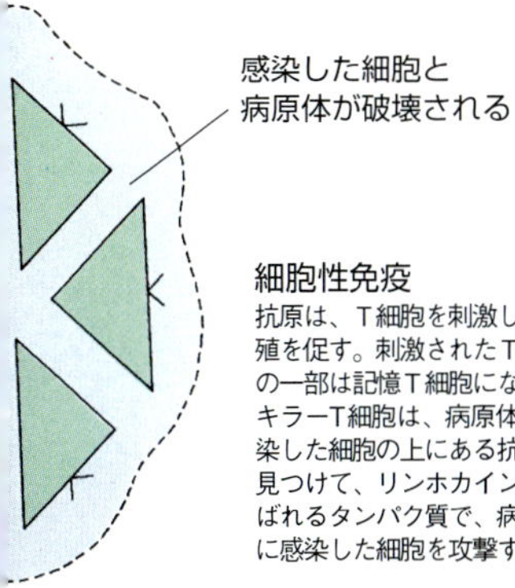
感染した細胞と病原体が破壊される

細胞性免疫

抗原は、T細胞を刺激して増殖を促す。刺激されたT細胞の一部は記憶T細胞になる。キラーT細胞は、病原体に感染した細胞の上にある抗体を見つけて、リンホカインと呼ばれるタンパク質で、病原体に感染した細胞を攻撃する。

補体系

血液中には、補体タンパクと呼ばれる約20種類の非活性タンパク質がある。補体タンパクが異物の分子に出合ったときや、免疫系が病原体に特異的な抗体をつくり出したときは、補体タンパクが活性化され、細菌を壊したり、細菌が出す毒素を中和したりする。

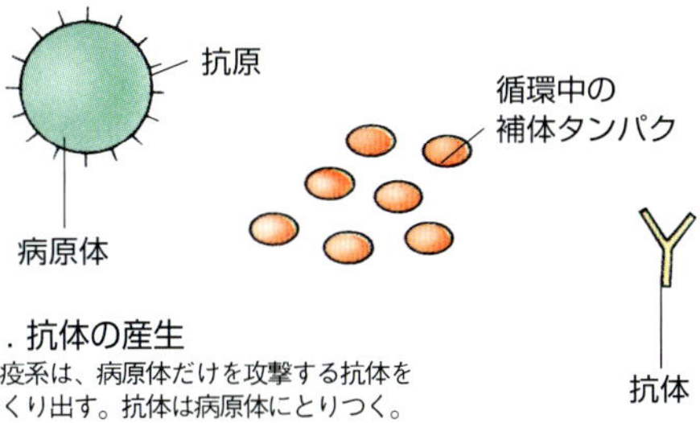
抗原
循環中の補体タンパク
病原体
抗体

1. 抗体の産生

免疫系は、病原体だけを攻撃する抗体をつくり出す。抗体は病原体にとりつく。

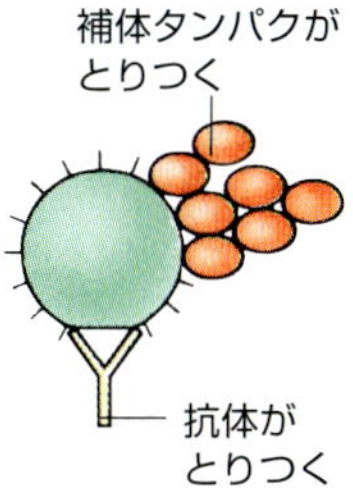
補体タンパクがとりつく
抗体がとりつく

2. 補体タンパクの活性化

活性化した補体タンパクも病原体にとりついて、病原体の膜に穴をあける。

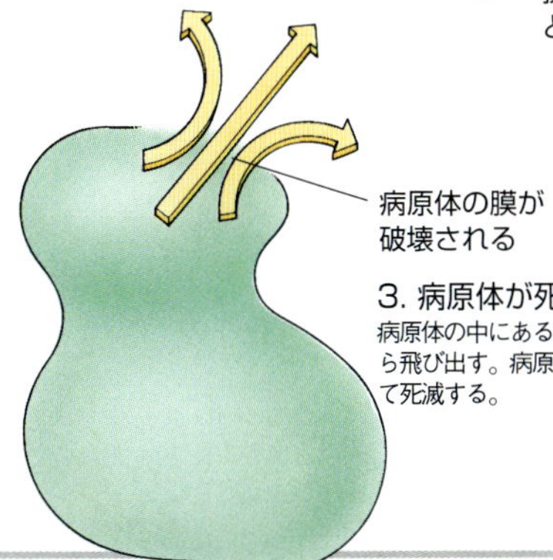
病原体の膜が破壊される

3. 病原体が死滅する

病原体の中にある液体が孔から飛び出す。病原体は破裂して死滅する。

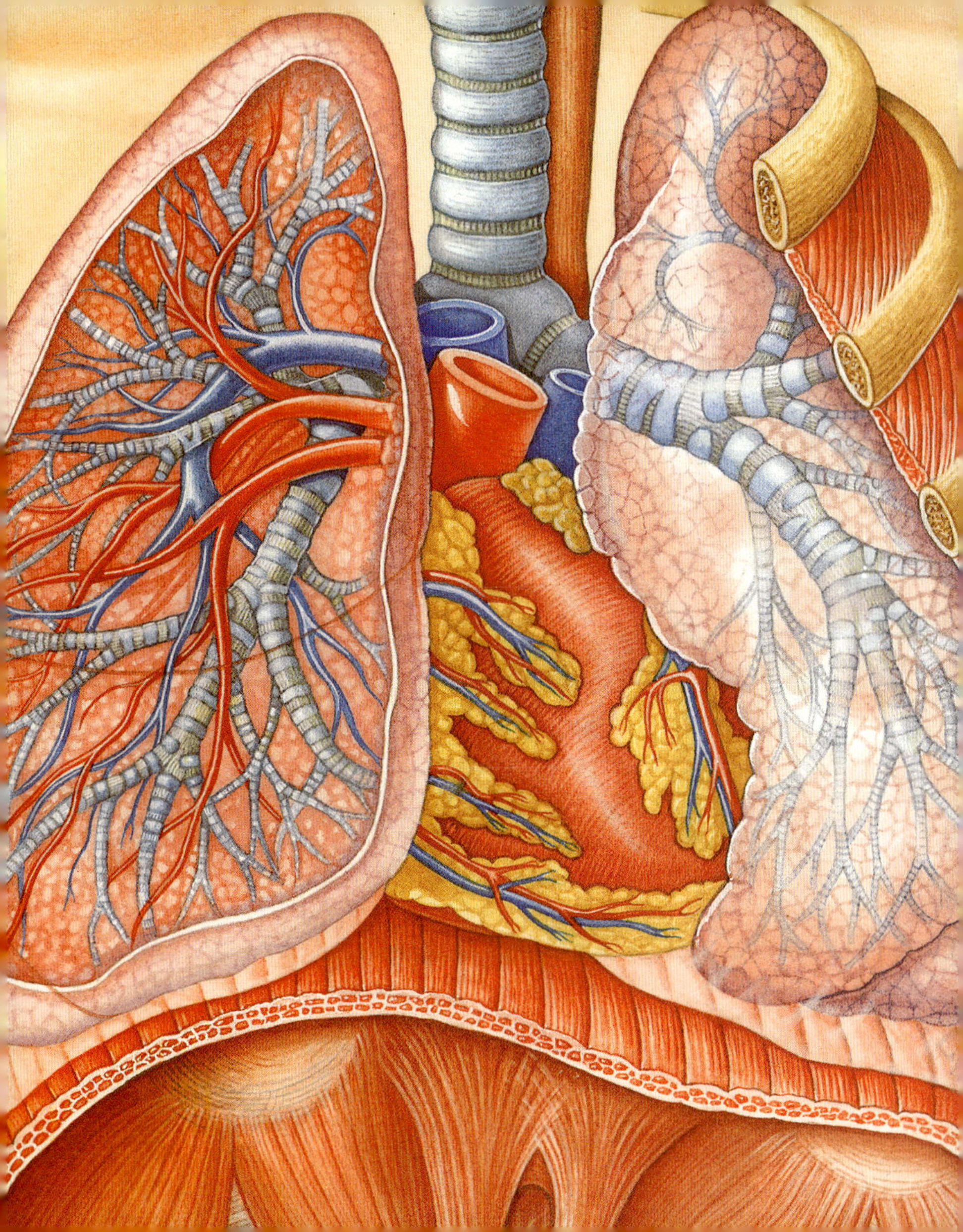

呼吸器系

体内の細胞が活動するには、酸素が必要。気道と肺血管、肺、呼吸筋からなる呼吸器系は、新鮮な酸素を血液にとり込ませて体の組織に届ける役目を持つ。体内の活動で生じた廃棄物である二酸化炭素を排出するのも、呼吸器系の仕事である。

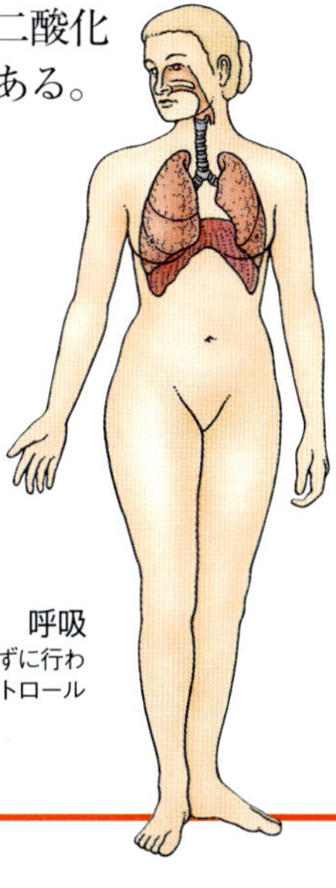

呼吸

息を吸って吐く動作は意識せずに行われる動作だが、意識的にコントロールすることもできる。

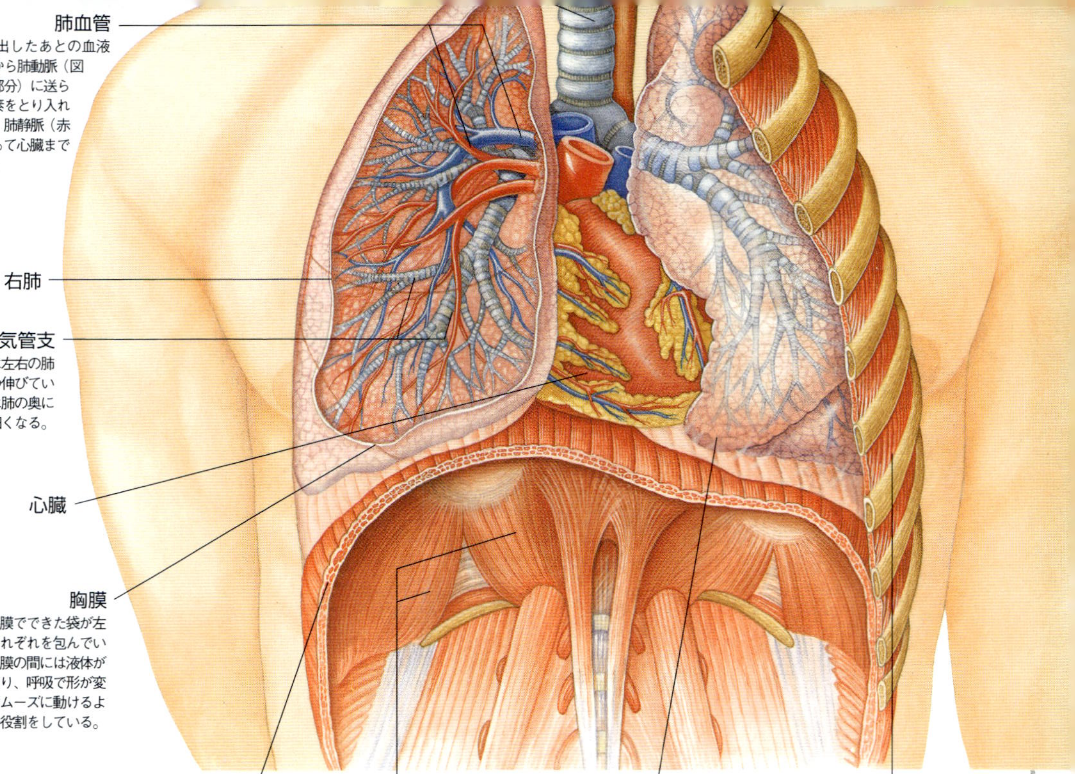
肺血管
酸素を放出したあとの血液は、心臓から肺動脈（図の青色の部分）に送られる。酸素をとり入れた血液は、肺静脈（赤色）にのって心臓まで運ばれる。
右肺
気管支
主気管支は左右の肺に１本ずつ伸びている。気道は肺の奥に入るほど細くなる。
心臓
胸膜
２枚の薄い膜でできた袋が左右の肺のそれぞれを包んでいる。２枚の膜の間には液体が詰まっており、呼吸で形が変わる肺がスムーズに動けるよう潤滑油の役割をしている。
横隔膜
胸腔と腹腔は、ドームの形をした横隔膜で隔てられている。横隔膜は収縮と弛緩を繰り返して呼吸を助ける。
筋肉
横隔膜につながっている。
左肺
左肺は２葉、右肺は３葉ある。
肋間筋
息を吸うときは肋間筋が収縮して、胸郭が大きくなる。息を吐くときは肋間筋が弛緩する。

気道

吸い込んだ空気が鼻腔を通る間に、空気はフィルターにかけられ、温度と湿度が上がる。この濾過のプロセスは、空気が咽頭、喉頭、気管、気管支を通り、肺に到達するまで続く。左右の肺の中にはこまかく枝分れした気管支があり、気管支の先端は肺胞と呼ばれる小さな気泡がある。肺胞をとり巻く細い血管を血液が通る間に、ガスの交換が行われる。

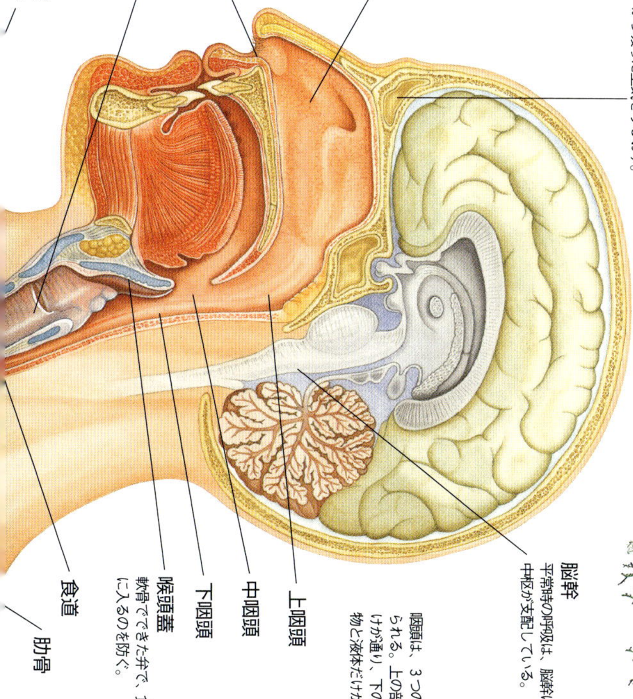
鼻腔
鼻腔の内側をおおう厚い粘膜が異物をとらえると、粘膜の表面にある線毛が異物の粒子を鼻まで戻して、くしゃみで外に出せるようにする。
鼻毛
鼻の入り口に生える鼻毛は、大きな異物をとらえる。
喉頭
気管
肺に伸びる気管は2本の主気管支に分
副鼻腔
頭蓋骨をなるべく軽くするために顔面骨にできた空間が、副鼻腔。副鼻腔が分泌する粘液は鼻腔に分泌されて、鼻から吸った空気をうるおす。
脳幹
平常時の呼吸は、脳幹にある呼吸中枢が支配している。
咽頭
咽頭は、3つの部分に分けられる。上の部分は空気だけが通り、下の部分には食物と液体だけが通る。
上咽頭
中咽頭
下咽頭
喉頭蓋
軟骨でできた弁で、食物が気管に入るのを防ぐ。
食道
肋骨

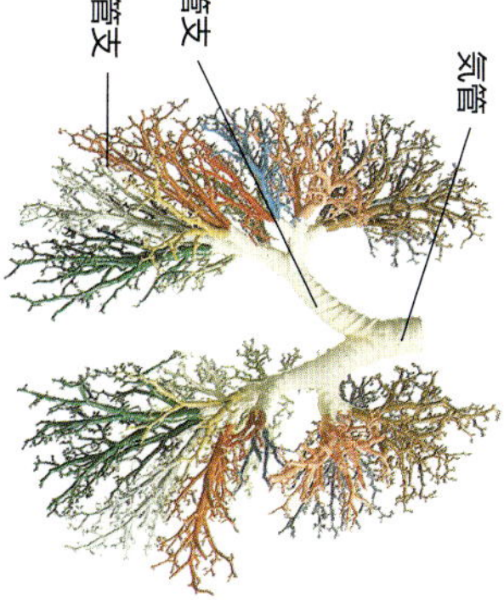
肺の中にある気道
肺の中にある気道は、右の標本にみられるようにこまかく分かれて、木の枝のような複雑な形をつくっている。
気管
気管支
細気管支

肺の構造

肺は、スポンジのような組織でできた円錐形の臓器で、中には肺胞と呼ばれる小さな袋が何百万個と詰まっている。肺の中には、こまかい枝のような形の細い気道がある。気道は喉頭の下から始まり、分岐して２本の主気管支に分かれ、左右それぞれの肺に入る。肺の中では気道はさらにこまかく分岐しながら、細気管支と呼ばれる細い管になる。細気管支の先端には、肺胞というガス交換の場がある。

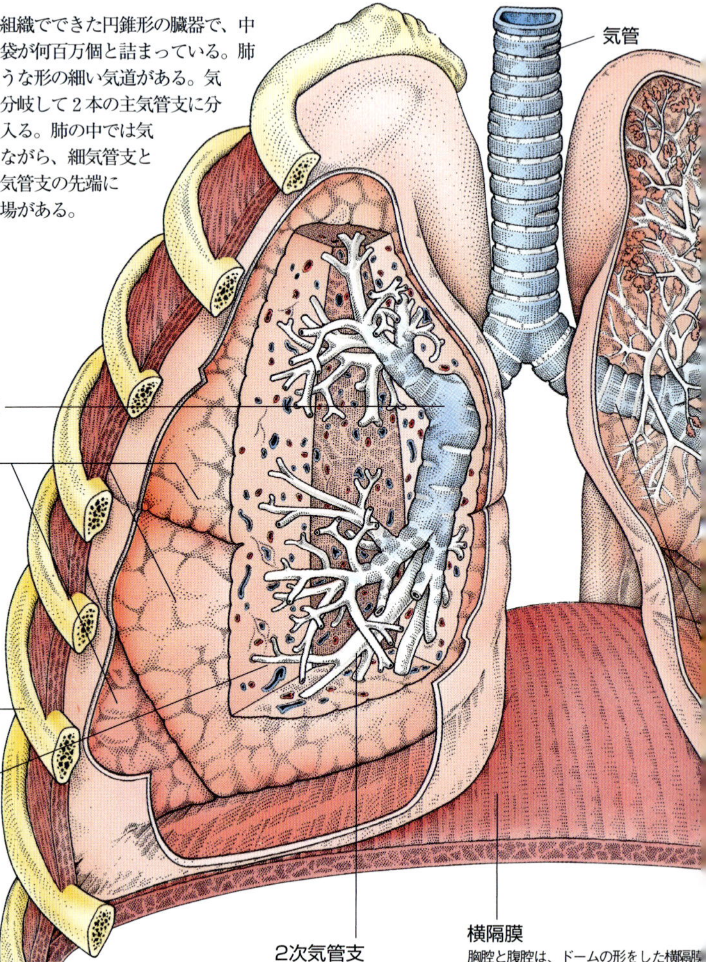

気管

右主気管支

肺葉

右肺の表面には２本の溝があり、肺を３つの部分（肺葉）に分けている。左肺の溝は１本で、肺は２つに分かれている。それぞれの肺葉は、さらに２つの部分に分かれる。

肋骨

3次気管支

５本の２次気管支（肺葉気管支）が分岐したものは、３次気管支または区域気管支と呼ぶ。区域気管支と呼ばれるのは、３次気管支のそれぞれが肺葉の各区域に向かって伸びているため。３次気管支はさらにこまかく分岐して、それぞれが50～80本の終末細気管支となる。

2次気管支

２本の主気管支は分岐して合計５本の２次気管支（肺葉気管支）になり、５つの肺葉のそれぞれに進む。

横隔膜

胸腔と腹腔は、ドームの形をした横隔膜で隔てられている。横隔膜は収縮と弛緩を繰り返して呼吸を助ける。

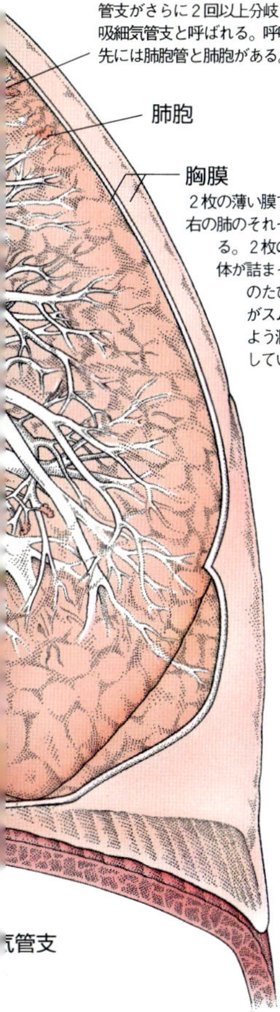

終末細気管支
この細い細気管支は区域気管支の枝で、1個の肺の中に約3万本ある。終末細気管支がさらに2回以上分岐したものは呼吸細気管支と呼ばれる。呼吸細気管支の先には肺胞管と肺胞がある。
肺胞
胸膜
2枚の薄い膜でできた袋が左右の肺のそれぞれを包んでいる。2枚の膜の間には液体が詰まっており、呼吸のたびに変形する肺がスムーズに動けるよう潤滑油の役割をしている。
気管支

サーファクタント

息を吐き出したあとも、肺が少し拡張した形を保てるのは、肺胞の内側に分泌される、サーファクタントという生体内物質のおかげ。サーファクタントの主成分は脂質の一種で、特殊な細胞がつくっている。

サーファクタントがない場合

肺胞の内側は、水のような液体でおおわれている。液体の分子は互いに引き合うために肺胞壁は内側に引き寄せられ、肺胞はつぶれてしまう。

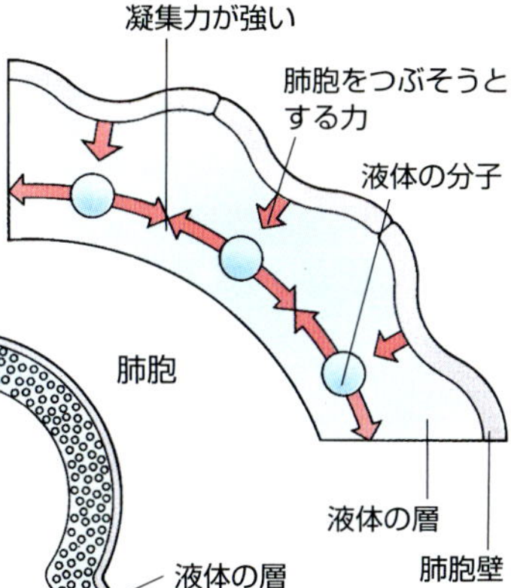

凝集力が強い
肺胞をつぶそうとする力
液体の分子
液体の層
肺胞壁

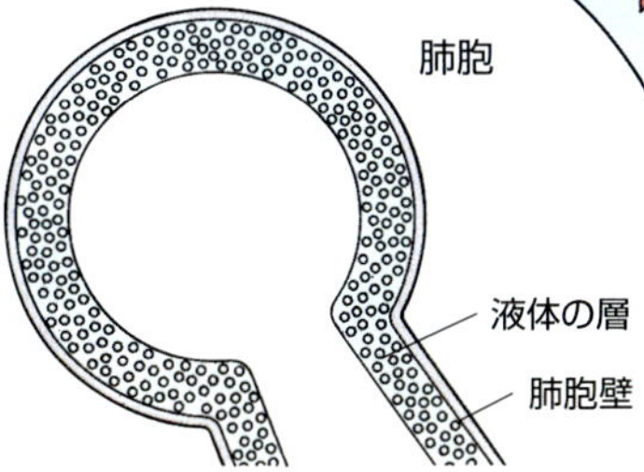

肺胞
液体の層
肺胞壁

サーファクタントがある場合

肺胞壁にある特殊な細胞がサーファクタントを分泌している。サーファクタントの分子は、液体の分子の間に入って分子同士の凝集力を弱める。肺胞はふくらんだ状態を保ち、空気が簡単に出入りできる状態を保つ。

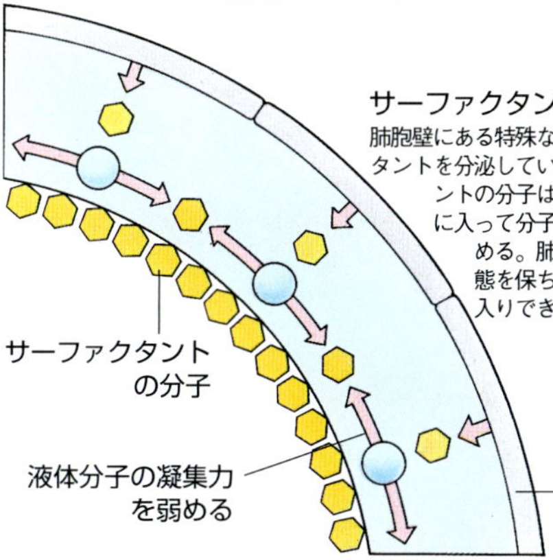

サーファクタントの分子
液体分子の凝集力を弱める
肺胞壁が安定する

肺胞

肺の中にある空気の袋を肺胞と呼ぶ。肺胞は、弾力のある薄い壁でできており、呼吸細気管支から送られた空気が入る。空気中の酸素は、肺胞をとり巻く毛細血管から血液中に入る。酸素を受けとった血液は、老廃物である二酸化炭素を肺胞の中に放出する。二酸化炭素は吐く息（呼気）とともに体外に出る。

肺胞の内側にはマクロファージという白血球が常在していて、息とともに吸い込んだ細菌や微粒子を処理する。

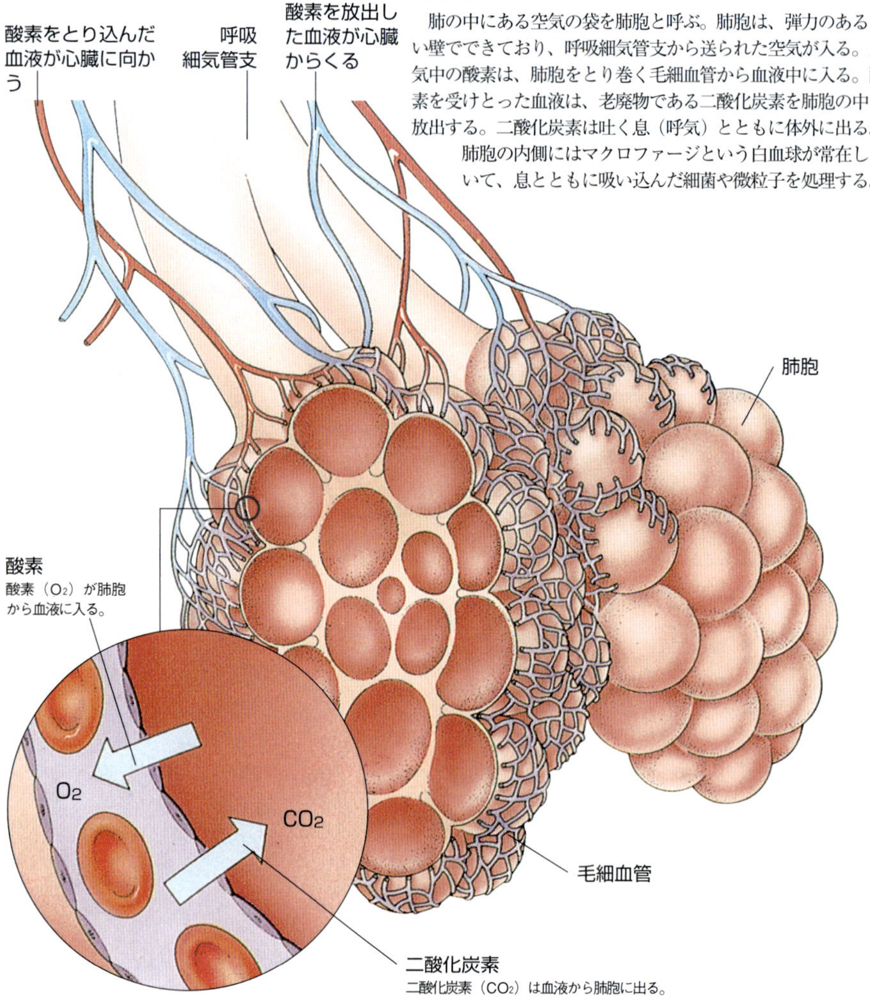

酸素をとり込んだ血液が心臓に向かう
呼吸細気管支
酸素を放出した血液が心臓からくる
肺胞
酸素
酸素（O_2）が肺胞から血液に入る。
O_2
CO_2
毛細血管
二酸化炭素
二酸化炭素（CO_2）は血液から肺胞に出る。

呼吸

酸素が体内の細胞に運ばれ、二酸化酸素がとり除かれるプロセスを呼吸と呼ぶ。このプロセスは、空気を肺にとり入れる段階の肺換気、肺と血液との間のガス交換である外呼吸、血液と体内の組織の間でのガス交換である内呼吸の3段階で行われる。

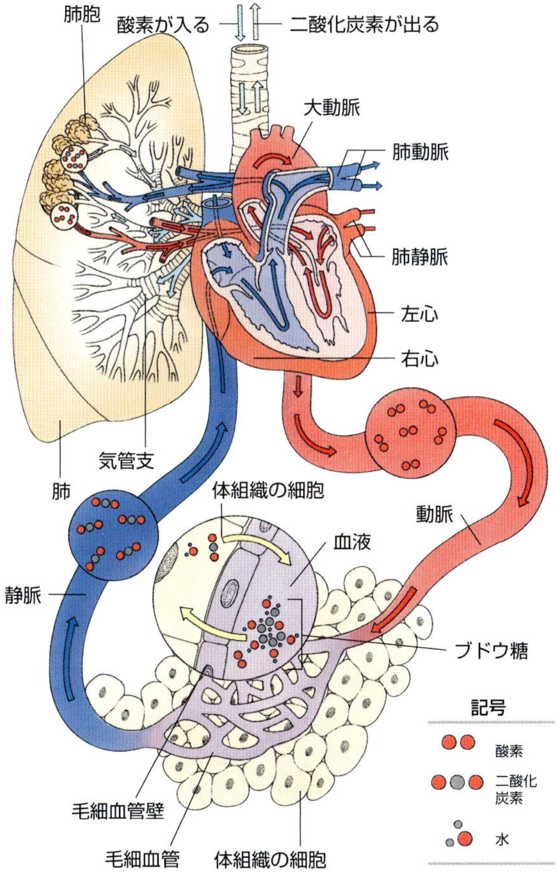

ガス交換

肺では、血液から出た二酸化炭素（CO_2）が数層の薄い膜を通り抜けて肺胞の中に入る。酸素（O_2）はこれとは逆に、肺胞から毛細血管に移動する。

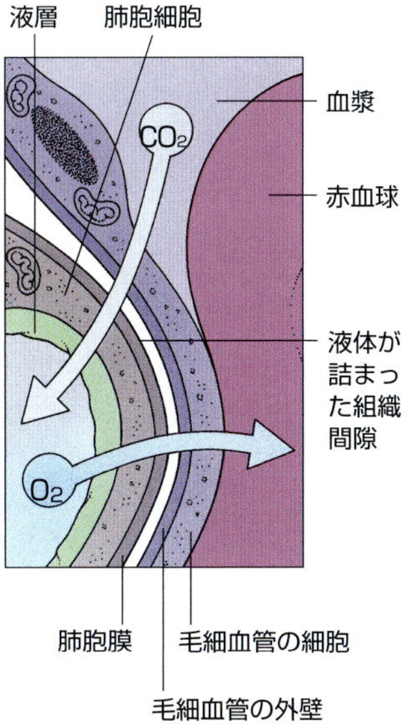

呼吸

肺での空気の出入りは、体の内外の圧力差を利用して行われる。呼吸で最も重要な筋肉は、横隔膜と呼ばれる肺と腹腔を隔てる膜状の筋肉。横隔膜の運動には、内肋間筋と外肋間筋（肋骨の間にある筋肉）に、首と腹部の筋肉が加わる。普通の呼吸をしている場合には、１回の呼吸で約500mℓの空気を換気する。呼吸数は毎分12〜17回。

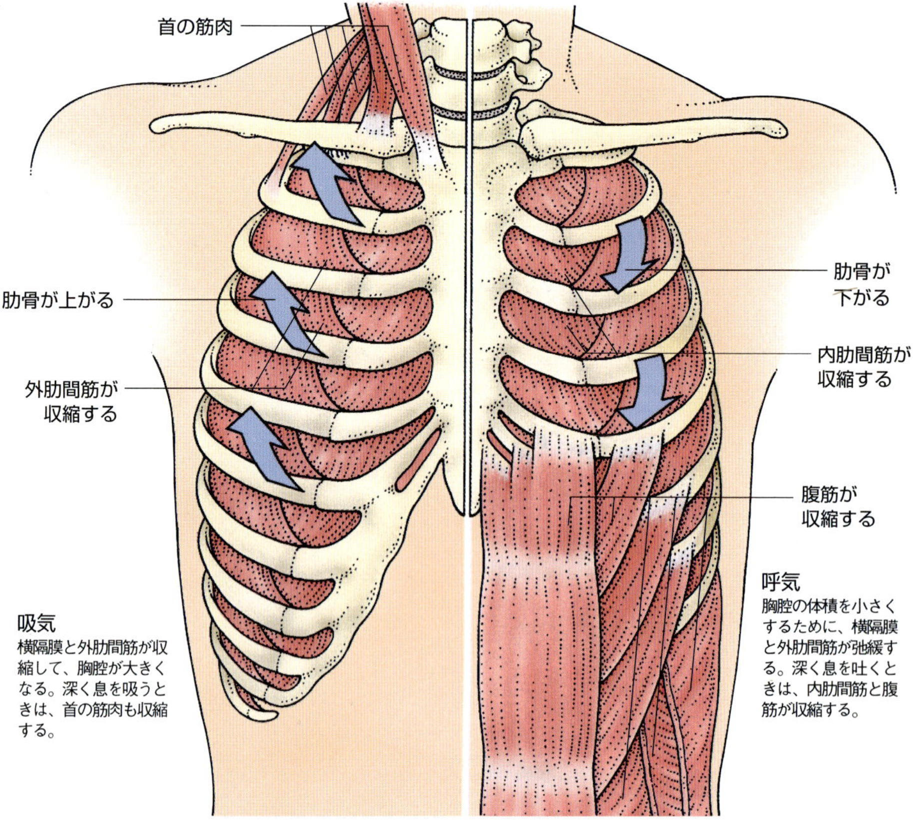

吸気
横隔膜と外肋間筋が収縮して、胸腔が大きくなる。深く息を吸うときは、首の筋肉も収縮する。

呼気
胸腔の体積を小さくするために、横隔膜と外肋間筋が弛緩する。深く息を吐くときは、内肋間筋と腹筋が収縮する。

圧力の変化

人体は、約760mmHgの圧力で呼吸するのが都合よいようにできている。息を吸うときは、横隔膜が収縮して胸腔の容積がふえる。肺の中と、肺を包む２層の膜の間（胸膜腔）の圧力が下がるため、空気が肺の中に流れ込む。横隔膜が弛緩すると、胸腔の容積が減って圧力が上がる。この圧力を下げるために空気が肺の外に流れ出す。

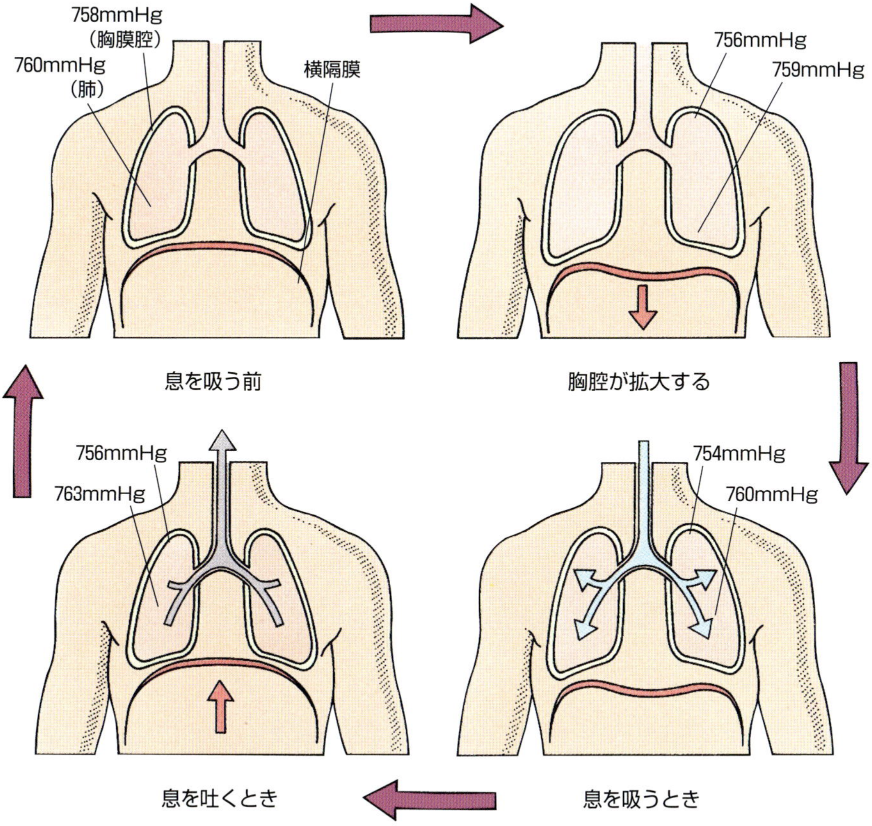
758mmHg
（胸膜腔）
760mmHg
（肺）
横隔膜
息を吸う前
756mmHg
759mmHg
胸腔が拡大する
756mmHg
763mmHg
息を吐くとき
754mmHg
760mmHg
息を吸うとき

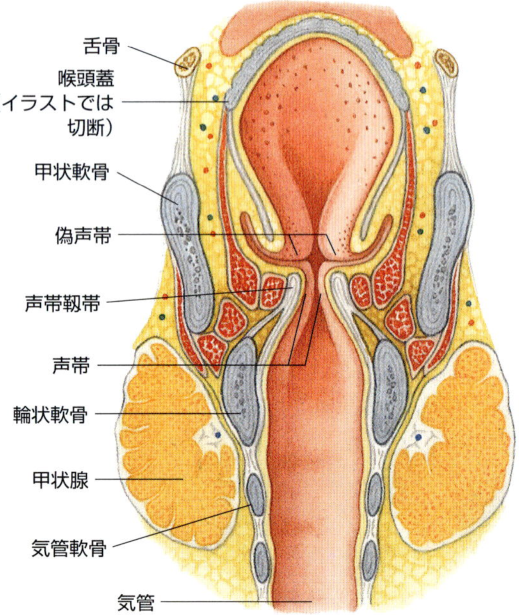
舌骨
喉頭蓋
（イラストでは
切断）
甲状軟骨
偽声帯
声帯靭帯
声帯
輪状軟骨
甲状腺
気管軟骨
気管

喉頭

喉頭は、咽頭と気管の間にある、軟骨と結合組織でできた部分。喉頭の入り口には、喉頭蓋と呼ばれる葉の形をした軟骨の板がある。喉頭蓋は、呼吸するときは直立していて空気を通すが、食べ物や液体を飲み込むときは倒れて食べ物が気道に入るのを防ぐ。喉頭の内側には声帯がある。

声帯

声帯は、線維組織でできた２本の帯で、喉頭の下のほうにある。呼気（吐く息）が声帯の間を通ると、声帯が音を立てる。出る音は、声帯の緊張度によって違う。声帯の上にある２本の帯は偽声帯と呼ばれる。偽声帯は発声にはかかわらないが、食べ物や飲み物を飲み込むときに動いて、喉頭を閉じる。

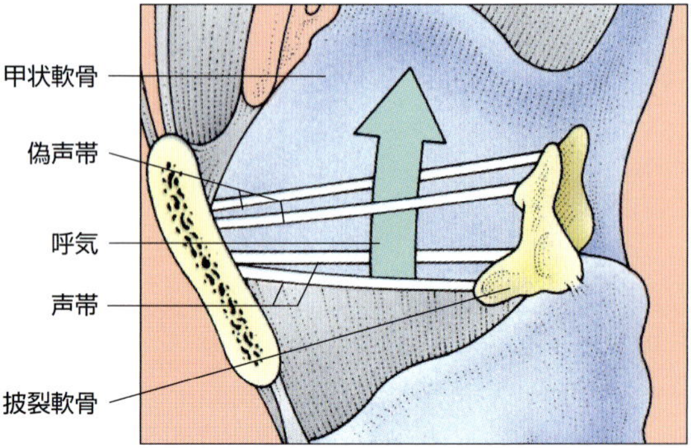
甲状軟骨
偽声帯
呼気
声帯
披裂軟骨

せき反射

異物や化学物質のガスを吸ったときや、粘液が多量に分泌されたときなど、気道が刺激を受けたときは、喉頭や気管、気管支にある神経細胞の受容体が刺激される。神経の信号は脳幹に伝えられ、脳幹は神経を通じてせきをさせる信号を送る。この反応（下を参照）が生じると、刺激物や分泌物の多くは気道から追い出せる。

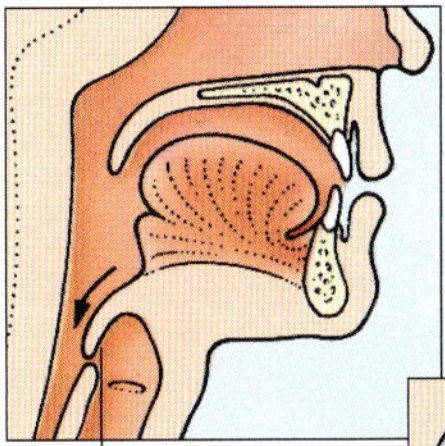
喉頭蓋（下がる）

1．喉頭が閉じる

息を深く吸ったあと、喉頭蓋（喉頭の上にある軟骨でできた弁）が下がり、偽声帯が閉じる。この動きで喉頭が閉じられ、肺の中に空気が閉じこめられた状態になる。

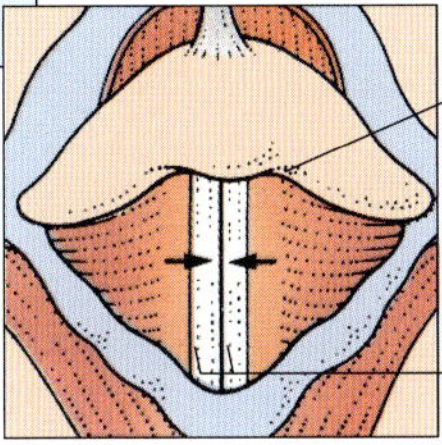
喉頭蓋
声帯
（閉じる）

前から見た声帯

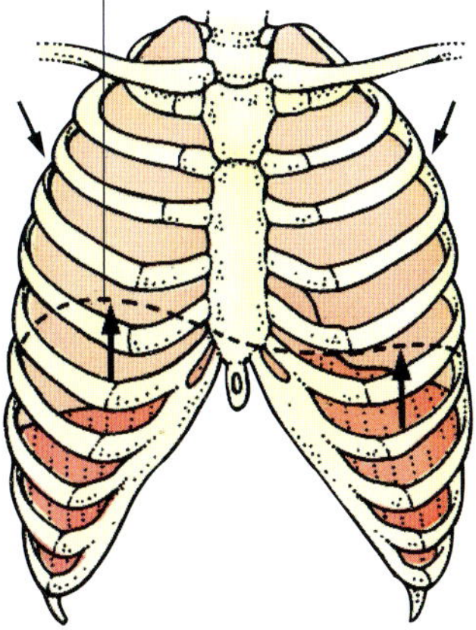
横隔膜

2．横隔膜が上がる

横隔膜が上がり、腹筋が収縮するため、肺が圧迫される。肺の中の空気に圧力がかかる。

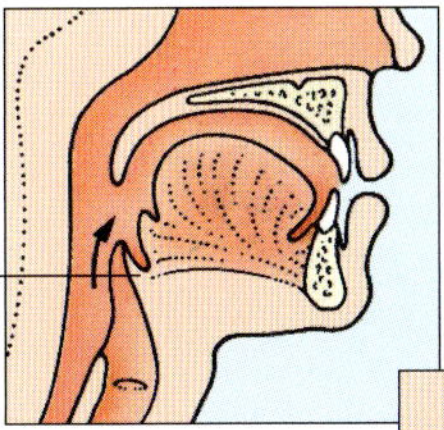
喉頭蓋
（上がる）

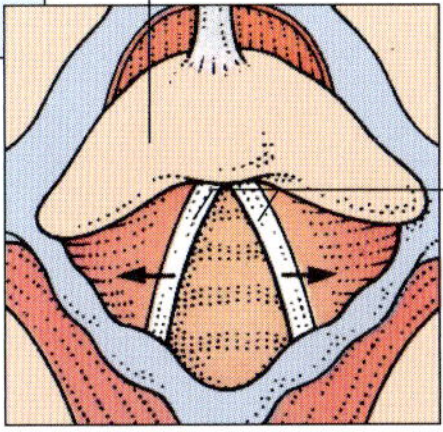
喉頭蓋
声帯（開く）

前から見た声帯

3．空気が出る

空気の圧力が最大に達したとき、喉頭蓋が上がり、声帯が開く。空気は気道から勢いよく出ていき、せきになる。

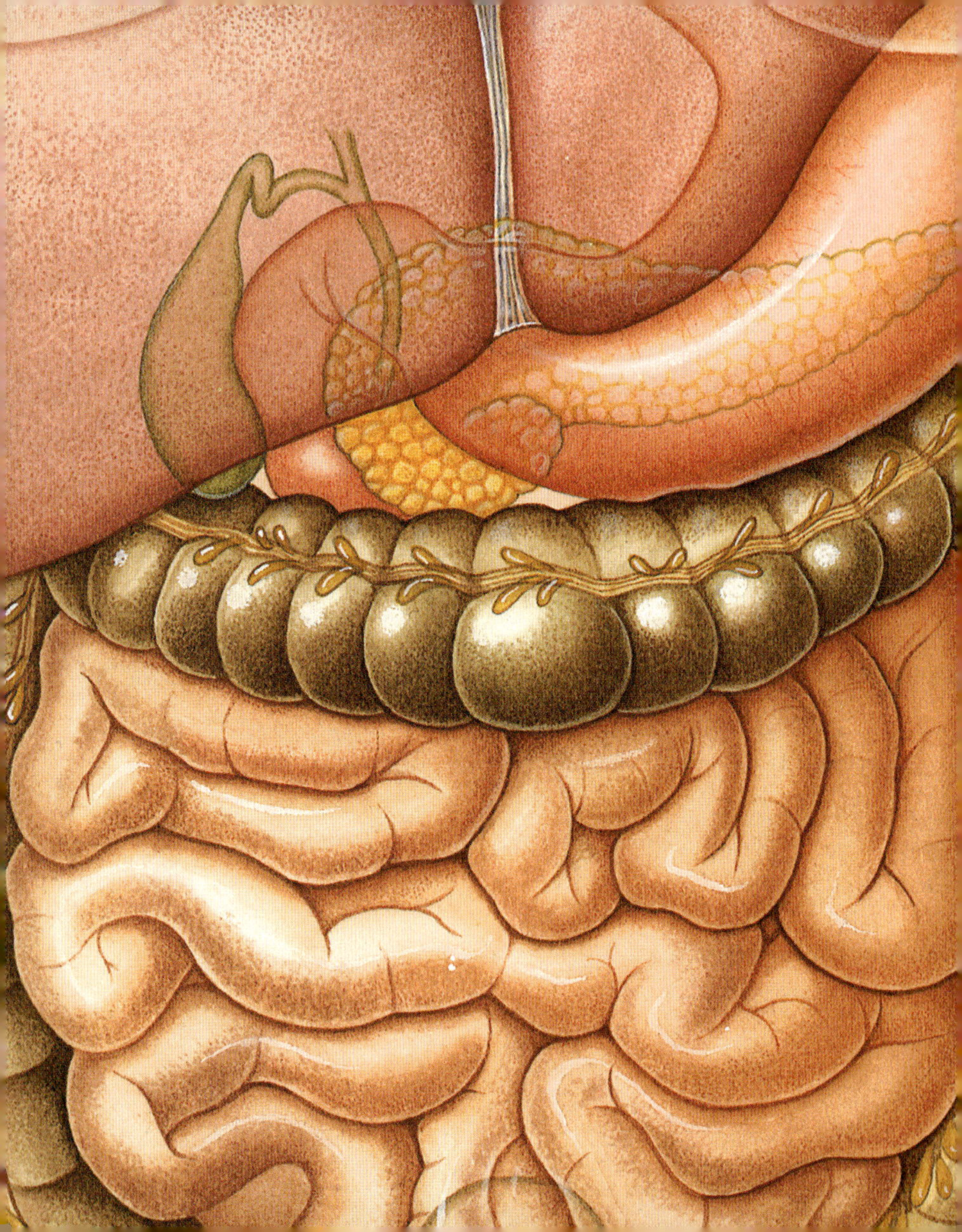

消化器系

消化器系は、食物を物理的に砕き、化学的に分解する臓器。食物や液体は消化器を通る間に変化して、栄養素は腸から吸収されて体内を循環できる状態にまで分解される。消化されなかった食物のカスは、固形になって便として排泄される。

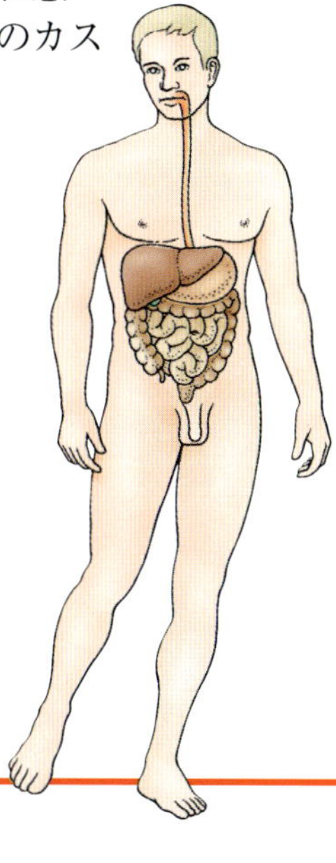

消化管

消化のプロセスは、食物が口に入った時点から始まり、小腸の終点に行き着くまでにほとんど終わっている。

消化器

口から咽頭、食道、胃、小腸、大腸、直腸、肛門までを消化管と呼ぶ。消化管は、食物を加工する管で、長さは約９ｍになる。消化管には、３対の唾液腺と、膵臓、肝臓、胆嚢がつながっており、それぞれが重要な役割を持つ。大腸についている小さい袋状の器官は虫垂というが、その役目はわかっていない。食物は、蠕動運動と呼ばれる筋肉の収縮運動によって、消化管の中を進んでいく。

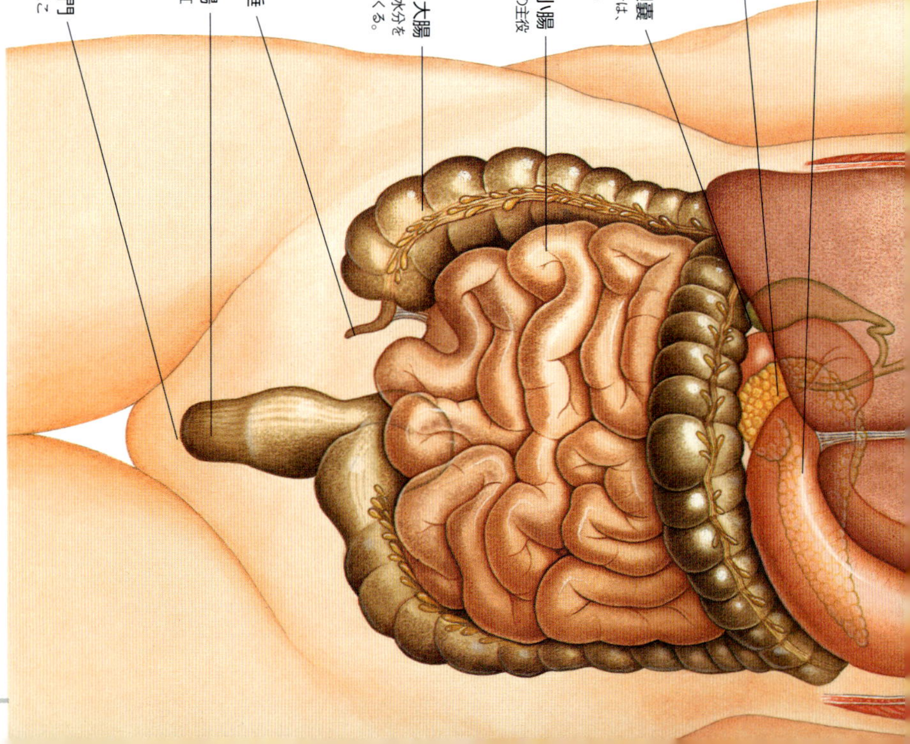
人体最大の臓器で、吸収した栄養素を加工したり、有害物質を解毒したりするほか、胆汁をつくる働きを持つ。
胃
筋肉でできたＪ字形の袋で、食物をかきまぜて消化する。食物を蓄える働きも持つ。
膵臓
消化酵素を分泌する。
胆嚢
肝臓がつくる胆汁は、ここで蓄えられる。
小腸
消化と吸収の主役を担う臓器。
大腸
食物の残渣に残る水分を吸収して、便をつくる。
虫垂
直腸
便は直腸に入り、肛門から排泄される。
肛門
消化管は、ここで終わる。

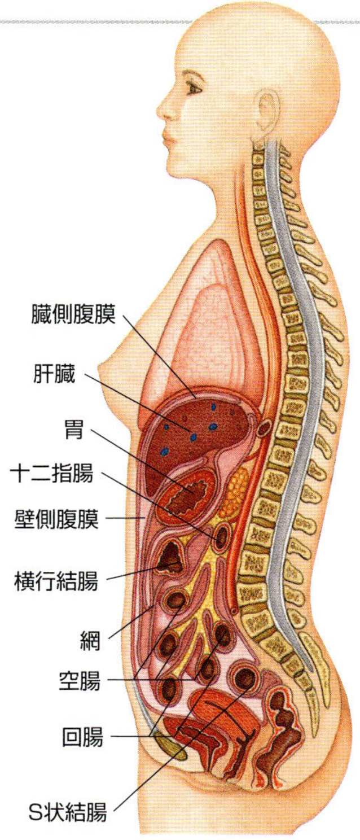
臓側腹膜
肝臓
胃
十二指腸
壁側腹膜
横行結腸
網
空腸
回腸
S状結腸

腹膜

腹膜は、腹腔の内側にあって腹部の臓器を包んでいる膜。腹膜は、臓器と臓器との摩擦を減らす潤滑液を分泌している。

口

口に入った食物は、歯で砕かれ、すりつぶされる。舌は、口の中の食物を移動させる筋肉。

咽頭

飲み込んだ食物は、咽頭を通り、食道に入る。

唾液腺

唾液腺が分泌する唾液は、食物に水分を与えて飲み込みやすくする。唾液には酵素が含まれているため、消化は食物が口に入ったときから始まる。

食道

壁の厚い筋肉でできた管で、咽頭と胃をつないでいる。

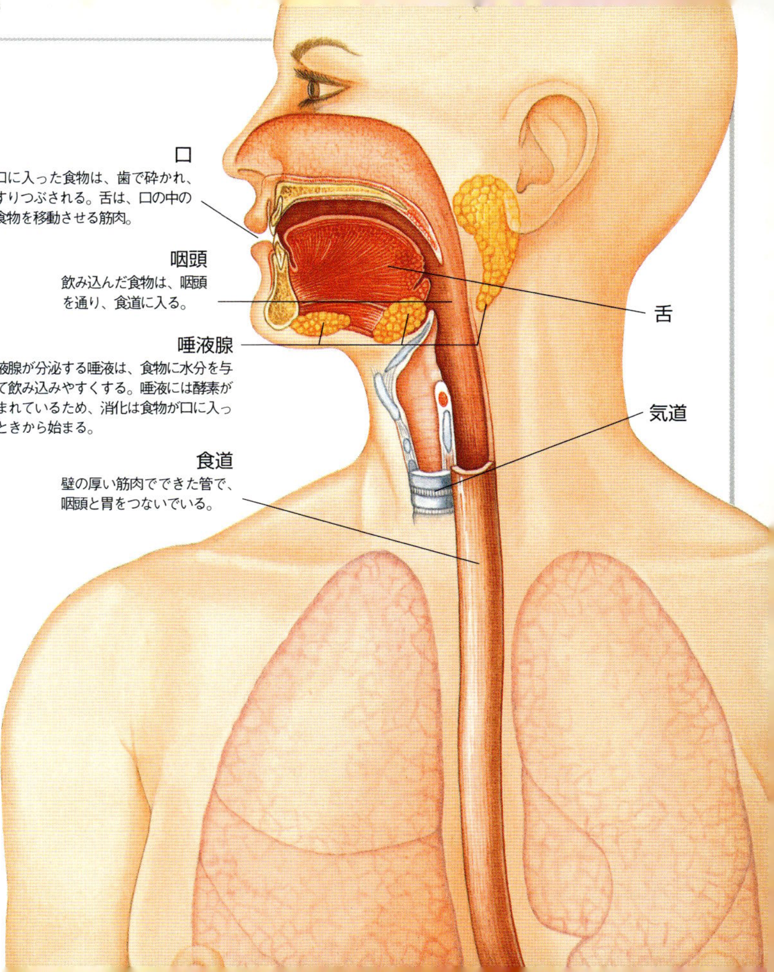
舌
気道

食物の分解

消化とは、化学作用や物理作用で食物を分解して、血流にのせて体細胞に送り込める形の栄養素に変えることをいう。塩やミネラルなどの栄養素は、消化を受けずに直接吸収されて体循環に入る。脂肪や複合炭水化物、タンパク質は、小さな分子まで分解されてから吸収される。脂肪はグリセリンと脂肪酸に、炭水化物は単糖に分解される。タンパク質は、いくつかのアミノ酸がつながったペプチドに分解されたあと、ばらばらのアミノ酸にまで分解される。

3. 十二指腸

膵臓が分泌するリパーゼが、脂肪をグリセリンと脂肪酸にまで分解する。膵臓はアミラーゼという、デンプンを麦芽糖（二糖類の一種）に分解する酵素も分泌する。トリプシンとキモトリプシンという、タンパク質をポリペプチドやペプチドにまで分解する強力な酵素も、膵臓が分泌している。

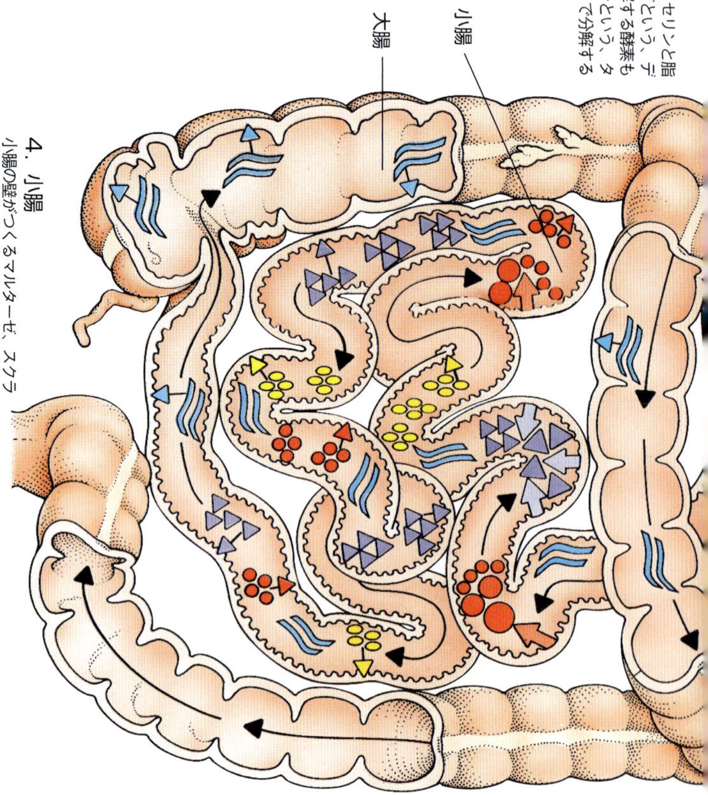

4. 小腸

小腸の壁がつくるマルターゼ、スクラーゼ、ラクターゼは、二糖類を単糖類に分解する酵素で、マルターゼは麦芽糖、スクラーゼはショ糖、ラクターゼは乳糖を分解する。大きなペプチドを小さなペプチドにまで分解したあと、アミノ酸に分解するペプチダーゼという酵素も、小腸が分泌する。

5. 大腸

消化されなかった食物は大腸に送られ、そこで水分や塩分が吸収される。食物のカスは、不要になった色素や、死んだ細胞、細菌とともに便となり、排泄されるまで蓄えられる。

記号

- 唾液アミラーゼ
- 膵アミラーゼ
- マルターゼ、スクラーゼ、ラクターゼ
- ペプシン
- トリプシンとキモトリプシン
- ペプチダーゼ
- リパーゼ
- 胆汁酸塩
- 塩酸
- デンプン
- 二糖類（麦芽糖、ショ糖、乳糖）
- 単糖類（ブドウ糖、果糖、ガラクトース）
- タンパク質
- ペプチド
- アミノ酸
- 脂肪
- 脂肪酸
- グリセリン
- 水

1．口と食道

食物は、歯で噛み砕かれて唾液とまざる。唾液に含まれるアミラーゼは、デンプンを糖に変え始める。やわらかくなった食物のかたまり（食塊という）を飲みくだすと、食塊は食道に入る。食道は収縮運動によって食塊を胃に送り込む。

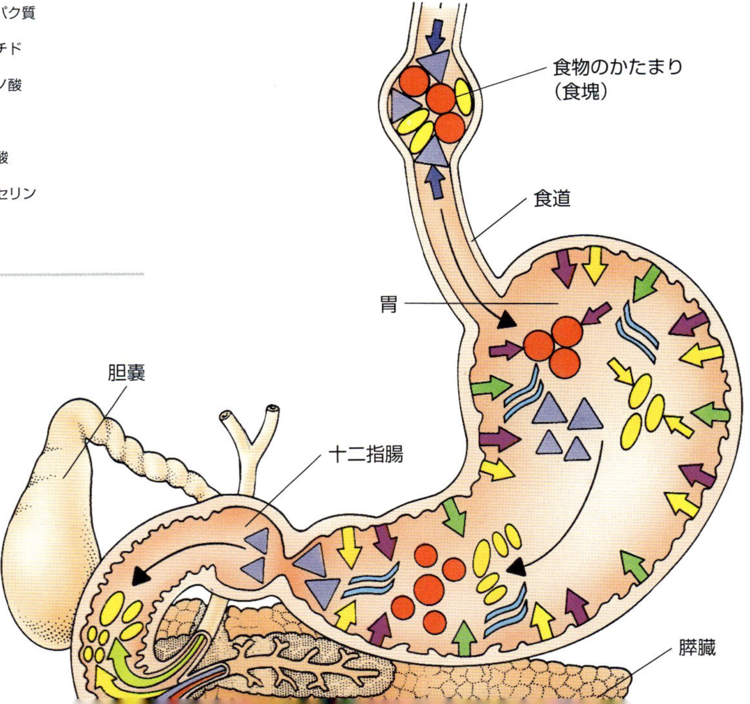

2．胃

胃粘膜が分泌するペプシノーゲンという物質は、やはり胃粘膜が出す塩酸に出合うと、ペプシンという酵素に変わる。ペプシンは、タンパク質をポリペプチドやペプチドと呼ばれる物質にまで分解する。胃は、リパーゼという、脂肪を分解してグリセリンと脂肪酸に変える酵素も分泌する。塩酸には、細菌を殺す働きもある。

消化酵素

酵素とは、体内で起こる化学反応をスピードアップさせる特殊なタンパク質分子のこと。酵素は、特定の形をした化学物質と結合して、その化学物質の分子構造を変える。体内には何千種類もの酵素がある。消化管から分泌される消化酵素は、食物に含まれる大きな分子を小さな分子にまで分解して、体内に吸収できるようにする。

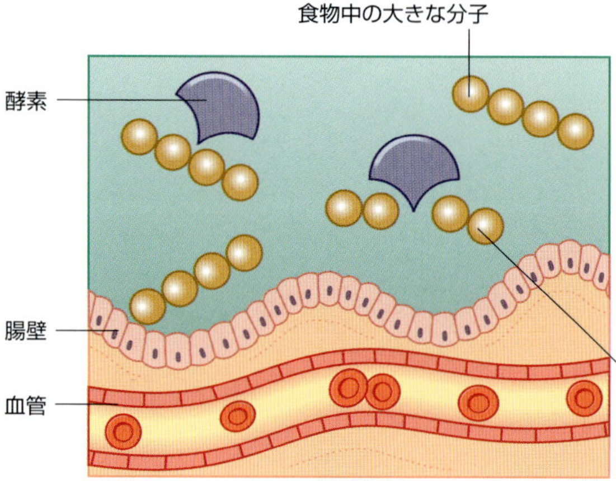
食物中の大きな分子
酵素
腸壁
血管
小さな分子

分子の分解
消化酵素が、脂肪やタンパク質などの大きな分子と結合すると、分子の構造が変わる。大きな分子は複数の小さな分子に分解される。

吸収
小さな分子は酵素から離れて、吸収できる状態になる。分子は腸の壁を通り抜けて血流に入り、体じゅうに届けられる。消化酵素は変化せず、次々と分子を分解する。

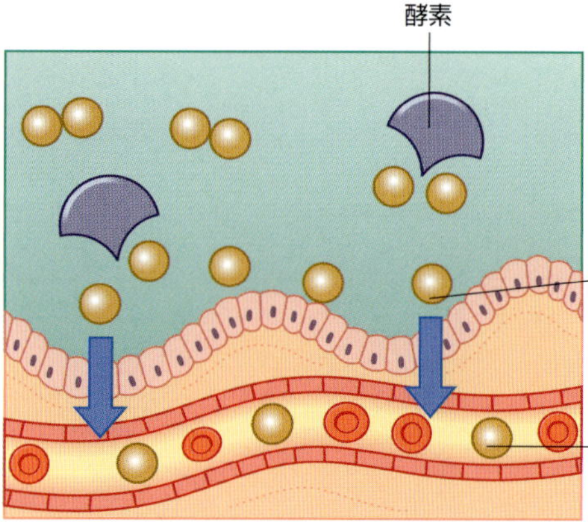
酵素
小さな分子が腸壁から吸収される
分子が血管に入る

栄養素の構造

食物に含まれる主要成分の1つが水で、ほかに、炭水化物や脂肪、タンパク質、ビタミン、ミネラル、食物繊維などの栄養素も含む。デンプン質の食物や甘い食物に豊富に含まれている炭水化物は、主要なエネルギー源として活用される。脂肪もエネルギー源になる。細胞の成長や修復には、脂肪とタンパク質が使われる。

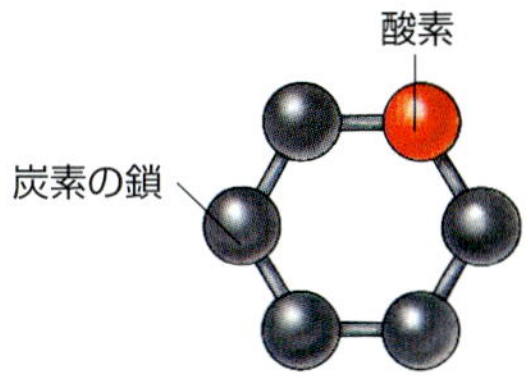

単糖類
単糖は、環のような構造をしている。単糖が長く連なったものは、炭水化物と呼ぶ。

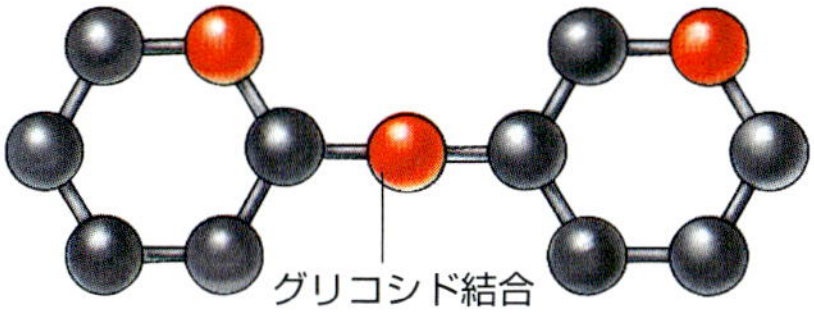

二糖類
二糖類の分子は、2個の単糖が化学的につながったもの。ショ糖や麦芽糖、乳糖は二糖類。

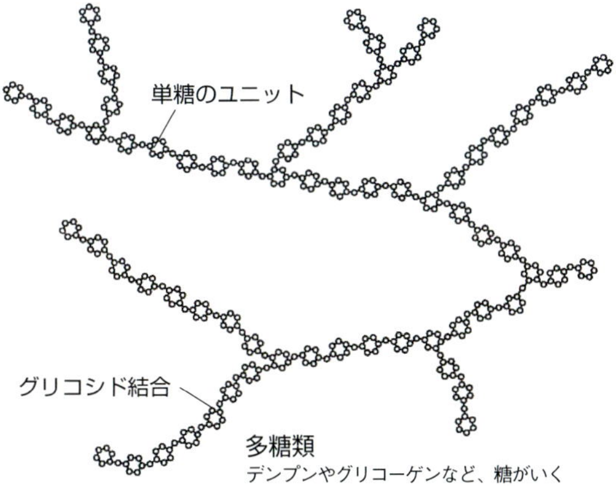

多糖類
デンプンやグリコーゲンなど、糖がいくつもつながって長い鎖をつくったものを多糖類と呼ぶ。

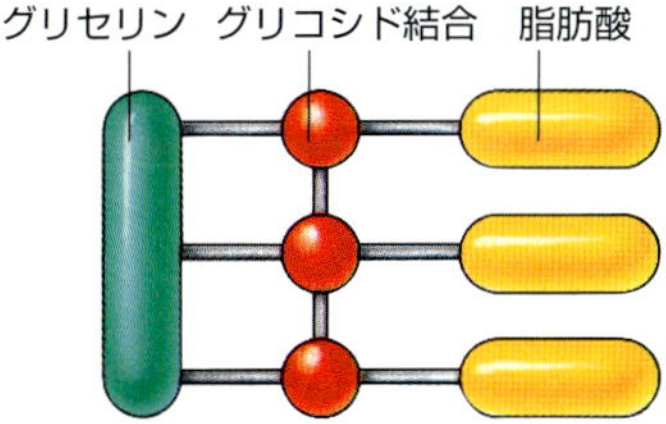

脂肪
食物に含まれる脂肪のほとんどは、グリセリンの分子1個に3個の脂肪酸分子がグリコシド結合でつながったもの。脂肪酸には、飽和脂肪酸と不飽和脂肪酸がある。

タンパク質
タンパク質は、アミノ酸でできた長い鎖が集まったもの。アミノ酸はさまざまな形でつながるため、タンパク質の種類は数多い。

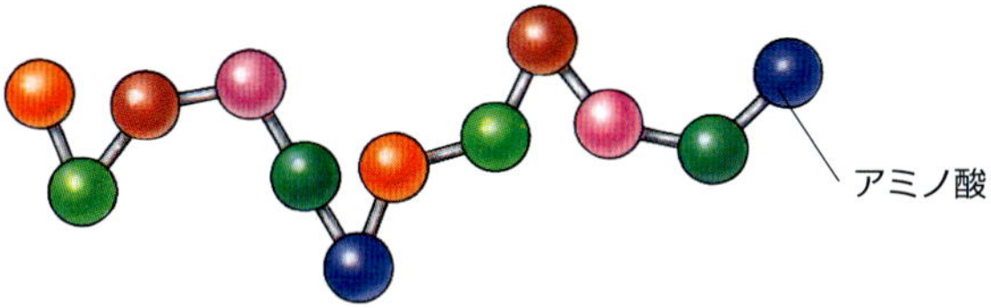

食物からエネルギーをとり出す仕組み

体内の細胞が働くにはエネルギーが必要だが、細胞は栄養素のエネルギーを直接使うことができない。このため細胞は、栄養素の分子が分解されるときに出るエネルギーをいったん別の形で蓄えてから利用している。エネルギーをとり出す代表的な化学反応が、ミトコンドリアの中で起こるクエン酸回路という複雑な反応。クエン酸回路で発生する多量のエネルギーは、ADP（アデノシン二リン酸）の分子１個にリン酸基１個を結合させてATP（アデノシン三リン酸）をつくる反応に使う。細胞は、この結合が切れてATPがADPに戻るときに出るエネルギーを利用している。

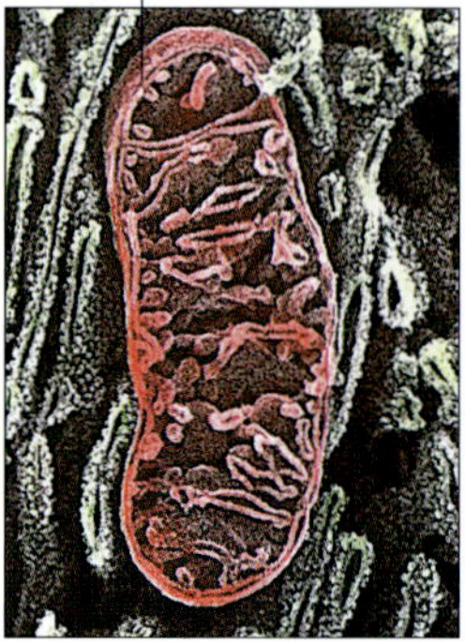
ミトコンドリアの外膜

ミトコンドリア
細胞がエネルギーをつくり出すプロセスの多くは、ミトコンドリアと呼ばれる小さな器官の中で行われる。

エネルギー源となる燃料
クエン酸回路で処理する主なエネルギー源は、ブドウ糖と脂肪酸。

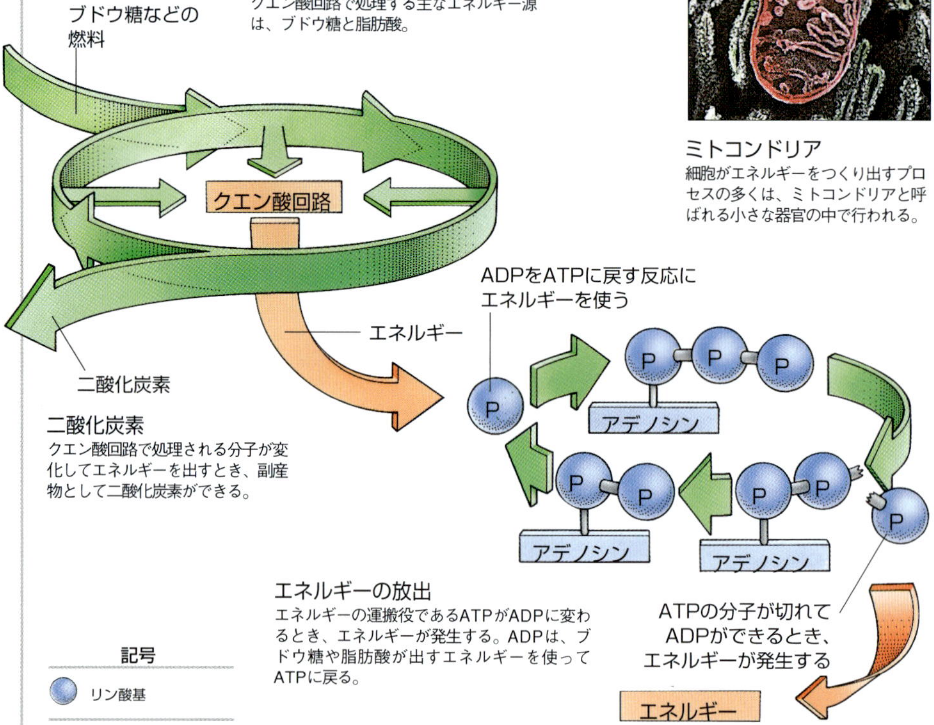
ブドウ糖などの燃料
クエン酸回路
二酸化炭素
エネルギー
ADPをATPに戻す反応にエネルギーを使う
P
P P P
アデノシン
P P
アデノシン
P P
アデノシン
P
ATPの分子が切れてADPができるとき、エネルギーが発生する
エネルギー
記号
リン酸基

二酸化炭素
クエン酸回路で処理される分子が変化してエネルギーを出すとき、副産物として二酸化炭素ができる。

エネルギーの放出
エネルギーの運搬役であるATPがADPに変わるとき、エネルギーが発生する。ADPは、ブドウ糖や脂肪酸が出すエネルギーを使ってATPに戻る。

食物繊維の役割

消化のプロセスで分解されない食物成分を食物繊維という。食物繊維は、便のかさをふやして、便が腸を通過するスピードを上げる。また、食物繊維は糖の吸収を遅らせて、血糖値の急上昇が起こらないようにする働きもある。食物繊維はコレステロールや胆汁酸塩（コレステロールからつくられる物質）と結合するため、血液中のコレステロールを減らすと考えられている。

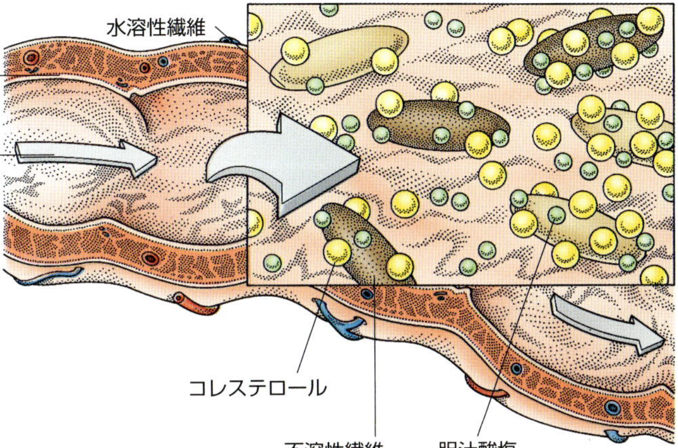

食物繊維の種類

ペクチンなどの水溶性繊維は、大腸で一部、分解される。セルロースなどの不溶性繊維は、変化しないまま腸を通る。

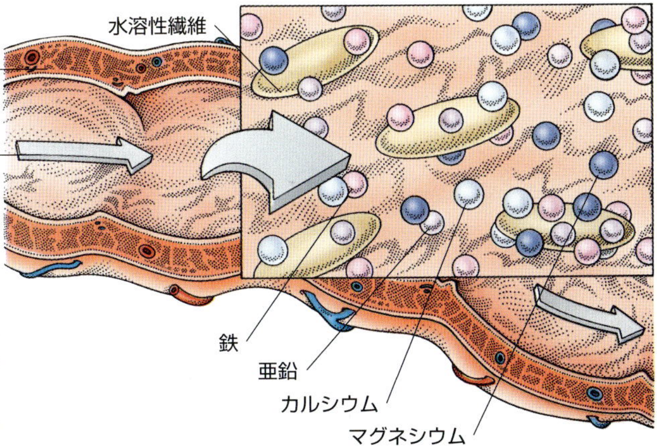

食物繊維をとりすぎた場合

食物繊維は、鉄や亜鉛、マグネシウム、カルシウムなどのミネラルとも結合するので、食物繊維をとりすぎると体はミネラルを吸収することができなくなる。ただし普通の食生活では食物繊維を食べすぎることはない。

あごの役割

消化のプロセスは、食物が口に入った瞬間から始まる。食物はかみ砕かれて、唾液とまじってなめらかになり、舌で押しつぶされる。下顎骨（かがくこつ）を頭蓋骨につないでいる顎関節は、あごを上下、左右、前後の方向に動かせる構造になっている。このあごと舌の働きによって口の中の食物を移動させて歯ですりつぶして、やわらかいかたまり（食塊という）をつくり、飲み込めるようにする。

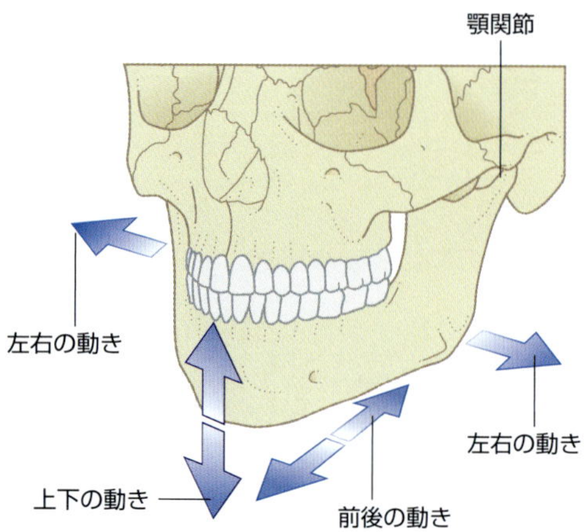
顎関節
左右の動き
左右の動き
上下の動き
前後の動き

歯の役割

幼児は20本の乳歯、成人は32本の永久歯を持つ。歯の形は、役割によって大きく違う。切歯（せっし）は、食物を切りとれるようにノミのような形をしている。犬歯は、食物を引き裂くのに適した形をしている。小臼歯（頂上が少し平らな歯）と、大臼歯（平らな部分の大きい奥歯）は、食物をかみ砕いてすりつぶす役割を持つ。

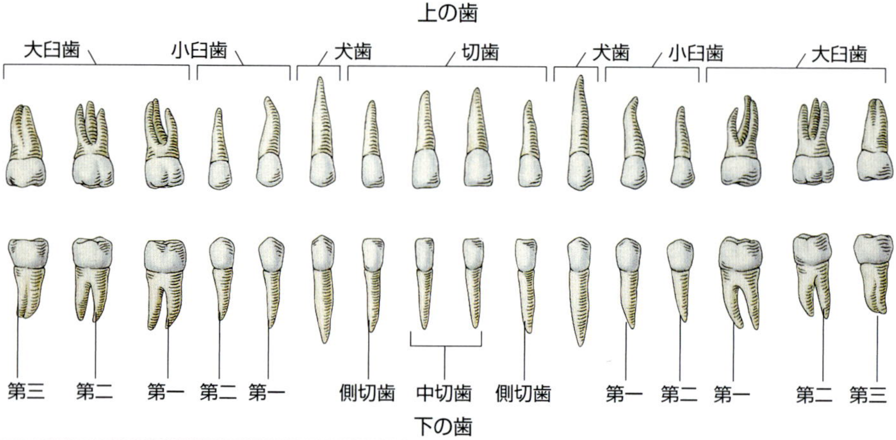
上の歯
大臼歯
小臼歯
犬歯
切歯
犬歯
小臼歯
大臼歯
第三
第二
第一
第二
第一
側切歯
中切歯
側切歯
第一
第二
第一
第二
第三
下の歯

歯の構造

歯は、あごの骨にある歯槽（しそう）に入っていて、靱帯と歯肉（歯ぐきのこと。衝撃を吸収するクッションとして働く）で固定されている。歯の中心は、歯髄と呼ばれるやわらかな組織で、血管や神経が通っている。歯髄をとり巻くのは、象牙質と呼ばれる敏感な組織。歯肉の上に出る部分は、エナメル質と呼ばれるかたい組織でおおわれている。歯肉の下に隠れる部分は、セメント質と呼ばれる、骨のような組織が表面をおおっている。

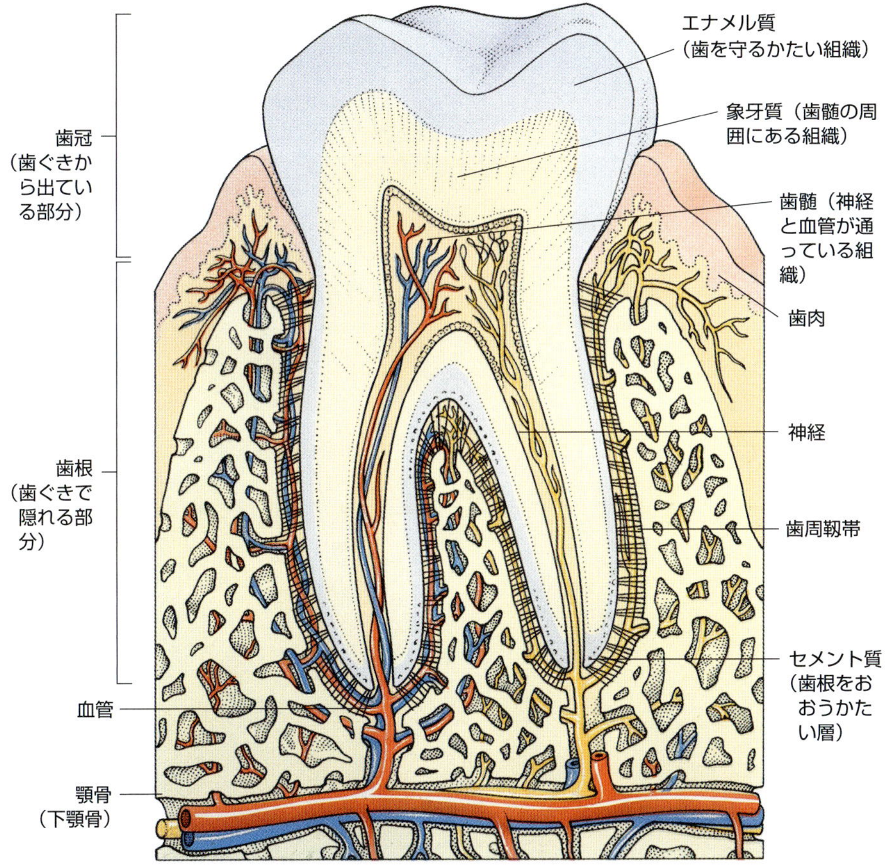
エナメル質（歯を守るかたい組織）
象牙質（歯髄の周囲にある組織）
歯髄（神経と血管が通っている組織）
歯肉
神経
歯周靱帯
セメント質（歯根をおおうかたい層）
歯冠（歯ぐきから出ている部分）
歯根（歯ぐきで隠れる部分）
血管
顎骨（下顎骨）

唾液腺

唾液は、耳下腺、舌下腺、顎下腺（がくかせん）と呼ばれる3対の唾液腺でつくられる。このほかにも、口腔と舌の表面をおおう粘膜にも数多くの小唾液腺がある。唾液は、管を通って口の中まで運ばれる。唾液は、アミラーゼという消化酵素を含む液で、食物に水分を与えてやわらかくし、噛みやすく、飲み込みやすくする。

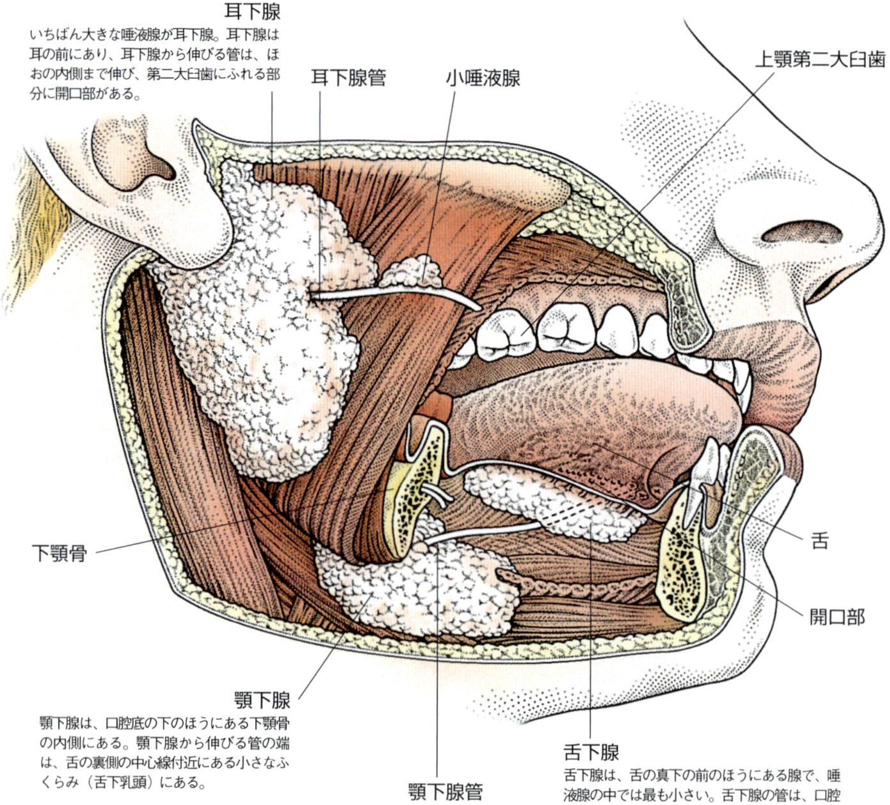
耳下腺
いちばん大きな唾液腺が耳下腺。耳下腺は耳の前にあり、耳下腺から伸びる管は、ほおの内側まで伸び、第二大臼歯にふれる部分に開口部がある。
耳下腺管
小唾液腺
上顎第二大臼歯
下顎骨
舌
開口部
顎下腺
顎下腺は、口腔底の下のほうにある下顎骨の内側にある。顎下腺から伸びる管の端は、舌の裏側の中心線付近にある小さなふくらみ（舌下乳頭）にある。
顎下腺管
舌下腺
舌下腺は、舌の真下の前のほうにある腺で、唾液腺の中では最も小さい。舌下腺の管は、口腔底に開いている。

咽頭

咽頭は、空気と食物の通路で、咽頭の上は鼻と口につながっており、下は喉頭につながっている。喉頭蓋（こうとうがい）や、脳がコントロールする反射運動は、嚥下（えんげ）した食物がまちがった通路に入らないように防いでいる。食物が喉頭に入ると、せき反射が起こって吸い込んだ固形物を送り返す。

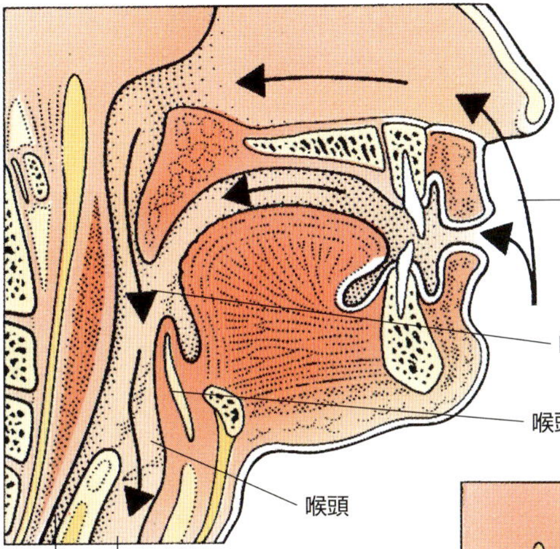
空気
咽頭
喉頭蓋
喉頭
気管
食道

呼吸

呼吸をしている間は、喉頭の入り口にある声帯は弛緩して開き、声門と呼ばれるすき間ができる。吸った空気は、咽頭から声門を通って気管に入る。吐いた空気は、気管から咽頭を通って出ていく。

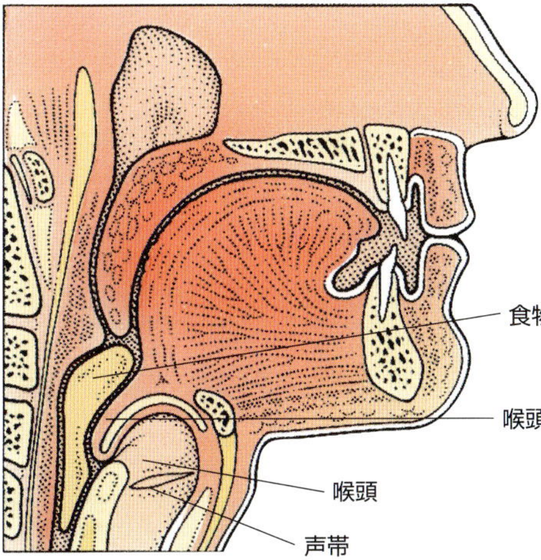
食物
喉頭蓋
喉頭
声帯

嚥下

食物や液体を飲み込むときは、喉頭蓋と呼ばれる軟骨の蓋が後ろに倒れて、喉頭が上がる。声帯は押されて声門が閉じ、気管の入り口を閉じる。食物が食道に入ると、すぐに喉頭蓋が開く。

食道

食道は、咽頭と胃をつなぐ壁の厚い管で、縦方向に伸びる筋線維と、環のようにとり巻く筋線維でできている。食道の上端（消化管の中で最も細い部分）には括約筋があり、食物が咽頭から食道に入る流れをコントロールしている。胃と食道の境目にある括約筋は、胃の入り口を開閉する。

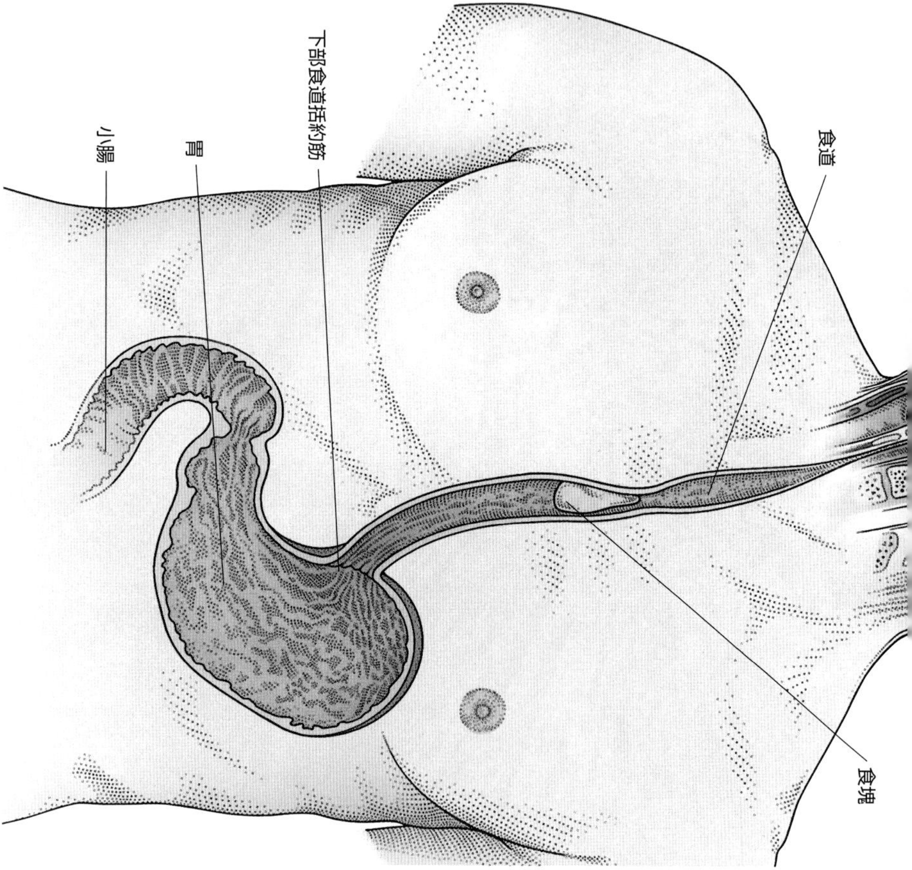

食道の蠕動

食道に食物が入ると、蠕動（ぜんどう）という、脳幹が支配する不随意の筋収縮運動が起こる。食塊の前にある筋肉が広がると、食塊の後ろにある筋肉が収縮する運動が起こるため、食物は約４～８秒で胃に届く。この蠕動運動があるため、さか立ちしていても食物は胃に届く。

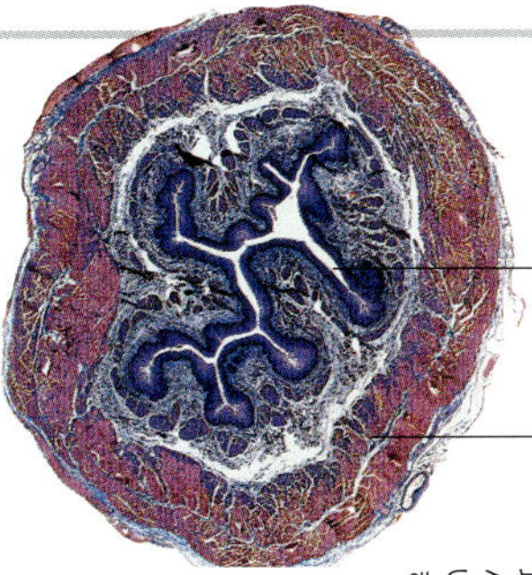
ひだのある内壁
筋層

食道の内壁
食道の内壁は、ふだんは折りたたまれていて、食物が通るときに広がる。

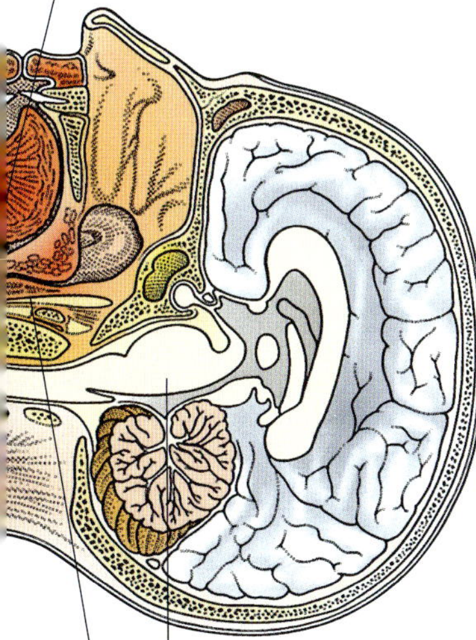
食道に入る前の食塊
咽頭
脳幹が嚥下反射を支配する

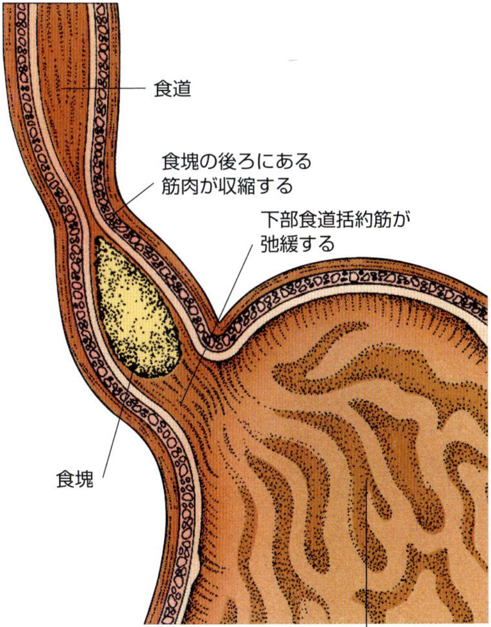
食道
食塊の後ろにある筋肉が収縮する
下部食道括約筋が弛緩する
食塊
胃

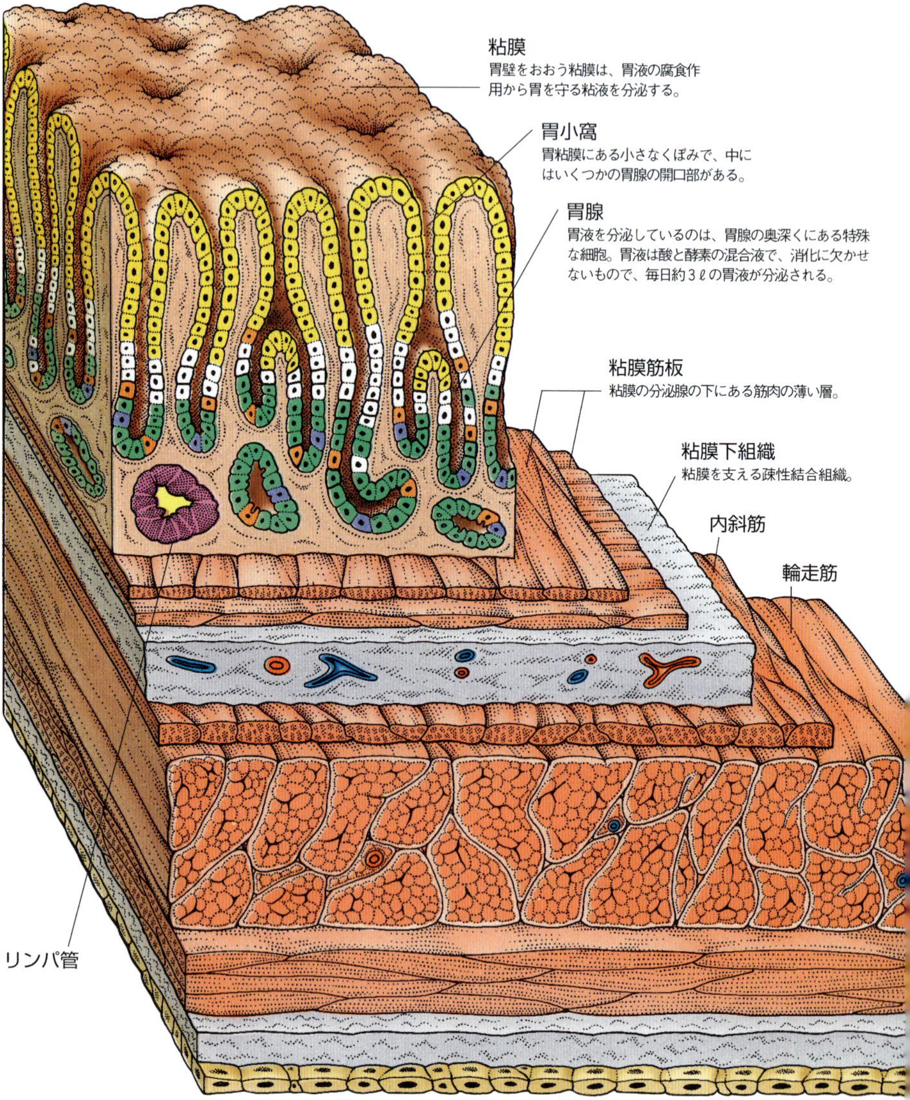
粘膜
胃壁をおおう粘膜は、胃液の腐食作用から胃を守る粘液を分泌する。
胃小窩
胃粘膜にある小さなくぼみで、中にはいくつかの胃腺の開口部がある。
胃腺
胃液を分泌しているのは、胃腺の奥深くにある特殊な細胞。胃液は酸と酵素の混合液で、消化に欠かせないもので、毎日約３ℓの胃液が分泌される。
粘膜筋板
粘膜の分泌腺の下にある筋肉の薄い層。
粘膜下組織
粘膜を支える疎性結合組織。
内斜筋
輪走筋
リンパ管

胃

胃は弾力性のある袋で、直径は消化管の中では最も大きい。胃は、漿膜という外表面をおおう膜と、縦走筋（縦方向に走る筋肉）、輪走筋（輪のようにとり巻く筋肉）と内斜筋（斜めに走る筋肉）の３層からなる筋肉層や、粘膜下組織（疎性結合組織でできている）、粘膜（粘液や胃酸、消化酵素、ホルモンをつくる細胞のある内膜）でできている。胃の中の食物は、筋肉の働きでかきまぜられ、胃液とまじる。

色による分類

- 壁細胞（塩酸を分泌する）
- 主細胞（酵素を分泌する）
- 内分泌細胞（各種のホルモンを分泌する）
- 幹細胞（分泌細胞に分化する前の細胞）
- 副細胞（粘液を分泌する）

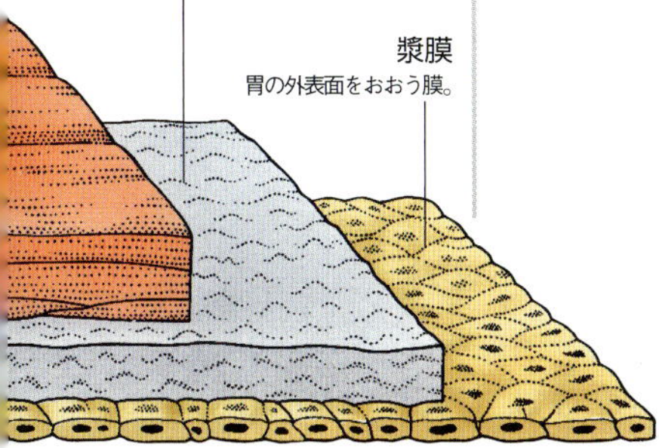
走筋
漿膜下組織
疎性結合組織の層で、漿膜と筋層をつないでいる。
漿膜
胃の外表面をおおう膜。

胃の筋肉

胃の筋肉には、縦走筋、輪走筋、内斜筋の３種類がある。胃が食道とつながる部分には下部食道括約筋があり、食物が胃に入るときに開く。胃の出口には、幽門括約筋があり、十二指腸に食物を送るときに開く。

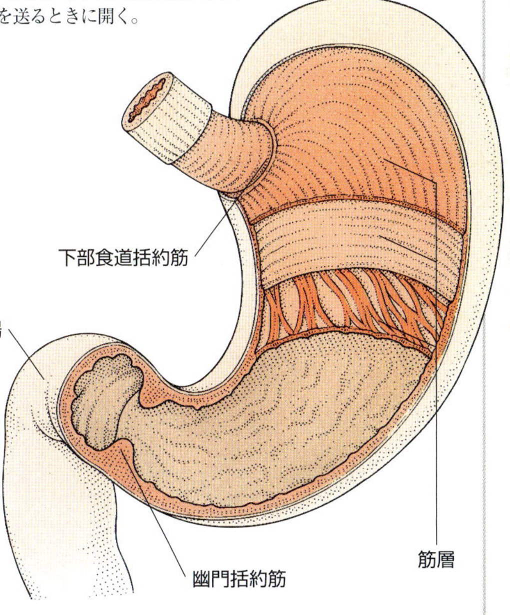
下部食道括約筋
十二指腸
筋層
幽門括約筋

小腸

小腸は、十二指腸、空腸、回腸という３つの部分からできている。どの部分も消化酵素をつくりだし、食物の分解と吸収を行う。十二指腸は、胃の出口から始まる短い曲がった管で、肝臓と膵臓でつくられた消化液が分泌される場所。十二指腸に続くのは、長く曲がりくねった空腸。次に続く回腸は小腸の中で最も長い部分で、消化された食物から栄養素を吸収し尽くす役割を持つ。

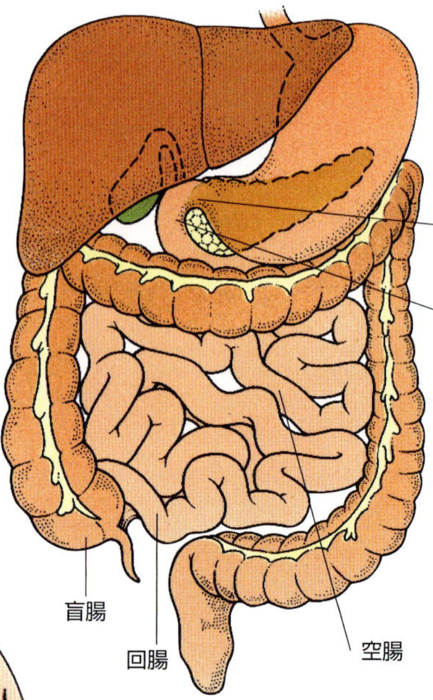

幽門括約
十二指腸
盲腸
回腸
空腸

小腸の長さ

小腸は長さ約6.5mの器官で、胃の出口にある幽門括約筋から、盲腸（大腸の開始点）まで続いている。

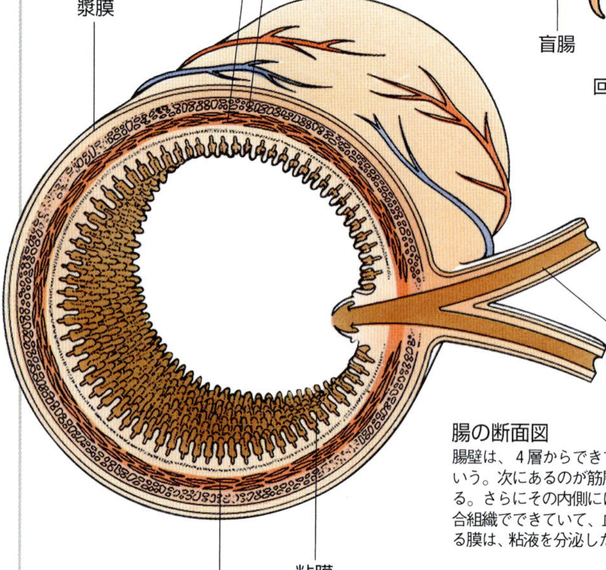

筋線維
漿膜
腸間膜
（腹壁と腸をつなぐ膜）
粘膜
粘膜下組織

腸の断面図

腸壁は、４層からできている。いちばん外の保護膜は、漿膜という。次にあるのが筋層で、外側が縦走筋、内側に輪走筋がある。さらにその内側には、粘膜下組織があるが、これは疎性結合組織でできていて、血管や神経が通っている。最も内側にある膜は、粘液を分泌したり、栄養素を吸収する役目を持つ粘膜。

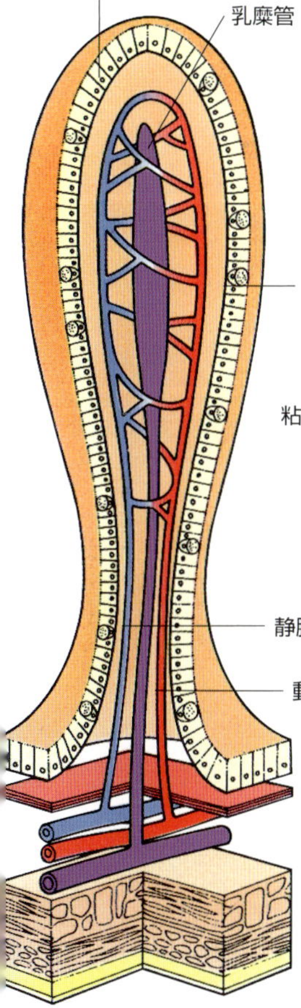
上皮細胞
乳糜管
杯細胞
静脈
動脈

絨毛の構造

絨毛（じゅうもう）の中心には、乳糜管（にゅうびかん）と呼ばれるリンパ管と、細い網目状の血管がある。上皮組織に点在する杯細胞は、粘液を分泌する。

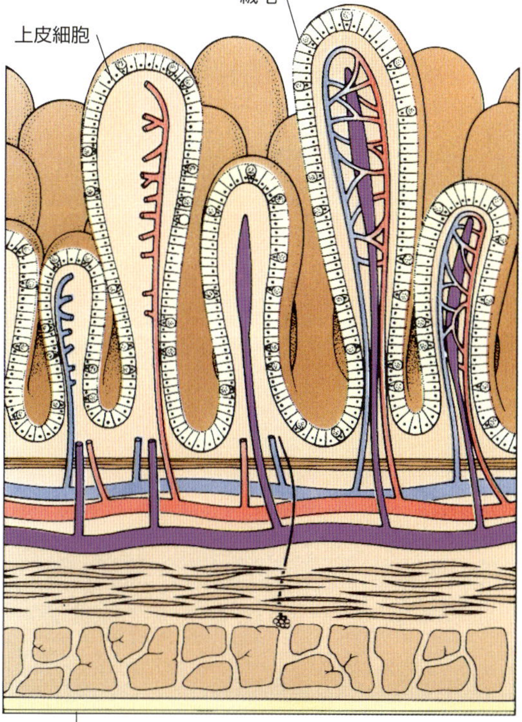
絨毛
上皮細胞
粘膜
粘膜下組織
筋層
漿膜

腸絨毛

腸の壁をおおう粘膜には、絨毛と呼ばれる突起が何百万個もある。絨毛の表面は上皮細胞の層でおおわれている。絨毛があるために腸の表面積は大きく、栄養素を効率よく吸収することができる。

胃の機能

食物を飲み込むと、下部食道括約筋（胃の入り口にあって食物の逆流を防ぐ筋肉）が反射的に弛緩する。胃の中の食物は、蠕動（波のように伝わる筋肉の収縮運動）によって攪拌されて胃液とまじり合い、糜汁（びじゅう）と呼ばれるおかゆのような液体になる。胃の内容物を小腸に送り込むのにも、蠕動運動が必要。胃の出口にある幽門括約筋が開くと、胃の内容物が少しずつ十二指腸に送り出される。

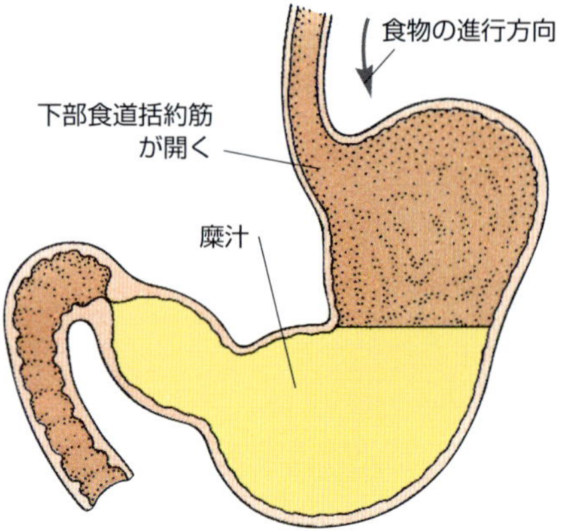

胃に食物が入る
胃に食物が入ると、胃の筋肉が収縮し始め、食物は攪拌されて胃液とまじる。この運動によって、食物は糜汁（びじゅう）と呼ばれるおかゆのような液体になる。

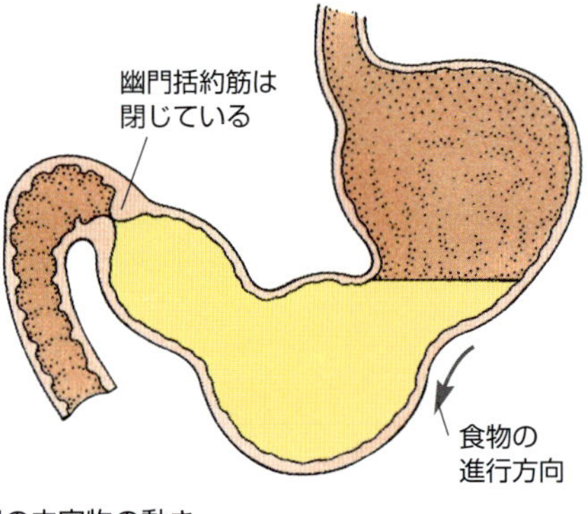

胃の内容物の動き
蠕動運動は、胃の下半分で活発で、蠕動運動によって胃の内容物は幽門括約筋の近くまで運ばれる。

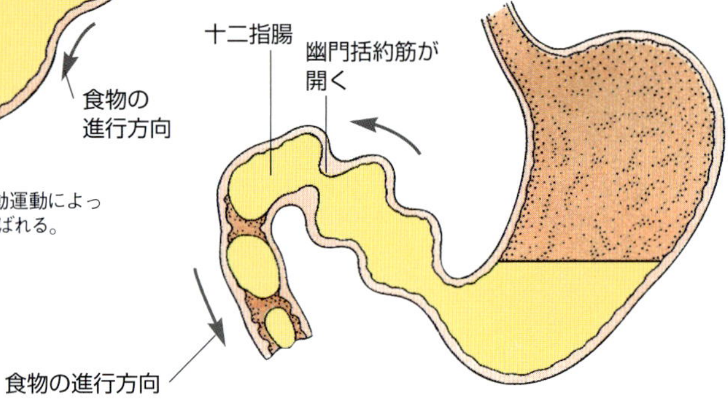

食物が胃を出る
胃内容物に刺激されて幽門括約筋が開く。胃内容物は少しずつ十二指腸に送り込まれる。

腸の運動

小腸は、蠕動運動によって食物を前進させ、分節運動によって食物を撹拌する。蠕動運動は、筋肉の収縮が波のように伝わる動き。分節運動（下図参照）は、小腸の筋肉がある間隔をおいて収縮したり弛緩したりする運動で、小腸では最も重要な動きである。分節運動によって、小腸の内容物（糜汁＝びじゅう）は1分間に最高16回撹拌される。

収縮（1）

小腸の一部分が数秒間収縮する間、他の部分は弛緩している。この運動によって小腸の内容物が消化酵素とまじり合う。

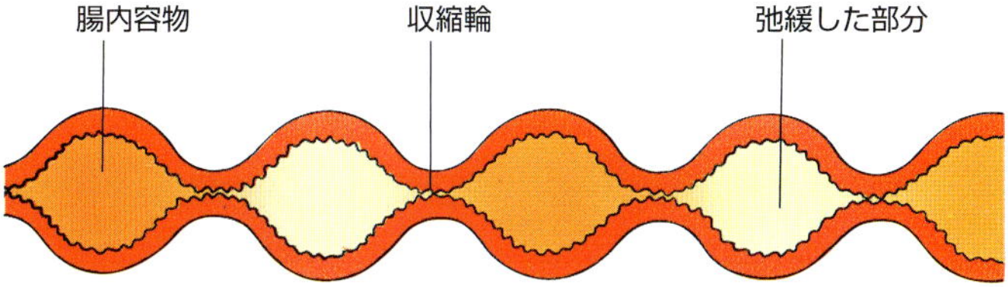
腸内容物
収縮輪
弛緩した部分

収縮（2）

収縮輪が弛緩すると、今まで収縮していた位置の間にあたる部分が収縮し始める。

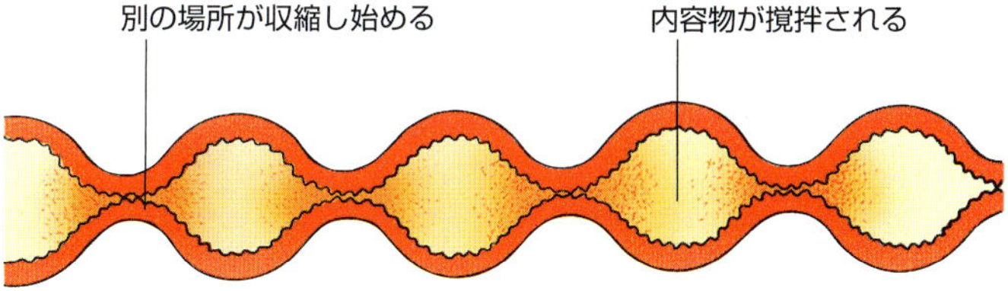
別の場所が収縮し始める
内容物が撹拌される

収縮（3）

分節運動は1分間に最高で16回繰り返され、内容物は十分に撹拌される。

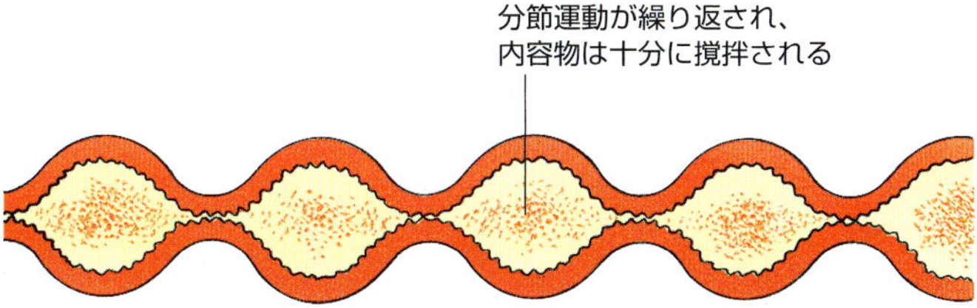
分節運動が繰り返され、
内容物は十分に撹拌される

肝臓の構造

肝臓は、くさび形をした人体最大の臓器で、上腹部の右寄りにある。肝臓は肝鎌状間膜（かんかまじょうかんまく）で右葉と左葉の2つに分かれており、右葉が左葉より大きい。右葉、左葉とも、数千個の肝小葉（数十万個の肝細胞が集まってできた六角柱の形をした組織）からできている。胆管と呼ばれる細い管が肝臓中を網の目のように走っている。

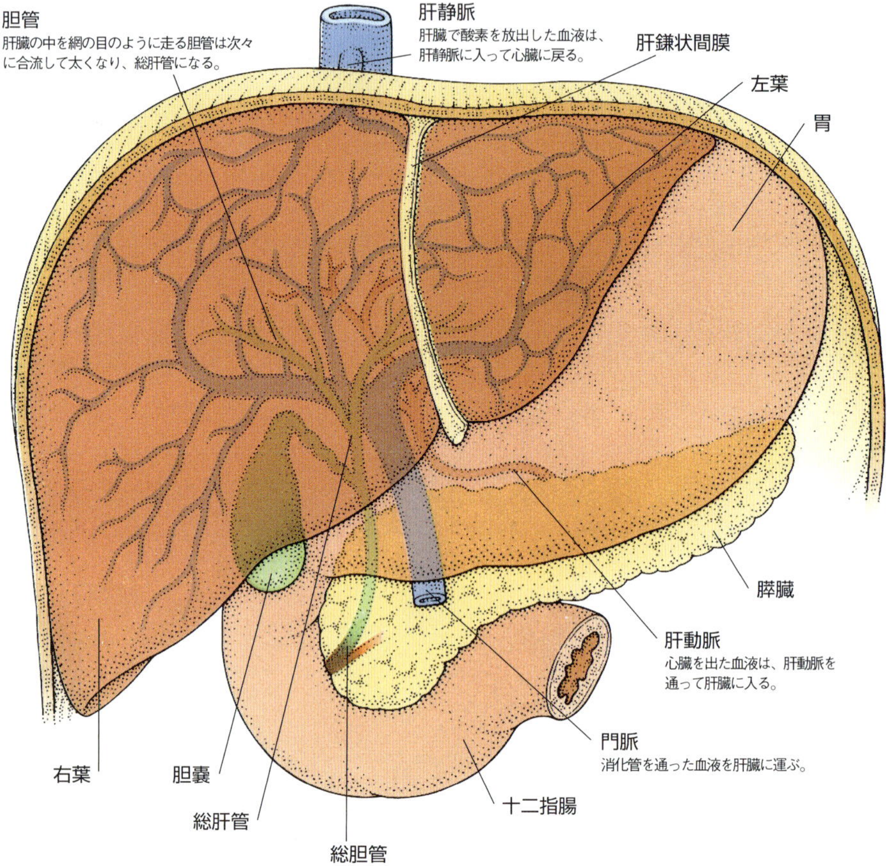
胆管
肝臓の中を網の目のように走る胆管は次々に合流して太くなり、総肝管になる。
肝静脈
肝臓で酸素を放出した血液は、肝静脈に入って心臓に戻る。
肝鎌状間膜
左葉
胃
膵臓
肝動脈
心臓を出た血液は、肝動脈を通って肝臓に入る。
門脈
消化管を通った血液を肝臓に運ぶ。
十二指腸
右葉
胆嚢
総肝管
総胆管

肝臓の機能

肝臓は、体内にある化学工場で、さまざまな機能を持つ。肝臓は胆汁と呼ばれる消化液を分泌する。胆汁の原料は、食物中に含まれる脂肪の分解産物や古くなった赤血球。肝臓はタンパク質を合成するほか、グリコーゲンや鉄、各種のビタミンを蓄える。また肝臓は、血液から毒素や老廃物をとり除いて（解毒）、毒性の低い物質に変える機能も持つ。

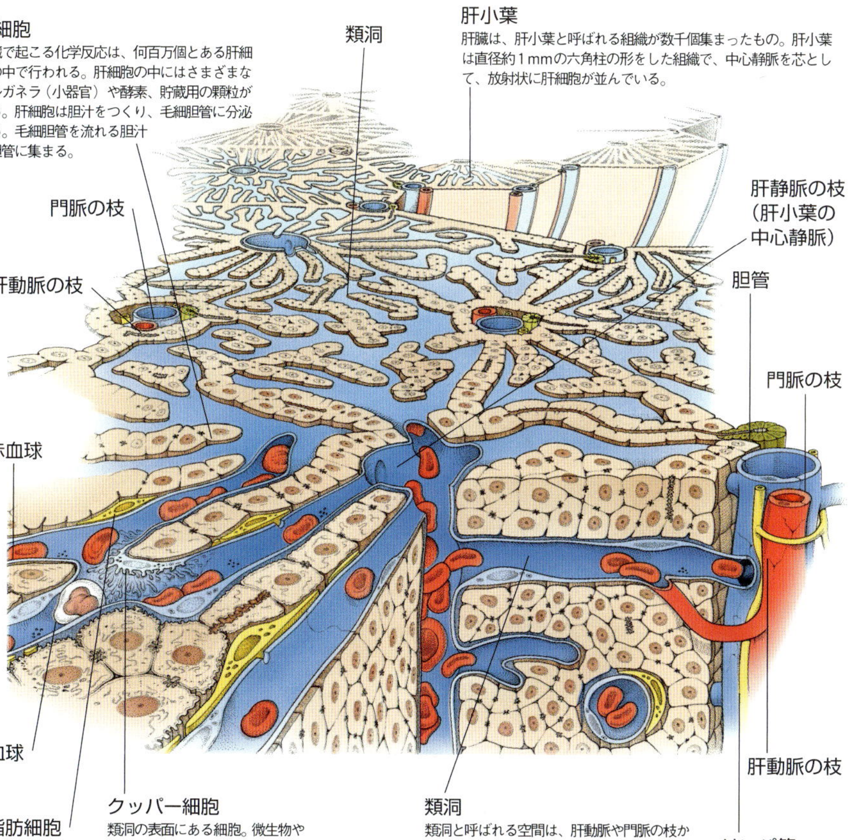

肝細胞
肝臓で起こる化学反応は、何百万個とある肝細胞の中で行われる。肝細胞の中にはさまざまなオルガネラ（小器官）や酵素、貯蔵用の顆粒がある。肝細胞は胆汁をつくり、毛細胆管に分泌する。毛細胆管を流れる胆汁は胆管に集まる。
類洞
肝小葉
肝臓は、肝小葉と呼ばれる組織が数千個集まったもの。肝小葉は直径約1mmの六角柱の形をした組織で、中心静脈を芯として、放射状に肝細胞が並んでいる。
門脈の枝
肝静脈の枝（肝小葉の中心静脈）
肝動脈の枝
胆管
門脈の枝
赤血球
白血球
肝動脈の枝
脂肪細胞
クッパー細胞
類洞の表面にある細胞。微生物や死んだ細胞を処理する。
類洞
類洞と呼ばれる空間は、肝動脈や門脈の枝から出た血液を肝小葉の中心静脈に運ぶ。
リンパ管

膵臓

膵臓は胃の後ろ側にある横に長い臓器で、十二指腸がつくるカーブの内側におさまっている。上部消化管に食物が入ると、膵臓は脂肪や核酸、タンパク質、炭水化物を分解する消化酵素を含む消化液（膵液）を分泌する。膵液には、胃の塩酸を中和する炭酸水素ナトリウムも含まれている。膵臓の細胞が分泌する酵素は、細い管を通って膵管に入り、十二指腸に注がれる。

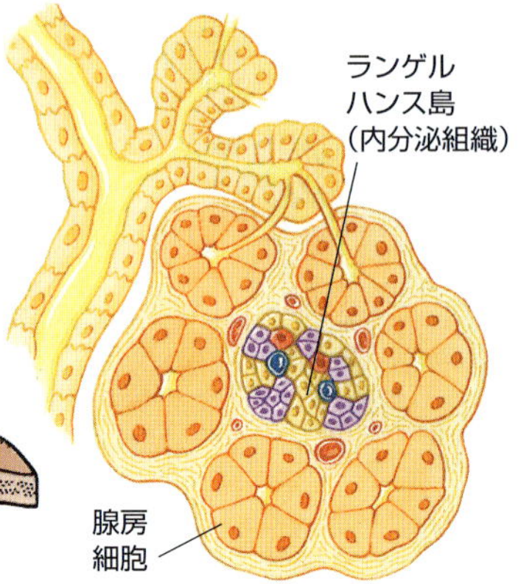

膵臓の腺房細胞
腺房は、ブドウの粒のような形をした細胞のかたまりで、膵液を分泌する。

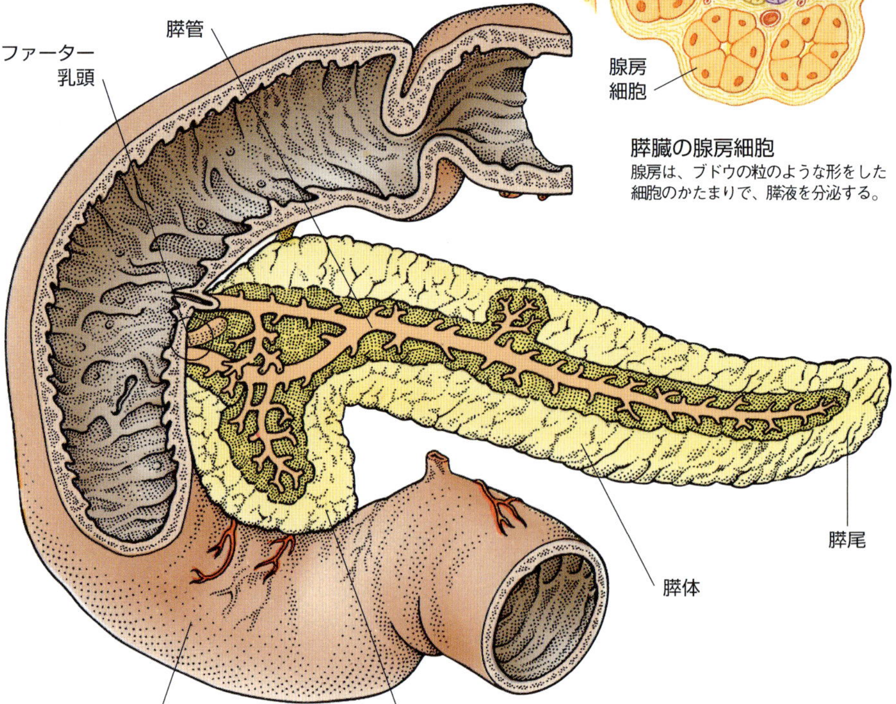

胆管系

胆管系は、胆汁を運ぶ管と胆囊からできている。胆汁は緑色がかった茶色の液体で、脂肪の消化に必要な消化液だが、肝臓での化学反応で生じた廃棄物も含まれている。胆汁は肝臓から十二指腸に直接分泌されるほか、いったん胆囊に蓄えられ、濃縮されてから十二指腸に送り出されることもある。胆囊を出た胆汁は総胆管を通り、十二指腸にあるファーター乳頭に行きつく。ファーター乳頭でドアの役目をするのが、オッディ括約筋。

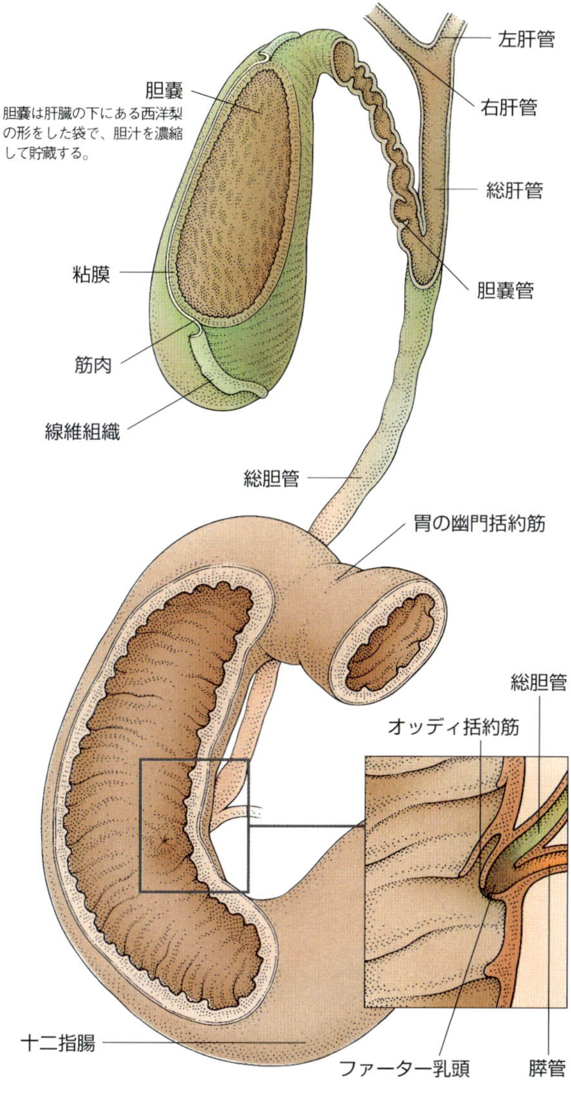
左肝管
胆囊
胆囊は肝臓の下にある西洋梨の形をした袋で、胆汁を濃縮して貯蔵する。
右肝管
総肝管
粘膜
胆囊管
筋肉
線維組織
総胆管
胃の幽門括約筋
総胆管
オッディ括約筋
十二指腸
ファーター乳頭
膵管

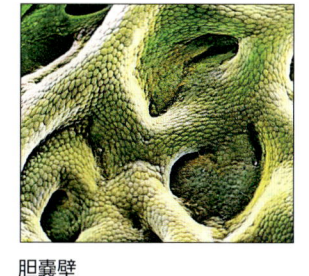

胆囊壁

胆囊壁にある筋層の内側は、ひだの多い粘膜でおおわれている。（上は高倍率の顕微鏡写真）

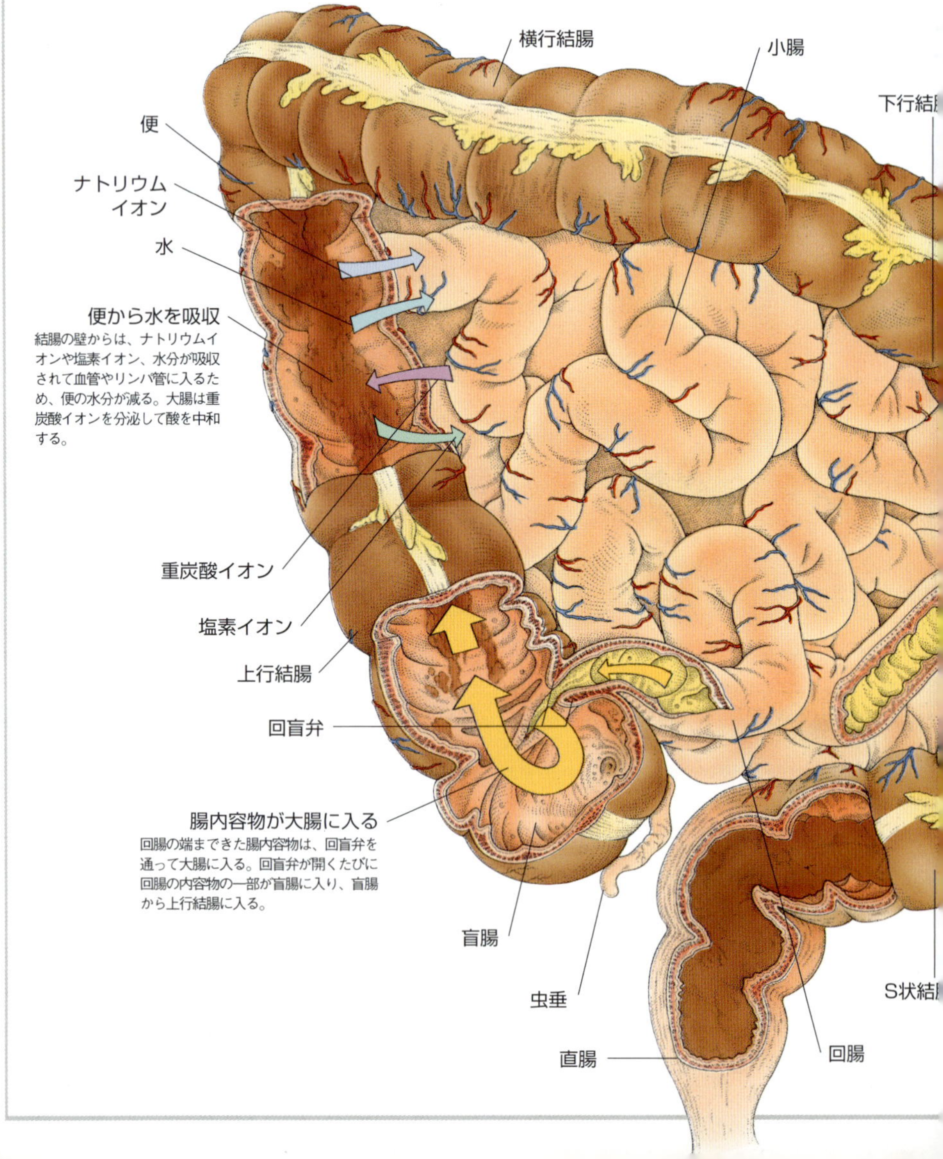
横行結腸
小腸
下行結
便
ナトリウム
イオン
水
重炭酸イオン
塩素イオン
上行結腸
回盲弁
盲腸
虫垂
直腸
回腸
S状結

便から水を吸収

結腸の壁からは、ナトリウムイオンや塩素イオン、水分が吸収されて血管やリンパ管に入るため、便の水分が減る。大腸は重炭酸イオンを分泌して酸を中和する。

腸内容物が大腸に入る

回腸の端まできた腸内容物は、回盲弁を通って大腸に入る。回盲弁が開くたびに回腸の内容物の一部が盲腸に入り、盲腸から上行結腸に入る。

大腸：結腸

盲腸、結腸、直腸をあわせて大腸と呼ぶ。消化された食物が大腸に到達するまでには、栄養素はほとんど吸収されている。結腸の主な役目は、腸内容物を便として排泄できる形にすることで、結腸は腸内容物から水分を吸収して、液体を固体にする。結腸の中には数十億個の細菌がすみついていて、ビタミンKやビタミンBを合成するほか、水素や二酸化炭素、硫化水素、メタンといったガスを発生させる。

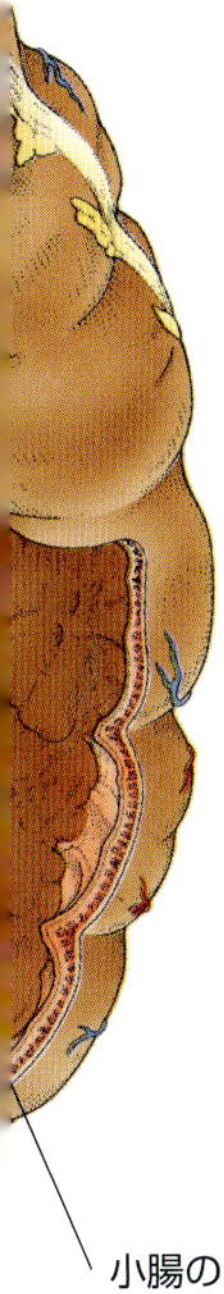
小腸の内容物

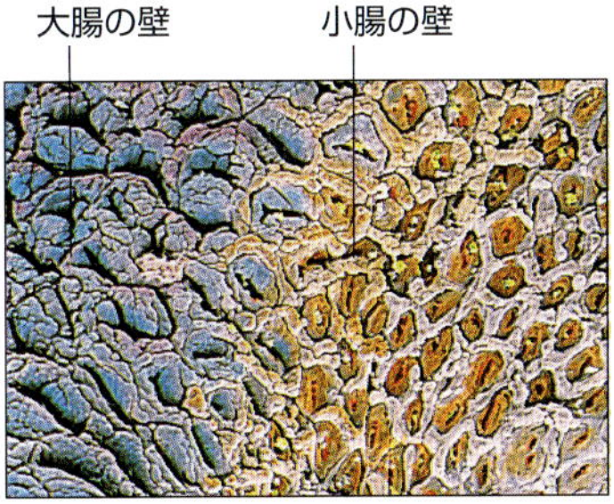
大腸の壁
小腸の壁

腸の内表面

大腸と小腸の境目を見ると、内表面に違いがあるのがわかる。小腸の壁はひだが多く栄養素を吸収しやすくできているが、大腸の壁は小腸よりなめらか。

固形の便ができる

腸の中には数十億個の細菌がすみついている。正常な場合の腸内細菌は無害で、腸を越えて体内に侵入することはない。腸内細菌は便に含まれる食物繊維やタンパク質などを養分として使うため、腸内細菌には便の量を減らすという利点もある。

通過時間

消化管に食物がとどまる時間を下の図に示す。普通は、結腸にとどまる時間が最も長いが、食物の種類によって時間が変わるうえ、個人差もある。

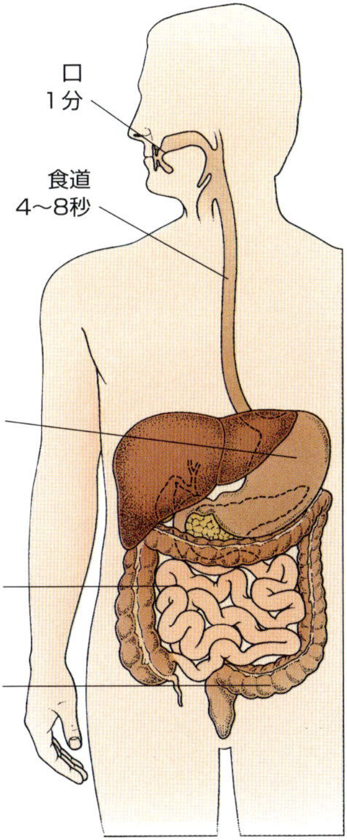
口
1分
食道
4～8秒
胃
2～4時間
小腸
3～5時間
結腸
10時間～
数日

結腸の動き

結腸の内容物は、結腸壁の筋肉の運動によって撹拌されながら直腸に向かって進む。内容物を運ぶ結腸の運動には、膨起往復運動、蠕動性収縮運動、総蠕動がある。内容物が結腸を通過するときには、１日に約1.4ℓの水分が吸収される。結腸の内壁が分泌する粘液は、腸をなめらかにして内容物を通過しやすくする。

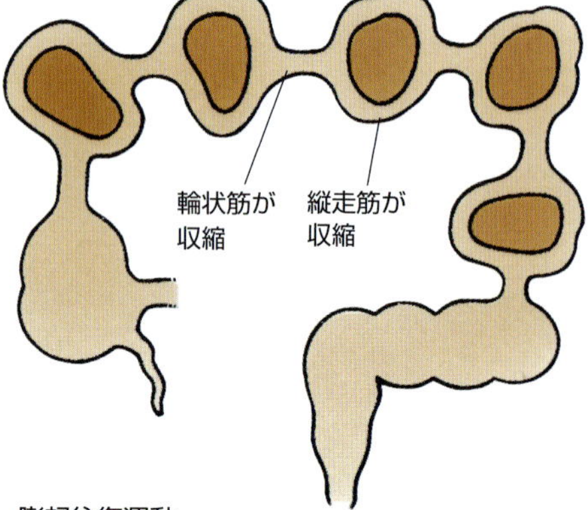

膨起往復運動

分節運動と同じように、筋肉が一定の距離をおいて収縮する。この運動によって内容物は撹拌されるが、ほとんど前進しない。

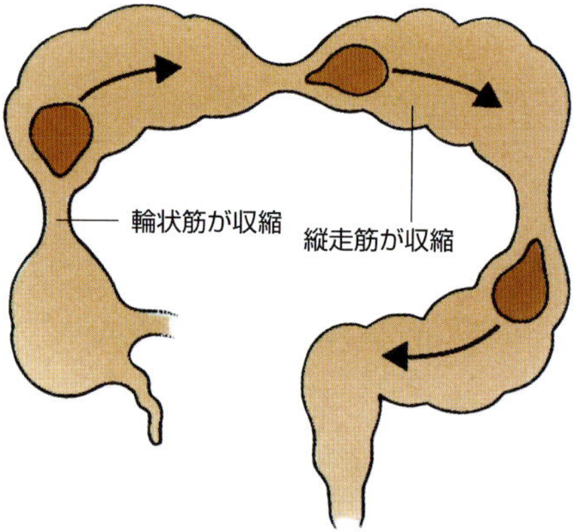

蠕動性収縮運動

波のように伝わる蠕動性収縮で、内容物の後ろにある輪状筋と内容物の前にある縦走筋が収縮することによって内容物を前進させる。結腸の蠕動運動は、小腸での蠕動運動よりおそい。

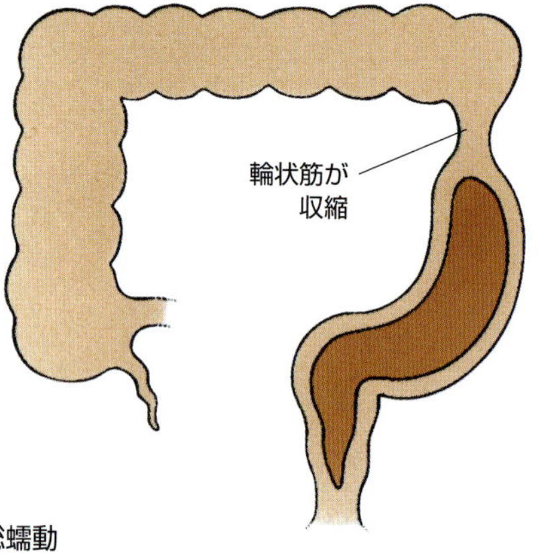

総蠕動

強い蠕動運動の波が内容物を一挙に押し出すことを総蠕動という。この運動は、１日に２～３回起こる。

大腸：直腸と肛門

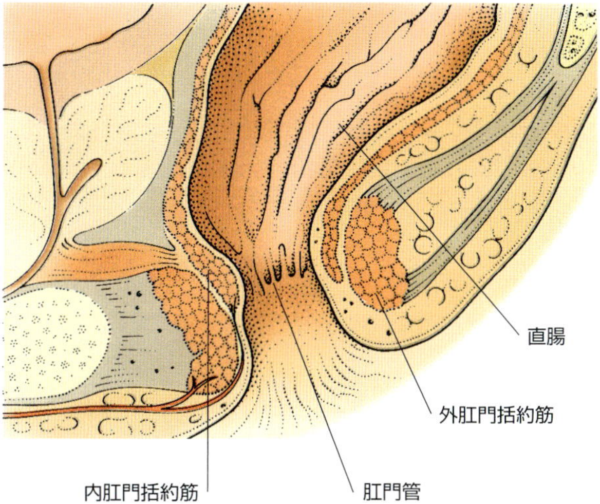

大腸の最後の部分を直腸という。直腸は長さ約12cmで、排便の直前と排便中にだけ内容物が入る。直腸の下は肛門管（肛門）で、長さは約4cm。直腸の内壁には、肛門柱と呼ばれる縦方向に走る隆起がある。肛門管の壁には、内肛門括約筋と外肛門括約筋という２本の幅広い強力な筋肉があり、弁の役割を果たしている。排便するときには、括約筋が弛緩する。

排便

結腸の蠕動波によって便が直腸に入ると、排便反射が生じる。筋肉が収縮して便を肛門管に押しやり、肛門括約筋が弛緩して便を体外に出す。腹筋を意識的に収縮させたり（いわゆる「いきむ」こと）、外肛門括約筋を意識的にゆるめると、排便しやすくなる。

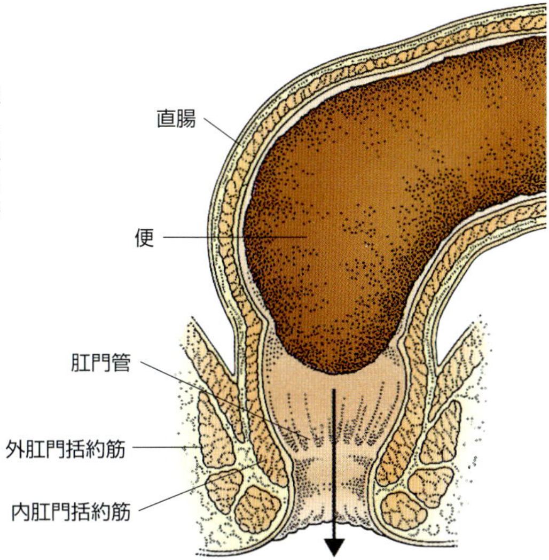

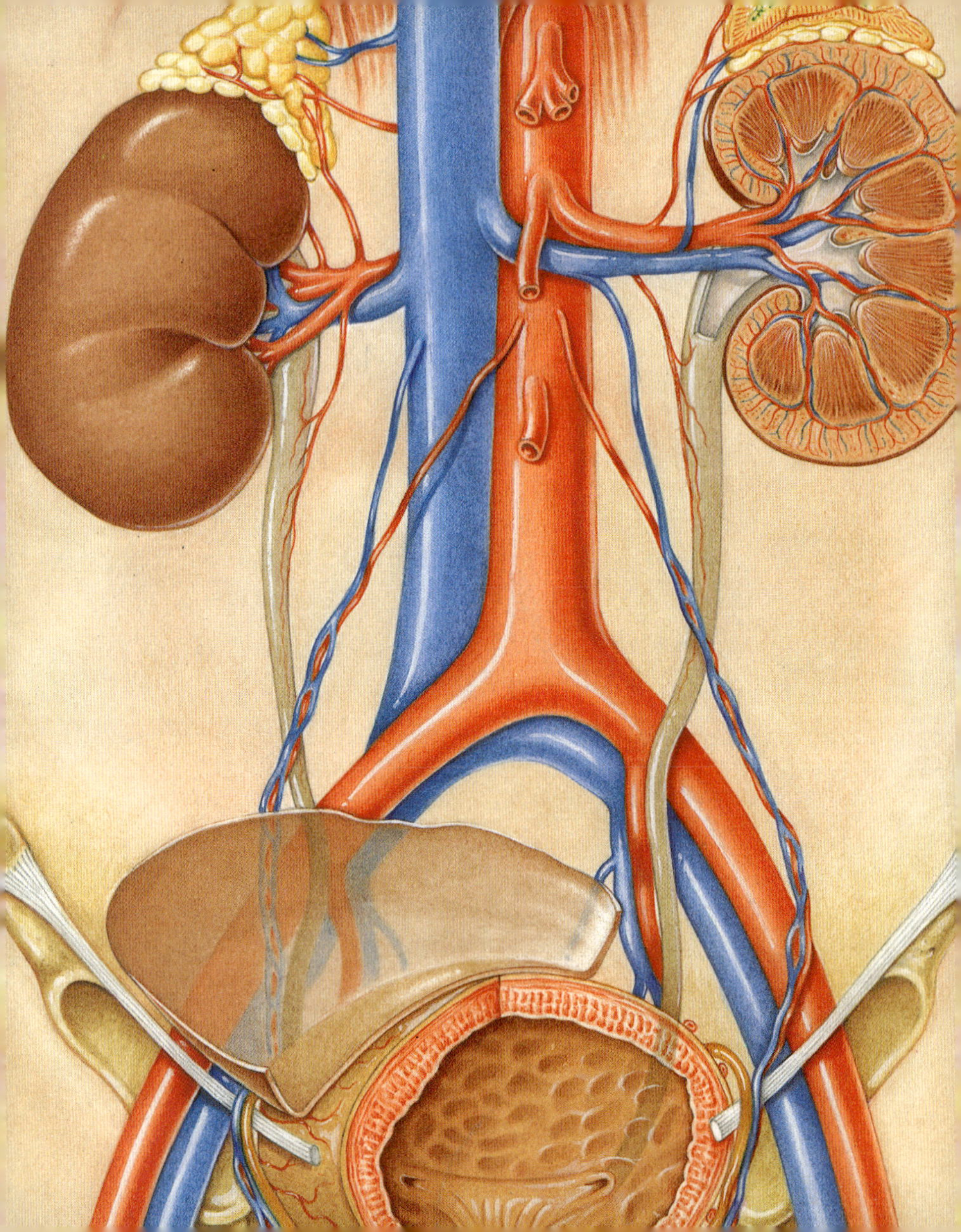

泌尿器系

尿路は、体に備わった濾過器。血液が腎臓を通ると老廃物や余分な水分がとり除かれ、尿として排泄される。また、泌尿器系は体内にある液体の量と組成を調節して、体内の化学物質のバランスを保つ働きも担う。

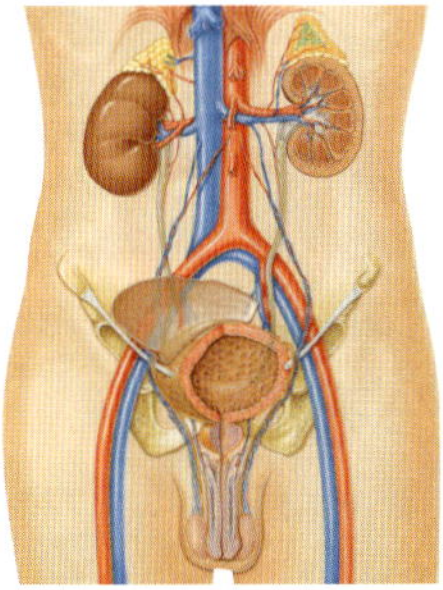

尿路
腎臓、尿管、膀胱、尿道からなる尿路は、尿をつくり、排泄する装置。

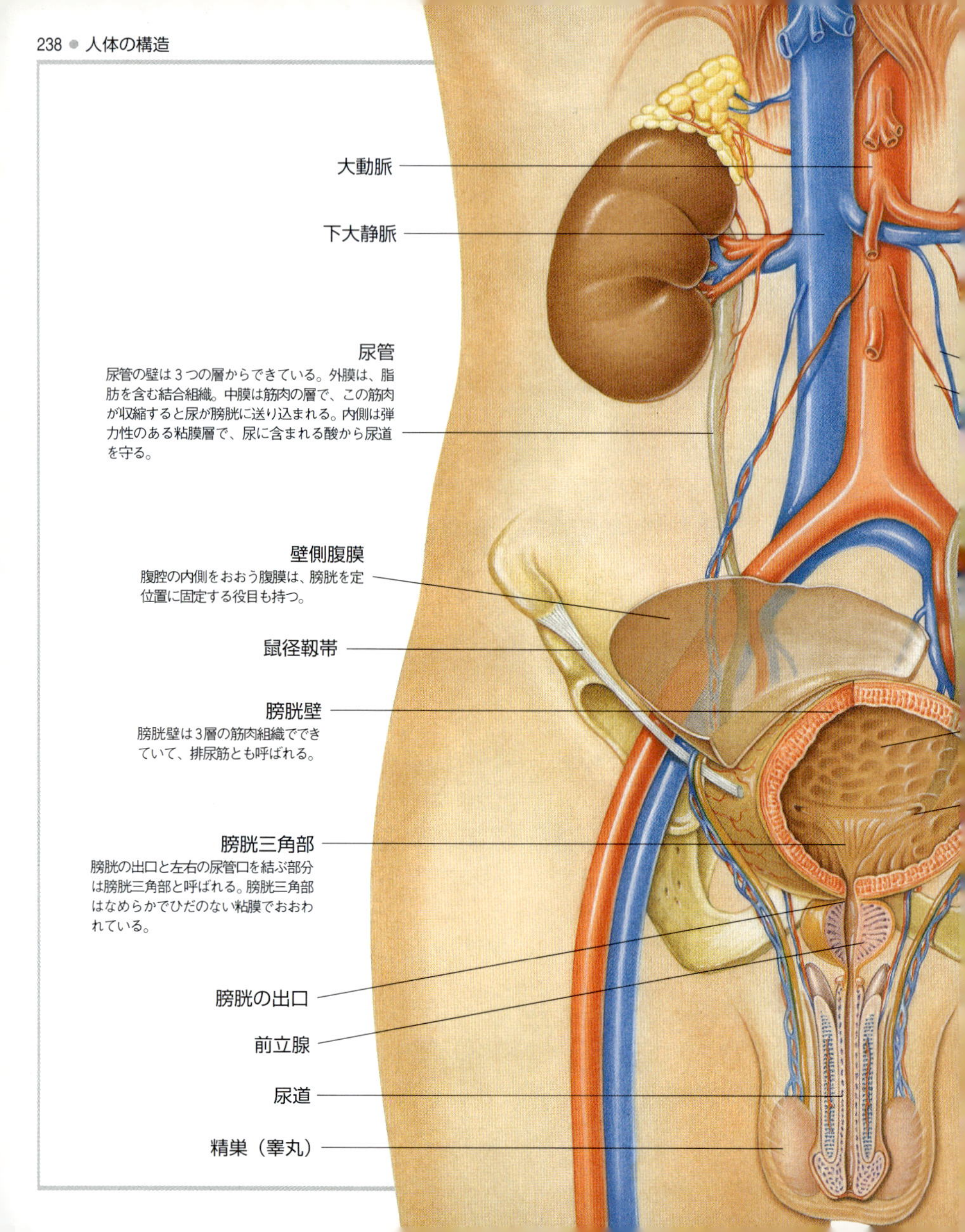
大動脈
下大静脈
尿管
尿管の壁は３つの層からできている。外膜は、脂肪を含む結合組織。中膜は筋肉の層で、この筋肉が収縮すると尿が膀胱に送り込まれる。内側は弾力性のある粘膜層で、尿に含まれる酸から尿道を守る。
壁側腹膜
腹腔の内側をおおう腹膜は、膀胱を定位置に固定する役目も持つ。
鼠径靭帯
膀胱壁
膀胱壁は3層の筋肉組織でできていて、排尿筋とも呼ばれる。
膀胱三角部
膀胱の出口と左右の尿管口を結ぶ部分は膀胱三角部と呼ばれる。膀胱三角部はなめらかでひだのない粘膜でおおわれている。
膀胱の出口
前立腺
尿道
精巣（睾丸）

泌尿器系

泌尿器系は、２個の腎臓と２本の尿管に、膀胱、尿道で構成される臓器系で、尿路とも呼ばれる。腎臓は血液から老廃物をこしとって、尿として排泄する。腎臓でつくられた尿は尿管と呼ばれる２本の管を通って膀胱に入る。尿は膀胱の中でしばらく蓄えられたあと、適当な時期がくると膀胱の出口にある筋肉が弛緩して、尿を尿道に送り込み、体外に出す。

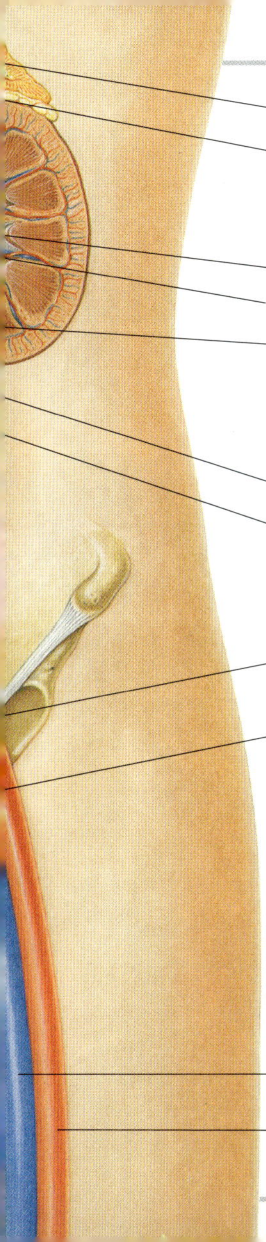
副腎
脂肪被膜
腎臓をおおう脂肪の層は、腎臓を衝撃から守るクッション。
腎動脈
腎静脈
腎臓
腎臓は高さ約10～12.5cmの臓器で、約100万個の濾過装置が入っている。
精巣静脈
精巣動脈
膀胱壁
膀胱がからのときは、膀胱粘膜にひだがある。膀胱がいっぱいになると、膀胱粘膜が伸びてひだがなくなる。
尿管口
大腿静脈
大腿動脈

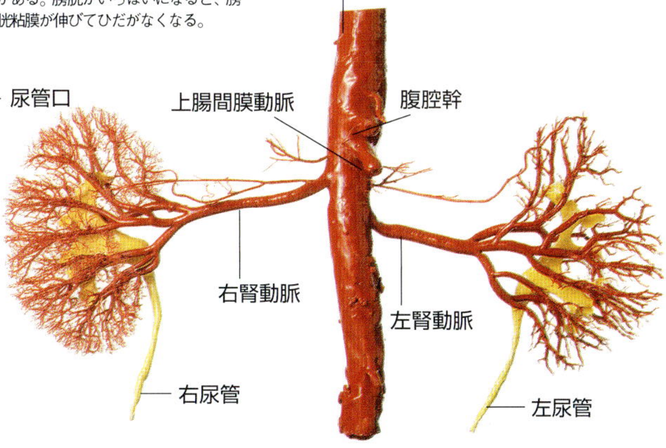
大動脈
上腸間膜動脈
腹腔幹
右腎動脈
左腎動脈
右尿管
左尿管

腎臓への血行

腎臓に血液を供給する腎動脈は、体内最大の血管である大動脈から直接枝分かれした血管。腎動脈は、腎臓の中で枝分かれして、細い血管になる。

女性の膀胱と尿道

女性の膀胱は男性の膀胱よりも低い位置にある。女性の膀胱は骨盤腔の中にあって、すぐ上には子宮があるため、膀胱がいっぱいになると子宮は押し上げられ、後ろに向かって屈曲する。妊娠中は子宮が膀胱を圧迫するため、尿が近くなることが多い。女性の尿道は4cmと短いため、男性よりも尿路感染症にかかる率が高い。尿道口は腟のすぐ前にある。

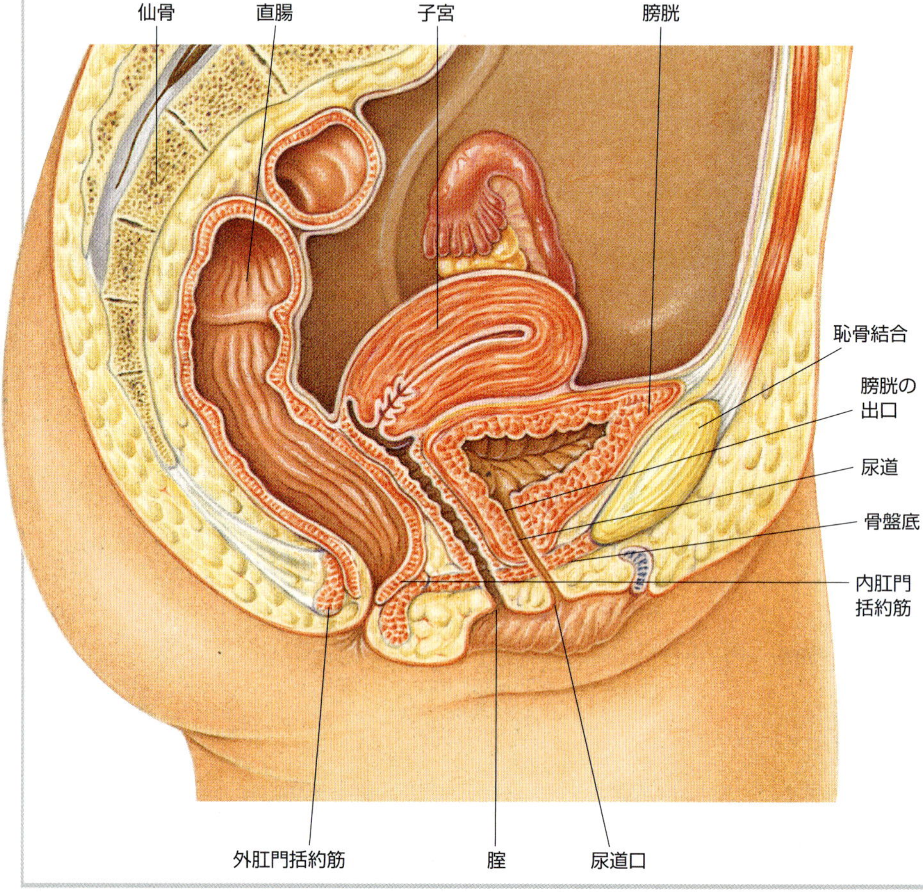

男性の膀胱と尿道

男性の尿道は長さ約20cmで、海綿体部、隔膜部、前立腺部の３つに分けられる。尿道は、尿と精液を体外に出す管で、尿道が始まる膀胱の出口のまわりは、前立腺がとり巻いている。男性は年をとると前立腺が肥大して尿道を圧迫するようになり、尿の出が悪くなることがある。尿道は陰茎の中を通り、陰茎（ペニス）の先端に尿道口がある。

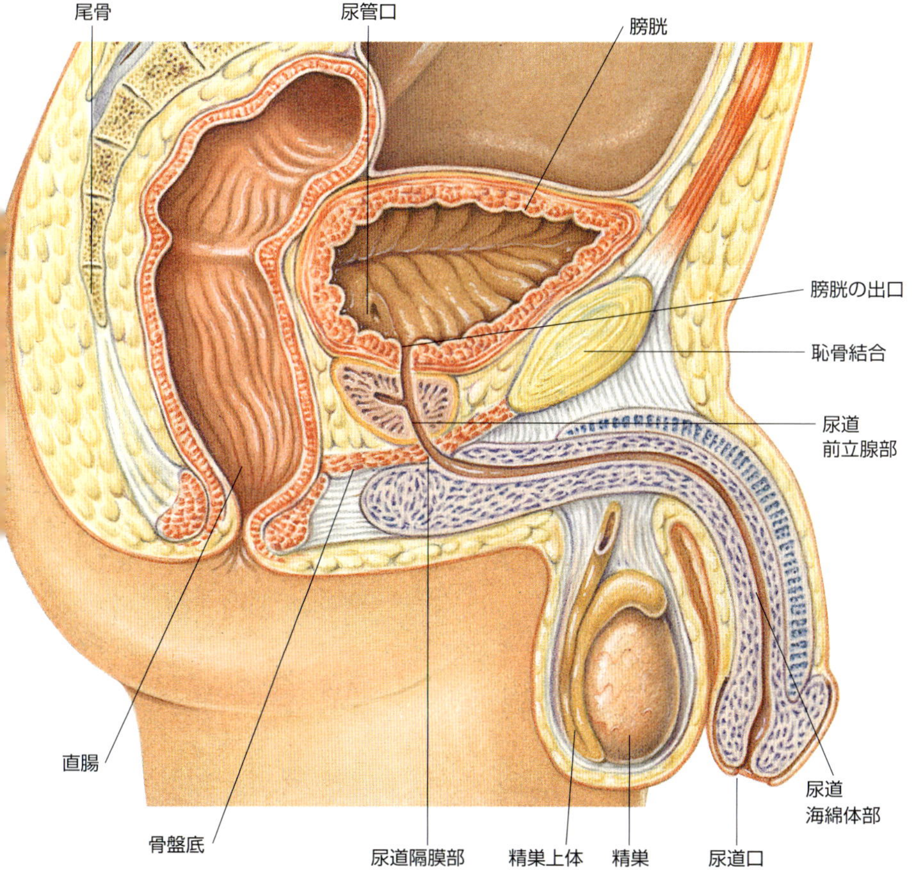

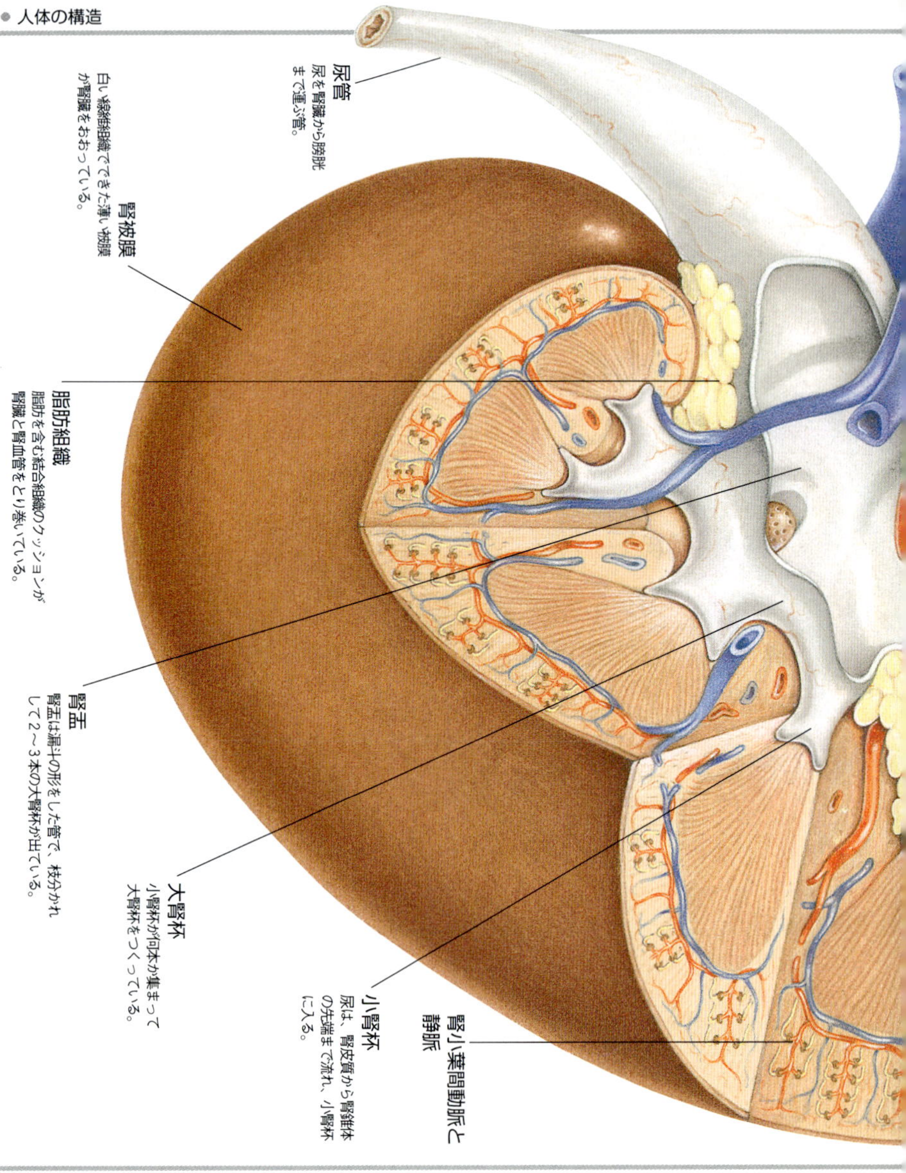
尿管
尿を腎臓から膀胱まで運ぶ管。
腎被膜
白い線維組織でできた薄い被膜が腎臓をおおっている。
脂肪組織
脂肪を含む結合組織のクッションが腎臓と腎血管をとり巻いている。
腎盂
腎盂は漏斗の形をした管で、枝分かれして2～3本の大腎杯が出ている。
大腎杯
小腎杯が何本か集まって大腎杯をつくっている。
小腎杯
尿は、腎皮質から腎錐体の先端まで流れ、小腎杯に入る。
腎小葉間動脈と静脈

腎臓の構造

　腎臓の外側の層は腎皮質、内側の層は腎髄質と呼ぶ。腎髄質には、腎錐体（じんすいたい）と呼ばれるピラミッド形の組織がある。腎臓には、ネフロンという尿をつくる装置と、尿を集める尿細管がある。尿細管を通る尿は太い集合管に入り、錐体の根元にある集合管の出口から腎杯に入る。

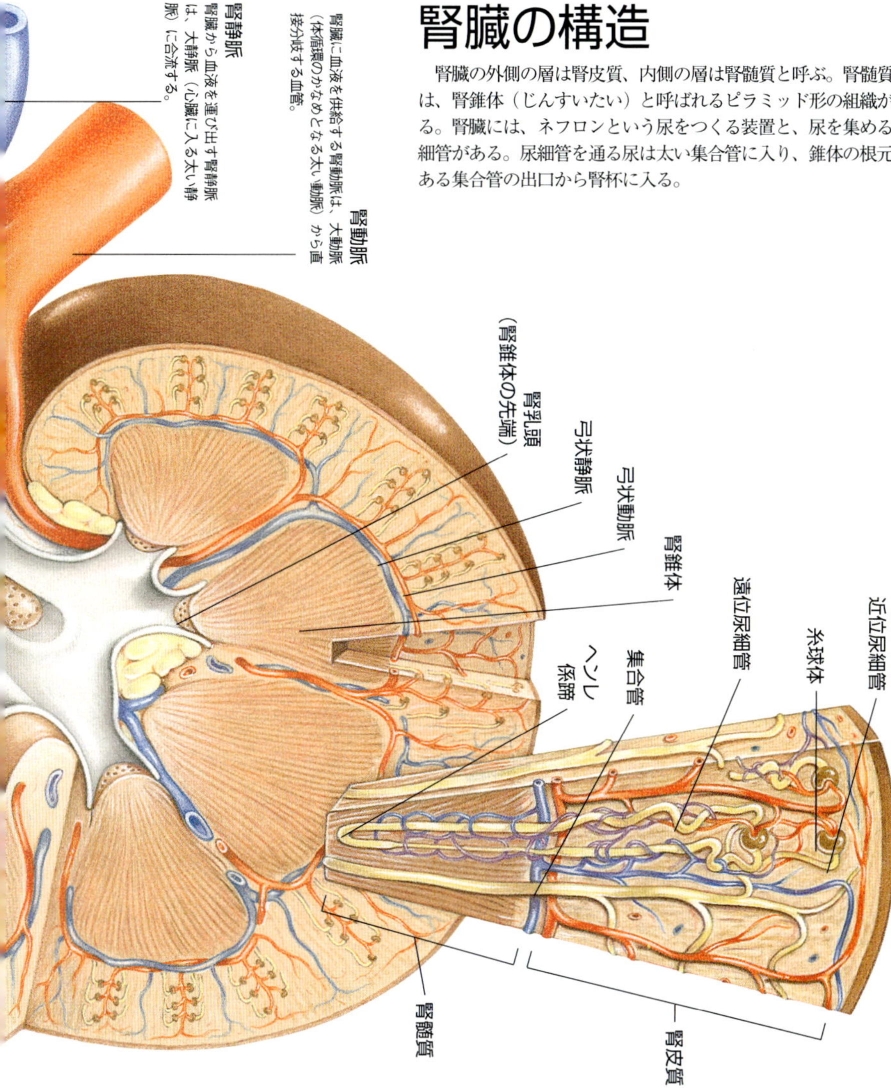
腎動脈
腎臓に血液を供給する腎動脈は、大動脈（体循環のかなめとなる太い動脈）から直接分岐する血管。
腎静脈
腎臓から血液を運び出す腎静脈は、大静脈（心臓に入る太い静脈）に合流する。
腎乳頭（腎錐体の先端）
弓状静脈
弓状動脈
腎錐体
遠位尿細管
近位尿細管
糸球体
集合管
ヘンレ係蹄
腎髄質
腎皮質

ネフロンの構造

左右それぞれの腎臓には、ネフロンという濾過装置が100万個以上ある。血液を濾過しているのは、この小さなネフロンの中にある糸球体（毛細血管の集まり）で、糸球体は、ボーマン嚢（のう）というカップの形をした膜でおおわれている。ボーマン嚢は、尿細管という、糸球体からこしとった液体を尿に変える長く曲がりくねった管につながっている。

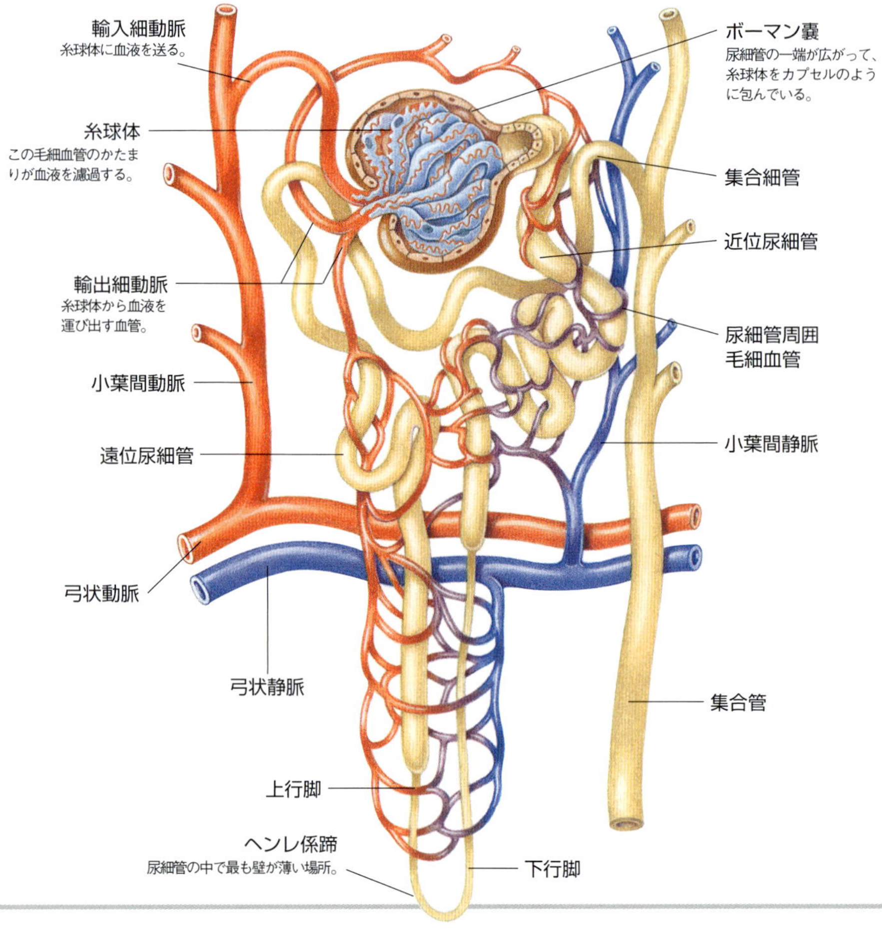
輸入細動脈
糸球体に血液を送る。
糸球体
この毛細血管のかたまりが血液を濾過する。
輸出細動脈
糸球体から血液を運び出す血管。
小葉間動脈
遠位尿細管
弓状動脈
弓状静脈
上行脚
ヘンレ係蹄
尿細管の中で最も壁が薄い場所。
下行脚
ボーマン嚢
尿細管の一端が広がって、糸球体をカプセルのように包んでいる。
集合細管
近位尿細管
尿細管周囲毛細血管
小葉間静脈
集合管

糸球体濾過

糸球体の毛細血管を通る血液は圧力によって濾過され、濾過された液（濾液）はボーマン嚢に出る。濾液は、水、重炭酸イオン、ブドウ糖、アミノ酸のほか、尿素や尿酸などの老廃物も含んでいる。血球などの大きな粒子は毛細血管の中に残る。

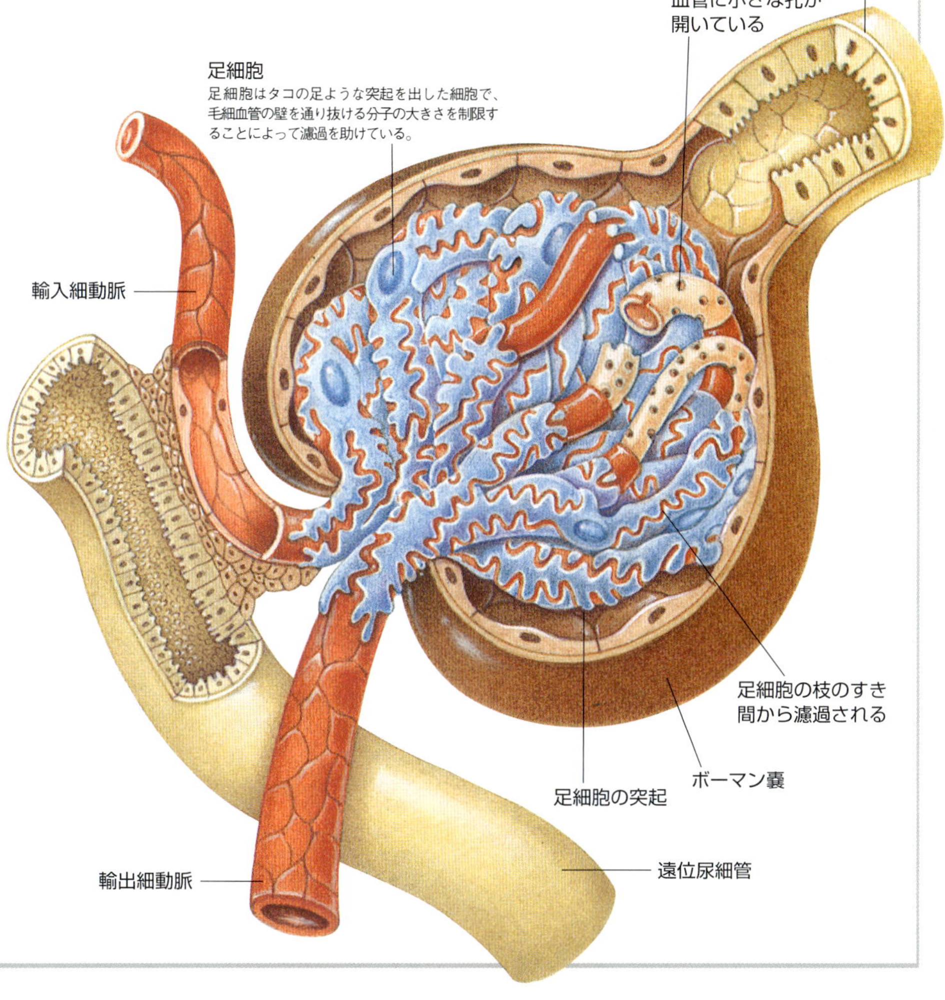
近位尿細管
血管に小さな孔が
開いている
足細胞
足細胞はタコの足ような突起を出した細胞で、
毛細血管の壁を通り抜ける分子の大きさを制限す
ることによって濾過を助けている。
輸入細動脈
足細胞の枝のすき
間から濾過される
ボーマン嚢
足細胞の突起
遠位尿細管
輸出細動脈

尿ができる仕組み

糸球体で血液からこし出された濾液は、曲がりくねった尿細管を通る。尿細管では、濾液から水やさまざまな物質が再吸収されて血液に戻り、残った濾液は尿として排泄される。腎臓に作用するホルモンは尿の量と成分を調節することによって体液のバランスを保っている。

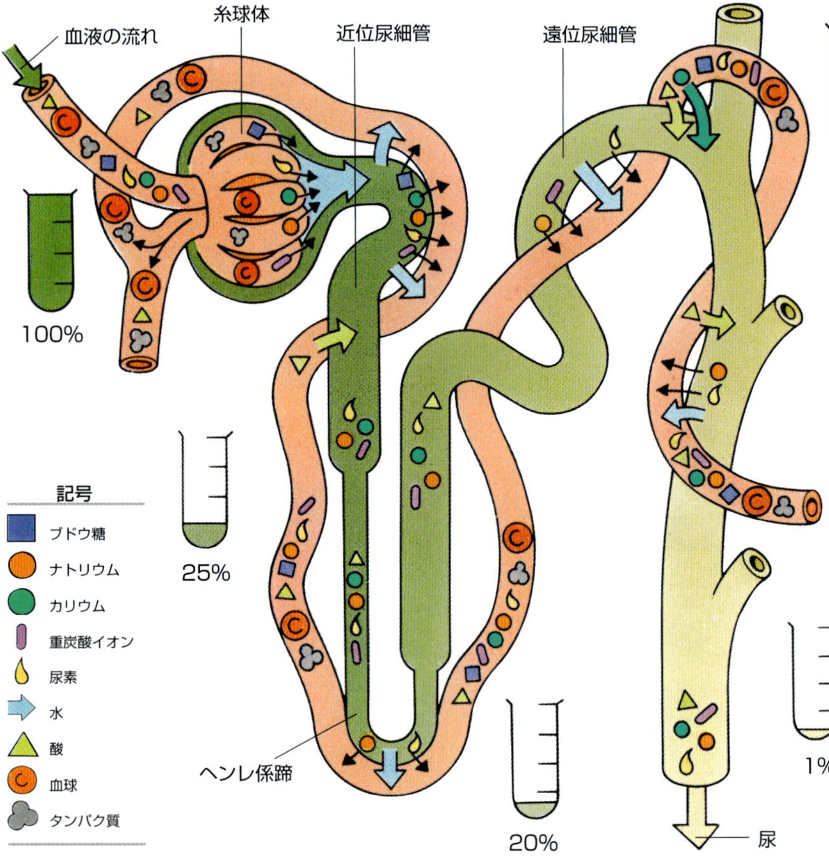
血液の流れ
糸球体
近位尿細管
遠位尿細管
100%
25%
20%
5%
1%
ヘンレ係蹄
尿
記号
ブドウ糖
ナトリウム
カリウム
重炭酸イオン
尿素
水
酸
血球
タンパク質

膀胱

膀胱は中空の臓器で、最大で800mℓの尿を蓄えることができる。膀胱の壁は筋肉の層でできており、移行上皮と呼ばれる弾力性のある膜でおおわれている。尿は、腎臓から尿管を通って膀胱に入る。膀胱の出口は、ふだんは括約筋という丈夫な筋肉の輪で閉じられていて、尿道括約筋がゆるんだときだけ尿が尿道を通って排泄される。

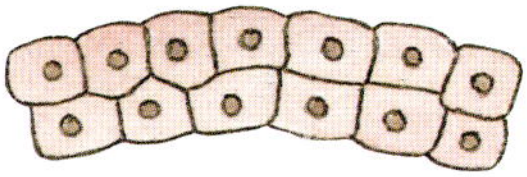

からの膀胱の内壁

膀胱がからのときは、膀胱の内壁をおおう移行上皮の細胞は丸くなり、ぴったりと重なり合う。

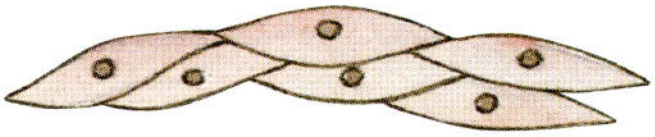

尿で満たされた膀胱の内壁

膀胱に尿が入って大きくなると、移行上皮の細胞が伸びて薄くなる。

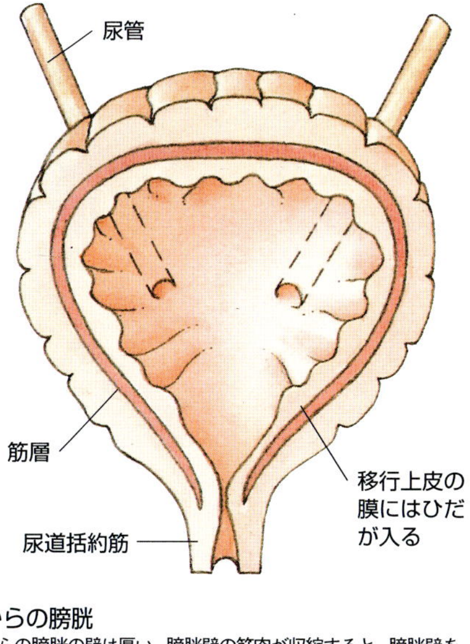

からの膀胱

からの膀胱の壁は厚い。膀胱壁の筋肉が収縮すると、膀胱壁をおおう移行上皮組織は縮んで、ひだが入る。

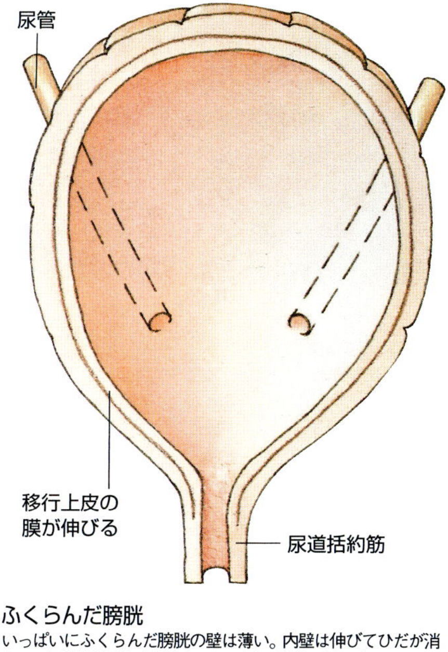

ふくらんだ膀胱

いっぱいにふくらんだ膀胱の壁は薄い。内壁は伸びてひだが消える。尿道括約筋が弛緩すると、尿は膀胱の外に出る。

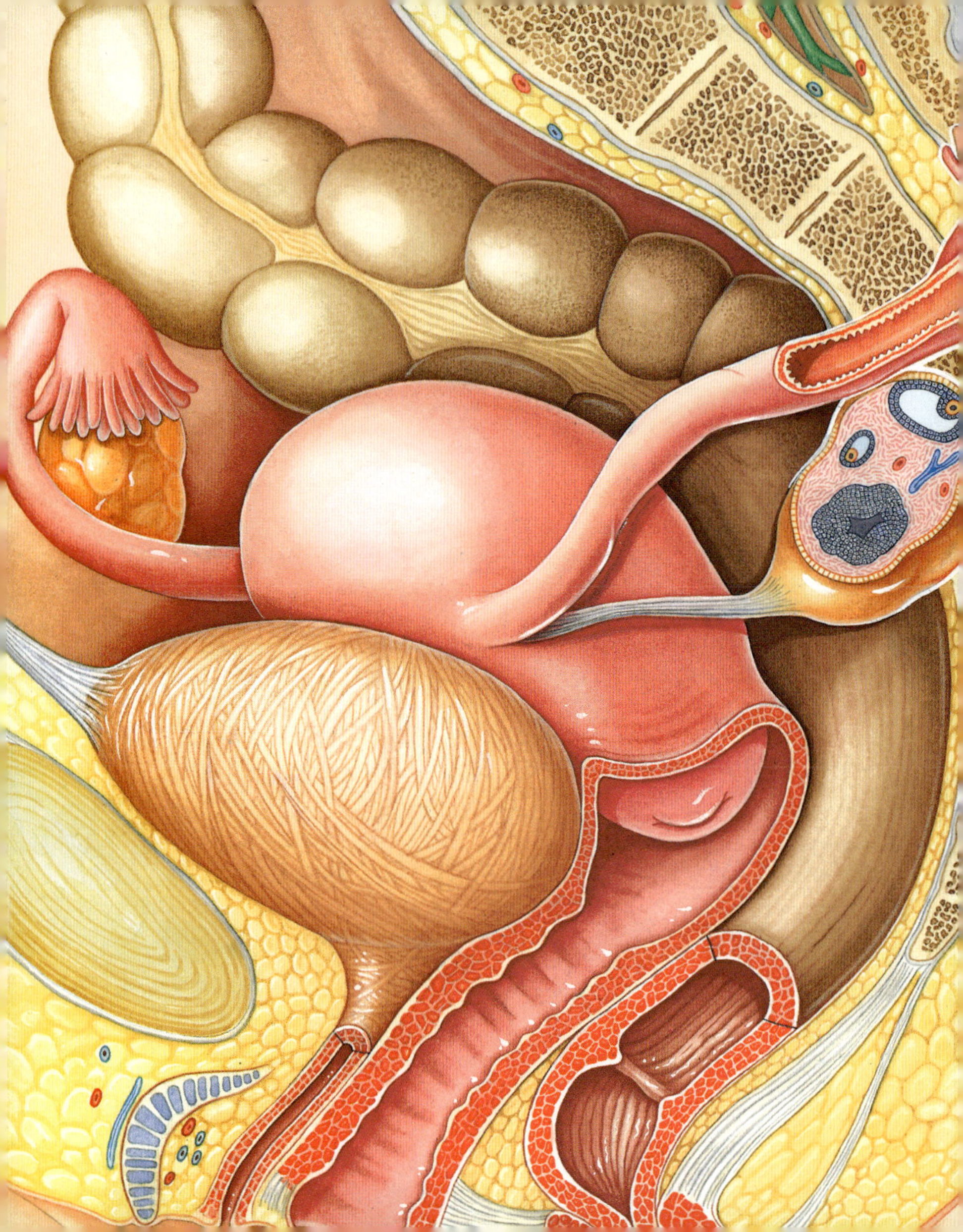

生殖器系

生物学的な側面からいえば、生殖器系の主な機能は、男性と女性の性細胞をつくり、それを受精させて子孫をつくることにある。女性では卵巣で、男性では精巣でつくられるホルモンは、女性らしい体型や男性らしい体型をつくる。

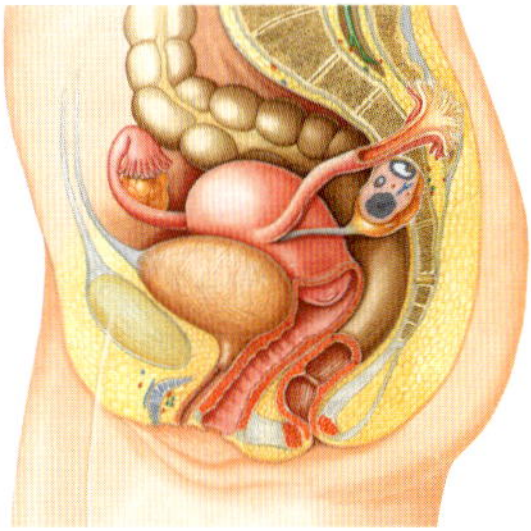

女性の生殖器系

女性の生殖器は骨盤の中に入っている。卵子は卵巣を出たあと、卵管を通って子宮に入る。

男性の生殖器

男性の生殖器は、陰茎と精巣と陰嚢でできている。精巣は、精子と男性ホルモンをつくる腺で、陰嚢と呼ばれる袋の中に入っている。精巣を出た精子は、精巣上体と呼ばれる長い曲がりくねった管に入る。精子は精巣上体の中で成熟し、蓄えられる。性交の間に、精子は精管と呼ばれる管を通って進む。精液は、精嚢と前立腺が分泌する液に精子が加わったもので、勃起した陰茎から尿道を通って放出される。

精巣（睾丸）

精巣は、陰嚢と呼ばれる袋に入って骨盤腔の外にぶら下がっているため、精子は体温よりやや低い温度で保たれる。精子は高温では死んでしまうので、低温に保つ必要がある。

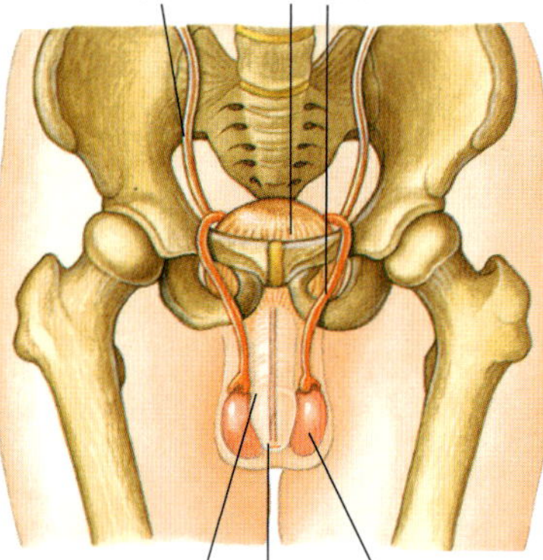

尿管
膀胱
輸精管
陰茎
尿道
精巣

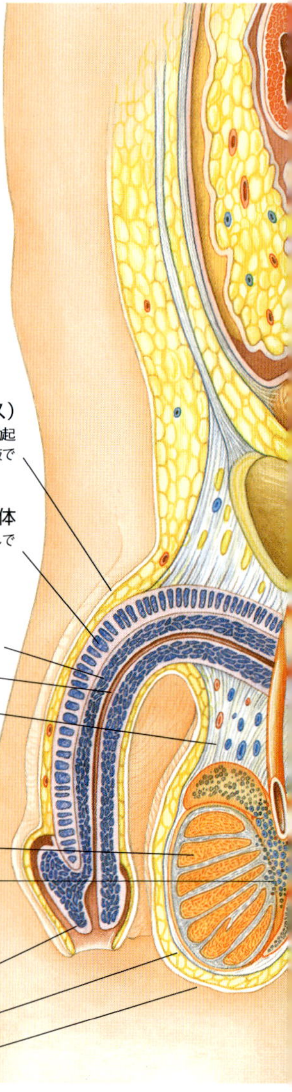

陰茎（ペニス）
陰茎は、海綿体と呼ばれる円柱状の勃起組織が集まったもの。この組織が血液で満たされると、陰茎が勃起する。
陰茎海綿体
円柱状の勃起組織が並んで横たわっている。
尿道海綿体
尿道の周囲は、海綿体というスポンジのような勃起組織がとり巻き、陰茎の先端では海綿体が広がって亀頭をつくる。
尿道
精索
精細管
精巣には、精細管が密に詰まった組織がいくつもある。この組織の中では、毎日何百万個もの精子がつくられている。
精巣上体
（副睾丸）
精子はこの曲がりくねった管の中で成熟して、蓄えられる。
陰茎亀頭
精巣（睾丸）
陰嚢

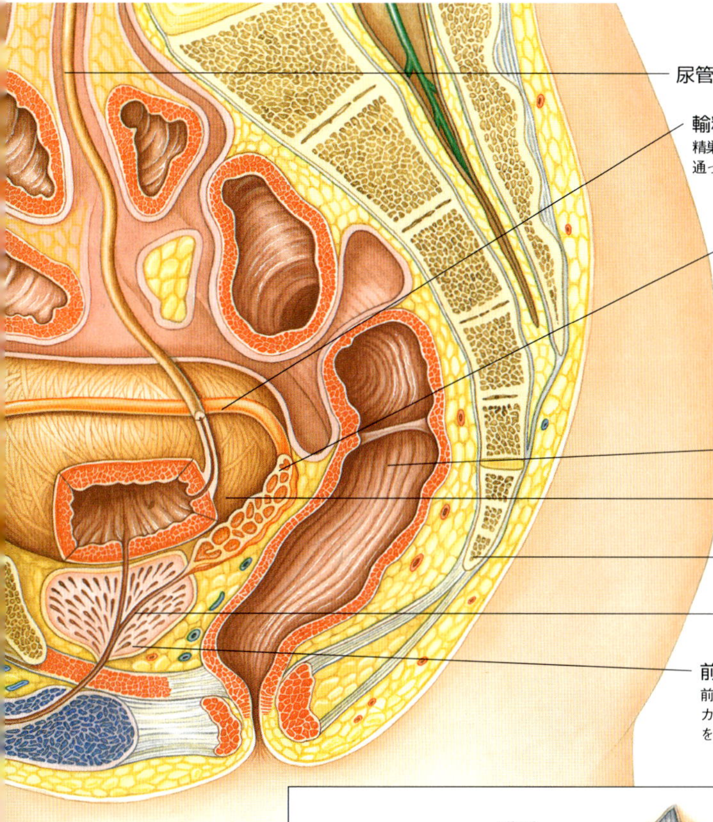
尿管
輸精管
精巣上体から出た精子は、輸精管を通って射精管に入る。
精嚢
精嚢は左右1個ずつある袋のような腺で、精液の約60%を占める液を分泌している。この液には糖が含まれていて、精子に泳ぐエネルギーを与える。
直腸
膀胱
尾骨
射精管
前立腺
前立腺が分泌する乳白色のアルカリ性の液体は、精液の約20%を占める。

陰嚢の中

陰嚢には、精巣挙筋という筋肉の層がある。この筋肉が収縮・弛緩することによって、精巣が体に近づいたり離れたりするので、陰嚢の中は適切な温度に保たれる。

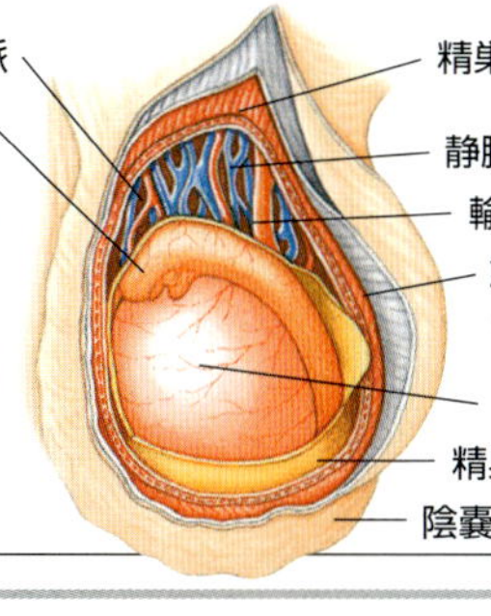
動脈
精巣上体
精巣挙筋
静脈
輸精管
筋膜
(結合組織)
精巣
精巣鞘膜
陰嚢の皮膚

女性の生殖器

女性の性腺は卵巣で、卵巣から卵子が飛び出す排卵という現象は、思春期のころから始まる。また、卵巣はホルモン（主にエストロゲン）を分泌して、月経周期に影響を及ぼしたり、女性らしい体をつくったりする。排卵は毎月起こり、卵子は卵管を通って子宮に入る。子宮は骨盤の中央にある中空の臓器で、卵子が精子に出合って受精すると、受精卵は子宮内膜に着床し、胚になる。

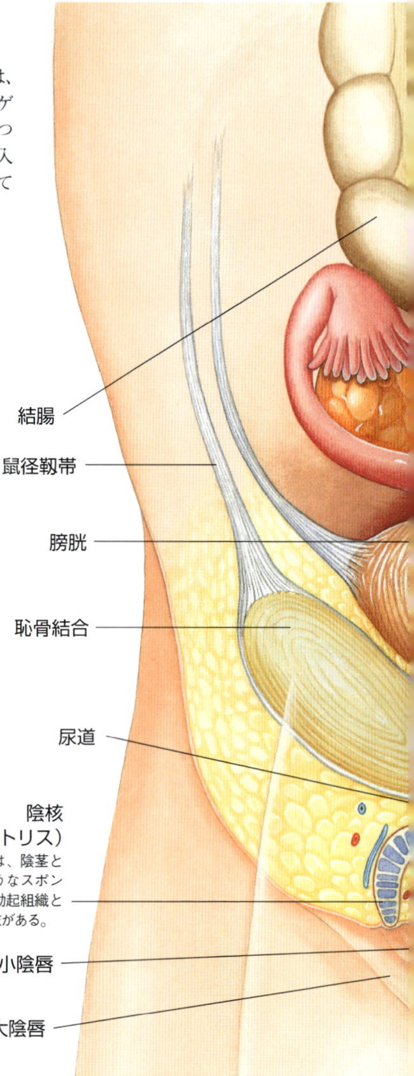
結腸
鼠径靱帯
膀胱
恥骨結合
尿道
陰核
（クリトリス）
陰核には、陰茎と同じようなスポンジ状の勃起組織と神経終末がある。
小陰唇
大陰唇

卵巣

左右１つずつある卵巣には、卵胞（卵子をとり巻く細胞のかたまり）が数多くある。卵子が成熟すると、卵胞が破裂して飛び出した卵子が卵管に入る。これを排卵という。からになった卵胞は、黄体という小さな組織のかたまりになって、女性ホルモンのプロゲステロン（黄体ホルモン）とエストロゲン（卵胞ホルモン）を分泌する。

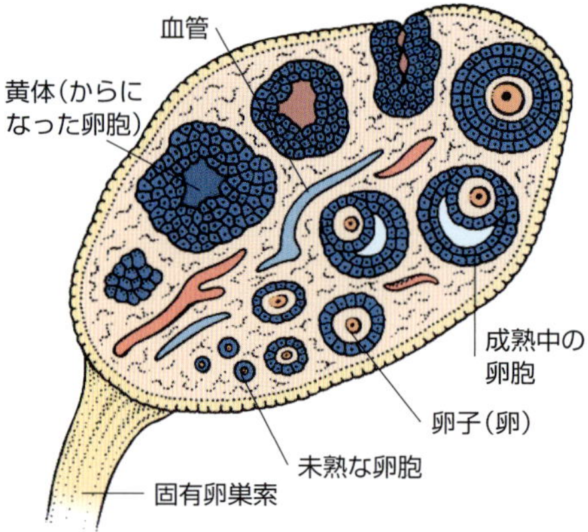
血管
黄体（からになった卵胞）
成熟中の卵胞
卵子（卵）
未熟な卵胞
固有卵巣索

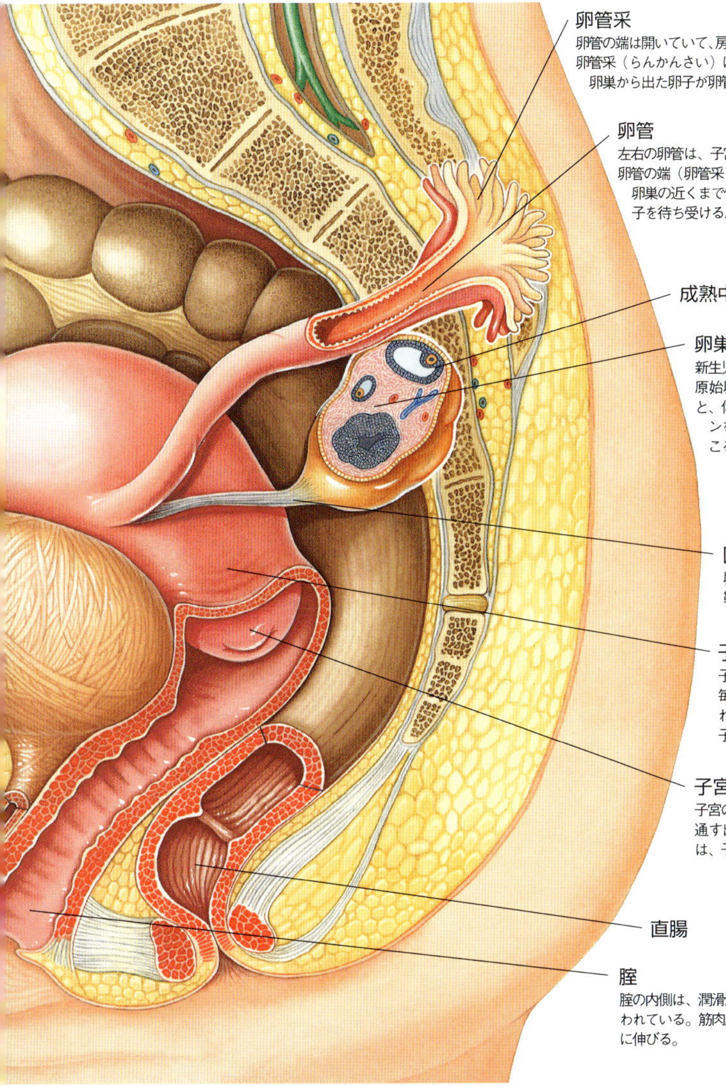
卵管采
卵管の端は開いていて、房のような突起が出ている。卵管采（らんかんさい）はこまかく振動していて、卵巣から出た卵子が卵管に入るよう導く。
卵管
左右の卵管は、子宮の上のほうから出ている。卵管の端（卵管采）はラッパのように広がり、卵巣の近くまで伸びていて、卵巣から出る卵子を待ち受ける。
成熟中の卵子を包む卵胞
卵巣
新生児の卵巣には、約200万個の原始卵胞がある。思春期になると、体は卵胞を成熟させるホルモンを分泌し始め、排卵が毎月起こるようになる。
固有卵巣索
卵巣と子宮をつなぐ短い靱帯。
子宮
子宮の内膜は妊娠しなければ毎月はがれて体外に出る（これを月経という）。妊娠中は子宮は大きくふくらむ。
子宮頸部
子宮の下のほうには、精子や経血を通す出入り口がある。出産のときは、子宮頸部が大きく開く。
直腸
膣
膣の内側は、潤滑液を分泌する粘膜でおおわれている。筋肉層は、性交や出産のときに伸びる。

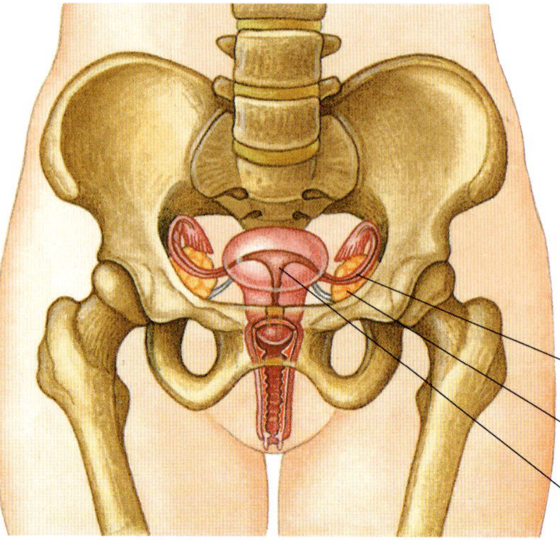

女性器と骨盤

女性の生殖器は、骨盤骨でとり囲まれた広い空間（骨盤腔という）の中に入っている。女性の骨盤腔は男性のものよりもかなり大きく、妊娠や出産に適した形になっている。

女性の外性器

陰核（クリトリス）と腟口は、陰唇と呼ばれるひだのある皮膚にとり囲まれている。性的な刺激を受けると、陰核に血液が集まって勃起して敏感になる。腟の左右にある組織（腟前庭球）も勃起し、バルトリン腺が潤滑液を分泌して粘膜をうるおす。

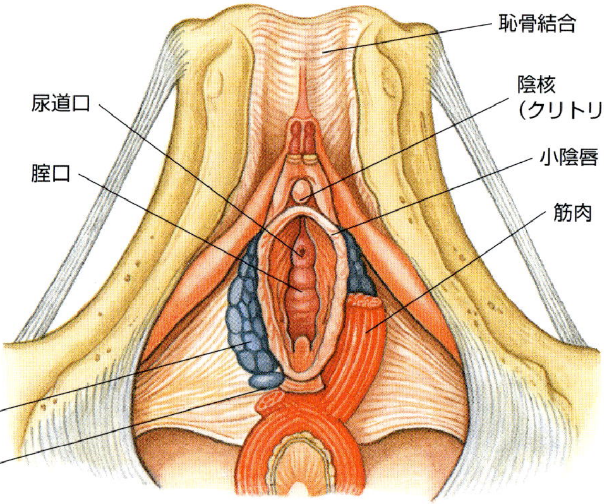

乳房の構造

女性の乳房は、母乳をつくる乳腺小葉と、これをとり巻く脂肪からできている。乳腺から出た管の出口は、乳頭にある。乳頭のまわりの色の濃い部分は乳輪という。乳輪には汗腺と皮脂腺がある。乳房には筋肉はない。乳房の形を維持する役目を果たすのは、靱帯。乳房のまわりはリンパ管が網の目のように走っており、乳房から出たリンパ液は腋窩（えきか）リンパ節に入る。

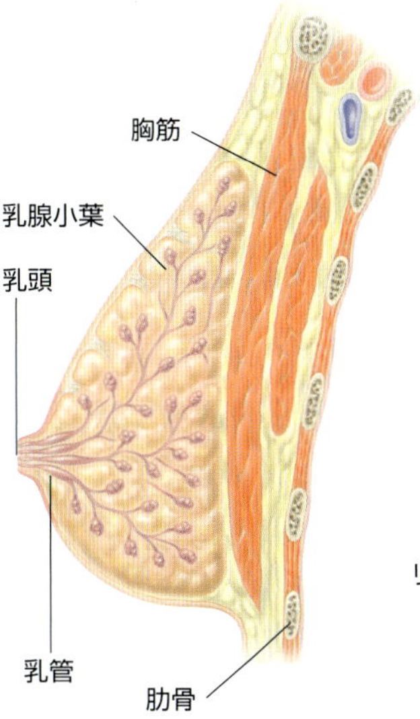
胸筋
乳腺小葉
乳頭
乳管
肋骨

乳房の断面図

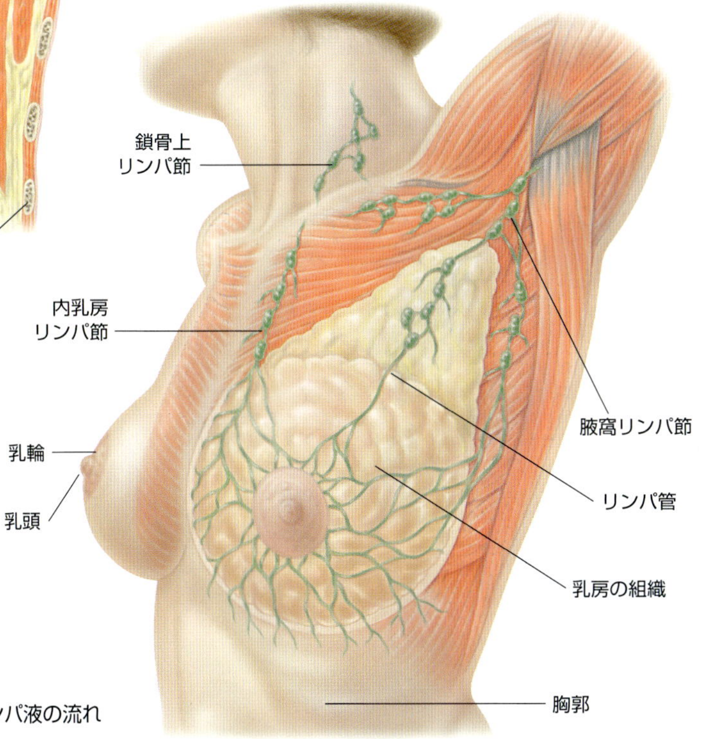
鎖骨上
リンパ節
内乳房
リンパ節
乳輪
乳頭
腋窩リンパ節
リンパ管
乳房の組織
胸郭

乳房のリンパ液の流れ

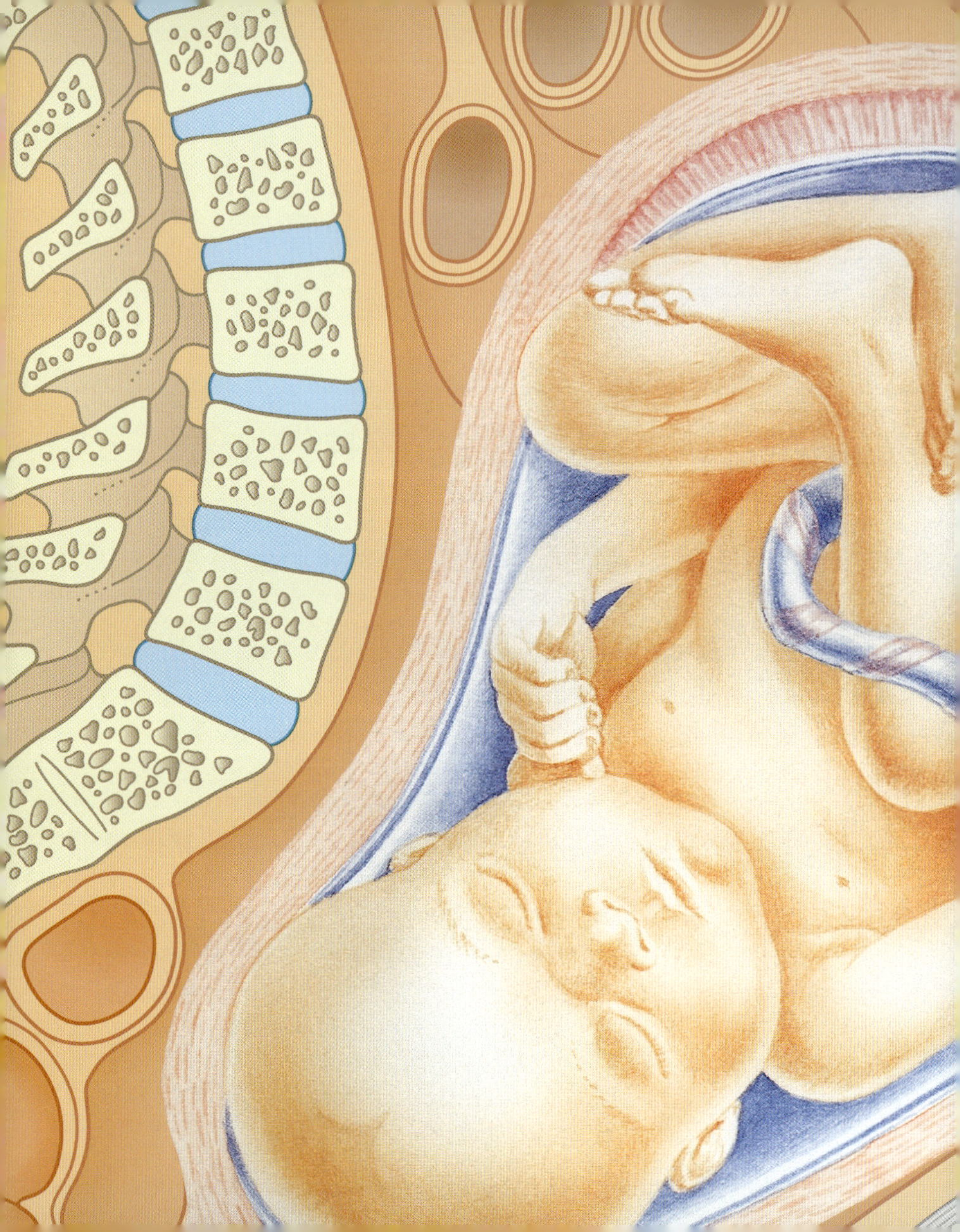

ヒトのライフサイクル

卵子が精子と出会って受精した瞬間から胚の発生が始まり、数週間後には胎児になる。胎児から幼児になるまでの成長のスピードはきわめて速い。幼児期からあとはスピードをゆるめながらも成長を続け、思春期を終えると成人になる。健康な人であればその後の変化はごくわずかだが、年をとるにつれて体のシステムが徐々に衰えていく。人がそれぞれ終生変わらず持っている特性の多くは、両親から受け継いだ遺伝子の影響を受けている。

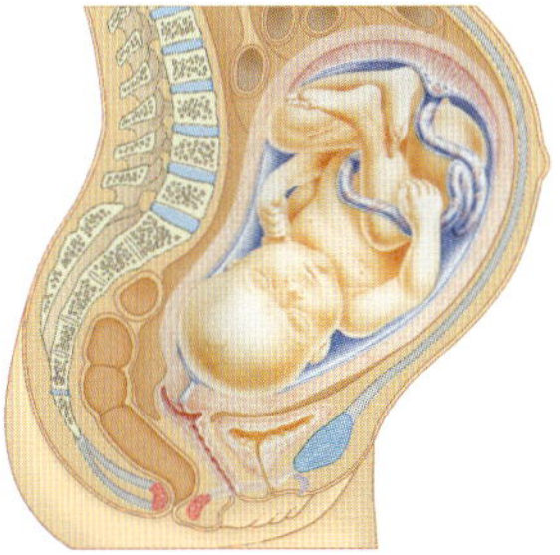

妊娠
胎児は、子宮の中にある羊水で満たされた袋の中で成長する。

卵子と精子

卵子（成熟した卵細胞）は、厚い保護膜と、顆粒膜細胞のかたまりでおおわれている。精子は、卵子の約20分の1の大きさで、頭部には遺伝物質とアクロソームと呼ばれるキャップがある。アクロソームには卵子を貫通するときに役立つ酵素が含まれている。精子は、鞭毛と呼ばれるムチのような尾を使って女性の生殖器を泳ぎ上がる。

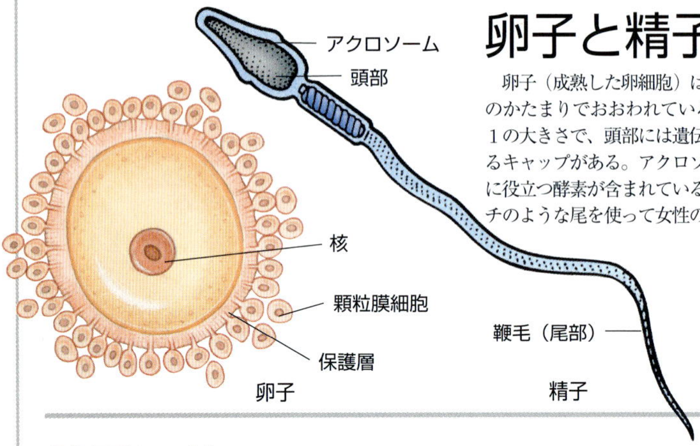

卵子　精子

精子の旅

1回の射精で約4億個の精子が膣の中に入る。精子は子宮頸部を通り抜けて子宮の中に入るが、精子の多くは途中で力つきたり、膣が分泌する酸性の分泌液で殺されたりする。卵管の端にたどり着ける精子は、わずか数千個にすぎない。精子は卵子の保護層を突き破ろうとするが、その多くは失敗する。難関を通り抜けて卵子に入れる精子は、わずか1個しかない。

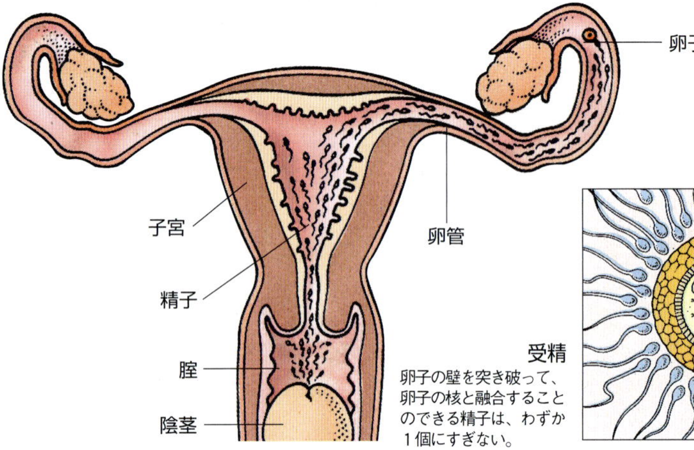

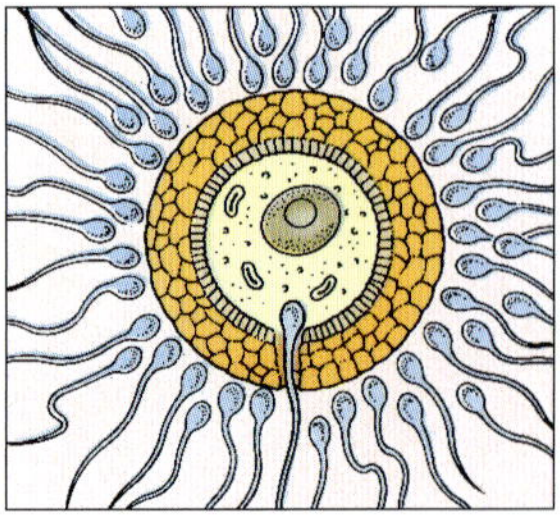

受精

卵子の壁を突き破って、卵子の核と融合することのできる精子は、わずか1個にすぎない。

受精卵の分裂

卵管での受精を終えた受精卵の中では、精子と卵子の核が融合して、接合子と呼ばれる新しい細胞ができる。接合子は、母親からの染色体23本と父親からの染色体23本の合計46本の染色体を持つ。接合子は子宮の中を移動しながら分裂を繰り返して、受精の約3日後には桑実胚(そうじつはい)と呼ばれる細胞のかたまりになる。桑実胚が成長して孔(胞胚腔)ができたものを胚盤胞といい、胚盤胞がさらに成長したものは胚と呼ばれる。

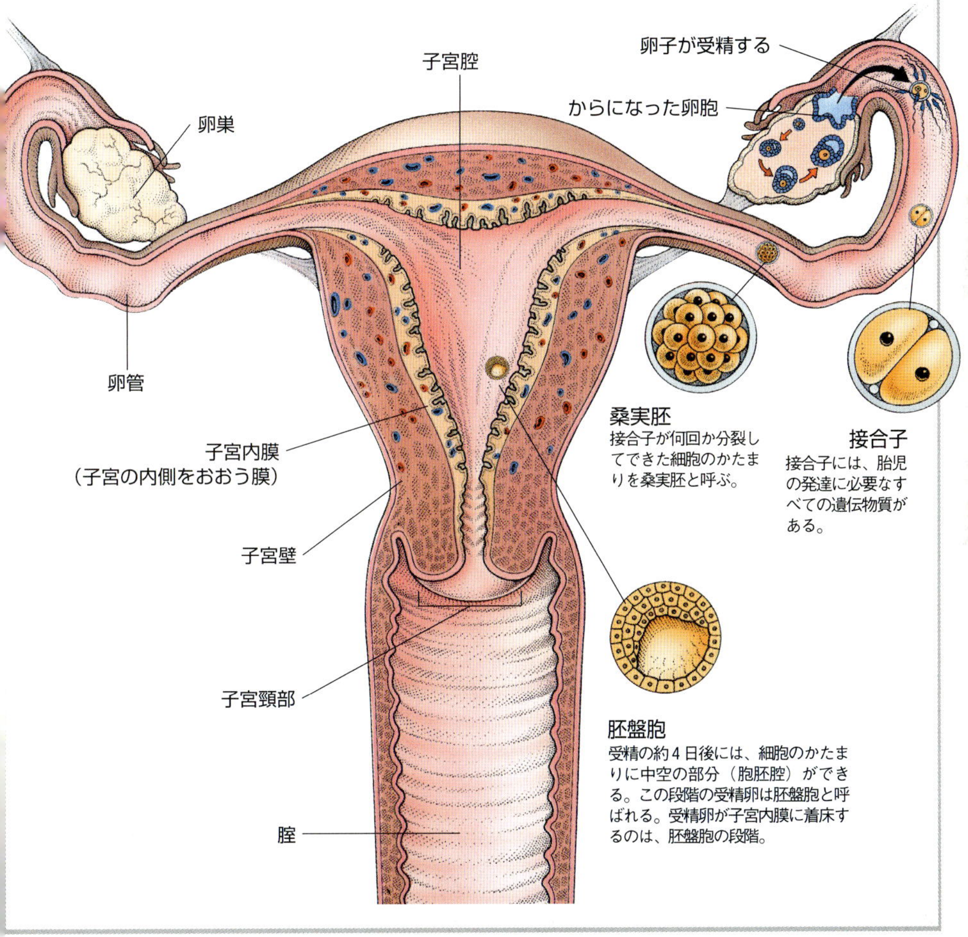
子宮腔
卵子が受精する
からになった卵胞
卵巣
卵管
子宮内膜
(子宮の内側をおおう膜)
子宮壁
子宮頸部
腟
桑実胚
接合子が何回か分裂してできた細胞のかたまりを桑実胚と呼ぶ。
接合子
接合子には、胎児の発達に必要なすべての遺伝物質がある。
胚盤胞
受精の約4日後には、細胞のかたまりに中空の部分(胞胚腔)ができる。この段階の受精卵は胚盤胞と呼ばれる。受精卵が子宮内膜に着床するのは、胚盤胞の段階。

子宮への着床

胚盤胞（受精卵が分裂してできた細胞のかたまり）は、子宮腔の中を約48時間ただよったあと、子宮内膜に到着する。受精の約10日後には、胚盤胞は完全に着床する。胚細胞の外側にある細胞の一部（栄養胚芽という）は子宮内膜の奥深くに入り込み、のちに胎盤になる。胚盤胞の中空部分にある細胞のかたまり（内細胞塊）からは、胚盤ができる。胚盤は、羊膜腔（胎児を包む袋になる部分）と卵黄嚢を分ける壁になっている。胚盤はやがて3つの層をつくり、胎児を形づくっていく。下の図の左は着床時、右は子宮内膜に埋まった胚盤胞の様子を示す。

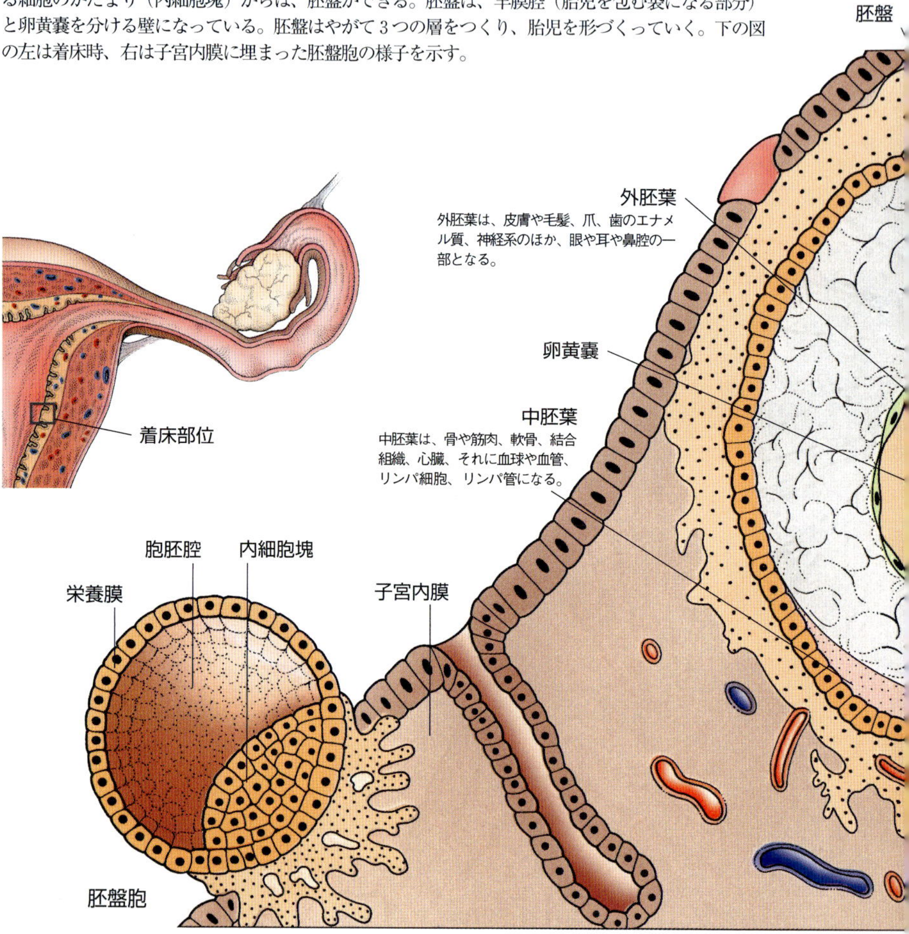
胚盤
外胚葉
外胚葉は、皮膚や毛髪、爪、歯のエナメル質、神経系のほか、眼や耳や鼻腔の一部となる。
卵黄嚢
中胚葉
中胚葉は、骨や筋肉、軟骨、結合組織、心臓、それに血球や血管、リンパ細胞、リンパ管になる。
着床部位
胞胚腔
内細胞塊
栄養膜
子宮内膜
胚盤胞

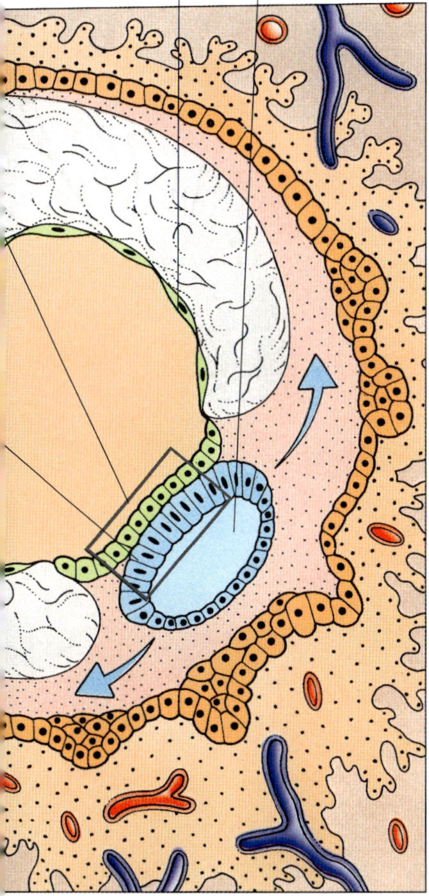
内胚葉
内胚葉は、膀胱や消化管、呼吸器などさまざまな臓器の内膜になる。各種の腺の内膜や、肝臓や膵臓の組織にもなる。
羊膜腔

胚の成長

胚は着床したあと、急速に発達する。8週後には主な臓器ができ上がり、動き始める。この段階になると、胎児と呼ばれるようになる。

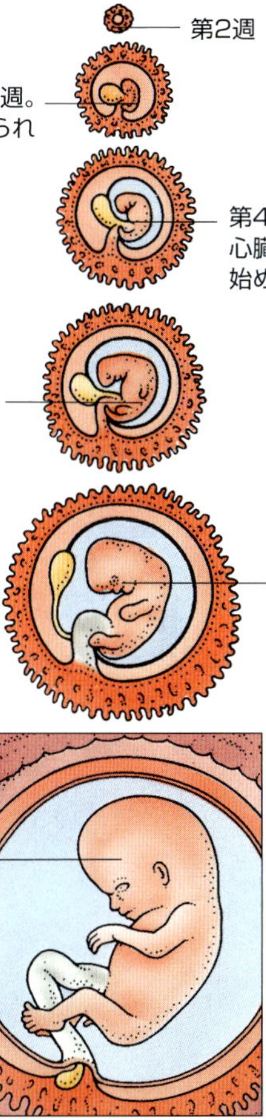
第2週（実物大）
第3週。神経管がつくられ始める。
第4週。心臓が鼓動を始める。
第5週。肢芽（手足のもと）ができる。
第6週。眼が観察できる。他の顔の造作もでき始める。
第8週。手足ができ、顔がヒトらしくなる。

胎児の発達

子宮の中の胎児は、羊水と呼ばれる透明な液体で満たされた袋の中で育つ。羊水には胎児が傷つかないように守る働きがある。胎児は羊水を飲み、血液中にとり込む。余分な水分は尿として排泄され、排泄物は胎盤を通してとり除かれる。胎児に必要な酸素と栄養素は、母親の血液から胎盤を介して受けとる。妊娠32週ころには、胎児は頭を下にした姿勢に落ち着く。

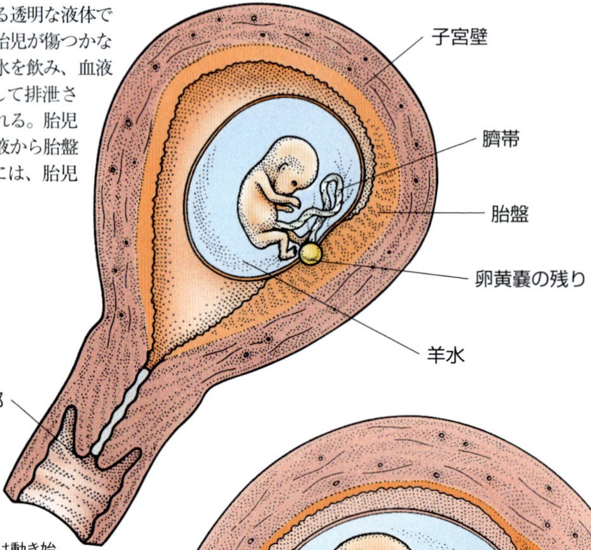

胎児の身長 2.5cm
胎児の体重 2g

8週

胎児の手足と主な関節ができ上がり胎児は動き始めるが、妊婦は最初のうちは胎動を感じない。足と手の指もできているが、皮膚はまだ分かれていないことがある。胎児の血球は、未熟な血管の中を循環している。

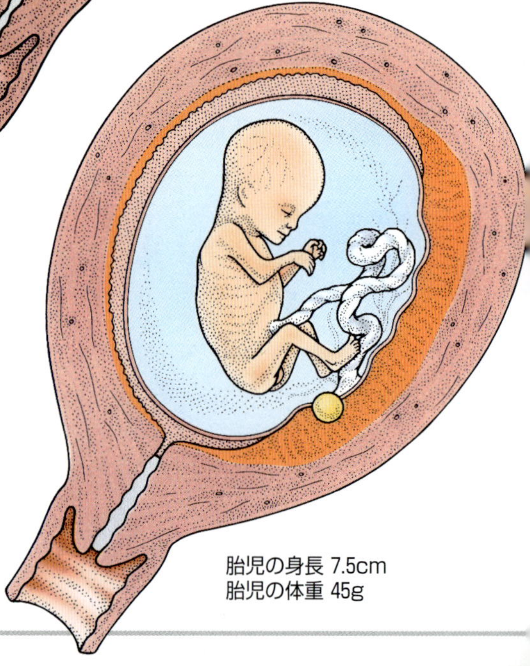

12週

胎児はヒトの形をしている。主な内臓はでき上がって、手と足の指には爪が生えてくる。外耳、まぶた、永久歯の芽もできている。

胎児の身長 7.5cm
胎児の体重 45g

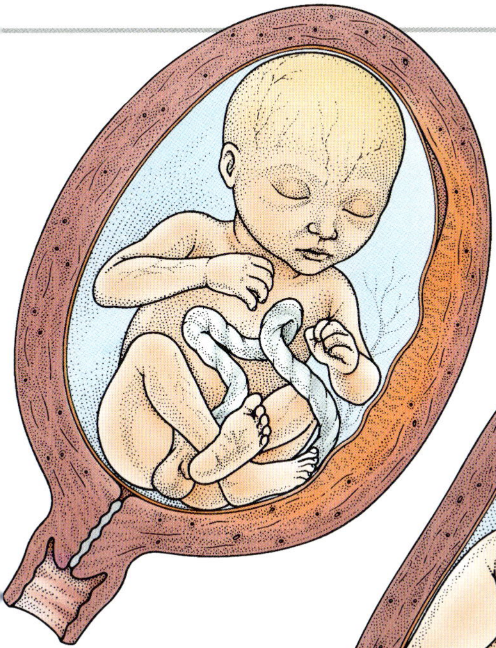

16週

胎児は急速に成長して、活発に動くようになるが、妊婦はまだ胎動を感じない。胎児の外性器が見えるようになり、細い産毛が体じゅうに生える。

胎児の身長 16cm
胎児の体重 200g

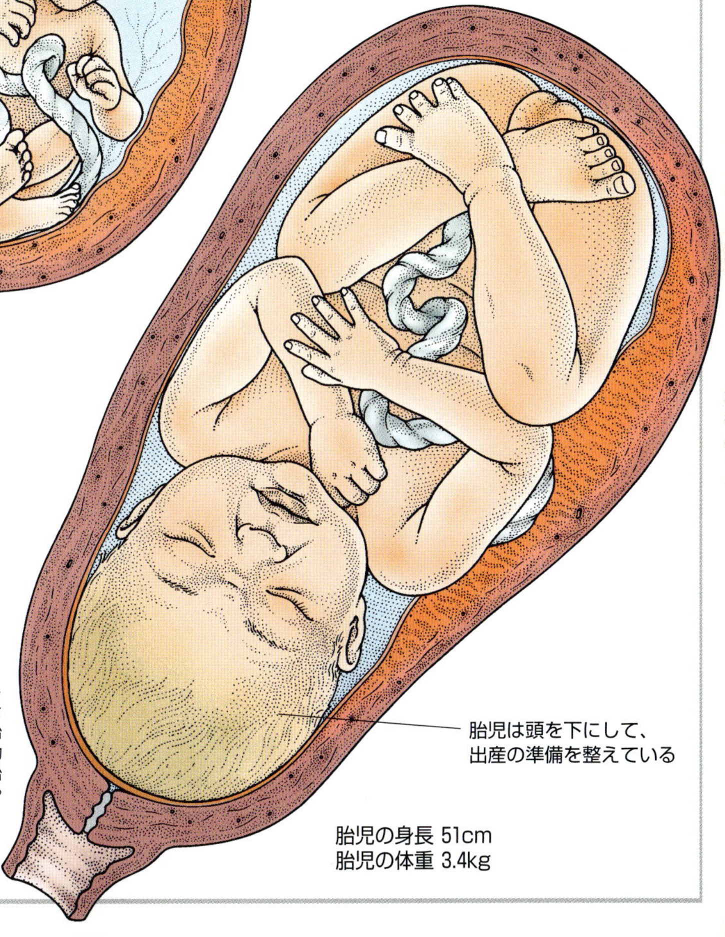
胎児は頭を下にして、
出産の準備を整えている

40週

出産間近の胎児は十分に発育していて、子宮の外で生きていけるようになっている。胎児は胎脂と呼ばれる白い脂のような物質でおおわれている。胎脂は胎児の皮膚を守り、産道を通りやすくする働きがある。

胎児の身長 51cm
胎児の体重 3.4kg

胎盤の発達

胎盤は、胎児に栄養素や酸素を送り、胎児が出す排泄物を吸収する一方で、有害物質の侵入を阻止する特殊な器官である。胎盤は、栄養膜(子宮内膜に着床した胚盤胞の表面にある細胞)が発達したもの。胎盤は、受精の4週後にはでき上がっている。胎盤は、ホルモンを分泌して子宮内膜がはがれないようにし、妊娠を継続させる。

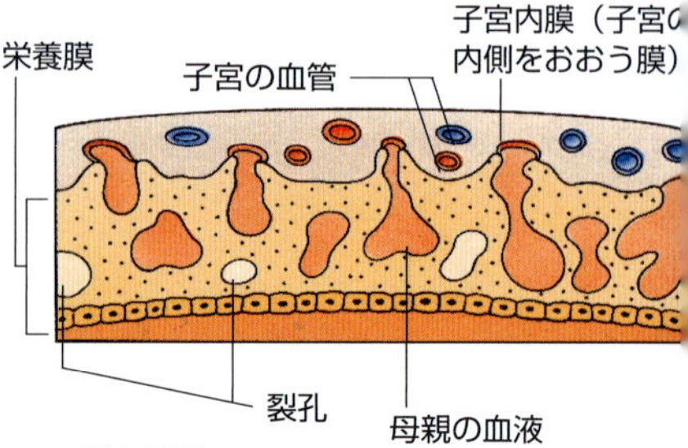

急速な発達

着床した受精卵の栄養膜の一部は、子宮内膜に侵入して母親の血管とつながる。母親の血液は、血管から出て栄養膜の裂孔に流れ込む。

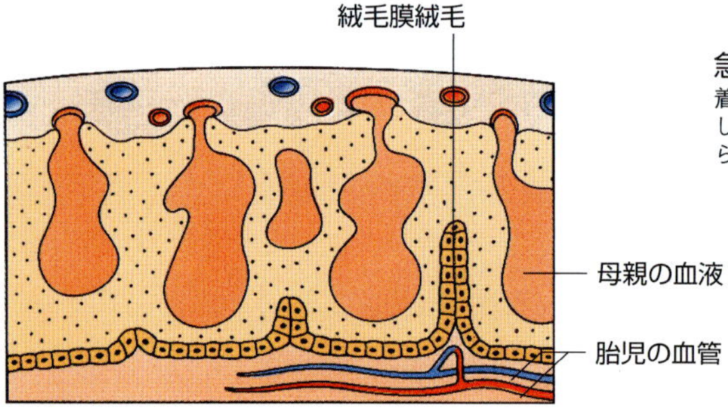

絨毛膜絨毛

栄養膜の細胞は、絨毛膜絨毛という突起を伸ばして子宮内膜に入り込む。絨毛膜絨毛の周囲には、母親の血液で満たされた空間がある。胎児の血管は、絨毛膜絨毛の中まで伸びる。

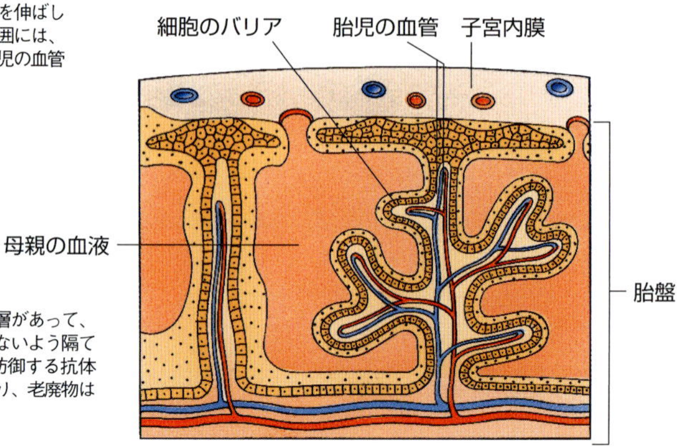

酸素の輸送

胎盤の中にはバリアとして働く細胞の層があって、母親の血液と胎児の血液が直接接触しないよう隔てられている。酸素や栄養素、感染を防御する抗体は、バリアを通り抜けて胎児の側に入り、老廃物は胎盤に入る。

成長が続く

胎児が大きくなるにつれ胎盤も大きくなる。妊娠後期の胎盤は、幅は約20cm、厚さは2.5cmになる。胎盤は出産後、つまり胎児が母親の体を出たあとすぐに排出される。

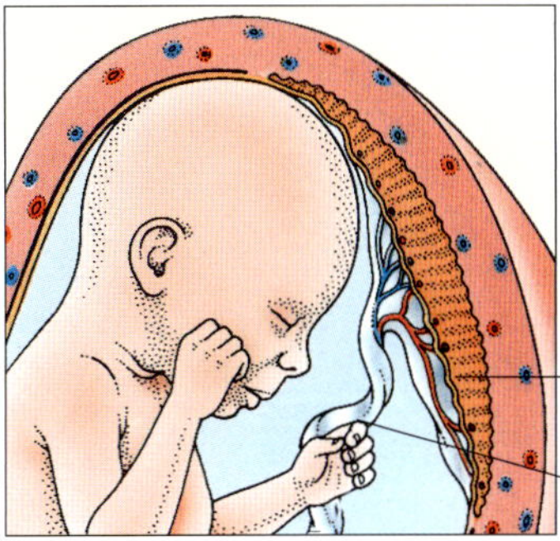
胎盤
臍帯

臍帯

胎盤と胎児の腹部は、臍帯でつながっている。臍帯はゼリー状のひもで、中に血管が通っている。長さは30〜90cm。

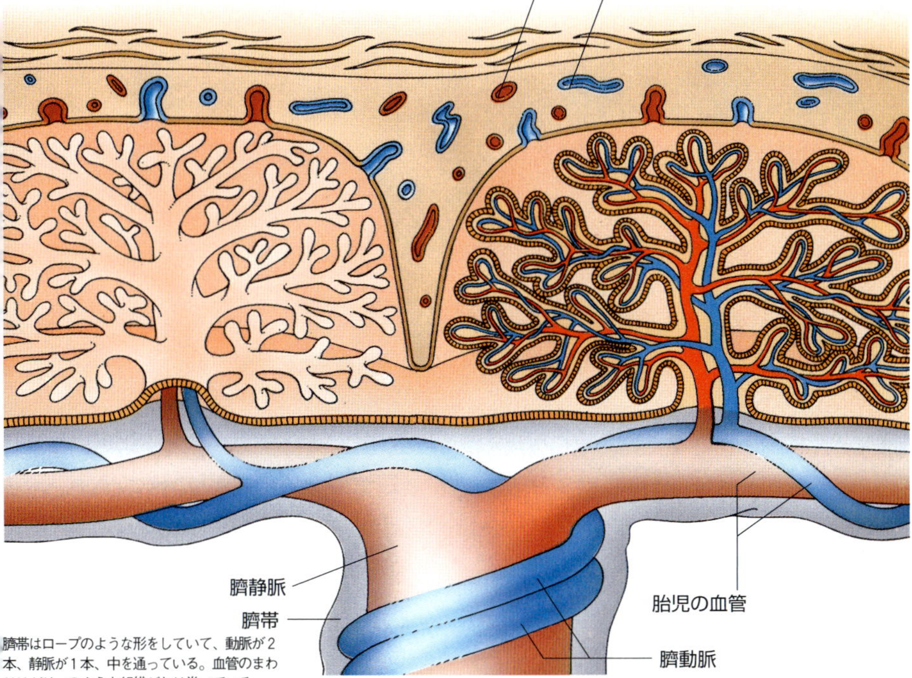
母親の血管
臍静脈
臍帯
胎児の血管
臍動脈

臍帯はロープのような形をしていて、動脈が2本、静脈が1本、中を通っている。血管のまわりはゼリーのような組織がとり巻いている。

妊娠の経過

通常、妊娠すると、最終月経の開始日から数えて40週後に出産に至る。妊娠期間は便宜上、初期、中期、後期の３つの時期に分けられる。妊婦の体は、胎児を育て、出産に備えるために大きく変化する。

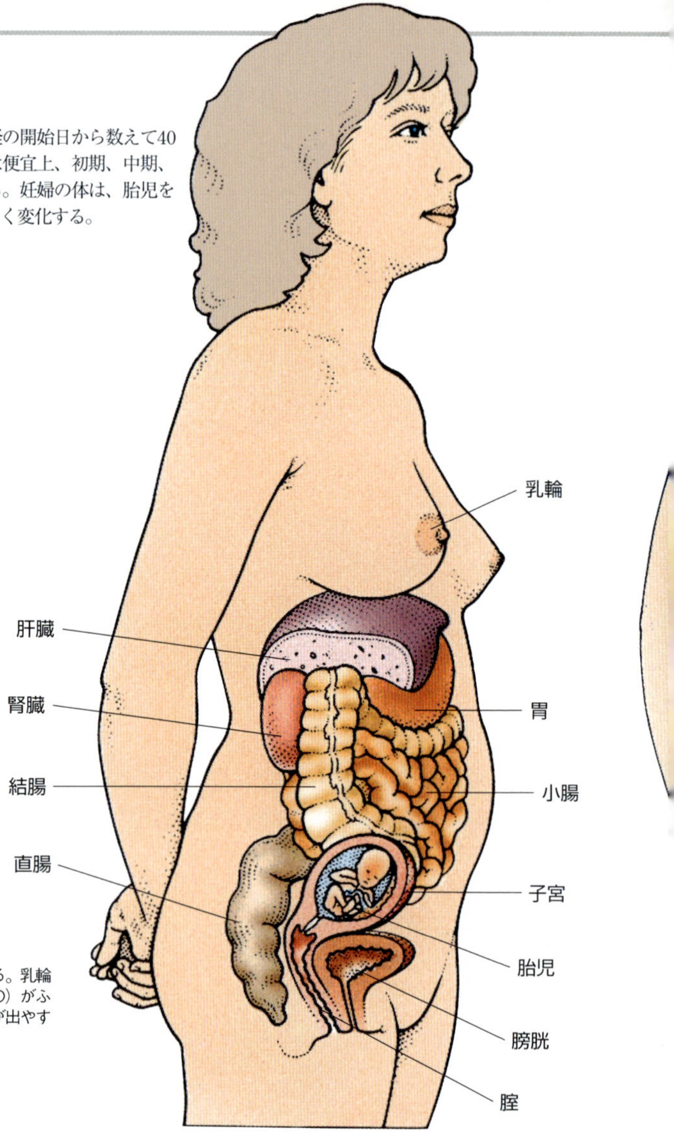

妊娠初期（0～12週）

乳房が張って、大きくなり始める。乳輪の色が濃くなる。帯下（おりもの）がふえたり、尿が近くなる。つわりが出やすい。体重がふえ始める。

妊娠中期（13〜28週）

子宮が大きくなり、妊婦らしい体つきになる。血液循環が変わるため、心拍数が上がるようになる。22週ころには胎動を感じ始める。

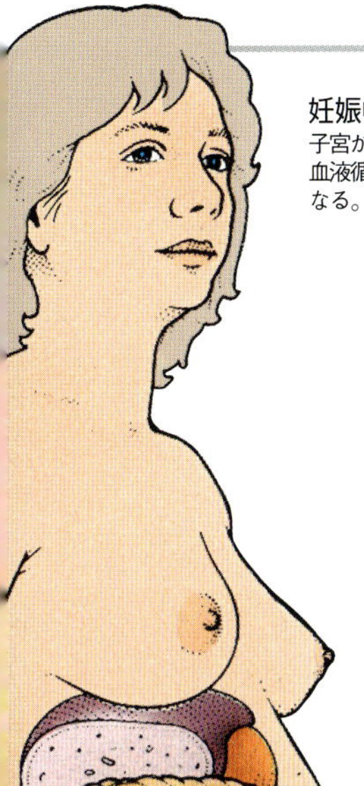
子宮が大きくなる
胎児が成長する

妊娠後期（29〜40週）

腹部の皮膚が伸びる。ごく弱い張りを感じることもある。大きくなった子宮が膀胱を圧迫するため、軽い尿漏れが起こる。疲労や腰痛、胸やけ、息切れがあらわれることが多い。

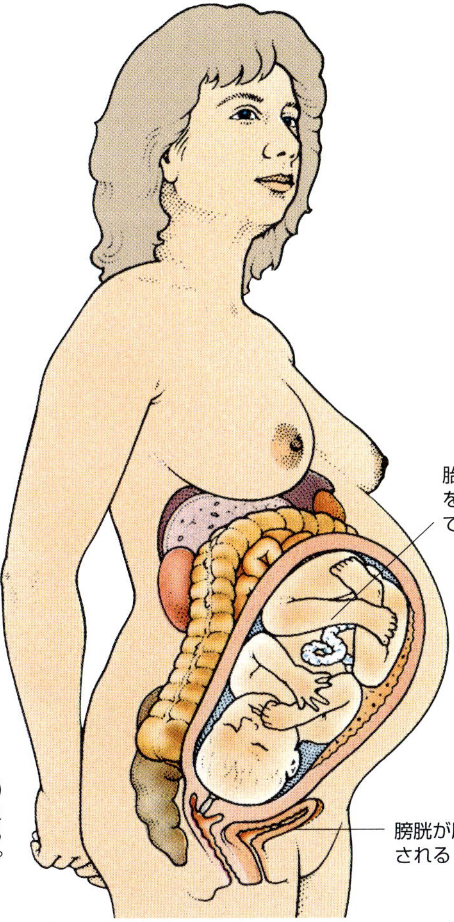
胎児は頭を下にしている
膀胱が圧迫される

陣痛の始まり

出産が近づくと、胎児の頭が下がって骨盤の中に入るため、妊婦の肺や腹部への圧迫が少なくなる。陣痛が始まると、子宮頸部をふさいでいた粘液が排泄される。この粘液と血液のまじった帯下は「おしるし」と呼ばれる。子宮の収縮は強くなり、定期的に起こるようになる。羊水を入れていた袋（卵膜）が破れて、羊水が膣から出てくる（破水という）。

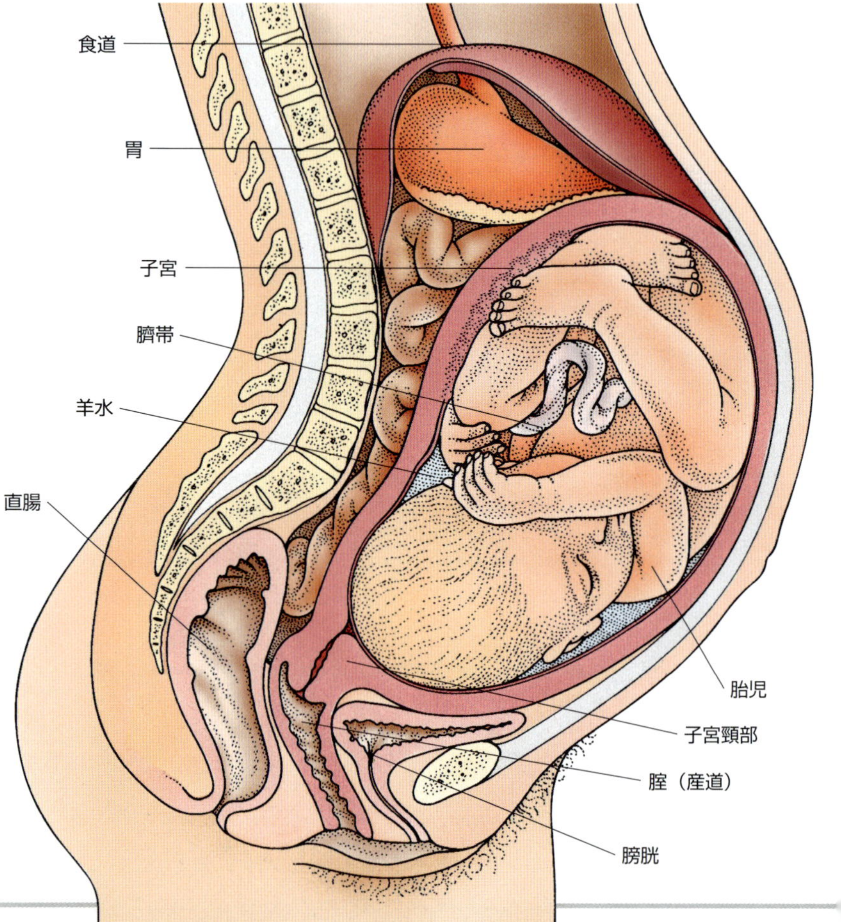

胎位

妊娠も終わりに近づき、30週近辺になると、子宮の中の胎児は体の向きを変える。妊娠後期の胎児は頭を下にして、顔は妊婦の体の横を見るような方向に向けられていて、首は前に曲がっている。双生児の胎位はさまざまだが、どちらも頭を下にしていることが多い。正期産の約3%は、骨盤位（さかご）で生まれる。骨盤位で生まれる率は、正期産児よりも未熟児のほうが高い。

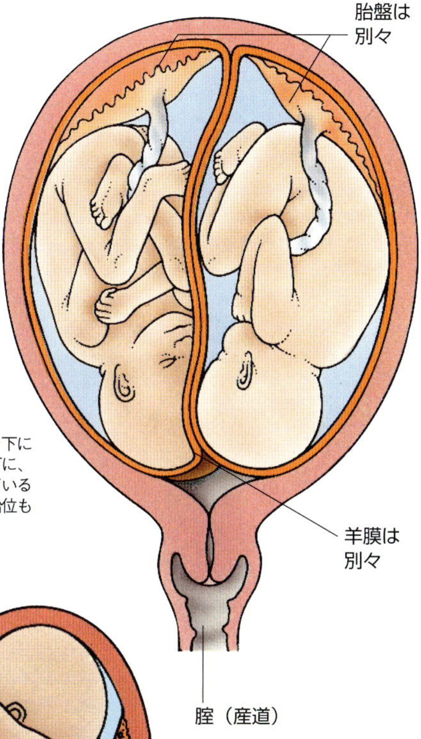

双生児の胎位

多くの場合、双生児は頭を下にしているが、一方が頭を下に、もう一方が臀部を下にしていることも多い。これ以外の胎位もあるが、まれである。

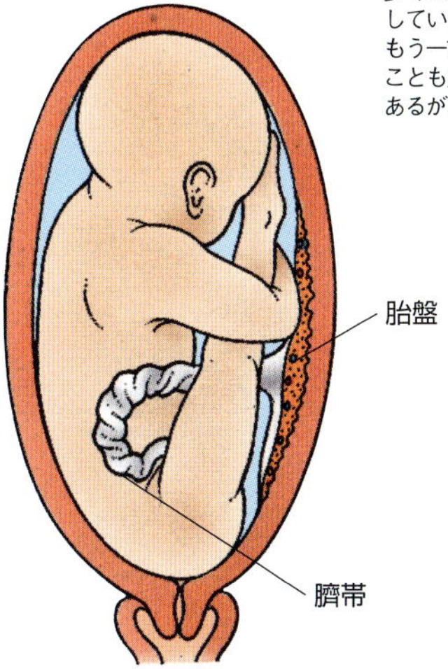

単臀位

単臀位とは、胎児が頭を上にして、両脚を伸ばしたまま上げている状態をいう。足は頭の横にある。

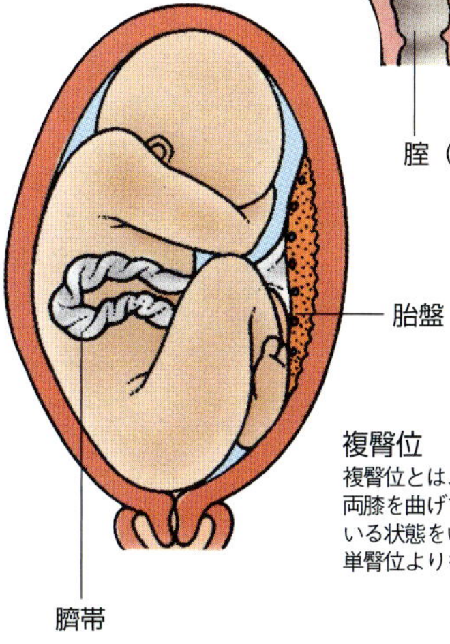

複臀位

複臀位とは、胎児が頭を上にして、両膝を曲げてかかえ込むようにしている状態をいう。複臀位の発現率は単臀位よりも低い。

骨盤の大きさと形

骨盤の大きさと形は、安産か難産かを決める大きな要因となる。骨盤が狭かったり、胎児が特に大きい場合は、正常出産ができないことがある。妊婦の骨盤と胎児の頭の大きさが合わないことを、児頭骨盤不均衡という。

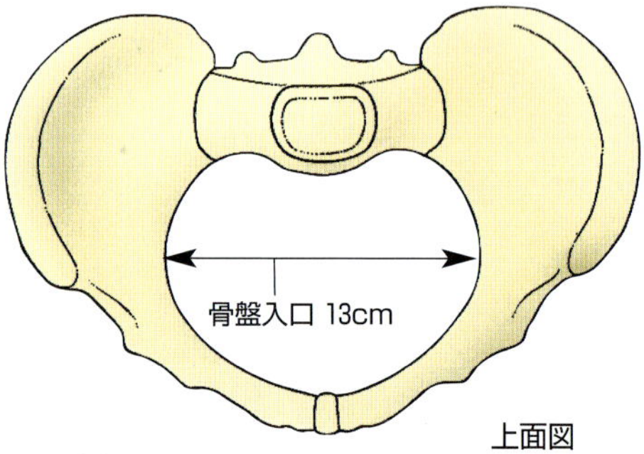
骨盤入口 13cm
上面図

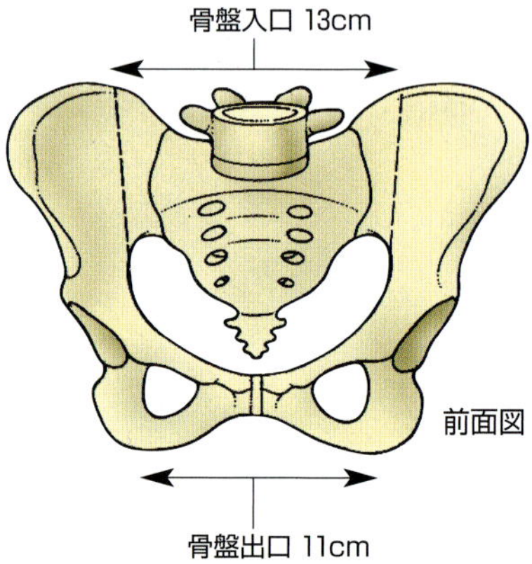
骨盤入口 13cm
前面図
骨盤出口 11cm

円形の骨盤

ほとんどの女性の骨盤入口（こつばんにゅうこう）は丸い。骨盤出口（しゅっこう）の形は、菱形に近い。

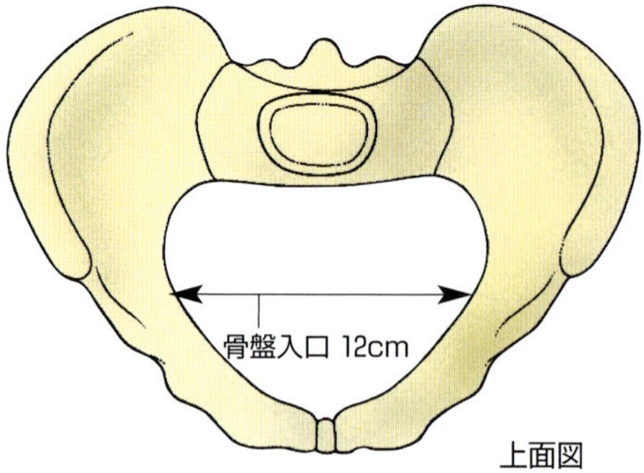
骨盤入口 12cm
上面図

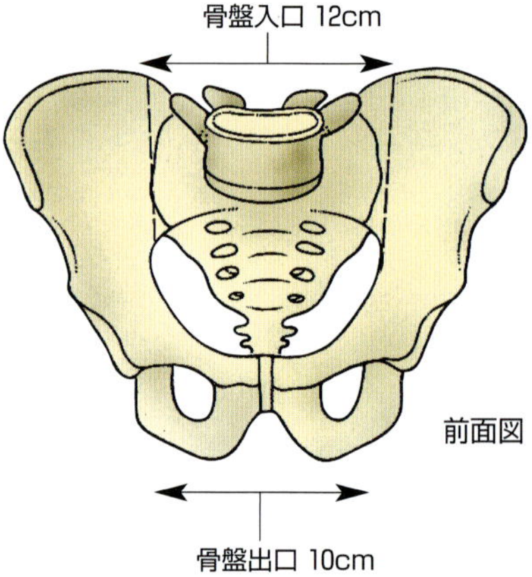
骨盤入口 12cm
前面図
骨盤出口 10cm

狭い骨盤

骨盤の通路が普通より小さい女性もいる。こうした女性は、丸い骨盤の人にくらべて難産になりやすい。

子宮頸部の変化

子宮頸部は、筋肉と結合組織でできたかたい筋肉の帯で、子宮の下端部を形づくっている。妊娠後期になると、子宮頸部がやわらかく短くなり、出産しやすくなる。妊娠陣痛と呼ばれる痛みの伴わない子宮収縮が子宮の上のほうで起こり、子宮の下のほうを圧迫するため、子宮頸部が上に引き上げられる。子宮頸部は、陣痛が始まるまで閉じられている。

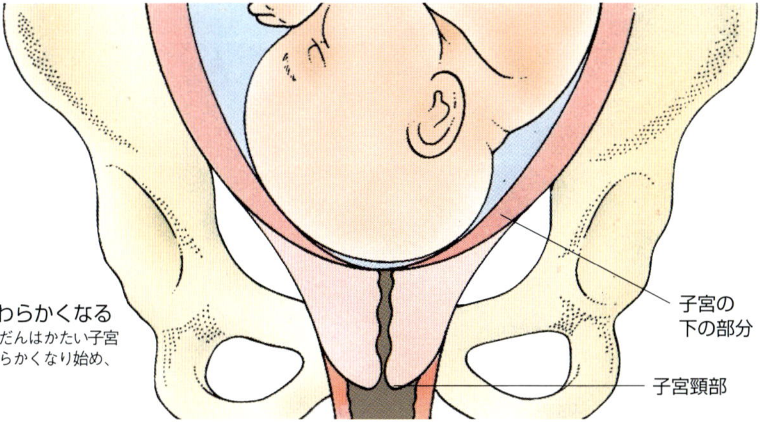
子宮の
下の部分
子宮頸部

子宮頸部がやわらかくなる
妊娠後期には、ふだんはかたい子宮頸部の筋肉がやわらかくなり始め、出産に備える。

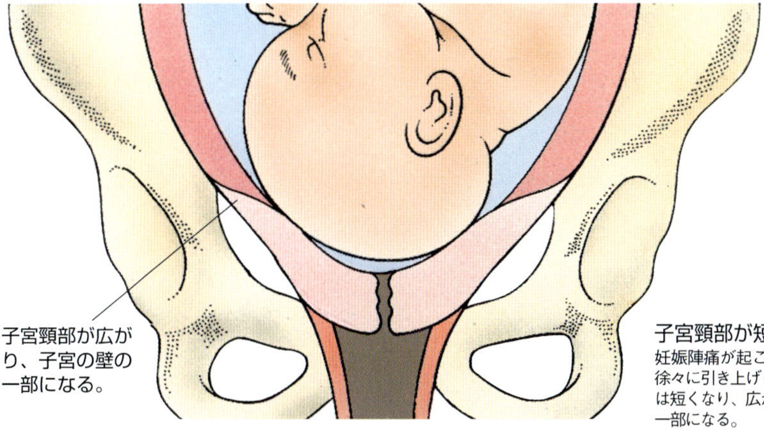
子宮頸部が広がり、子宮の壁の一部になる。

子宮頸部が短くなる
妊娠陣痛が起こり、子宮頸部が徐々に引き上げられる。子宮頸部は短くなり、広がって子宮の壁の一部になる。

児頭下降

出産の数週間前には、胎児の頭が下がって骨盤入口に入る。これを児頭下降と呼ぶ。胎児の頭が下がると、妊婦は荷が軽くなったと感じる。横隔膜への圧迫が軽くなるため、呼吸も楽になる。児頭下降は、初産婦の場合は36週ころにあらわれるが、経産婦の場合は陣痛が始まるまであらわれないこともある。

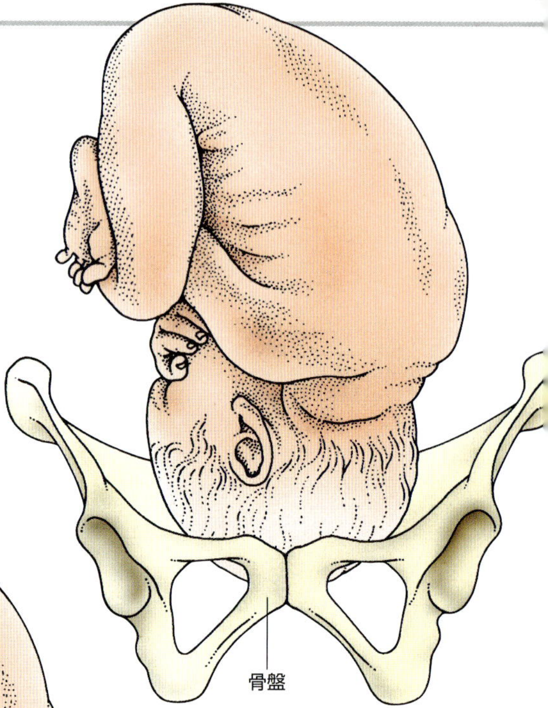

児頭下降の前

胎児の頭の最も大きい部分が骨盤入口に入っておらず、胎児の頭が骨盤腔に入っていない。

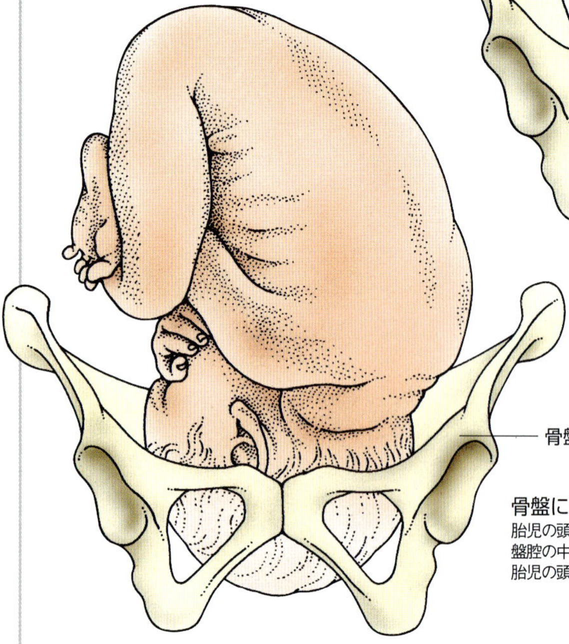

骨盤に入る

胎児の頭が下がって骨盤入口を通り、骨盤腔の中で固定される。子宮が下がり、胎児の頭は子宮頸部に押しつけられる。

分娩第1期

分娩の第１段階では、子宮が定期的に収縮し始め、陣痛があらわれる。この子宮収縮によって、子宮口が徐々に開く。子宮口がいっぱいに開き、直径が10cmになると、分娩が第２段階に入る。初産の場合、子宮口は１時間に約１cmずつ開くが、経産婦の場合はこれより早い。

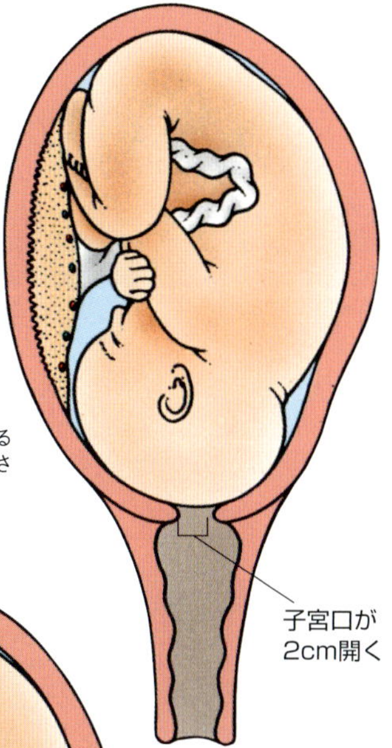
子宮口が
2cm開く

子宮口が開き始める
分娩が始まると、子宮頸部がゆるみ始め、子宮収縮によって圧迫された子宮口が徐々に開く。

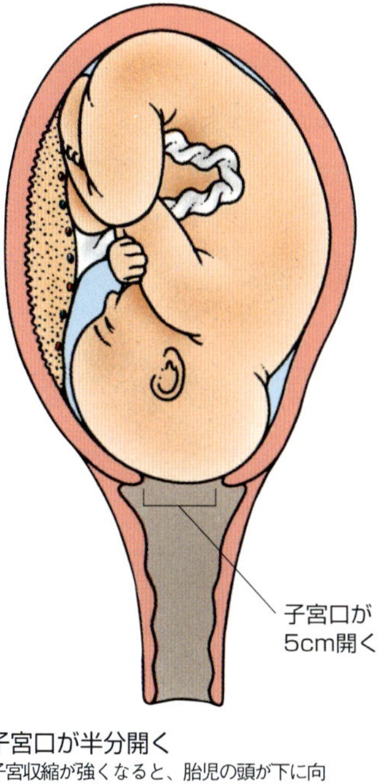
子宮口が
5cm開く

子宮口が半分開く
子宮収縮が強くなると、胎児の頭が下に向けて押しつけられる。頭による圧迫が強くなると、子宮口が大きく開く。

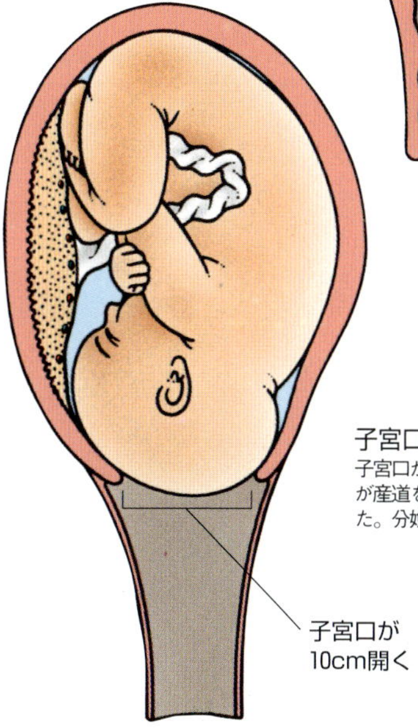
子宮口が
10cm開く

子宮口が完全に開く
子宮口が完全に開き、胎児の頭が産道を通過できるようになった。分娩は次の段階に入る。

1．胎児が産道をおりる

胎児は回旋しながら産道をおりる。胎児の頭が下がり、骨盤底を圧迫する。会陰部（膣と肛門の周囲）がふくらみ、膣の開口部が広くなる。

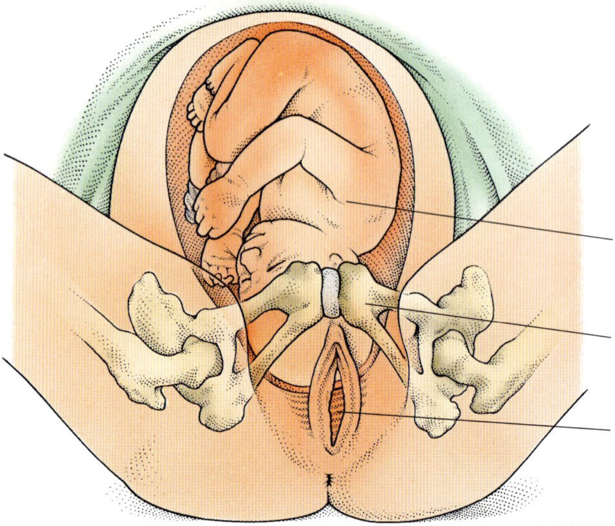
胎児が産道の
中で回旋する
骨盤
胎児の頭が骨盤底を圧迫すると、
膣の部分が盛り上がる

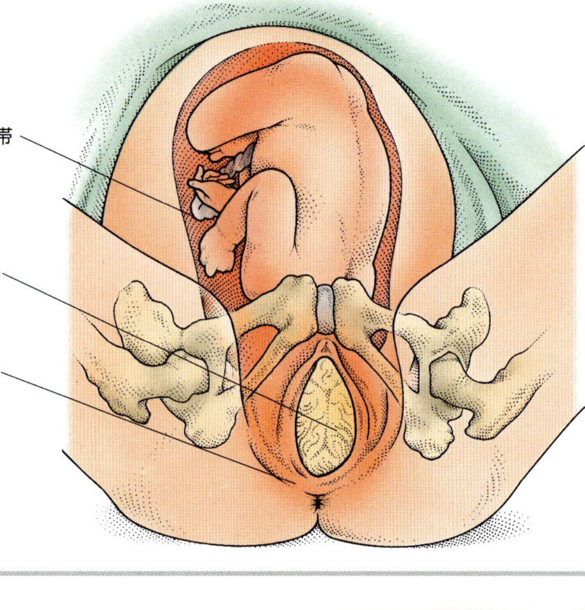
臍帯
膣の開口部から
胎児の頭が見える
会陰の組織が
さらに伸びる

2．頭が見える

胎児が産道をおりるにつれ、会陰部はますますふくらむ。膣の開口部から胎児の頭が見える。

分娩第2期

子宮口の全開に続いて起こる分娩の第２段階では、子宮収縮が強くなり、産婦は強い「いきみ」を感じる。胎児は、子宮から出て産道に入るときに体を回旋させて、産婦の背中側に顔を向ける。頭が膣から出るとまた回旋して、首から下が出やすいように横向きになる。分娩第２期は初産婦では約50分、経産婦では約20分続く。

3. 頭があらわれる

胎児の頭があらわれるときは、胎児の顔は産婦の肛門のほうに向いている。肩が骨盤を通るときには、再び回旋して横向きになり、ねじった体を元に戻す。

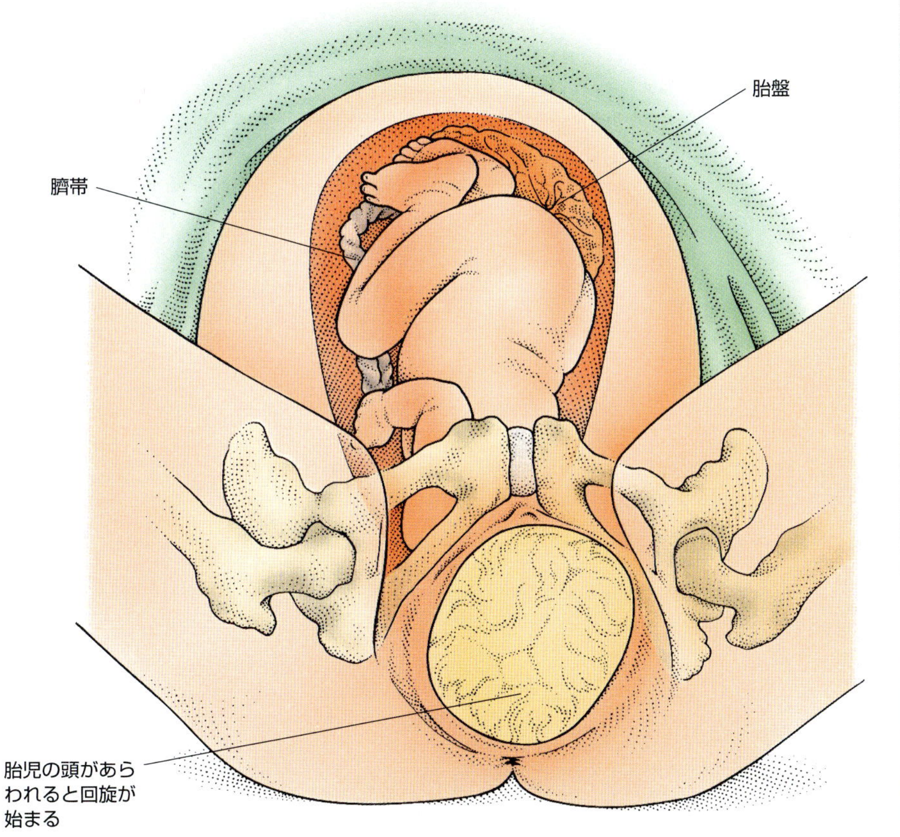

胎児の娩出

胎児の頭が出たあとは、数回の収縮が起こり、短時間で分娩が終わる。一方の肩が出たあと、反対側の肩が出て、肩から下がスムーズに出てくる。この段階では胎盤はまだ子宮の壁についたままだが、数分後にははがれて出てくる。臍帯を２個のクリップではさんで出血を防いだあと、クリップの間を切る。

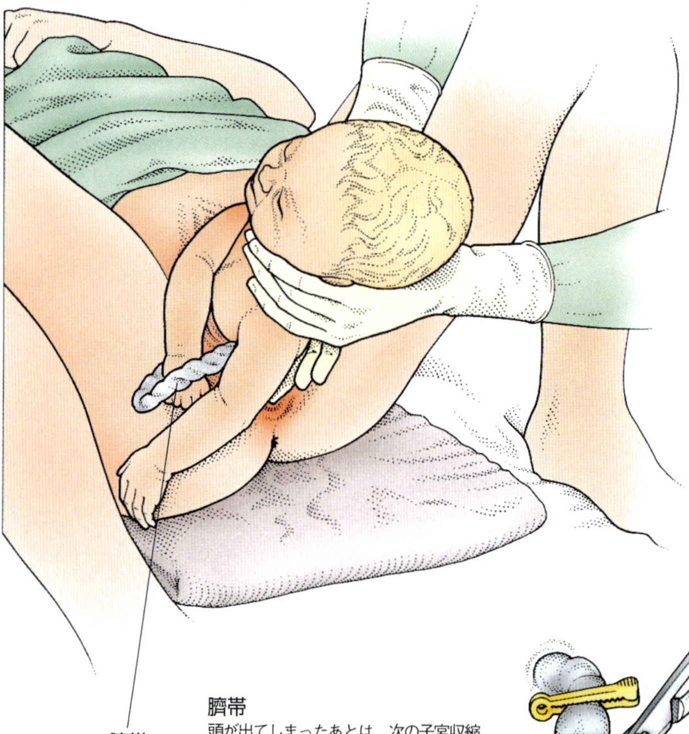

分娩

助産婦は胎児の首に指を回して、臍帯が巻きついていないかどうか調べる。胎児の鼻と口についた液体をぬぐったあと、両肩を娩出させる。

臍帯

頭が出てしまったあとは、次の子宮収縮で首から下の体が外に出る。体外に出てから２～３分後に、助産婦が臍帯の２カ所にクリップを留めて、クリップの間の臍帯を切る。

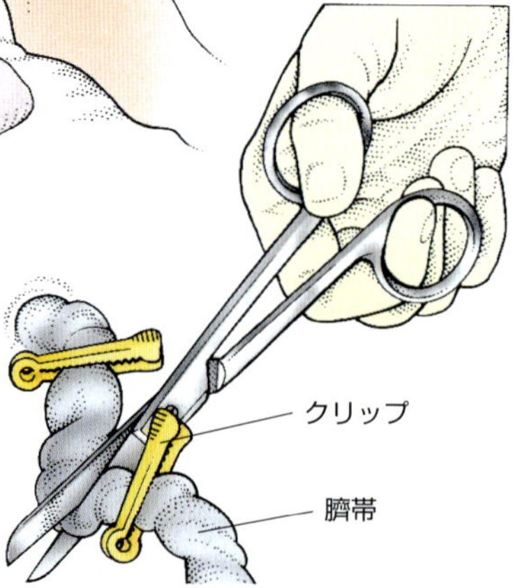

介助分娩

分娩がうまく進行しないときは、介助分娩が必要になることがある。鉗子分娩とは、鉗子を使って胎児を引き出して分娩時間を短縮する方法のことで、胎児が仮死状態にあるとき、産婦の体力がなくなったとき、多量の出血があるときなどに行う。鉗子のかわりに吸引カップを使う吸引分娩も行われる。どちらの方法も、子宮口が完全に開いていて胎児の頭が産道におりた段階になるまで行えない。

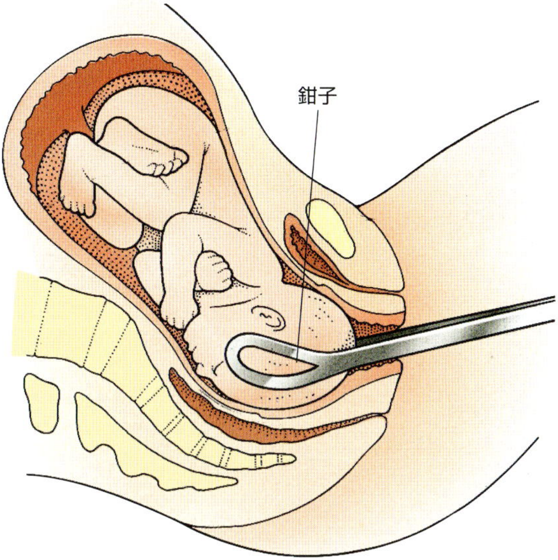

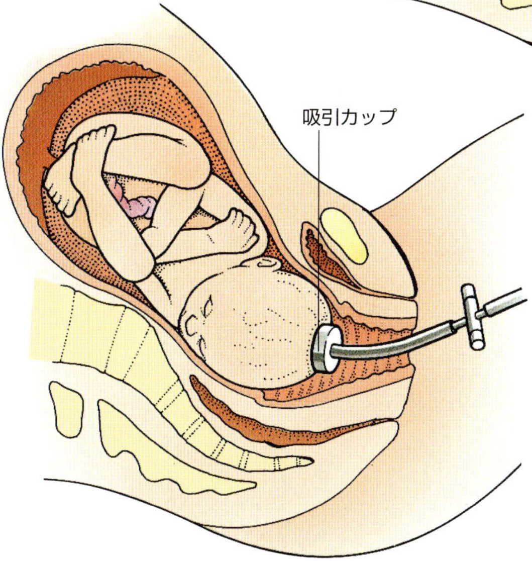

鉗子分娩

産科用の鉗子は、金属製の２枚の葉が胎児の頭に合うように曲がったつくりをしている。胎児の頭に鉗子をかけて、頭を膣に引き入れる。頭が出たあとは鉗子をはずして、自然に分娩させる。

吸引分娩

金属やゴムやプラスチックの吸引カップと電動ポンプを使う。吸引カップを胎児の頭につけ、子宮収縮にあわせて吸引して、徐々に胎児を産道に引き入れる。

胎児のモニタリング

分娩中は、胎児の心拍数を測定して胎児の状態を観察している（正常な胎児の心臓は１分間に120～160回拍動する）。測定には、妊婦の腹部にとりつけた金属板や、胎児の頭につけた電極を使う。子宮が収縮すると心拍数が減少するが、すぐに正常値に戻る。心拍数が落ちた状態が続く場合は、胎児に異常があると考えられる。

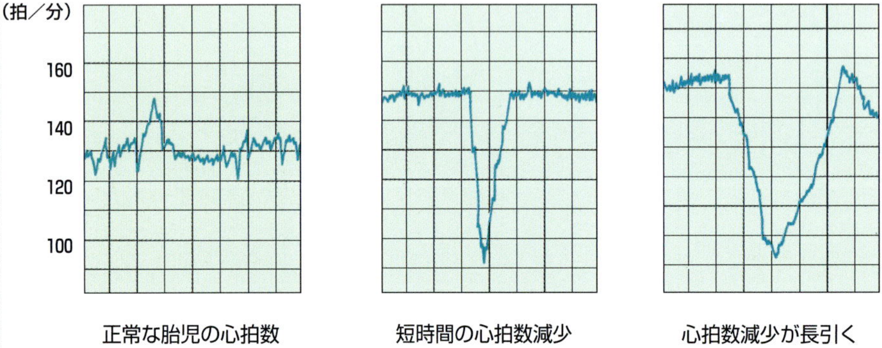
（拍／分）
160
140
120
100
正常な胎児の心拍数
短時間の心拍数減少
心拍数減少が長引く

双生児の分娩

双生児の分娩の場合には、モニタリングを慎重に行って、両方の胎児の心拍数を記録する必要がある。最初に生まれる胎児は、頭を下にしていることが多い。２番目の胎児が頭を下にしている場合や、臀位（臀部を下にする姿勢）の場合は、自然な分娩ができる。胎児が横向きになっている場合（横位）は、胎児を回転させて胎位を変える。双生児が１つの胎盤を共有している場合は、最初に娩出された胎児の臍帯をクリップで留めて、次に生まれる胎児の血液が体外に出た臍帯に流れ込まれないようにする。

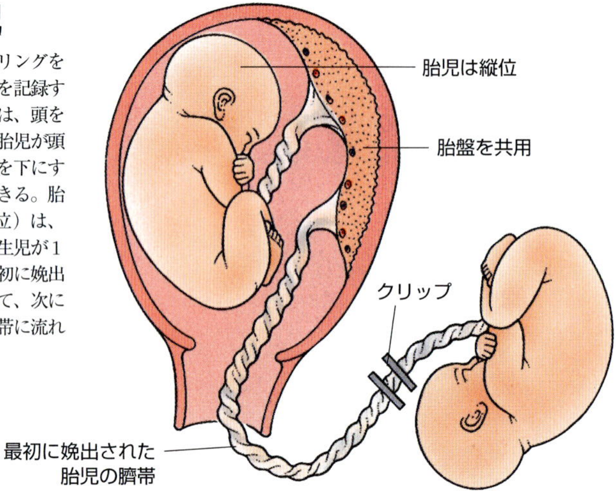
胎児は縦位
胎盤を共用
クリップ
最初に娩出された
胎児の臍帯

分娩第3期

胎盤が子宮から娩出される段階を分娩第３期という。胎盤は、胎児が出てから15分以内に子宮からはがれて外に出る。臍帯は、胎盤が娩出される前に切る。子宮を収縮させるホルモンを産婦に注射して、胎盤の娩出を早めることもある。

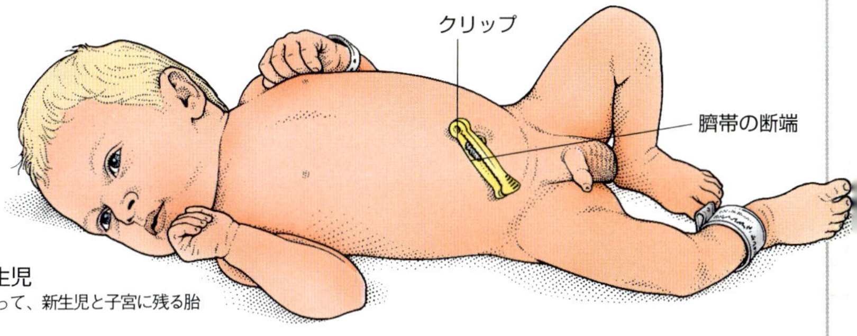
クリップ
臍帯の断端

出生直後の新生児
出生後は臍帯を切って、新生児と子宮に残る胎盤を切り離す。

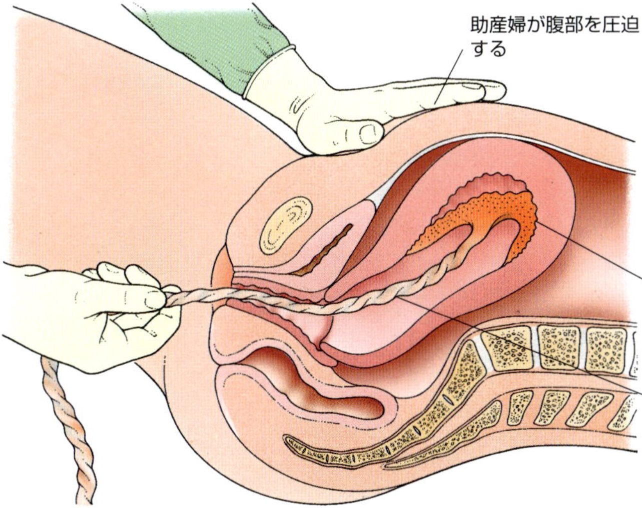
助産婦が腹部を圧迫する
胎盤
臍帯

胎盤の娩出
胎盤が子宮の壁からはがれたあとは、助産婦が産婦の腹部を手で押しながら臍帯を引っぱれば、腟口から胎盤が出てくる。

新生児

生まれたての新生児の頭や体には独特な特徴があるが、それらの特徴は数日～数週間で消えてしまう。正期産の新生児の平均体重は3.5kgで、平均身長は51cm。出生後の数日間は体重が減って、出生時体重から10%程度減少するが、生後10日までには回復する。新生児は白っぽいワックスのような胎脂でおおわれている。胎脂には子宮の中の胎児の皮膚を守り、産道を通りやすくする働きがある。未熟児の体には、産毛と呼ばれる細い体毛が濃く生えていることがある。

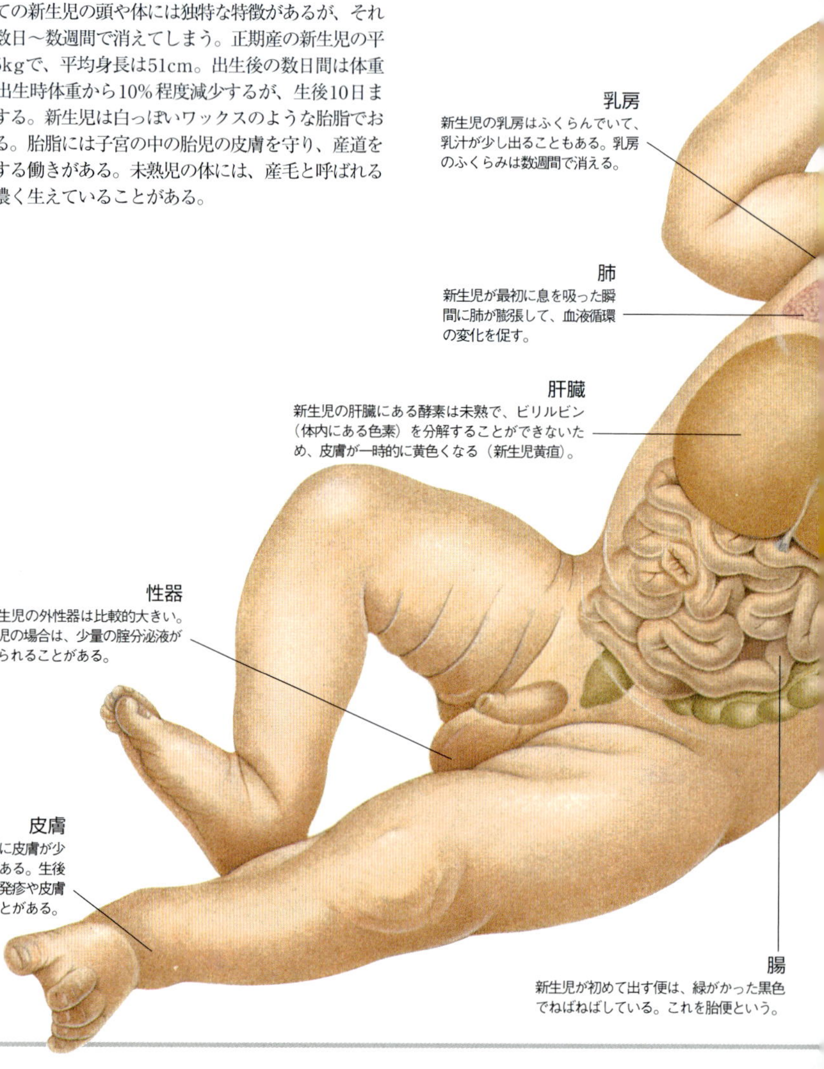

乳房
新生児の乳房はふくらんでいて、乳汁が少し出ることもある。乳房のふくらみは数週間で消える。
肺
新生児が最初に息を吸った瞬間に肺が膨張して、血液循環の変化を促す。
肝臓
新生児の肝臓にある酵素は未熟で、ビリルビン（体内にある色素）を分解することができないため、皮膚が一時的に黄色くなる（新生児黄疸）。
性器
新生児の外性器は比較的大きい。女児の場合は、少量の膣分泌液がみられることがある。
皮膚
生後1週間の間に皮膚が少しむけることがある。生後数カ月は、軽い発疹や皮膚の異常が出ることがある。
腸
新生児が初めて出す便は、緑がかった黒色でねばねばしている。これを胎便という。

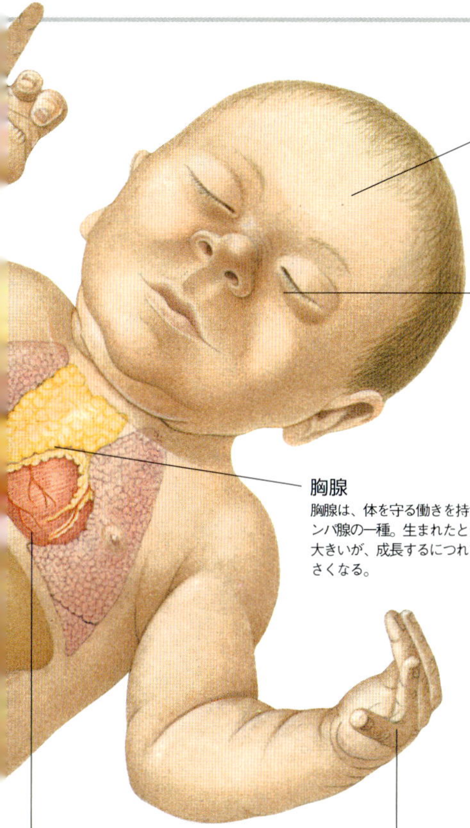
頭
産道を通るときにかかる圧力で頭蓋骨が重なり合うため、生まれてから数日間は頭が変形したまま。
眼
新生児の眼は見えるが、閉じていることが多い。白人の新生児の瞳の色は灰色がかった青だが、何カ月かたつと色が変わる。
胸腺
胸腺は、体を守る働きを持つリンパ腺の一種。生まれたときは大きいが、成長するにつれて小さくなる。
心臓
生まれたときに心臓の構造が変わり、肺に血液が循環するようになる。
手
血液が効率よく循環し始めるまでは、手と足は青みを帯びている。

泉門

新生児の頭蓋骨はつながっていない。産道を通るときは頭蓋骨が重なり合い、頭を細長くして通りやすくする。頭蓋骨におおわれていない、やわらかい部分は泉門と呼ばれる。泉門は、生後18カ月ころには閉じる。

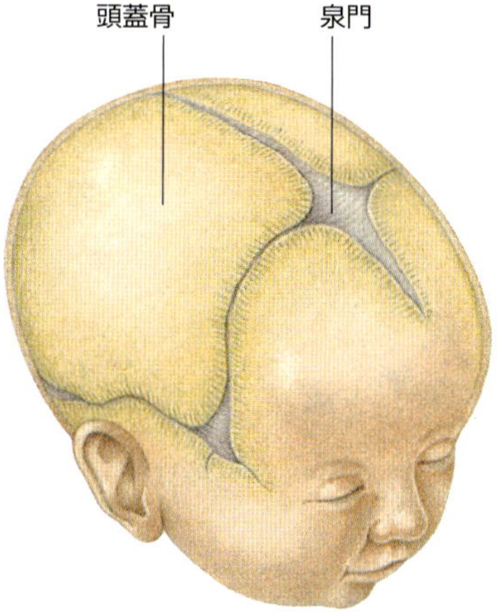
頭蓋骨
泉門

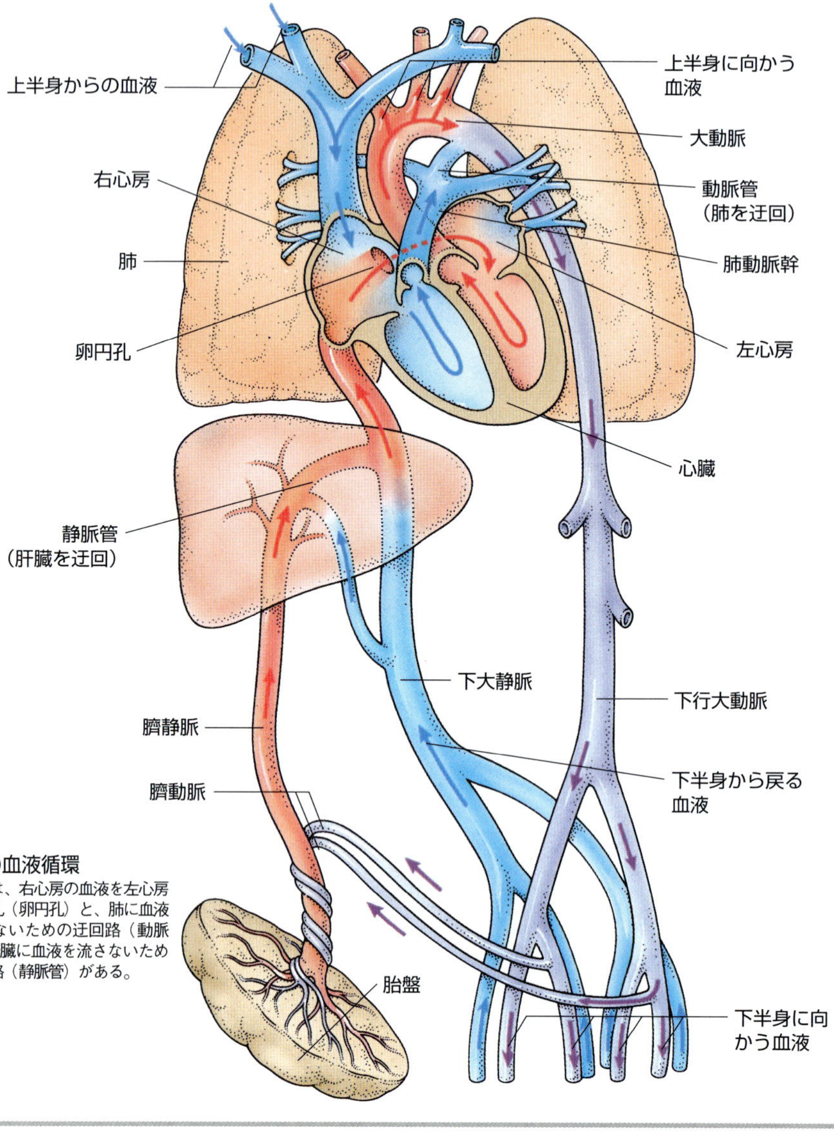
上半身からの血液
上半身に向かう血液
大動脈
右心房
動脈管
（肺を迂回）
肺
肺動脈幹
卵円孔
左心房
心臓
静脈管
（肝臓を迂回）
下大静脈
下行大動脈
臍静脈
下半身から戻る血液
臍動脈
胎盤
下半身に向かう血液

胎児の血液循環

胎児には、右心房の血液を左心房に送る孔（卵円孔）と、肺に血液を流さないための迂回路（動脈管）、肝臓に血液を流さないための迂回路（静脈管）がある。

出生前後の血液循環

子宮の中にいる胎児の酸素交換は胎盤で行われるため、胎児（左図）と新生児（下図）とでは血液が循環するルートが違う。胎児の場合には、心臓にある卵円孔と、肺動脈と大動脈の間にある動脈管の働きによって、肺に血液が流れない。新生児が最初の息を吸うと、その瞬間から血液循環に変化があらわれる。卵円孔と動脈管が閉じて、すべての血液が肺を通るようになる。

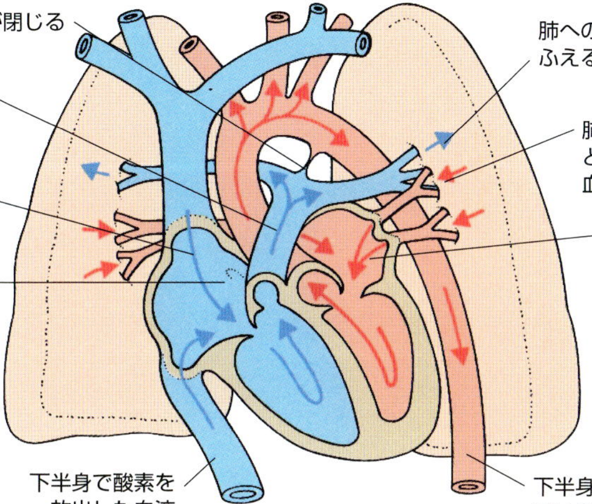
動脈管が閉じる
酸素を放出した血液がすべて肺に流れる
上半身で酸素を放出した血液
卵円孔が閉じる
下半身で酸素を放出した血液
肺への血流がふえる
肺で酸素をとり入れた血液
酸素をとり入れた血液が左心房に入る
下半身に酸素を届ける血液

出生時の血液循環

生まれた瞬間から、肺への血流がふえ、胎盤を通る血流が止まる。卵円孔と動脈管が閉じる。

アプガースコア

新生児の状態を評価するときには、アプガースコアという採点法が使われる。出生の1分後と5分後に、心拍数などの項目を評価して採点する。白人以外の皮膚の色は、口の粘膜、白目の部分、手のひらや足の裏で調べる。

採点項目	0点	1点	2点
心拍数	なし	100未満	100以上
呼吸	なし	ゆっくりか不規則 弱く泣く	規則的 強く泣く
筋緊張	ぐんにゃり	四肢をいくらか曲げている	活発な運動
刺激に対する反応	なし	顔をしかめるかぐずる	泣く、くしゃみ、せき
色調	蒼白、青い	四肢が青い	淡紅色

産褥

出産後の体が妊娠前の状態に徐々に戻っていく期間を産褥期（さんじょくき）と呼ぶ。普通は分娩後6週間を産褥期とみなす。胎盤がついていた部分が元に戻るにつれて、組織の破片が子宮から排泄される。この分泌物を悪露（おろ）という。初期の悪露は赤いが、徐々に色が薄くなる。産褥期には子宮の収縮が続いて、子宮は妊娠前に近い大きさまで戻る。子宮頸部は閉じて、膣は元の状態に戻る。

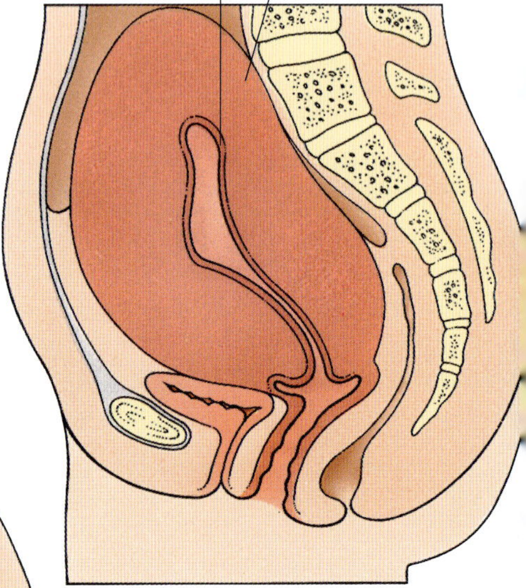
胎盤付着部位
子宮は上腹部まである

出産直後の子宮

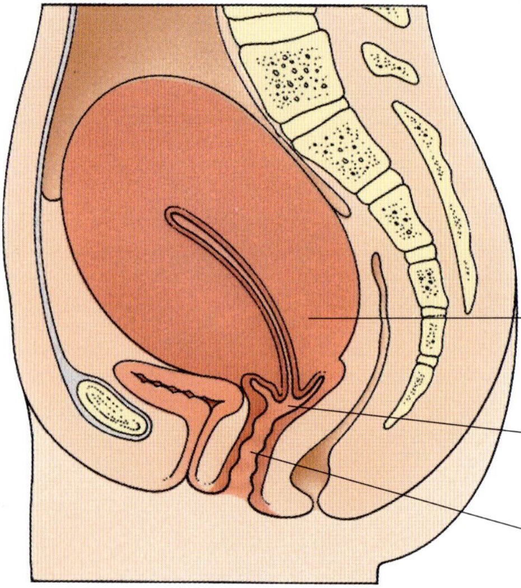
子宮は収縮して上腹部から下がってくる
子宮頸部が閉じ始める
膣が徐々に縮み始める

出産１週後の子宮

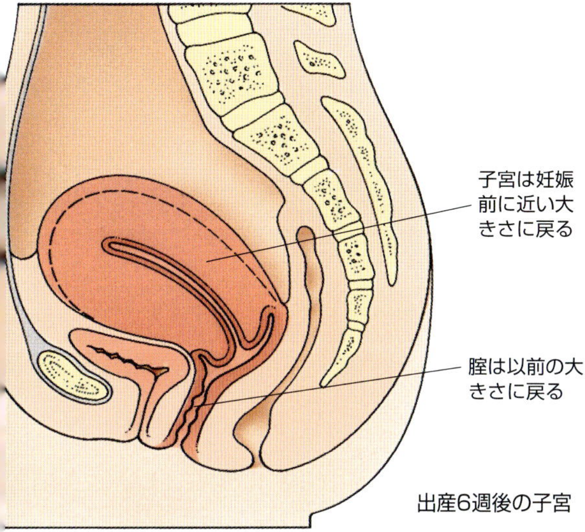
子宮は妊娠
前に近い大
きさに戻る
膣は以前の大
きさに戻る
出産6週後の子宮

子宮頸部

出産経験のない女性の子宮頸部の開口部は、円形をしている。出産によって伸びた子宮頸部は元に戻るが、開口部の形は戻らない。

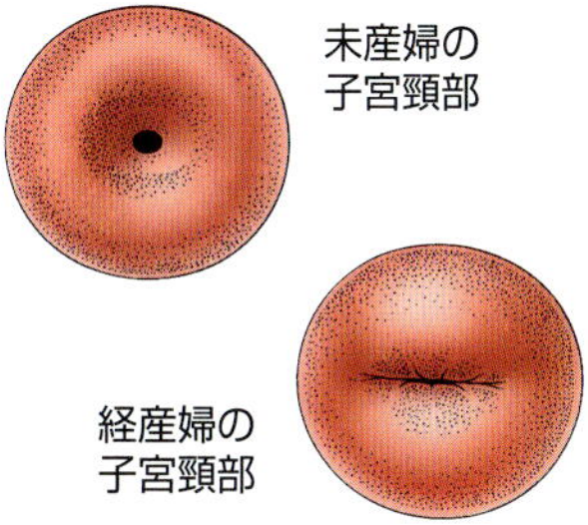
未産婦の
子宮頸部
経産婦の
子宮頸部

授乳

妊娠中には、母乳をつくる腺（乳腺）が大きくなり、その数もふえる。乳汁の分泌は、出産後数日以内に始まる。分娩直後には、乳房から初乳と呼ばれる濃い黄色の液が出る。初乳は新生児が最初に口にする食べ物である。乳房が新生児に吸われると、下垂体からオキシトシンというホルモンが分泌され、乳汁の分泌を促す。

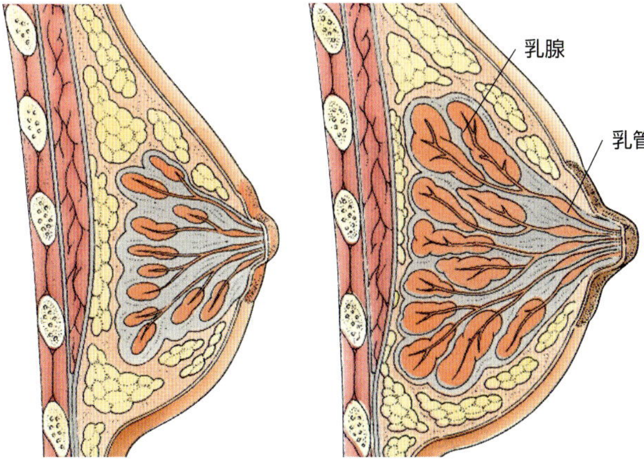
乳腺
乳管
妊娠前　　妊娠期と授乳期

小児期の成長

子どもの間は、骨の形成（骨化）と成長が続く。胎児期の骨化は、骨幹の中にある一次骨核と呼ばれる場所で起こっている。新生児の骨は、中ほどの部分（骨幹）だけが骨化していて、骨の端（骨端）は軟骨でできている。成長するにつれ、骨端に二次骨核ができる。18歳ころまでには、軟骨はすべて骨に変わり、成長が止まる。

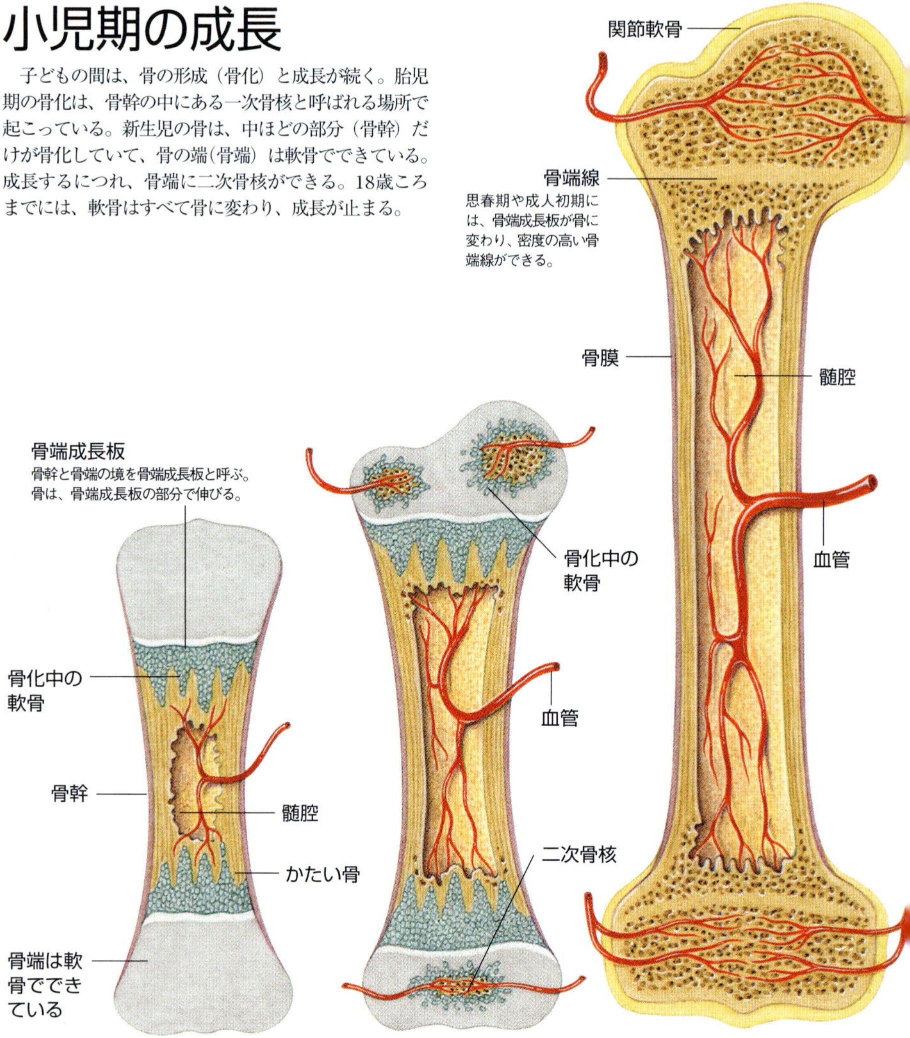
関節軟骨
骨端線
思春期や成人初期には、骨端成長板が骨に変わり、密度の高い骨端線ができる。
骨膜
髄腔
血管
骨端成長板
骨幹と骨端の境を骨端成長板と呼ぶ。骨は、骨端成長板の部分で伸びる。
骨化中の軟骨
骨化中の軟骨
血管
骨幹
髄腔
かたい骨
二次骨核
骨端は軟骨でできている
新生児
6歳
成人

体の比率

子どもは成長するにつれて体の比率が大きく変わる。新生児では、頭が全身の4分の1を占める。成長するにつれて体に対する頭の比率が下がっていき、成人になると頭は身長の約8分の1程度になる。

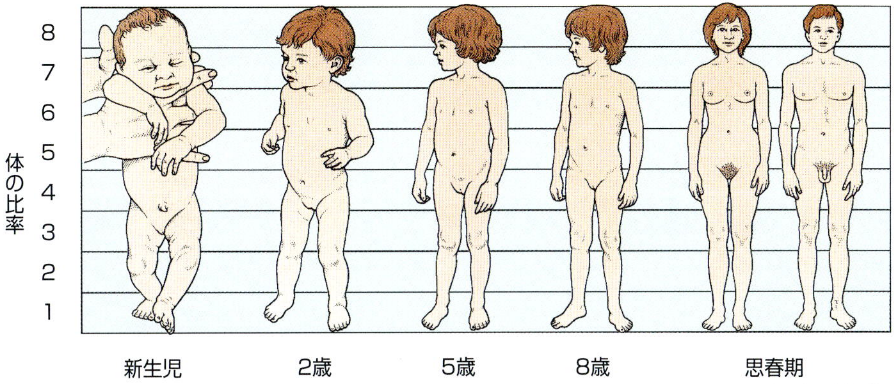
体の比率
8
7
6
5
4
3
2
1
新生児
2歳
5歳
8歳
思春期

歯の発達

乳歯は、生後8カ月から2歳半までの間に決まった順番で生えてくる（生える順序は右図のとおり）。6歳前後から徐々に乳歯が抜けて永久歯が生え、32本の永久歯が生えそろう（それぞれの歯が生える年齢は右端の図のとおり）。智歯（親知らず）が生えない成人もいる。

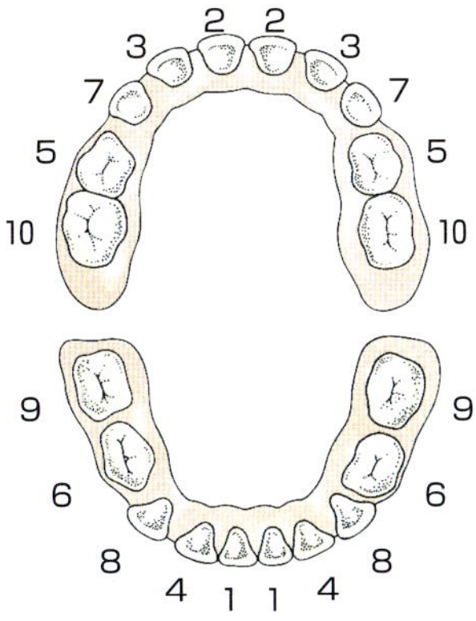
2 2
3 3
7 7
5 5
10 10
9 9
6 6
8 8
4 1 1 4
乳歯の生える順序

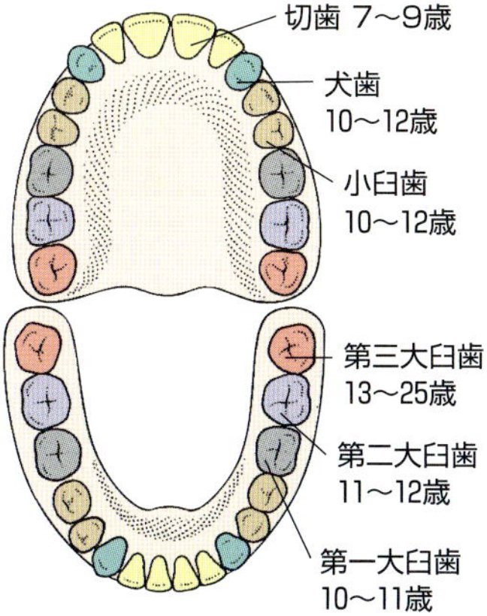
切歯 7〜9歳
犬歯
10〜12歳
小臼歯
10〜12歳
第三大臼歯
13〜25歳
第二大臼歯
11〜12歳
第一大臼歯
10〜11歳
永久歯の生える順序

子どもの発達

新生児は、生まれた瞬間から眼が見え耳が聞こえる。また、手にふれるものを握ったり、顔にふれたものが中央にくるよう首を回す（この動作で乳首が見つけられる）などの反射的な動作をする能力もある。幼児期には、さまざまな運動や、物を扱う技能や社会的な行動を身につけ、言語機能が発達する。多くの子どもは、右の目安に示した年齢までに動作や物事ができるようになる。

月齢・年齢	運動	
1カ月	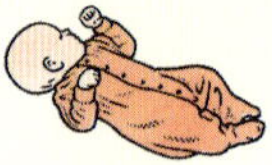	頭を横に向けて寝る。授乳のときと世話を受けているとき以外はほとんど眠っている。
6カ月	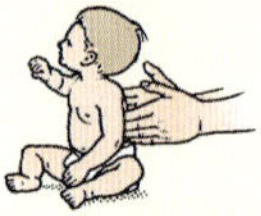	支えがあれば座る。首がすわる。首を回して周囲を見る。
9カ月	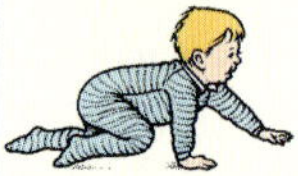	はいはいをする。つかまり立ちをする。
12カ月	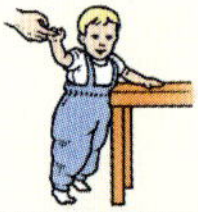	片手か両手を持ってもらうと歩く。物につかまりながら横歩きをする。
18カ月	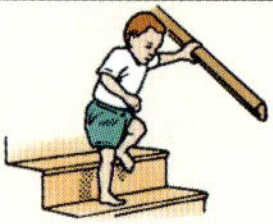	手すりにつかまりながら階段を上り下りする。ボールを投げる。
2歳	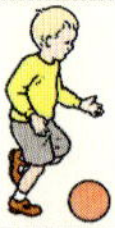	楽々と走り回る。ドアをあける。バランスを失わずにボールを蹴る。
3歳	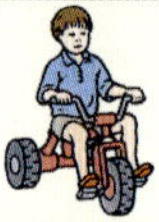	三輪車に乗る。つま先歩きをする。階段を上るときに1段ずつ交互に足を出す。
4歳	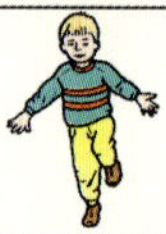	けんけんができる。つま先走りができる。木やはしごに登れる。
5歳	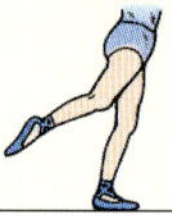	スキップができる。つま先だけで軽く走れる。音楽に合わせてダンスができる。

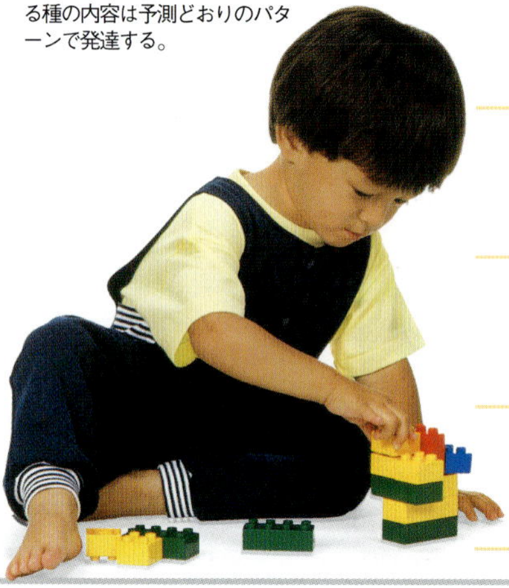

発達の目安
基本的な技能を身につける早さは、子どもによって違うが、ある種の内容は予測どおりのパターンで発達する。

技能

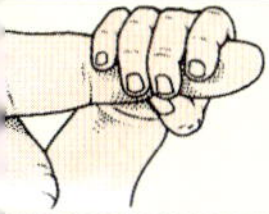

ふだんはこぶしを握っている。他人の指が手のひらに当たると、その指を握る。

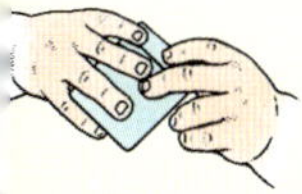

手の全体を使って物を持つ。持ったものを手から手に持ちかえる。

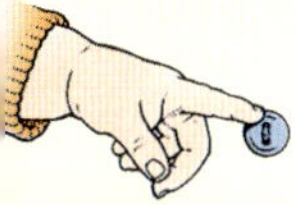

親指と人さし指で物をつまむ。小さなものを人さし指でつつく。

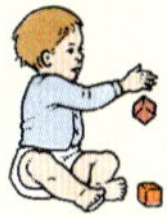

おもちゃをわざと1つずつ落とし、落ちる様子を見る。

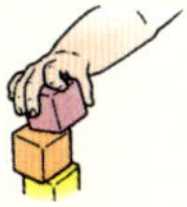

積み木を3～4個積み上げる。紙に鉛筆やクレヨンでなぐり書きをする。

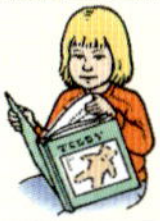

本のページを1ページずつめくる。積み木を6～7個積み上げる。

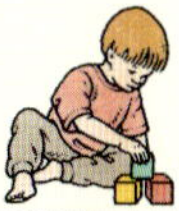

線や円を見本どおりに書く。3個の積み木で作った橋を見せると同じ物を作る。

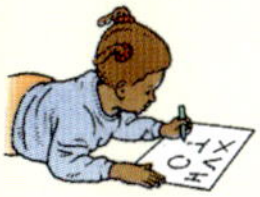

簡単な文字を見本どおりに書く。人や家の絵を描く。

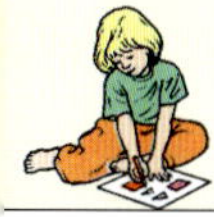

四角形や三角形やさまざまな文字を見本どおりに書く。自発的に文字を数個書く。

社会的行動

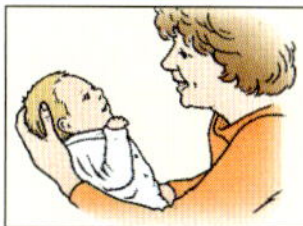

母親の顔をじっと見る。5～6週から笑い始める。

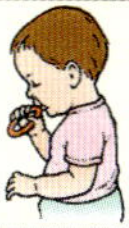

何でも口に入れる。家族が呼びかけると、すばやくふり向く。

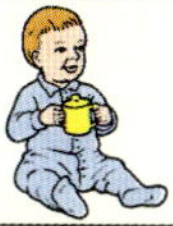

ビンやカップを持つ。固形物を持って噛む。意味のない言葉を発する。大声を上げて周囲の注意を集めようとする。

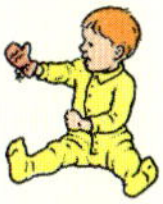

着がえのときに手足を差し出す。簡単な指示を理解する。

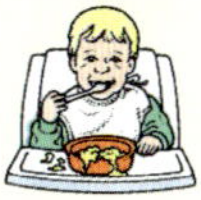

スプーンをじょうずに使う。トイレに行きたいという様子を示す。いくつかの言葉を使う。さまざまな言葉を理解する。

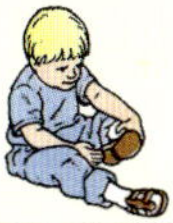

靴や靴下をはく。簡単な文章を話す。食べ物や飲み物がほしいと言えるようになる。

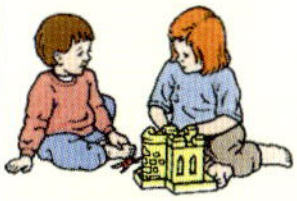

物を分かち合うことを覚える。他人と遊ぶ。片づけようとする。フォークが使える。

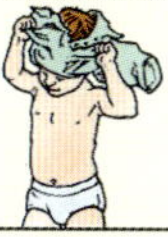

服を脱ぎ着できる。文法にかなった文章で話す。話を完全に理解できる。

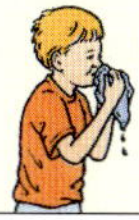

顔を洗ってふく。ナイフが使える。誕生日を知っている。身ぶり手ぶりを交えてくわしく話す。

思春期（男子）

男子の思春期は、12〜13歳ころから始まる。ホルモンが変化して成長が早くなり、行動が変化して、性器が大きくなる。ひげなどの第二次性徴があらわれる。男子の成長のピークは女子よりもあとであらわれるので、着実に成長する時期が女子よりも長く続き、最終的には女子よりも身長が高くなる。

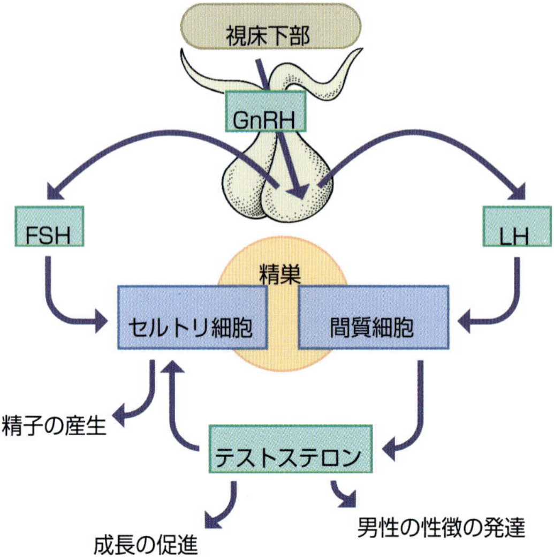
視床下部
GnRH
FSH
LH
精巣
セルトリ細胞
間質細胞
精子の産生
テストステロン
成長の促進
男性の性徴の発達

男子のホルモン

思春期には、視床下部から出るゴナドトロピン放出ホルモン（GnRH）が下垂体を刺激して、卵胞刺激ホルモン（FSH）と黄体化ホルモン（LH）を放出させる。これに刺激された精巣のホルモン産生細胞（間質細胞）が、テストステロン（男性ホルモン）を放出する。精子をつくる細胞（セルトリ細胞）も活性化される。

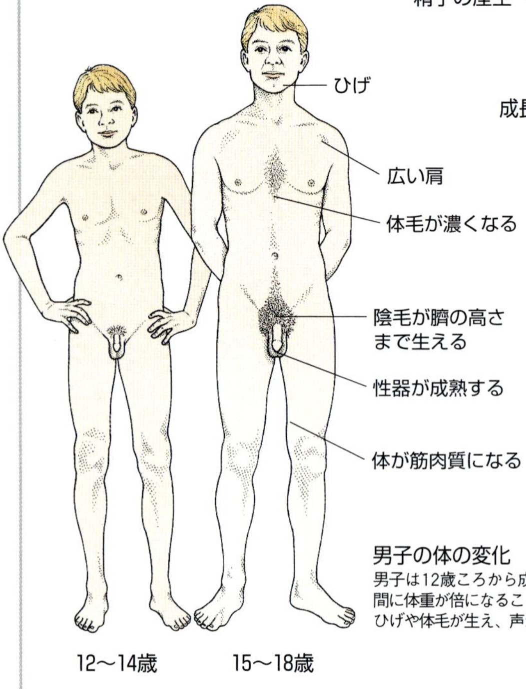
ひげ
広い肩
体毛が濃くなる
陰毛が臍の高さまで生える
性器が成熟する
体が筋肉質になる
12〜14歳
15〜18歳

男子の体の変化

男子は12歳ころから成長速度が速くなり、青年期の間に体重が倍になることもある。性器は大きくなり、ひげや体毛が生え、声が低くなる。

思春期（女子）

女子の思春期は、10〜11歳ころから始まる。女子の成長のピークは男子よりも早く始まり、16歳ころには大人の身長に達する。月経は、成長期が後半に入り、理想的な体重に達した時期から始まる。月経が定期的に起こるようになると、排卵が始まって生殖が可能な状態になる。

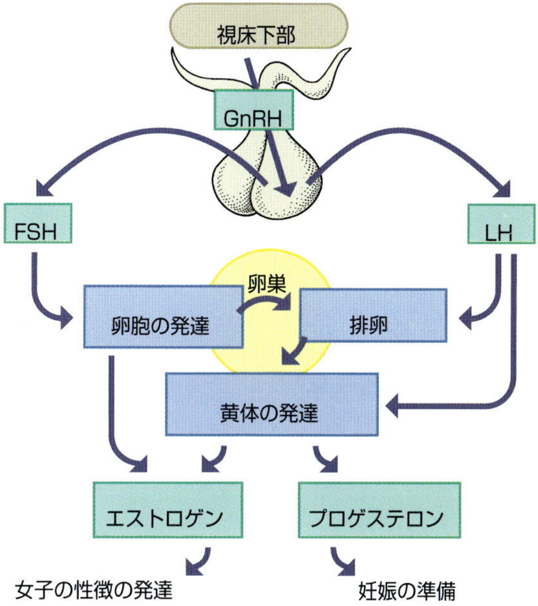
視床下部
GnRH
FSH
LH
卵巣
卵胞の発達
排卵
黄体の発達
エストロゲン
プロゲステロン
女子の性徴の発達
妊娠の準備

女子のホルモン

視床下部から出るゴナドトロピン放出ホルモン（GnRH）の刺激を受けた下垂体が、卵胞刺激ホルモン（FSH）と黄体化ホルモン（LH）を放出する。FSHとLHで刺激された卵巣は排卵を起こし、女性ホルモンであるエストロゲン（卵胞ホルモン）とプロゲステロン（黄体ホルモン）をつくる。

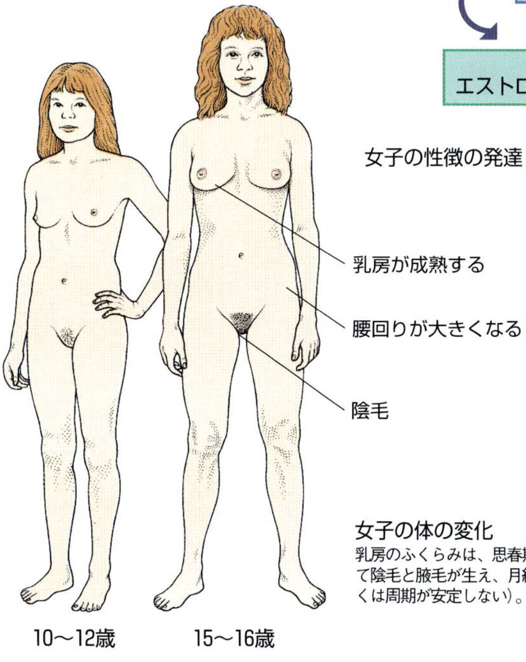
乳房が成熟する
腰回りが大きくなる
陰毛
10〜12歳
15〜16歳

女子の体の変化

乳房のふくらみは、思春期の最初の徴候だ。これに続いて陰毛と腋毛が生え、月経が始まる（初潮のあとしばらくは周期が安定しない）。腰回りに脂肪がつく。

月経周期

月経は、子宮内膜が定期的にはがれ落ちる現象で、女性が妊娠できる状態であることを示すもの。月経周期は下垂体と卵巣が放出するホルモンが調節している。１回の月経周期の間に、卵巣の一方から卵子（卵）が１個飛び出す。受精が起こらなければ、排卵の約２週後に卵子と子宮内膜が排泄される。

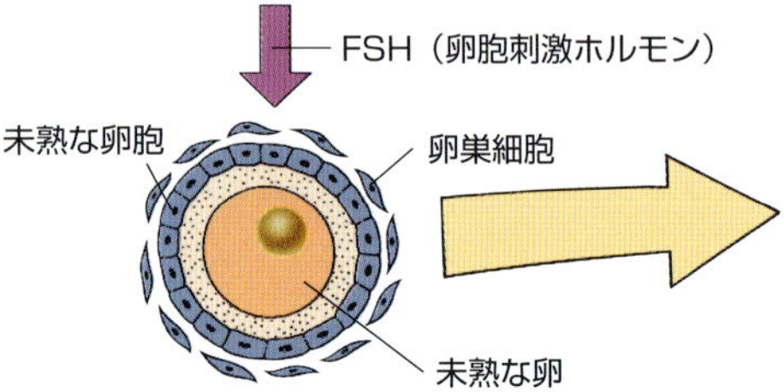
FSH（卵胞刺激ホルモン）
未熟な卵胞
卵巣細胞
未熟な卵

1．卵胞の発達が始まる

卵巣には、未熟な卵胞が数多くある。卵胞の中には未熟な卵細胞が入っている。FSHの刺激を受けると、卵胞のいくつかが成長を始める。１回の月経周期で成長する卵胞は、通常１個。

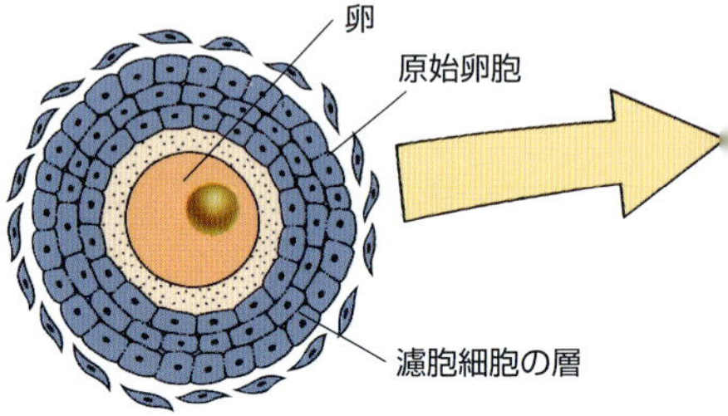
卵
原始卵胞
濾胞細胞の層

2．卵の成長

卵が大きくなり、濾胞細胞が増殖して卵をとり巻き、層をつくる。この状態の卵胞は原始卵胞と呼ばれる。

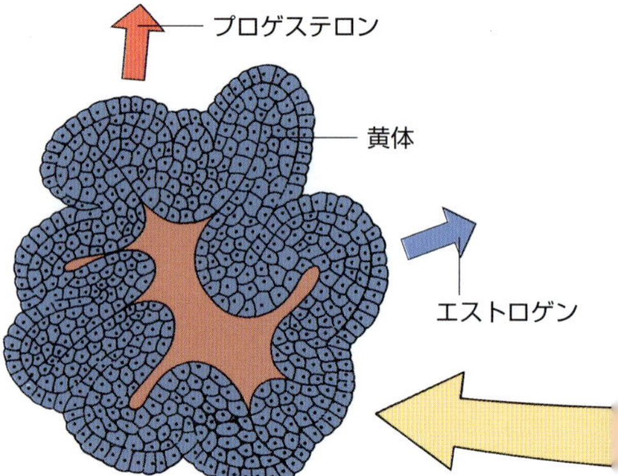
プロゲステロン
黄体
エストロゲン

6．黄体が発達する

排卵で破裂した卵胞は、黄体というかたまりに変わる。黄体はプロゲステロンとエストロゲンを分泌する。

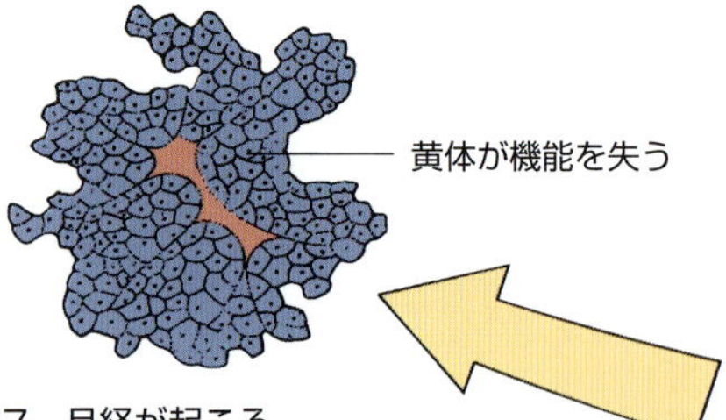
黄体が機能を失う

7．月経が起こる

卵子が受精しない場合は、排卵から約２週後に黄体が機能を失う。プロゲステロンの濃度が下がり、月経が起こる。

3．二次卵胞が形成される

卵胞がさらに大きくなると、液体が詰まった空間ができ、細胞は卵胞の端に寄った卵をとり巻く。この状態の卵胞を二次卵胞と呼ぶ。

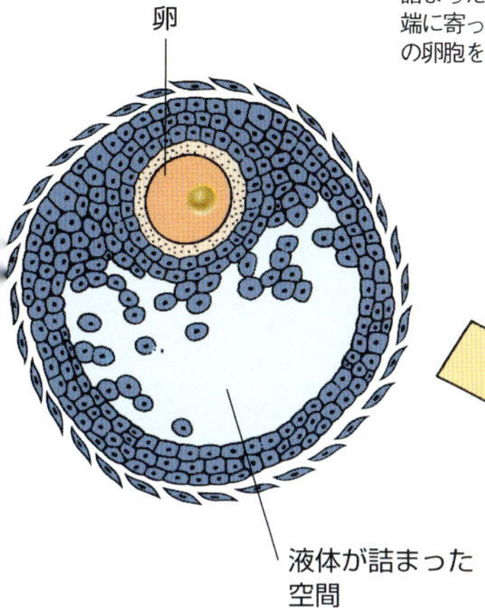
卵
液体が詰まった
空間

4．エストロゲンがふえる

成熟中の卵胞が大きくなり卵巣の表面に盛り上がる時期には、エストロゲンの産生もふえる。

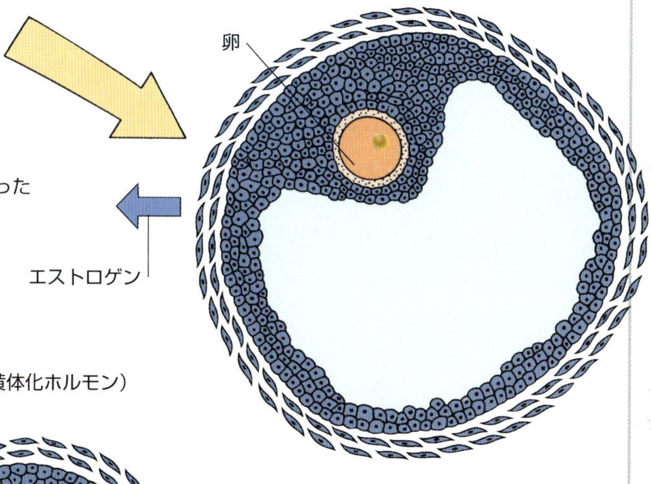
卵
エストロゲン

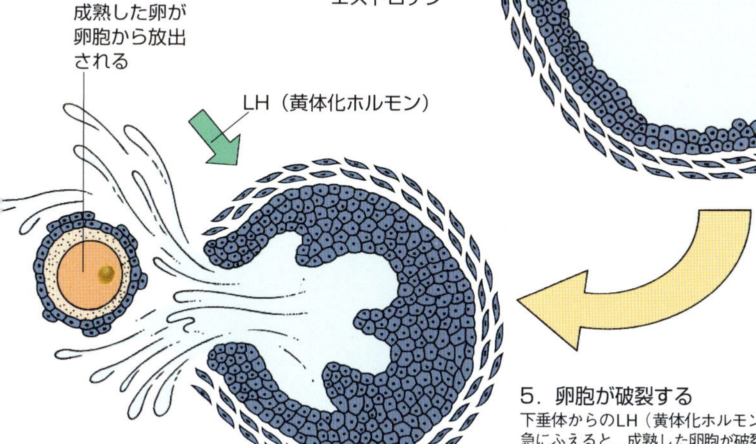
成熟した卵が
卵胞から放出
される
LH（黄体化ホルモン）

5．卵胞が破裂する

下垂体からのLH（黄体化ホルモン）の放出が急にふえると、成熟した卵胞が破裂して卵巣から卵子が飛び出す。この現象を排卵という。

子宮内膜の変化

月経周期は、受精しなかった卵子が子宮内膜といっしょに排出される時期から始まる。出血が終わったあとは子宮内膜は厚くなり、受精卵を受け入れて妊娠する準備を整える。受精が起こらなかった場合には、子宮内膜は壊死して未受精卵とともにはがれ落ち、新しい月経周期に入る。

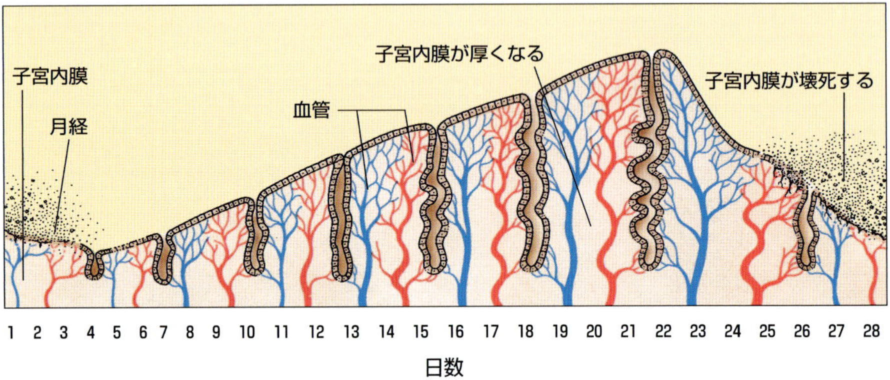
子宮内膜
月経
血管
子宮内膜が厚くなる
子宮内膜が壊死する
1 2 3 4 5 6 7 8 9 10 11 12 13 14 15 16 17 18 19 20 21 22 23 24 25 26 27 28
日数

28日周期

平均的な月経周期は28日。月経周期には個人差があるが25～35日の人が多い。平均的な出血期間は5日間だが、これも人によって1～8日と幅がある。標準的な28日周期では、排卵は14日目前後に起こる。出血量は月経のたびに違い、個人差もある。

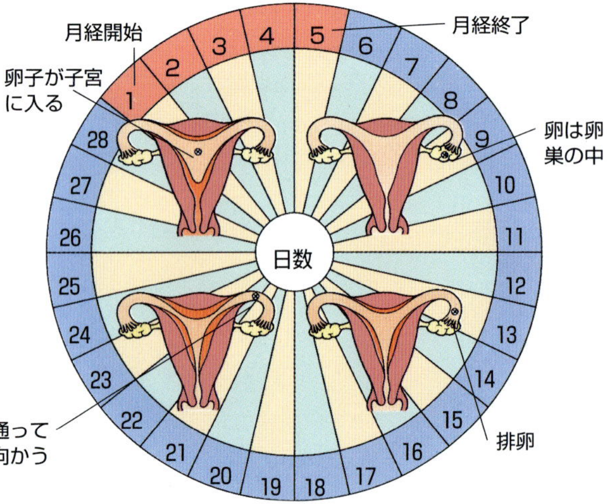
月経開始
月経終了
卵子が子宮に入る
卵は卵巣の中
日数
1 2 3 4 5 6 7 8 9 10 11 12 13 14 15 16 17 18 19 20 21 22 23 24 25 26 27 28
卵子が卵管を通って子宮に向かう
排卵

精子の形成

思春期になると、精子がつくられ始める。精子は、精巣（睾丸）にある精細管でつくられる。精子がつくられるプロセスは複雑である。精祖細胞が精母細胞になったあと精子細胞になり、精子細胞が成熟すると精子になる。でき上がった精子は精細管の中心（精細管腔）に入り、精子の貯蔵庫である精巣上体（副睾丸）にたどり着く。

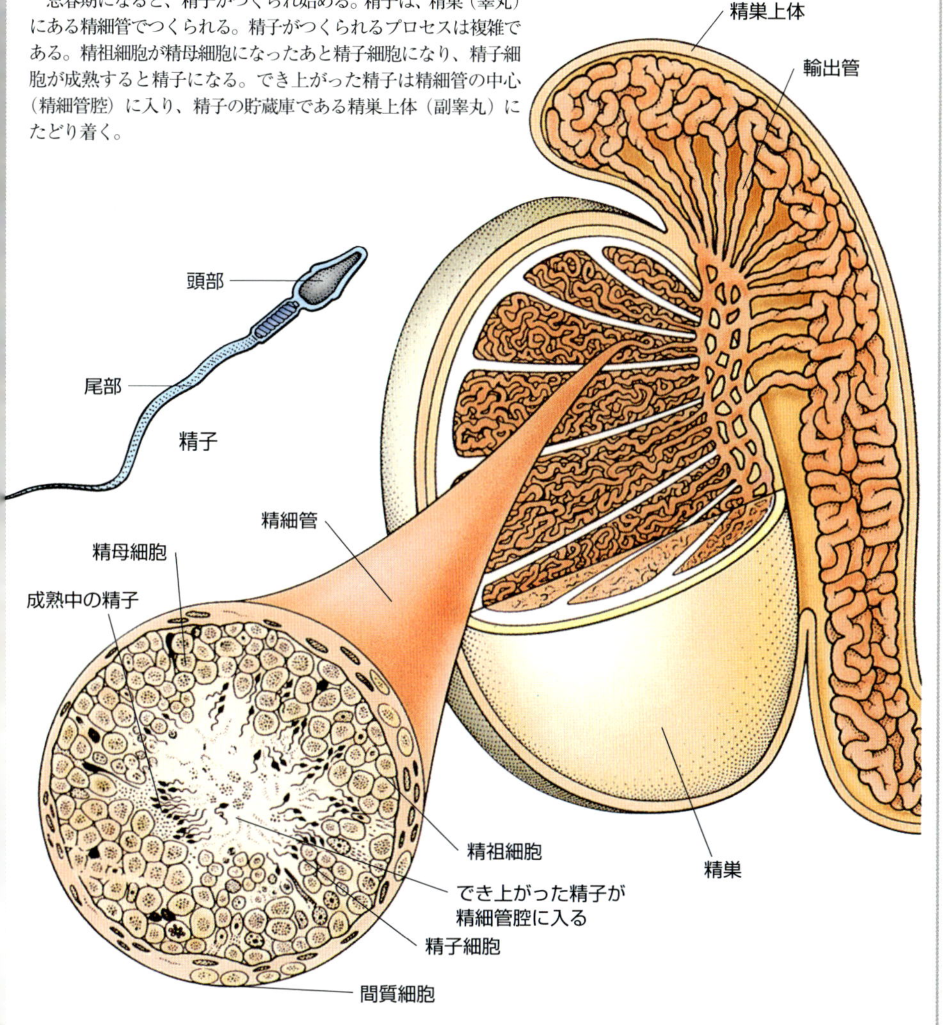
精巣上体
輸出管
頭部
尾部
精子
精細管
精母細胞
成熟中の精子
精祖細胞
精巣
でき上がった精子が
精細管腔に入る
精子細胞
間質細胞

加齢：皮膚

高齢者の皮膚は柔軟性と弾力性がない。皮膚の深い部分の層（真皮）をつくる細胞が減っているからである。皮膚は薄く傷つきやすくなり、シワが出る。皮膚の血管も弾力性を失い、少しぶつけただけでも挫傷（打ち身）ができる。

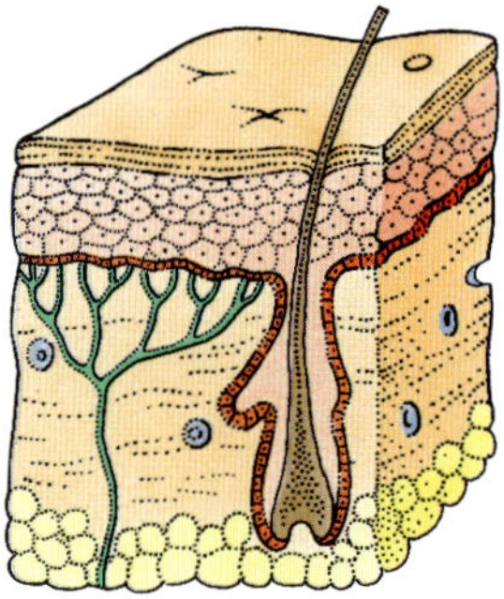

若い皮膚

表皮が厚く、真皮には弾性線維が豊富にあるため、皮膚はなめらか。

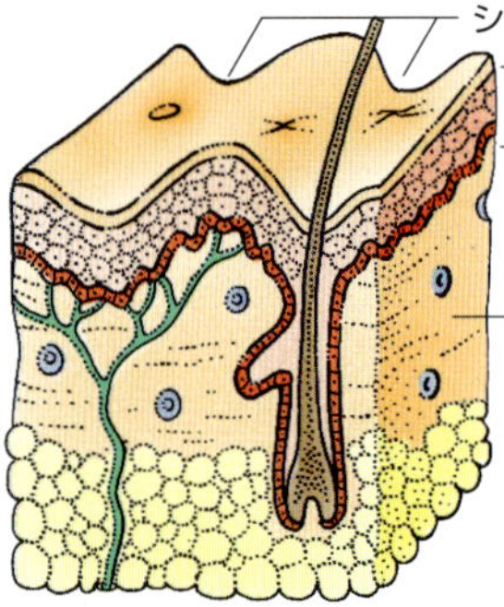
シワ
表皮が薄い
弾性線維が少ない

老化した皮膚

表皮が薄く、真皮の弾性線維も少ないため、皮膚はたるみ、シワが出る。

加齢：骨

中年期以降は骨密度が下がり、もろくなる。骨が新しくなる速度よりも骨が壊される速度のほうが速くなる。70歳までには、骨密度が若いころの３分の２程度にまで下がる。

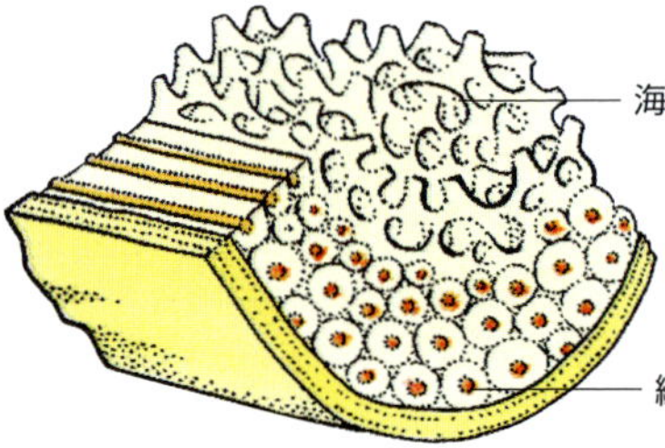
海綿質
緻密質

若い骨

若者の骨は、外側の緻密質が厚くて強く、内側のやわらかい海綿質の中に血管が多く通っている。

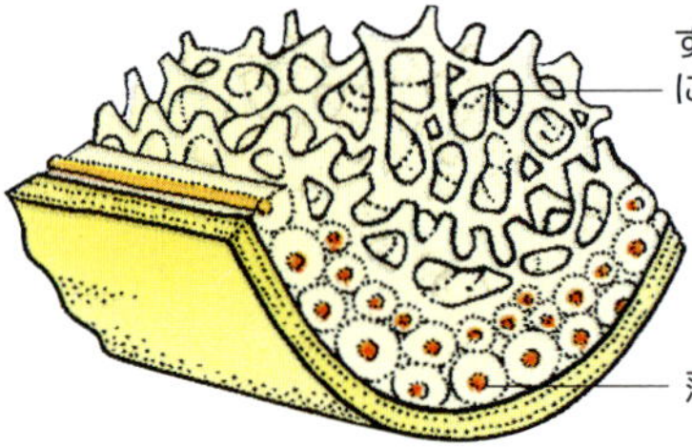
すかすかになる
薄くなる

老化した骨

高齢者の骨は、外側の層が薄く、強度を失っている。内側の海綿質はすかすかである。血管は少なくなり、カルシウムの量も減る。

循環器の老化

高齢者の動脈の内壁には、プラークと呼ばれる脂肪沈着物がくっついていることが多い。プラークがあると、血流を妨げる凝血塊ができやすくなる。動脈が詰まって細くなると、心臓の負担がふえる。心臓の筋肉は年をとると弱くなって、効率よく働けなくなる。

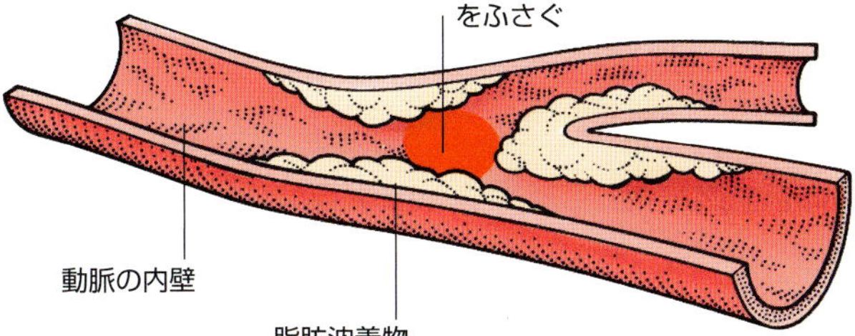
凝血塊が動脈をふさぐ
動脈の内壁
脂肪沈着物（プラーク）

内臓の衰え

若い人の場合には、肝臓や腎臓などの臓器の処理能力に余裕があって、病気にかかって臓器の機能が落ちても、予備の能力で補えることが多い。年をとると臓器の効率が落ちて、軽い病気でも臓器不全を起こすことがある。

肝臓
年をとると、肝機能が少し落ちる。酒を飲む人や、慢性の感染症がある人の場合には、肝機能の衰えが著しいことが多い。

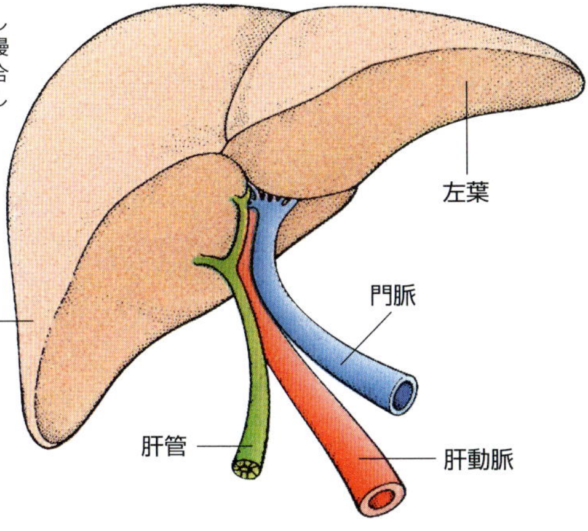
左葉
右葉
門脈
肝管
肝動脈

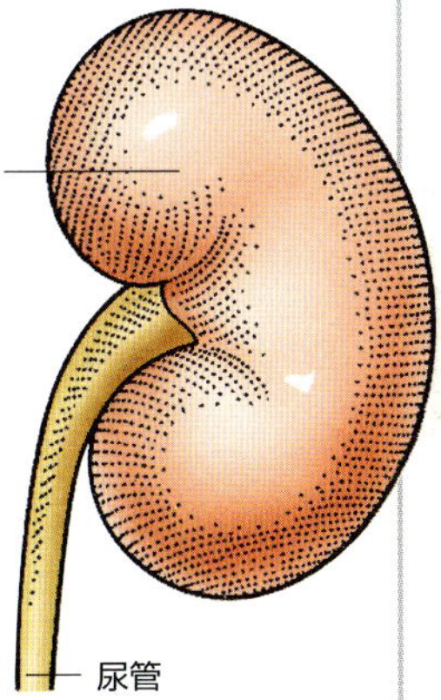
腎臓
尿管

腎臓
70歳になると、腎機能は40歳のころの約半分にまで落ちる。もっと年をとると腎機能はさらに低下する。

加齢による難聴

年をとると音への感度が低下して、音が聞こえにくくなったり音がゆがんだりするため、会話についていけなくなることが多い。高い音から聞きとりにくくなり始め、最終的にはあらゆる高さの音が聞こえにくくなる。高齢者の難聴は、蝸牛の変性が原因となることが多い。大きな雑音を繰り返し聞くと、難聴の進行が早まる。

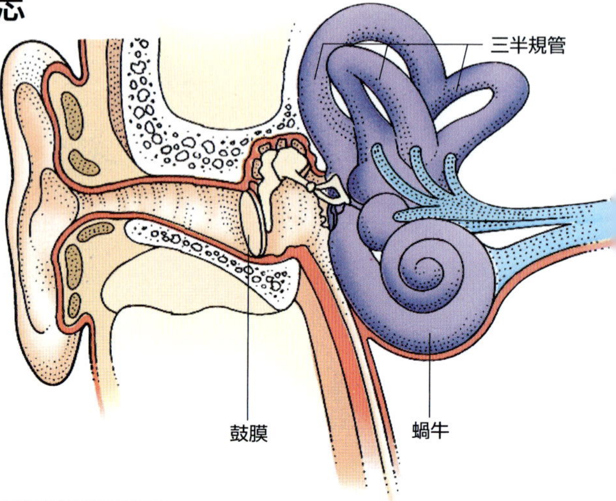

視力の低下

年をとると眼の構造が変化して、近くの物に焦点を合わせにくくなる。組織の弾力性が失われて、水晶体がかたくなるため、水晶体の形を調節して網膜にくっきりした像を映すことができなくなるためである。網膜の中心部にある黄斑の変性や、白内障（水晶体の濁り）が原因で視力が落ちることもある。

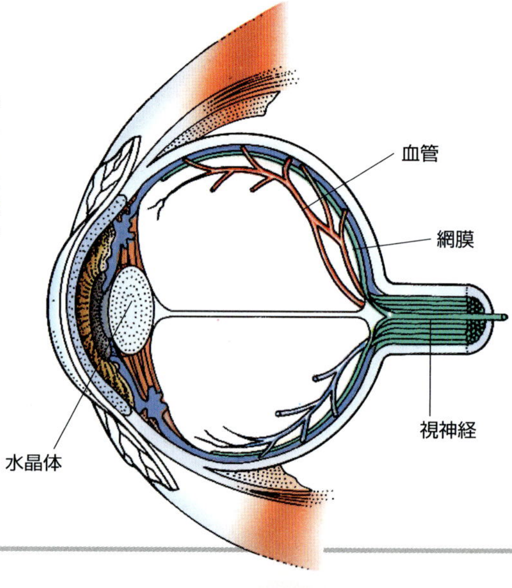

閉経

月経が起こらなくなり、生殖機能を失うことを閉経という。閉経は45〜55歳の間に起こることが多い。閉経を迎えると、下垂体が分泌する卵胞刺激ホルモンに卵巣が反応しなくなり、卵子をつくるのをやめてしまう。女性ホルモン（エストロゲン）の血中濃度が下がるため、精神的な変化も含めたさまざまな症状があらわれる。ほてりと寝汗は特に多い症状。腟の粘膜が薄くなり、分泌物が減ることもある。

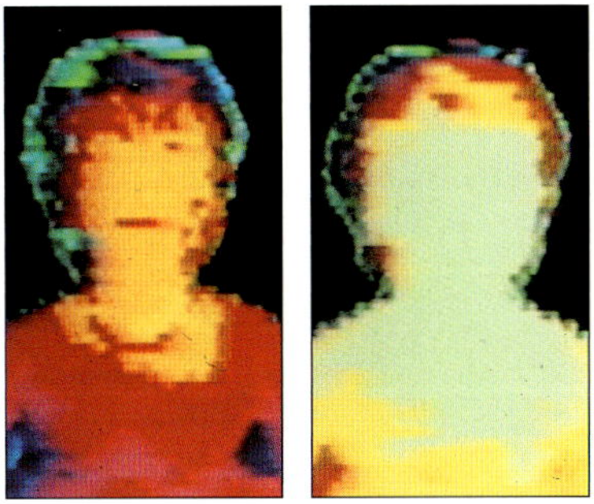

正常　ほてり

ほてり
ほてりがあらわれた女性の皮膚の温度が上がっていることがわかる。ほてりの発作があらわれたときには、強い熱感があって、皮膚が赤くなる。

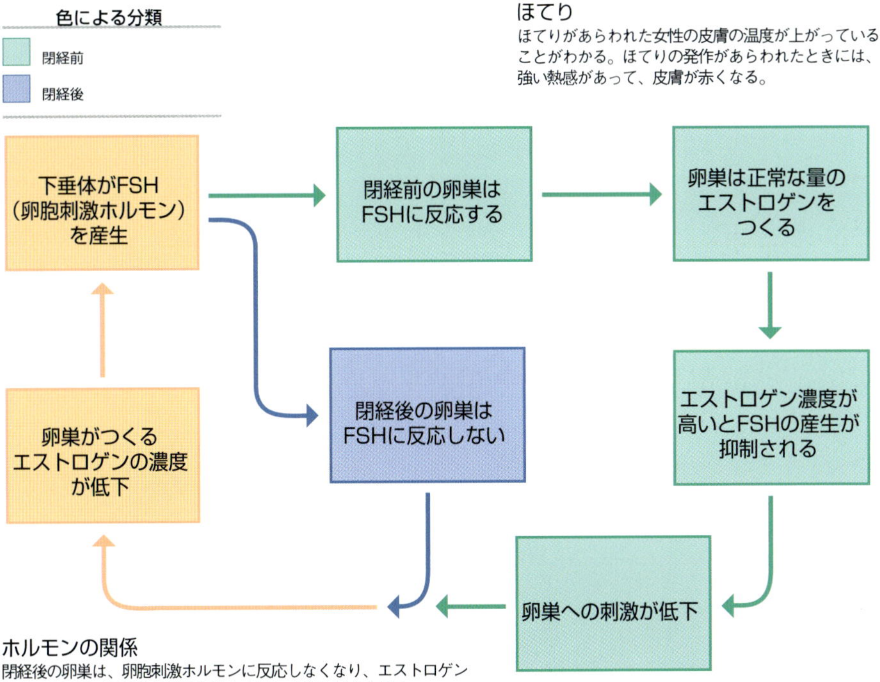

色による分類
閉経前
閉経後
下垂体がFSH（卵胞刺激ホルモン）を産生
閉経前の卵巣はFSHに反応する
卵巣は正常な量のエストロゲンをつくる
エストロゲン濃度が高いとFSHの産生が抑制される
卵巣への刺激が低下
閉経後の卵巣はFSHに反応しない
卵巣がつくるエストロゲンの濃度が低下

ホルモンの関係
閉経後の卵巣は、卵胞刺激ホルモンに反応しなくなり、エストロゲン濃度が下がる。下垂体は卵胞刺激ホルモンの産生量を上げる。

減数分裂

性細胞（精子と卵子）がつくられるときには、減数分裂という特殊な細胞分裂が起こって、染色体の数が体細胞の半分しかない細胞ができる（体細胞の分裂は53ページを参照）。精子と卵子が接合してできる胚には、精子由来の23本の染色体と卵子由来の23本の染色体が入り、合計46本の染色体がそろう。

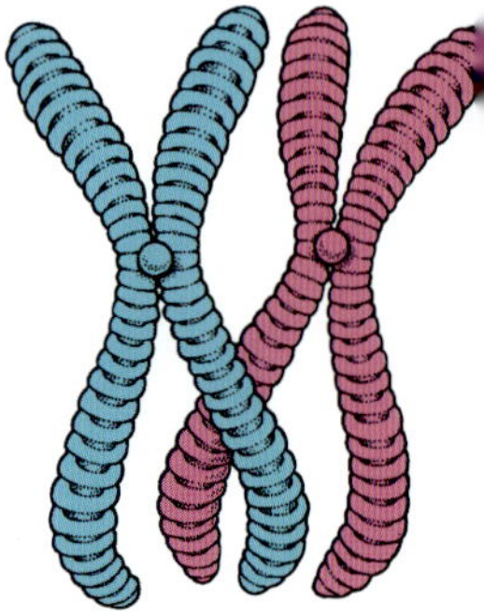

染色体交叉

同じ長さと形を持つ1対の染色体（こ の1対を相同染色体と呼ぶ）の間で遺伝子を交換することを染色体交叉という。遺伝子の交換は、同じ位置にある遺伝子にしか起こらない。

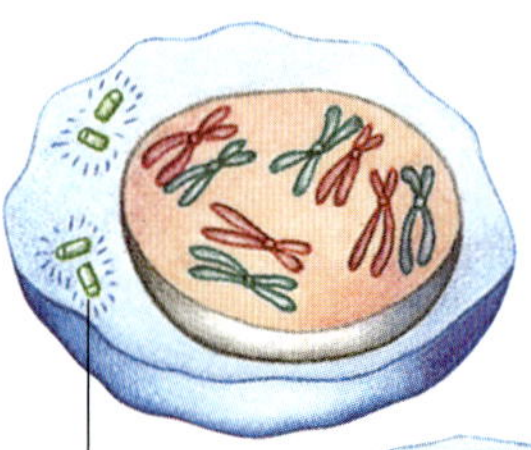

第1段階

減数分裂が始まるときには、細胞の中にある23対46本の染色体が複製される。I字型だった染色体がX字型になる（図には、4対の染色体を示す）。染色体は同じ形のものが隣り合うように並ぶ。

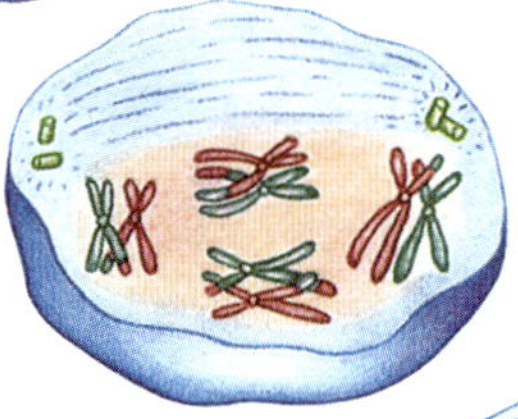

第2段階

対をつくる染色体が重なると、染色体の一部分が交換される。この染色体交叉と呼ばれる現象は、ランダムに起こるため再現はできない。

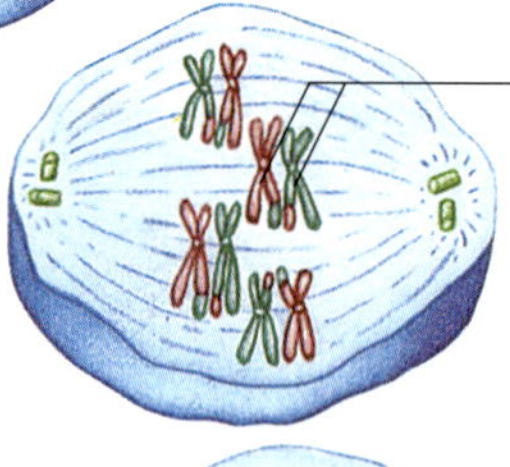

第3段階

同じ形の染色体どうしがペアになった状態のまま、細胞の中央に整列する。細胞の両端にある中心小体と染色体をつなぐ紡錘糸ができる。

相同染色体

ペアをつくっている染色体は、長さと形は同じだが遺伝情報は少し違う。このペアを相同染色体と呼ぶ。

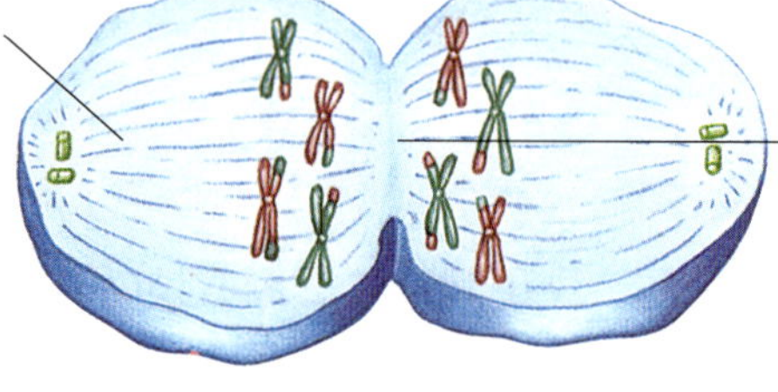

第4段階

染色体はここでペアを解消する。染色体は紡錘糸に引かれて二極に分かれる。細胞が分裂し始める。

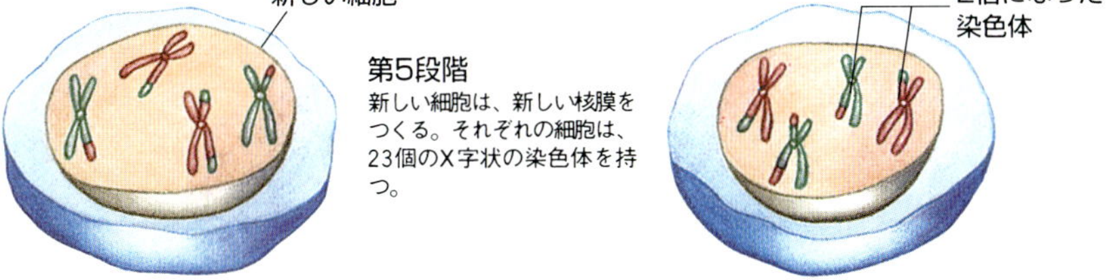
新しい細胞
2倍になった
染色体

第5段階

新しい細胞は、新しい核膜をつくる。それぞれの細胞は、23個のX字状の染色体を持つ。

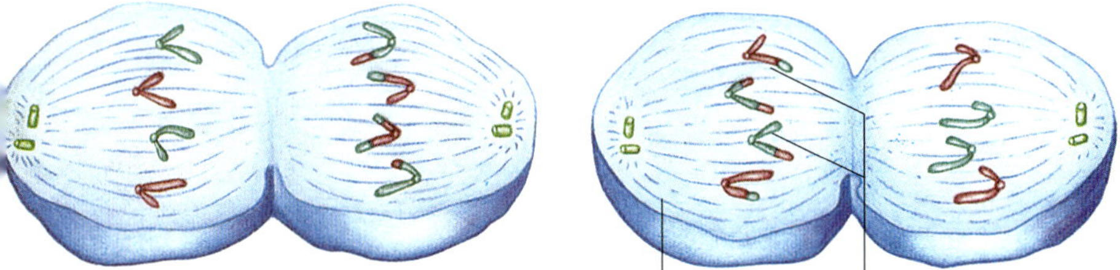
紡錘糸
染色分体

第6段階

紡錘糸がつくられ、染色体が細胞の中央に整列する。X字型の染色体から I 字型の染色体が2本でき、1本ずつ二極に分かれる。細胞は再び分裂を始める。

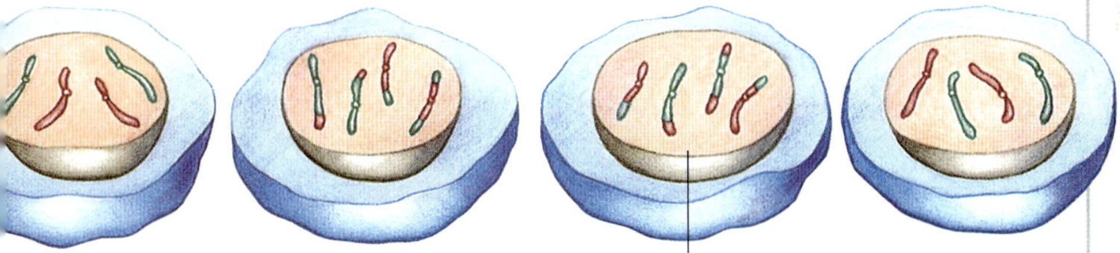
新しい細胞は、23本
の染色体を持つ

第7段階

1個の細胞が分裂してできた4個の細胞のそれぞれには、23本の染色体が入っている。23本の染色体が持つDNAは、母方と父方のDNAをさまざまなバランスで含んでいる。

色による分類

- 父親の遺伝子
- 母親の遺伝子

遺伝子の伝達

両親から受けとった遺伝子は、髪の色や身長などの個人の特徴を決める要因になる。遺伝子は、半分を父親から、半分を母親からもらう。下の図には、２世代にわたる遺伝子の伝達を示す。図に示した遺伝子はわずか８個だが、体細胞には３万個もの遺伝子がある。

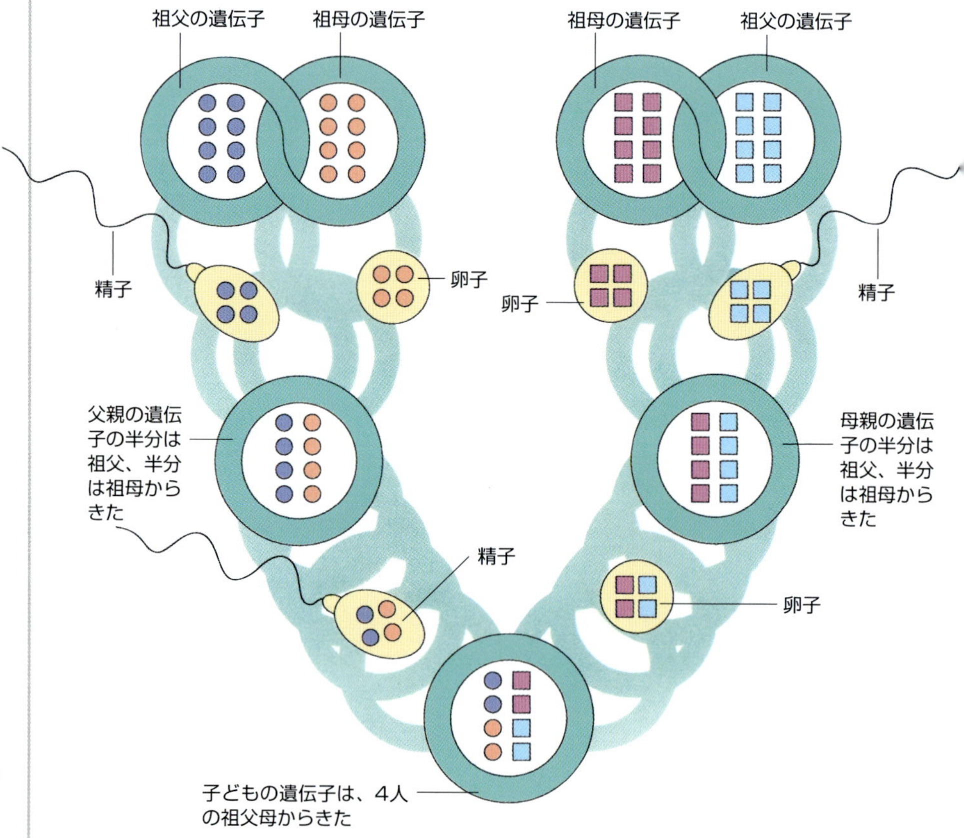

祖父の遺伝子
祖母の遺伝子
祖母の遺伝子
祖父の遺伝子
精子
卵子
卵子
精子
父親の遺伝子の半分は祖父、半分は祖母からきた
母親の遺伝子の半分は祖父、半分は祖母からきた
精子
卵子
子どもの遺伝子は、４人の祖父母からきた

性別の決定

ヒトには23対46本の染色体がある。性別は、23番目にあたる1対の染色体が決める。この性染色体には、X染色体とY染色体の2種類があり、X染色体のほうがかなり大きい。女性はX染色体を2本持ち、男性はX染色体とY染色体を1本ずつ持つ。精子はXまたはYの遺伝子を持ち、卵子は必ずX遺伝子を持つため、卵子が受精してできる胚の性別は、精子が決める。

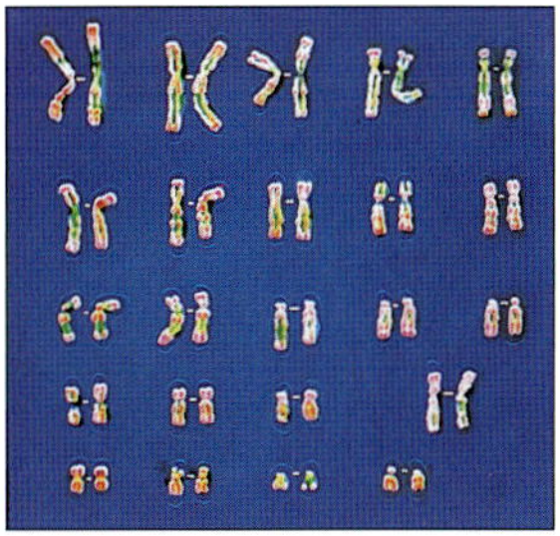

ヒトの染色体

ヒトの体細胞には、23対46本の染色体がある。上の写真の右下端にあるペアが性染色体（XY）である。

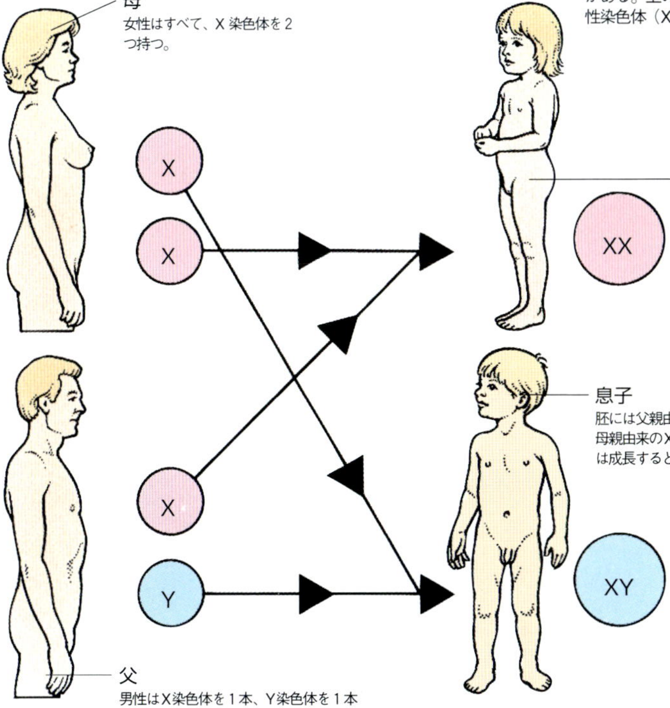

母
女性はすべて、X染色体を2つ持つ。

父
男性はX染色体を1本、Y染色体を1本持つ。

娘
胚には父親由来のX染色体と、母親由来のX染色体がある。胚は成長すると女性になる。

息子
胚には父親由来のY染色体が1本、母親由来のX染色体が1本ある。胚は成長すると男性になる。

優性遺伝子と劣性遺伝子

子は、父親と母親から１そろいずつ、あわせて２そろいの遺伝子をもらう。体の特徴は、両親からもらった２本の遺伝子のうち１本だけが働く結果としてあらわれる。たとえば、茶色の眼の遺伝子（優性遺伝子）と青い眼の遺伝子（劣性遺伝子）を持つ子の眼の色は、茶色になる。子の眼が青くなる、つまり劣性形質があらわれるには、劣性遺伝子である青い眼の遺伝子が２つなければならない。

同じ遺伝子を2つ持つ親の場合

一方の親から茶色の眼の遺伝子をもらい、一方の親から青い眼の遺伝子をもらった子の眼は茶色になる。

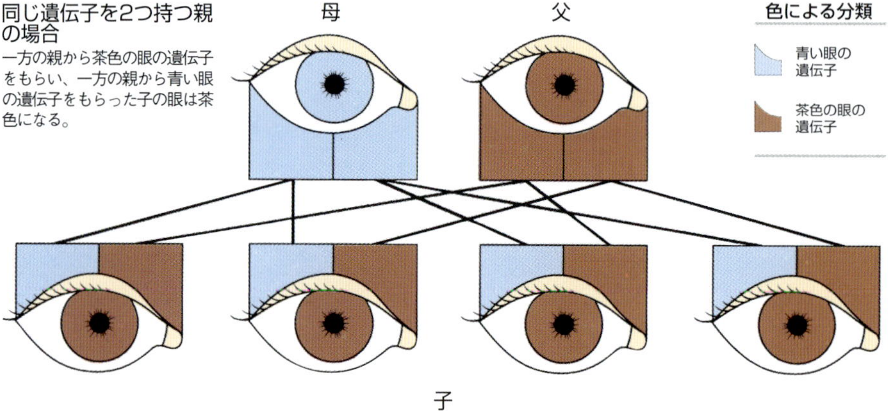

優性遺伝子と劣性遺伝子を１つずつ持つ親の場合

両親とも、青い眼の遺伝子を１本と茶色の眼の遺伝子を１本持つ場合は、子は４人に１人の割合で青い眼になり、３人が茶色の眼になる。

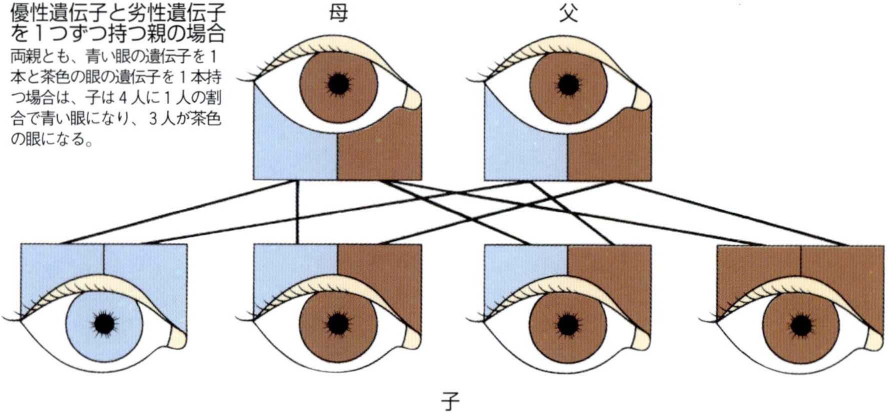

伴性遺伝

色盲や、血友病（血液の病気）をはじめとするさまざまな病気は、X染色体の上にある劣性遺伝子が原因で起こる。正常な遺伝子と異常な遺伝子を1本ずつ持つ女性の場合には、正常な優性遺伝子の性質があらわれるため、病気を発症しない。X染色体が関係する病気が女性にあらわれることはまれである。男性の場合はX染色体を1本しか持たないので、X染色体の上に異常な遺伝子があれば病気があらわれる。X染色体に異常を持つ男性が正常な遺伝子を持つ女性と結婚した場合には、息子はすべて正常な遺伝子を持ち、娘はすべて異常な遺伝子を受け継ぐ（保因者）。

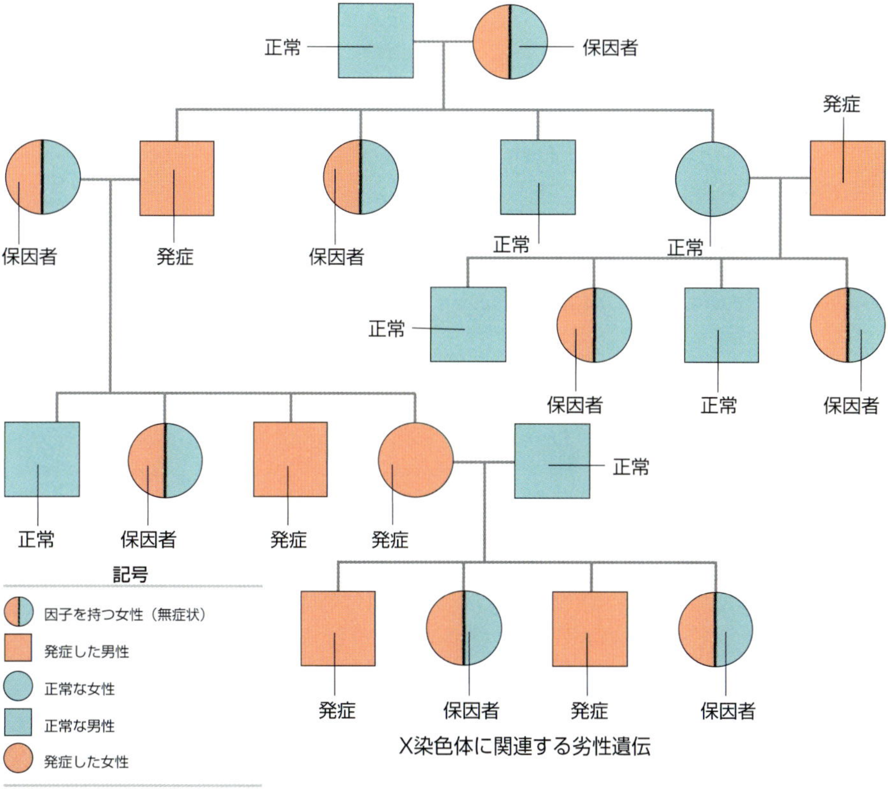
正常
保因者
発症
保因者
発症
保因者
正常
正常
正常
保因者
正常
保因者
正常
保因者
発症
発症
正常
発症
保因者
発症
保因者
記号
因子を持つ女性（無症状）
発症した男性
正常な女性
正常な男性
発症した女性

X染色体に関連する劣性遺伝

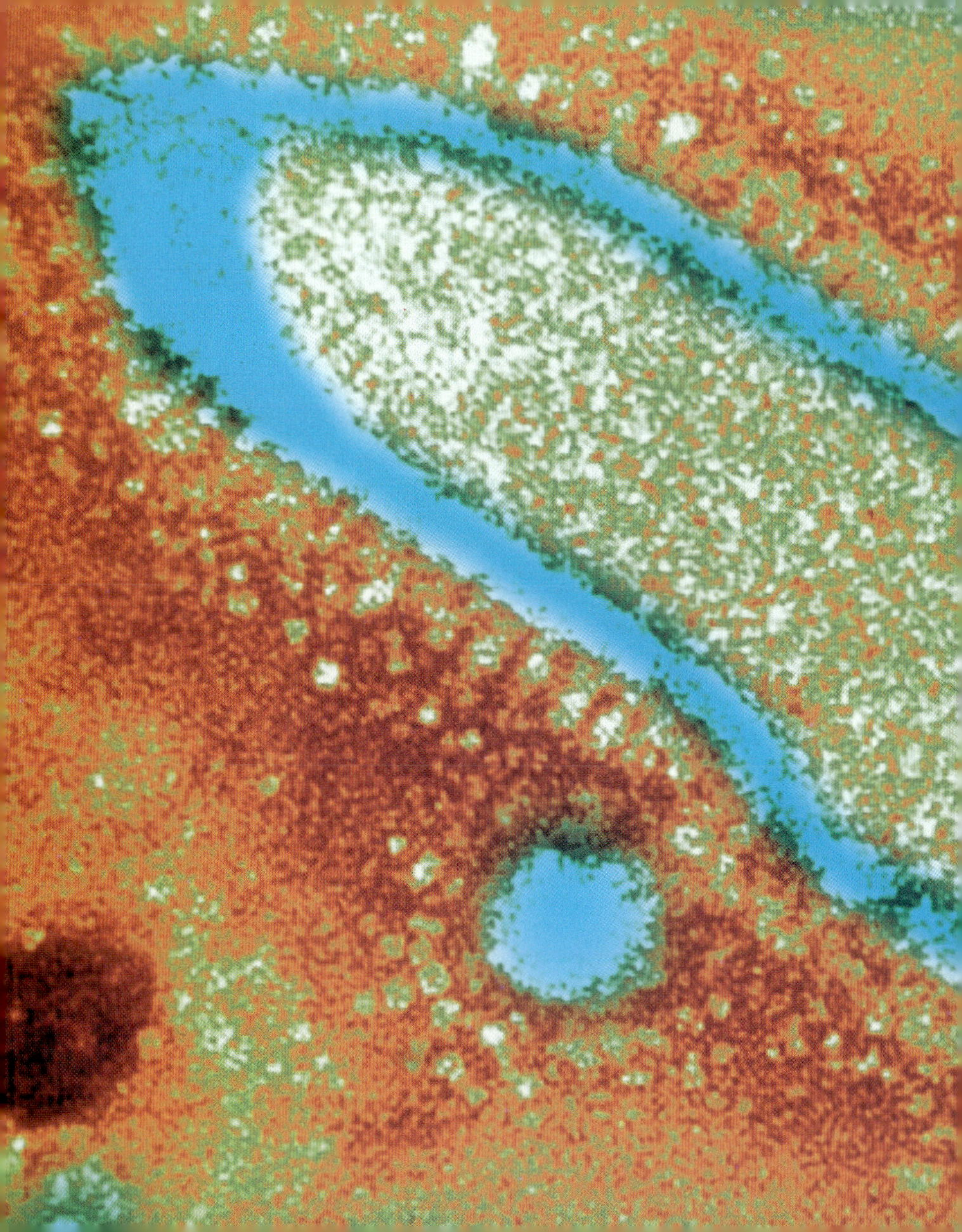

病気と機能障害

皮膚の病気 308
骨・筋肉の病気 314
神経系の病気 330
循環器の病気 344
感染症と免疫疾患 362
呼吸器の病気 376
消化器の病気 392
泌尿器の病気 406
生殖器障害 410
がん 424

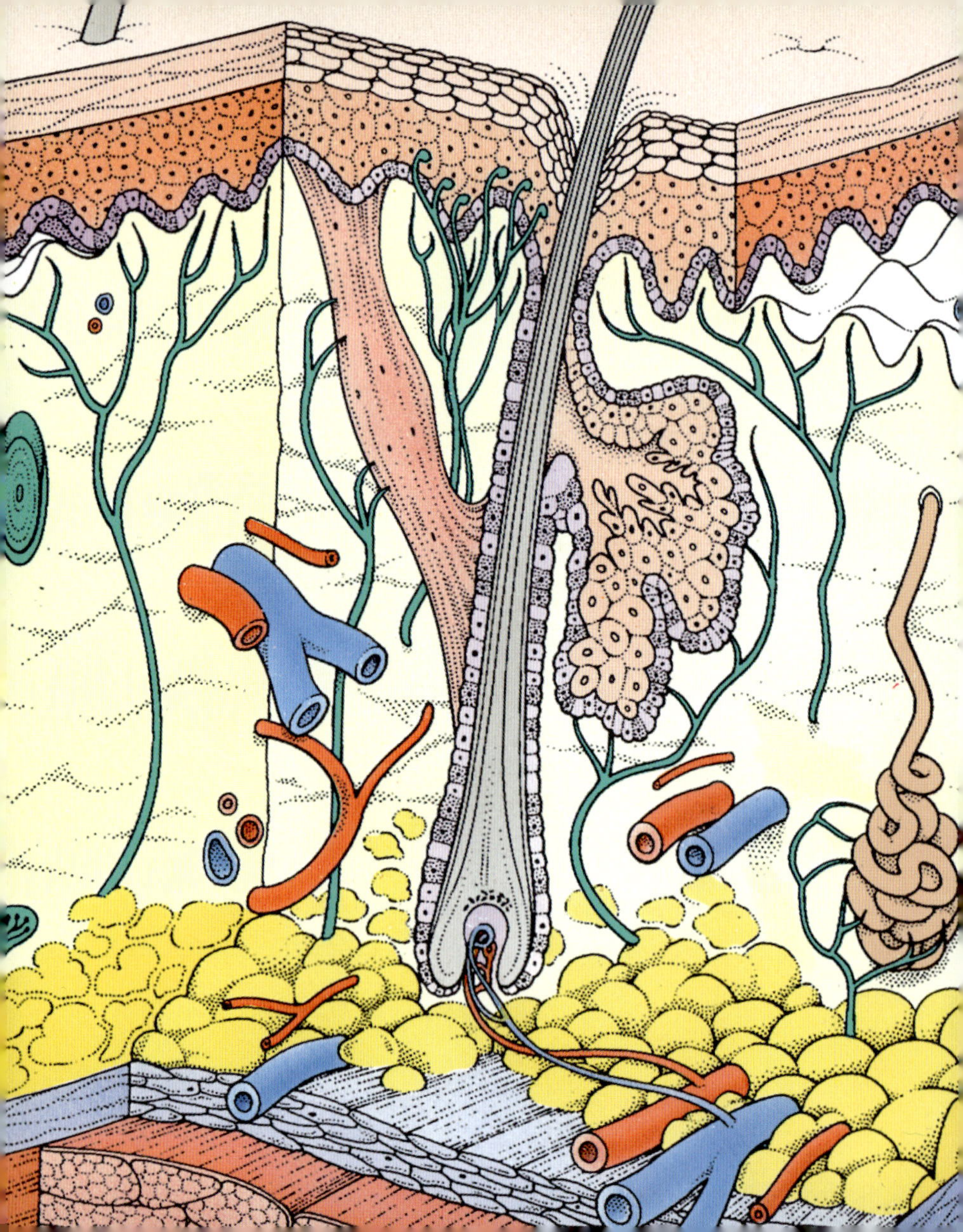

皮膚の病気

皮膚は、さまざまな異常があらわれやすい場所。皮膚は傷つきやすく、病原体（細菌やウイルス、真菌など）の攻撃を受けやすい。日光を浴びすぎた場合には、皮膚の細胞が異常をきたして、がんになることもある。アレルギーや自己免疫疾患、感染症が原因で発疹が出ることもある。

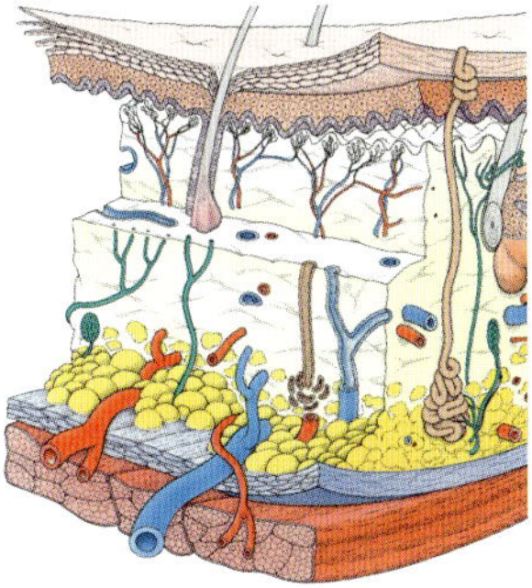

皮膚の状態

皮膚は人体の中でも特に傷つきやすい。皮膚の病気は、一部の皮膚にとどまることもあれば、全身にあらわれることもある。

傷

皮膚の傷は、深さや形をもとにして分類されている。釘で刺したときなどにできる、傷口は小さいが深い傷を刺創（しそう）という。刃物などで切ったときにできる、切り口が鋭い傷は切創（せっそう）という。皮膚の表面（表皮）がはぎとられて内側の層（真皮）が露出する擦り傷は、擦過創（さっかそう）と呼ばれる。

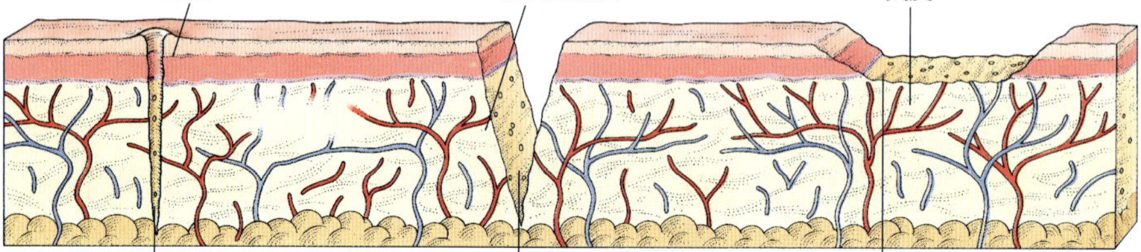

刺創
皮膚表面の傷は小さいが、皮膚の下の組織まで届いていることがある。このタイプの傷は、感染の危険がある。

切創
組織や血管がすっぱりと切れるので出血は多いが、大きな傷跡は残らない。

擦過創
皮膚の表面がはぎとられて真皮が露出する。出血は少ない。

にきび（尋常性痤瘡）

にきびとは、皮脂腺（皮脂をつくって毛包に分泌する組織）によって過剰につくられた皮脂が毛穴に詰まってしまう病気。皮脂は黒く固まって毛穴をふさいでしまうと、黒にきびと呼ばれる状態になる。中に閉じ込められた皮脂を養分にして菌が増殖すると、周囲にも炎症が及ぶ。

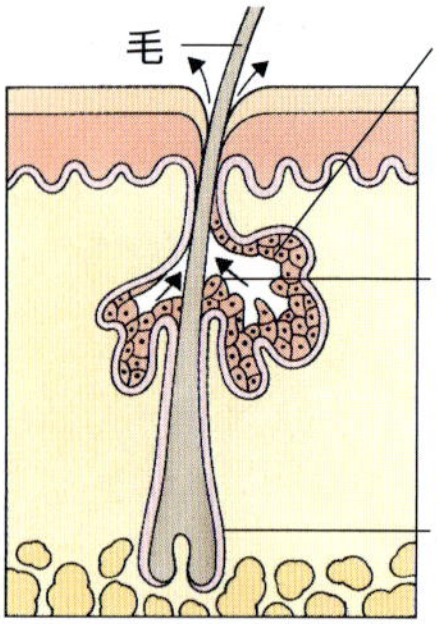

正常な毛包

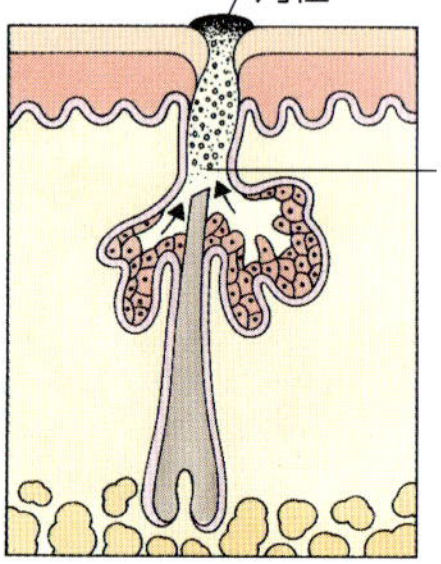

黒にきび

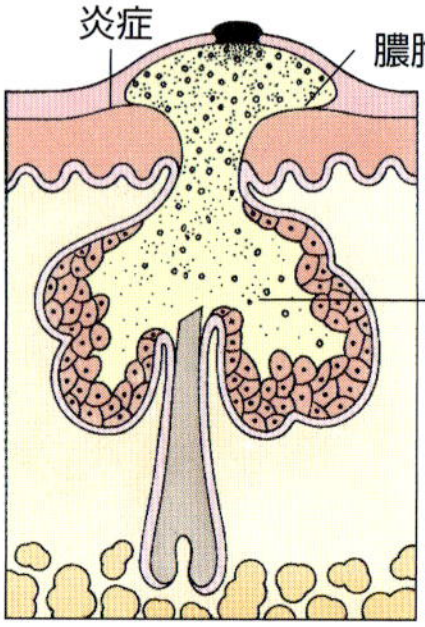

化膿したにきび

癤

毛包にブドウ球菌が侵入してふえたために毛包に膿がたまった状態を「癤」（せつ）という。感染した部分は、炎症を起こして痛む。癤は、わきの下や鼠径部などの湿った部分や、襟があたる首の後ろ側などに出やすい。

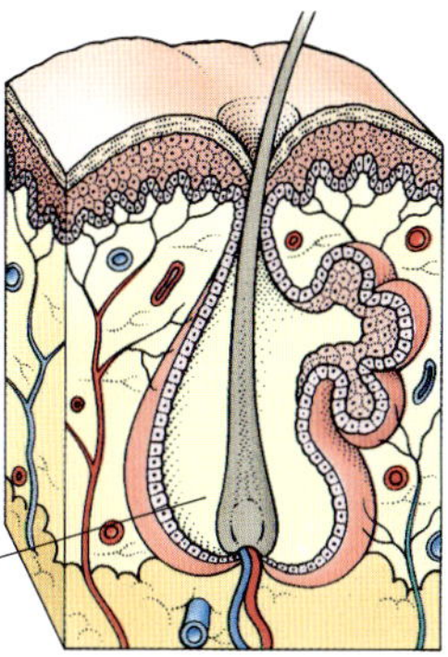
膿がたまった
毛包

粉瘤

液体または半固体の中身が詰まった袋を膿胞（のうほう）という。皮膚の下にできた膿胞は、粉瘤（ふんりゅう）と呼ばれる。粉瘤は、毛包の炎症がきっかけであらわれることが多い。粉瘤の中には、皮膚細胞がつくるケラチンが詰まっている。

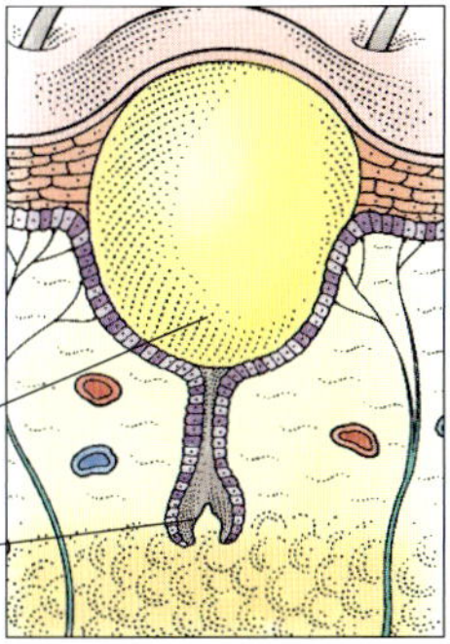
袋
毛包の下端

いぼ

いぼは、ヒトパピローマウイルスに感染した皮膚が増殖して、周囲の皮膚より高く盛り上がったもの。このウイルスは、表皮（皮膚の上層）をつくる有棘（ゆうきょく）細胞と扁平上皮細胞に感染して、細胞の異常増殖を引き起こす。増殖した細胞が上に押し上げられると、皮膚の表面がふくらむ。いぼの表面にはこまかい黒い斑点や、細い血管が見えることがある。

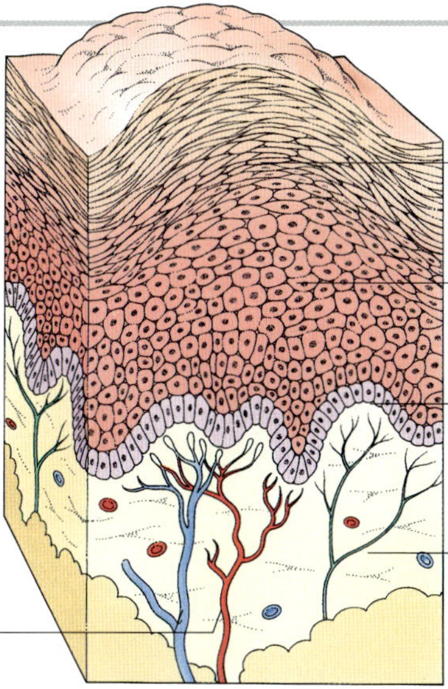
表皮
真皮
異常増殖した扁平上皮細胞
異常増殖した有棘細胞層
基底細胞層
神経線維
血管

ほくろ

ほくろ（色素性母斑）は、皮膚の色素細胞（メラノサイト）が増殖したもの。ほくろの形や色や表面の様子はさまざまで、右の図のように盛り上がっていることもあれば、平らなこともある。色は薄いものから褐色のものまである。表面はざらざらしている場合も、なめらかな場合もある。ほくろが悪性腫瘍に変わることはほとんどないが、形が変わってきた場合には医師に相談すべきである。

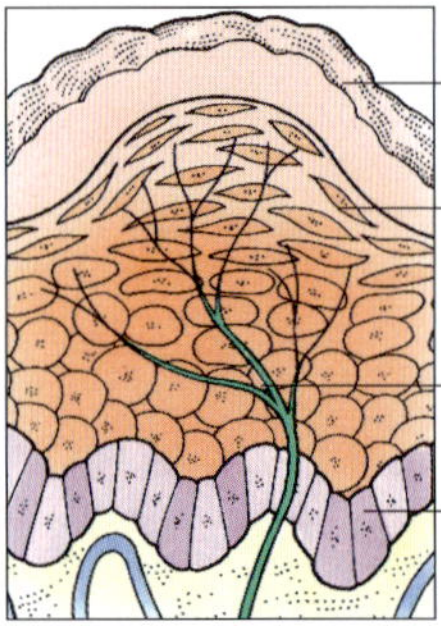
皮膚の表面が隆起
メラノサイト
感覚神経
基底細胞層

皮膚がん

日光の浴びすぎと皮膚がんとの間には関係がある。最も多い皮膚がんは、基底細胞がんと呼ばれる、まわりに広がらないタイプのがん。扁平上皮がんや、悪性黒色腫（メラノーマ。まれな皮膚がん）は全身に転移するおそれがあるため、基底細胞がんよりも危険。

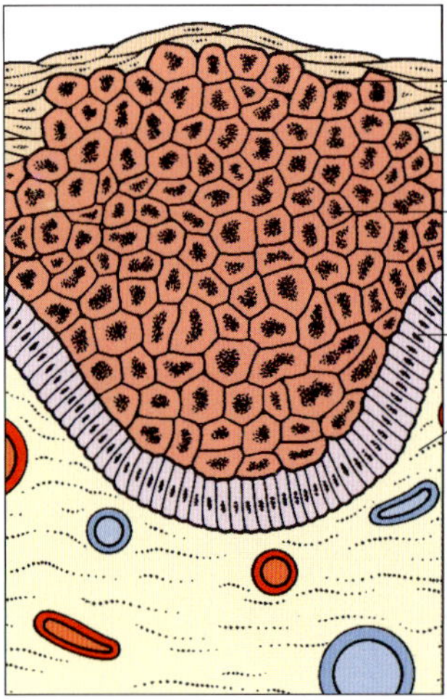
皮膚の表面
がん細胞
防護壁のような細胞の層
真皮

基底細胞がん

このタイプのがんでは異常な細胞が表皮の中で増殖していて、がん細胞と真皮は防護壁のような細胞の層で隔てられている。腫瘍はかたく、真珠が埋まったように見える。

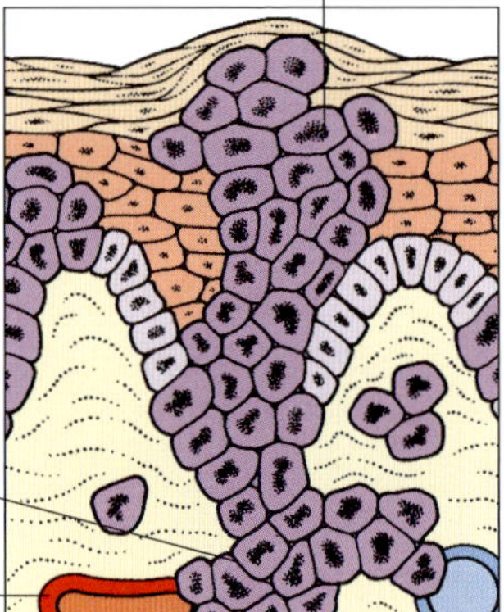
表皮の中にあるがん細胞
真皮に浸潤したがん細胞
血管

悪性黒色腫

色素細胞（メラノサイト）ががんになった場合には、がん細胞が皮膚の層を押し破って組織に浸潤する。急速に広がることもある。

発疹と変色

発疹は、炎症を起こした皮膚にみられる変化で、皮膚の一部だけに出ることもあれば、体じゅうに出ることもある。発疹は感染とアレルギー反応が原因であらわれることが多いが、乾癬（かんせん）などの、まだ原因がよくわかっていない発疹もある。皮膚の色素が部分的に抜けてしまう状態は、白斑（白なまず）と呼ばれる。白斑は、自己免疫疾患の一種だと考えられている。

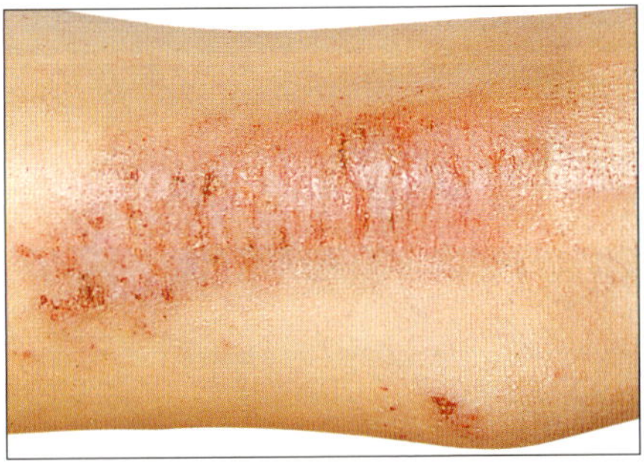

湿疹

炎症を起こした皮膚に出るブツブツを湿疹という。かゆくなって赤い斑点と小さな水疱ができ、水疱がつぶれると皮膚表面がじくじくして、つっぱるのが特徴。

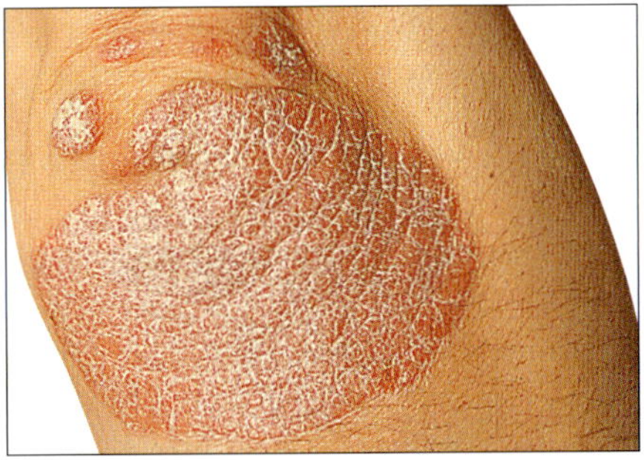

乾癬（かんせん）

乾癬は、感染を伴わない皮膚病で、炎症を起こした部分が赤くなり、表面は乾いていて鱗屑（りんせつ＝白く光沢のある層）ができるのが特徴。肘や膝、向こうずね、頭皮、腰にあらわれやすい。

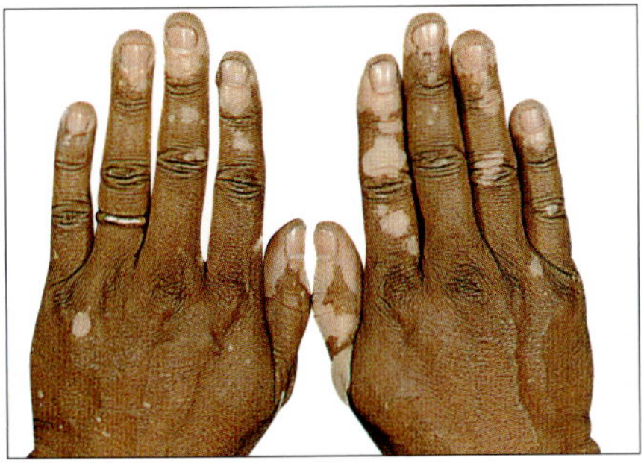

白斑（白なまず）

皮膚の一部の色素がなくなる状態を白斑という。皮膚の色が濃い人では目立ちやすく、手や顔に出ることが多い。元どおりの皮膚に戻ることが多い。

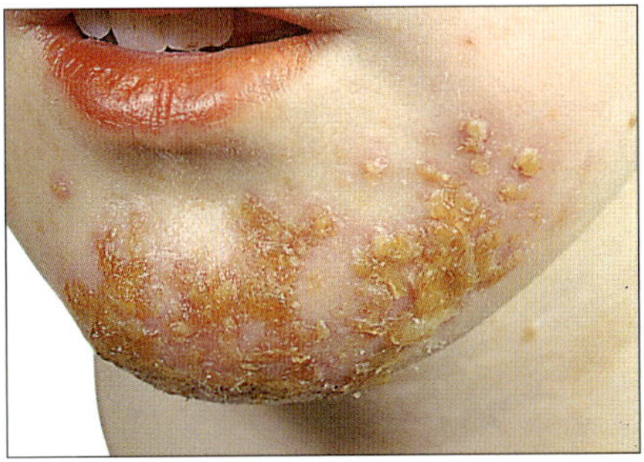

膿痂疹（のうかしん）

膿痂疹は伝染性の皮膚病で、傷ついた皮膚から病原菌が侵入するとうつる。小さな水疱ができ、水疱がつぶれたあとは、かゆい黄色いかさぶた（痂皮＝かひ）ができる。

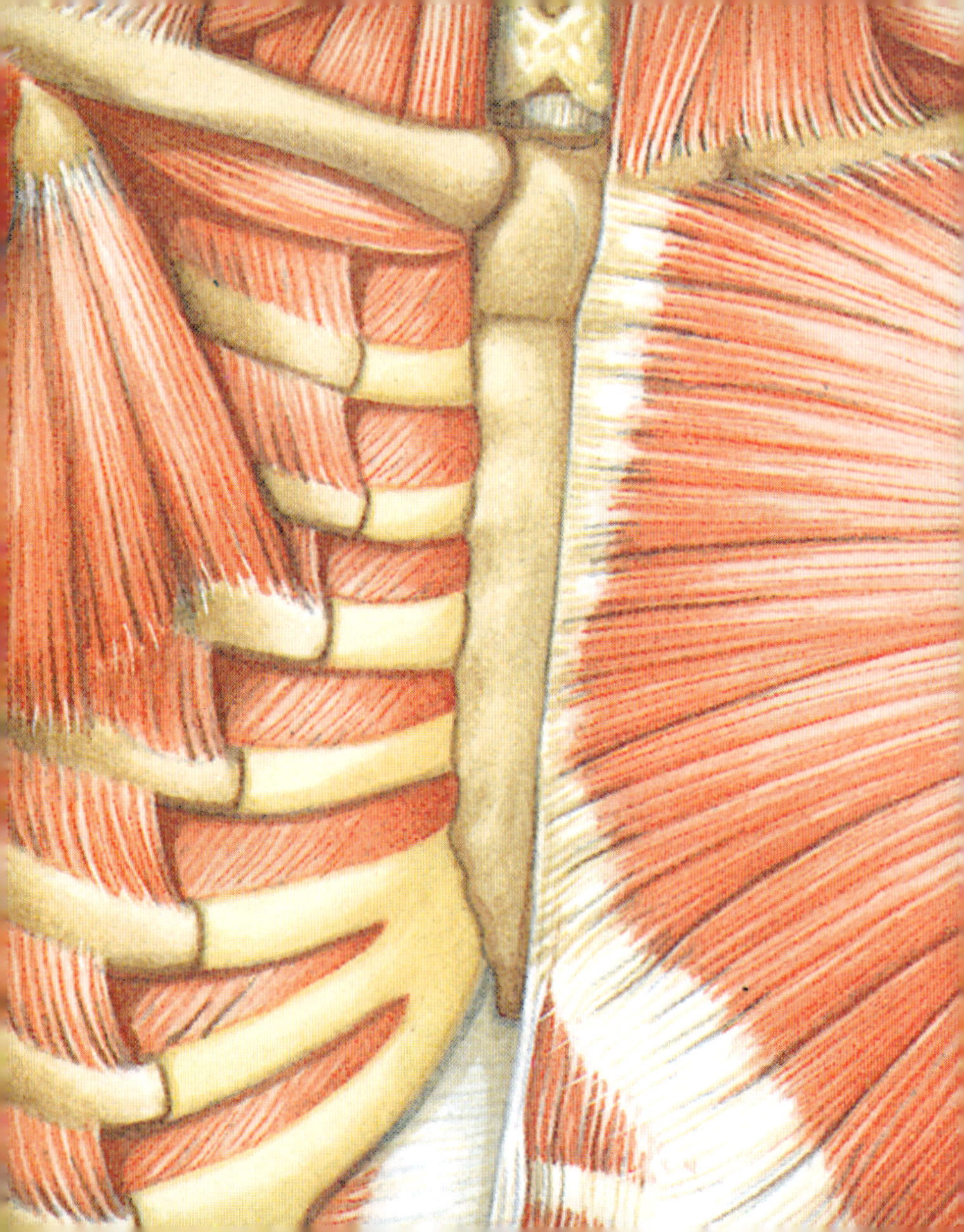

骨・筋肉の病気

骨や骨格筋、腱、靭帯は、体を動かすたびに酷使されるので、傷んだりすり切れたりしやすい。筋肉や骨は、痛んだり折れたりするといった物理的な損傷を受けることが多く、筋骨格系をおかす病気は少ないが、ホルモンなどの影響で骨が弱くなることはある。年をとると、ホルモンに関係する骨のトラブルがふえる。関節が炎症を起こす病気は、年齢を問わずみられる。

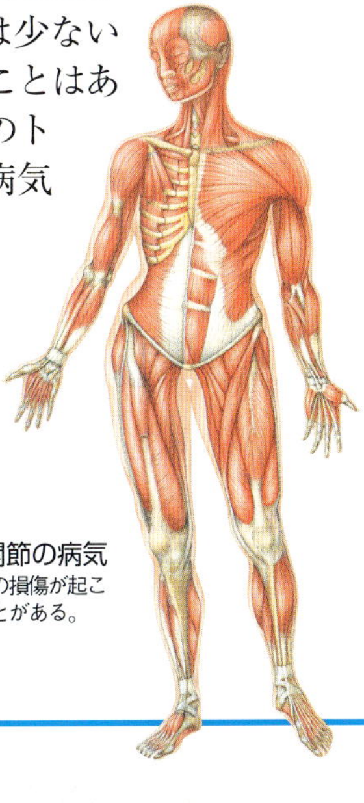

関節の病気

骨折や筋肉の断裂、結合組織の損傷が起こると、関節にも影響が及ぶことがある。

骨折の種類

骨の折れ方は、骨にかかる力の方向と大きさによって変わる。骨折は、表面に少しひびが入った程度から完全に折れた状態までさまざま。折れた骨が皮膚の中にとどまっている場合を、皮下骨折または閉鎖骨折と呼ぶ。折れた骨が皮膚を突き破って外に出ている状態を、複雑骨折または開放骨折と呼ぶ。

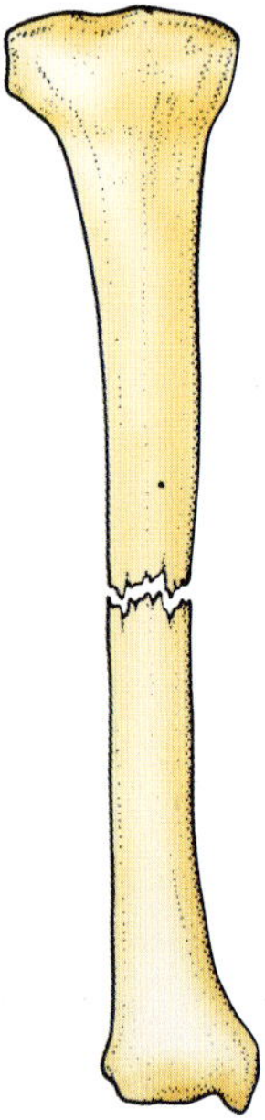

横骨折
骨に対して直角方向に直接強い力がかかると、骨軸に直交する方向で骨が折れる。

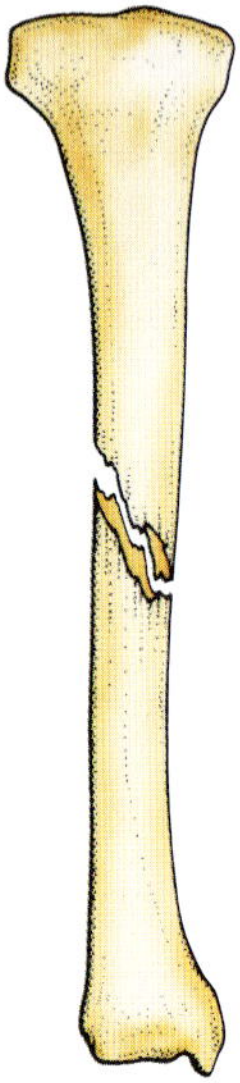

らせん骨折
骨をねじる力が急にかかると、骨軸に対して斜めになる方向で骨が折れる。折れた骨の端は鋭い。

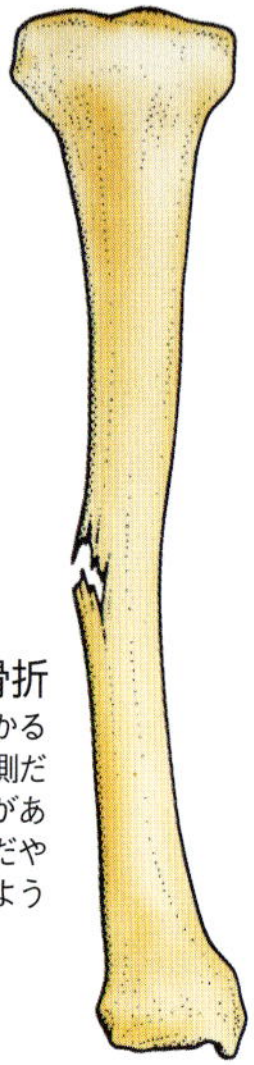

若木骨折
長い骨に強い力がかかると、骨が曲がり、片側だけにひびが入ることがある。子どもの骨はまだやわらかいので、このような折れ方をする。

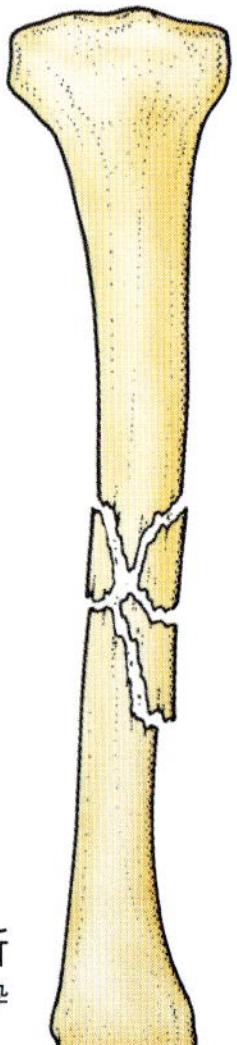

粉砕骨折
骨が直接圧迫されると、骨が砕けて破片ができることがある。

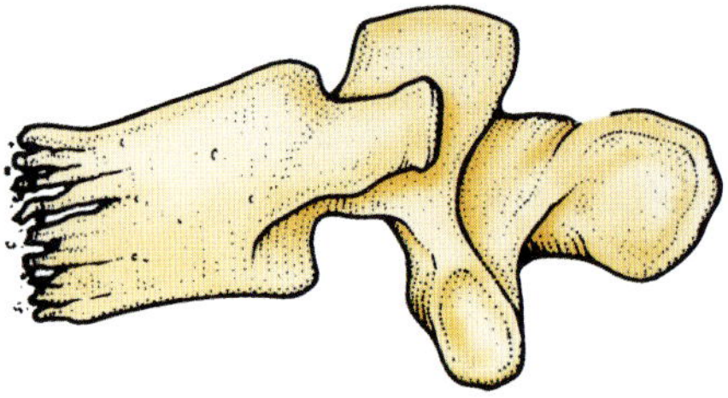

圧迫骨折
脊椎などにある海綿質は、圧迫されるとつぶれることがある。

骨折しやすい場所

人体の動きや、転倒したときの体の反応からみると、骨折が起こりやすい場所というものはあるが、衝撃を受けた骨が実際に折れるかどうかは、年齢や生活習慣によって違う。高齢者の骨は、若い人の骨よりももろくて折れやすい。高齢者に多いのが、大腿骨の骨折。スポーツをする若者の場合には、足首や鎖骨の骨折がよく起こる。

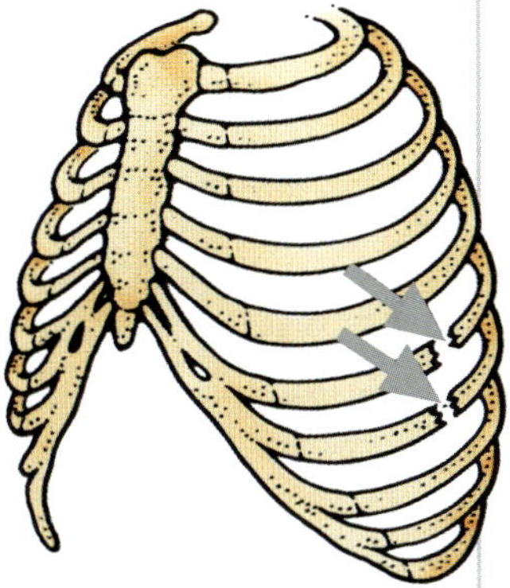

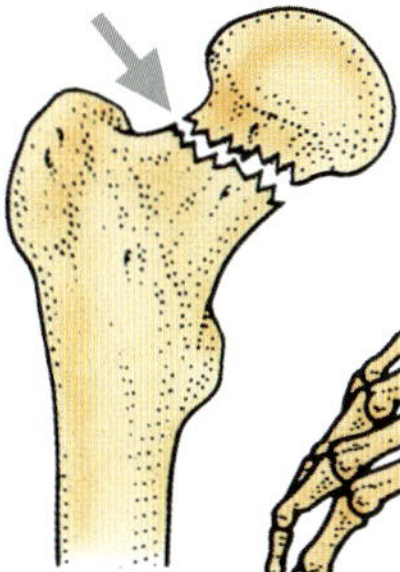

大腿骨の骨折

高齢者で多いのが大腿頸部の骨折で、転んだ拍子に折れることが多い。

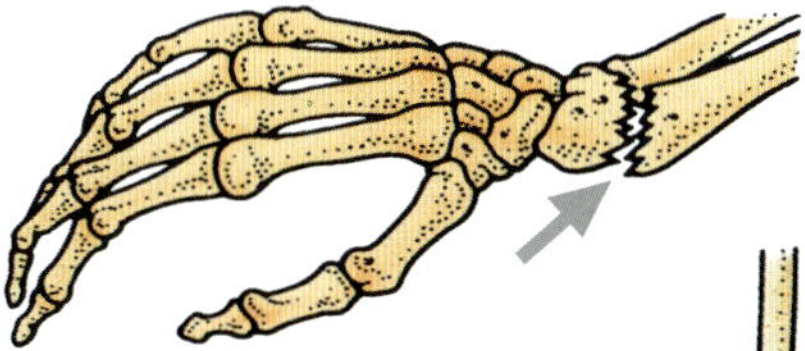

コーレス骨折

前腕にある橈骨（とうこつ）が手首のすぐ近くで折れることをコーレス骨折という。転倒しかけて手をついた場合に起こることが多い。

肋骨の骨折

肋骨は打撲によって折れることが多いが、せきをしたり笑ったりしたときに胸郭にかかる力によって折れることもある。肋骨の骨折は、特に治療しなくても治ることがある。

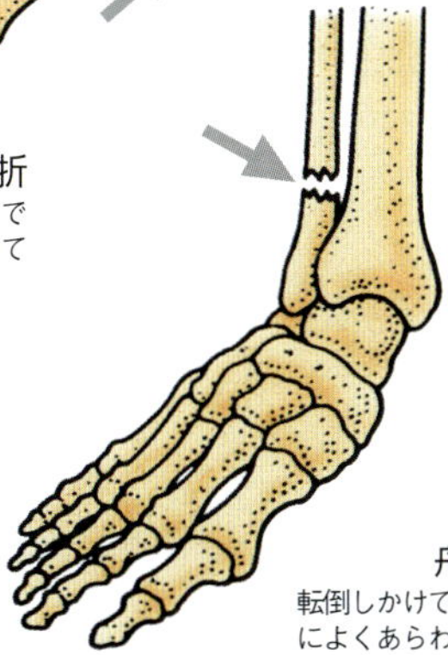

足首の骨折

スポーツをしているときなどに足首を強くねじると、下肢にある腓骨（ひこつ）または脛骨（けいこつ）の下端が折れることがある。

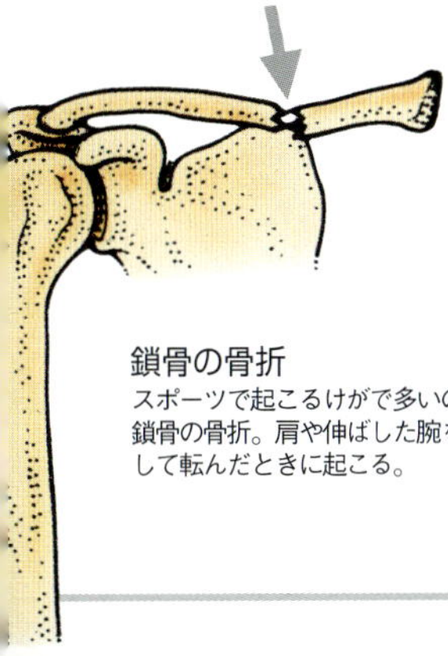

鎖骨の骨折

スポーツで起こるけがで多いのが、鎖骨の骨折。肩や伸ばした腕を下にして転んだときに起こる。

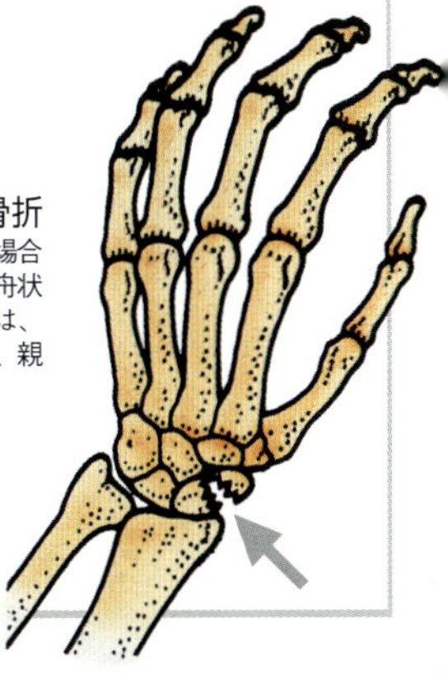

舟状骨の骨折

転倒しかけて手をついた場合によくあらわれる骨折。舟状骨（しゅうじょうこつ）は、手首をつくる骨の一つで、親指の真下にある。

骨粗鬆症

骨の中では古い骨を壊して新しい骨をつくるプロセスが繰り返されているが、中年期を過ぎると、このプロセスに必要な性ホルモンの濃度が下がるため、骨が薄っぺらで、すかすかになってくる。このような骨になった状態を骨粗鬆症（こつそしょうしょう）という。年をとると、程度には差があるがほぼ全員に骨粗鬆症があらわれる。女性は更年期を過ぎるとエストロゲンの濃度が急に下がるため、男性よりも骨粗鬆症にかかりやすい。

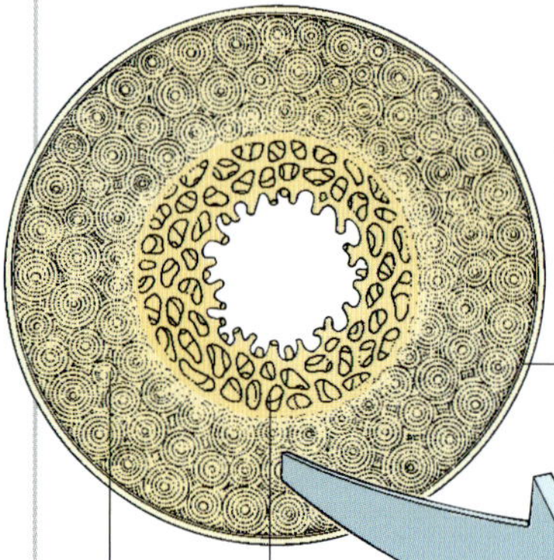
骨膜
緻密質
海綿質

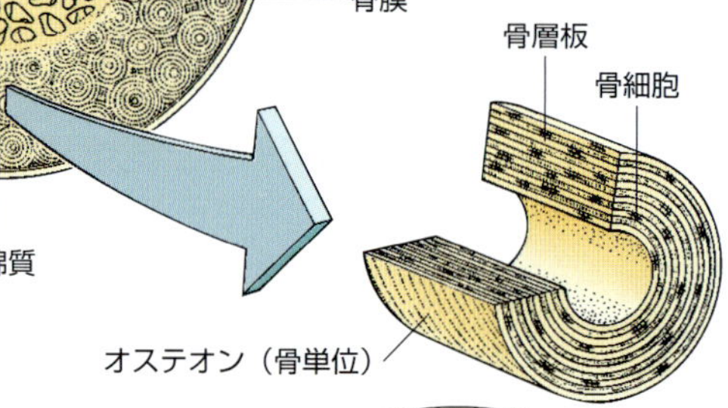
骨層板
骨細胞
オステオン（骨単位）

正常な骨

骨の外側をおおっている骨膜は、かたい緻密質の束とその奥にある海綿質を包み込んでいる。かたい骨をつくっているのは、骨層板がバウムクーヘンのように巻き上がった形をしたオステオン(骨単位)という組織。

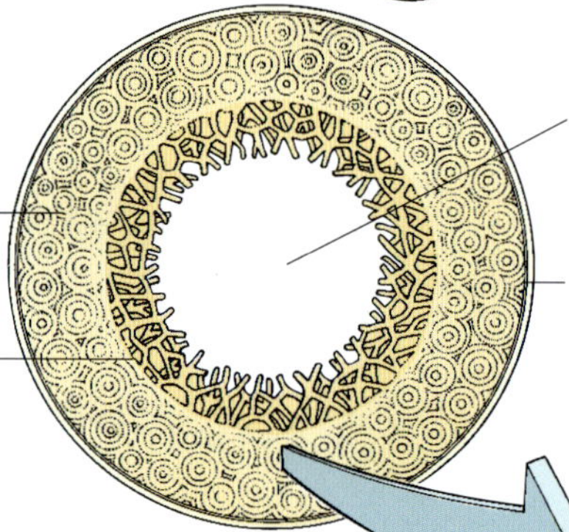
髄腔が大きくなる
緻密質
骨膜
海綿質

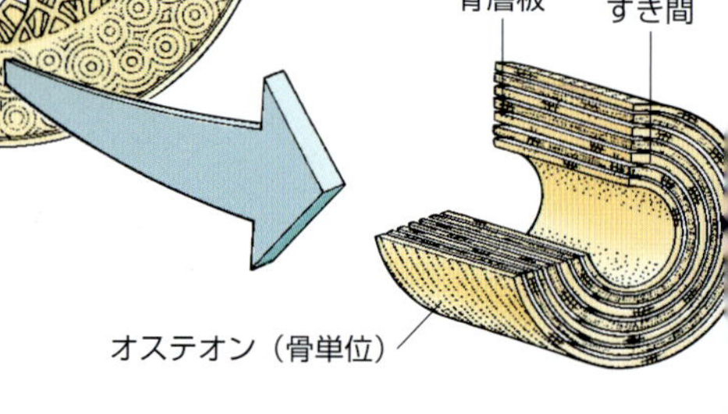
骨層板
すき間
オステオン（骨単位）

骨粗鬆症患者の骨

骨粗鬆症患者は、骨の密度が低下している。また骨の中心を通っている髄腔が大きくなり、骨層板の間にはすき間ができるなど、骨が折れやすくなる条件がそろっている。

なぜ骨粗鬆症が起こるのか

骨は、分解と再形成を繰り返しながら成長したり修復したりしている。若者では、骨がつくられるスピードのほうが骨細胞が再吸収されるスピードより速い。成人になると、骨細胞が再吸収されるスピードのほうが速くなり始める。骨格は、だんだん弱く、軽くなっていく。

骨の形成

骨は、コラーゲン線維でできた骨基質にミネラル（主にカルシウム塩）が沈着したものでつくられている。骨細胞は、コラーゲンをつくり出し、カルシウムの沈着を促す。骨の中の管には、血液が通っている。骨は、カルシウム濃度を調節するホルモンに反応して、管を通る血液からカルシウムをとり入れたり、骨のカルシウムを血液中に送り出したりする。

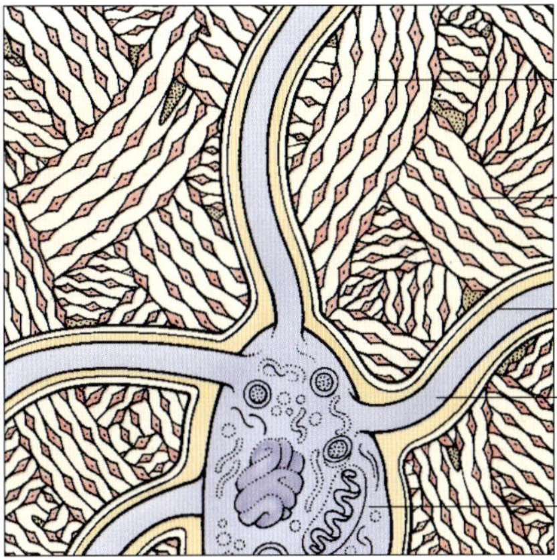
コラーゲン
カルシウム塩
管
細胞の突起部分
骨細胞

骨の再吸収

年をとると骨粗鬆症が進行して、コラーゲンとミネラルを分解するスピードのほうがつくるスピードを大きく上回るようになる。骨細胞をつなぐ管は大きくなり、コラーゲンの間にもすき間ができるために、骨がもろくなる。

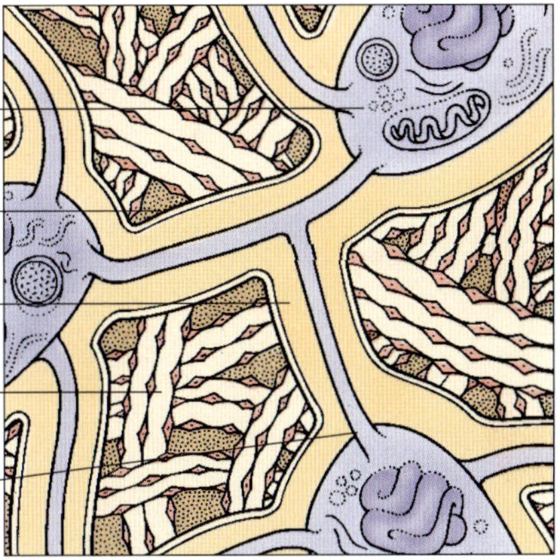
骨細胞
すき間
管が広がる
コラーゲン
細胞の突起部分

脊椎骨折

脊椎骨折は、脊椎（脊柱）が強く圧迫されたときや、通常に動く範囲を越えてねじ曲げられたりしたときなどに起こる。折れた部分の安定性が悪く、ずれやすい場合には、脊髄や神経が損傷を受けて体の感覚や機能が失われたり、マヒが起こる危険性が高い。

骨粗鬆症（318～319ページを参照）などの骨の病気の場合には、脊椎がもろくなっているため、骨折が起こりやすい。

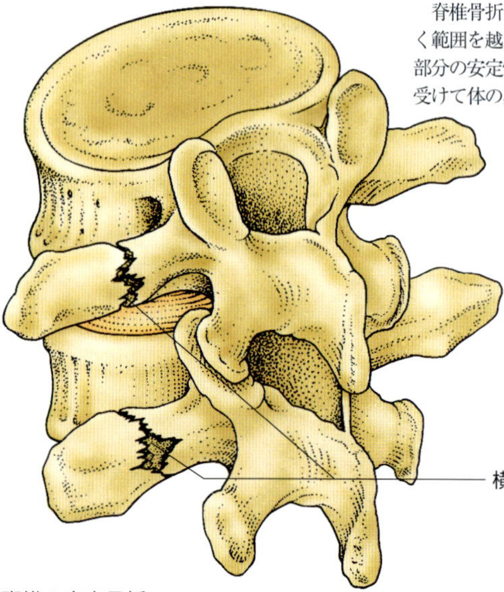

脊椎の安定骨折

椎骨から横に飛び出した部分（横突起）の骨折の場合には、椎骨がずれを起こさないため、軽傷ですむことが多い。このタイプの骨折は、骨に物が直接当たったときなどに起こるもので、腰椎にみられることが多い。神経がそこなわれることはほとんどない。

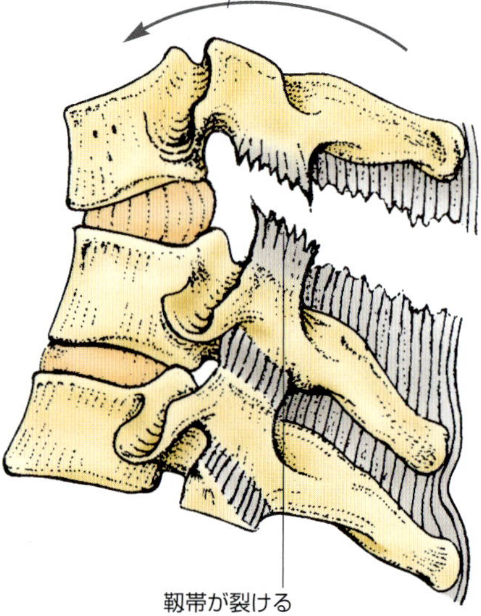

不安定骨折と脱臼

脊柱が大きな力でねじ曲げられて脊柱の靱帯が裂けた場合には、椎骨がずれたり、飛び出したりすることがある。このタイプの骨折は、脊柱が不安定になって脊髄が傷つくおそれがある。

椎間板ヘルニア

椎骨と椎骨の間にある椎間板は、かたい膜でおおわれたゼリー状の組織で、椎骨にかかる衝撃をやわらげるクッションとして働いている。椎間板の膜がすり切れたり、大きな圧力がかかって破れた場合には、椎間板の中身が飛び出して、脊髄や神経根を圧迫する。この状態を椎間板ヘルニアという。椎間板ヘルニアは腰椎に起こることが多く、強い痛みを伴う。

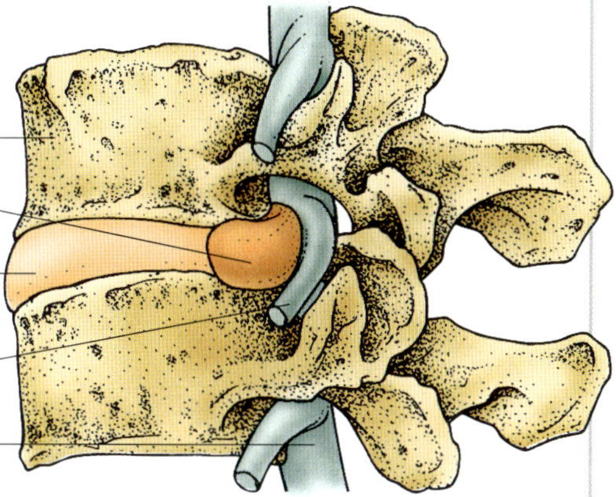
椎骨
椎間板の一部
が飛び出す
椎間板
神経根
脊髄

むち打ち症

首に強い力がかかり、首が前方か後方にはげしく押しつけられて、その直後に反対方向に押し返されると、脊柱の首の部分（頸椎）がそこなわれる。むち打ち症と呼ばれるこの損傷は、自動車事故で起こることが多く、首が引きのばされて靱帯が伸びたり切れたりするとともに、頸椎の関節の一部が脱臼する。ときには椎骨が折れることがある。

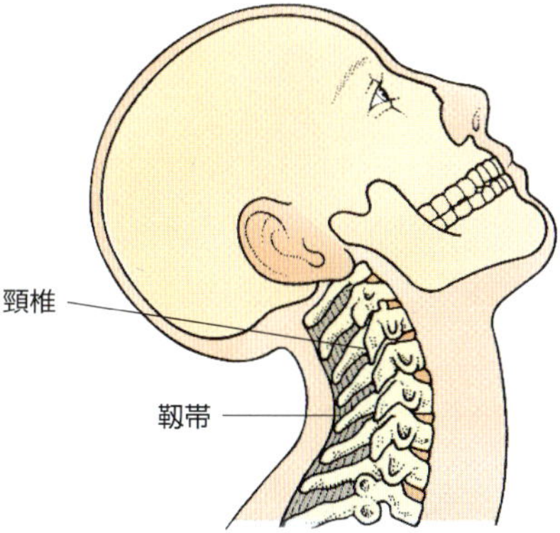
頸椎
靱帯

後ろに引っぱられる（過伸展）

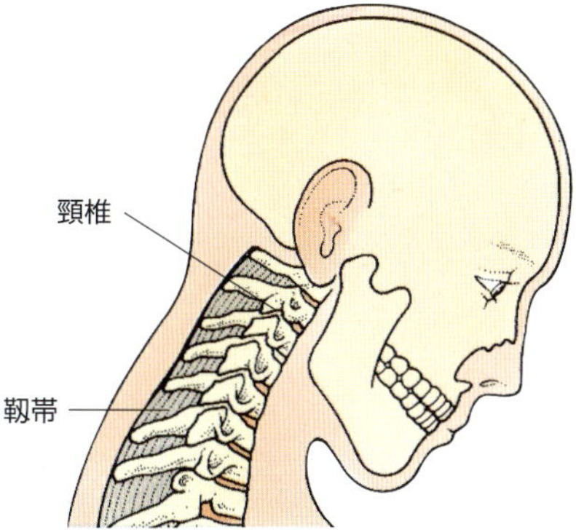
頸椎
靱帯

前に押しやられる（屈曲）

靭帯の損傷

靭帯は線維組織でできた強い帯で、骨と骨をつなぐ働きを持つ。骨と骨の間に強い力がかかったり、いきなり動かしたりした場合には、関節の靭帯が引きのばされて捻挫（ねんざ）した状態になったり、靭帯が裂けたりする。ひどいときには、関節がぐらぐらになったり、脱臼したりする。靭帯の損傷は、足首でよく起こる。

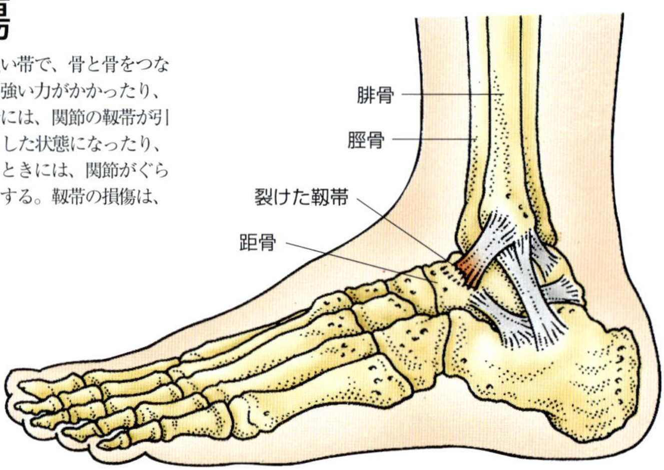
腓骨
脛骨
裂けた靭帯
距骨

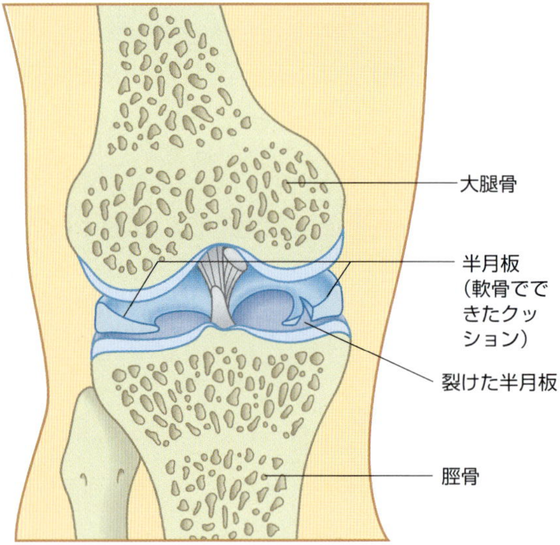
大腿骨
半月板
(軟骨でできたクッション)
裂けた半月板
脛骨

軟骨の裂傷

軟骨には、強く、しなやかで、弾力性のある線維組織でできたタイプがある。膝関節（左図）の中にある半月板は、そんなタイプの軟骨の代表格で、大腿骨と脛骨（けいこつ）にかかる衝撃を吸収するクッションとして働いている。サッカーなどのスポーツで膝関節を急に強くねじると、半月板が裂けてしまうことがある。

慢性関節リウマチ

免疫系の病気の中には、自分の組織を攻撃する抗体をつくり出してしまう自己免疫疾患という病気がある。慢性関節リウマチは、自己免疫疾患の一種と考えられている。関節は炎症を起こして腫れ上がってこわばるようになり、変形する。関節のトラブルは体じゅうのどの関節にも起こるが、指の関節にあらわれることが最も多い。

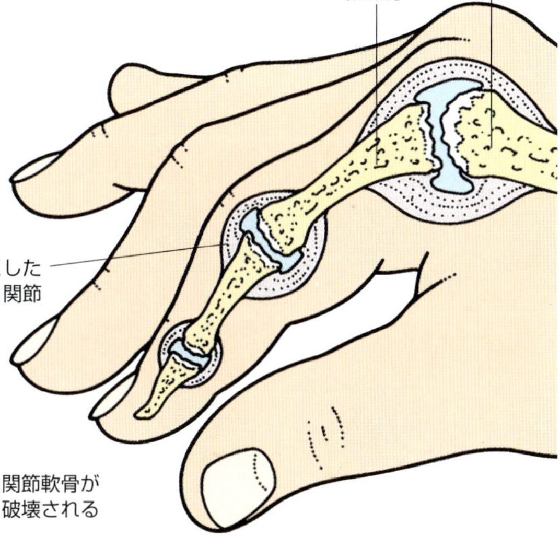
中手骨
指節骨
炎症を起こした
関節

慢性関節リウマチ患者の手

手には慢性関節リウマチの症状があらわれやすい。重症の患者の場合には、関節の間にあるすき間がなくなり、手と指が変形する。

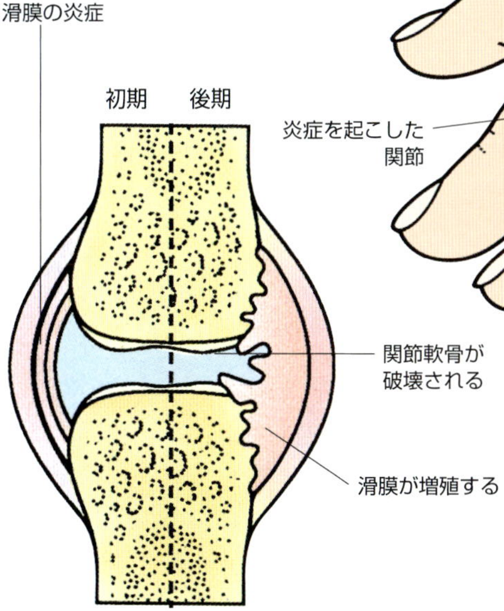
滑膜の炎症
初期
後期
関節軟骨が
破壊される
滑膜が増殖する

慢性関節リウマチの進行

最初にあらわれる症状は、滑膜（関節を包む膜）の炎症である。滑膜はだんだん厚くなり、関節をおかし始める。骨の端にある関節軟骨は破壊され、ざらざらになる。

変形性関節症

変形性関節症とは、関節をつくる骨の両端にある関節軟骨が変性する病気。この病気にかかる率は高齢者で高いため、老化現象の一つとも考えられているが、関節が摩耗している場合には進行が早い。リウマチと違って、痛む関節が１カ所だけのことも多い。変形性関節症の初期の段階で、軟骨が変質し始め、薄く、ざらざらになる。軟骨の変性が進むと、骨の表面が露出し、骨と骨が当たるために痛む。患部の関節は、ときどき炎症を起こす。

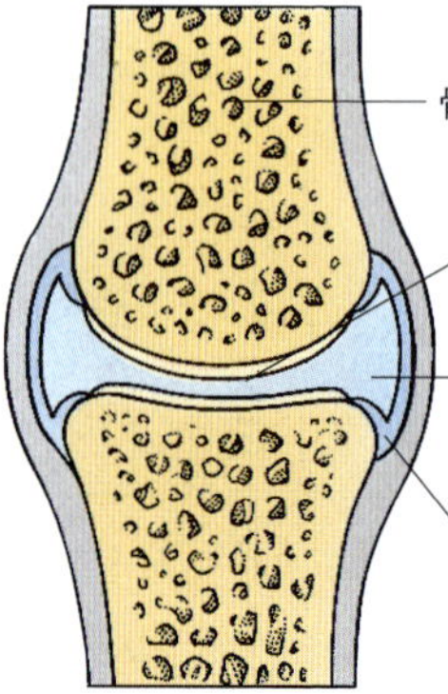
骨
関節軟骨
滑液
滑膜

正常な関節の構造

正常な関節では、骨の端をおおう関節軟骨のまわりに滑液（関節の潤滑液）が詰まっている。滑液は、関節の内壁をおおう滑膜が分泌している。

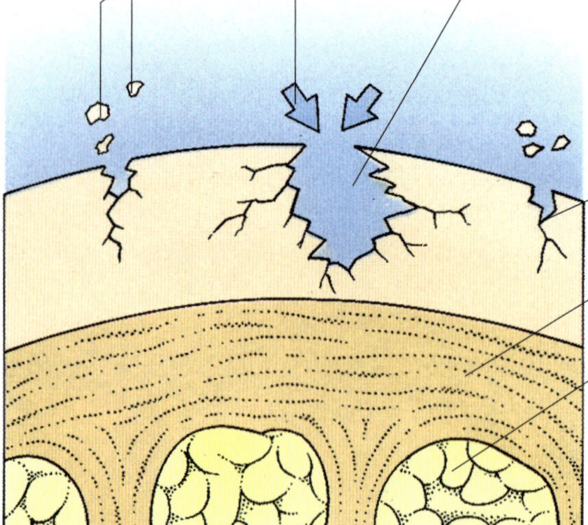
軟骨の破片
滑液が軟骨の中に入る
ひびが大きくなる
関節軟骨にひびが入る
骨
骨髄

1．軟骨がもろくなる

軟骨細胞が死ぬと、軟骨の表面にひびが入る。滑液はひびの間から軟骨の中に入り、軟骨の変性を早める。もろくなった軟骨の破片は、滑膜を傷つける。

2. 軟骨に裂け目ができる

ひびが大きくなると、軟骨の下の骨まで裂けてしまう。血管が患部に伸びて、線維軟骨と呼ばれる組織ができ、裂け目を閉じる。

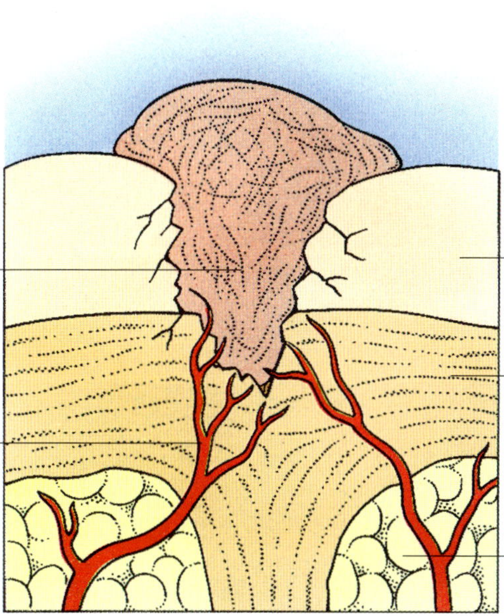
線維軟骨の栓
関節軟骨
骨の端
血管
骨髄

3. 嚢胞ができる

線維軟骨がすり切れて、骨の表面が露出する。骨の表面にできたひびが広がった場合には、ひびから滑液が侵入して骨髄腔にまで入り、嚢胞（のうほう）ができる。骨の表面には、骨棘（こつきょく）と呼ばれるトゲのような小さな骨ができることがある。

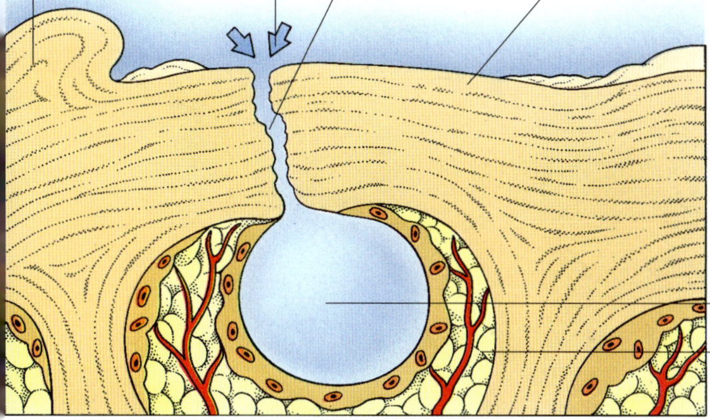
骨棘
滑液が侵入する
ひびが深くなる
骨が露出する
嚢胞
骨髄腔

筋肉の挫傷と断裂

スポーツなどで筋肉を伸ばしすぎたり、急に引っぱったり、ねじったりすると、筋線維がそこなわれることがある。たとえば、肩をはげしく動かすと、肩と上腕骨をつなぐ三角筋や胸筋が裂けることがある。中程度の損傷は挫傷、重度の損傷は断裂と呼ぶ。傷ついた筋肉の中で出血が起こるため、強い痛みや浮腫が出る。患部のまわりには打ち身があらわれる。

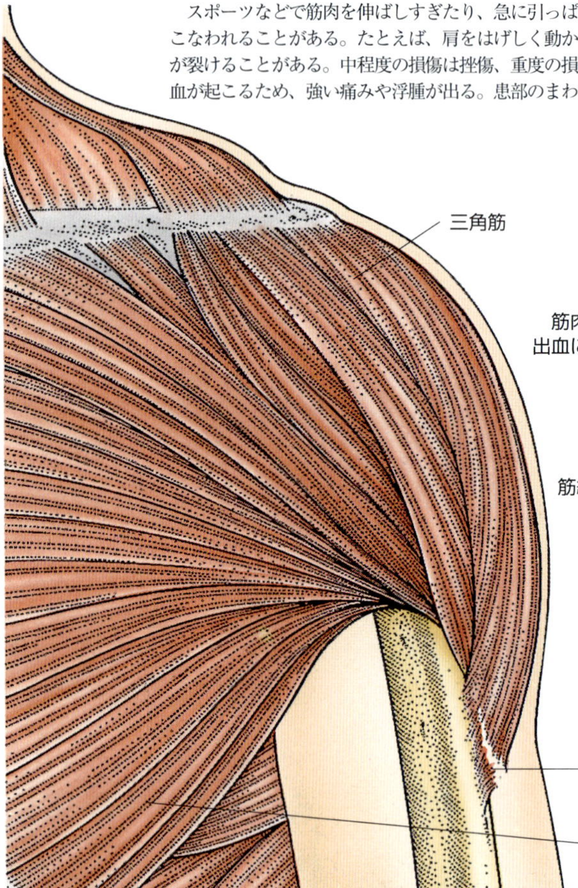
三角筋
裂傷
胸筋
上腕骨

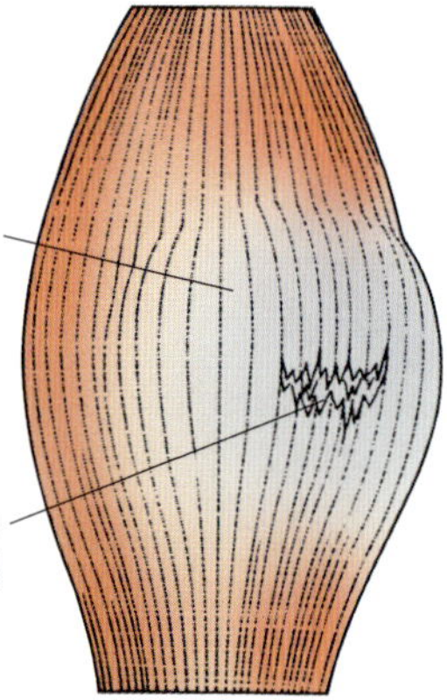
筋肉内の
出血による
挫傷
筋線維の
断裂

筋挫傷

切れた筋線維がごくわずかな場合には、筋挫傷と呼ぶ。患部の筋肉の中では出血が起こり、皮膚に打ち身があらわれる。

反復運動過多損傷（RSI）

同じ動きを反復して行うことが原因で起こる障害を反復運動過多損傷（RSI）と呼ぶ。キーボードをよく使う人の場合には、手首や手の屈筋腱や伸筋腱にRSIが起こり、指を動かすと痛むようになることがある。手根管症候群と呼ばれる病気も、RSIの一種だ。手根管症候群は、手首の内側にある靭帯の下にあるトンネル（手根管）を通る神経が圧迫されて、痛みなどがあらわれる病気。

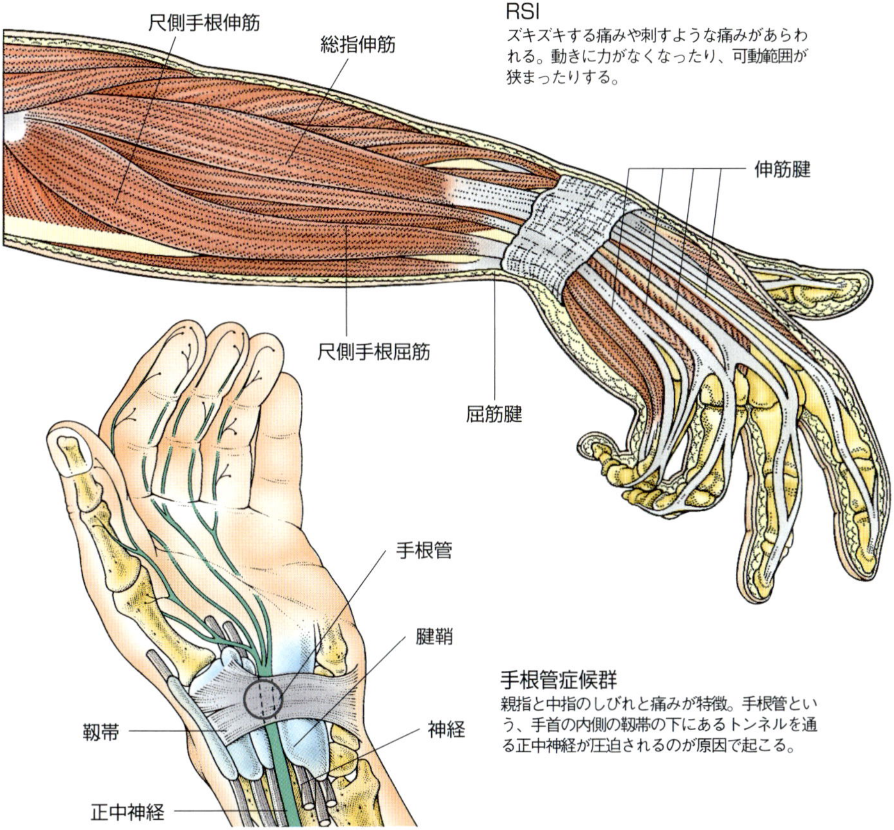
尺側手根伸筋
総指伸筋
伸筋腱
尺側手根屈筋
屈筋腱
手根管
腱鞘
靭帯
神経
正中神経

RSI
ズキズキする痛みや刺すような痛みがあらわれる。動きに力がなくなったり、可動範囲が狭まったりする。

手根管症候群
親指と中指のしびれと痛みが特徴。手根管という、手首の内側の靭帯の下にあるトンネルを通る正中神経が圧迫されるのが原因で起こる。

腱鞘炎と腱炎

腱が傷つくと、腱を包んでいる線維組織の鞘が炎症を起こす腱鞘炎や、腱そのものが炎症を起こす腱炎があらわれる。腱鞘炎は腱を伸ばしすぎたり、同じ動作を反復すると起こり、腱炎は運動によって腱と骨の間に強い摩擦力が生じたときに起こる。

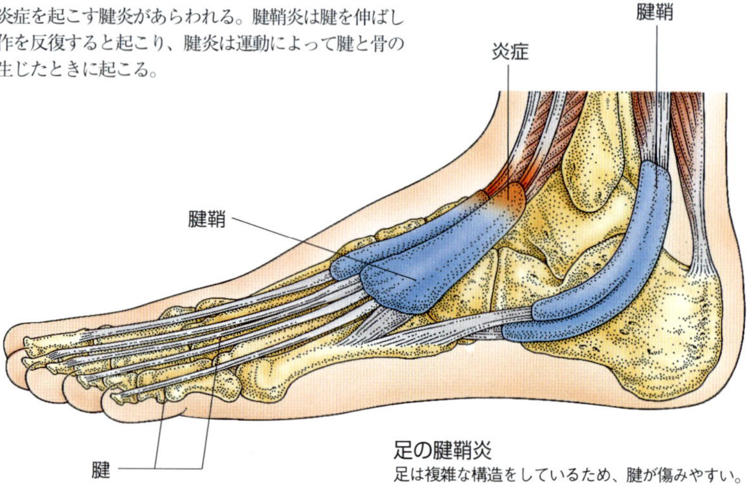
腱鞘
炎症
腱鞘
腱

足の腱鞘炎

足は複雑な構造をしているため、腱が傷みやすい。ランニングやダンスなどの運動が腱鞘の炎症を引き起こすことがある。腱鞘炎が起こると、痛みや浮腫、可動範囲が狭まるといった症状が出る。

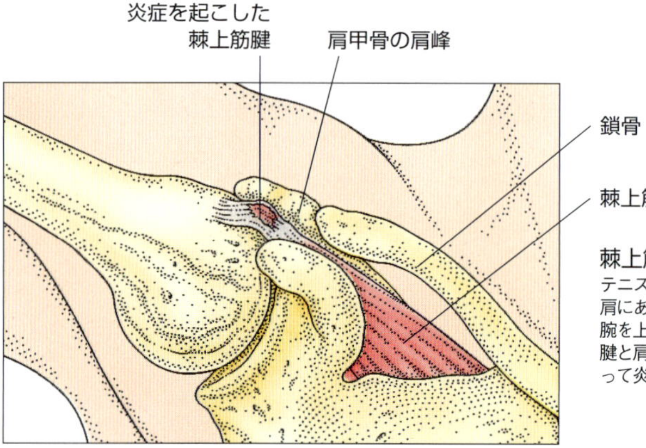
炎症を起こした
棘上筋腱
肩甲骨の肩峰
鎖骨
棘上筋

棘上筋腱炎

テニスや野球などのスポーツをする人は、肩にある腱が炎症を起こす危険性がある。腕を上げる動作を繰り返すと、肩の棘上筋腱と肩甲骨の突起部分（肩峰）がこすれあって炎症を起こしてしまう。

腱断裂

突然に強い力がかかる動作をすると、腱が傷ついて骨からはがれてしまうことがある。たとえば、指先に強い力がかかると指が急に曲がって、伸筋腱が末節骨（指先の小さな骨）から離れてしまう。

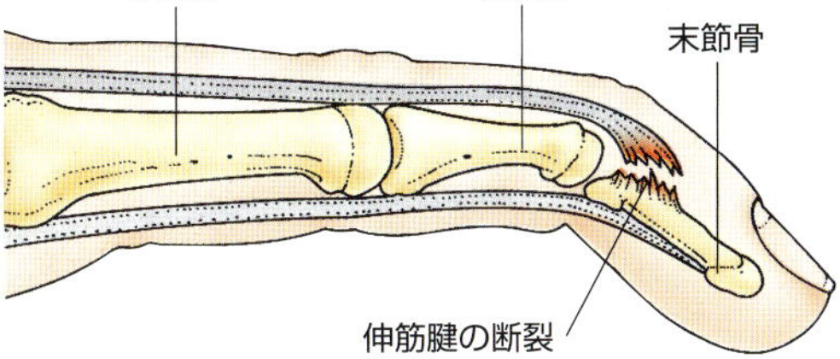
基節骨
中節骨
末節骨
伸筋腱の断裂

軟組織の炎症

組織が傷ついたときに分泌される特殊な生体内物質は、骨や関節をとり巻く組織に働きかけて、炎症症状を引き起こす。この生体内物質は、神経末端を刺激して痛みを生じさせるほか、血管を拡張させて透過性を高めたり、患部に白血球を引き寄せたりする。その結果、局所的な発赤や熱感、腫脹があらわれる。炎症の治療に使う抗炎症薬は、こうした生体内物質の作用を無効にすることによって症状を抑える働きを持っている。

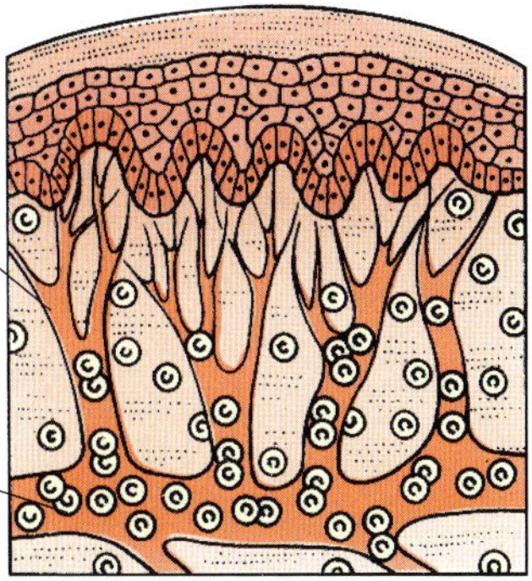
拡張した血管
白血球が集まる

炎症を起こした組織
患部の血管が拡張して白血球が集中してくるため、熱や発赤、疼痛、腫脹があらわれる。

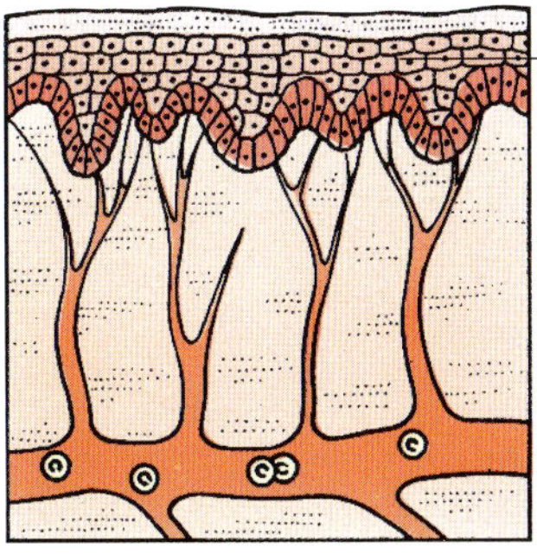
腫脹が緩和

腫脹の緩和
抗炎症薬は、炎症を引き起こす物質の産生を阻止する。血管は正常に戻り、白血球は減り、腫脹と発赤、痛みが消える。

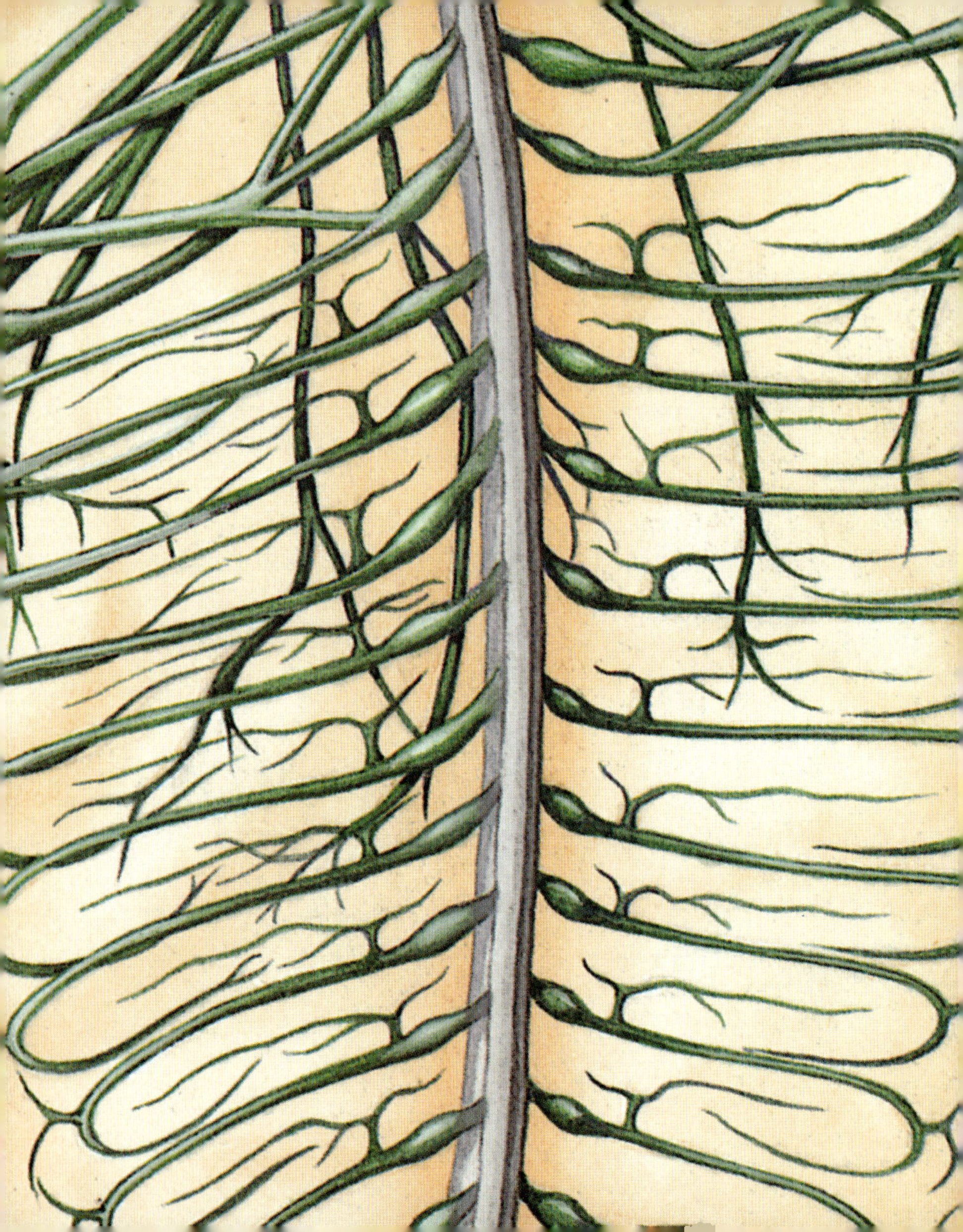

神経系の病気

脳や脊髄や各種神経を流れる電気的インパルスが混乱すると、心と体の機能が変調する。感染やけが、腫瘍、変性はいずれも神経系に影響を及ぼす。神経系の病気の中で最も多いのが脳卒中である。脳卒中は、脳に酸素や栄養を送る血管が詰まったり、血管から出血する病気で、永続的な障害が残ることがある。

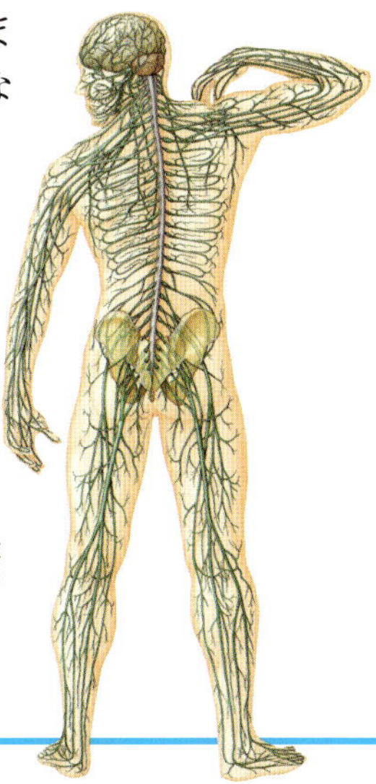

脊髄損傷

脊髄がそこなわれると、体のさまざまな部分の感覚が失われたり、マヒがあらわれることがある。

てんかん

脳の電気活動に異常をきたした状態をてんかんという。この病気では、抑制できない発作が周期的にあらわれる。発作の種類はさまざまで、脳の全体に異常があらわれて意識を失う場合（全身発作）もあれば、脳の一部分にだけ異常があらわれる場合もある（部分発作）。部分発作があらわれる患者は意識を失う場合もあれば失わない場合もある。全身発作には、意識を失って全身のケイレンがあらわれるタイプ（大発作または強直間代発作と呼ぶ）と、意識を失うのはごく短時間で体の動きも少ないタイプ（小発作または欠神発作と呼ばれるもので、子どもに多い）の２種類がある。てんかんの診断には、脳波（脳の電気的活動を記録したもの）が活用される。

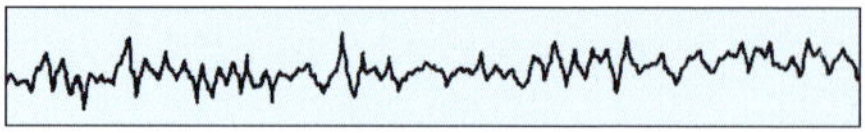

正常な脳波

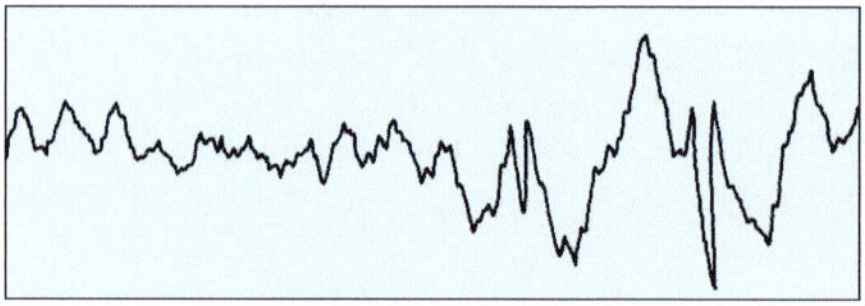

単純部分発作の脳波

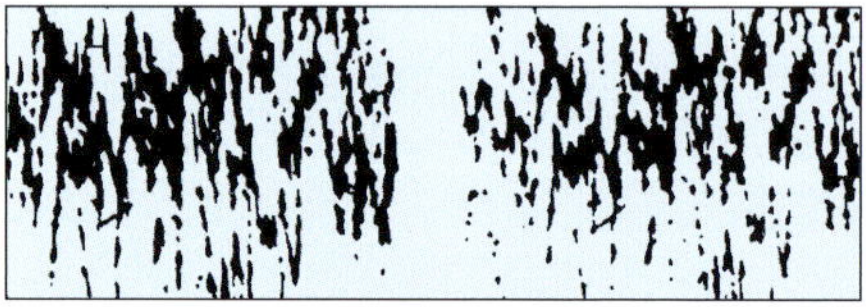

全身発作の脳波

多発性硬化症

多発性硬化症は、体の動きや視覚、発話などのさまざまな機能がそこなわれる病気である。体の免疫系が自分自身の組織を攻撃して、神経線維を保護しているミエリン鞘を破壊してしまう病気だと考えられている。変質したミエリンは、マクロファージと呼ばれる異物処理班がとり除いてしまうため、神経線維が露出したままになり、インパルスがうまく伝達されなくなる。

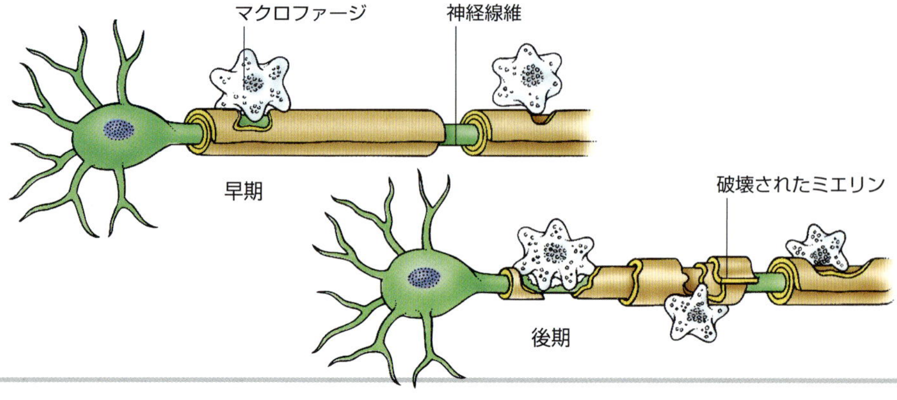

パーキンソン病

パーキンソン病は、脳の基底核（神経細胞の集合体）が変性する病気である。基底核は体の運動の調節にかかわる部分だが、基底核が機能を発揮するためにはドパミンという神経伝達物質が必要。ドパミンは、黒質と呼ばれる部分でつくられており、パーキンソン病にかかると、黒質が破壊されてドパミンが不足するため、筋肉の固縮やふるえがあらわれて、歩行や発話がむずかしくなり、顔の表情が乏しくなる。

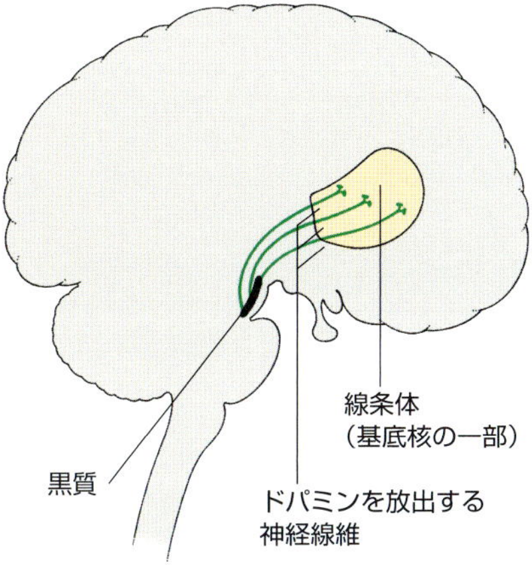
線条体
（基底核の一部）
黒質
ドパミンを放出する
神経線維

痴呆

脳の病気のために精神機能が衰えてしまった状態を、痴呆という。アルツハイマー病は、脳細胞が破壊されてアミロイドというタンパク質が蓄積する病気だが、痴呆を引き起こすことがよく知られている。また、脳の血管が詰まって血流がせき止められて軽度の脳卒中が起こった場合にも、脳の損傷や痴呆があらわれる。

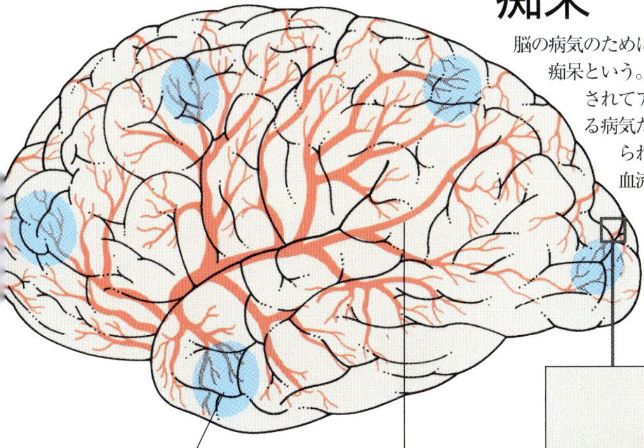
脳細胞が破壊
された部分
血管

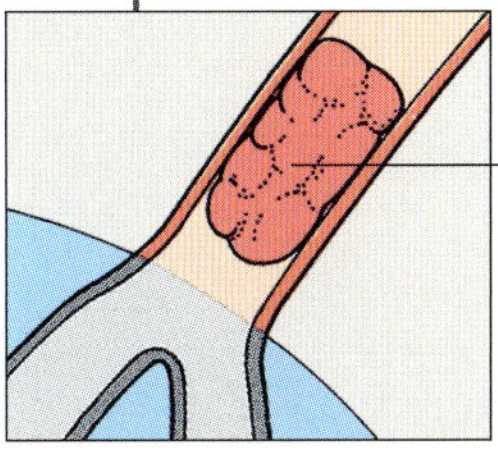
詰まった
脳血管

脳卒中

脳卒中とは、脳の血流が妨げられて脳の一部がそこなわれる病気である。脳に血液を送る動脈が詰まった場合に起こることが多い。動脈が詰まると、脳細胞は酸素不足になり機能を停止してしまい、運動や視覚、発話に障害があらわれる。脳出血（335ページ）も脳卒中を引き起こす。

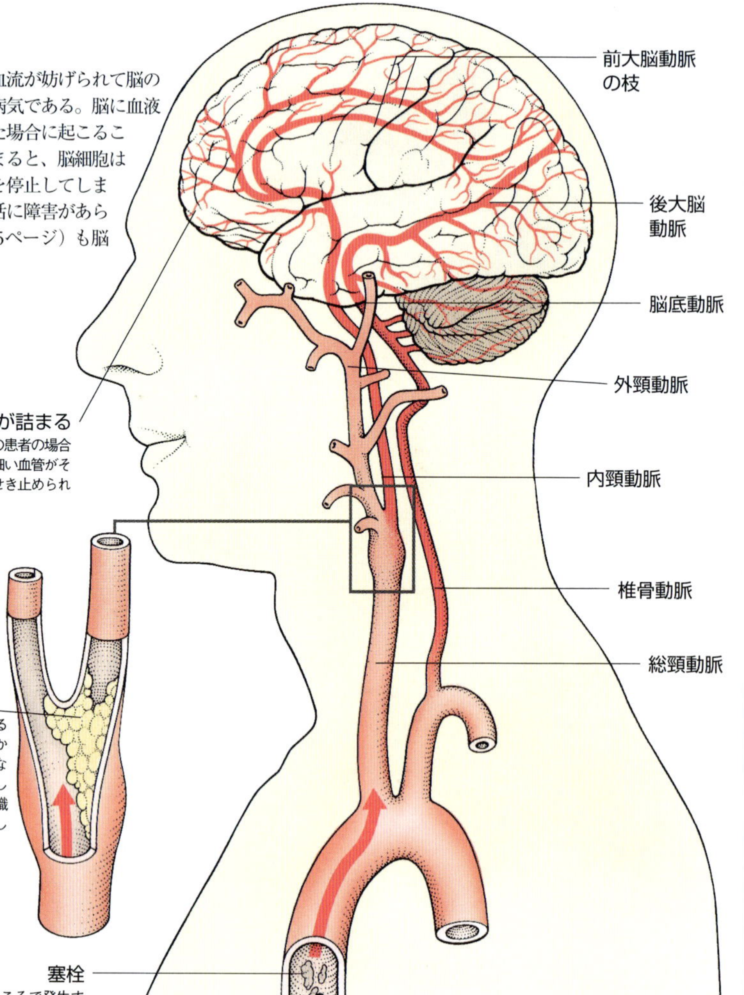

前大脳動脈の枝
後大脳動脈
脳底動脈
外頸動脈
内頸動脈
椎骨動脈
総頸動脈
細い血管が詰まる
慢性の高血圧症や糖尿病の患者の場合には、脳の奥深くにある細い血管がそこなわれ、局所の血流がせき止められることがある。
血栓
動脈の壁に脂肪が沈着すると、血栓と呼ばれる血液のかたまりがとりつきやすくなる。血栓が血管をふさいでしまうと（脳血栓）、脳の組織は酸素不足を起こして壊死してしまい、脳卒中が起こる。
塞栓
凝血塊は、体内のいたるところで発生する。凝血塊が脳の中に入って脳血管を詰まらせる現象を脳塞栓という。

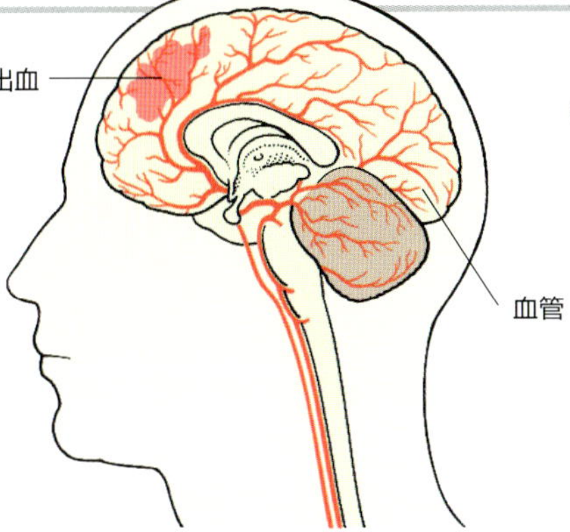
出血
血管

脳出血（脳内出血）

高血圧症の高齢者の場合には、脳出血（脳内出血）が原因で脳卒中が起こることが多い。それは、脳にある細い動脈には常に高い圧力がかかっており、血管がふくらんで破裂しやすい状態になっているためである。

クモ膜下出血

クモ膜下出血とは、脳をおおう髄膜と呼ばれる３層膜の間に血液がたまる状態のこと。若い人に起こるクモ膜下出血は、動脈にある先天的な欠陥が原因で起こる。脳血管の先天異常には、嚢状動脈瘤と呼ばれる動脈の一部がふくらんで袋のようになったものと、動静脈奇形と呼ばれる動脈と静脈がもつれあっているものなどがある。

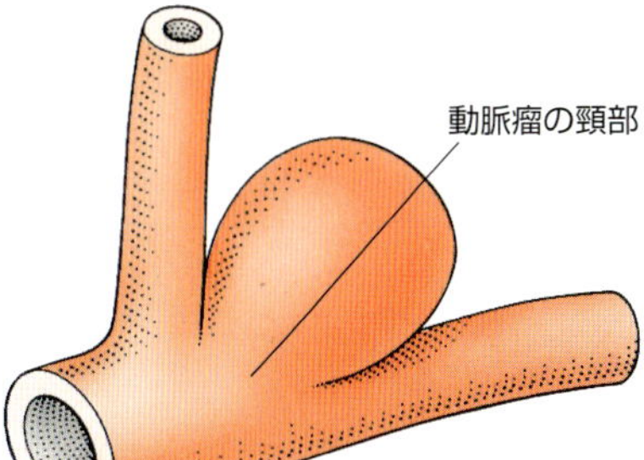
動脈瘤の頸部

嚢状動脈瘤

嚢状動脈瘤（のうじょうどうみゃくりゅう）は、脳の基底部に近い動脈の分岐部で発生することが多い。この袋のようなふくらみは、生まれつき弱い部分に発生すると考えられていて、刺激を受けない状態でも破裂することがある。

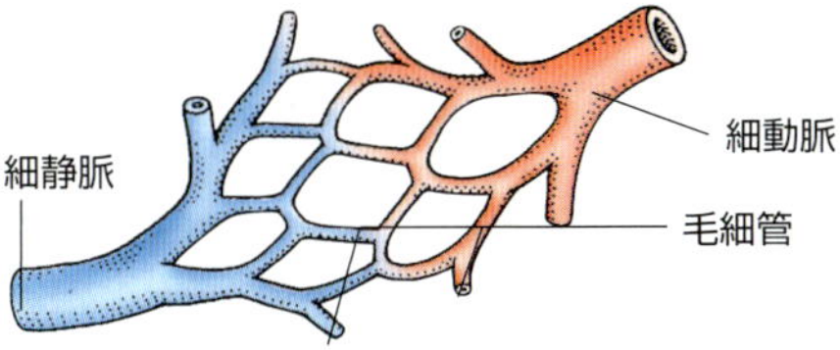
細静脈
細動脈
毛細管

正常な毛細血管

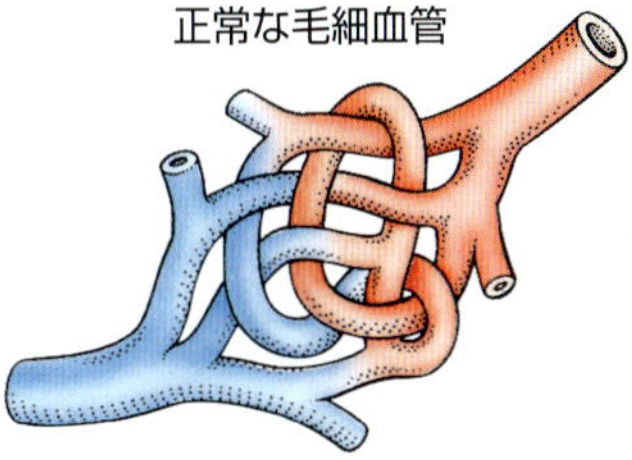

異常な毛細血管

動静脈奇形

細動脈と細静脈をつなぐ毛細管の連絡が生まれつき悪い状態を、動静脈奇形という。このように複雑にからみあった血管の中では圧力が上がり、血液が漏れるおそれがある。

一過性脳虚血発作

脳への血液の供給が一時的に止まって脳卒中に似た症状があらわれるが、24時間以内（普通は２～30分間）に消えてしまう病気を一過性脳虚血発作と呼ぶ。体内のどこかにできた小さな血のかたまりや脂肪のかたまりが脳に入り、動脈をふさいでしまうのが原因。

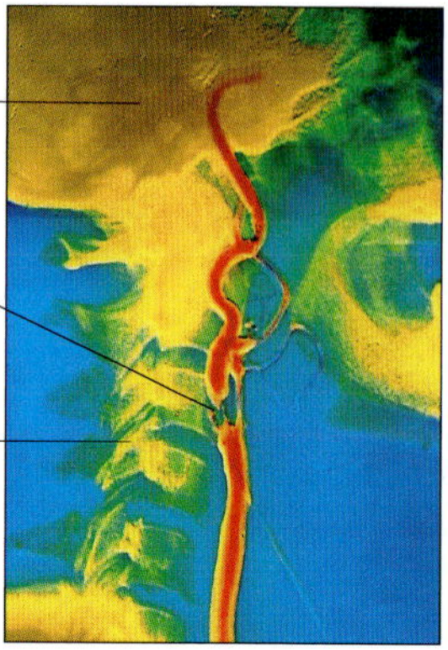
頭蓋骨
頸動脈がふさがれている部分
脊椎

動脈のふさがり

このカラーX線像は、脳へと通じている頸動脈が、おそらく脂肪の沈着によりふさがっている様子である。この動脈のふさがりによって一過性脳虚血発作が起こる。

血流を遮断

脳動脈に塞栓が詰まって、脳の一部に血液が送られなくなり、脳卒中に似た症状があらわれる。

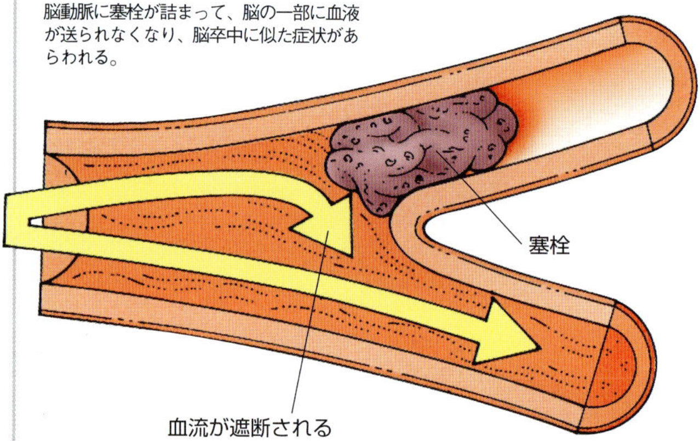
塞栓
血流が遮断される

塞栓がとれる

血液が塞栓を砕いて洗い流してしまうと、血行が回復して、脳卒中の症状が消える。

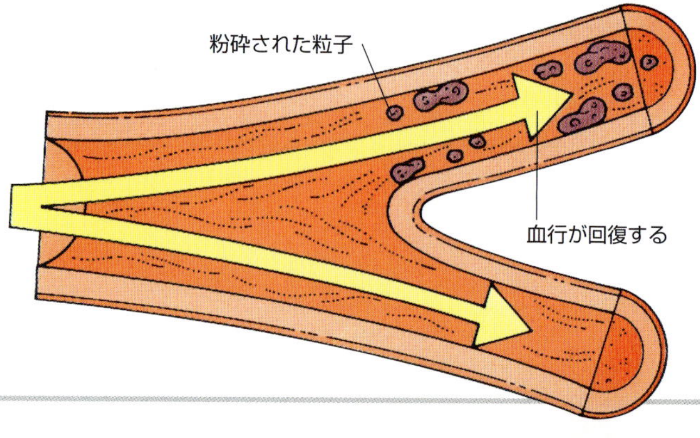
粉砕された粒子
血行が回復する

片頭痛

片頭痛の原因は不明だが、脳の中のセロトニン（血管の収縮・拡張を調節する神経伝達物質）がふえると症状があらわれることがわかっている。片頭痛の発作には個人差があるが、頭痛やめまい、視力障害があらわれる場合が多い。悪心を伴うことも多く、嘔吐することもある。

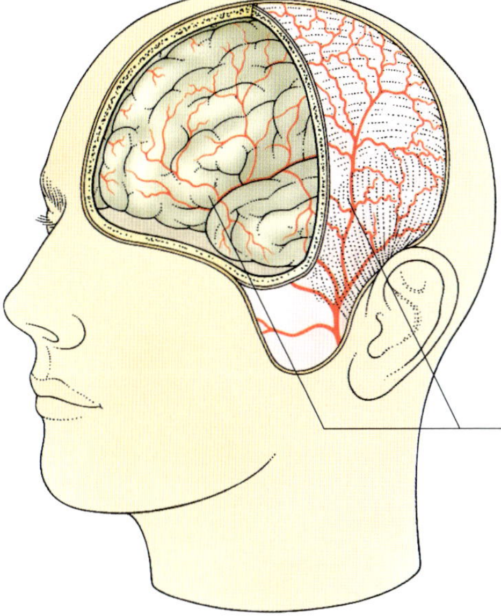

片頭痛発作の開始

ある種の食品や赤ワイン、ストレス、薬には、頭皮と脳の血管を収縮させる性質がある。血管が収縮すると、きらきらした光が見えたり、視野の一部が一時的に欠けたりすることがある。

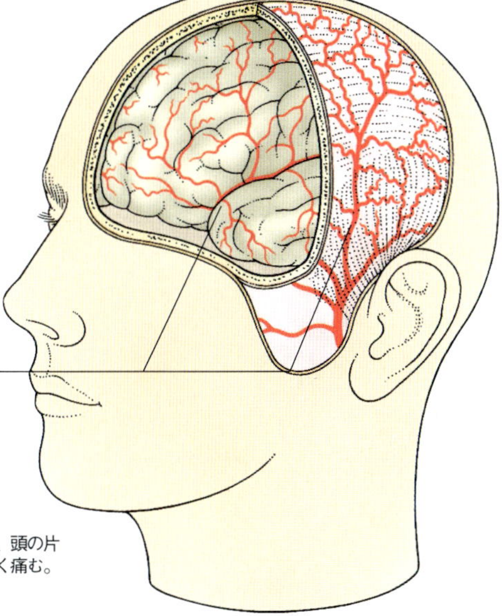

片頭痛発作時

頭皮と脳の血管が拡張すると、頭の片方または両側がズキズキと強く痛む。

脳の感染症

脳は、さまざまなウイルスや細菌、寄生虫の攻撃を受けるおそれがある。蚊などの虫に刺されたためにウイルスや寄生虫に感染することもあれば、流行性耳下腺炎（おたふくかぜ）や麻疹（はしか）などの全身の病気を起こすウイルスが脳をおかすこともある。病巣は脳そのものの場合もあるし、脳をおおう髄膜の場合のこともある。脳の感染症は、血液中の病原体が脳に侵入することによって起こることが多いが、耳や鼻の感染が脳に届いたり、頭の傷口から入った病原体が頭蓋骨を通り抜けて脳に侵入することもある。

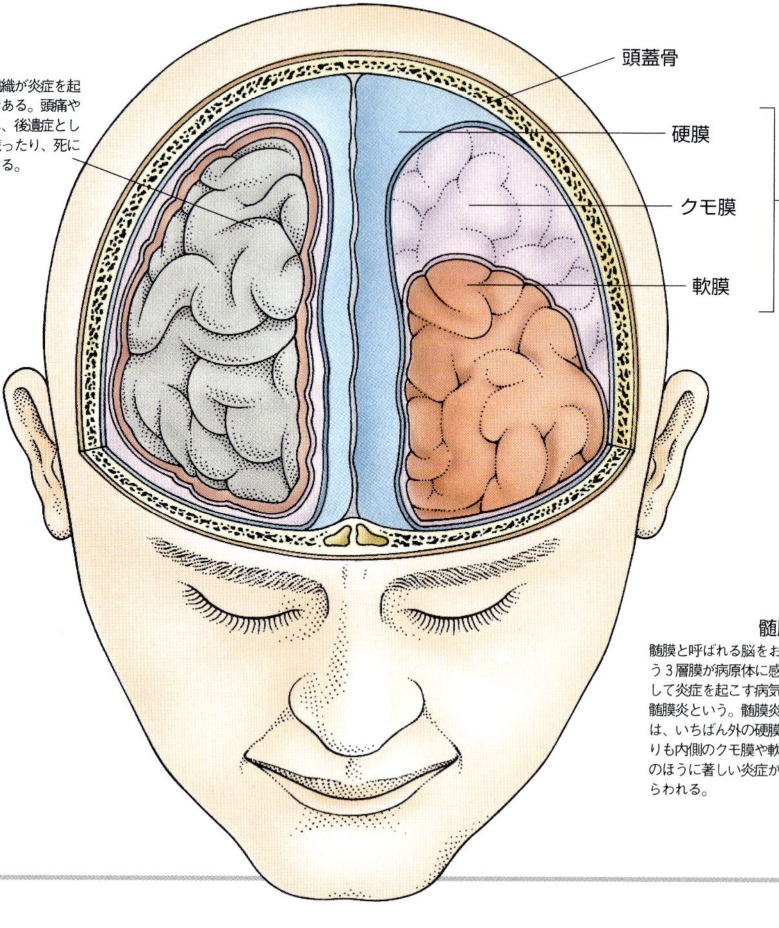

脳組織
脳炎は、脳の組織が炎症を起こす重い病気である。頭痛や高熱があらわれ、後遺症として精神障害が残ったり、死に至るおそれがある。

髄膜
髄膜と呼ばれる脳をおおう3層膜が病原体に感染して炎症を起こす病気を髄膜炎という。髄膜炎では、いちばん外の硬膜よりも内側のクモ膜や軟膜のほうに著しい炎症があらわれる。

髄膜炎

髄膜炎は、さまざまな細菌やウイルスが原因で起こる。髄膜炎の初期には、かぜに似た症状があらわれる。細菌が原因で起こる髄膜炎の場合は、死に至ることもある。髄膜炎菌が引き起こす髄膜炎の場合には、皮膚に赤い発疹が出るのが特徴。一方、ウイルス性髄膜炎は比較的軽い病気で、冬に流行する傾向がある。

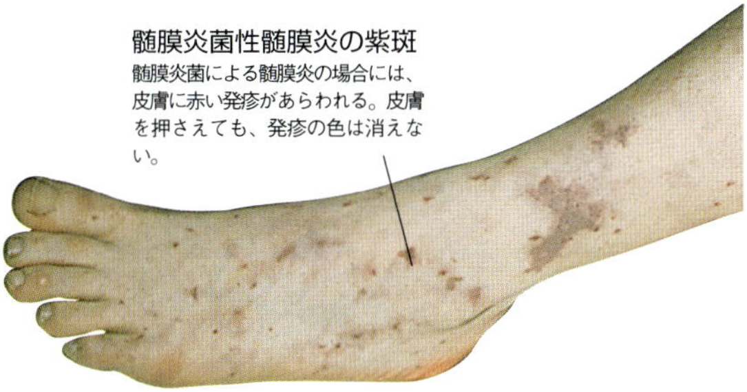

髄膜炎菌性髄膜炎の紫斑
髄膜炎菌による髄膜炎の場合には、皮膚に赤い発疹があらわれる。皮膚を押さえても、発疹の色は消えない。

脳膿瘍と脳腫瘍

脳膿瘍と脳腫瘍は、脳の表面にあらわれる場合と、脳の中にあらわれる場合がある。膿瘍とは、膿（うみ）がたまってできた腫れ物で、細菌感染が原因であることが多い。脳腫瘍は、脳の組織が異常に増殖してできたもので、悪性の場合もあれば良性の場合もある。膿瘍も腫瘍も、脳にできると頭蓋骨の中の圧力が上がり、頭痛や嘔吐、筋肉に力が入らないなどの症状があらわれる。

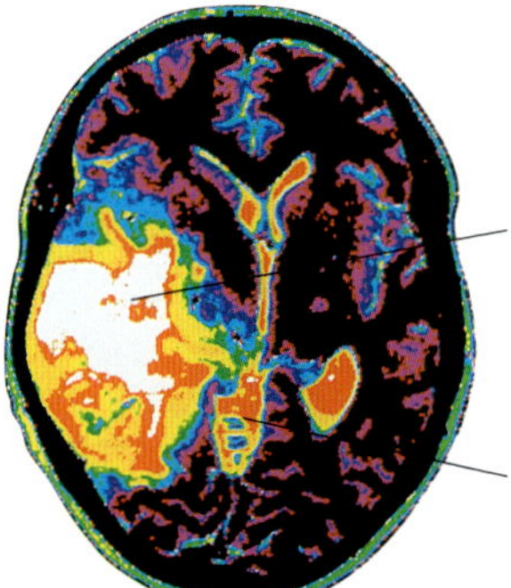
腫瘍
脳室

脳腫瘍
この大きな悪性腫瘍（がん）は、何年もかかってゆっくりと大きくなったもの。

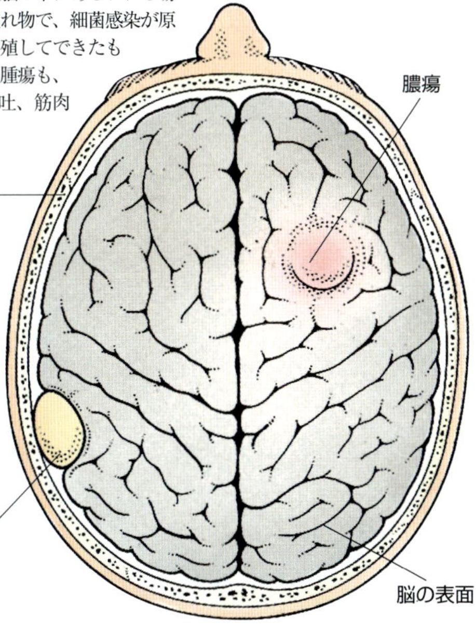
膿瘍
頭蓋骨
腫瘍
脳の表面

頭蓋内出血

頭を打ったときは、頭蓋骨の内側で出血が起こることがある。頭を打った直後は一時的に意識を失っただけで他に症状はない場合でも、数分から数時間後に脳の機能が低下することがある。このような頭蓋骨の骨折を伴わない頭のけがの場合には、頭蓋内出血（とうがいないしゅっけつ）に対処しなければ死に至ることがある。頭蓋骨の下に血液がたまると、眠けや頭痛、錯乱、人格の変化があらわれて、昏睡や死に至ることがある。

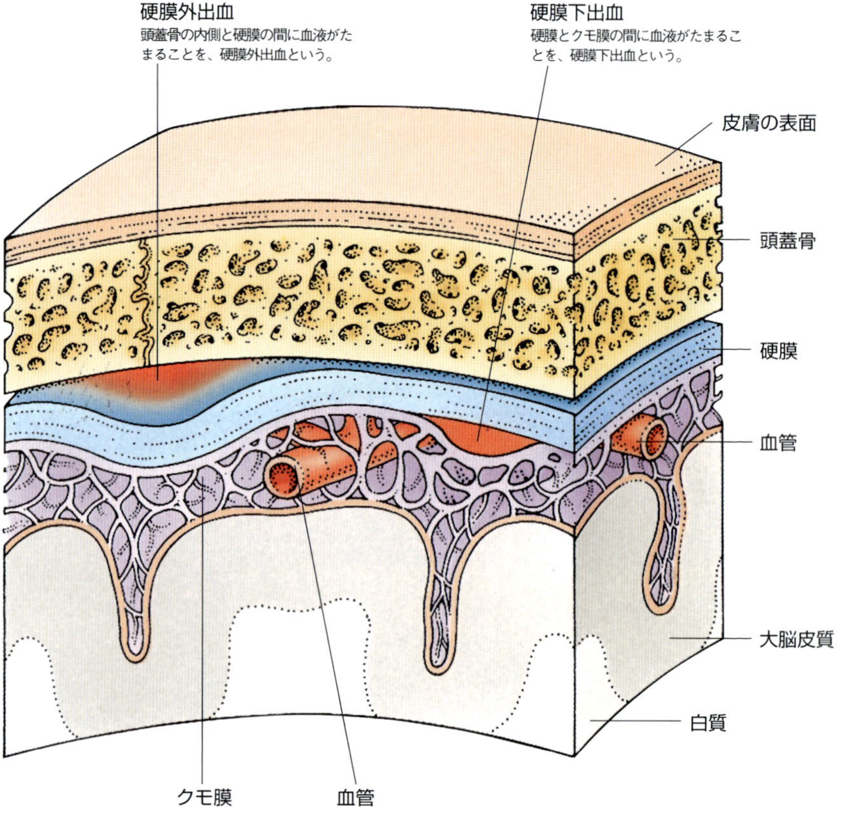
硬膜外出血
頭蓋骨の内側と硬膜の間に血液がたまることを、硬膜外出血という。
硬膜下出血
硬膜とクモ膜の間に血液がたまることを、硬膜下出血という。
皮膚の表面
頭蓋骨
硬膜
血管
大脳皮質
白質
クモ膜
血管

マヒ

運動をつかさどる脳や、脊髄の神経路がそこなわれると、体のさまざまな部分にマヒがあらわれることがある。呼吸などの自動的な機能を含めた筋肉の自発運動が低下するほか、感覚が失われることもある。ただし、意識や知的機能には影響がないことが多い。

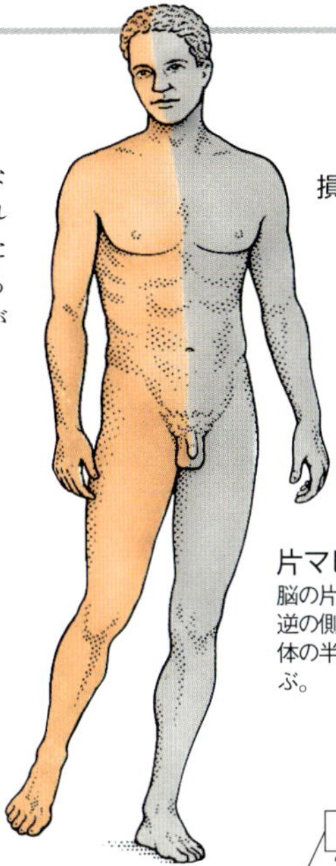

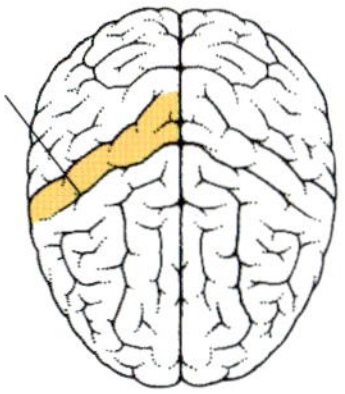
損傷した
運動野
脳

色による分類

- 影響のある部分
- 損傷した部分

片マヒ

脳の片側の運動野がそこなわれると、脳とは逆の側の体にマヒがあらわれることがある。体の半分だけにあらわれるマヒを片マヒと呼ぶ。

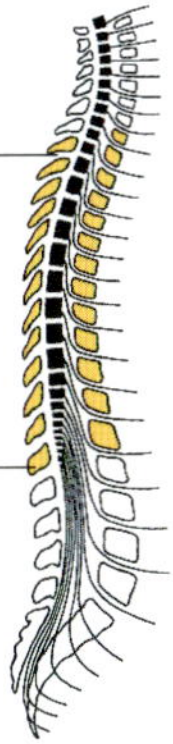
第一胸神経
(T1)
第一腰神経
(L1)

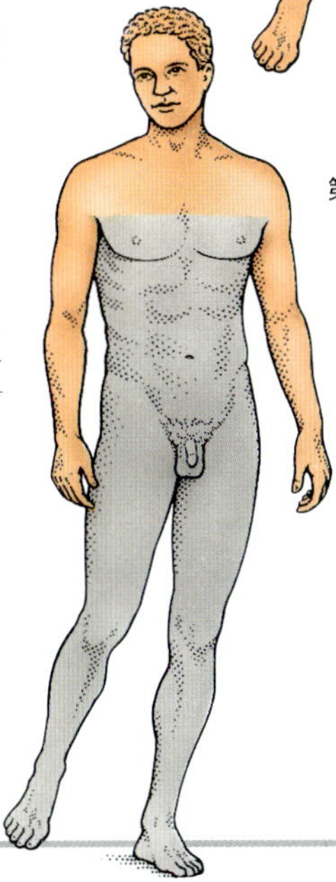

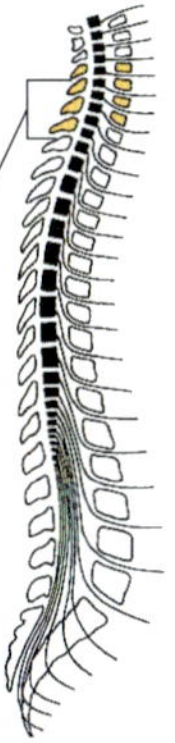
第四～第七頸神経
(C4～C7)

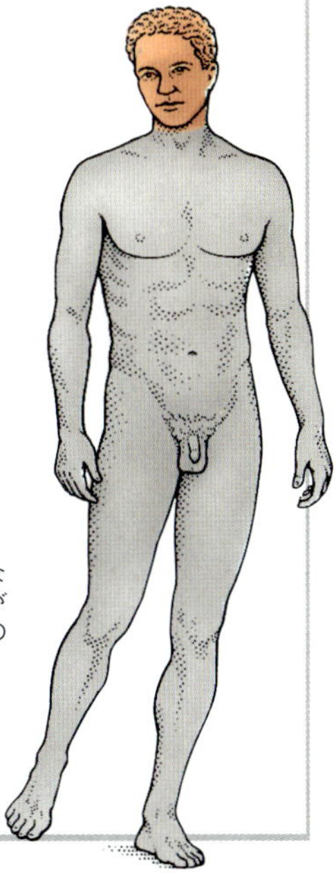

対マヒ

脊髄の中ほどから下の部分がそこなわれると、両脚と胴の部分がマヒする対マヒがあらわれる。排尿や排便の調節がむずかしくなることがある。

四肢マヒ

首の部分にある脊髄がそこなわれると、首から下のマヒがあらわれることがある。この種のマヒを四肢マヒという。

聴力障害

感音難聴と呼ばれる聴力障害は、内耳や聴神経路が破壊されて、耳と脳の間を通る神経インパルスがうまくつくられなかったり、神経インパルスの伝達が悪いときにあらわれる。感音難聴は、先天的な障害や薬の副作用が原因で起こるほか、大きな騒音に長時間さらされた場合にも起こることがある。高齢者の難聴は、老化によって耳の構造が劣化するために起こる感音難聴である。これに対して、外耳や中耳に障害物があって音波が伝わらないために起こる難聴は、伝音難聴と呼ばれる。伝音難聴は、中耳炎という、鼓膜の内側にねばねばした液がたまる病気が原因で起こることが多い。

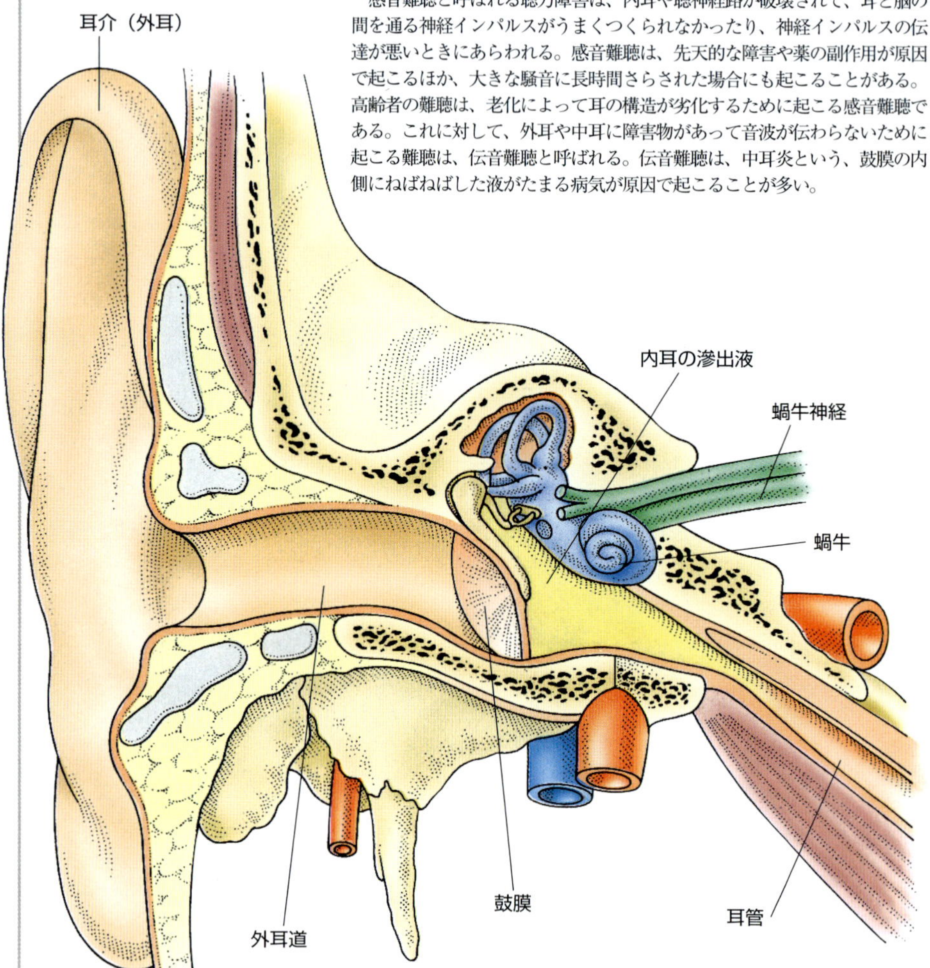

視力障害

眼の形が変わると、焦点がうまく合わせられなくなる。近視は、眼軸が長すぎるのが原因で、遠くの物を見ると網膜の手前で像が結ばれてしまう。遠視は、眼軸が短すぎるとあらわれるもので、近くの物を見ると網膜よりも奥で像が結ばれてしまう。

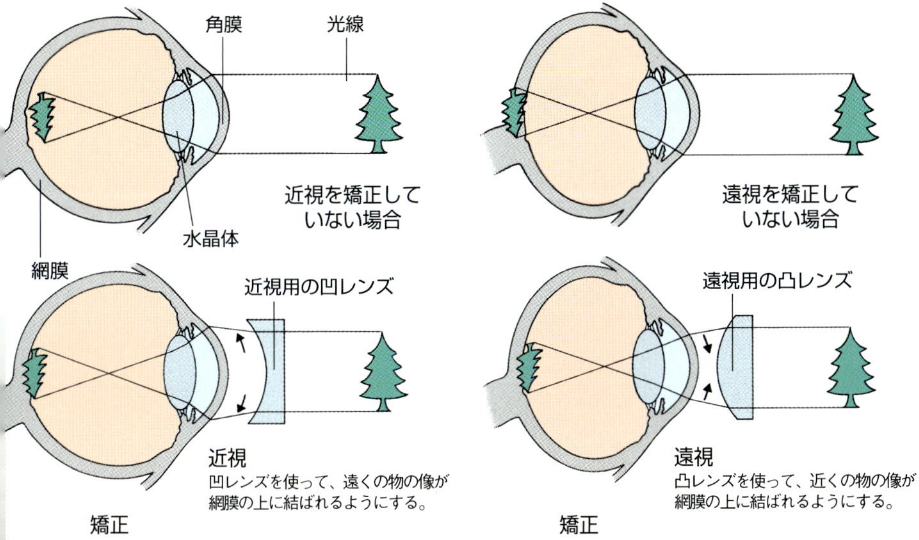
角膜
光線
近視を矯正していない場合
水晶体
網膜
遠視を矯正していない場合
近視用の凹レンズ
近視
凹レンズを使って、遠くの物の像が網膜の上に結ばれるようにする。
矯正
遠視用の凸レンズ
遠視
凸レンズを使って、近くの物の像が網膜の上に結ばれるようにする。
矯正

緑内障

角膜と水晶体に囲まれた眼房という空間には、房水が流れている。房水の流れが滞って眼房の中の液がふえてしまう病気を緑内障という。房水を排出する管（虹彩と角膜の境にある）が詰まって眼房液の流れがせき止められると、眼の内側の圧力が上がる。圧迫された視神経が損傷を受けると、失明してしまう。

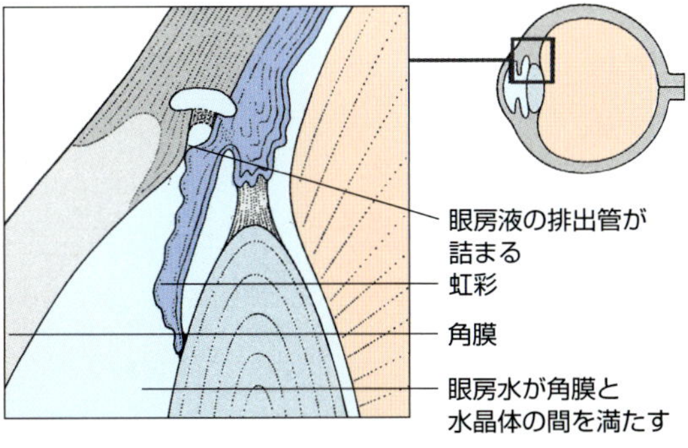
眼房液の排出管が詰まる
虹彩
角膜
眼房水が角膜と水晶体の間を満たす

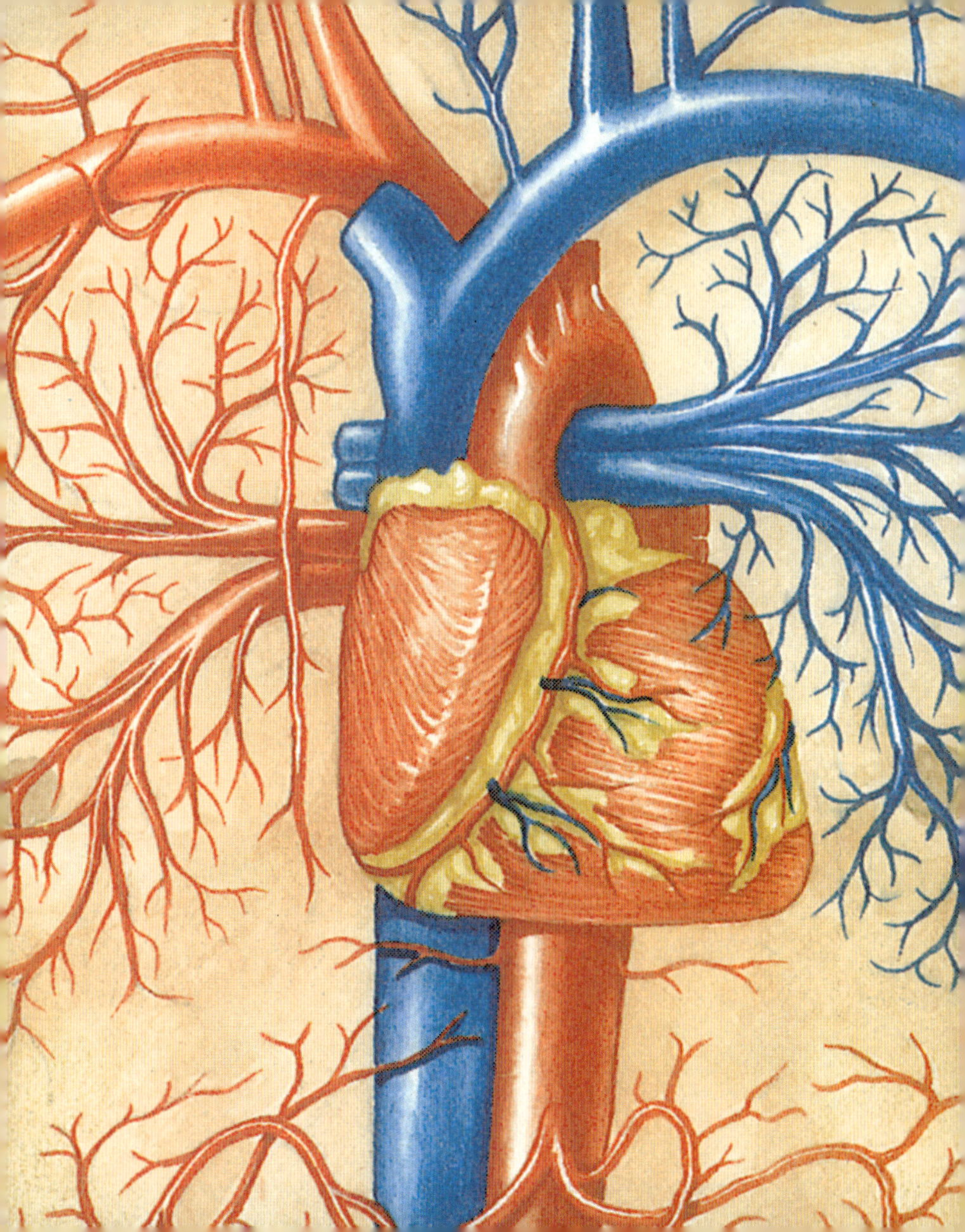

循環器の病気

先進国の人々の健康をそこなう原因のトップにくる病気が、心臓と血管系の病気である。よく起こる心臓病には、心臓の構造の異常や、酸素不足からくる心臓の損傷、心筋の障害、ウイルス感染症がある。心臓をとり巻く血管に血栓や脂肪沈着物が付着して血流を妨げたり、動脈がもろくなったり、心臓にある弁の調子が悪くなる病気もある。

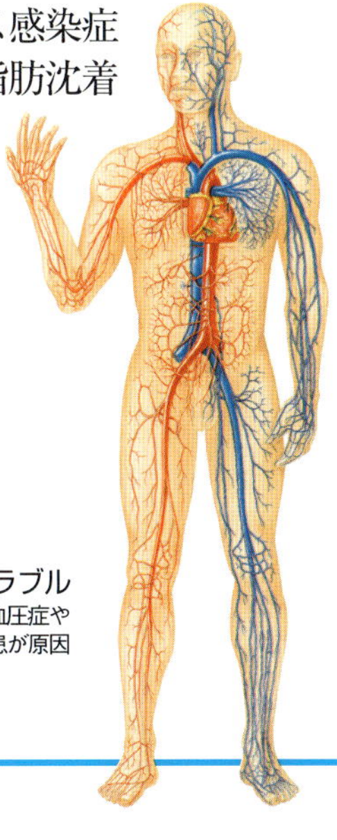

心臓のトラブル
心臓のトラブルは、高血圧症や先天異常、冠状動脈疾患が原因であることが多い。

アテローム性動脈硬化

動脈に脂肪がたまって内腔が狭くなる病気がアテローム性動脈硬化。心臓をとり巻いて栄養を送っている冠状動脈（冠動脈）に動脈硬化があらわれると、狭心症などの心臓病が起こる。血液中のコレステロールや中性脂肪がふえすぎると、それが動脈の壁に沈着して徐々に大きくなり、アテローム硬化または粥状（じゅくじょう）硬化と呼ばれる病変になる。

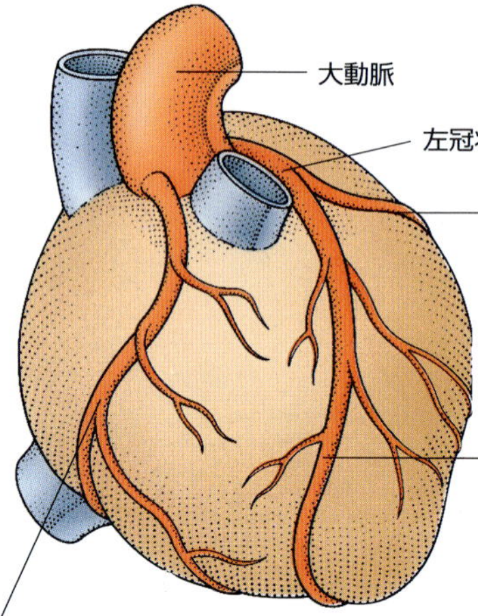
大動脈
左冠状動脈主幹部
左回旋枝
左前下行枝
右冠状動脈

動脈硬化があらわれる場所

アテロームは、心臓をとり巻く冠状動脈の主幹部にも、主幹部から分岐した細い血管にもあらわれることがあるが、特に分岐部などストレスがかかる場所にできやすい。

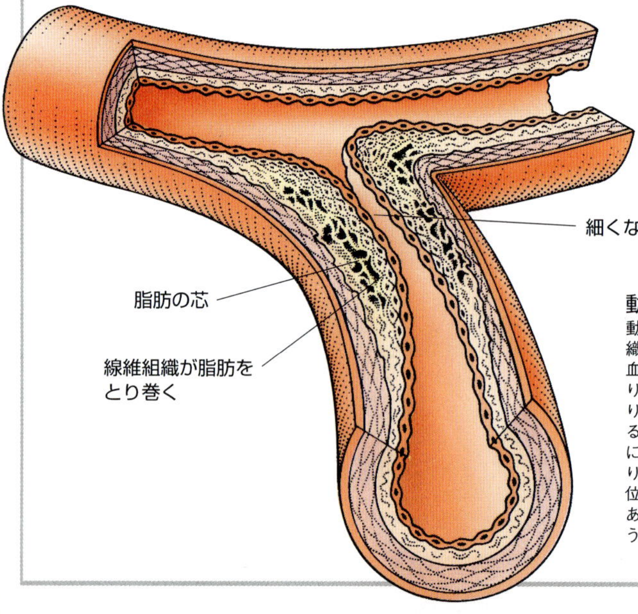
細くなった動脈
脂肪の芯
線維組織が脂肪をとり巻く

動脈硬化病巣

動脈硬化病巣は、中心部にある脂肪を線維組織がとり巻いた形になっている。細くなった血管を流れる血流が乱れて、病巣の表面が削りとられると、病巣の表面がざらざらになり、そこに血小板や血球がとりつきやすくなる。この部分に血栓ができると、血流が完全に止まってしまう。また、動脈硬化病巣にとりついた血栓がはがれて血流にのって他の部位に運ばれ、血管を詰まらせてしまうこともある。これを塞栓症（そくせんしょう）という。

狭心症

体を動かしたときなどに胸が痛くなる症状を狭心症という。この痛みは、心臓に十分な酸素が届いていないことを示す症状で、狭心症はアテローム性動脈硬化（346ページ参照）によって冠状動脈の通り道が狭くなったために起こることが多い。狭心症に特有の締めつけられるような胸の痛みは、心臓にたまった有害な老廃物が引き起こす。痛みは、胸骨の後ろ側から始まり、首や、あご、腕にまで広がる。

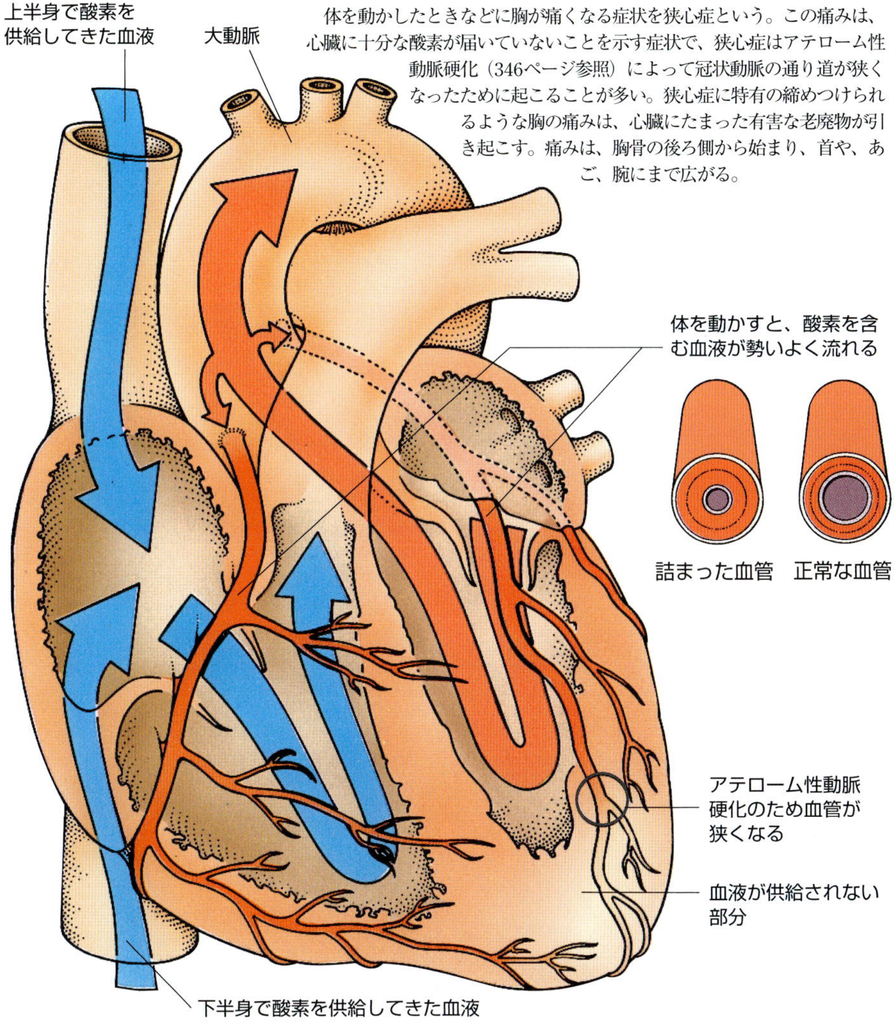
上半身で酸素を
供給してきた血液
大動脈
体を動かすと、酸素を含
む血液が勢いよく流れる
詰まった血管
正常な血管
アテローム性動脈
硬化のため血管が
狭くなる
血液が供給されない
部分
下半身で酸素を供給してきた血液

心筋梗塞

心筋梗塞は、心臓の筋肉（心筋）の一部が壊死（えし）してしまう病気で、冠状動脈が詰まってしまい、心筋に血液が送り届けられなくなったときに起こる。心筋梗塞になると、はげしい胸痛が起こる。この痛みは狭心症の発作と違って安静にしてもおさまることはなく、発汗や悪心（おしん）、息切れがあらわれる。心筋梗塞から心停止（心臓が鼓動を止めてしまうこと）に進むと、死に至ることがある。

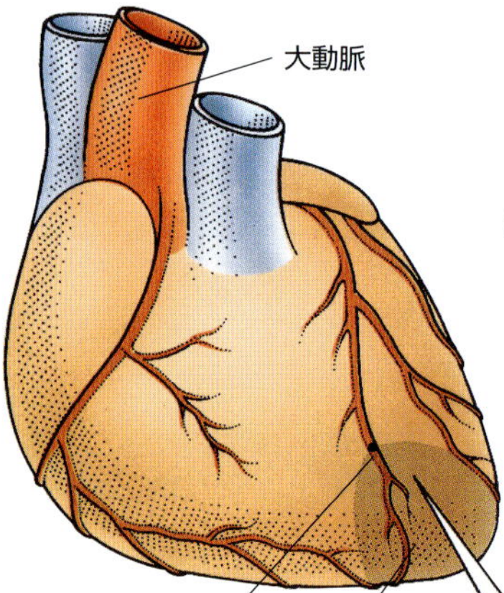
大動脈
詰まった冠状動脈
壊死した心筋

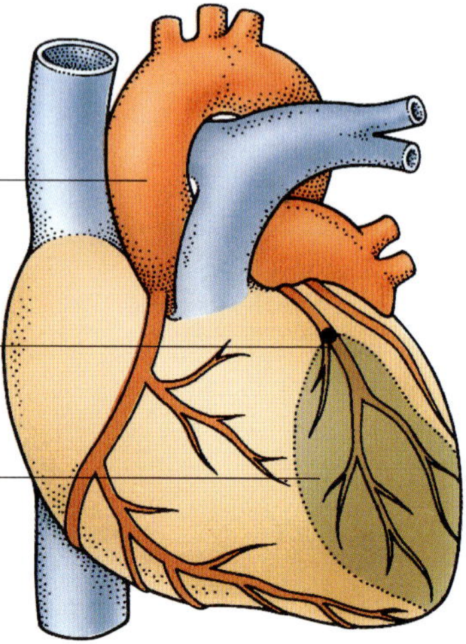
大動脈
詰まった冠状動脈
壊死した心筋

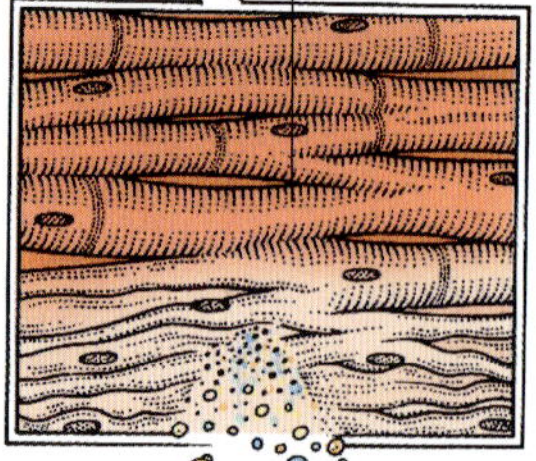
心筋線維

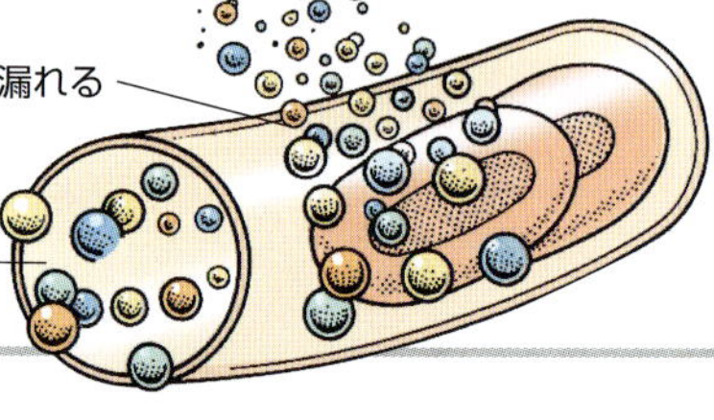
酵素が漏れる
毛細血管

血流の遮断

冠状動脈が詰まってしまうと、その冠状動脈が血液を送り届けていた部分の心筋が壊死を起こす。心筋梗塞の重症度は、血流が遮断される位置や、影響を受ける組織の活動度によって異なる。

酵素が逸脱する

心筋梗塞によって組織が傷つけられると、心筋線維の中にあった酵素が外に漏れる。このため、血液中に漏れた心筋酵素（心筋逸脱酵素という）の量を測定すると、心筋梗塞の程度がわかる。

不整脈

不整脈とは、心臓が拍動するリズムに異常が出て、心拍数が上がりすぎたり下がりすぎたりする状態をいう。不整脈は、冠状動脈の血流が遮断されたときにあらわれることが多い。不整脈には、下の図にあるようにさまざまなタイプがある。不整脈は、1分あたりの拍動数や、リズムの種類、拍動の異常の原因となる場所をもとに分類する。

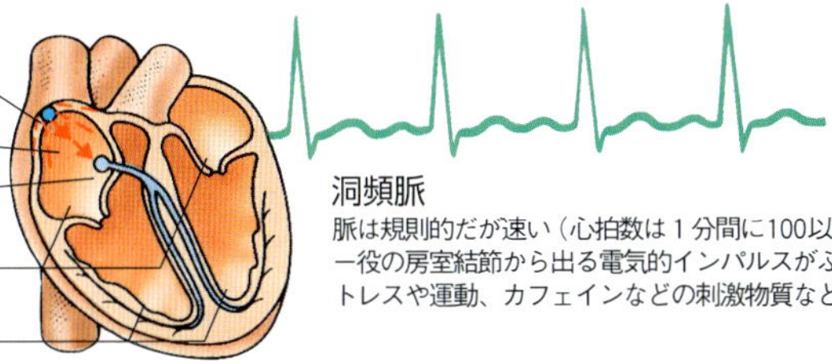
洞房結節
電気的インパルスがふえる
房室結節
心房
心室

洞頻脈
脈は規則的だが速い（心拍数は1分間に100以上）。ペースメーカー役の房室結節から出る電気的インパルスがふえるのが原因。ストレスや運動、カフェインなどの刺激物質などであらわれる。

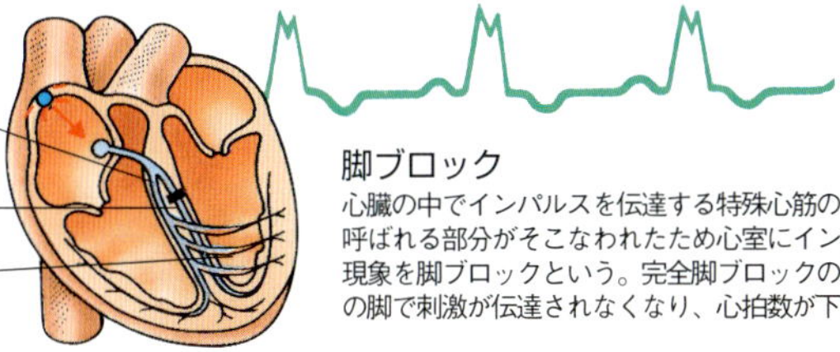
インパルスを伝える線維（特殊心筋）
左心室へのインパルスが遮断される
正常な脚からインパルスの一部が届く

脚ブロック
心臓の中でインパルスを伝達する特殊心筋のうち、脚（きゃく）と呼ばれる部分がそこなわれたため心室にインパルスが伝わらない現象を脚ブロックという。完全脚ブロックの状態では、左右2本の脚で刺激が伝達されなくなり、心拍数が下がる。

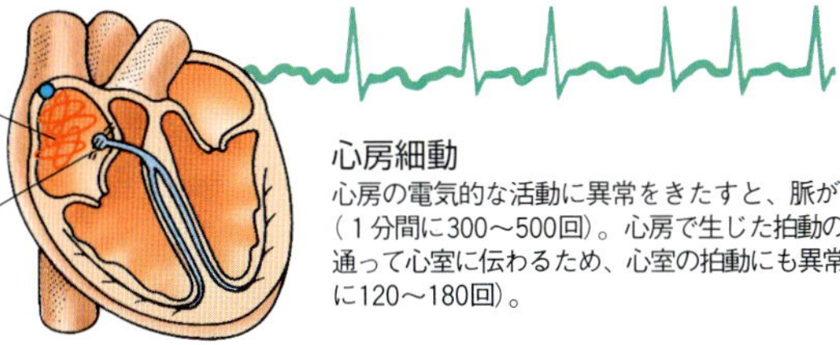
心房の拍動が不規則になる
房室結節の伝導が不規則になる

心房細動
心房の電気的な活動に異常をきたすと、脈が不規則で速くなる（1分間に300〜500回）。心房で生じた拍動の一部が房室結節を通って心室に伝わるため、心室の拍動にも異常をきたす（1分間に120〜180回）。

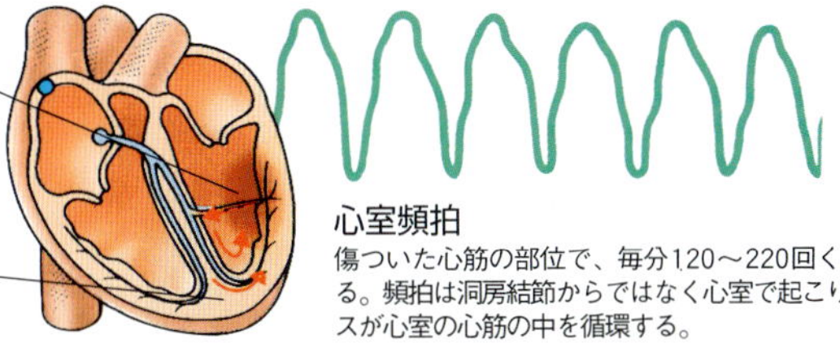
傷ついた心筋
傷ついた心筋の部位では刺激の伝導がおそくなるため、インパルスが循環するようになる

心室頻拍
傷ついた心筋の部位で、毎分120〜220回くらいの頻拍が起こる。頻拍は洞房結節からではなく心室で起こり、異常なインパルスが心室の心筋の中を循環する。

心臓弁の障害

心臓が血液をきちんと送り出すには、心臓にある4個の弁がすべて正しく動いていなければならない。心臓弁膜症は、この心臓弁に障害があらわれる病気で、狭窄と閉鎖不全の2種類がある。狭窄症は、弁の口が小さくなる病気で、先天性の場合もあれば、病気や老化で起こることもある。一方の閉鎖不全症は、弁が正しく閉じずに血液が逆流する病気で、冠状動脈疾患などが原因で起こる。

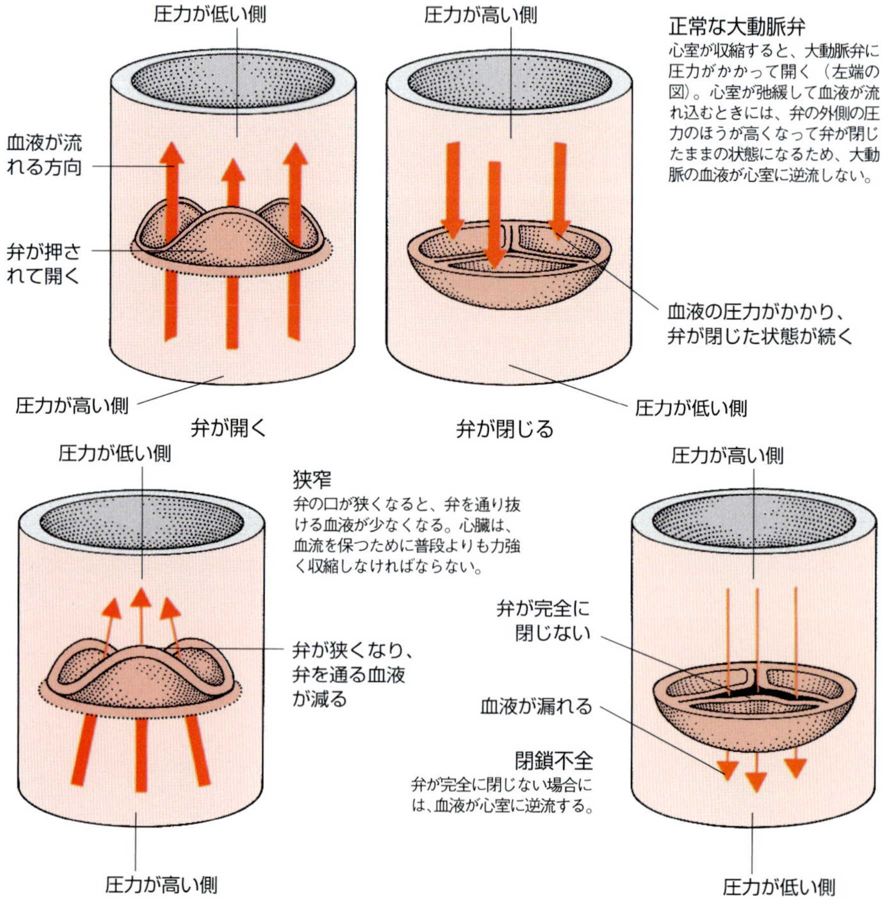
圧力が低い側
血液が流れる方向
弁が押されて開く
圧力が高い側
弁が開く
圧力が高い側
血液の圧力がかかり、弁が閉じた状態が続く
圧力が低い側
弁が閉じる
圧力が低い側
弁が狭くなり、弁を通る血液が減る
圧力が高い側
圧力が高い側
弁が完全に閉じない
血液が漏れる
圧力が低い側

正常な大動脈弁

心室が収縮すると、大動脈弁に圧力がかかって開く（左端の図）。心室が弛緩して血液が流れ込むときには、弁の外側の圧力のほうが高くなって弁が閉じたままの状態になるため、大動脈の血液が心室に逆流しない。

狭窄

弁の口が狭くなると、弁を通り抜ける血液が少なくなる。心臓は、血流を保つために普段よりも力強く収縮しなければならない。

閉鎖不全

弁が完全に閉じない場合には、血液が心室に逆流する。

心雑音

正常な場合には、心臓の中を血液が通る音は聞こえないが、心臓の構造に異常がある場合には血流が乱れて雑音が生じる。弁が狭窄を起こしている場合には、弁に押し寄せた血液が勢いよく弁を通り抜けるために雑音が出る。また、弁の閉鎖不全がある場合には、弁から逆流した血液が弁に向かって流れてくる血液と衝突するため、雑音が出る。

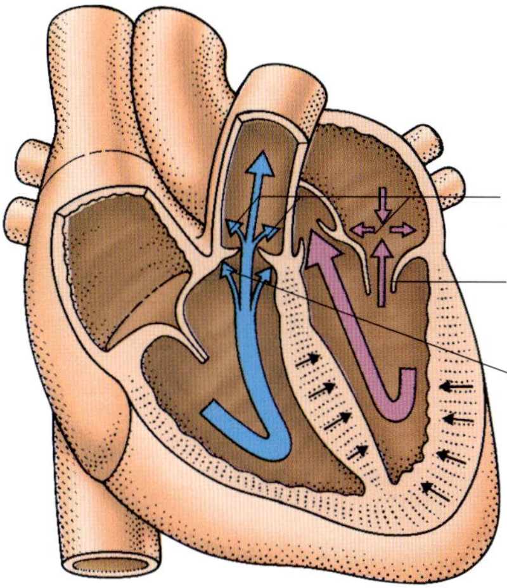
血流が乱れる場所
僧帽弁閉鎖不全
肺動脈弁狭窄

人工弁

弁がそこなわれてしまい、手術でも修復できない場合には、心臓に人工弁をとりつけることがある。人工弁は金属やプラスチック製で、ボール弁式と円板弁式の２種類がある。どちらの人工弁も高性能で耐久性があるが、血栓を引き起こす傾向があるため、血栓を防止する薬を飲み続けなければならない。動物やヒトの組織でできた生体弁も使われている。生体弁の耐久性は低いが、血栓を引き起こさない。

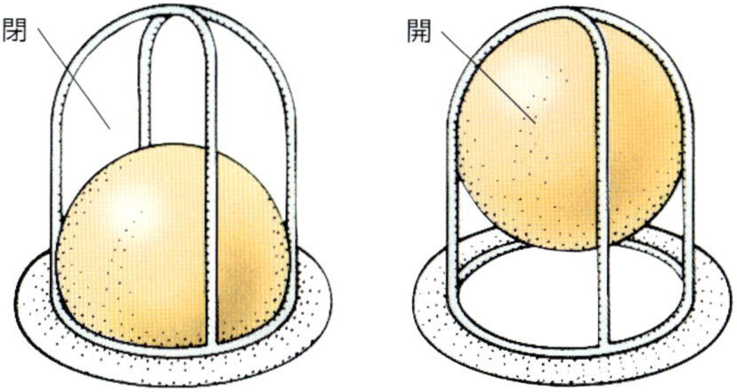
閉
開

ボール弁

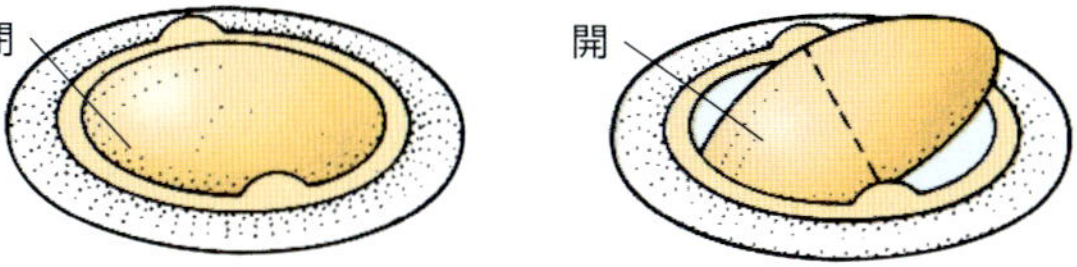
閉
開

傾斜円板弁

先天性心疾患

胎児のときに心臓が正常に発達しなかったために、先天性心疾患（生まれつき心臓に異常がある病気）が起こる人がいる。原因はあまりよくわかっていないが、妊婦が妊娠初期に風疹などのウイルス感染症にかかった場合や、妊婦が糖尿病で血糖が十分にコントロールされていなかった場合には、胎児の心臓が異常をきたす危険性がある。ダウン症候群（染色体に異常があらわれる病気の一種）の患者の一部には、先天性心疾患がみられる。先天性心疾患の大部分は、心臓の１カ所が異常をきたしたもので、複数の異常があらわれる先天性心疾患は、ごくまれである。

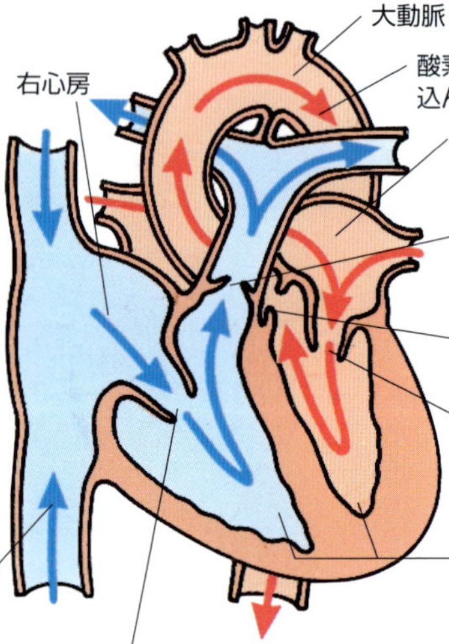

正常な心臓
大部分の人は、正常な心臓を持って生まれてくる。先天性心疾患は、140人に１人の割合であらわれる。

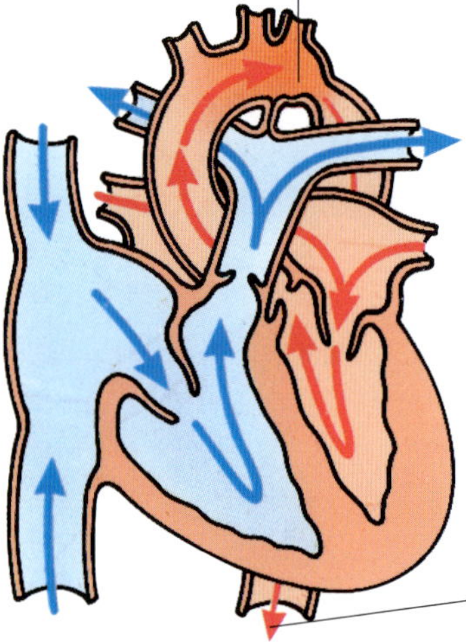

大動脈縮窄症
大動脈の一部が狭くなって、下半身への血流が不足する病気。この病気のある新生児の皮膚の色は悪く、呼吸や哺乳がうまく行えない。手術が必要になることが多い。

心房中隔欠損

左右の心房を分ける壁（心房中隔）に孔があると、肺に流れる血液がふえすぎてしまう。この心房中隔欠損と呼ばれる病気は、ダウン症候群の子どもにみられることが多い。大きくなって問題が起こらないよう手術をする必要がある。

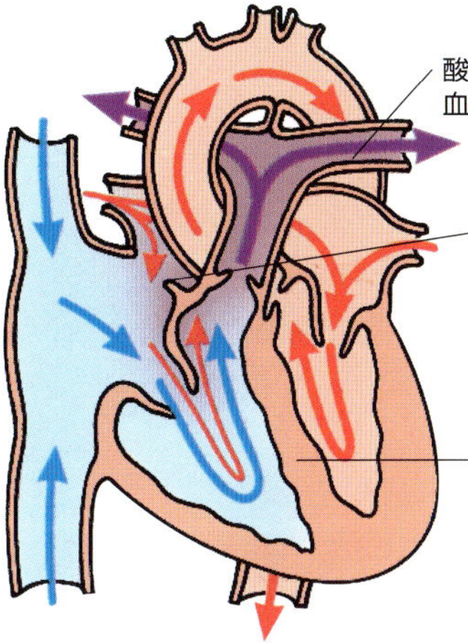
酸素の多い血液と少ない
血液がまざる
心房中隔欠損
中隔

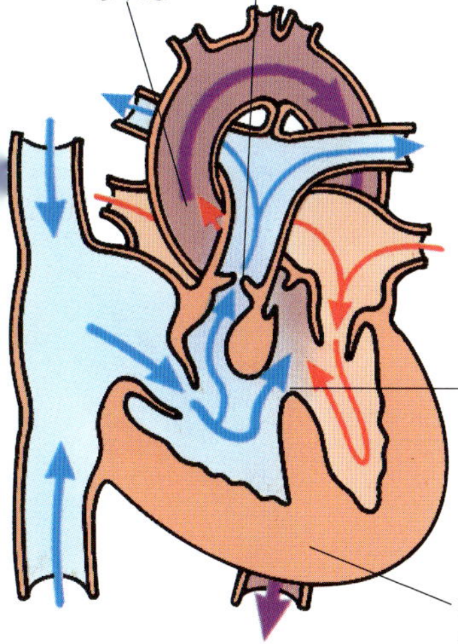
大動脈の位置が
ずれる
肺動脈弁が狭い
心室中隔に
孔がある
右心室の
壁が厚い

心室中隔欠損

左右の心室を分ける壁（心室中隔）に孔があると、左心室の血液が右心室に入り、肺に流れる血液がふえすぎてしまう。孔が小さい場合には、成長するにつれて閉じることが多いが、孔が大きい場合には手術が必要になる。

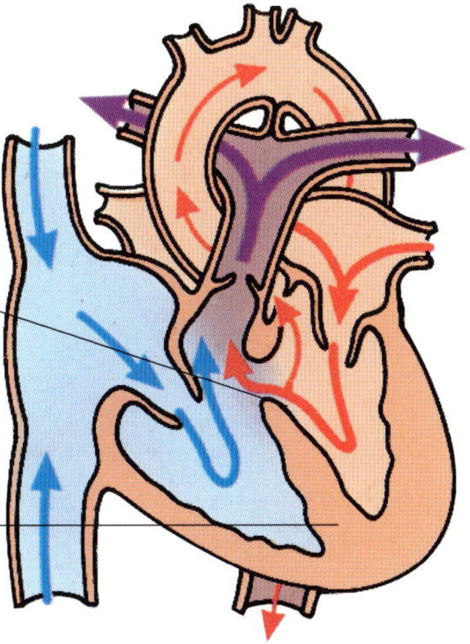
心室中隔欠損
中隔

ファロー四徴症

心室中隔欠損、右心室肥大（右心室の壁が普通より厚い）、大動脈騎乗（大動脈が出る部分がずれている）、肺動脈弁狭窄の４つが同時にあらわれた先天異常をファロー四徴症という。この病気のある新生児は、チアノーゼを起こしたり、呼吸困難に陥るので、手術を行う必要がある。

心筋疾患

心筋の病気で多いのは、心筋が炎症を起こす心筋炎と、炎症を伴わない心筋症である。心筋炎は、ウイルス感染が原因で起こることが多いが、リウマチ熱やX線、薬が原因で起こることもある。心筋症は遺伝子の障害や、ビタミン・ミネラルの不足、アルコールのとりすぎなどが原因で起こる。下に3種類の心筋症を示す。

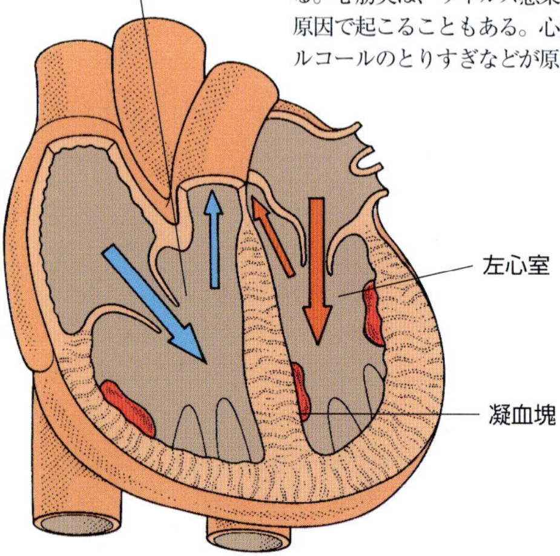
右心室
左心室
凝血塊

拡張型心筋症

心臓の内腔が大きくなって、心臓の収縮力が落ちる。このため心臓が収縮するたびに送り出される血液の量が減り、全身の組織に十分な酸素を送り込めないようになる。心臓の内壁に凝血塊ができることが多い。

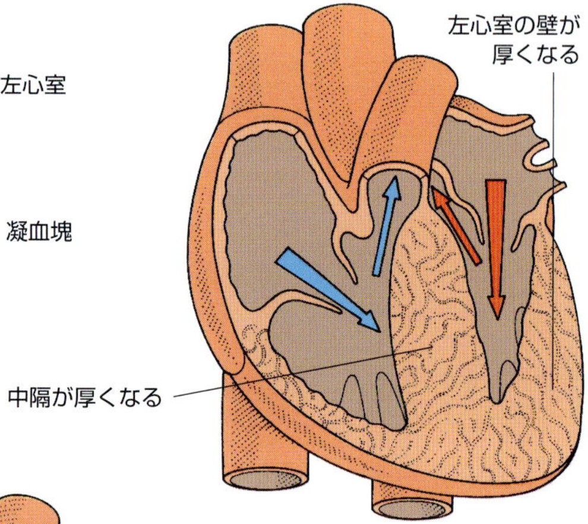
左心室の壁が厚くなる
中隔が厚くなる

肥大型心筋症

心筋線維が肥大して、心臓の壁が分厚くなる病気。遺伝が関係することが多いが、原因はわかっていない。心筋の肥大は左心室と中隔で特に著しく、十分な血液が心室に入らなくなってしまう。

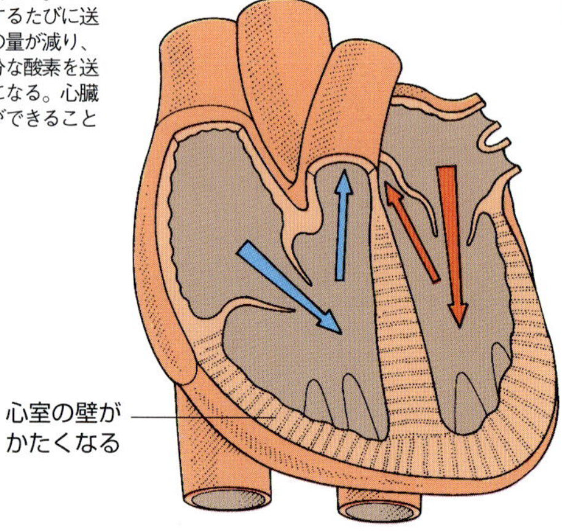
心室の壁がかたくなる

拘束型心筋症

心臓の線維化（線維組織が多量にできてかたくなること）や、鉄やタンパク質の沈着が原因で起こる病気。心室の壁がかたくなるため、心室の中に十分な量の血液が流れ込まなくなる。

心膜炎

心臓を包んでいる袋状の膜（心膜）が炎症を起こす病気を心膜炎という。心膜炎は、ウイルス感染で起こるほか、心筋梗塞に続いて起こることがある。また、リウマチ熱などの細菌感染や、がん、自己免疫疾患、腎不全、心膜にまで届く傷が原因になることもある。胸の痛みや発熱などの症状があらわれる。

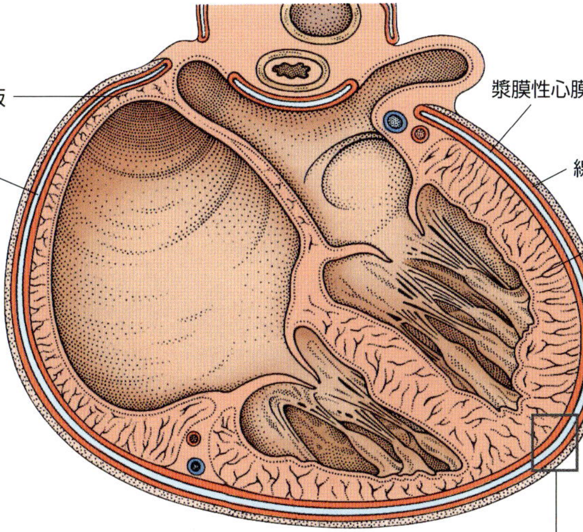
漿膜性心膜の臓側板
心膜液の層
漿膜性心膜の壁側板
線維性心膜
心筋

心膜の構造

心膜は２層ある。外側の層はかたく弾力性のない膜で、線維性心膜と呼ばれる。内側にあるのは漿膜性心膜と呼ばれるもので、２枚の心膜の間は潤滑液（心膜液）が詰まった構造になっている。

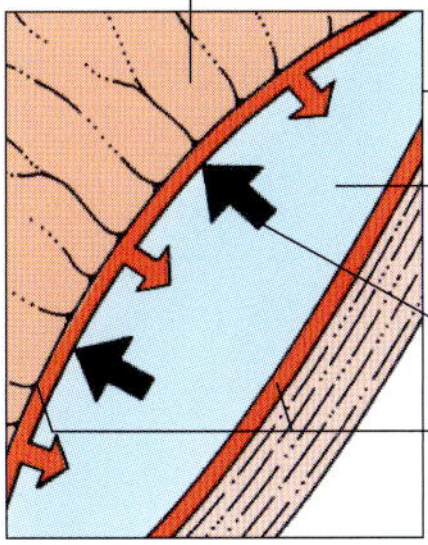
心筋
心膜液
圧力
漿膜性心膜の層

心膜液貯留

漿膜性心膜が炎症を起こすと、心膜液がふえすぎて、心臓を圧迫したり、心臓の拍動を妨げたりする。

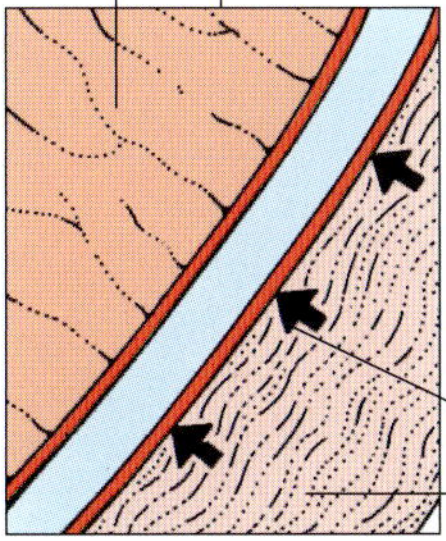
心筋
圧力
線維性心膜が厚くなる

収縮性心膜炎

心膜の炎症が線維化（線維組織がふえてかたくなること）を引き起こし、心膜が厚くなって縮むことがある。心筋は締めつけられ、心臓が拡張期に入っても十分な血液が心臓に入らないようになる。

心不全

心不全とは、心臓が肺や全身の組織に向けて十分な血液を送ることができなくなる病気で、心臓の鼓動が止まってしまう病気のことではない。心不全の症状は、問題が起こっている場所によって異なるが、せきや疲れ、浮腫（組織に水がたまること）、息切れなどが起こる。

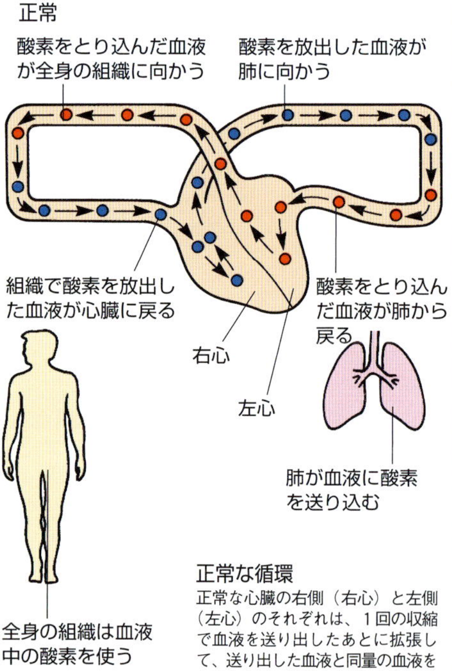
正常
酸素をとり込んだ血液が全身の組織に向かう
酸素を放出した血液が肺に向かう
組織で酸素を放出した血液が心臓に戻る
酸素をとり込んだ血液が肺から戻る
右心
左心
肺が血液に酸素を送り込む
全身の組織は血液中の酸素を使う

正常な循環

正常な心臓の右側（右心）と左側（左心）のそれぞれは、１回の収縮で血液を送り出したあとに拡張して、送り出した血液と同量の血液をとり入れる。循環する血液に滞りはない。

右心不全

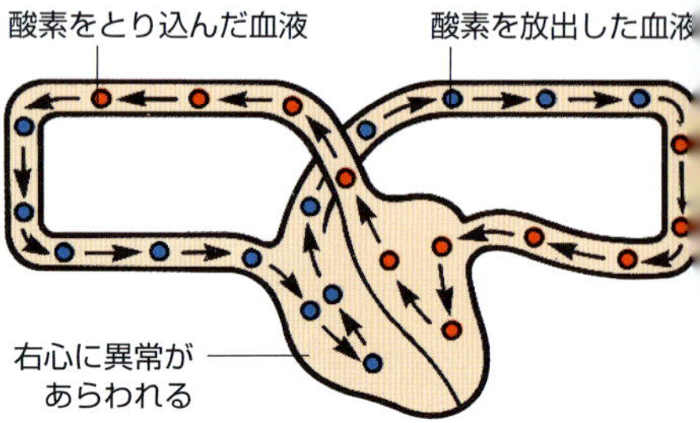
酸素をとり込んだ血液
酸素を放出した血液
右心に異常があらわれる

1．右心不全が起こる

心臓の弁に異常をきたしたり、呼吸障害によって右心に異常をきたすと、右心が血液を送り出す力が弱り、静脈にのって戻ってきた血液をきちんと肺に送り出せなくなる。

左心不全

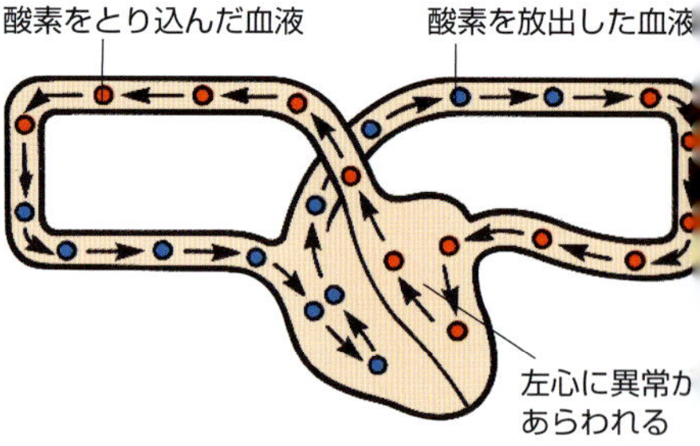
酸素をとり込んだ血液
酸素を放出した血液
左心に異常があらわれる

1．左心不全が起こる

心臓の左側（左心）の収縮力が落ちると、肺から肺静脈を通って心臓に戻ってきた血液を十分に送り出せなくなる。左心の異常は、心臓の構造上の異常や、不整脈などが原因で起こる。

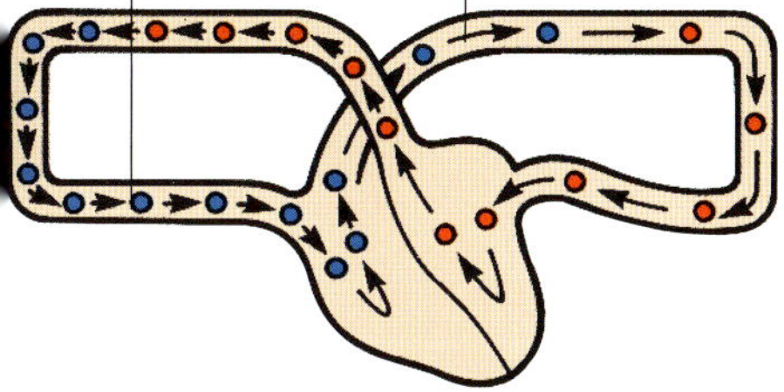

2. 静脈にうっ血があらわれる

血液は右心にたまり始める。静脈は、心臓に血液を戻そうとする
が十分に戻らないので、うっ血が起こる。

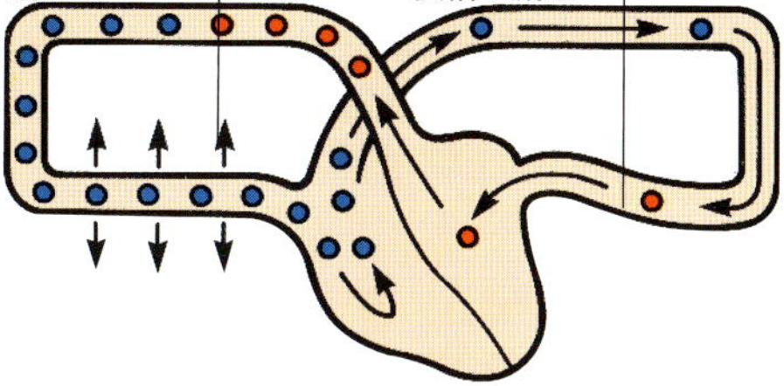

3. 毛細血管から体液が漏れる

うっ血が進むと、静脈の圧力が上がって、毛細血管から組織に体液が漏れる。足首の組織や、ときには腰の組織が浮腫を起こす。

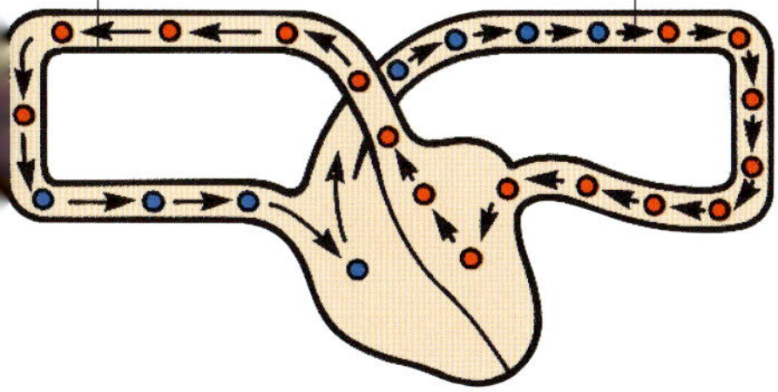

2. 肺にうっ血があらわれる

心臓に戻れない血液が肺静脈で停滞するため、肺に血液がたまる。

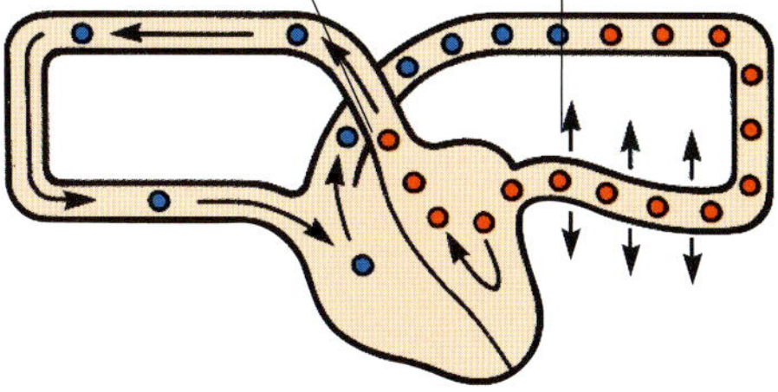

3. 肺水腫があらわれる

肺では血液がたまって圧力が上がり、肺の組織に水分が漏れ出す。そのために、肺は血液に十分な酸素を送り込むことができなくなり、せきや息切れ、疲れが出るようになる。

血栓症

動脈または静脈で血液が正常に流れなくなると、血液のかたまり（血栓）ができる。血管に血栓が詰まった状態を血栓症といい、血栓症は、動脈に脂肪沈着物（プラーク）がとりついて動脈硬化を起こしている部分に起こりやすい。心臓の筋肉に血液を送り届ける冠状動脈に血栓が詰まった場合には、生命が脅かされるおそれがある。脳卒中の原因は、脳に血液を送る動脈に詰まった血栓であることが多い（334ページを参照）。

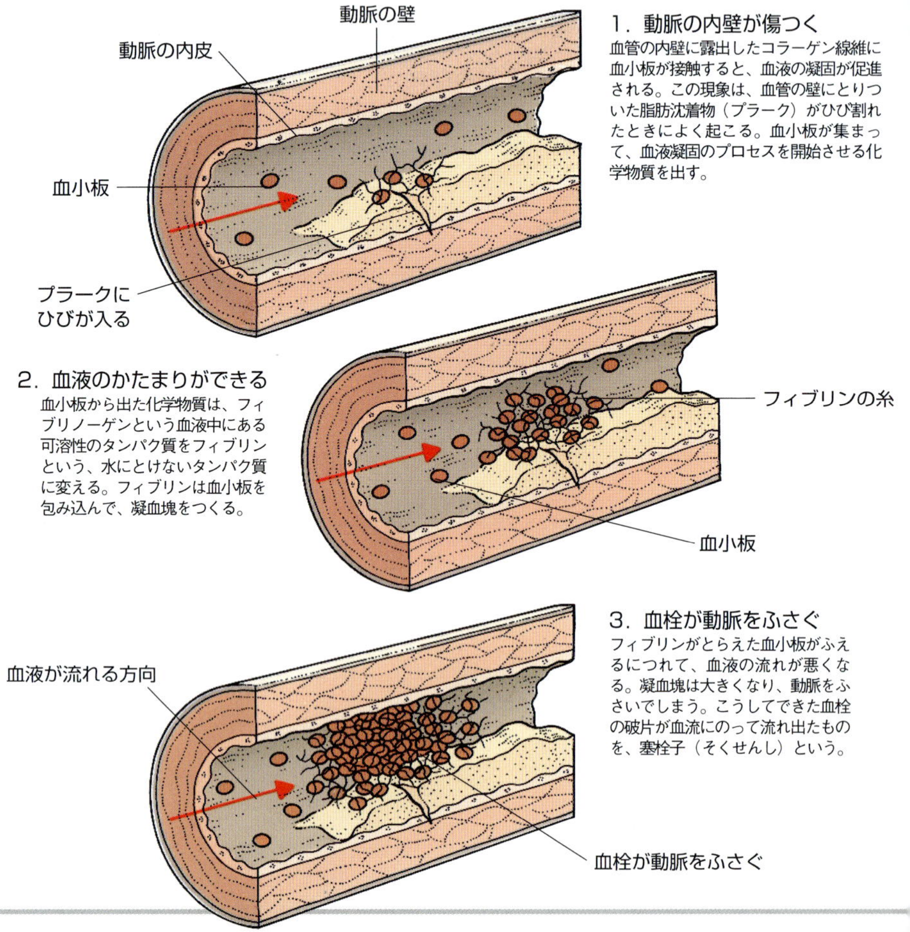
動脈の壁
動脈の内皮
血小板
プラークにひびが入る
フィブリンの糸
血小板
血液が流れる方向
血栓が動脈をふさぐ

1. 動脈の内壁が傷つく

血管の内壁に露出したコラーゲン線維に血小板が接触すると、血液の凝固が促進される。この現象は、血管の壁にとりついた脂肪沈着物（プラーク）がひび割れたときによく起こる。血小板が集まって、血液凝固のプロセスを開始させる化学物質を出す。

2. 血液のかたまりができる

血小板から出た化学物質は、フィブリノーゲンという血液中にある可溶性のタンパク質をフィブリンという、水にとけないタンパク質に変える。フィブリンは血小板を包み込んで、凝血塊をつくる。

3. 血栓が動脈をふさぐ

フィブリンがとらえた血小板がふえるにつれて、血液の流れが悪くなる。凝血塊は大きくなり、動脈をふさいでしまう。こうしてできた血栓の破片が血流にのって流れ出たものを、塞栓子（そくせんし）という。

塞栓症

何かのかたまりが血流にのって移動して、血管をふさいでしまうことを塞栓症（そくせんしょう）と呼ぶ。血管をふさぐ物質（塞栓子と呼ぶ）は、他の場所でできた血栓のかけらや、凝血塊のかけらを芯にしてできた固形物、動脈硬化の病巣からはがれた破片、コレステロール、気泡、折れた骨の骨髄から出た脂肪など、さまざまであり、ときには腫瘍細胞、巨細胞を巻き込んで大きくなるものもある。肺動脈（静脈）に塞栓が起こると（肺塞栓）、死に至ることがある。

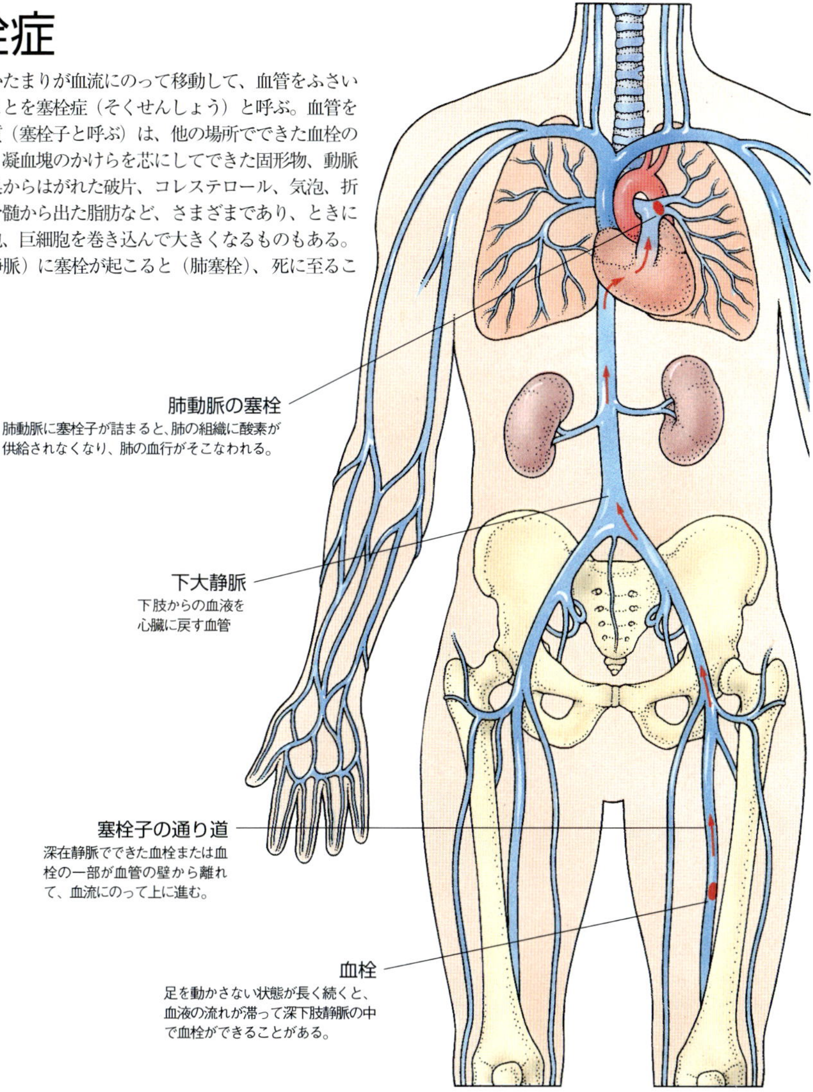
肺動脈の塞栓
肺動脈に塞栓子が詰まると、肺の組織に酸素が供給されなくなり、肺の血行がそこなわれる。
下大静脈
下肢からの血液を心臓に戻す血管
塞栓子の通り道
深在静脈でできた血栓または血栓の一部が血管の壁から離れて、血流にのって上に進む。
血栓
足を動かさない状態が長く続くと、血液の流れが滞って深下肢静脈の中で血栓ができることがある。

動脈瘤

動脈壁の弱い部分が大きくふくらむことを、動脈瘤という。病気やけがが原因になるほか、生まれつき持っている先天的な異常が動脈瘤を引き起こすこともある。動脈瘤は体のどの部分でも起こる可能性があるが、大動脈（心臓から出ている太い血管）に起こる動脈瘤が最も多い。腹部大動脈の腎臓からすぐ下のところに動脈瘤があらわれることも多い。

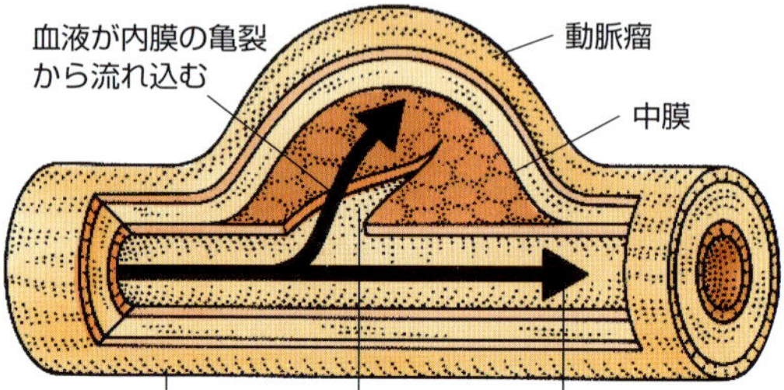
血液が内膜の亀裂
から流れ込む
動脈瘤
中膜
動脈の外膜
亀裂
正常な血流
の方向

解離性動脈瘤

動脈の内膜に亀裂ができ、亀裂から外に出た血液が中膜の中に入るため、動脈がふくれあがり、壁は薄く、破裂しやすくなる。

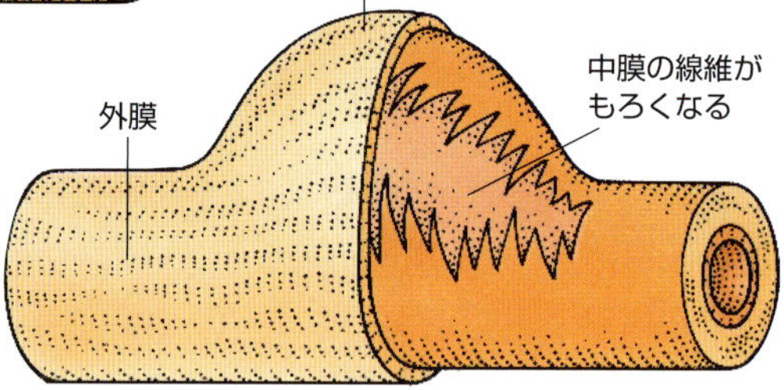
動脈瘤
中膜の線維が
もろくなる
外膜

真性動脈瘤

動脈の内壁をつくる筋線維がもろくなった部分にあらわれる動脈瘤。血液が病巣を通過するときには病巣がふくらみ、破裂することもある。

静脈瘤

下肢の深いところにある静脈の弁がそこなわれると、血液が逆流して、皮膚の近くにある静脈に流れ込み、血管がふくらむことがある。このふくらんで曲がりくねった部分は、静脈瘤と呼ばれる。静脈瘤は、ふくらはぎの後ろや横にあらわれることが多く、痛みを伴う。重度の静脈瘤の場合には、病巣をおおう皮膚が薄くなって乾燥し、変色したうえ、潰瘍を起こすこともある。

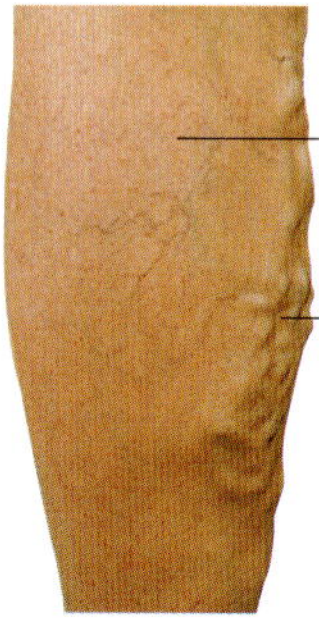
ふくらはぎ
静脈瘤

高血圧症

血圧が異常に高い状態が続く病気を高血圧症という。血圧が高いだけで症状が出ないこともあるが、脳卒中や心臓発作をはじめとする循環器疾患にかかる危険性が高くなる。血圧は、mmHgの単位であらわす。青少年の正常血圧は、約110／75 mmHg。斜線の前にある数値は収縮期（心室が収縮している時期）の血圧で、斜線の後ろの数値は拡張期（心室が拡張している時期）の血圧をあらわす。

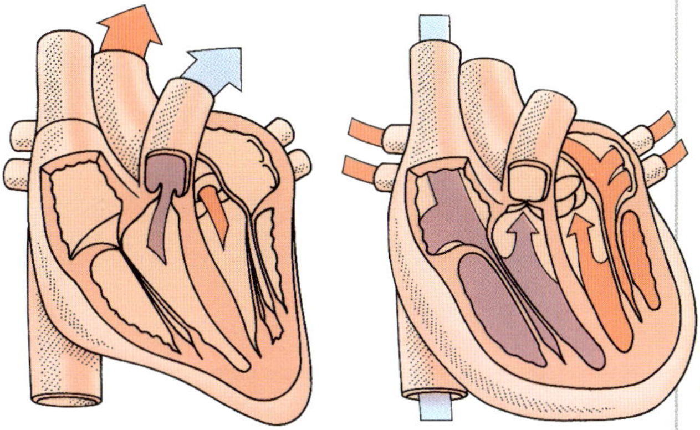

収縮期：心室が収縮して血液が送り出される

拡張期：心室が弛緩して、血液が流れ込む

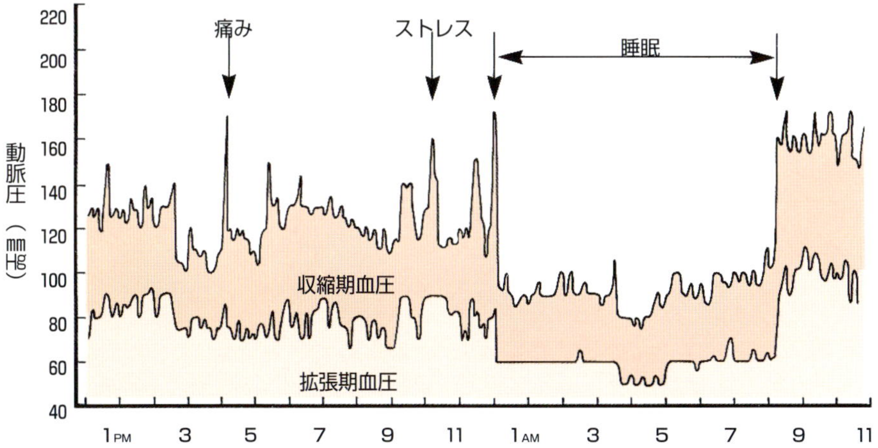

24時間の血圧の変化

上のグラフは、痛みやストレスなどの刺激に対する血圧の変化を示したもの。この程度の血圧の変動は正常である。

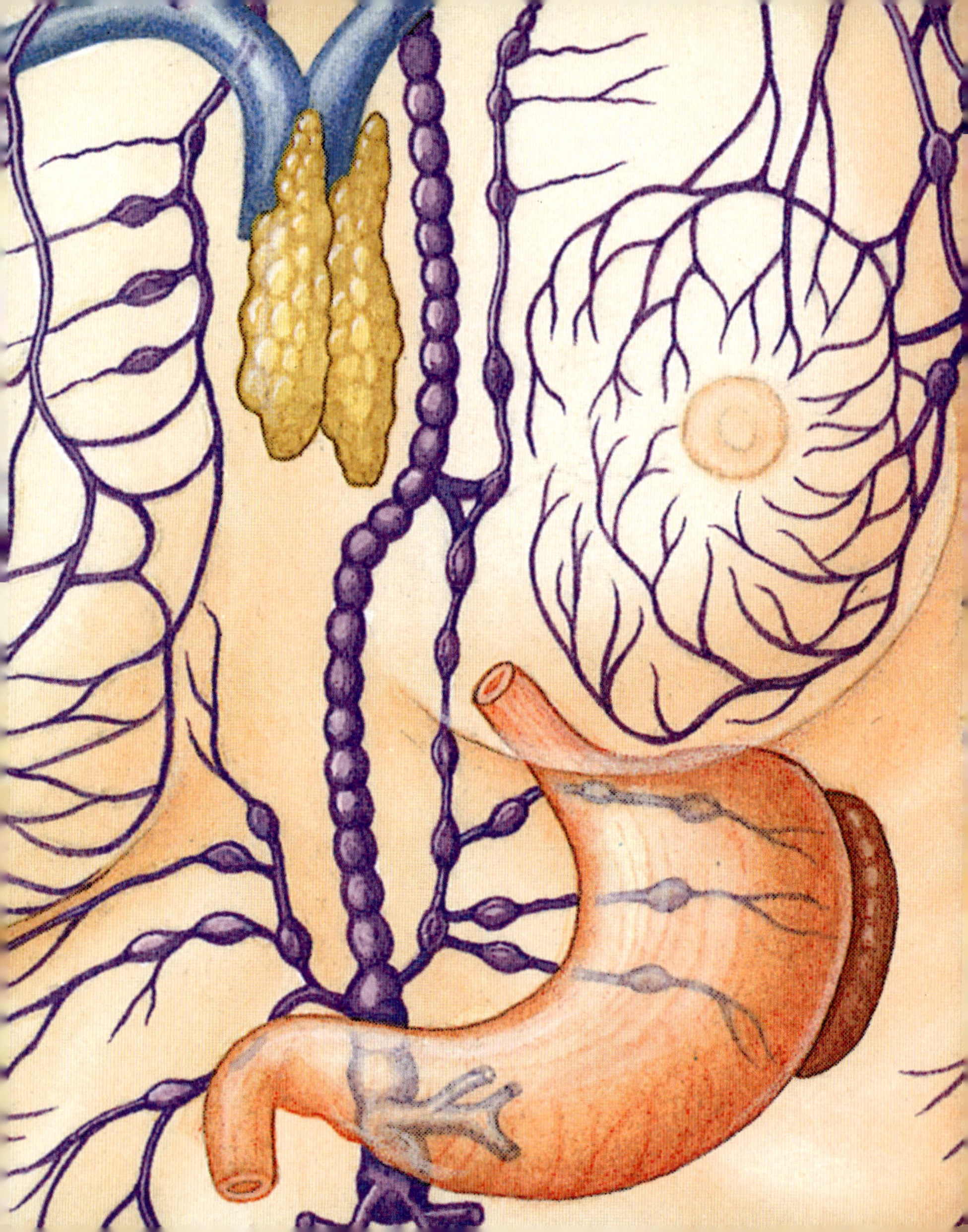

感染症と免疫疾患

人体は、細菌やウイルス、真菌、原虫などの微生物による絶え間ない攻撃を受けている。免疫系は、これらの微生物による感染に立ち向かい、ときには再感染を阻止する役割も果たす抗体をつくり出す。免疫系の病気は、免疫が異常に亢進する病気と、免疫が低下する病気の２種類に大別される。免疫が亢進する病気には、アレルギーや自己免疫疾患がある。免疫が低下する病気には、免疫不全症がある。免疫不全症にかかると、健康な状態が維持できなくなるほどまで免疫力が落ちてしまう。

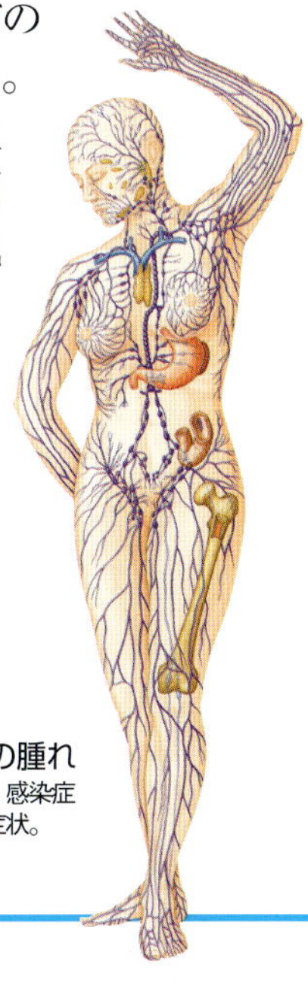

リンパ腺の腫れ
リンパ腺の腫れは、感染症でよくあらわれる症状。

細菌

細菌は、土壌や水や空気の中にすんでいる単細胞の微生物。人体の中にすみつく細菌もある。細菌の多くは無害で、一部の菌は有益でさえあるが、体内の組織に侵入して病気を引き起こす細菌もある。細菌の形はさまざまで、楕円形（右の図）、球形、円柱形のものや、らせん形のものもある。

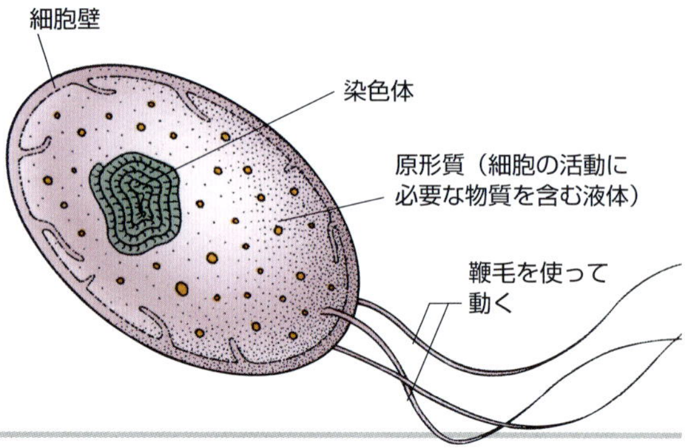
細胞壁
染色体
原形質（細胞の活動に
必要な物質を含む液体）
鞭毛を使って
動く

細菌が病気をもたらす仕組み

病原性のある細菌が体内に侵入する道筋はさまざま。気道や消化管から侵入する場合もあれば、性行為で接触する部分から入り込む場合や、傷口から侵入することもある。毒素をつくり出し、体内に放出する細菌もある。毒素は体内の細胞を壊したり、機能を低下させたりする。細胞の中に入り込んで破壊する細菌も、ごくわずかだがいる。

1. 毒素を放出する

病原性のある細菌が放出する毒素は、細胞の中で行われる化学反応に悪影響を及ぼし、細胞の機能を混乱させたり、細胞を死滅させたりする。

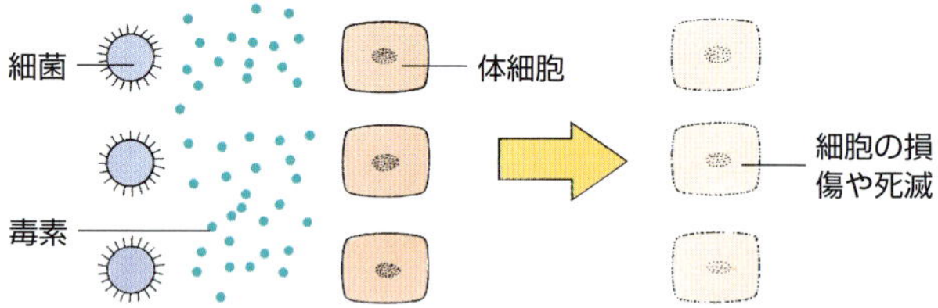
細菌
体細胞
毒素
細胞の損
傷や死滅

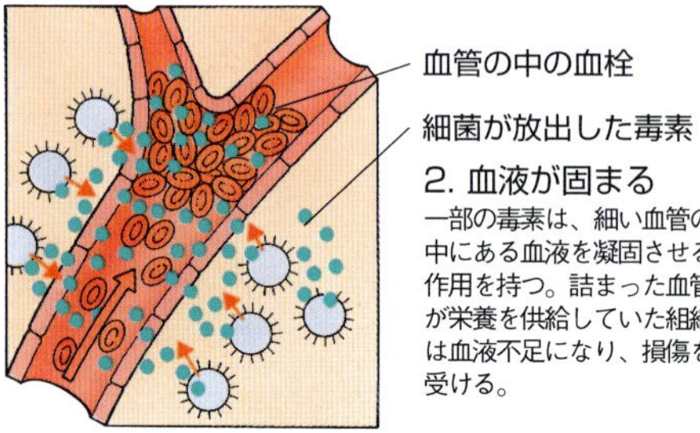
血管の中の血栓
細菌が放出した毒素

2. 血液が固まる

一部の毒素は、細い血管の中にある血液を凝固させる作用を持つ。詰まった血管が栄養を供給していた組織は血液不足になり、損傷を受ける。

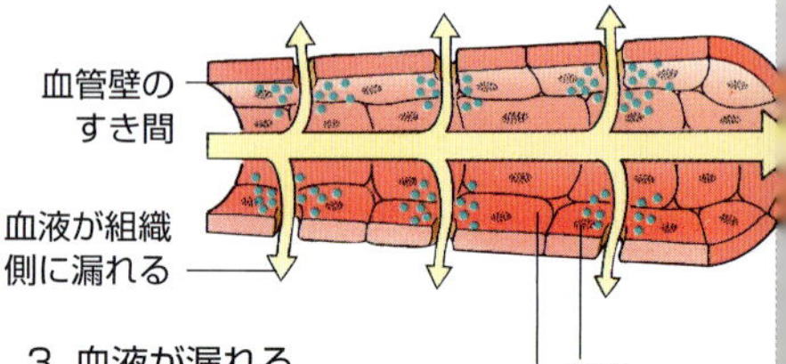
血管壁の
すき間
血液が組織
側に漏れる
毒素
血管

3. 血液が漏れる

毒素は血管壁に作用して、血液の漏れや血圧の低下を引き起こす。

抗生物質に対する耐性

多くの細菌は、抗生物質に抵抗する能力を持つ。細菌が獲得した性質を他の細菌に効率よく伝える方法に、プラスミドと呼ばれる遺伝物質を使う方法がある。プラスミドに薬剤耐性をもたらす遺伝子が含まれていた場合には、プラスミドを受けとった菌に薬剤耐性があらわれる。

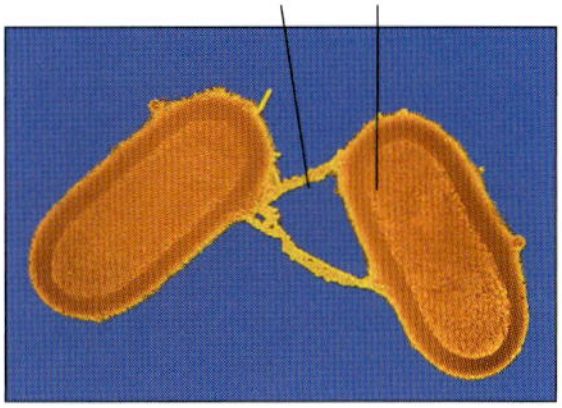

遺伝子の交換

上の写真では、円柱形の細菌が接合している様子を示す。一方の菌が持つDNAは、線毛と呼ばれる管を通ってもう一方の菌に移動する。

プラスミドの役割

プラスミドの中には、抗生物質を不活化する酵素をつくらせる情報を含むものがある。このようなプラスミドを持つ細菌は、受容体の形を変えて、抗生物質が結合できないようにする。

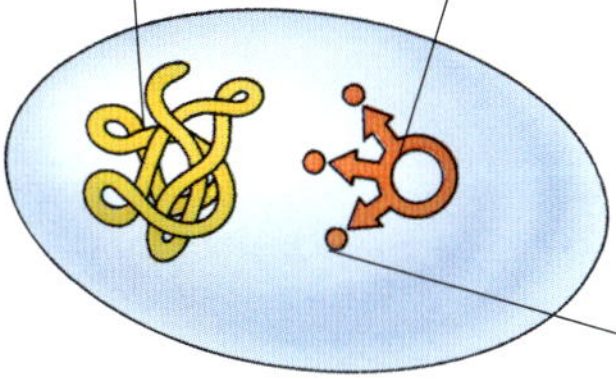

接合

プラスミドの受け渡しは、接合と呼ばれるプロセスで行われる。プラスミドは「送り手」の細菌の中で複製される。コピーされたプラスミドは、線毛と呼ばれる管を通って受け手の細菌に入る。

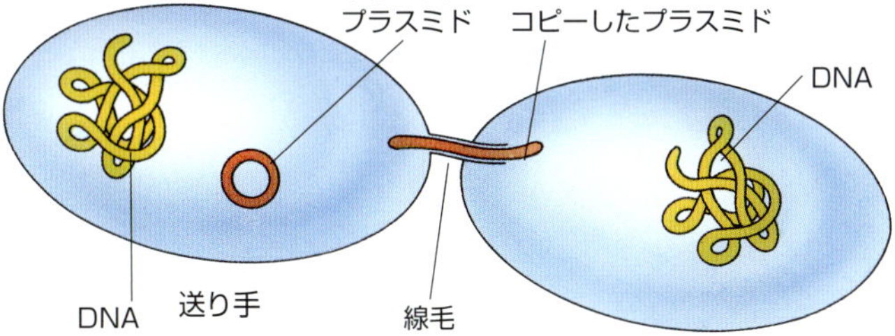

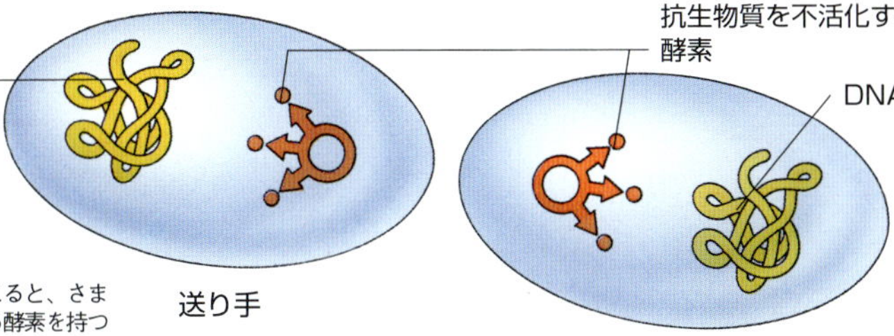

薬剤耐性菌

プラスミドの受け渡しが起こると、さまざまな抗生物質を不活化する酵素を持つ細菌が多量に発生する。

ウイルス

ウイルスはごく小さな微生物で、針の先に何十億個ものるほど小さい。ウイルスは、生きた細胞の中に入り込んだときしか増殖できない寄生生物である。ウイルスの中心には遺伝物質（DNAまたはRNA）があり、遺伝物質のまわりには１層か２層のタンパク質の殻がある。外殻からは、表面タンパク質（抗原）が突き出ている。

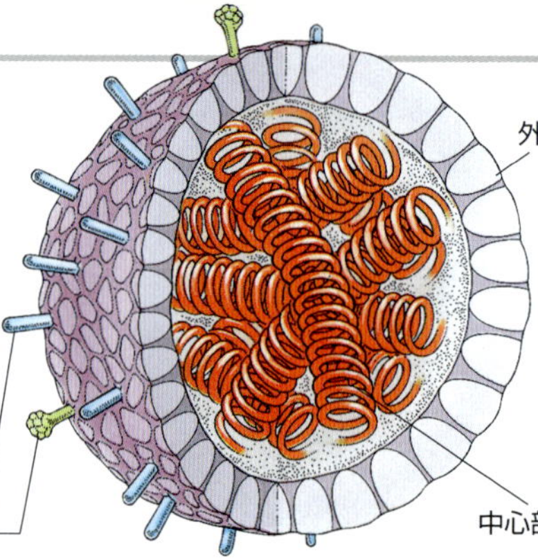

ウイルスの種類

ウイルスは、芯に持つ遺伝物質の種類によって、RNAウイルスとDNAウイルスに大別できる。さらに、ウイルスの大きさや形、左右の対称性をもとに、いくつかに分類されている。代表的なウイルスは表のとおり。

科		種類と病気
アデノウイルス	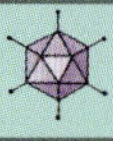	DNAウイルス。扁桃や呼吸器系の感染、眼の感染症（結膜炎など）を引き起こす。
パポバウイルス	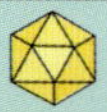	DNAウイルス。手足のいぼなど、がん化しない良性腫瘍を引き起こす。いくつかのがんに関与する可能性がある。
ヘルペスウイルス	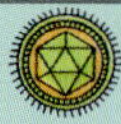	DNAウイルス。口唇ヘルペス、性器ヘルペス、水痘(みずぼうそう)、帯状疱疹、伝染性単核症を引き起こす。
ピコルナウイルス	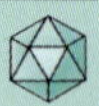	RNAウイルス。心筋炎やポリオ（急性灰白髄炎）、ウイルス性肝炎、髄膜炎の一種、かぜなど、さまざまな病気を引き起こす。
レトロウイルス	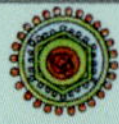	RNAをDNAに変換する能力を持つRNAウイルスで、エイズや、ある種の白血病を引き起こす。
オルソミクソウイルス	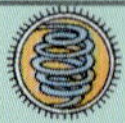	RNAウイルス。インフルエンザを引き起こす。インフルエンザは、発熱やせき、喉の痛み、手足の痛みが起こる病気。
パラミクソウイルス	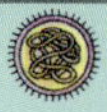	RNAウイルス。流行性耳下腺炎（おたふくかぜ）、麻疹（はしか）、喉頭炎などの呼吸器感染症を引き起こす。

ウイルス性疾患が起こる仕組み

ウイルスは、かぜやインフルエンザからエイズにいたるさまざまな病気を引き起こす。ウイルスは自分自身では増殖することができず、宿主の細胞の中に侵入して、細胞にウイルスをつくらせる。ウイルスに侵入された宿主の細胞は、機能に変調をきたすか、死んでしまう。ある種のウイルスは、免疫系を刺激して、正常な細胞を破壊させる。

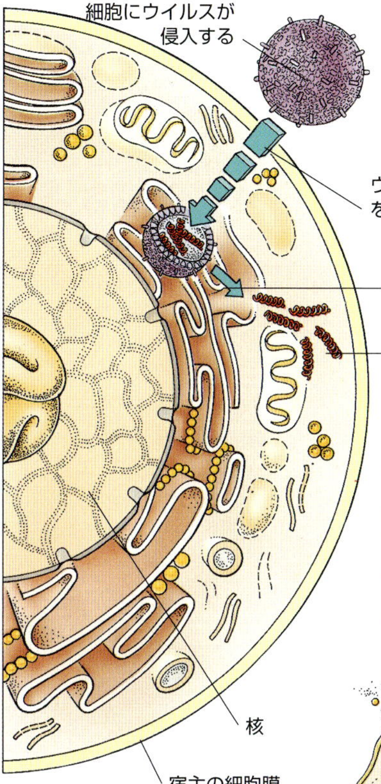
細胞にウイルスが
侵入する
ウイルスは細胞膜
を通り抜ける
ウイルスはタンパク質
の殻を脱ぎ捨て、核酸
を放出する
ウイルスの核酸
核
宿主の細胞膜

1. ウイルスが宿主に侵入する

ウイルスが宿主細胞に侵入するときは、まずウイルスの表面タンパク質が宿主細胞の表面にある受容体にとりつく。次にウイルスは細胞膜を通り抜けて細胞の中に入り、タンパク質の殻を脱ぎ捨て、遺伝物質を放出する。

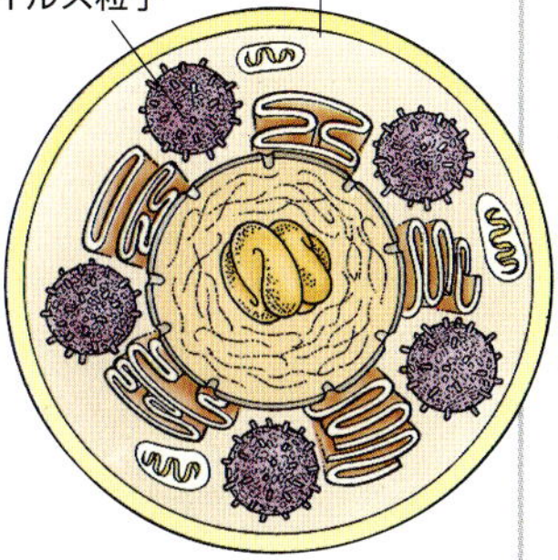
複製された
ウイルス粒子
宿主の細胞

2. ウイルスが複製される

ウイルスの遺伝物質は、宿主の細胞の中にある物質を使って、みずからを複製する。複製された遺伝物質のそれぞれが、ウイルス粒子になる。

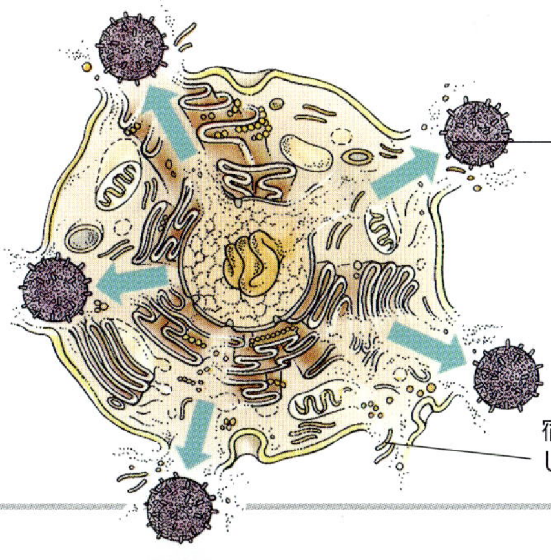
ウイルス粒子が
放出される
宿主の細胞は破裂
して死ぬ

3. 宿主の細胞が破壊される

新しいウイルス粒子でいっぱいになった細胞は破裂して、ウイルス粒子を周囲にまき散らす。細胞の外に出たウイルス粒子は、他の細胞に感染する。ウイルスによっては、宿主の細胞を破壊しないものもある。エンベロープと呼ばれる被膜を持つウイルスは、宿主の細胞膜を通って外に出るため、細胞は壊れない。

原虫

原虫は原始的な単細胞動物で、その仲間には、マラリアなど、ヒトに寄生して重い病気を引き起こすものもある。原虫は核を1個持つ。クルーズトリパノソーマのように、鞭毛（べんもう）と呼ばれる尾を動かして泳ぐ種類もあれば、赤痢アメーバのように、赤血球などの粒子状物質を捕食する種類もある。

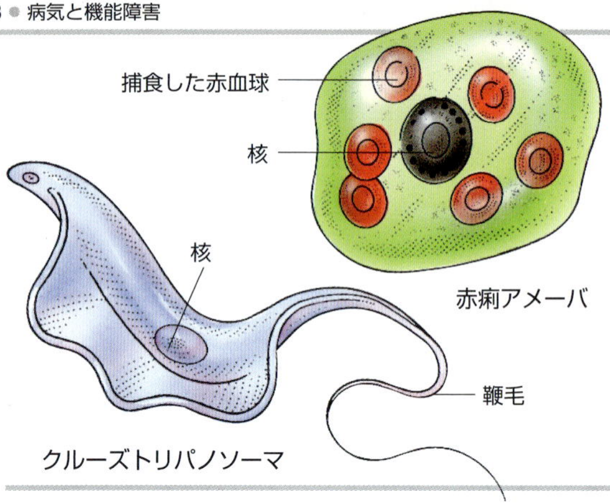

捕食した赤血球
核
赤痢アメーバ
核
鞭毛
クルーズトリパノソーマ

マラリア

マラリア原虫が引き起こすマラリアは、世界で毎年数百万人もの命を奪っている。ヒトに感染するマラリア原虫は4種類あり、いずれも原虫を体内に持つメスのハマダラカに刺されると感染する。マラリアは悪寒と高熱があらわれる病気で、適切な治療を受けなければ再発する。熱帯熱マラリアに感染すると、腎臓や脳などの臓器に障害が起こり、短期間のうちに死に至る危険性がある。

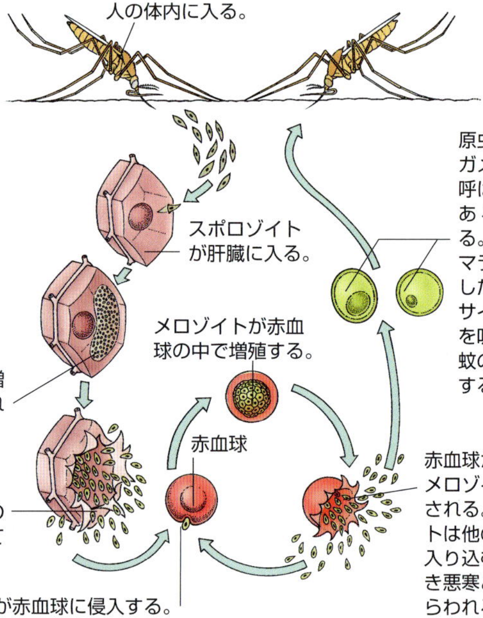

メスのハマダラカに刺されると、スポロゾイト（感染型のマラリア原虫）を含んだ唾液が人の体内に入る。
スポロゾイトが肝臓に入る。
スポロゾイトは肝臓の中で増殖して、メロゾイトと呼ばれる形の原虫ができる。
メロゾイトは肝臓の細胞から放出されて血液の中に入る。
メロゾイトが赤血球に侵入する。
赤血球
メロゾイトが赤血球の中で増殖する。
赤血球が破裂してメロゾイトが放出される。メロゾイトは他の赤血球に入り込む。このとき悪寒と発熱があらわれる。
原虫の一部は、ガメトサイトと呼ばれる雄雌のある細胞になる。ほかの蚊がマラリアに感染した人のガメトサイトを含む血を吸うと、その蚊の体内で繁殖する。

真菌

真菌は、死んだ組織や腐りかけの組織を片づける働きを持つ微生物である。ヒトの体に定着していて害を及ぼさない真菌もあるが、毛髪や爪、粘膜などで表在性感染症を引き起こす真菌もある。免疫力が低下している人の場合には、肺などの生きた内臓組織に真菌感染症が起こり、死に至ることもある。

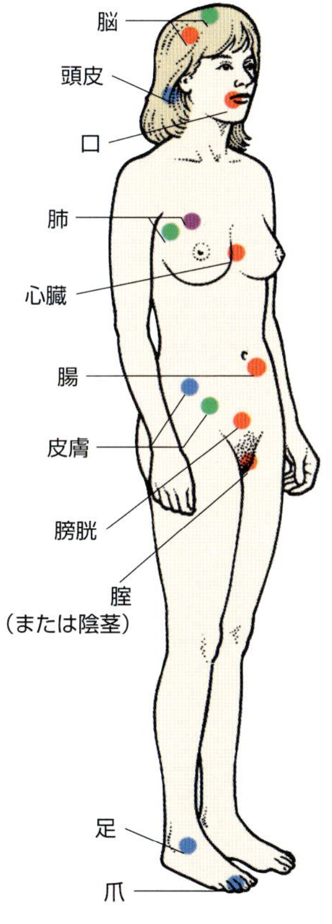

脳
頭皮
口
肺
心臓
腸
皮膚
膀胱
膣
(または陰茎)
足
爪

色による分類

- クリプトコックス症
  髄膜炎や肺炎を引き起こす。皮膚や骨に感染することもある。
- アスペルギルス症
  肺を攻撃することのある真菌感染症。
- 皮膚糸状菌症
  白癬(はくせん)とも呼ばれる皮膚感染症で、頭皮や足、爪にあらわれることが多い。
- カンジダ症
  カンジダ菌は、口や性器に感染するほか、心臓や腸、膀胱、脳に感染することもある。

真菌の種類

感染症を引き起こす真菌は、糸状菌と酵母の2種類に分類される。糸状菌は、枝分かれする菌糸を伸ばす真菌。酵母は単細胞の微生物で、鵞口瘡(がこうそう)の原因となるカンジダ菌は酵母の仲間。

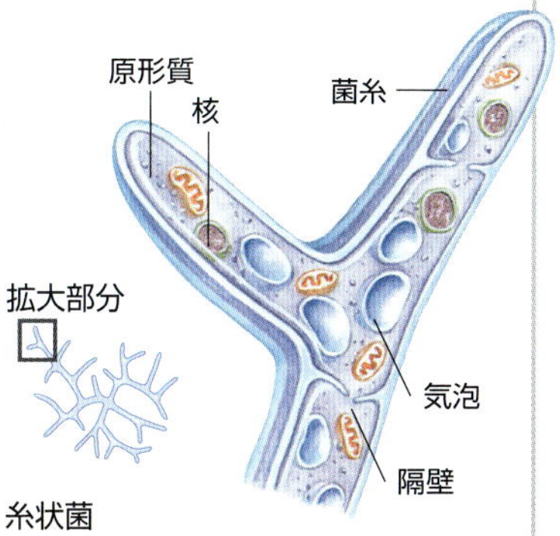

原形質
核
菌糸
拡大部分
気泡
隔壁

糸状菌

糸状菌から伸びる管状の枝(菌糸)は、隔壁と呼ばれる壁で仕切られているものと、仕切られていないものがある。

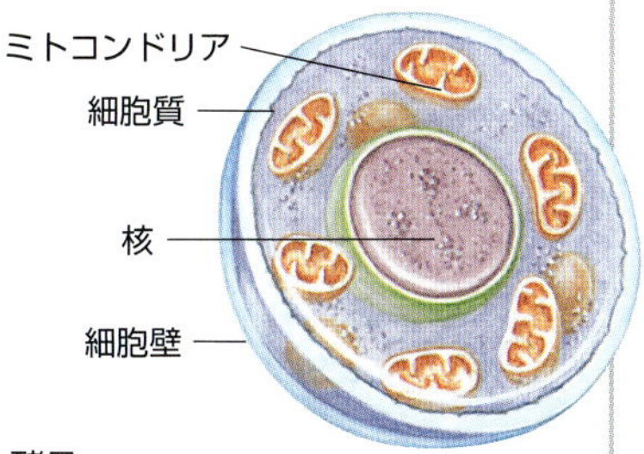

ミトコンドリア
細胞質
核
細胞壁

酵母

酵母と呼ばれる単細胞真菌はコロニー(集落)をつくり、細胞分裂でふえる。

免疫

ある病原体に対する免疫を持たない人に、その病原体に対する免疫力を持たせる方法には、能動免疫と受動免疫の２種類がある。能動免疫は、目的とする病原体からつくった物質を接種して、免疫系にその物質に対する抗体をつくらせるもので、予防接種はこの方式で行う。受動免疫とは、特定の病原体に対する抗体を含んだ血液製剤を投与することをいう。

能動免疫

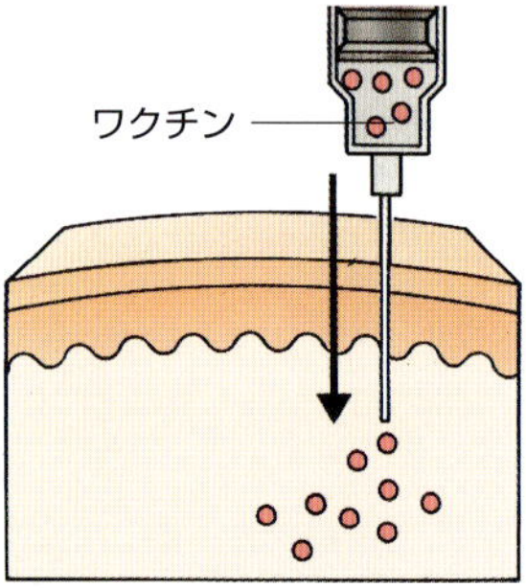

1．ワクチンを接種する

死滅させた病原体や、無害化した病原体からつくったワクチンを健康な人に接種する。

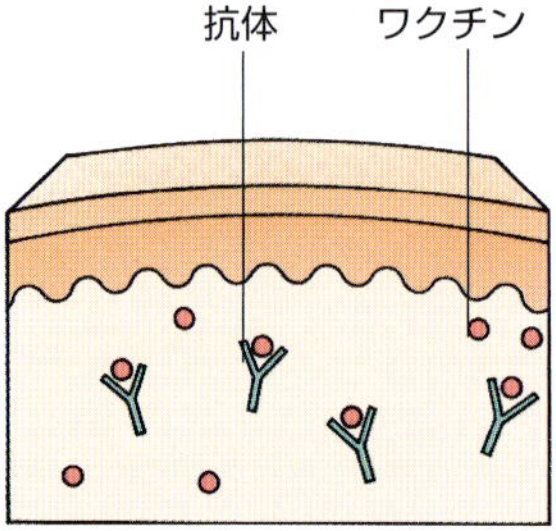

2．免疫系が刺激される

ワクチンに反応して抗体がつくられる。免疫系は病原体を記憶する。

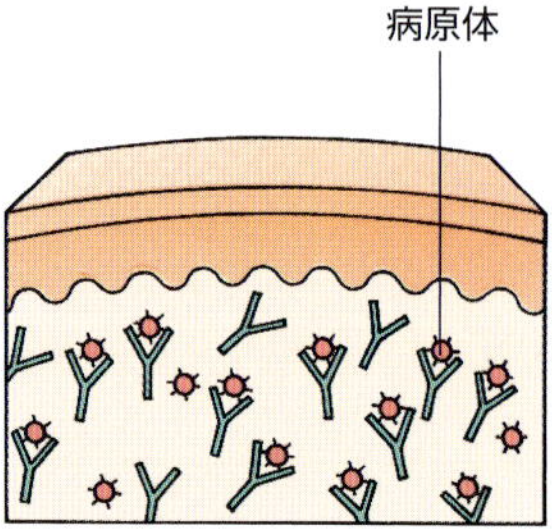

3．感染を阻止する

病原体が侵入したときには、免疫系が多量の抗体をつくって感染を阻止する。

受動免疫

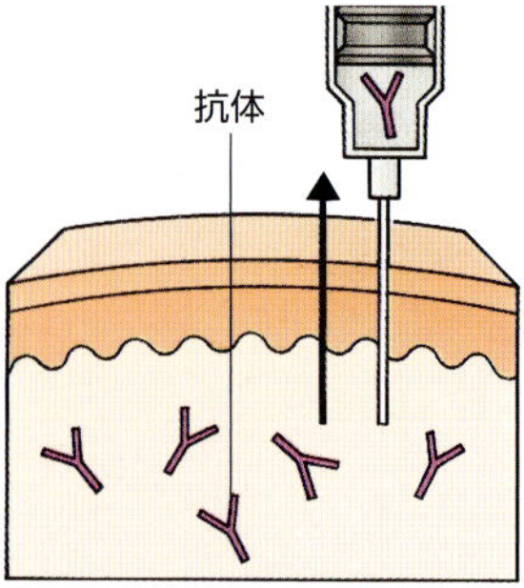

1．抗体を採取する

病原体に対する免疫を持つヒトや動物から、抗体を含む血液を採取する。

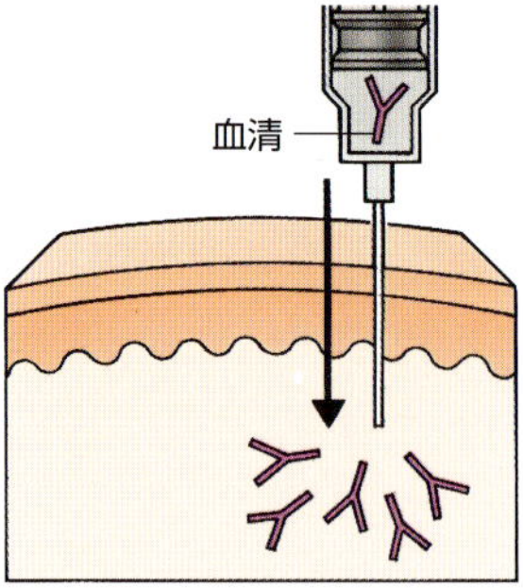

2．血清を注射する

採血した血液から血清を分離して、感染を避けたい人に投与する。

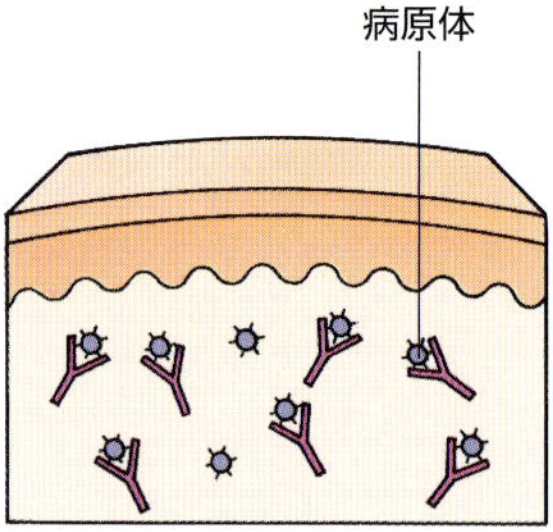

3．感染を阻止する能力を身につける

血清に含まれる抗体が、すでに侵入している病原体を攻撃する。病原体が侵入していない場合には、短期間の予防効果が得られる。

遺伝子組み換えウイルス

ある生物の遺伝物質（DNA）に他の生物の遺伝子を入れることによって、生物の遺伝情報を変える技術のことを、遺伝子工学という。遺伝子工学は、ワクチンの製造にも利用されている。たとえば、B型肝炎ウイルスの表面抗原（タンパク質）をつくる遺伝子を他の生物（細菌など）のDNAに組み込むと、細菌が増殖するたびにB型肝炎ウイルスの表面抗原がつくられる。この表面抗原を用いて、B型肝炎ウイルスに対する免疫反応を刺激するワクチンがつくられる。

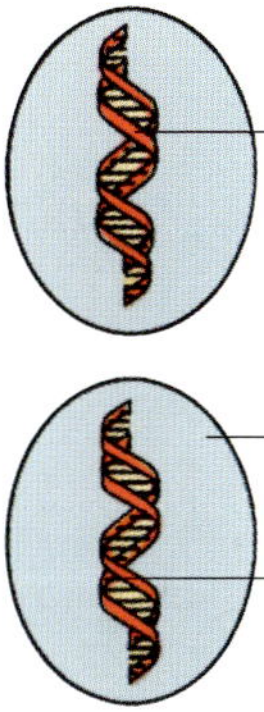
ウイルスのDNAからとり出した遺伝子を、細菌のDNAに挿入する
複製された細菌
ウイルスのDNAのコピー

遺伝物質の複製
組み換えられたDNA（遺伝物質）を含む細菌が増殖すると、新しくできた細菌も組み換えられたDNAを持つようになる。

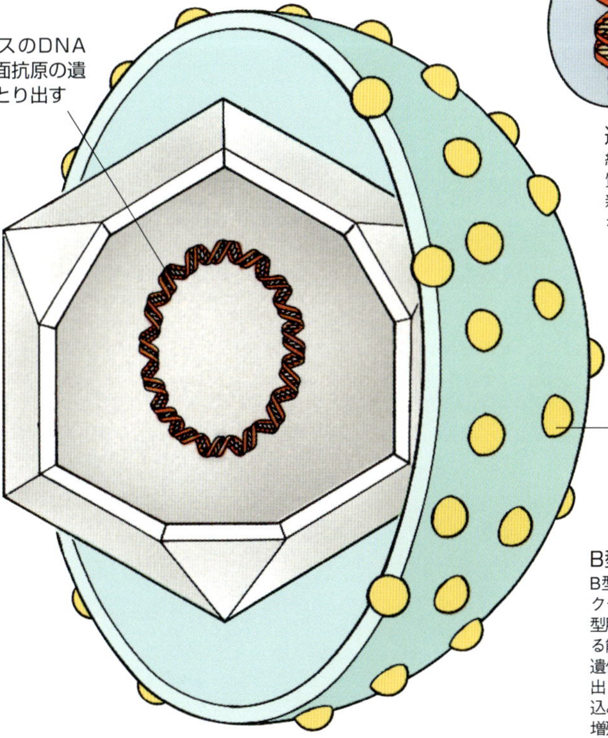
ウイルスのDNAから表面抗原の遺伝子をとり出す
表面抗原をワクチンとして接種すると、免疫反応が引き起こされる

B型肝炎ウイルス
B型肝炎ウイルスの表面抗原をワクチンとして接種された人は、B型肝炎ウイルスの感染から体を守る能力を身につける。表面抗原の遺伝子をウイルスのDNAから抽出して、他の生物のDNAに組み込み、遺伝子を組み込んだ生物を増殖させる。

アレルギー反応

アレルギーは、通常であれば無害な物質に対して免疫系が過剰に反応してしまう状態をいう。空気中にあるこまかい粒子、食べ物や飲み物、衣服などで体にふれるものがアレルゲンとなり、皮膚や、気道、肺、胃の内壁にあるマスト細胞と呼ばれる細胞を刺激する。マスト細胞は、ヒスタミンという刺激物質を放出して、ぜんそくや皮疹などのアレルギー反応を引き起こす。

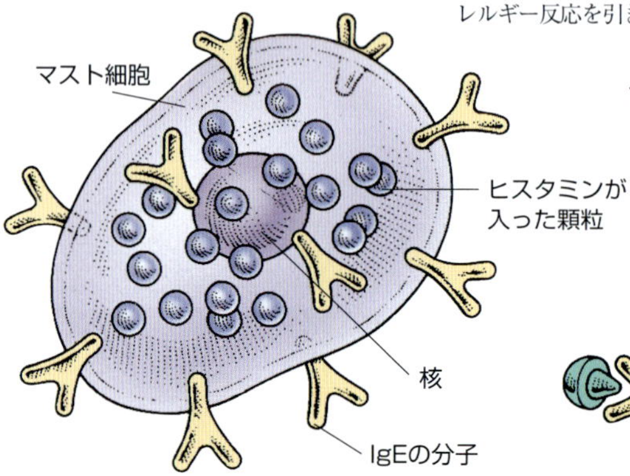
マスト細胞
ヒスタミンが入った顆粒
核
IgEの分子

1. 免疫グロブリンE（IgE）がつくられる

アレルゲンは免疫系を刺激して、免疫グロブリンE（IgE）と呼ばれる抗体をつくらせる。IgEはマスト細胞の表面にびっしりととりつく。

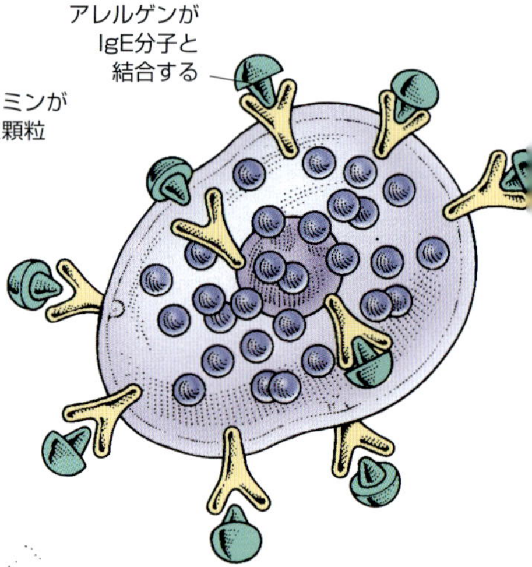
アレルゲンがIgE分子と結合する

2. アレルゲンがIgEと結合する

アレルギー体質の人の体内にアレルゲンが入ると、アレルゲンがIgE分子に結合する。このとき1個のアレルゲンが複数のIgE分子に結合して、IgEに橋がかかった状態になる。この現象を架橋と呼ぶ。

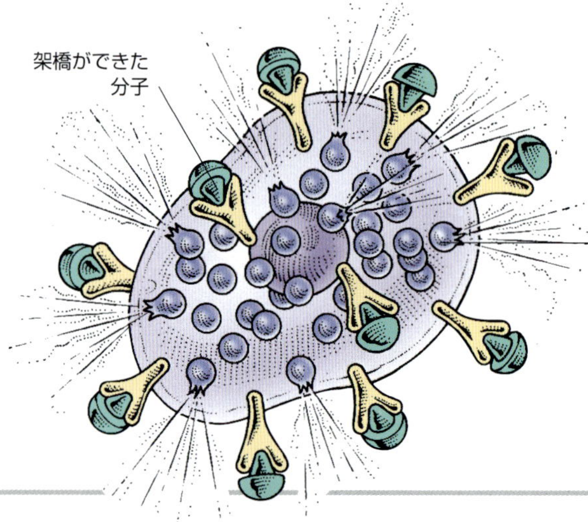
架橋ができた分子
顆粒からヒスタミンが出て組織に向かう

3. ヒスタミンが放出される

架橋ができると、マスト細胞の中にある顆粒がヒスタミンと呼ばれる炎症を引き起こす物質を放出して、アレルギー反応を起こす。

自己免疫疾患

免疫系は、細菌などの外部からの侵入者だけではなく、自分自身の組織を攻撃する抗体をつくってしまうことがある。こうしてできた抗体がもたらす病気を、自己免疫疾患と呼ぶ。病気があらわれる場所は、甲状腺などの特定の臓器であったり、全身にわたったりする（下表参照）。自己免疫疾患は中年に多く、しかも男性より女性のほうが多い。

病名	症状
アジソン病	副腎が破壊され、低血圧や脱力感があらわれる。ストレスに対する抵抗力が弱まる。
1型糖尿病（インスリン依存型糖尿病）	膵臓のランゲルハンス島がインスリンを十分につくり出せなくなるため、血糖値が上がる。
溶血性貧血	自己免疫疾患によって赤血球の寿命が縮まり、貧血が起こる。体力が低下する、顔色が悪くなる、頭痛や息切れがするなどの症状があらわれる。
バセドウ病	甲状腺が働きすぎる病気。甲状腺が肥大して、甲状腺腫になることがある。体重が減る、落ち着きがなくなる、指がふるえるなどの症状があらわれる。
多発性硬化症（MS）	神経線維の被膜がそこなわれる病気で、筋肉が弱ったり、感覚障害、発話障害、視力障害があらわれたりする。
重症筋無力症	神経と筋肉の接合部分がそこなわれる病気で、筋肉が弱る、疲れるなどの症状があらわれる。顔の筋肉に症状が出やすい。
全身性エリテマトーデス（SLE）	組織がそこなわれて、腎臓や肺、関節などの機能が徐々に低下する。顔に特徴的な紅斑があらわれる。
尋常性白斑	皮膚で色素をつくる細胞（メラノサイト）が失われ、顔や手を中心に皮膚の色が抜けた部分ができる。

HIV感染症とエイズ

エイズ（後天性免疫不全症候群）は、ヒト免疫不全ウイルス（HIV）が原因で起こる病気で、このウイルス（下図）は、CD4「ヘルパー」リンパ球と呼ばれる白血球の一種を破壊する。CD4「ヘルパー」リンパ球の数が減るにつれて、免疫系の機能は衰えていき、病気にかかりやすくなる。HIVは血液や体液を介して伝播されるため、性行為などで感染する。

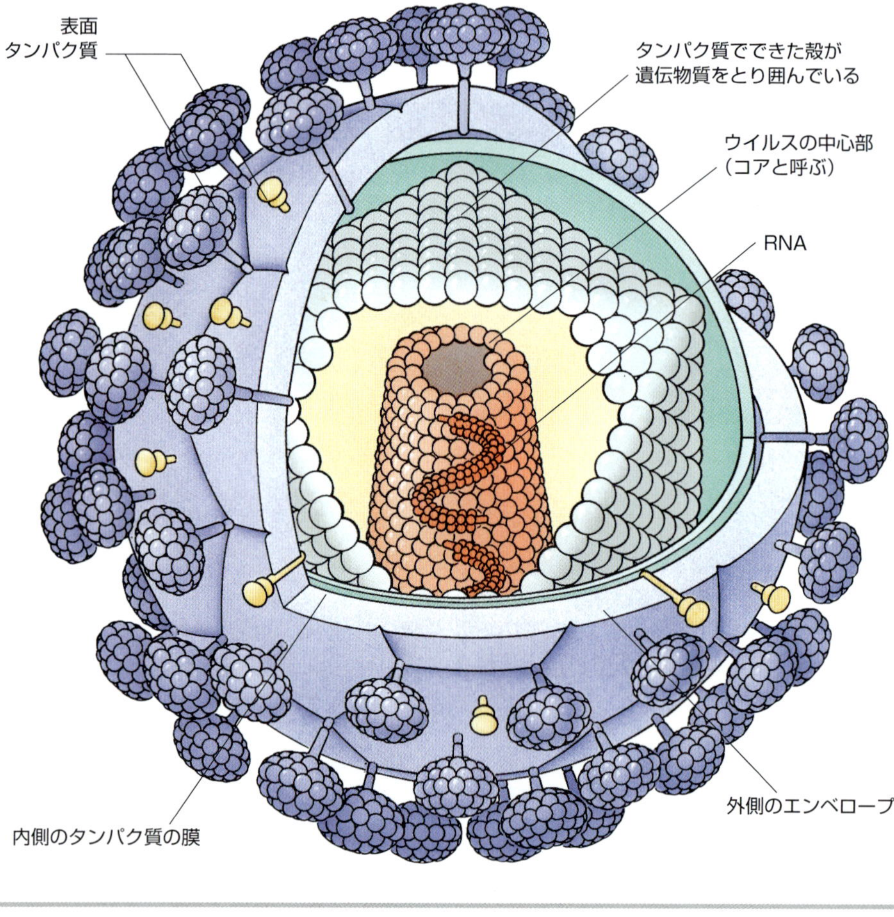
表面
タンパク質
タンパク質でできた殻が
遺伝物質をとり囲んでいる
ウイルスの中心部
（コアと呼ぶ）
RNA
外側のエンベロープ
内側のタンパク質の膜

エイズの影響

HIVに感染しても、何年も症状が出ない人がいる。このような人を無症候性キャリアという。この状態から進行すると、体重の減少や寝汗、発熱、下痢があらわれる。エイズと呼ばれる状態にまで進むと、さまざまな感染症にかかりやすくなり、ある種のがんにもかかりやすくなる。初感染からエイズの発症に至るまでの期間には個人差がある。感染してから14年後に発症する人もいる。

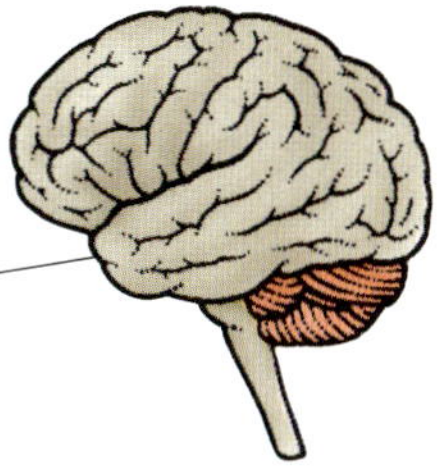

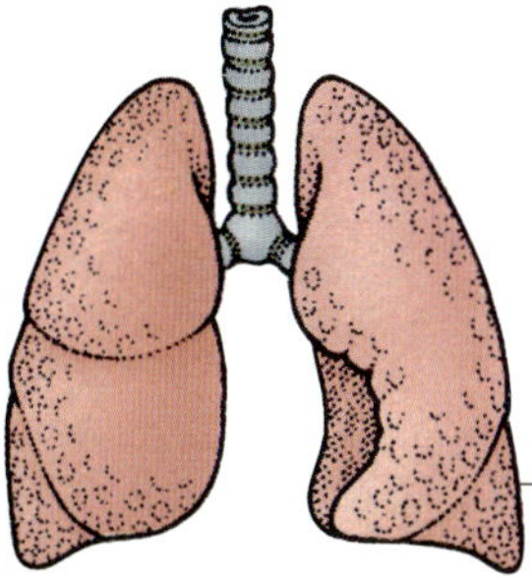

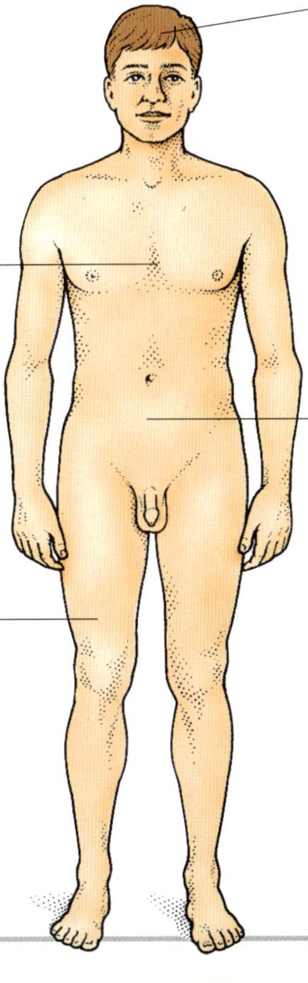

神経系

HIVは、脳や神経系にも影響を及ぼして、精神障害や視力障害、マヒなどの症状があらわれることがある。

肺

ニューモシスチス・カリニという寄生虫による重い肺炎（カリニ肺炎）にかかることが多い。

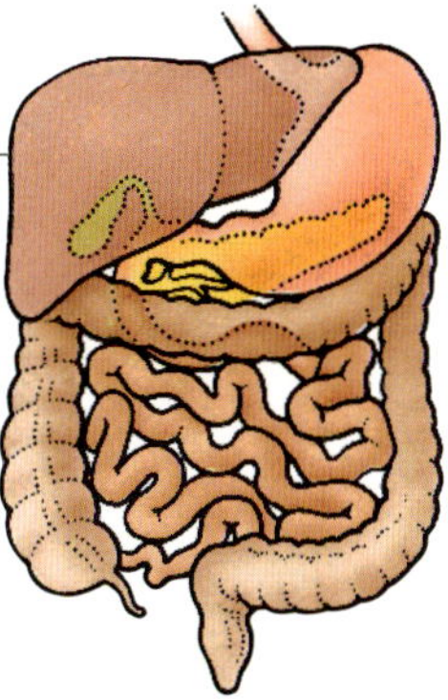

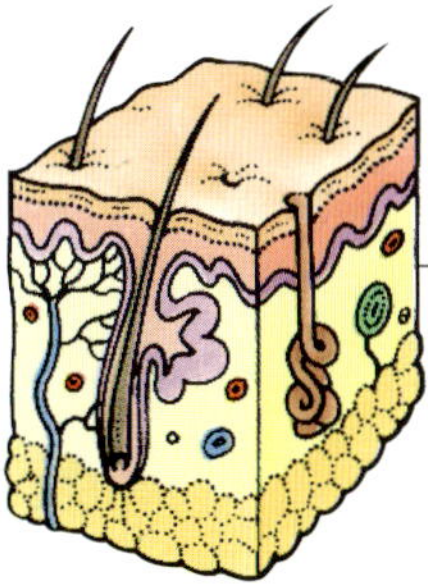

消化器系

エイズの症状で最も多いのが、持続する下痢で、原虫の感染が原因であることが多い。

皮膚

エイズの症状として、カポジ肉腫と呼ばれるがんになることが多い。皮膚に青紫色や茶色の斑点があらわれるのが特徴だが、病巣が内臓にも及ぶことがある。

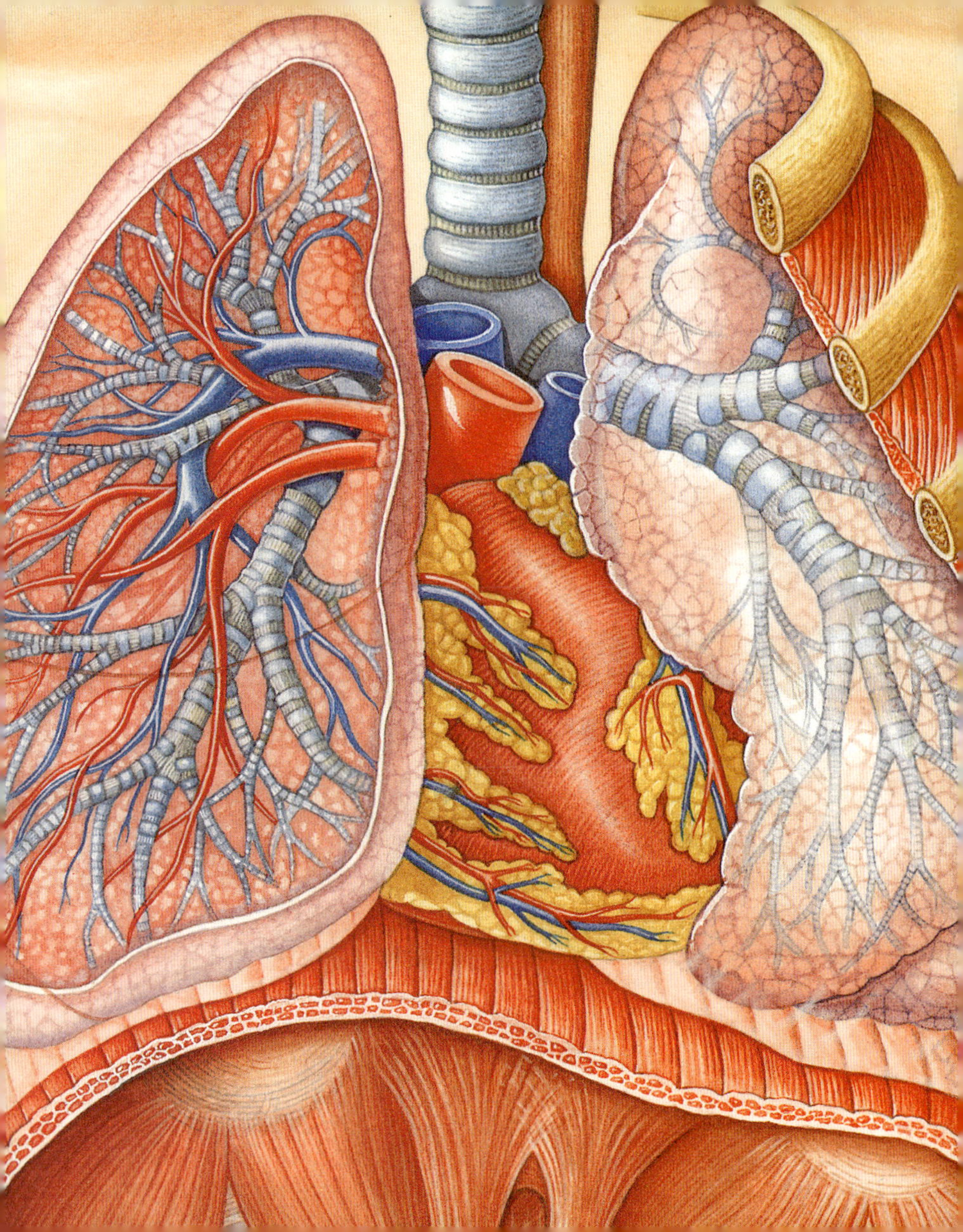

呼吸器の病気

息を吸うと、空気とともにウイルスや細菌などの微生物もとり込まれてしまう。呼吸器に入った微生物は、かぜのような軽い上気道感染症を引き起こしたり、気管支炎や肺炎のような重い下気道感染症を引き起こすことがある。刺激性のある粒子に対するアレルギー反応があらわれて肺の組織がそこなわれたり、がんなどの病気が起こることもある。

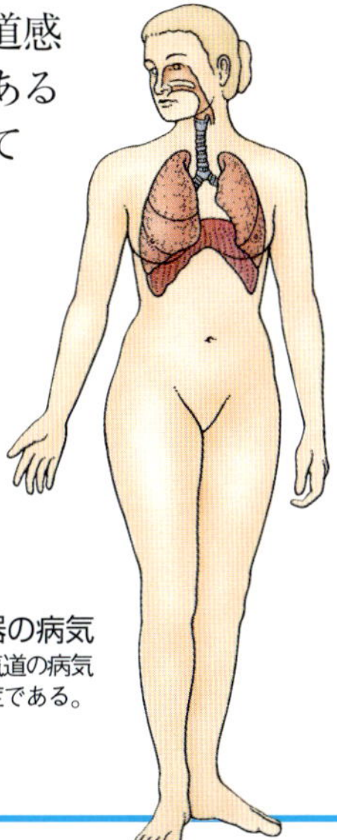

呼吸器の病気
呼吸器の中でも上気道の病気で多いのは、感染症である。

上気道感染症

上気道感染症とは、副鼻腔、咽頭、喉頭に症状が出る病気で、ウイルスや細菌を含んだ飛沫（せきやくしゃみをすると飛び出す唾液の粒）を吸い込むとうつる。気道にとりついた病原体がふえると、鼻や喉の粘膜が炎症を起こして腫れる。

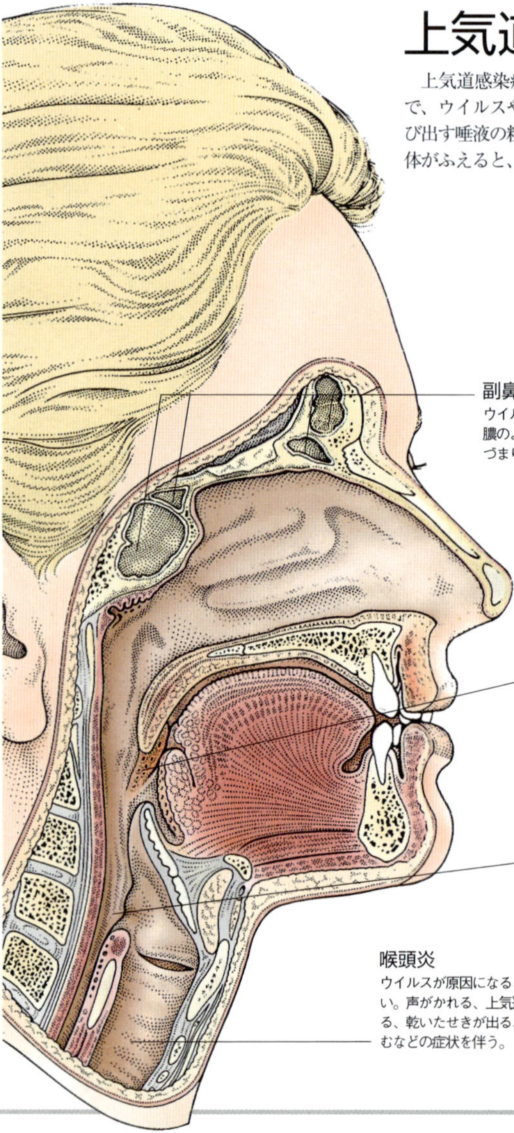

副鼻腔炎

ウイルス感染に続いて細菌の感染が起こり、副鼻腔に膿のような分泌物がたまることがある。熱や頭痛、鼻づまり、鼻がきかなくなるなどの症状があらわれる。

扁桃炎

幼児に多い感染症で、扁桃が炎症を起こして発熱、頭痛、喉の痛み、物を飲み込むときの痛み、耳の痛みなどがあらわれる。首にあるリンパ節が腫れることが多い。

咽頭炎

咽頭（のど）が炎症を起こして、喉の痛み、発熱、物が飲み込みにくいなどの症状があらわれる。首にあるリンパ節が腫れたり、耳の痛みが起こることもある。

喉頭炎

ウイルスが原因になることが多い。声がかれる、上気道が腫れる、乾いたせきが出る、喉が痛むなどの症状を伴う。

かぜ

かぜの原因になるウイルスは、約200種類ある。せきやくしゃみで出る飛沫を吸い込んだり、飛沫がついた他人の手や物にさわることによって、人から人に感染する。鼻水、喉の痛み、頭痛、せきなどの症状があらわれる。通常は、免疫系がかぜのウイルスをすぐに排除する。

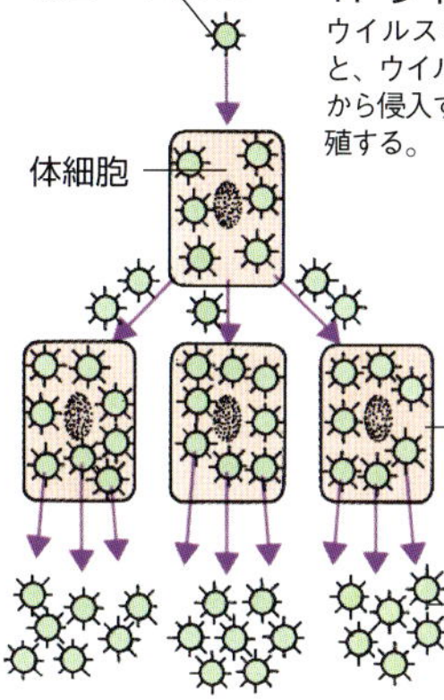
ウイルス粒子が
細胞の中に入る
体細胞
ウイルスが細胞から
細胞に広がる
ウイルスの増殖が
続く

1. ウイルスが体内に入る

ウイルスを含んだ飛沫を吸い込むと、ウイルスの粒子が鼻や喉の粘膜から侵入する。ウイルスは急速に増殖する。

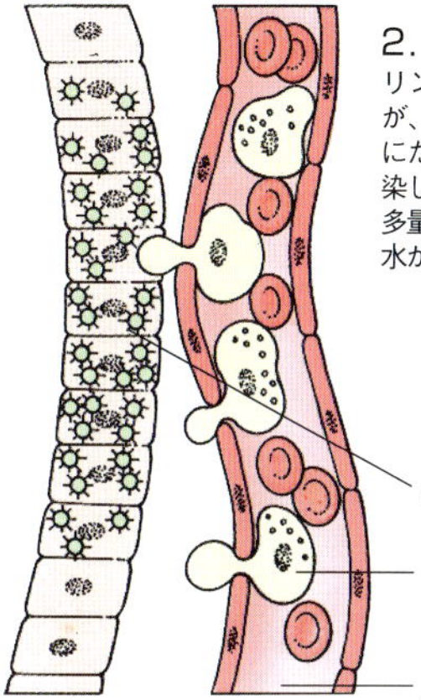
感染した鼻粘膜
リンパ球
血管

2. 症状があらわれる

リンパ球と呼ばれる白血球が、血流に運ばれて感染部位にたどり着く。ウイルスに感染した粘膜の血管は腫れて、多量の分泌液を出すため、鼻水が出る。

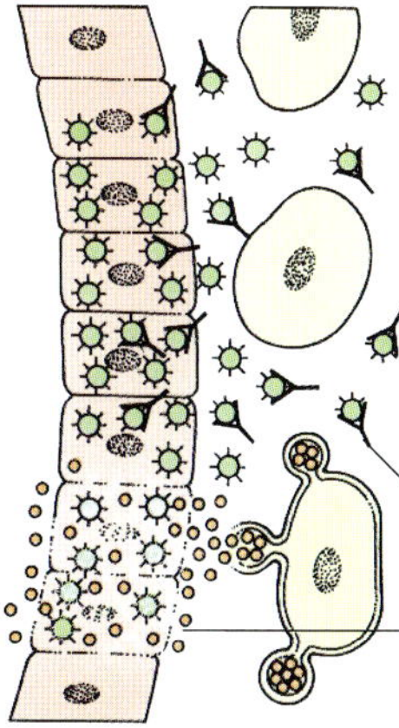
抗体
化学物質

3. リンパ球が攻撃する

ある種のリンパ球は、ウイルスに特異的なタンパク質（抗体）をつくって、ウイルス粒子の動きを封じる働きを持つ。ウイルスに感染した細胞を破壊する化学物質を出すリンパ球もある。

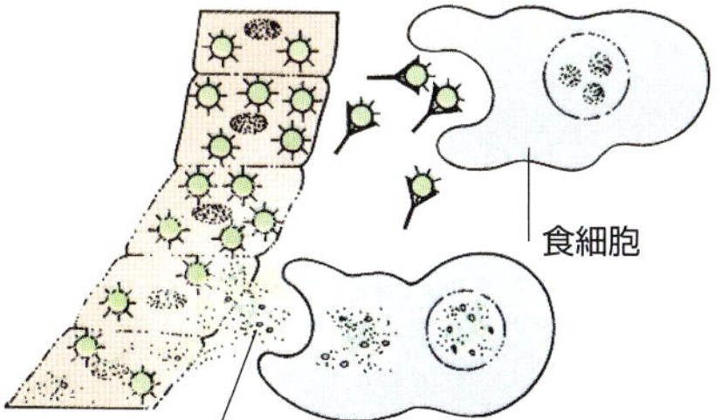
食細胞
ウイルス粒子の
破片

4. 食細胞が破片を飲み込む

食細胞と呼ばれる白血球が、動けなくなったウイルスや壊れた細胞の破片をとり込むと、かぜの症状はすぐに消える。

インフルエンザ

インフルエンザは、発熱や悪寒（おかん）、筋肉痛、頭痛、脱力感、せきなどの症状を引き起こす重篤なウイルス感染症である。インフルエンザウイルスには、大きく分けると、A型、B型、C型の３種類がある（右の写真は、そのうちの１種）。一部のインフルエンザウイルスは、構造をよく変えるため、免疫系は以前に感染したウイルスと同じものだと判断することができない。構造を変えたウイルス（変異株という）が発生すると、大半の人は変異株に対する免疫を持たないために、インフルエンザの大流行が起こるおそれがある。

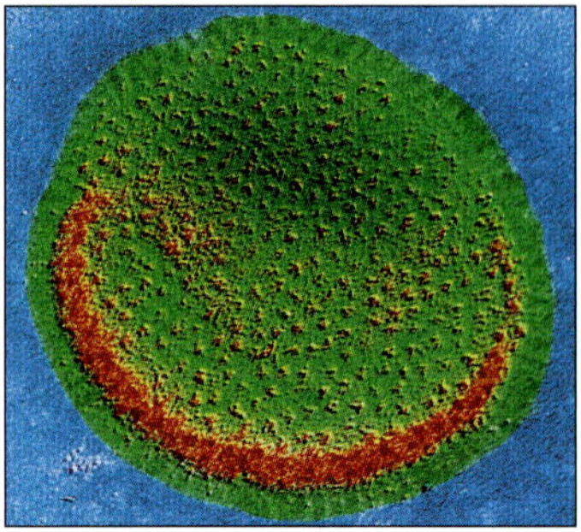

副鼻腔炎

眼と鼻のまわりの頭蓋骨には、副鼻腔（ふくびくう）と呼ばれる空洞がある。かぜなどのウイルス感染によって副鼻腔の粘膜が炎症を起こすと、副鼻腔炎と呼ばれる炎症性の病気が起こることがある。副鼻腔炎の症状は、頭痛、顔面の痛みと圧痛、鼻づまりが主だが、ときには鼻水が出ることもある。

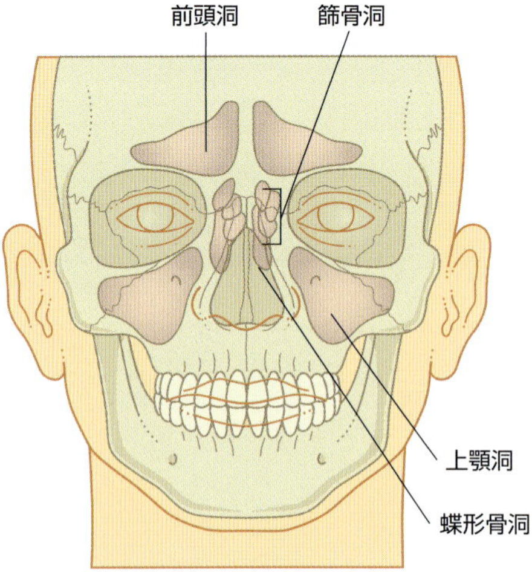

前面図

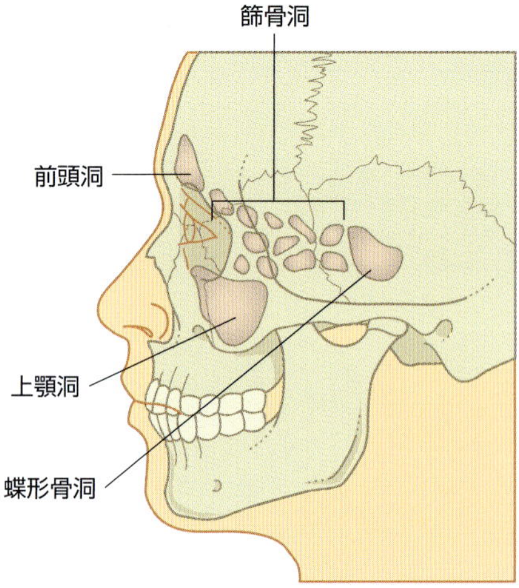

側面図

急性気管支炎

急性気管支炎は、気管と肺をつなぐ気管支が炎症を起こす病気で、インフルエンザなどのウイルス感染の合併症として起こることが多い。気管支の壁や、壁の中にある組織が炎症を起こして腫れあがるために、気管支の内腔（空気の通り道）が狭くなり、多量の粘液が分泌されるせいで、痰を伴うせきが出て、ときには喘鳴（ぜんめい）も起こる。

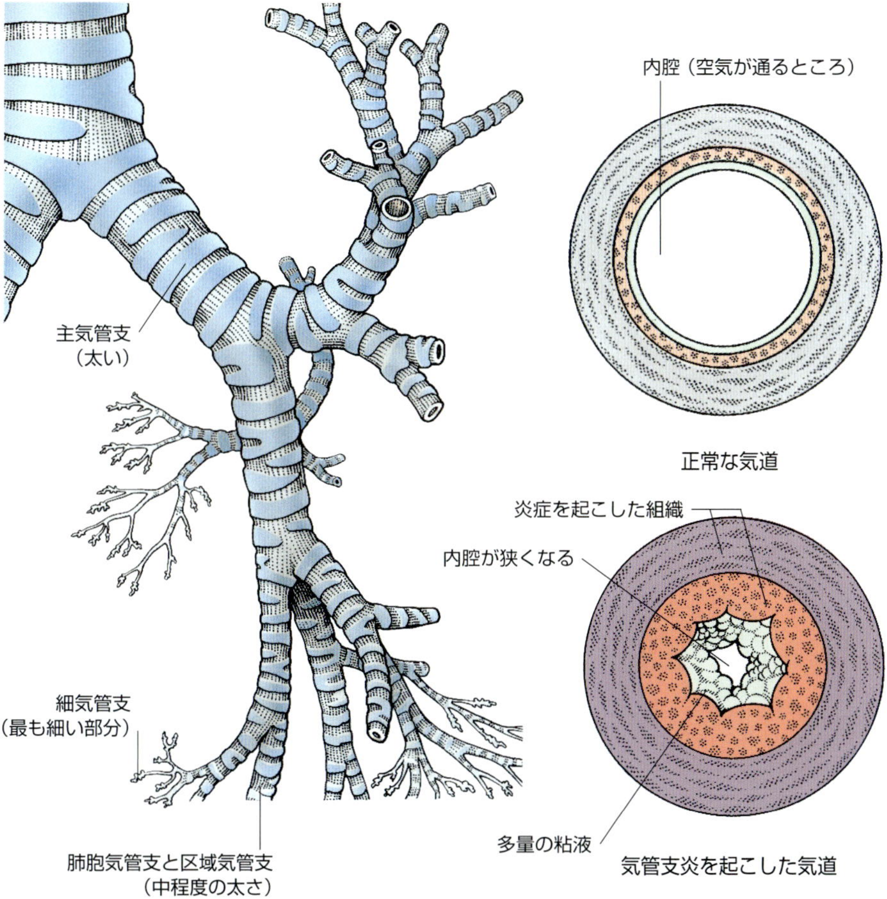
主気管支
（太い）
細気管支
（最も細い部分）
肺胞気管支と区域気管支
（中程度の太さ）
内腔（空気が通るところ）
正常な気道
炎症を起こした組織
内腔が狭くなる
多量の粘液
気管支炎を起こした気道

肺炎

肺炎は、細気管支（気道の最も細い部分）と肺胞の組織が炎症を起こす病気である。大別すると、大葉性肺炎と呼ばれる１つの肺葉全体に炎症が起こるタイプと、気管支肺炎と呼ばれる片側または両側の肺に感染巣が点在するタイプの２種類に分かれる。肺炎は細菌感染が原因で起こることが多いが、ウイルスが引き起こすこともある。肺炎の症状には、せきや息切れ、発熱、関節痛、筋肉痛がある。

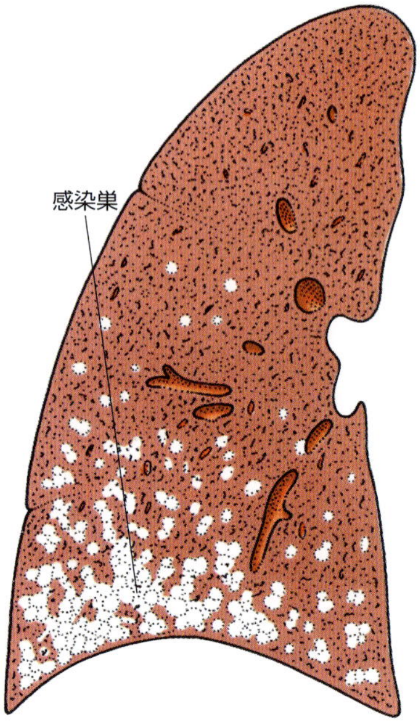

気管支肺炎

このタイプの肺炎は、慢性疾患のある人や高齢者、幼児に起こる。上の図の白い部分は、炎症を起こした肺組織を示す。病巣が点在しているのがわかる。

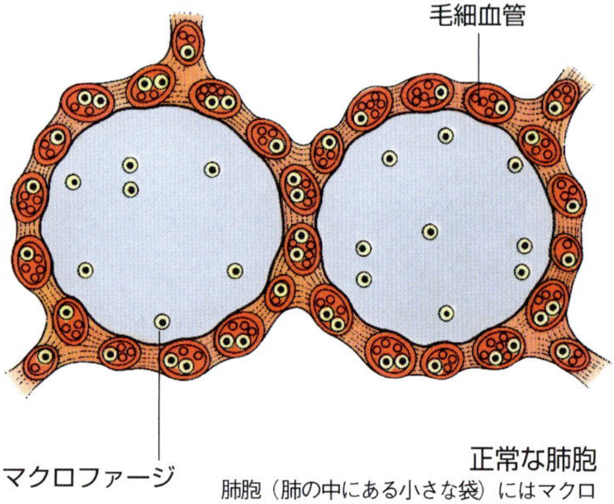

正常な肺胞

肺胞（肺の中にある小さな袋）にはマクロファージと呼ばれる白血球が常在している。マクロファージは空気とともに吸い込んだ刺激物をとり込むが、病原体に対する反応はおそい。

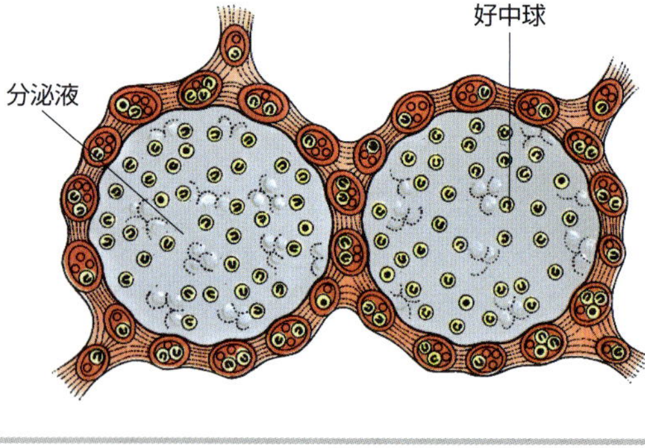

感染した肺胞

炎症が起こると、肺胞壁の毛細血管が変化して、白血球の一種の好中球が集まってくる。好中球は病原体を攻撃し、肺胞の中に分泌液がたまる。

胸水

胸水とは、胸腔の中で肺を包んでいる２層膜（胸膜）の間に液がたまる病気。肺炎や結核などの感染症が原因で胸膜に炎症が起こり、胸水があらわれる。心不全が原因で胸水がたまることもある。胸水がたまりすぎると、呼吸しにくくなることもある。

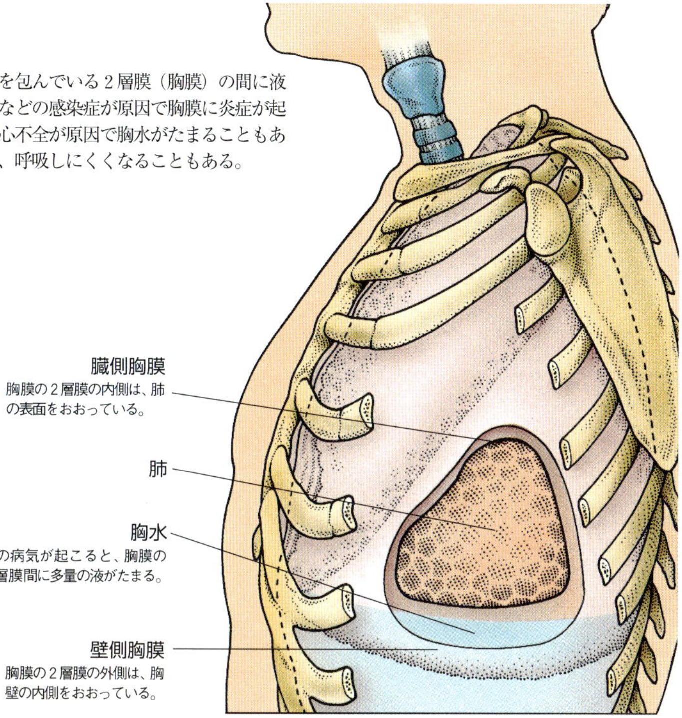
臓側胸膜
胸膜の２層膜の内側は、肺の表面をおおっている。
肺
胸水
肺の病気が起こると、胸膜の２層膜間に多量の液がたまる。
壁側胸膜
胸膜の２層膜の外側は、胸壁の内側をおおっている。

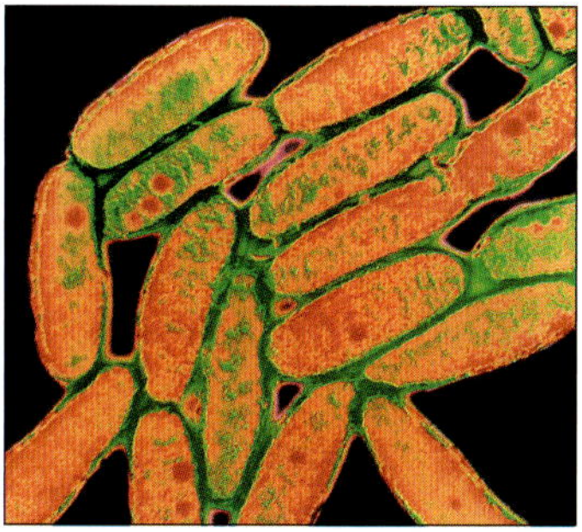

レジオネラ症

レジオネラ症は肺炎（382ページ参照）の一種で、1976年にはじめて認められた。レジオネラ症を引き起こすのはレジオネラ・ニューモフィラという細菌（左の写真）で、空調用の冷却塔や排水ポンプの中のよどんだ水の中にすむ。レジオネラ症の症状は、高熱、痰を伴うせき、悪寒、筋肉痛、錯乱、はげしい頭痛、腹痛、下痢など。高齢者は特にこの病気にかかる危険性が高い。

肺高血圧症

肺高血圧症とは、肺動脈（血液を肺に運ぶ動脈）の中の血液の圧力が異常に高くなる病気である。動脈に凝血塊が詰まったり、なんらかの病気で肺の組織がそこなわれたりしたために肺への血流が妨げられると、肺動脈圧が上がる。心臓の右心室は、ふだんより強い力で血液を送り出すため、心筋と動脈壁が厚くなる。

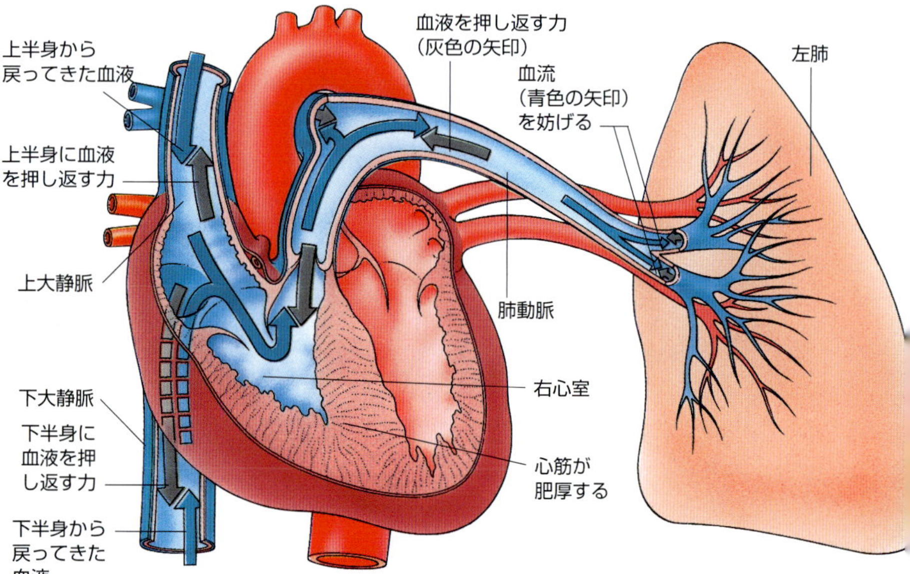

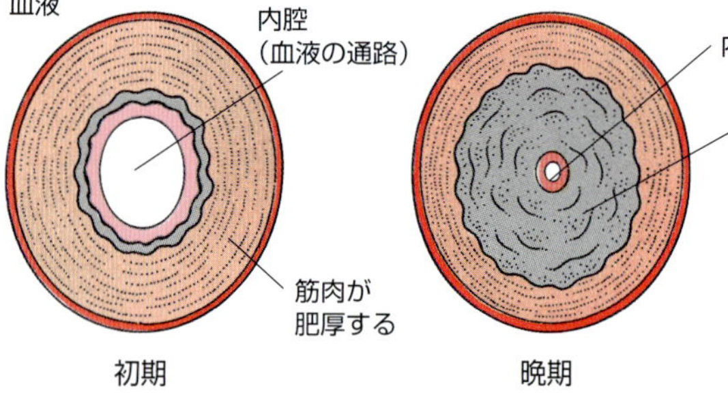

動脈の変化
病状が進行するにつれ、肺動脈の壁をつくる筋肉と線維組織がふえていく。動脈の壁が厚くなるため、内腔（血液の通り道）は狭くなって血流をさらに妨げ、血圧はますます上がるようになる。

気胸

胸腔の内側で肺をおおっている、胸膜と呼ばれる２層膜の間に空気がたまる病気を気胸（ききょう）という。肺や体外から胸膜に入り込んだ空気が肺を圧迫して押しつぶしてしまう病気で（これを肺虚脱という）、自然気胸と呼ばれる原因不明の気胸と、外傷性気胸という、けがが原因で起こる気胸がある。

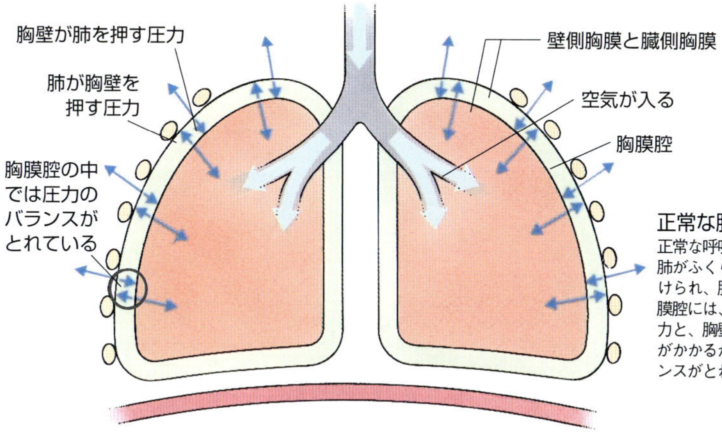
胸壁が肺を押す圧力
肺が胸壁を
押す圧力
胸膜腔の中
では圧力の
バランスが
とれている
壁側胸膜と臓側胸膜
空気が入る
胸膜腔

正常な肺

正常な呼吸をしているときには、肺がふくらむと肺は胸壁に押しつけられ、胸壁は肺を押し返す。胸膜腔には、肺から外側に向かう圧力と、胸壁から内側に向かう圧力がかかるが、２方向の圧力はバランスがとれている。

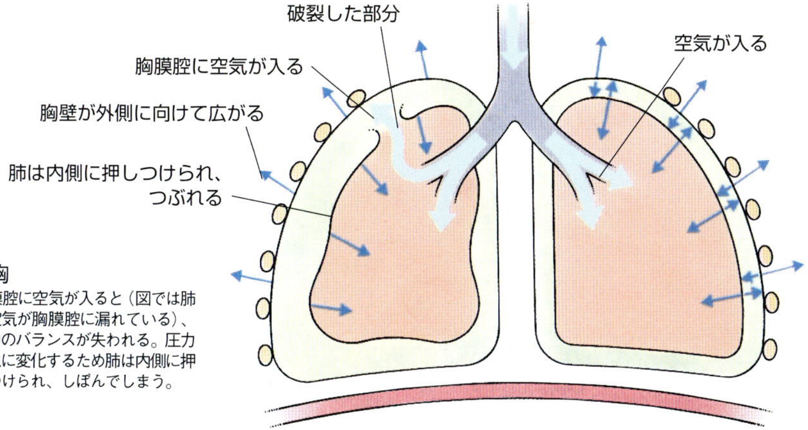
破裂した部分
胸膜腔に空気が入る
胸壁が外側に向けて広がる
肺は内側に押しつけられ、
つぶれる
空気が入る

気胸

胸膜腔に空気が入ると（図では肺の空気が胸膜腔に漏れている）、圧力のバランスが失われる。圧力が急に変化するため肺は内側に押しつけられ、しぼんでしまう。

特発性肺線維症

特発性肺線維症は自己免疫疾患の一種と考えられているが、原因は不明。慢性関節リウマチなどの免疫障害とともにあらわれることもある。この病気では、肺全体か肺の一部に組織の線維化（線維組織がふえて、かたくひきつれた状態になること）が起こり、肺胞（肺にある空気の袋）が厚くなる。重度の息切れがあらわれることが多い。

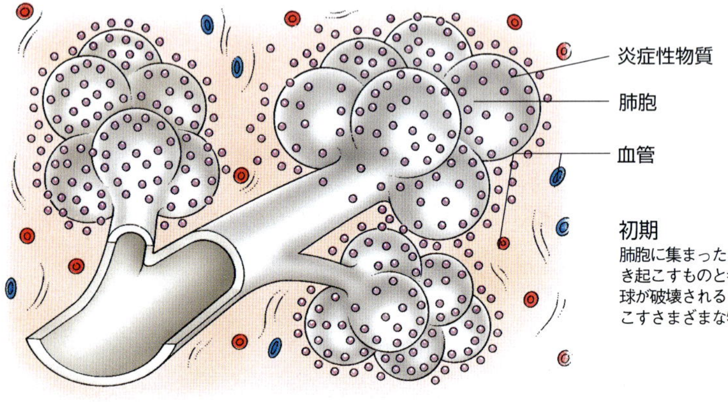
炎症性物質
肺胞
血管

初期

肺胞に集まった白血球が肺線維症を引き起こすものと考えられている。白血球が破壊されると、炎症反応を引き起こすさまざまな物質が放出される。

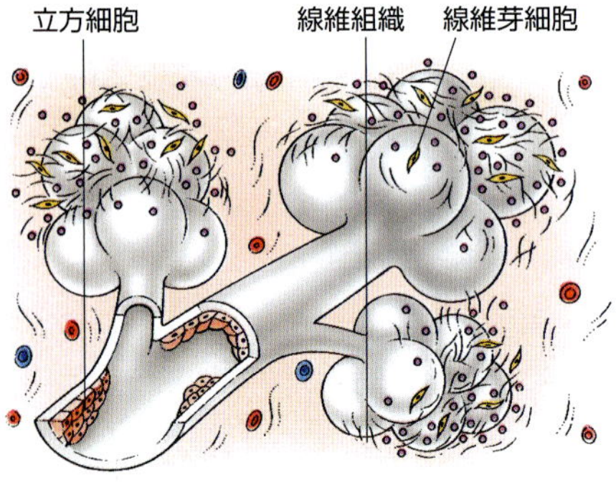
立方細胞
線維組織
線維芽細胞

線維組織がふえる

肺胞が炎症を起こすと、線維芽細胞と呼ばれる線維をつくる細胞が刺激を受けて、多量の線維組織がつくられるようになる。気管支の内側をおおう薄い細胞は、分厚い細胞に置き換えられるため、酸素が行き来しにくくなる。

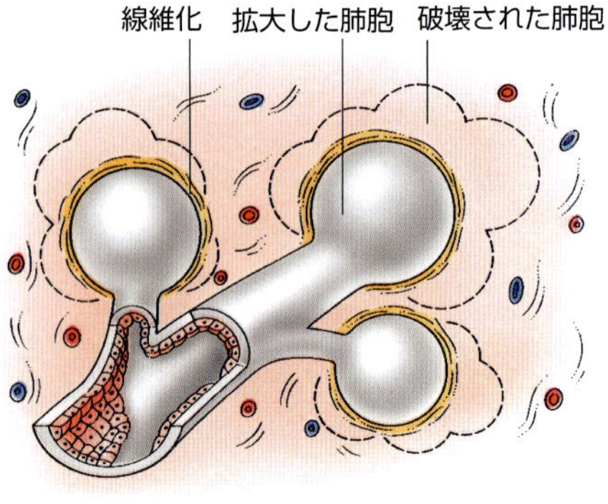
線維化
拡大した肺胞
破壊された肺胞

末期

肺胞壁が徐々に破壊される。残った肺胞は大きくなる。線維組織がかたく縮んでしまい、肺がふくらまなくなることがある。

ケイ肺症

ケイ肺症とは、粉塵を長い間にわたって吸い込むことによって起こる職業病の一種。空気とともに肺に入ったケイ素の粉塵（多くは石英の粉）によって肺の組織の線維化（線維組織がふえて、かたくひきつれた状態になること）が起こる。採石場や陶器製造所で働く人や石工は、ケイ肺症を起こすおそれがある。息切れなどの症状は、何年間も粉塵を吸ったあとにはじめてあらわれることもある。

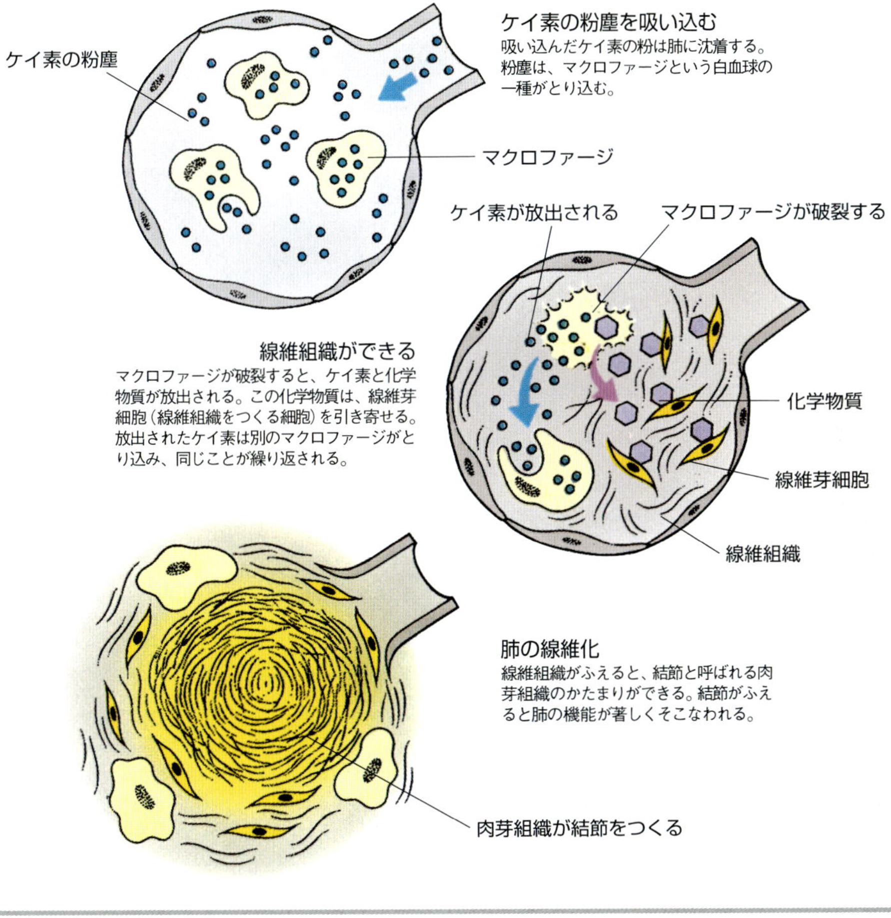
ケイ素の粉塵を吸い込む
吸い込んだケイ素の粉は肺に沈着する。粉塵は、マクロファージという白血球の一種がとり込む。
ケイ素の粉塵
マクロファージ
ケイ素が放出される
マクロファージが破裂する
線維組織ができる
マクロファージが破裂すると、ケイ素と化学物質が放出される。この化学物質は、線維芽細胞（線維組織をつくる細胞）を引き寄せる。放出されたケイ素は別のマクロファージがとり込み、同じことが繰り返される。
化学物質
線維芽細胞
線維組織
肺の線維化
線維組織がふえると、結節と呼ばれる肉芽組織のかたまりができる。結節がふえると肺の機能が著しくそこなわれる。
肉芽組織が結節をつくる

慢性気管支炎

慢性気管支炎とは、気管支（肺の中にある気道）が慢性的な炎症を起こしている状態をいう。大気汚染が原因になることもあるが、喫煙がもとで慢性気管支炎になる人が最も多い。タバコの煙は気管支の粘膜を刺激するため、多量の粘液が分泌される。慢性気管支炎でよくあらわれる症状は、痰を伴うせきで、これは年々悪化する。声がかれたり、息切れすることもある。

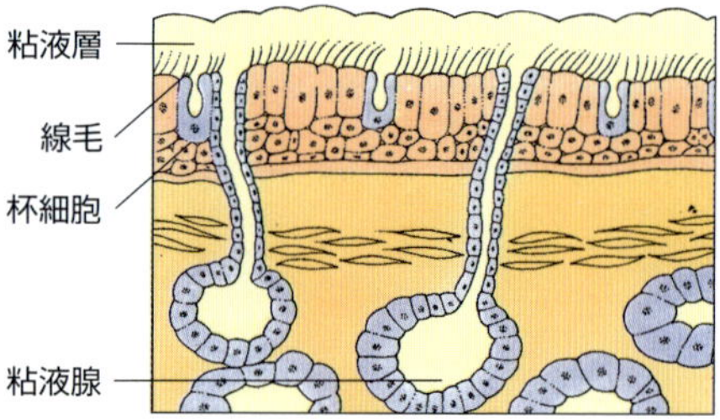

正常な気管支

正常な気管支では、粘液腺と杯細胞が粘液をつくっている。この粘液は、線毛（細い毛のような突起）の働きで上に移動し、喉まで送られる。粘液はせきによって外に排出されるか、とり込まれる。

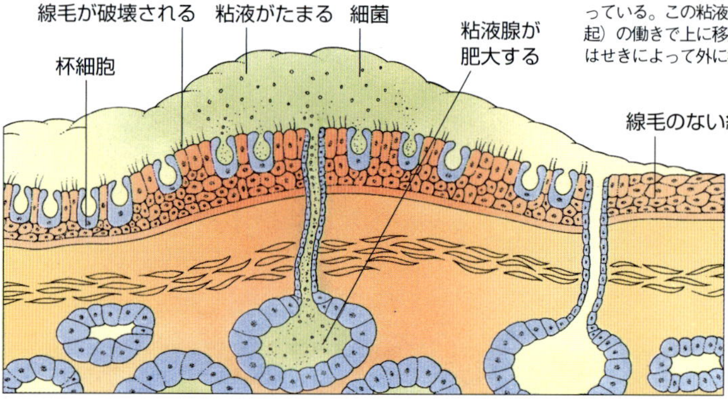

炎症を起こした気管支

気道に入った刺激物質は、粘液腺を肥大させ、粘液腺からより多くの粘液が分泌されるようになる。線毛は徐々に破壊される。粘液が排出されなくなって、粘液の中で細菌がふえるようになる。

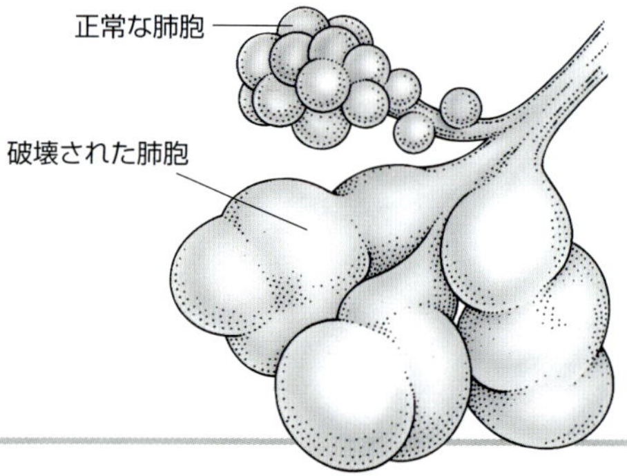

肺気腫

タバコの煙や汚染物質で傷ついた肺胞が大きくなり、肺胞の壁が壊れて複数の肺胞が一つの袋になる状態を、肺気腫という。肺胞の数が減って大きな袋になるため、ガス交換を行う肺胞の表面積が減ってしまい、息切れやせきなどの症状があらわれる。

ぜんそく

ぜんそくとは、肺の中の気道が炎症を起こして、可逆性の狭窄を起こす病気で、息切れや喘鳴（ぜんめい）、ときには乾いたせきの発作が繰り返しあらわれる。ぜんそくは、ハウスダストや動物の毛などの特定の物質に対するアレルギー反応がきっかけで起こることもあるが、原因不明のぜんそくもある。ぜんそくは、子どものころから始まることが多い。

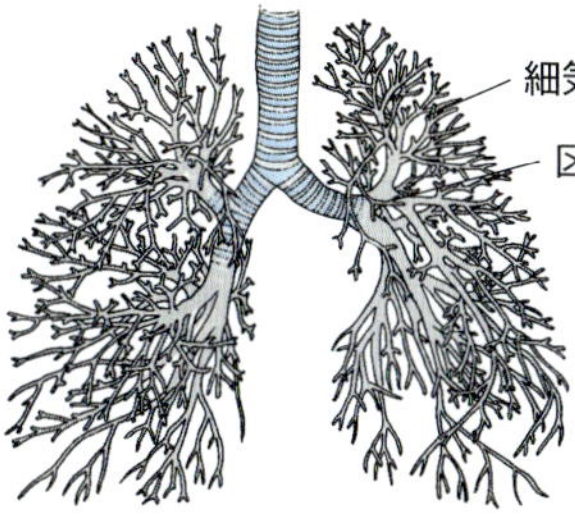
細気管支
区域気管支

気道が影響を受ける

ぜんそくが起こると、細い気管支と細気管支（気道の最も細い部分）が収縮して炎症を起こし、粘液が詰まる。

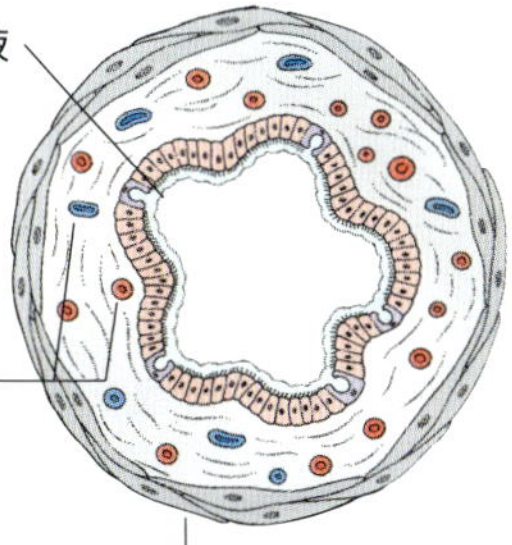
粘液
血管
平滑筋が弛緩している

正常な気道

正常な気道では、気管支の壁にある平滑筋が弛緩していて、空気の通り道が広くあいている。

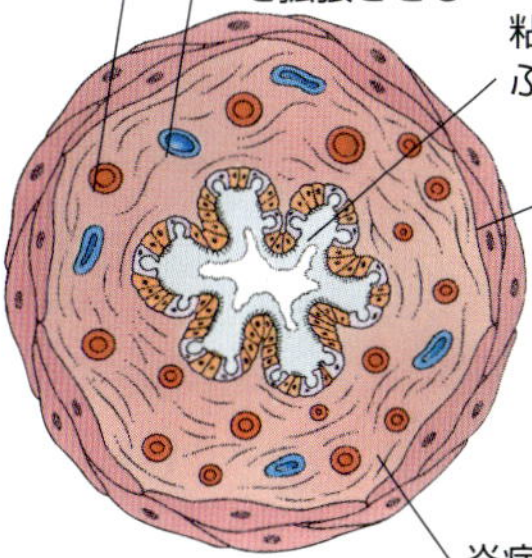
炎症物質が血管を拡張させる
粘液がふえる
平滑筋が収縮する
炎症と浮腫

ぜんそく発作があらわれたとき

ぜんそく発作があらわれると、気道の壁にある筋肉が収縮する。粘液が多量に分泌され、組織は炎症を起こすため、気道はさらに狭くなる。

ぜんそくの治療

アレルギー性ぜんそくの症状は、アレルギー反応によってマスト細胞などのアレルギーに関係する細胞から放出されたヒスタミンなどの刺激物質が引き起こしている。この種のぜんそくの治療には、ヒスタミンをつくるマスト細胞を安定させる抗アレルギー薬が使われる。

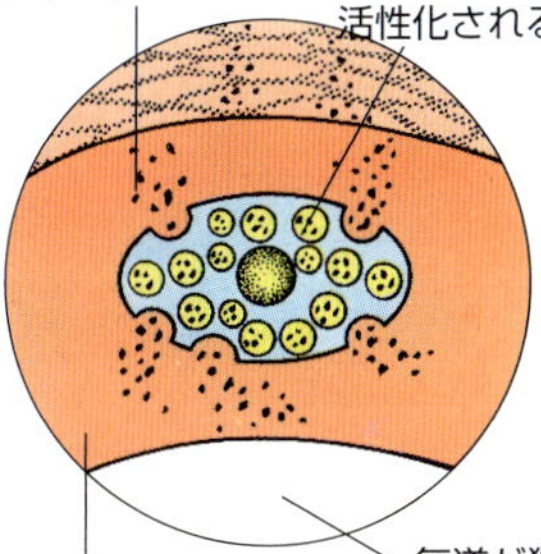
ヒスタミン
マスト細胞が活性化される
細気管支の壁
気道が狭くなる

薬の投与前

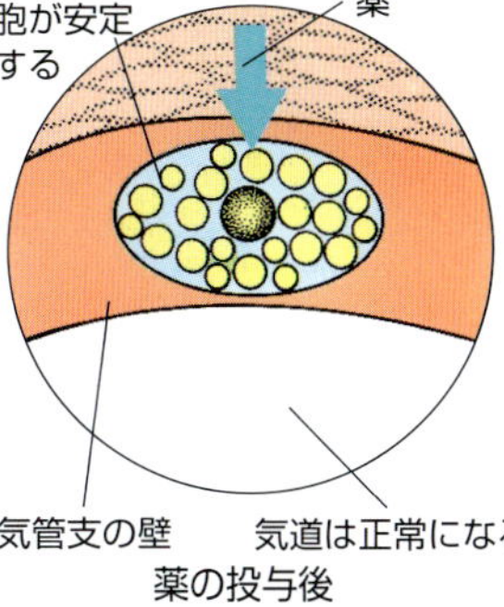
マスト細胞が安定する
薬
細気管支の壁
気道は正常になる

薬の投与後

肺がん

肺がんとは、肺に異常な細胞があらわれて増殖する病気で、空気といっしょに吸い込んだ刺激物質が原因となることが多い。肺がんの最大の原因はタバコの煙で、タバコの煙には発がん物質が含まれている。多くの場合、気管支にがん細胞ができて、せきや痛み、気道閉塞などの症状があらわれる。

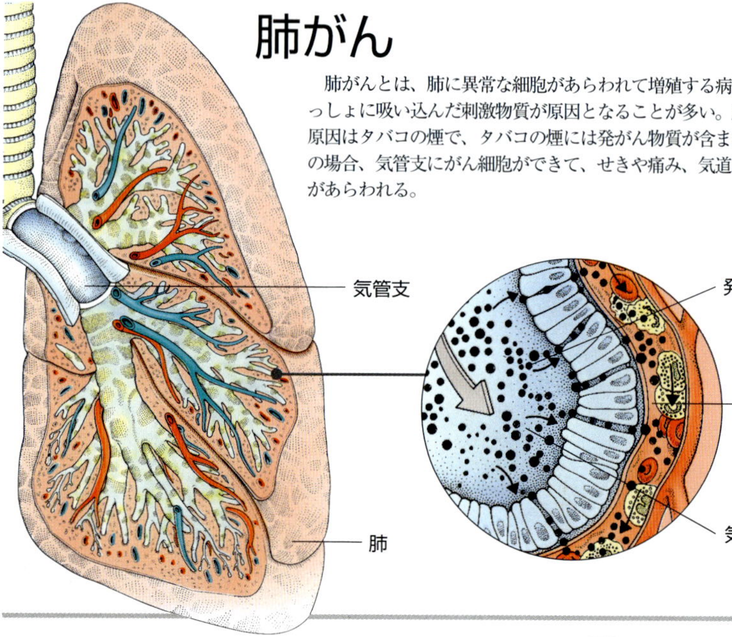
気管支
発がん物質
毛細血管
気道
肺

肺がんの転移

肺にできたがん細胞が、体の他の部位に広がることがある。新しい場所（右図参照）でがん組織が増殖することを転移という。骨に転移すると、痛みと骨折が起こる。脳に転移すると、マヒや錯乱などのさまざまな症状があらわれる。肝臓に転移すると、体重減少と悪心（おしん）が出る。リンパ節に転移すると、免疫系がそこなわれる。

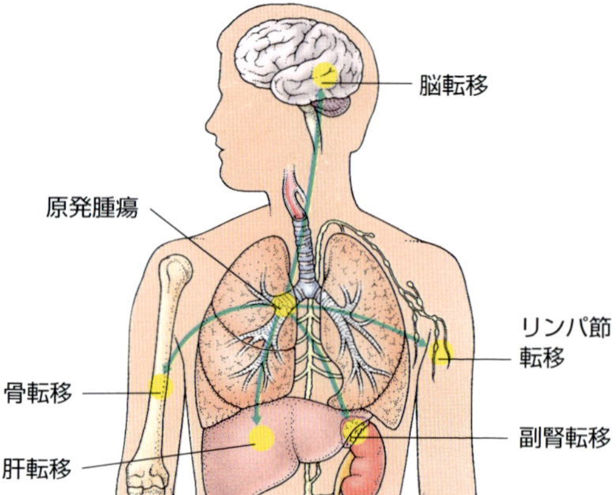
脳転移
原発腫瘍
リンパ節
転移
骨転移
副腎転移
肝転移

タバコが肺に害を及ぼす仕組み

タバコを燃やすと発生するタールは、さまざまな化学物質の集まりで、強い発がん性を持つ。吸い込まれた煙にさらされる状態が長期間続くと、気道の壁の上層にある細胞が平らになり、表面にあるこまかい突起（線毛）が破壊される。深部にある基底細胞は、すみやかに増殖して、傷ついた細胞にとってかわるが、新しくできた細胞の一部ががんになってしまう。

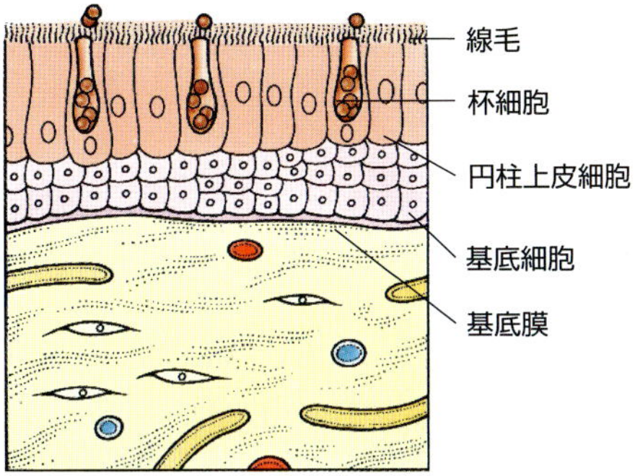
線毛
杯細胞
円柱上皮細胞
基底細胞
基底膜

1．正常な気管支

正常な気管支の表面は、杯細胞と呼ばれる粘液をつくる細胞と、上面に線毛がある円柱上皮細胞でおおわれている。この表層の下には基底細胞がある。円柱上皮細胞が傷つくと、基底細胞が円柱上皮細胞に分化して、傷ついた細胞と置き換わる。

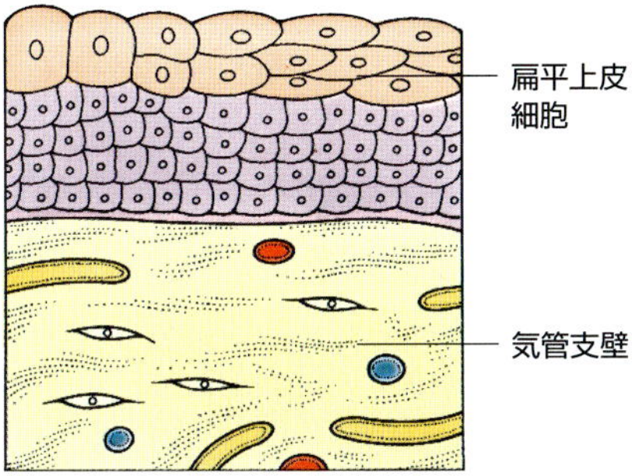
扁平上皮
細胞
気管支壁

2．円柱細胞が扁平になる

何年にもわたってタバコの煙に傷つけられると、円柱上皮細胞は平らになり、扁平上皮細胞に変わる。線毛も徐々に失われる。

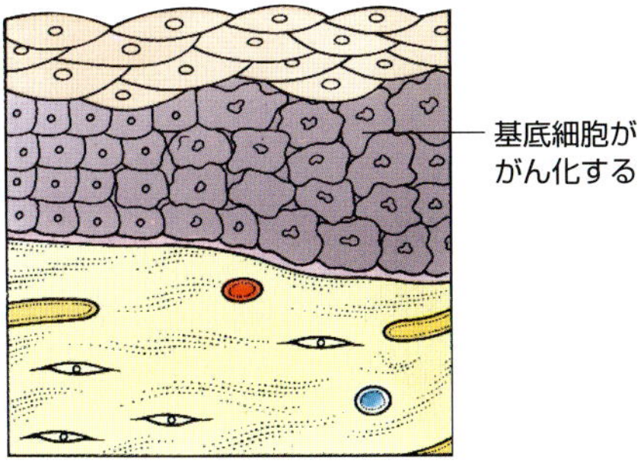
基底細胞が
がん化する

3．基底細胞が増殖する

傷ついた扁平上皮細胞にとってかわるため、基底細胞は増殖の速度を上げる。新しくできた細胞の一部は、がん細胞に変わる。

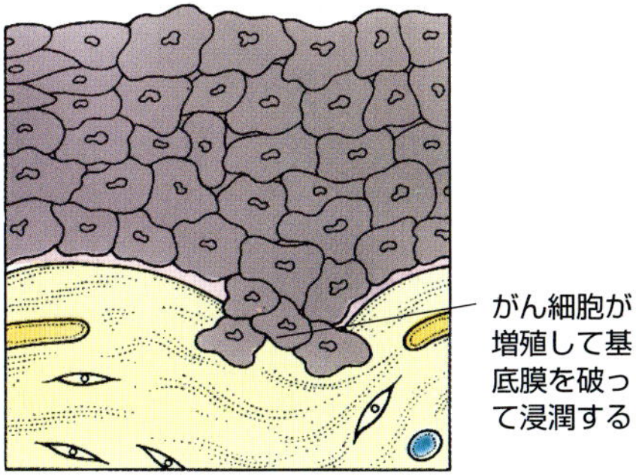
がん細胞が
増殖して基
底膜を破っ
て浸潤する

4．がん細胞が広がる

がん細胞は増殖して、正常な細胞があった場所に広がる。また気管支の基底膜を破って、新たな場所に広がる。

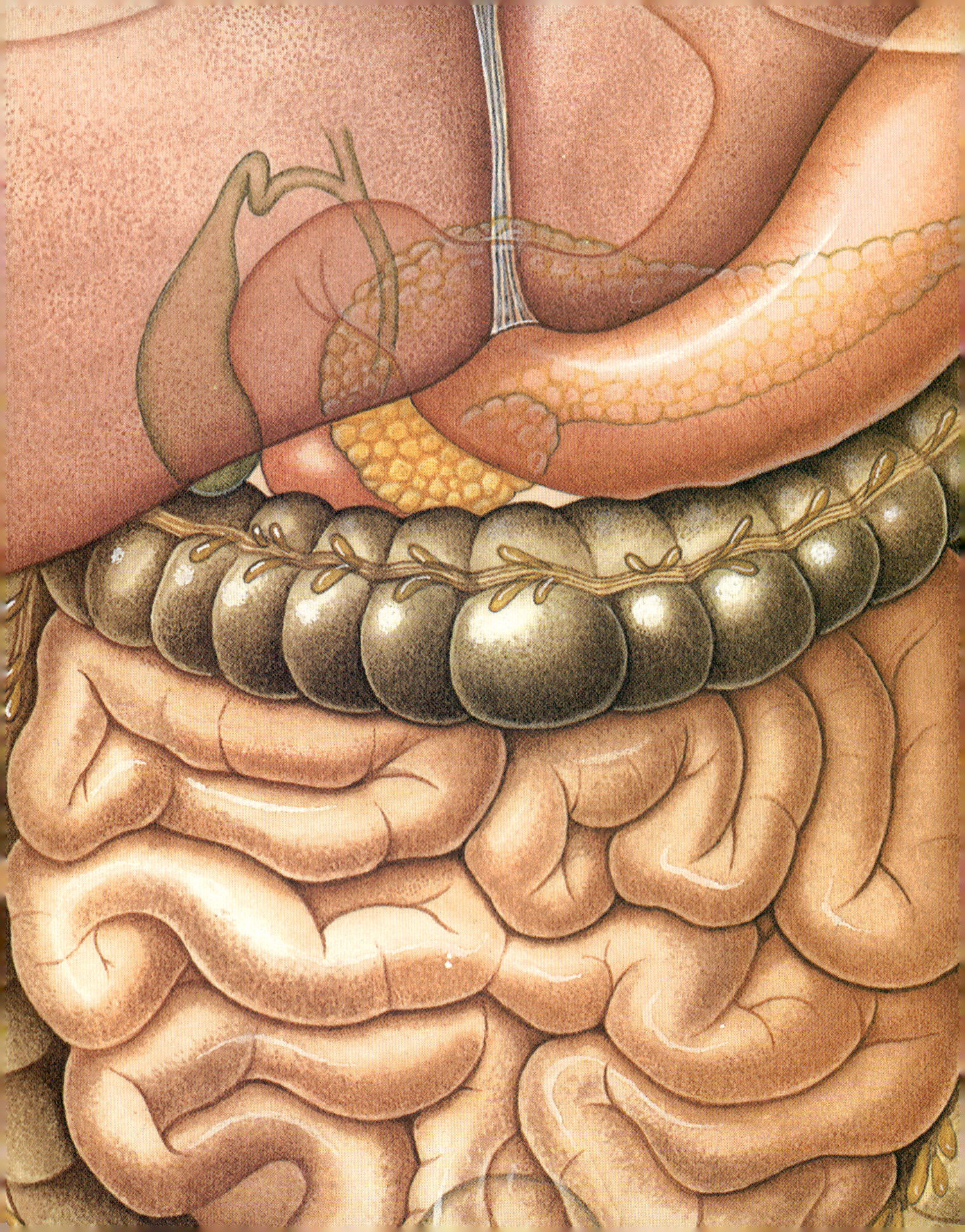

消化器の病気

消化器のトラブルに見舞われる頻度は高く、あらゆる年齢層で起こる。胃や腸によくあらわれる問題は食事の内容に関係しており、心配事があると悪化することがある。肝臓の病気はウイルスの感染がもとで起こるが、長年の飲酒が原因になっている場合も多い。がんは、消化器のどの部分にもあらわれる可能性がある。

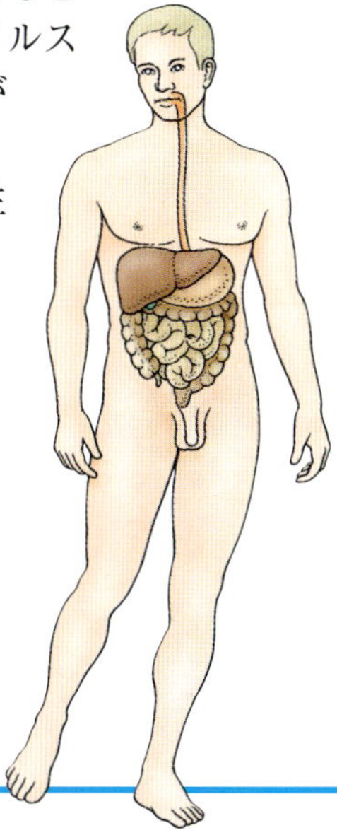

腸の病気

腸の病気によって消化のプロセスが妨害されると、腹痛や下痢が起こる。

ヘルニア

ヘルニアとは、臓器や組織が本来あるべきところから飛び出している状態のことをいう。腹部のヘルニアにはさまざまな種類があるが、ここでは滑脱（かつだつ）型の食道裂孔ヘルニアと傍食道型の食道裂孔ヘルニアを示す。ヘルニアは、主に中年や高齢の肥満体型の人にみられる。最初に出る症状は胃酸の逆流だが、痛みが起こることもある。

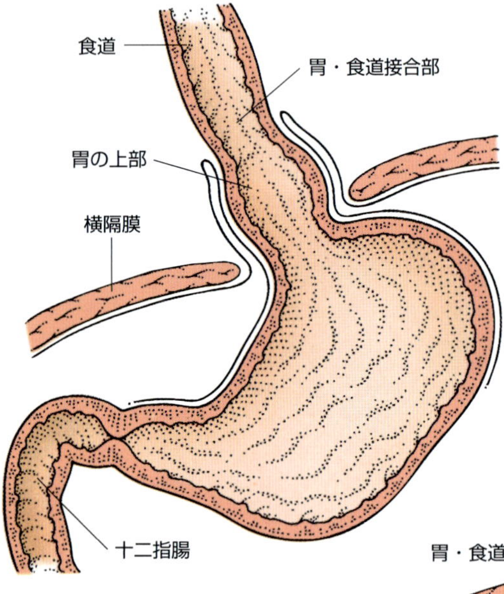
食道
胃・食道接合部
胃の上部
横隔膜
十二指腸

滑脱型の食道裂孔ヘルニア

ヘルニアの中でも最も頻度の高いもので、食道の下部と胃の上部が横隔膜にある食道を通る孔（裂孔）から飛び出したもの。胃の内容物が食道に逆流したり、胸やけなどの症状が出る。

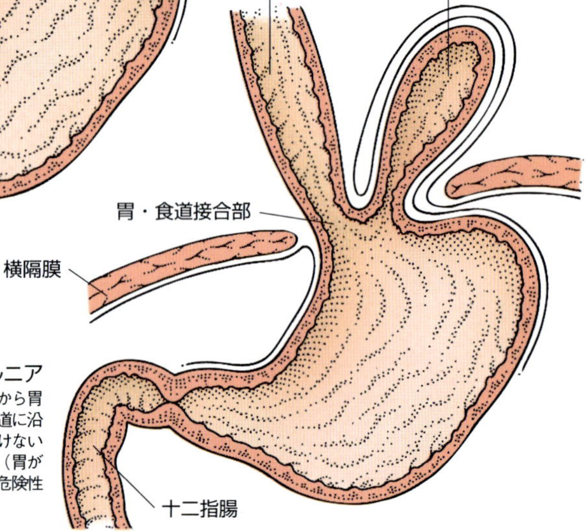
食道
飛び出した胃
胃・食道接合部
横隔膜
十二指腸

傍食道型の食道裂孔ヘルニア

このタイプのヘルニアでは、横隔膜の裂孔から胃の一部が飛び出して、飛び出した部分が食道に沿うように並ぶ。胃・食道接合部は影響を受けないために胃酸の逆流は起こらないが、胃捻転（胃がねじれて閉塞があらわれること）が起こる危険性がある。

消化性潰瘍

胃や十二指腸の内側をおおう膜の一部がただれて組織が失われる病気を、消化性潰瘍と呼ぶ。正常な場合には、胃や十二指腸の粘膜は、粘液や重炭酸塩などの分泌物によって消化液の影響を受けないように保護されているが、このバリアが破られると、消化液が粘膜を傷つけるようになる。消化性潰瘍があらわれる人は、ヘリコバクター・ピロリと呼ばれる細菌に感染していることが多い。この細菌は、胃酸の産生をふやすと考えられている。

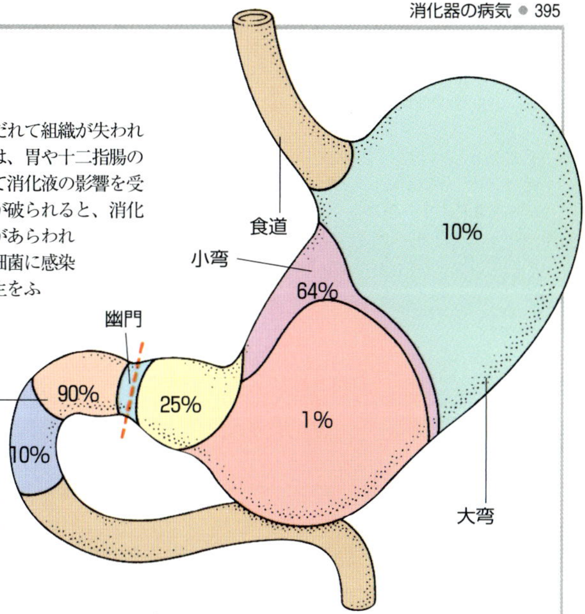
食道
小弯
10%
64%
幽門
十二指腸球部
90%
25%
1%
10%
大弯

消化性潰瘍の発生部位

消化性潰瘍は、十二指腸球部（十二指腸が始まる部分）に発生することが多い。右の図には、胃と十二指腸の各部分に潰瘍が発生する割合をそれぞれ示す。

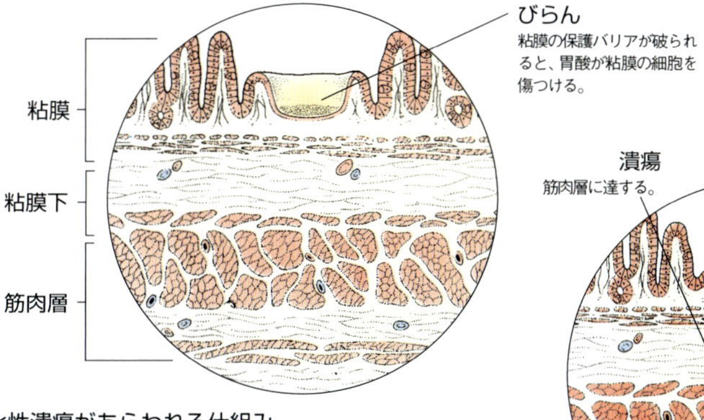
粘膜
粘膜下
筋肉層
びらん
粘膜の保護バリアが破られると、胃酸が粘膜の細胞を傷つける。

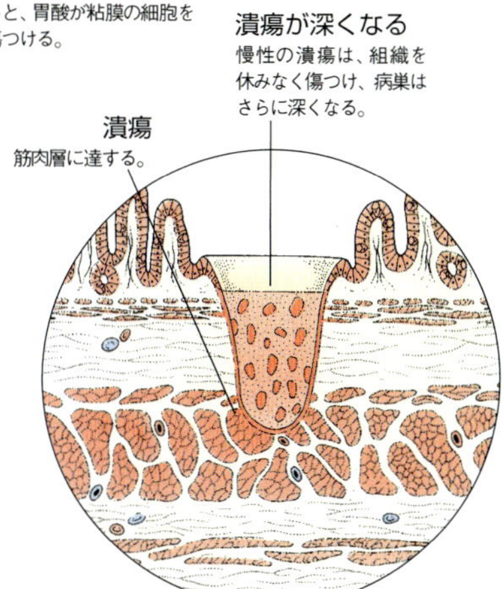
潰瘍が深くなる
慢性の潰瘍は、組織を休みなく傷つけ、病巣はさらに深くなる。
潰瘍
筋肉層に達する。

消化性潰瘍があらわれる仕組み

潰瘍の初期（上の図）では、粘膜の一部がそこなわれて、びらんと呼ばれる浅い病巣だけができている。これが進行すると、潰瘍は粘膜層を突き抜け、粘膜下層まで達する（右の図）。これがさらに進行すると、潰瘍は深くなり、臓器の筋肉層に達したり、孔をあけたりする。

アルコール性肝疾患

過度の飲酒を長年続けると肝臓が傷つけられ、組織に線維がふえてかたくなる肝硬変と呼ばれる状態になる。アルコールの飲みすぎによる初期の肝臓障害（肝障害）には、肝臓の細胞（肝細胞）に脂肪がたまる脂肪肝や、アルコール性肝炎がある。飲酒を続けていると、脂肪肝やアルコール性肝炎はさらに進み、肝不全が起こることもある。アルコール性肝疾患にかかっても、最初のうちは症状が出ず、あとになってから悪心や不快感、黄疸、体重減少などの症状があらわれる。

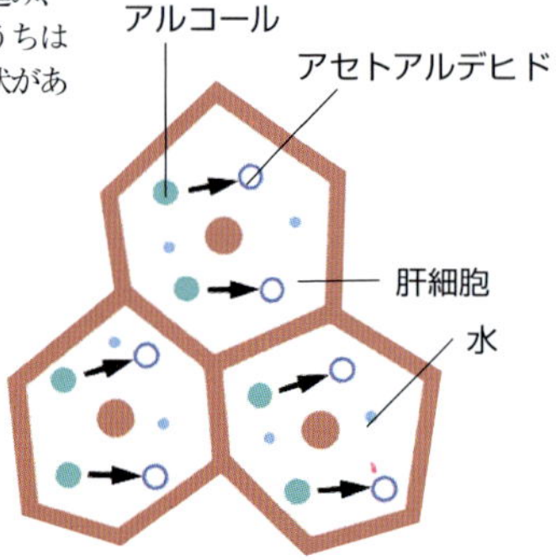
アルコール
アセトアルデヒド
肝細胞
水

肝障害があらわれる仕組み

アルコールの一部はアルコールのままで排泄されるが、多くは肝臓の酵素によってアセトアルデヒドという物質に代謝される。アルコールとアセトアルデヒドは、肝細胞に害を及ぼす。

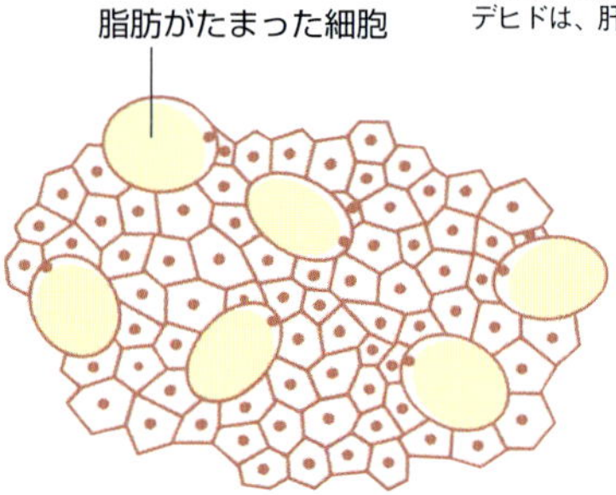
脂肪がたまった細胞

脂肪肝

肝細胞の中に脂肪の粒がたまり、肝臓が大きくなる。

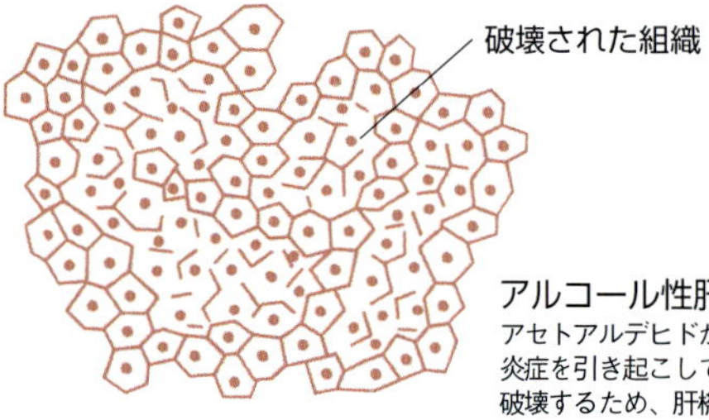
破壊された組織

アルコール性肝炎

アセトアルデヒドが肝細胞の炎症を引き起こして肝細胞を破壊するため、肝機能が低下する。

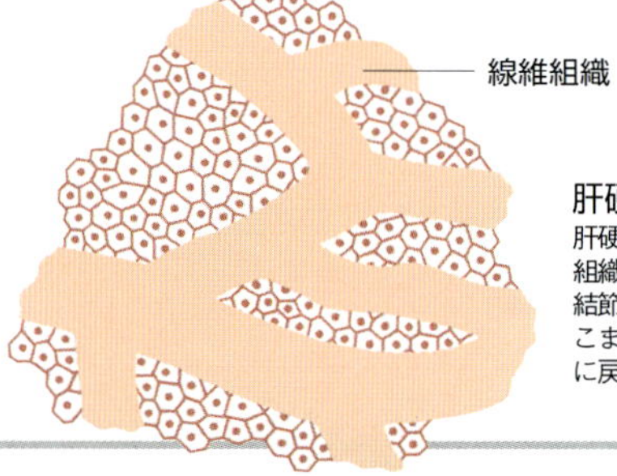
線維組織

肝硬変

肝硬変を起こした肝臓では、線維組織の帯が肥大した細胞を包んで結節をつくっている。肝障害がここまで進んでしまうと、肝臓は元に戻らない。

門脈圧亢進症

肝臓の中の血流が妨げられると、肝臓に血液を運ぶ血管（門脈）の圧力が高まる。この現象を門脈圧亢進症という。門脈圧亢進症は、過度の飲酒などによる肝硬変が原因で起こることが多い。肝臓から血液を押し返す方向に圧力がかかるため、食道下部と胃上部の静脈がふくれあがる。ふくらんだ静脈は破裂して、突発的な大出血が起こることがある。

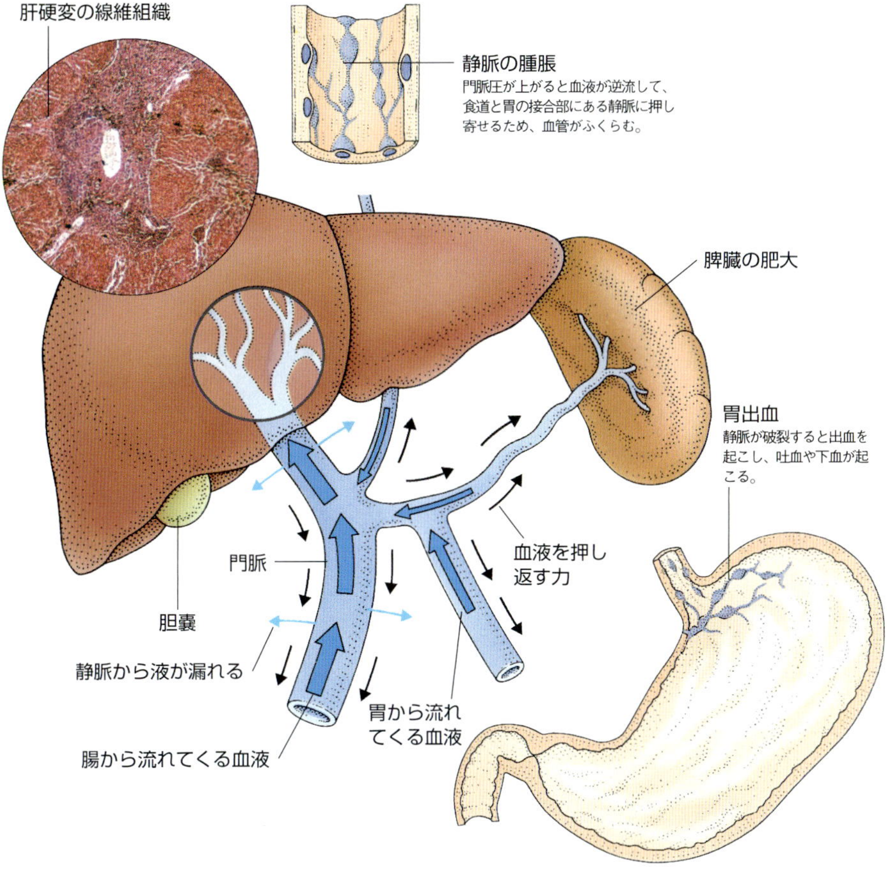
肝硬変の線維組織
静脈の腫脹
門脈圧が上がると血液が逆流して、食道と胃の接合部にある静脈に押し寄せるため、血管がふくらむ。
脾臓の肥大
胃出血
静脈が破裂すると出血を起こし、吐血や下血が起こる。
血液を押し返す力
門脈
胆嚢
静脈から液が漏れる
胃から流れてくる血液
腸から流れてくる血液

肝炎

肝臓が炎症を起こす病気を肝炎という。A型肝炎ウイルスやB型肝炎ウイルス（右図）、C型肝炎ウイルスが原因になることが多い。ウイルス性肝炎の多くは一過性の病気だが、C型肝炎ウイルスによる肝炎の場合には、初感染から何年もたったあとに肝硬変を引き起こすことがある。肝炎は、薬の副作用や、アルコール中毒、細菌感染などで起こることもある。

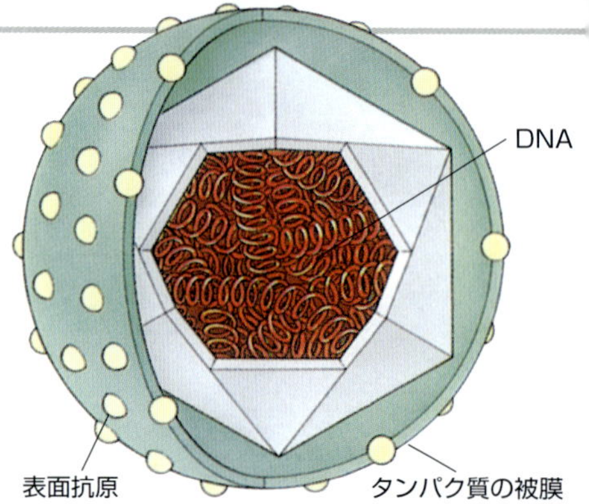
DNA
表面抗原
タンパク質の被膜

肝膿瘍

肝臓の組織の中に膿（うみ）のたまった袋ができる病気を肝膿瘍（かんのうよう）という。肝膿瘍は、細菌やアメーバ(単細胞動物)の感染が原因となる。虫垂などの別の感染巣から飛び火してきた細菌が引き起こすこともある。アメーバに汚染された食べ物や水をとると、アメーバが大腸の潰瘍を起こし、潰瘍の部分から肝臓に侵入して、肝臓の腫大や発熱、痛み、悪心、体重減少を引き起こすことがある。

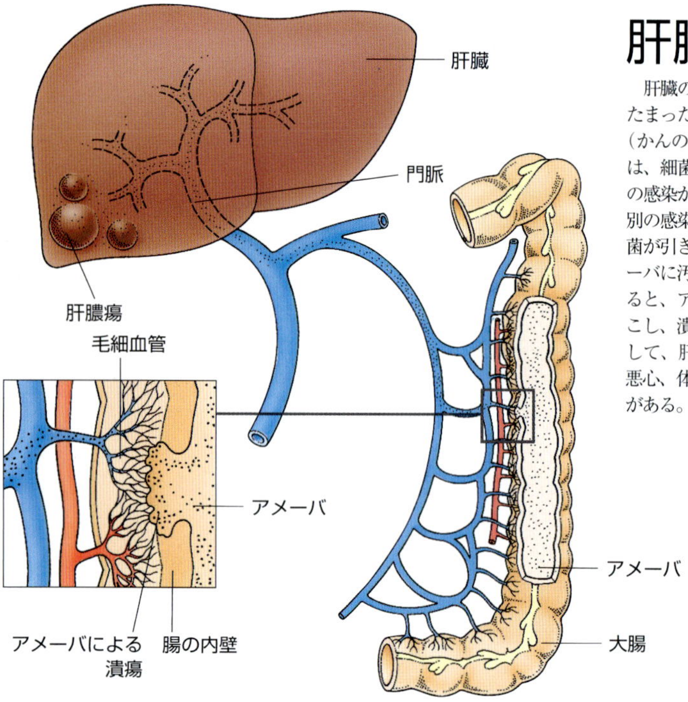
肝臓
門脈
肝膿瘍
毛細血管
アメーバ
アメーバによる
潰瘍
腸の内壁
アメーバ
大腸

膵臓がん

膵臓がん（膵がん）があらわれると、膵臓の組織にある正常な細胞が不規則な形をした悪性細胞のかたまりに置き換わってしまう。膵臓がんの多くは膵頭またはファーター乳頭（十二指腸にある膵管の出口）の周囲に起こる。膵臓がんにかかると、上腹部から背中にかけた部位に鈍痛があらわれるほか、食欲減退、体重減少、黄疸などの症状が起こる。膵臓がんは高齢者に多い。

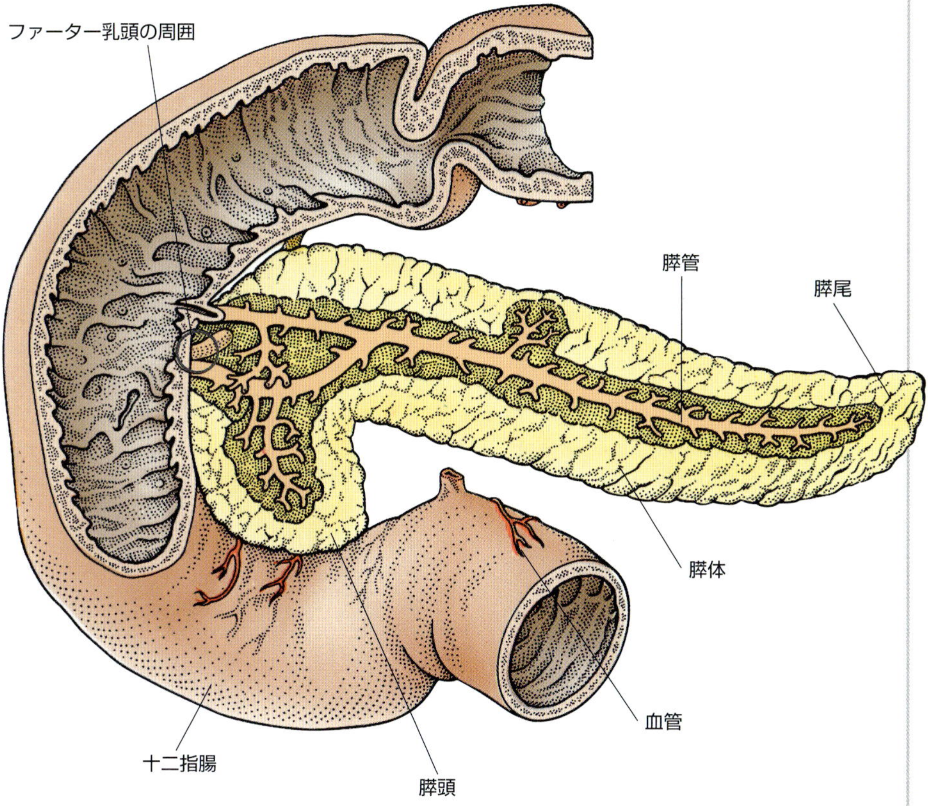

胆石

胆嚢（たんのう）の中で胆汁色素とコレステロールが凝集して固体になったものを、胆石と呼ぶ。胆汁の化学成分のバランスがくずれると、胆石ができる。胆嚢から飛び出した胆石は、胆嚢管や総胆管に詰まったり（胆管に胆石が詰まることを嵌頓＝かんとんという）、十二指腸から排泄されたりする。

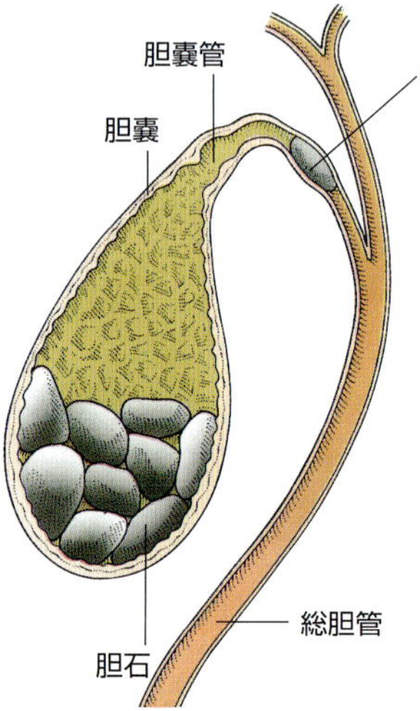
胆嚢管
胆嚢
胆石が胆嚢管に詰まる
総胆管
胆石

胆嚢管に胆石が詰まった場合

胆石が胆嚢管の中を通ると、胆石疝痛（せんつう）と呼ばれるはげしい上腹部痛があらわれることがある。胆石が胆嚢管に詰まると急性胆嚢炎が起こることがあり、痛みや悪心、発熱などの症状があらわれる。

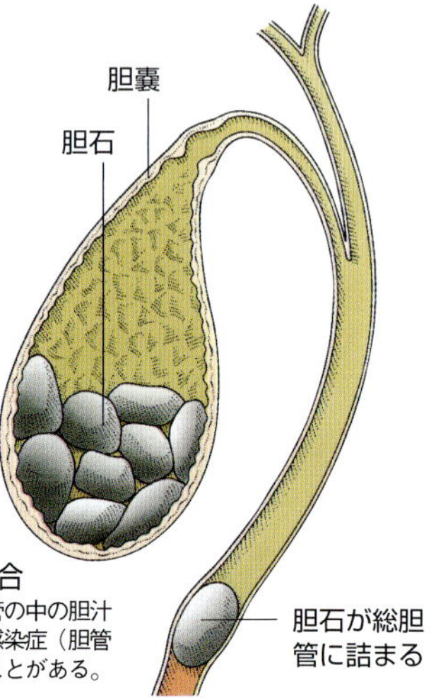
胆嚢
胆石
胆石が総胆管に詰まる

総胆管に胆石が詰まった場合

総胆管に胆石が流れ込むと、総胆管の中の胆汁の流れがせき止められて、胆管の感染症（胆管炎）やはげしい上腹部痛が起こることがある。

胆石の合併症

胆石の合併症として、出口を失った胆汁が別の通路から漏れる現象（胆汁瘻＝たんじゅうろう）や、胆嚢に膿や粘液がたまる蓄膿や粘液嚢胞（ねんえきのうほう）が起こる。胆嚢が繰り返し炎症を起こすと、胆嚢が萎縮してしまうこともある。

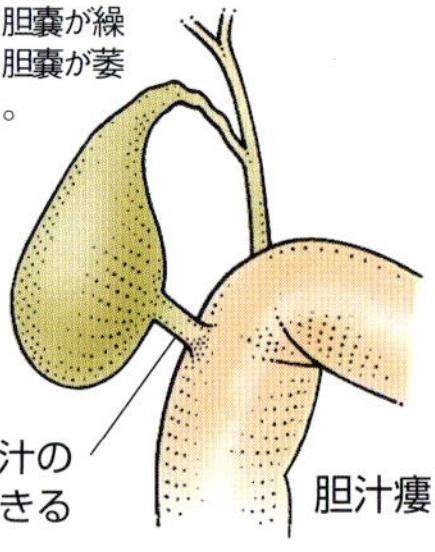
胆嚢と腸の間に胆汁の通路ができる
胆汁瘻

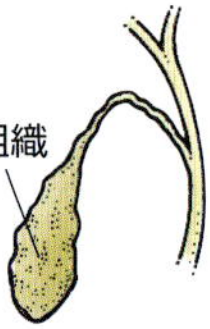
線維組織
胆嚢の萎縮

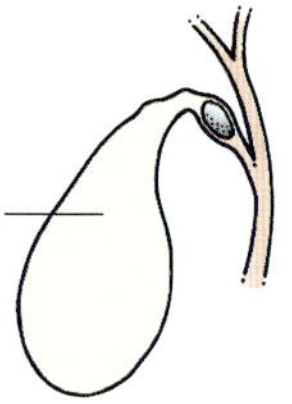
胆嚢に粘液が詰まって大きくなる
粘液嚢胞

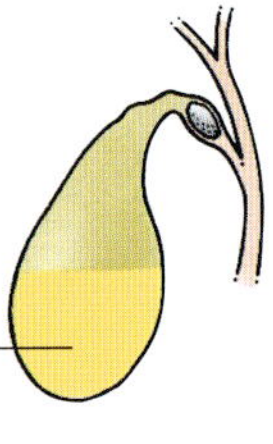
炎症を起こした胆嚢に膿がたまる
蓄膿

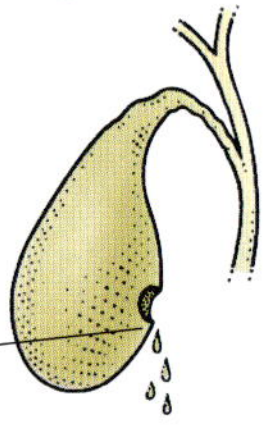
穿孔から胆汁が漏れる
穿孔

炎症性腸疾患

腸に慢性の炎症と潰瘍があらわれる病気を総称して炎症性腸疾患という。代表的な炎症性腸疾患は、潰瘍性大腸炎とクローン病で、炎症性腸疾患は、自己免疫疾患（免疫系が自分自身の組織を攻撃する現象）がもとで起こると考えられている。正確な原因は不明だが、遺伝が関係しているらしい。発熱、直腸からの出血、腹痛、下痢などの症状がみられる。

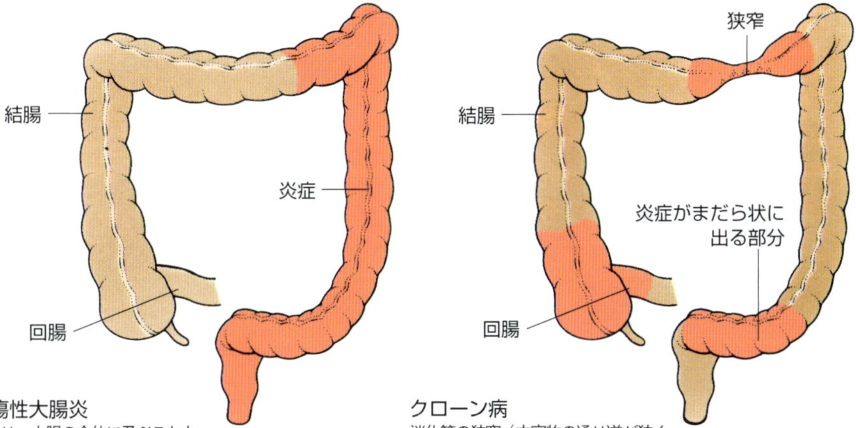

潰瘍性大腸炎

病巣は、大腸の全体に及ぶこともあれば、一部にとどまることもある。下痢が起こり、便に血液や粘液がまじる。

クローン病

消化管の狭窄（内容物の通り道が狭くなる現象）や、まだら状の炎症が起こる。病巣は、口腔から肛門までのどの部分にもあらわれる可能性がある。

過敏性腸症候群

下痢と便秘がかわるがわるあらわれる慢性の疾患。この病気にかかると、大腸の筋肉の運動に異常をきたす。原因は不明だが、ストレスがあると症状が悪化したり、特定の食べ物に過敏であったりする。疝痛（せんつう＝ケイレンからくる反復的な強い痛み）、腹部膨満などの症状があらわれ、便に粘液がつくことがある。

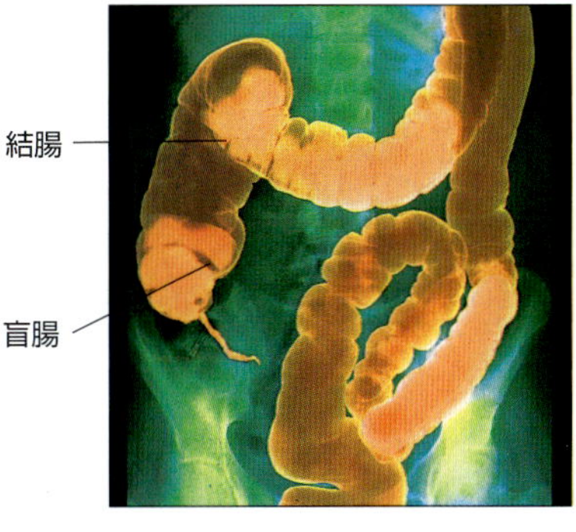

腸閉塞症

腸閉塞症とは、腸の通り道が狭くなるか完全に閉じてしまうために、消化や腸内容物の送出が正しく行えなくなる状態のことで、さまざまな障害が原因で起こる。腸閉塞の原因で多いのが、腸捻転（腸がねじれる現象）とヘルニア（腹壁の弱い部分から腸の一部が飛び出してしまう現象）。腸への血液供給が止まるために腸が壊死（えし）を起こす病気は、腸間膜梗塞と呼ばれるが、これはごくまれにしか起こらない。

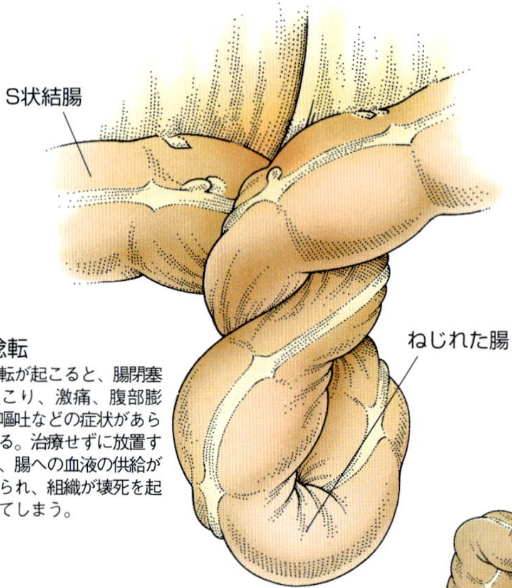
S状結腸
ねじれた腸

腸捻転

腸捻転が起こると、腸閉塞が起こり、激痛、腹部膨満、嘔吐などの症状があらわれる。治療せずに放置すると、腸への血液の供給が妨げられ、組織が壊死を起こしてしまう。

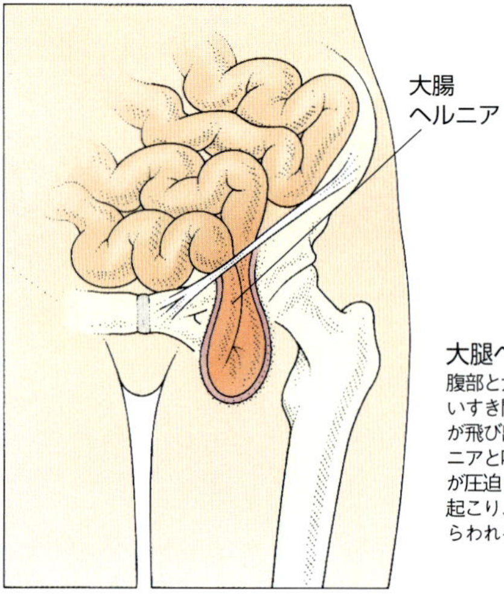
大腸
ヘルニア

大腿ヘルニア

腹部と大腿部の間にある狭いすき間（大腿管）から腸が飛び出す病気を大腿ヘルニアと呼ぶ。飛び出した腸が圧迫されると、腸閉塞が起こり、はげしい痛みがあらわれる。

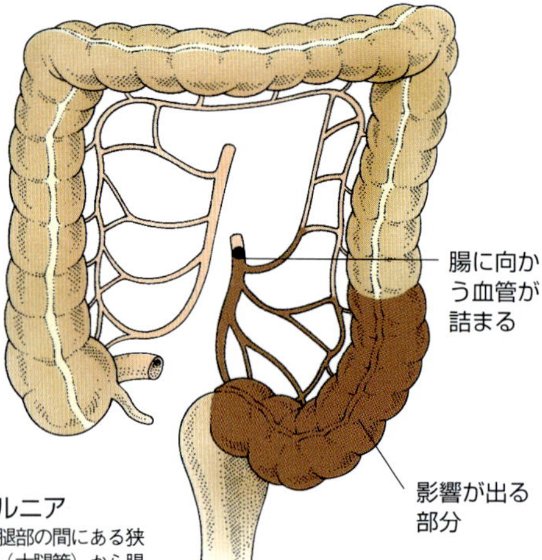
腸に向かう血管が詰まる
影響が出る部分

腸間膜閉塞

腸間膜の血管が詰まってしまい、腸の一部への血流が滞るために腸管の壊死が起こる病気。重篤な症状を伴う。

腸重積症

腸の一部が先の部分に折り込まれてしまう状態を腸重積症という。腸重積は、回腸と盲腸の間であらわれることが多い。まれな病気で、主に乳幼児に発生する。症状は、はげしい腹痛と、ゼリーのような赤い便。重積を起こした部分の血流が止まって組織が壊死することがあるため、すぐに治療しなければならない。

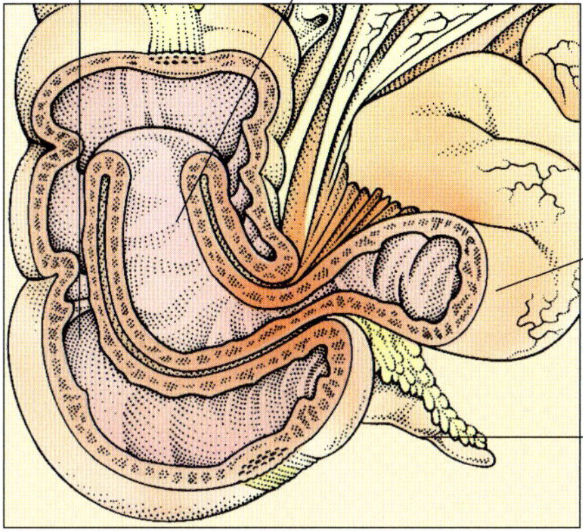

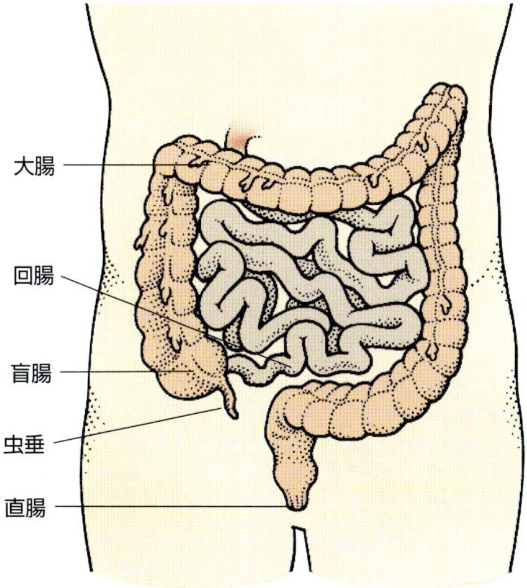

虫垂炎

虫垂炎（虫垂が炎症を起こす病気）はよく起こる病気で、特に子どもに多い。虫垂とは盲腸から飛び出している短い先止まりの管のことで、この管が詰まったり、内壁に潰瘍ができたりすると、虫垂炎が起こる。主な症状は、急な痛みと右下腹部の圧痛で、発熱や悪心、嘔吐があらわれることもある。虫垂炎は手術で治すことが多い。虫垂炎を放置すると、虫垂が破裂して腹膜炎を起こすことがある。

憩室性疾患

腸の壁がふくらんでポケット状になったものを憩室(けいしつ)という。憩室が腸壁に数多くできる病気(憩室症)と憩室が炎症を起こす病気（憩室炎）を総称して憩室性疾患と呼ぶ。憩室は大腸下部にできることが多く、患者の多くは高齢者。症状を伴わないことが多いが、腹痛、腹部膨満、下痢、便秘、ガス、直腸出血などが起こることがある。

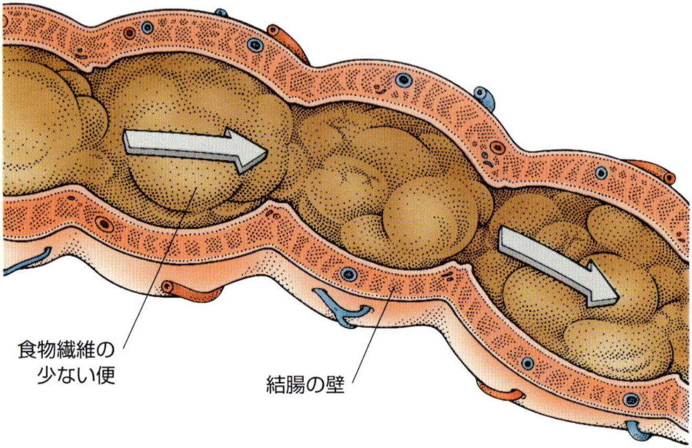
食物繊維の
少ない便
結腸の壁

1. 結腸の壁に圧がかかる

食物繊維を豊富に含む便は、結腸を楽に通過する。繊維が少ない便の場合には、腸が強く収縮しなければ通過しないため、結腸に大きな圧力がかかる。

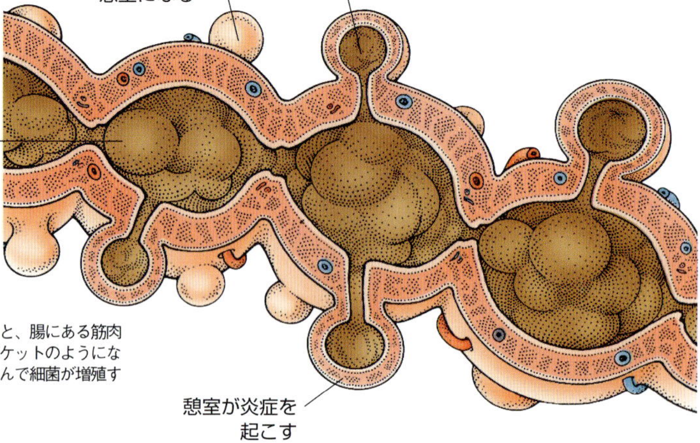
筋壁の弱い部分が飛び出して
憩室になる
食物繊維の
少ない便
憩室が炎症を
起こす

2. 憩室ができる

結腸の壁に高い圧力がかかると、腸にある筋肉の弱い部分が外に飛び出てポケットのようになる。ポケットには便が入り込んで細菌が増殖するため、炎症が起こる。

結腸がん

結腸のがんは、腸粘膜のポリープから発生することが多い。がんは腸壁に侵入して、近隣のリンパ節にまで広がり、離れた臓器に転移する。結腸がんの症状は、血便や腹痛だ。遺伝的な要因が結腸がんの危険性を上げることがわかっている。食物繊維が少ない食事や、動物性脂肪の多い食事も、結腸がんと関係するといわれている。

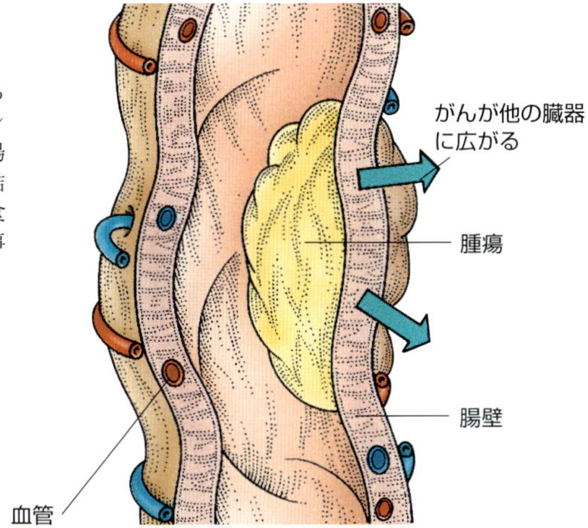
がんが他の臓器に広がる
腫瘍
腸壁
血管

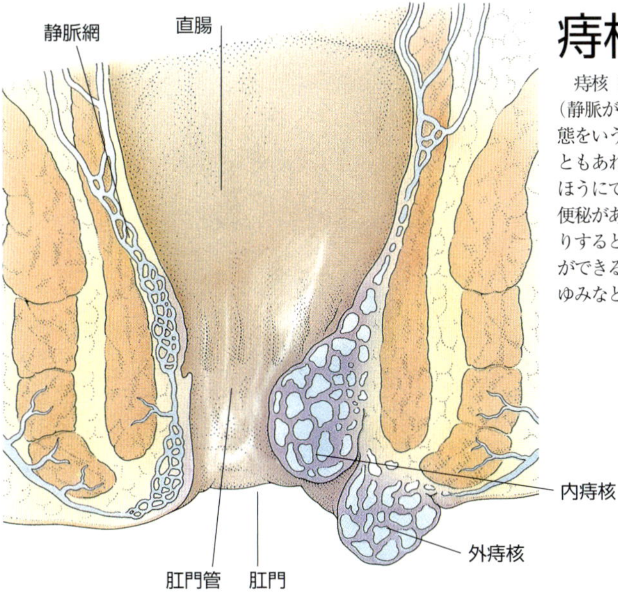
静脈網
直腸
内痔核
外痔核
肛門管
肛門

痔核

痔核（じかく）とは、直腸の壁に静脈瘤（静脈がふくれあがった状態）ができた状態をいう。静脈瘤は肛門の外に飛び出すこともあれば（外痔核という）、肛門の上のほうにできる場合もある（内痔核という）。便秘があったり、排便時に力を入れすぎたりすると、痔核が起こりやすくなる。痔核ができると、出血、排便痛、肛門周囲のかゆみなどの症状が起こる。

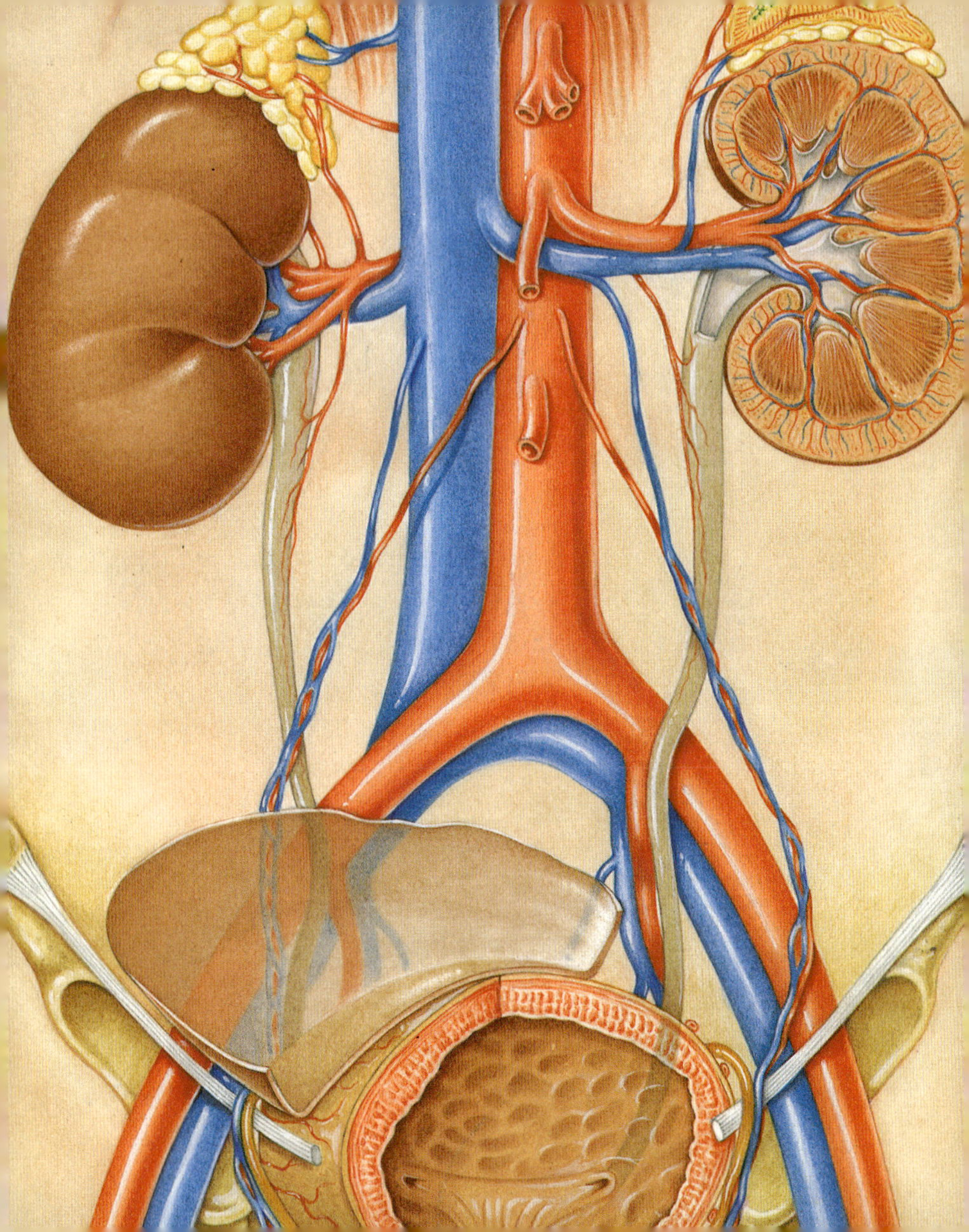

泌尿器の病気

泌尿器の一部が病原体に感染すると、病原体は尿路を伝わって泌尿器全体に広がり、慢性病を引き起こすこともある。腎臓が異常をきたして、血液から老廃物をとり除く機能を発揮できなくなると、重大な問題が起こる。失禁は、高い頻度でみられる泌尿器障害で、特に高齢者に多い。

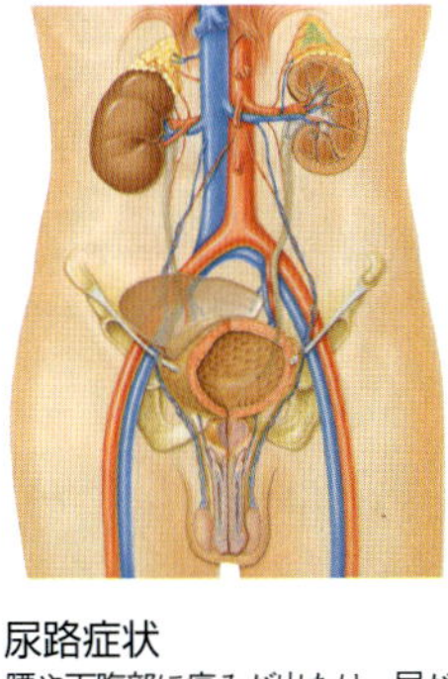

尿路症状
腰や下腹部に痛みが出たり、尿が近くなるなどの症状があれば、泌尿器障害が疑われる。

尿路障害

尿路は感染症が起こりやすい部位で、いったん感染すると慢性になりやすい。女性は特に尿路感染症にかかりやすい。泌尿器のそれぞれに起こりやすい病気を下の図に示す。泌尿器の一部に異常があらわれると、他の部分にも影響が及ぶ。たとえば尿が出なくなると、膀胱にかかる圧力が腎臓にも伝わるため、腎障害があらわれる。

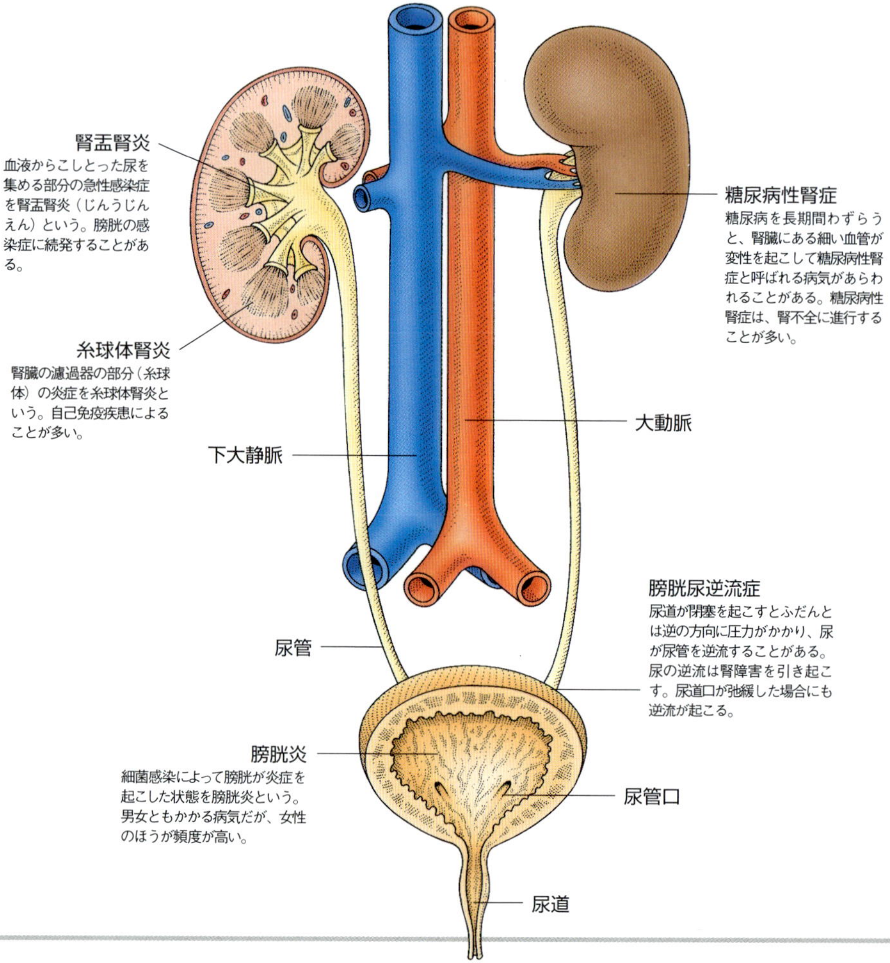

腎盂腎炎
血液からこしとった尿を集める部分の急性感染症を腎盂腎炎（じんうじんえん）という。膀胱の感染症に続発することがある。
糸球体腎炎
腎臓の濾過器の部分（糸球体）の炎症を糸球体腎炎という。自己免疫疾患によることが多い。
下大静脈
糖尿病性腎症
糖尿病を長期間わずらうと、腎臓にある細い血管が変性を起こして糖尿病性腎症と呼ばれる病気があらわれることがある。糖尿病性腎症は、腎不全に進行することが多い。
大動脈
膀胱尿逆流症
尿道が閉塞を起こすとふだんとは逆の方向に圧力がかかり、尿が尿管を逆流することがある。尿の逆流は腎障害を引き起こす。尿道口が弛緩した場合にも逆流が起こる。
尿管
膀胱炎
細菌感染によって膀胱が炎症を起こした状態を膀胱炎という。男女ともかかる病気だが、女性のほうが頻度が高い。
尿管口
尿道

失禁

尿失禁とは、尿が無意識のうちに漏れてしまう状態のことで、男性よりも女性に多くみられる。女性は出産すると骨盤底の筋肉が弱ってしまうため、尿失禁が起こりやすくなる。痴呆があらわれた高齢者では、失禁が頻繁にみられる。脳や脊髄の損傷も、失禁を引き起こすことがある。

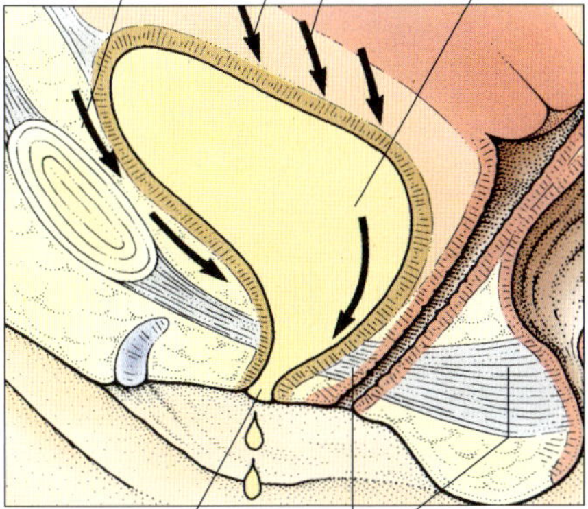
圧力
膀胱
尿道
骨盤底の筋肉

緊張性尿失禁

骨盤底の筋肉が弱まると、力のかかる動作を行ったときや、笑ったり、せきをしたりしたときに尿が少量漏れることがある。

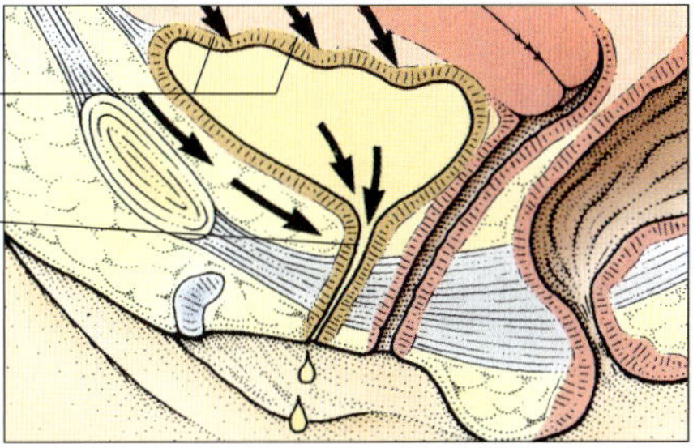
膀胱が収縮する
尿道

切迫性尿失禁

この病気にかかると、いきなり動いたりしたときに、急に尿意を覚えてしまう。いったん排尿が始まると、膀胱が無意識のうちに収縮して、膀胱がからになるまで止まらない。

腎結石

尿の成分が濃縮されて結晶になったものがだんだん大きくなり、腎臓の中で尿を集める部分（腎盂や腎杯）の中で石になったものを腎結石という。結石は、尿管や膀胱でできることもある。結石が尿路に詰まると、激痛が起こる。小さい石の場合には気づかないうちに尿といっしょに出てしまうこともあるが、大きな石は尿管を傷つけたり、尿の流れをせき止めたりする。

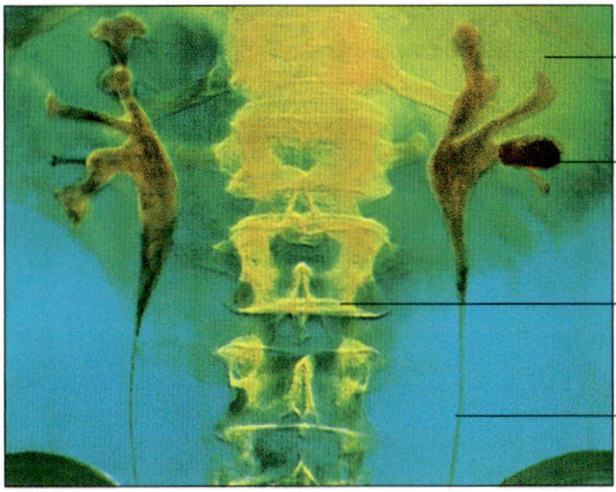
腎臓
腎結石
脊柱
尿管

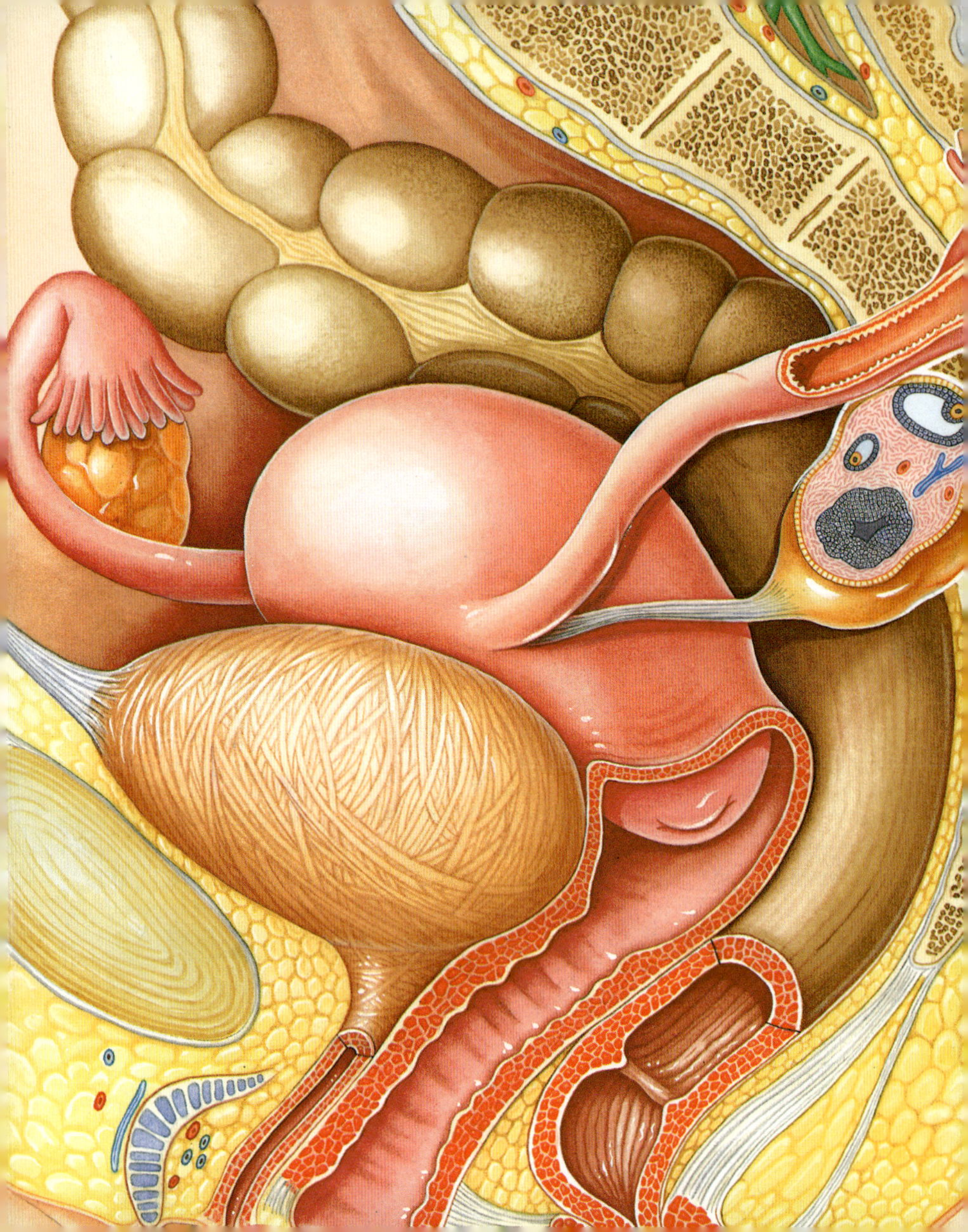

生殖器障害

男性と女性の生殖器に起こる病気は数多くある。子宮や卵巣、精巣には、性行為感染症のほか、がんや良性腫瘍などが起こる。男女とも、ある種の病気は不妊を招く。女性にみられる軽度の乳腺疾患は、ホルモンの変化が原因であることが多い。

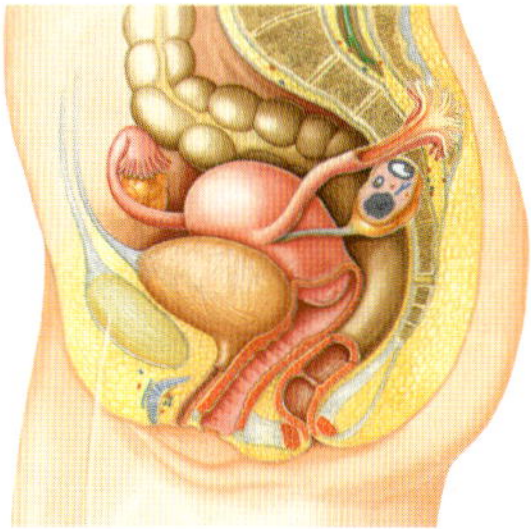

子宮障害

子宮の病気には、出産後に起こる合併症のほか、子宮筋腫、子宮脱、子宮内膜症、子宮がんなどがある。

よくあらわれる乳腺疾患

乳房は女性ホルモンの影響を強く受け、しこりや痛みなど女性の多くが経験する症状は、月経周期や妊娠で起こるホルモン濃度の変化が引き起こしている。乳房のしこりの大部分はがんではなく、治療の必要がないものが多いが、乳がんも、最初は痛みのないしこりとしてあらわれるため、医師の診察が必要である。

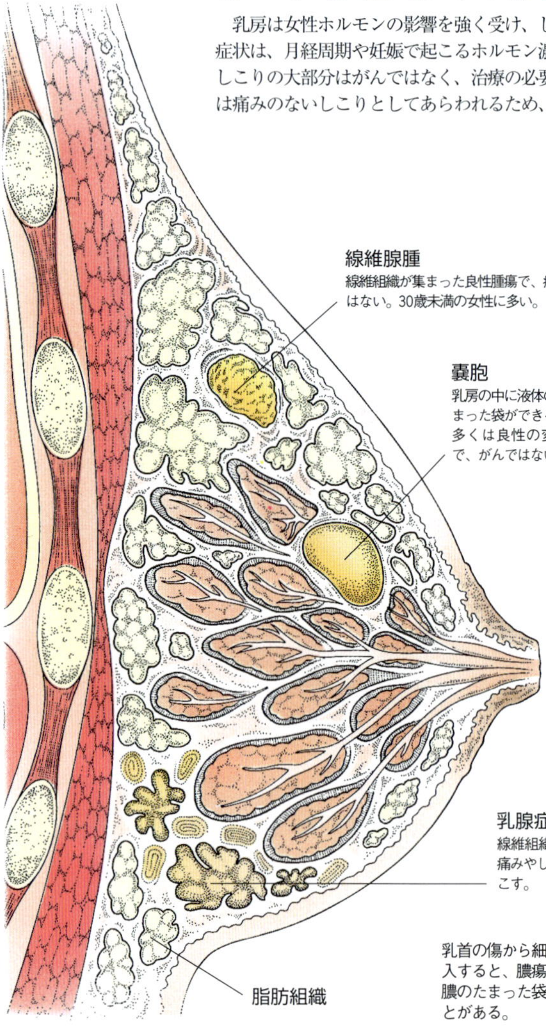

線維腺腫
線維組織が集まった良性腫瘍で、痛みはない。30歳未満の女性に多い。

嚢胞
乳房の中に液体の詰まった袋ができる。多くは良性の変化で、がんではない。

乳腺症
線維組織が増殖して、痛みやしこりを引き起こす。

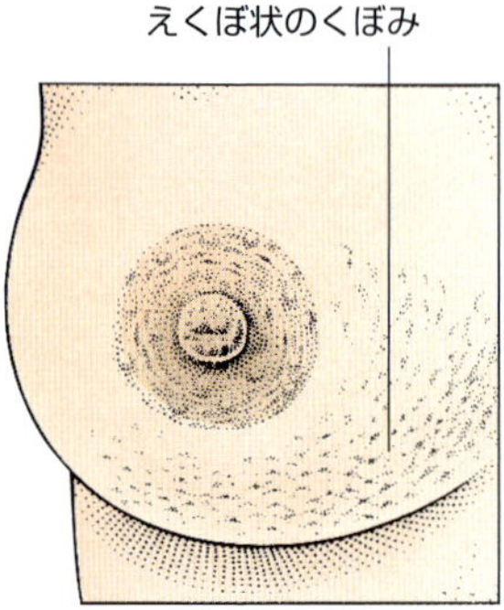

乳がん
女性で最も多いがん。痛みのないしこりがある、乳首から分泌物が出る、乳首がくぼむ、皮膚にえくぼのような凹凸が出るなどの症状があらわれる。

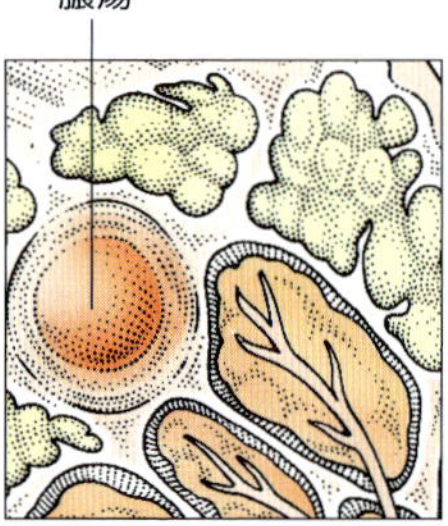

乳腺膿瘍
乳首の傷から細菌が乳腺に侵入すると、膿瘍（のうよう＝膿のたまった袋）ができることがある。

子宮内膜症

子宮内膜の一部が卵管を通って骨盤腔の臓器にたどりつき、そこで増殖する状態を子宮内膜症という。子宮の外にある子宮内膜も月経周期にあわせて出血するため、月経のときに痛みが出る。性交痛や嚢胞がみられることもある。子宮内膜症は、右の図に示した部分に発生することが多いが、まれに肺に発生することもある。

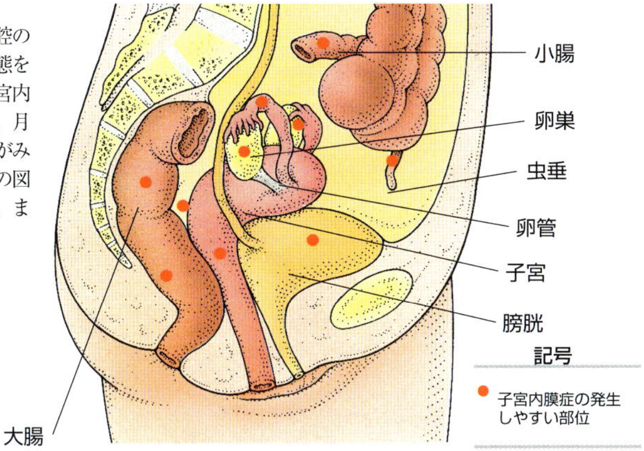
小腸
卵巣
虫垂
卵管
子宮
膀胱
大腸
記号
子宮内膜症の発生しやすい部位

子宮脱

子宮が本来あるべき位置から下にずれて膣に入り込んでしまうために、排尿障害や排便障害が起こる現象を子宮脱という。妊娠や出産をへると子宮を支えている靱帯が弱ってしまうのが原因。手術や、リング状のペッサリーを挿入するなどの治療が必要になることがある。

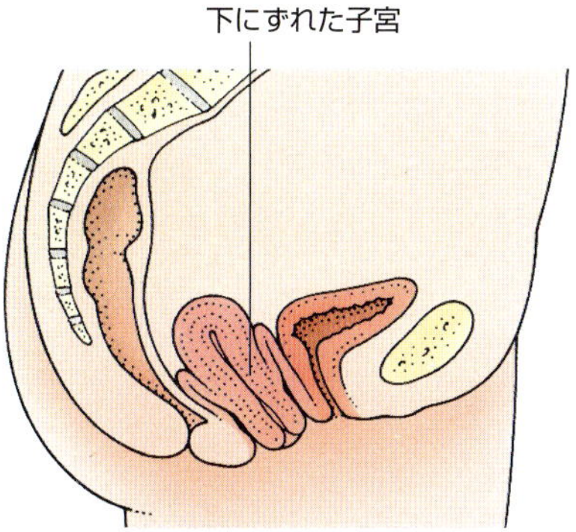
下にずれた子宮

治療前

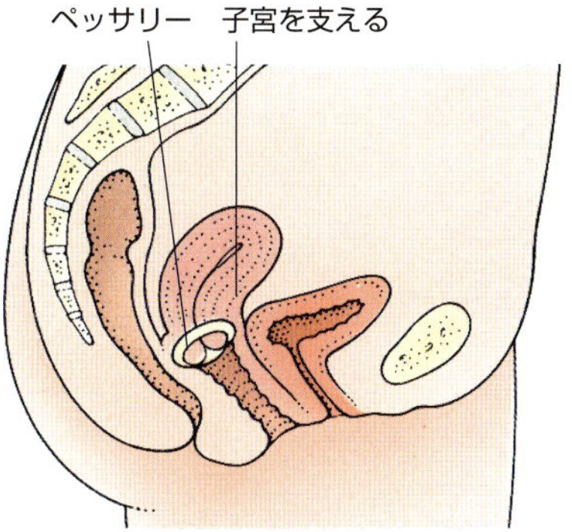
ペッサリー
子宮を支える

ペッサリーを入れた状態

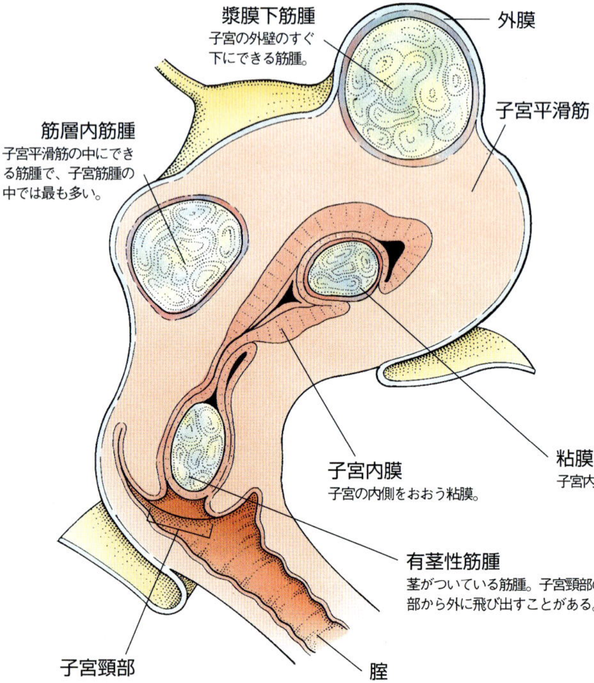
漿膜下筋腫
子宮の外壁のすぐ下にできる筋腫。
外膜
子宮平滑筋
筋層内筋腫
子宮平滑筋の中にできる筋腫で、子宮筋腫の中では最も多い。
粘膜下筋腫
子宮内膜の下にできる筋腫。
子宮内膜
子宮の内側をおおう粘膜。
有茎性筋腫
茎がついている筋腫。子宮頸部の開口部から外に飛び出すことがある。
子宮頸部
腟

子宮筋腫

子宮筋腫は、筋肉と線維組織でできた良性腫瘍で、35歳以上の女性の約5人に1人の割合でみられるが、原因はよくわかっていない。筋腫の多くは小さいままで、症状は特にない。筋腫が大きくなると、不快感や月経過多、腰痛、頻尿を引き起こすことがある。

子宮頸がん

子宮の頸部にできるがんは、女性がかかるがんの中でもかなり頻度が高い。子宮頸がんの原因はよくわかっていないが、性器にできるイボの原因とされているヒトパピローマウイルスとの関係が疑われている。子宮頸がんの初期には症状が出ないが、進行すると不正性器出血があらわれることがある。

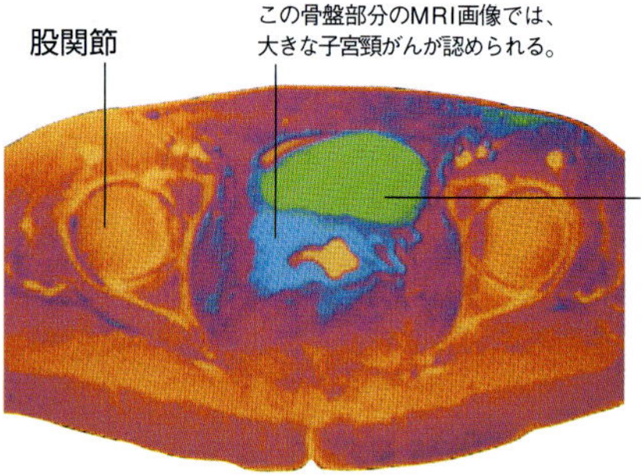
股関節
癌腫
この骨盤部分のMRI画像では、大きな子宮頸がんが認められる。
膀胱

卵巣の障害

卵巣の病気で最も多いのが、嚢胞(のうほう) という、液体が詰まった袋ができる病気である。この病気はあらゆる年齢層であらわれ、ときにはきわめて大きい嚢胞ができることもある。嚢胞のほとんどは良性で、特に症状は出ない。嚢胞がねじれるなどの合併症はごくまれにしか起こらない。性ホルモンのアンバランスが原因で小さな嚢胞が数多くできることもある。

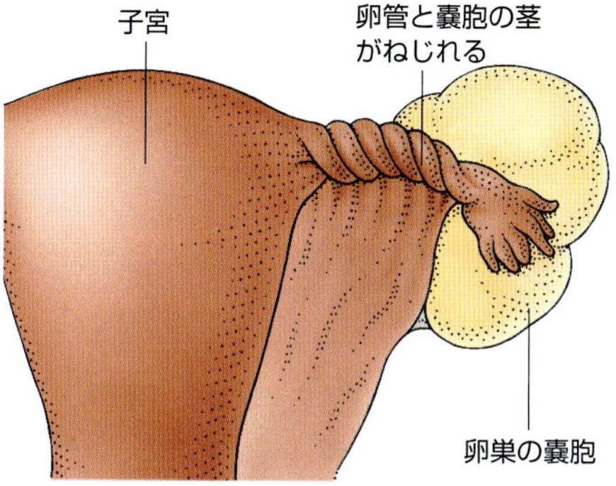

茎捻転(けいねんてん)

茎のついた嚢胞がねじれて、血流を止めてしまうために、突然はげしい腹痛が起こることがある。

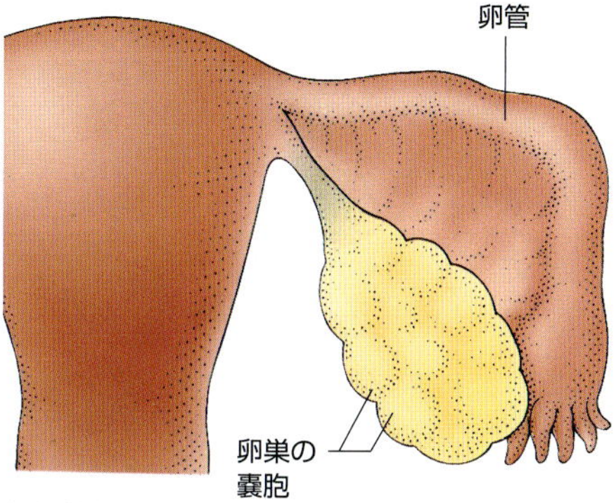

多嚢胞性卵巣

ホルモンの不均衡が原因で小さい嚢胞が数多くできることがある。不妊の原因の上位にくる病気である。

卵巣がん

卵巣がんによる死亡は、女性生殖器のがんによる死亡の第1位にある。死因のトップになっているのは、早期がんの段階では症状が出ないために治療可能な段階で発見されることが少ないからである。腹痛や腹部不快感、不正性器出血などの症状は、他の臓器に転移する段階で初めてあらわれる。右の図に、卵巣がんの発生部位を示す。卵巣の表面にある上皮組織の層に、がんが最も発生しやすい。

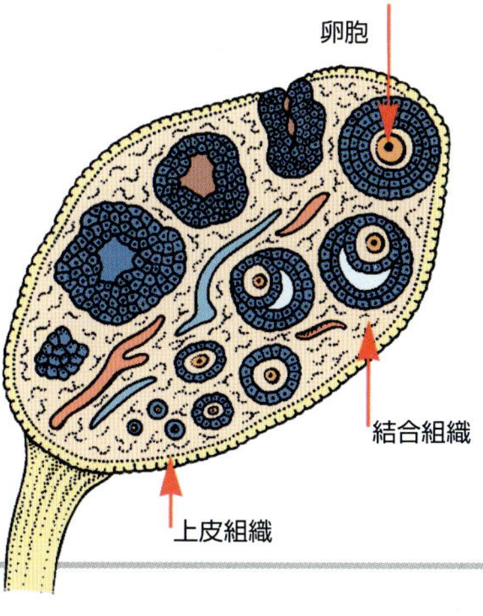

精巣（睾丸）の病気

陰嚢の病気で最も多いのが腫脹で、外傷によって精巣のまわりに液体がたまったり（陰嚢水腫）、精子や血液がたまったりして起こる。感染による発熱を伴う場合もある。多くの場合は痛みがなく害もないが、ごくまれに精巣がん（下欄を参照）で起こる場合もあるため、医師の診察を受ける必要がある。

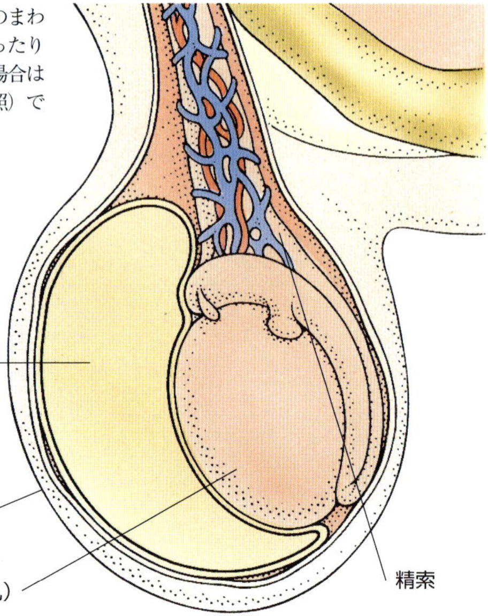
陰嚢水腫
精巣のまわりに淡黄色の液体がたまる病気。中年男性に多い。
陰嚢
精巣（睾丸）
精索

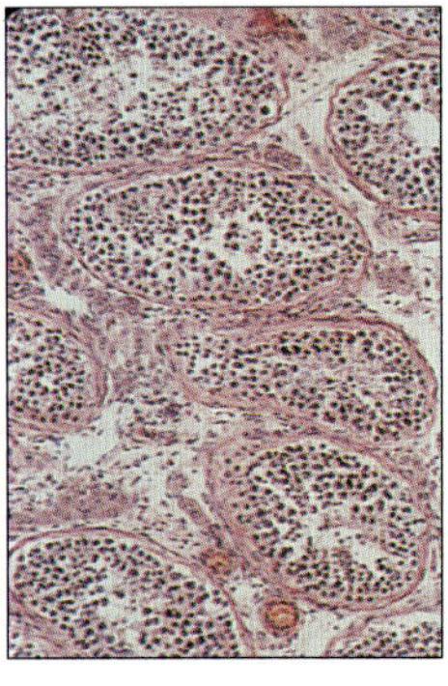

正常な組織

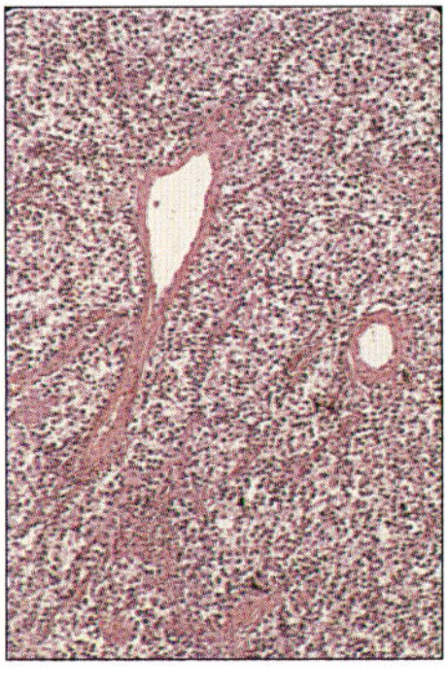

異常な組織

精巣がん

精巣のがんはごくまれな病気で、40歳未満の男性、特に子どものときに停留睾丸がみられた男性に起こる傾向がある。初期症状は、痛みのない、かたい腫脹だが、一部の人では痛みや炎症を伴うこともある。写真の左は正常な精巣組織、右は細胞ががん化して構造が変わってしまった組織の例を示す。

前立腺肥大症

前立腺は、男性の膀胱の下にあって、尿道をとり囲んでいる臓器で、男性はだれでも50歳を過ぎると肥大してくる。肥大した前立腺が尿道を圧迫して狭くなると、尿の流れが悪くなる。膀胱にたまった尿を完全に排泄することができなくなるため尿が近くなり、膀胱が広がることもある。

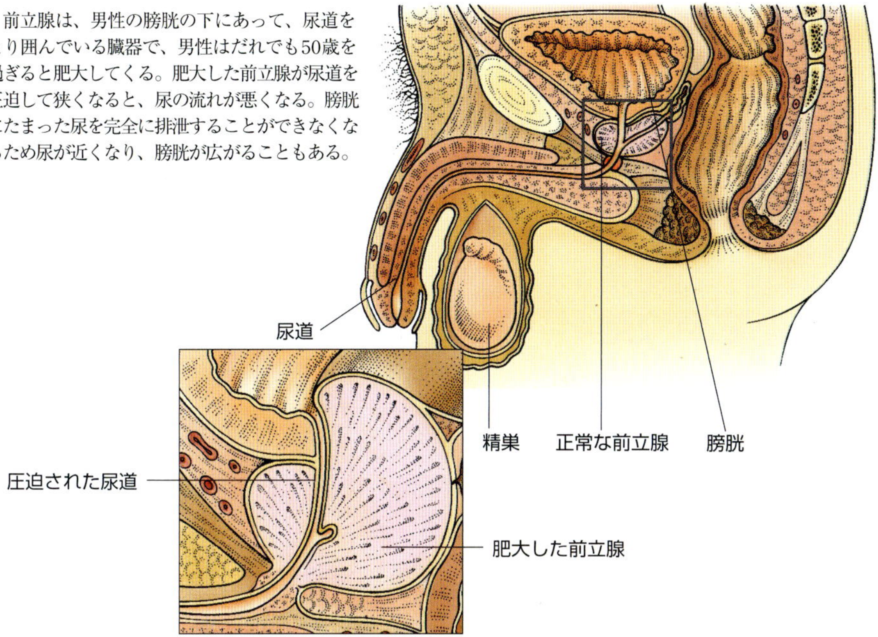
尿道
精巣
正常な前立腺
膀胱
圧迫された尿道
肥大した前立腺

前立腺がん

前立腺がんは、前立腺にがん細胞ができて増殖する病気。初期の段階では特に症状があらわれないが、腫瘍が大きくなると尿道が閉塞して尿が出にくくなる。前立腺がんは膀胱や尿管（腎臓と膀胱をつなぐ管）、リンパ節、骨に転移することがある。

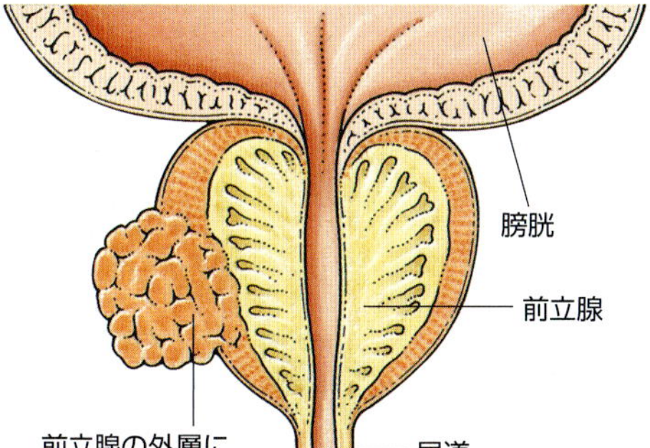
膀胱
前立腺
尿道
前立腺の外層に
がんができる

淋疾

性行為感染症（STD）の中でも特に頻度の高い病気。淋疾（りんしつ）を引き起こすのは、ナイセリア・ゴノロエまたは淋菌と呼ばれる細菌で、男女とも尿道に感染する。女性では子宮頸部にも感染して、そこから子宮、卵管、卵巣へと広がる。症状は、陰茎または膣からの分泌物や排尿痛である。

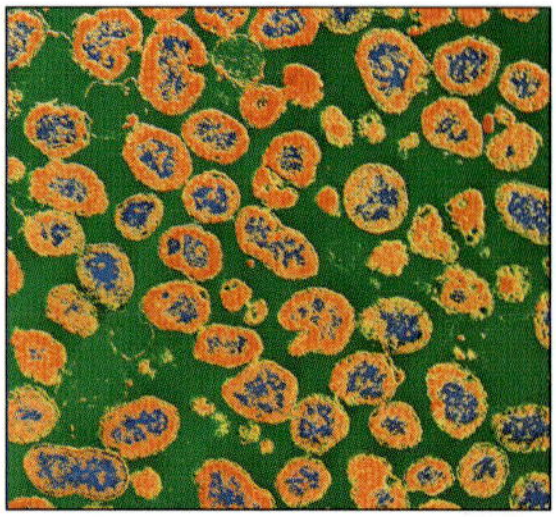

淋疾
淋菌（上の写真）が引き起こす淋疾は、性行為によって伝播する。淋疾のある妊婦の場合には、出産のときに胎児が淋菌に感染する危険性がある。

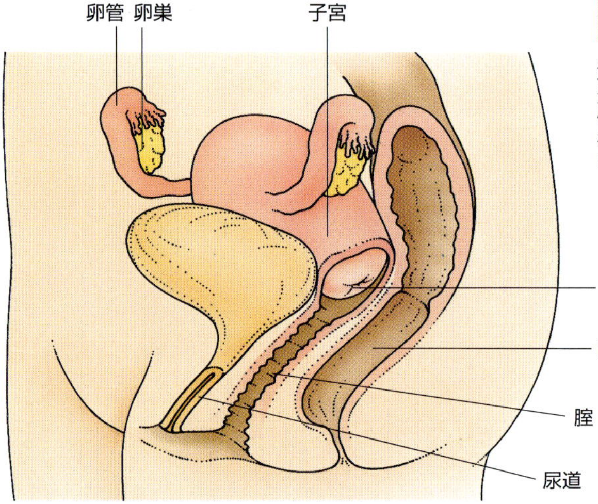
卵管
卵巣
子宮
子宮頸部
直腸
膣
尿道

性器ヘルペス

頻度の高い性行為感染症（STD）で、単純ヘルペスウイルスが原因で起こる。男女ともウイルスに感染すると、陰茎(ペニス)や膣のまわりや子宮頸部に小さな水ぶくれが数多くでき、つぶれたあとが潰瘍になって痛む。その後ウイルスは潜伏して、ときどき暴れ出し、初感染のときよりは軽いが同じような症状を引き起こす。

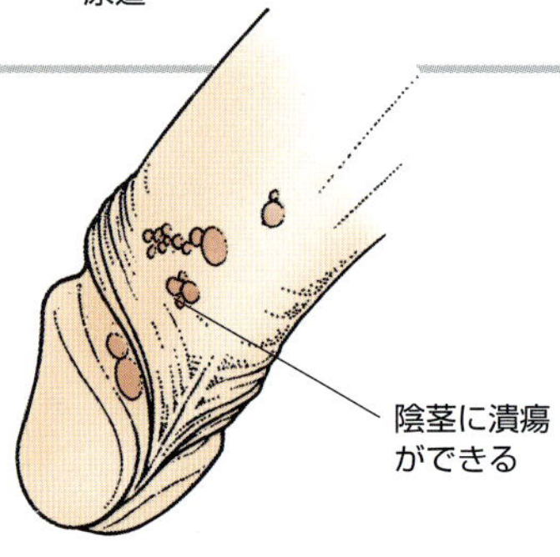
陰茎に潰瘍
ができる

骨盤内炎症性疾患

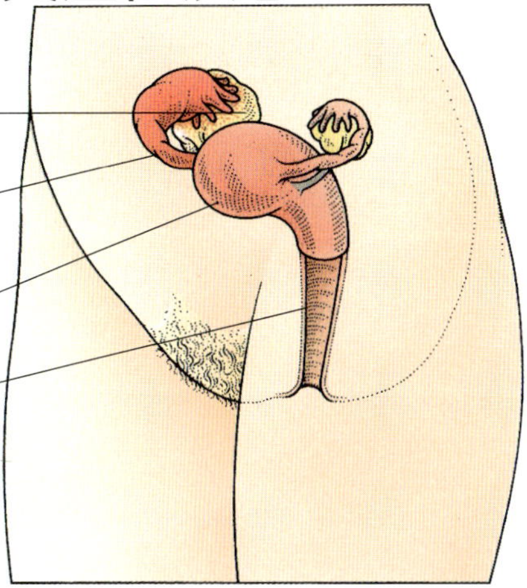
炎症を起こした卵巣
炎症を起こした卵管
炎症を起こした子宮
膣

女性生殖器の感染症を骨盤内炎症性疾患という。子宮頸部と子宮、卵管、卵巣のすべてが炎症を起こすことがある。この病気は、淋疾（418ページ）などの性行為感染症を治療しないまま放置したためにあらわれることが多い。膣分泌物、下腹部痛、発熱、性交痛などが起こる。骨盤内炎症性疾患を放置すると、卵管が癒着を起こして不妊になることがある。

非淋菌性尿道炎

性行為などで淋菌（418ページ）以外の菌に感染したために起こる尿道炎を、非淋菌性尿道炎または非特異性尿道炎と呼ぶ。女性では膣分泌物があらわれることが多く、男性では陰茎から分泌物が出て排尿痛が起こる。感染が精巣上体（副睾丸ともいう。精巣の中にあるらせん状の管。精子の貯蔵庫）まで及ぶと、痛みや陰嚢の腫脹があらわれる。

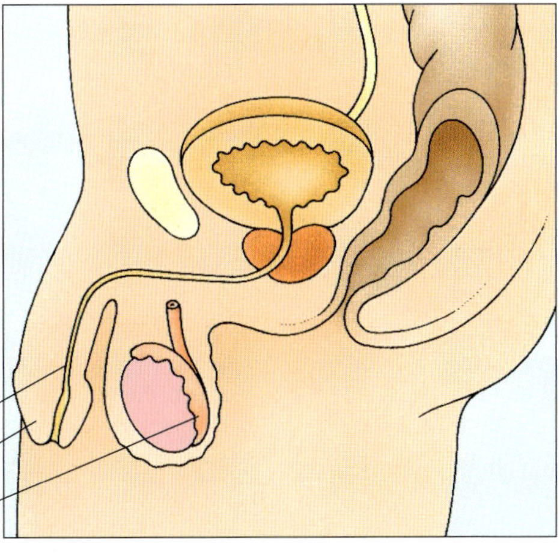
尿道
陰茎
精巣上体（副睾丸）

不妊

夫婦８組のうち１組が不妊治療を求めている。女性の場合は排卵から受精卵の着床に至るプロセス、男性の場合は正常な精子をつくって送り出すプロセスが正常でなければ、妊娠に至らない。男女とも、生殖能力は30歳を過ぎたころから自然に落ち始める。受胎のプロセスに影響する男性側・女性側の要因は、以下のほかにも数多くある。

女性の不妊の原因

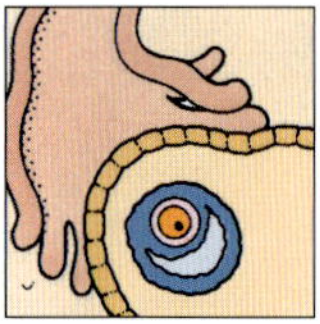

排卵の異常

卵巣が成熟した卵子を放出できなかったり、排卵の周期が乱れることが原因になるほか、肥満や過度の体重減少、多嚢胞性卵巣疾患によるホルモンの不調も原因となる。

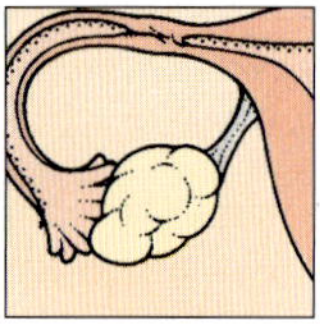

卵管の障害や閉塞

卵管が感染症によって癒着を起こし、管の狭窄や閉塞があらわれたとき、子宮内膜症があるとき、子宮外妊娠が起こったときは、受精や着床ができなくなることがある。

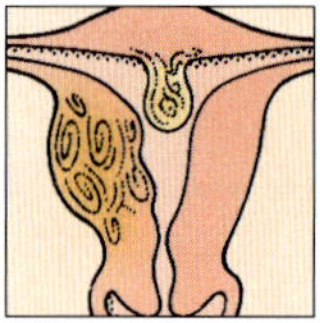

子宮の異常

ごくまれだが、子宮の構造異常が不妊の原因となることがある。構造異常の原因には、子宮の先天異常、子宮筋腫や手術、感染症による障害などがある。

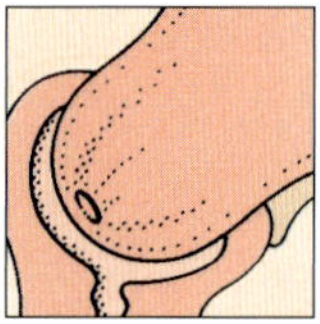

子宮頸部の問題

ホルモンのバランスに異常をきたすと、子宮頸部の粘液が粘りを増して精子をとらえて放さなくなるために、子宮の中に精子が入れなくなることがある。子宮頸部に異常があると、流産を繰り返すおそれがある。

男性の不妊の原因

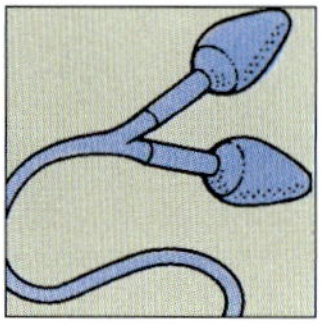

精子の異常

男性の不妊の原因のトップは、精子の数の不足である。精子の形に異常があったり、精子が十分に泳げない場合も不妊が起こる。精子の異常は、ホルモンバランスの異常、薬、病気が原因で起こる。

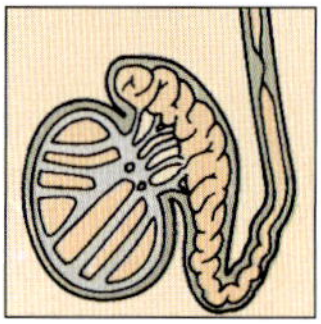

精子の通路に障害がある

精子は、精巣上体の管を移動し、輸精管の中で精液とまざってから放出される。精子の通路に異常があると、不妊が起こる。

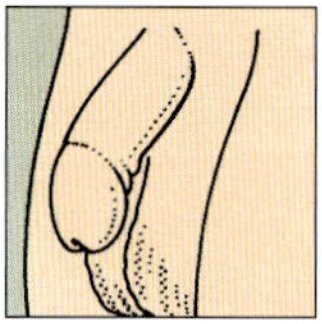

射精の問題

脊髄の損傷や薬の影響のために、神経反射が正常に起こらなくなることがある。前立腺の手術を受けたあとは、射精をすると精液が逆流して、膀胱に流れ込んでしまうことがある。これらの異常はいずれも不妊を招く。

卵管閉塞

　不妊の原因で多いのが、卵管閉塞である。受精は、卵子と精子が卵管の中で出会ったときにしか起こらない。卵管の閉塞は、骨盤内炎症性疾患による卵管の癒着（419ページ）が原因になるほか、子宮内膜の一部が卵管でふえる子宮内膜症（413ページ）も原因になる。

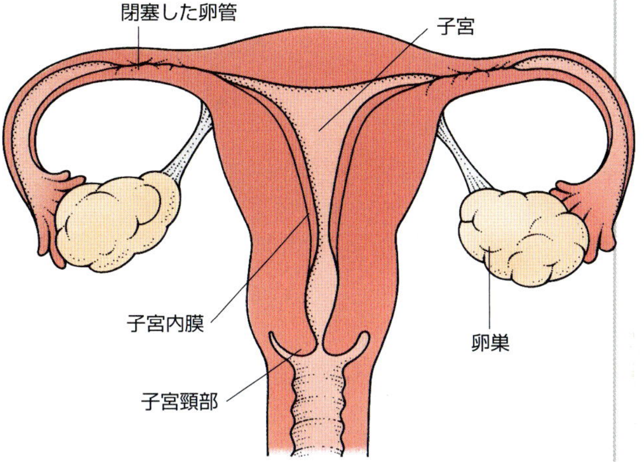
閉塞した卵管
子宮
子宮内膜
卵巣
子宮頸部

抗精子抗体

　男女のいずれかが精子に対する抗体をつくるために不妊になることもある。女性の場合には、子宮の入り口にある子宮頸部粘膜が抗精子抗体をつくり出して、精子を破壊したり、精子が子宮や卵管を泳いでいけないよう阻止することがある。

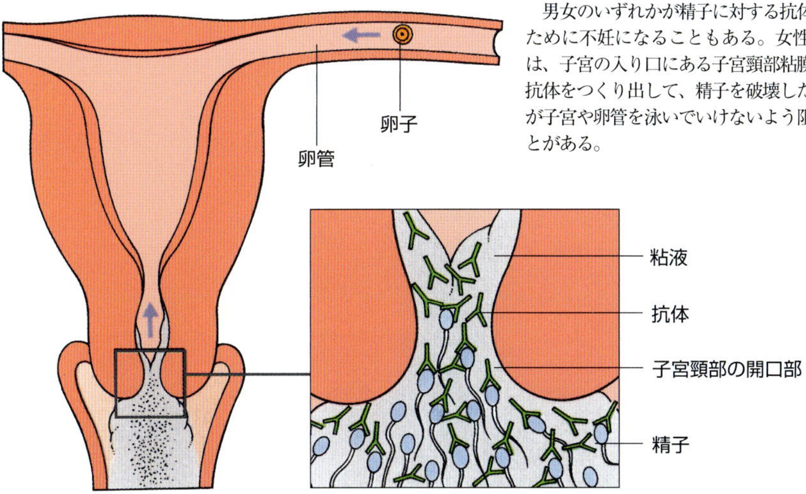
卵子
卵管
粘液
抗体
子宮頸部の開口部
精子

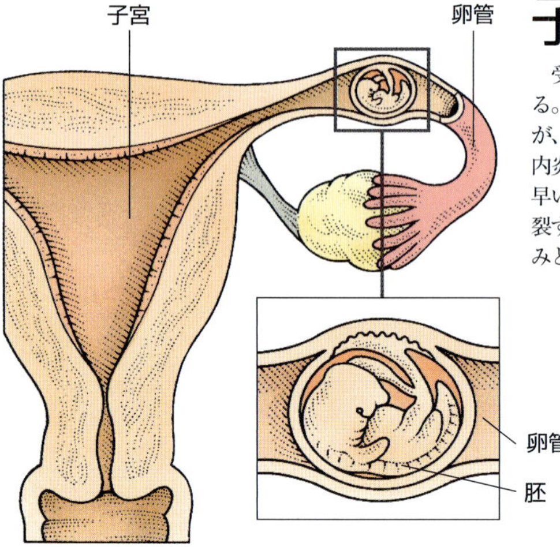

子宮外妊娠

受精卵が子宮の外に着床すると、子宮外妊娠が起こる。子宮外妊娠の原因はまだ十分には解明されていないが、IUD（子宮内避妊器具）を使っている場合や、骨盤内炎症性疾患の病歴がある人で起こることが多い。ごく早い時期に子宮外妊娠に気づかない場合には、卵管が破裂するおそれがある。卵管破裂が起こると、はげしい痛みと膣出血があらわれ、生命が脅かされることもある。

流産

流産とは、妊娠20週になるまでに胎児が失われることをいう。妊娠後きわめて早く流産が起こった場合には、妊娠に気づかないまま終わってしまうことがある。流産の原因は十分には解明されていないが、胎児の染色体異常や発生異常が原因のことが多い。切迫流産（流産が始まろうとしている状態）の最初の症状は、多量の膣出血で、腰と下腹部にさし込むような痛みが起こることもある。子宮頸部が閉じたままの場合には、胎児は子宮の中にとどまり、妊娠が続行することもある。切迫流産があらわれた人のほぼ3分の2は、その後は問題なく妊娠が経過して、正期産に至る。

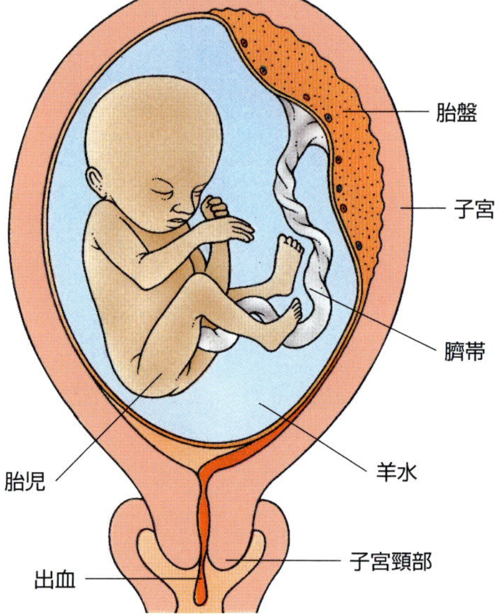

胎盤の異常

妊娠が問題なく進んで胎児が成長するには、胎盤が正常で、胎児にきちんと栄養が送られる状態を維持しなければならない。胎盤は、妊娠のごく早い時期にでき上がり、子宮の上のほうの壁にとりついている。早期胎盤剥離と呼ばれる胎盤が子宮からはずれる現象が起こる場合や、胎盤の位置が低すぎて子宮頸部をふさいでしまっている場合（前置胎盤という）には、頸管閉鎖や出血、早産があらわれることがある。

早期胎盤剥離

胎盤の一部が子宮の壁からはがれてしまう状態をいう。胎盤剥離が起こると、突然の腹痛が起こることが多い。剥離した部分は出血を起こすが、腟からの出血はみられないこともある。

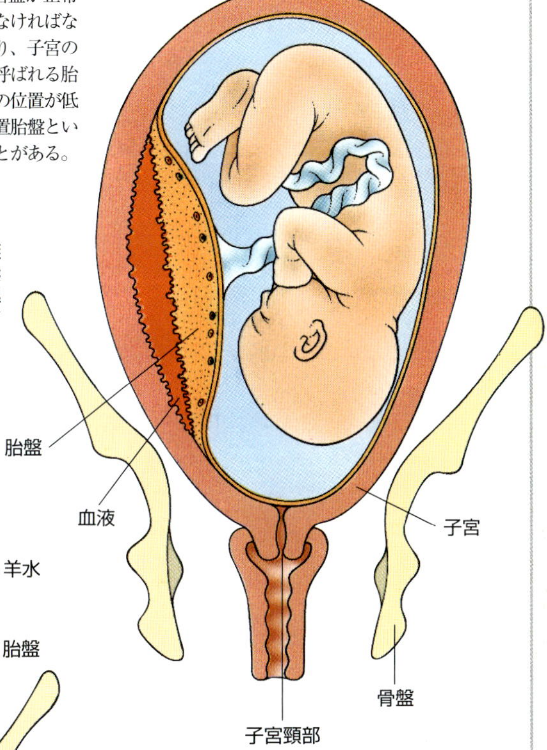

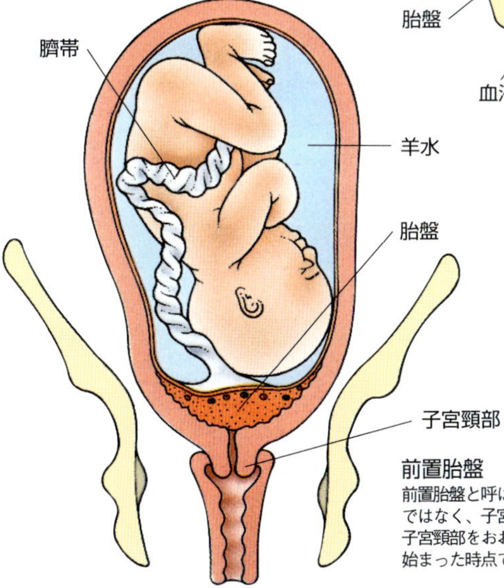

前置胎盤

前置胎盤と呼ばれる状態では、胎盤は子宮の上半分ではなく、子宮頸部の上または近くにある。胎盤が子宮頸部をおおってしまっているときには、分娩が始まった時点ではがれてしまうことがある。

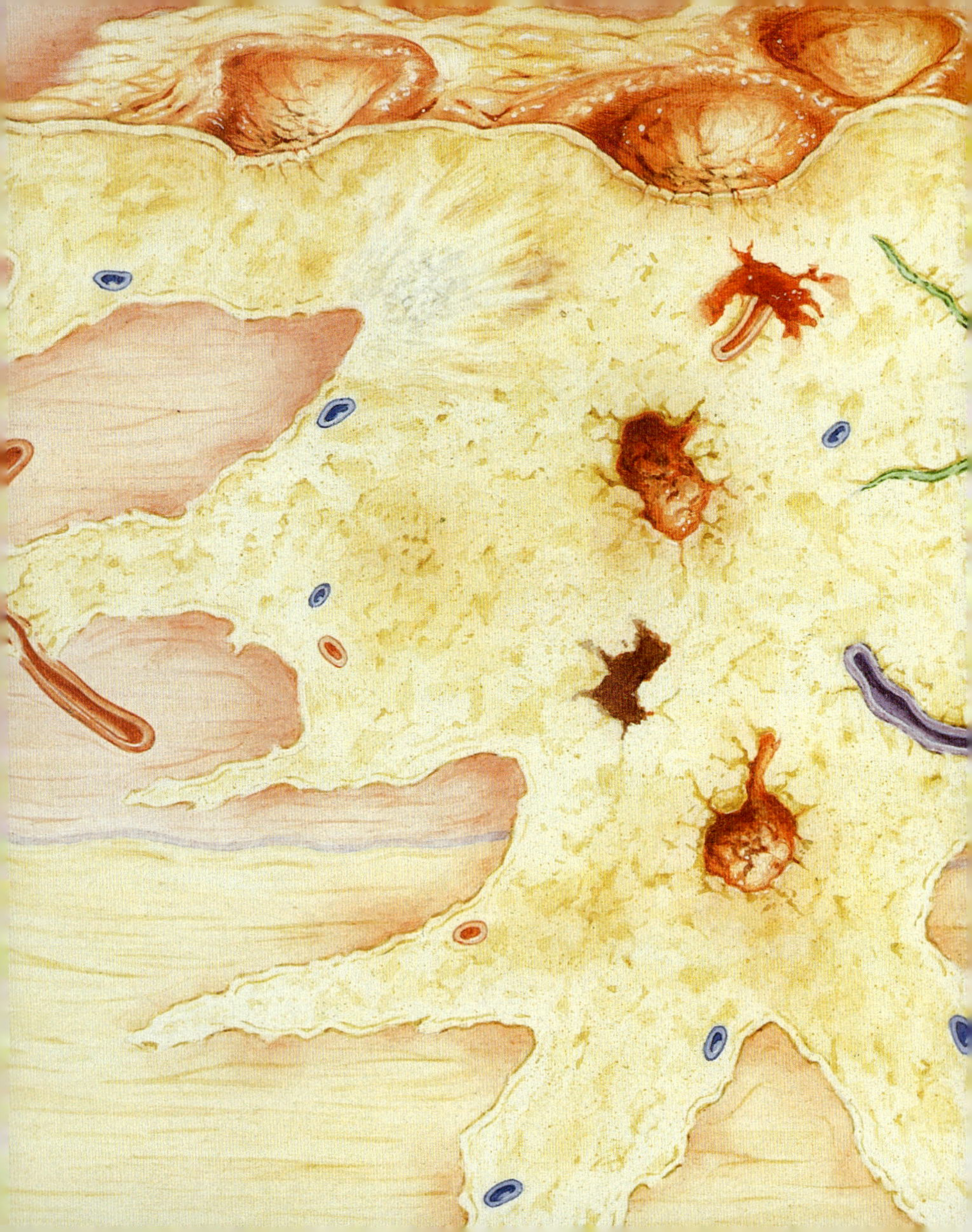

がん

がん（悪性腫瘍）は、異常な細胞増殖を特徴とする病気で、体のあらゆる部分であらわれる可能性がある。多くのがんは、皮膚などの特定の組織や、肺や胃などの内臓の中に発生する。腫瘍から離れたがん細胞が体の他の部位で増殖することがある。

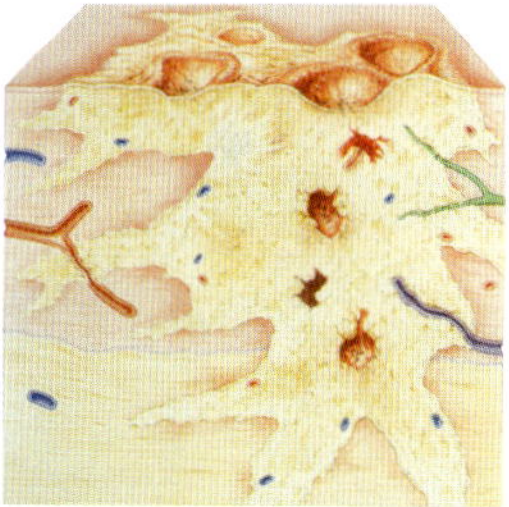

腫瘍
悪性腫瘍は、不規則な形をした細胞のかたまりでできている。

悪性腫瘍

悪性腫瘍つまりがんは異常な増殖を示す細胞のかたまりで、周囲の組織に浸潤し、また離れた部分にも広がる危険性のあるものをいう。腫瘍は内臓の中で発生する場合が多いが、皮膚や筋肉、骨にも発生することがある。皮膚などの上皮組織から発生する悪性腫瘍は癌腫と呼び、筋肉などの結合組織から発生した悪性腫瘍は肉腫と呼ぶ。

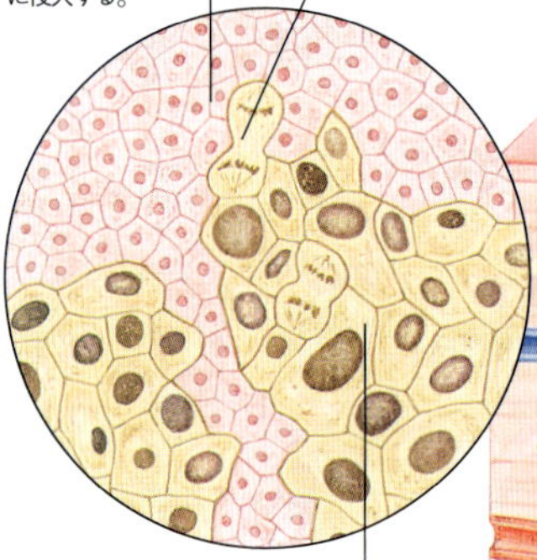
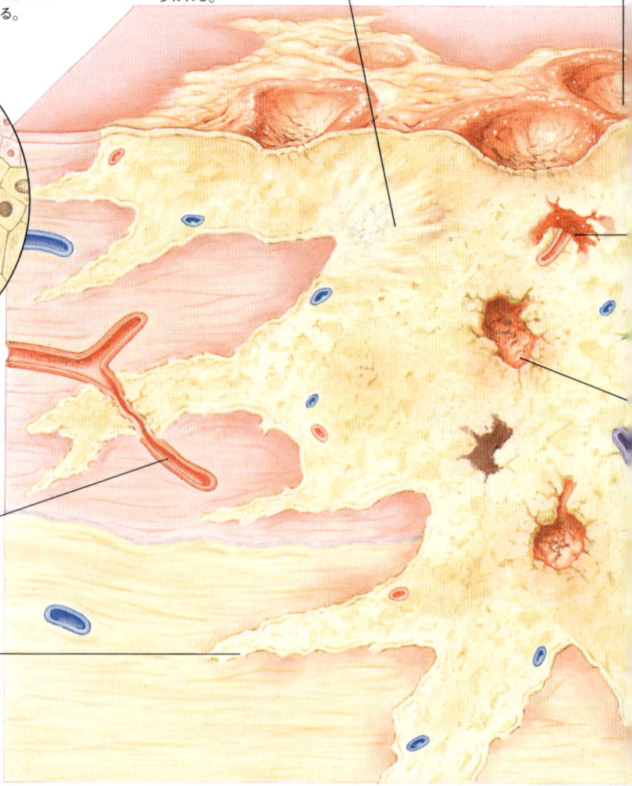

正常な組織
急速に成長するがん細胞は、正常な組織の細胞の間に侵入する。
がん細胞
がん細胞の成長速度は周囲からの調節を受けないため、急速に分裂する。
カルシウムの沈着
一部の腫瘍には、石灰化と呼ばれるカルシウムが沈着する現象があらわれる。
潰瘍部
上皮組織が増殖しつつある
瘍に侵食されることがある
がん細胞
がん細胞は不規則な形と大きさの腫瘍を形成する。
血管
がんは原発巣から血管を介して他の部分へ広がる。
腫瘍の増殖
腫瘍が増殖するとともに、正常組織をとり囲みながら広がっていく。

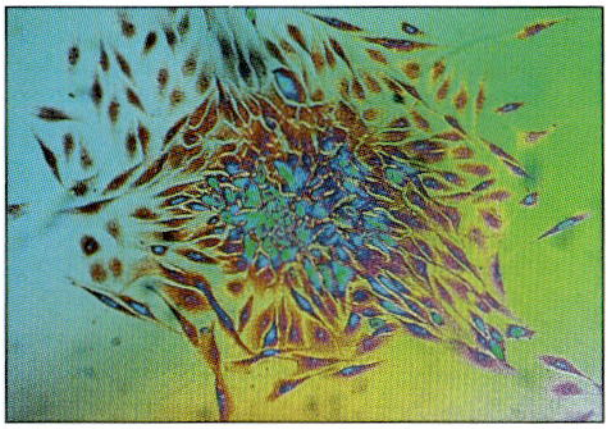

腫瘍細胞の遊走

がん細胞は、腫瘍から離れて血管やリンパ管の中を流れていき、体の他の部位にたどりつく。

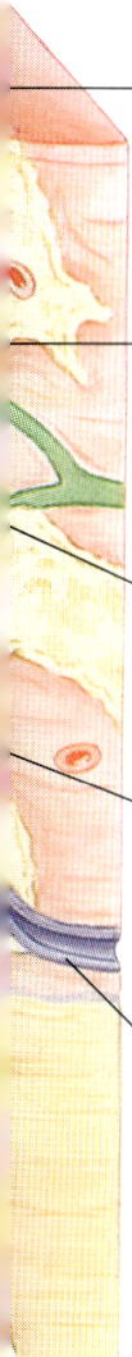

上皮層

腫瘍は、皮膚や内臓の内側をおおう膜などの上皮組織から発生することが多い。

出血

増殖するがん細胞によって血管の壁が壊されるため、腫瘍の中で出血が起こる。

神経線維

腫瘍が神経線維を侵すため、痛みが起こる。

壊死した組織

腫瘍が成長しすぎて血液の供給が不足すると、腫瘍の中の組織が壊死を起こす。

リンパ管

悪性腫瘍から離れた細胞は、リンパ管の中を流れて体の他の部分に流れつく。

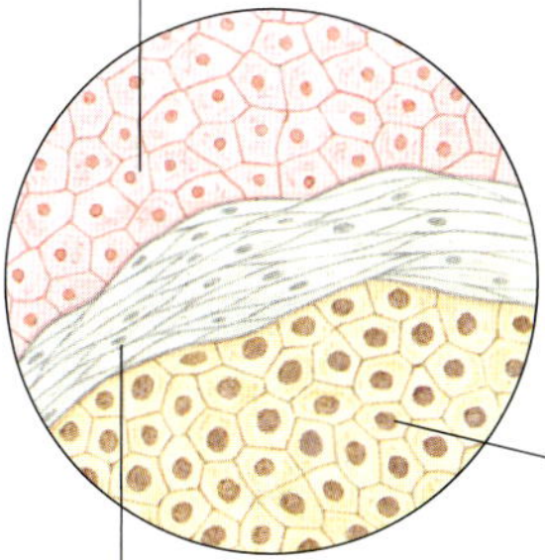

正常な細胞

良性腫瘍

良性腫瘍はがん細胞を持たない。良性腫瘍は、痛みを引き起こすほど大きく成長したり、場合によっては近隣の臓器に生命が脅かされるほどの障害をもたらしたりはするが、腫瘍が周囲の組織に浸潤することはなく、他の臓器に転移することもない。

腫瘍の細胞

良性腫瘍の細胞は、規則正しい形と大きさをしている。

線維被膜

良性腫瘍のまわりは、線維組織の丈夫な被膜でおおわれていることが多い。

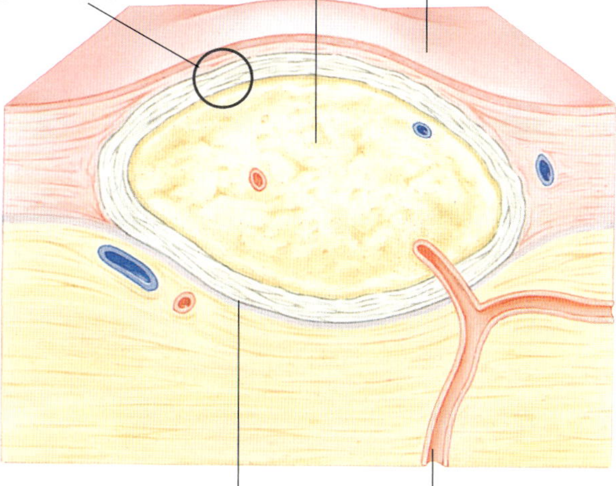

周囲の組織

良性腫瘍の周囲の組織には浸潤がないが、損傷やゆがみがあらわれることはある。

良性腫瘍

良性腫瘍の成長速度はおそいが、大型の腫瘍になる可能性はある。

拡大した部分

線維被膜

良性腫瘍は被膜でおおわれているため、簡単に摘出できることが多い。

血管

腫瘍にとり巻かれた血管は、腫瘍組織に酸素と栄養を送っている。

発がんの仕組み

細胞の分裂や機能を調節する遺伝子が発がん物質によって傷つけられると、細胞のがん化が始まる。発がん物質には、タバコの煙やアスベスト、放射線などがある。傷ついた遺伝子は、ほとんどの場合、修復されるが、発がん物質の攻撃を繰り返し受けると修復のプロセスが不完全になることがある。修復が不完全なままの遺伝子を持つ細胞は、正しく機能しなくなる。ふだんは細胞の分裂や機能の調節を行っているが、いったん傷つくと細胞のがん化を促すような遺伝子を、がん遺伝子と呼ぶ。

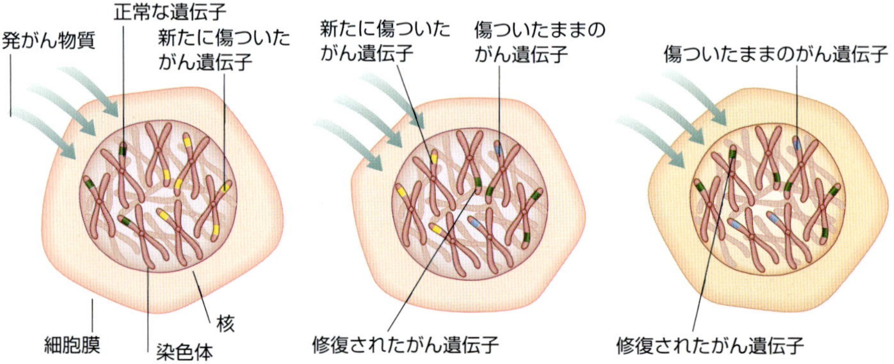

1．発がん物質による損傷が発生
発がん物質は細胞の中に入り、染色体の上にある遺伝子を傷つける。傷ついたがん遺伝子は修復される。

2．損傷がたび重なる
発がん物質の影響は蓄積する。長い間攻撃を受けていると、損傷を受けたがん遺伝子の一部は傷ついたままになる。

3．細胞ががん細胞に変わる
傷ついたがん遺伝子が修復されない場合は、細胞は正常に機能しなくなり、ついにはがん細胞になってしまう。

腫瘍の形成

がん細胞が分裂すると、傷つけられた遺伝子は傷ついたままの状態で細胞がふえる。異常な細胞は急速に増殖して、かたまりをつくる。腫瘍の成長速度は、細胞の数が倍になるまでにかかる時間としてあらわす。がん細胞のかたまりが腫瘍として検知できる大きさになるまでには、細胞が倍加する時間の25〜30倍の時間がかかっている。

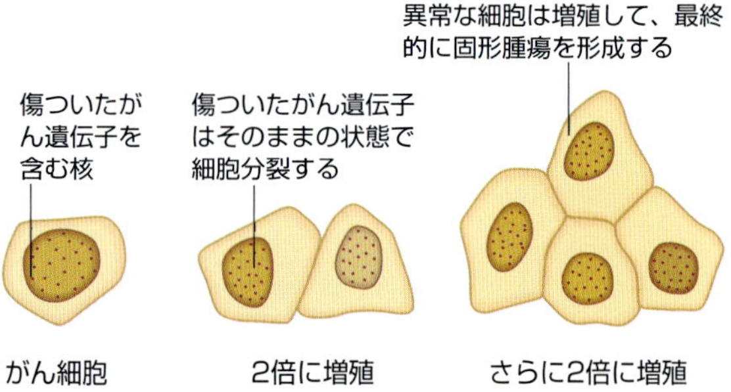

がんのリンパ節転移

がん細胞が最初に発生した場所（原発巣）から離れてリンパ管に入り、他の部分に定着して大きくなる現象を転移と呼ぶ。増殖する細胞が近隣のリンパ管を傷つけると、がん細胞がリンパ管に入り、リンパ液とともに体内を循環する。がん細胞がリンパ節にとらえられると、そこで新しい腫瘍（続発性腫瘍）ができる。

1．腫瘍がリンパ管を破る

腫瘍が成長してリンパ管に浸潤したとき、腫瘍からがん細胞が離れてリンパ管に入ると、リンパ液にのって体じゅうに運ばれる。

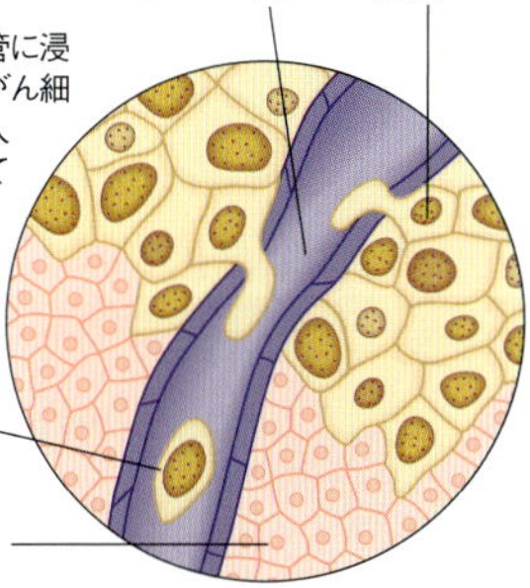
リンパ管
腫瘍
がん細胞
正常な組織

2．リンパ節の中のがん細胞

原発腫瘍から出たがん細胞は、リンパ管にとどまって増殖することがある。リンパ管にある免疫細胞ががん細胞を攻撃して、がんが拡大するのを遅らせることもある。

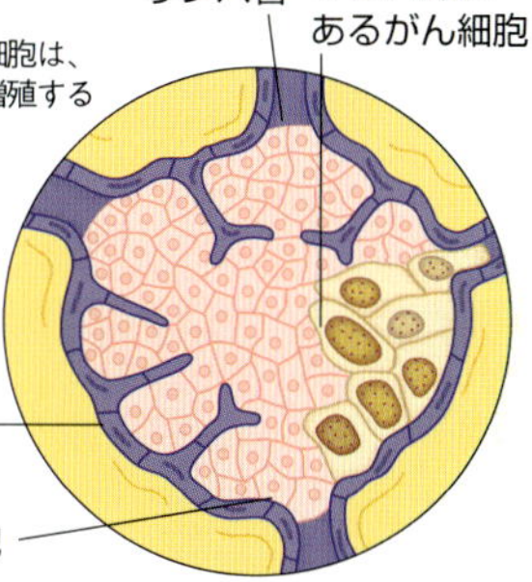
リンパ管
リンパ節にあるがん細胞
リンパ節
免疫細胞

血液によるがんの拡大

体のある部分で発生したがんは、血流にのって他の部位に転移することがある。特に、脳、肝臓、肺、骨などの血液の供給が豊富な部位には転移が起こりやすい。原発病巣からがん細胞がはがれて、新しい部分で成長すると、腫瘍転移（二次腫瘍）ができる。

1．腫瘍が血管を破る

腫瘍が血管を破壊すると、がん細胞が原発巣から離れて血管に入り、血流にのる。

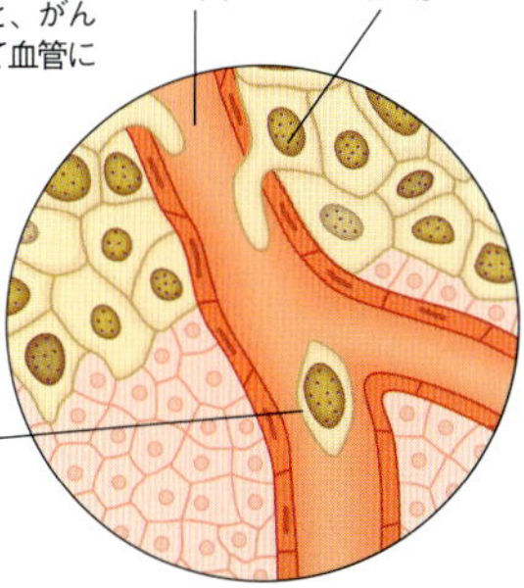
血管
腫瘍
がん細胞

2．毛細血管の中のがん細胞

血流にのって運ばれたがん細胞が毛細血管の中にとどまると、そこから新たな腫瘍ができることがある。

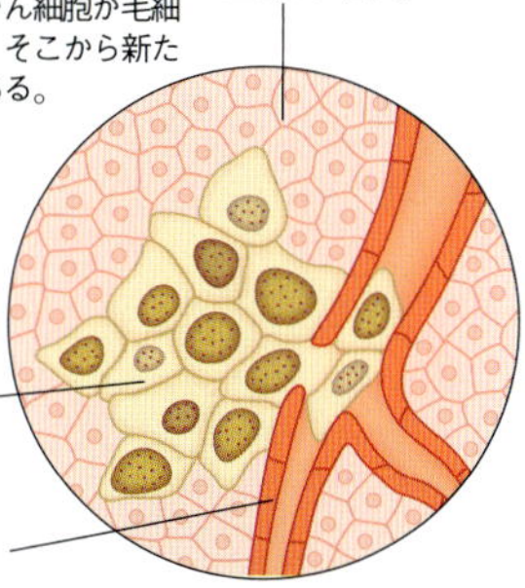
正常な組織
血管の外で
二次腫瘍が
できる
血管

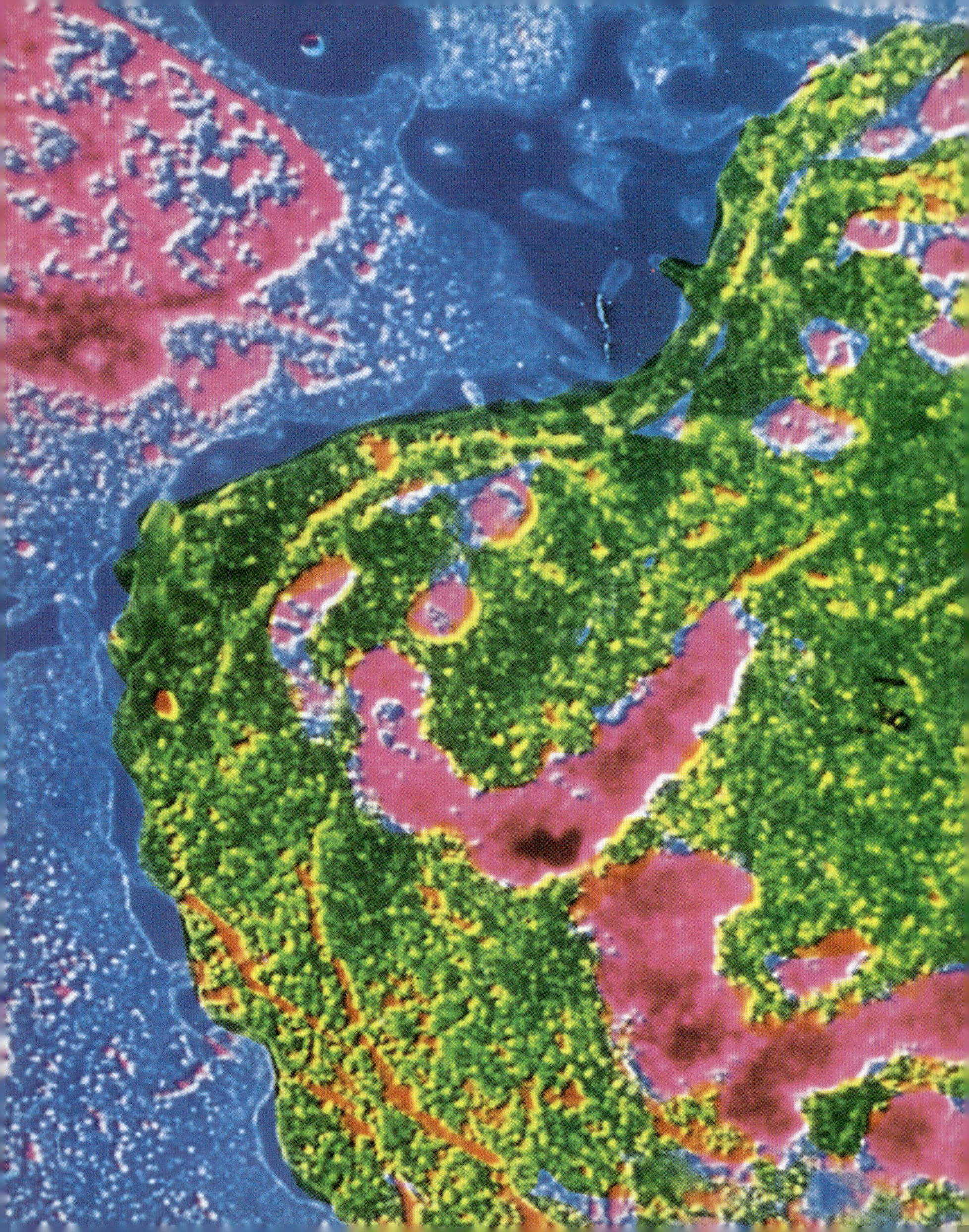

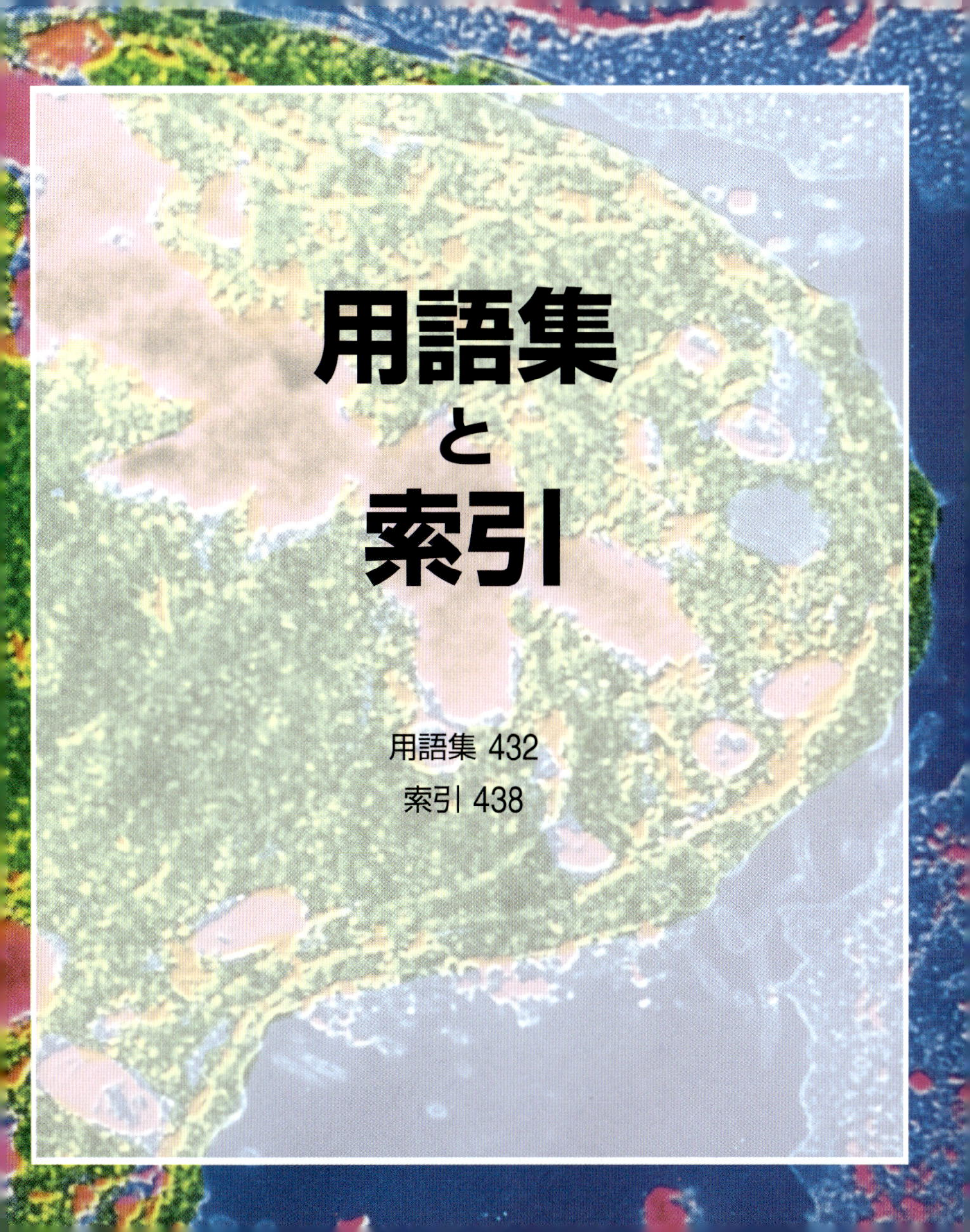

用語集と索引

用語集 432

索引 438

用語集

この用語集では、知っておきたい医学用語をあげて、わかりやすく解説した。用語は五十音順に配列している。説明文の中でゴシック体で表示した用語は、別項目として解説している。

あ行

悪性【あくせい】
周囲に広がる傾向があり、適切な治療を受けなければ死に至る状態を意味する言葉。**良性**を参照。

悪性腫瘍【あくせいしゅよう】
細胞が周囲からの調節を受けることなく増殖を繰り返してかたまりをつくり、(治療を受けなければ) 他の場所に転移する病気。一般には、がんと呼ばれる。

アデノイド→**咽頭扁桃**

アテローム性動脈硬化【あてろーむせいどうみゃくこうか】
動脈に脂肪がとりついて中が狭くなるために、血流が妨げられる病気。**血栓**の原因になる。

アルツハイマー病【あるつはいまーびょう】
脳の中の神経細胞がそこなわれるためにあらわれる進行性の痴呆。65歳以上の人の10%以上がこの病気にかかる。

アレルゲン
アレルギー反応を引き起こす物質のこと。過去に接触したことのある物質に過敏に反応するのがアレルギー反応。

胃液【いえき】
消化酵素と塩酸を含む液。胃壁にある細胞が分泌する。

胃炎【いえん】
胃壁が炎症を起こした状態。原因は、感染、アルコール、刺激性のある食品などさまざま。

一過性脳虚血発作【いっかせいのうきょけつほっさ】
脳の血流障害のために症状があらわれるが、24時間以内に回復する状態をいう。脳卒中の危険性を警告する状態ともいえる。

遺伝子【いでんし】
染色体が持っている膨大な情報のうち、意味のある遺伝情報の一つ一つを遺伝子と呼ぶ。遺伝子には、成長や発達に関する情報が含まれている。

インターフェロン
細胞がつくる物質で、ウイルス感染やがんに立ち向かう働きを持つタンパク質。

咽頭【いんとう】
鼻腔と口腔の奥から**食道**までの部分を咽頭と呼ぶ。咽頭は、上咽頭、中咽頭、下咽頭の3つに分けられる。

咽頭扁桃【いんとうへんとう】
喉の上の奥の両側にあるリンパ組織で、免疫系の一部として働く。アデノイドとも呼ばれる。

ウイルス
細胞の中に侵入して、自分の複製をつくらせる能力を持つ、小さな微生物。

膿【うみ】
細菌感染の病巣でつくられる黄緑色の液体。膿には、**細菌**、**白血球**の死骸、死んだ組織などが含まれている。

運動ニューロン【うんどうにゅーろん】
筋肉にインパルスを伝えて筋肉を収縮させるニューロン(神経細胞)。

運動ニューロン疾患【うんどうにゅーろんしっかん】
運動ニューロンがそこなわれて、筋肉を動かせない状態にまで進行する、まれな病気。

運動皮質【うんどうひしつ】
大脳の左右半球の表面にあり、随意運動を支配する場所。運動皮質の各部分と体の各部位の関係は、くわしくわかっている。

エイズ(後天性免疫不全症候群)【えいず(こうてんせいめんえきふぜんしょうこうぐん)】
HIV(ヒト免疫不全ウイルス)に感染したあとにあらわれる病気。HIVは性行為や、ウイルスに汚染された血液を介して感染する。エイズを発症すると、病原体を退ける力(免疫力)を失い、ある種のがんがあらわれる。

HIV(ヒト免疫不全ウイルス)【えいちあいぶい(ひとめんえきふぜんういるす)】
エイズの原因となるウイルス。免疫にかかわる細胞の一種を破壊して、免疫機能を大きく低下させてしまう。

エストロゲン
主に卵巣でつくられる女性ホルモン。女性の第二次性徴の発現を促し、月経周期を調節する働きを持つ。卵胞ホルモンともいう。

X染色体【えっくすせんしょくたい】
性染色体の1つ。女性の体細胞はすべて2本のX染色体を持つ。

遠近調節【えんきんちょうせつ】
眼が近くの物や遠くの物に焦点を合わせる働き。

延髄【えんずい】
脳幹の一部で、心拍や呼吸などの重要な身体機能にかかわる。脊髄のすぐ上に続く部分で、小脳の前にある。

エンドルフィン
体内でつくられる鎮痛物質。

横隔膜【おうかくまく】
胸部と腹部を隔てるドーム状の筋肉の膜。横隔膜が収縮すると横隔膜が平らになり、胸部の容積がふえる。

黄疸【おうだん】
血液中の胆汁の色素がふえるため、皮膚や白眼が黄色くなる病気。**肝臓病**が原因であらわれることが多い。

オステオン
円柱形をした骨の単位。かたい骨はオステオンが集まってできたもの。ハヴァース系とも呼ばれる。

か行

回腸【かいちょう】
小腸の最後にある部分で、栄養素がほぼ吸収しつくされる場所。

海馬【かいば】
脳の一部分で、学習や長期記憶にかかわる。

灰白質【かいはくしつ】
脳と脊髄にある組織で、主にニューロンの細胞体からできている。**白質**は、細胞体から出る線維が集まったもの。

蝸牛【かぎゅう】
内耳にあるカタツムリの形をした器官。蝸牛の中には、コルチ器と呼ばれる、音の振動を神経インパルスに変えて脳に伝える器官がある。

拡張期【かくちょうき】
心臓の拍動周期のうち、心室が弛緩した時期のこと。**収縮期**と対をなす言葉。

角膜【かくまく】
眼球の前面部にある透明なドーム状の組織。**網膜**に焦点を合わせるレンズとして働く。

下垂体【かすいたい】
脳底部からぶら下がった豆粒くらいの大きさの腺で、体内のさまざまな腺の働きを調節するホルモンを分泌する。脳下垂体ともいう。

括約筋【かつやくきん】
胃と十二指腸の境目などの、管の出口の周囲にある輪状筋または厚い筋層。

過敏性腸症候群【かびんせいち

ょうしょうこうぐん】
腹痛や腹部膨満が頻繁にあらわれ、下痢と便秘を繰り返す病気。

カポジ肉腫【かぽじにくしゅ】
血管にゆっくりと成長する腫瘍ができる病気。エイズの患者の多くにあらわれる。皮膚にかたい紫色の斑点ができるのが特徴だが、内臓もおかされることがある。

がん→悪性腫瘍

肝炎【かんえん】
肝臓が炎症を起こす病気。ウイルス感染やアルコール、毒素が原因になることが多い。発熱や黄疸があらわれる。

肝硬変【かんこうへん】
健康な肝臓の組織にかわって線維組織の束ができ、肝臓がかたくなり、機能が低下する病気。酒の飲みすぎなどが原因。

癌腫【がんしゅ】
組織の表層（上皮）にできる悪性腫瘍のこと。癌腫は、皮膚、乳房、大腸、気道の内壁、前立腺、子宮にあらわれることが多い。

冠状動脈【かんじょうどうみゃく】
心臓をとり囲む動脈。心臓の組織に血液を供給する。冠動脈ともいう。

関節【かんせつ】
骨と骨の継ぎ目で、ある程度の範囲内で自由に動くようになっているところ。

関節炎【かんせつえん】
1つまたは複数の関節が炎症を起こして痛むため、関節の可動範囲が狭くなってしまう状態。

乾癬【かんせん】
発現率の高い原因不明の皮膚病で、炎症を起こした部分の表面が赤く盛り上がり、表面には白いうろこのような層ができるのが特徴。

肝臓【かんぞう】
上腹部の右寄りにある大きな臓器で、腸から吸収した栄養素を処理したり、糖やタンパク質や脂肪をつくり出す働きを担う。毒素の解毒や、老廃物を尿素に変える反応も行われる。

気管【きかん】
空気を通す管のうち、喉頭の下から気管支までの部分を気管と呼ぶ。気管の内側は粘膜でおおわれ、外壁は軟骨でできた輪で補強されている。

気管支【きかんし】
気管と肺をつなぐ空気の通り道。気管支から分岐した気道は、細気管支と呼ぶ。

気管支炎【きかんしえん】
気管支の内壁が炎症を起こして、せきと多量の痰が出る病気。

気管支樹【きかんしじゅ】
気管と、気管から枝分かれして肺の中で木の枝のように広がる管をあわせて気管支樹と呼ぶ。気道から分岐した細い気道は、気管支や細気管支と呼ばれる。

気胸【ききょう】
胸膜をつくる2枚の膜の間に空気がたまり、肺がしぼんでしまう病気。

基底核【きていかく】
左右の脳の奥底にある神経細胞体のかたまり（核）で、運動の調節にかかわる。

嗅神経【きゅうしんけい】
嗅覚を伝える神経で、脳から直接出て、鼻まで伸びている。

急性【きゅうせい】
病気や症状が急に起こって、長期間続かないことを意味する言葉。慢性を参照。

胸郭【きょうかく】
首と腹部の間にある部分で、心臓と肺が入っている。

凝血塊【ぎょうけっかい】
フィブリンでできた網が血小板や血球をとらえてできる血液のかたまり。血管が傷つくとできる。

狭心症【きょうしんしょう】
運動などがきっかけで胸の中心部に痛みや圧迫感があらわれる病気。心臓の筋肉に十分な血液が届かなくなるのが原因で起こる。

胸膜【きょうまく】
胸腔にある2層膜で、内側の層は肺を包み、外側の層は胸腔の内側をおおっている。2枚の膜の間に詰まった液体は、膜間の摩擦を減らす潤滑液として働いている。

キラーT細胞【きらーてぃーさいぼう】
白血球の一種で、傷ついたり病原体に感染した細胞や、悪性の細胞を破壊する能力を持つ。

筋原線維【きんげんせんい】
筋肉細胞（筋線維）の中にある円筒形の線維。筋原線維をつくる細い糸（フィラメント）が動くと、筋肉が収縮する。

グリア細胞【ぐりあさいぼう】
ニューロンを支える細胞の一種。

クローン病【くろーんびょう】
消化管の慢性炎症性疾患で、腹痛、発熱、下痢、体重減少を招く。

血腫【けっしゅ】
血管が破裂して、血液が1カ所にたまった状態をいう。

血漿【けっしょう】
血液から血球をとり除いたあとに残る液体成分。血漿に含まれるタンパク質や塩（えん）、各種の栄養素は、血液の量を調節する働きを持つ。

血小板【けっしょうばん】
骨髄巨核球という大きな細胞がちぎれてできた血液成分で、血液中に数多くある。血小板は血液凝固にかかわる。

血栓【けっせん】
血管内にできた凝血塊が大きくなり、やがて血管を完全にふさいでしまう塞栓をいう。

結腸【けっちょう】
大腸の大部分を占める腸で、盲腸と直腸の間にある。腸の内容物から水分を吸収する役目を持つ。

血友病【けつゆうびょう】
遺伝性の血液疾患で、血液に含まれるタンパク質の一種が不足する病気。

ケラチン
髪や爪、皮膚の表面をつくる、かたいタンパク質。

腱【けん】
筋肉と骨の間をつなぐコラーゲン線維でできた丈夫な帯。筋肉の収縮で生じた牽引力を骨に伝える。

腱炎【けんえん】
腱が炎症を起こす病気。外傷が原因になることが多く、痛みと圧痛があらわれる。

腱鞘炎【けんしょうえん】
腱鞘（腱を包む袋）の内側をおおう膜が炎症を起こした状態。大きな摩擦力が生じる動作が原因であらわれることが多い。

減数分裂【げんすうぶんれつ】
精子や卵細胞をつくるときに起こる現象。減数分裂の間に遺伝物質の交換がランダムに起こり、染色体の数は23本になる（普通の体細胞は、46本の染色体を持つ）。

原発【げんぱつ】
最初におかされた臓器や組織にあらわれた障害をあらわす言葉。続発を参照。

口蓋扁桃【こうがいへんとう】
口の奥の両側にある卵形のリンパ組織。一般には扁桃腺と呼ばれる。扁桃は病原微生物の感染から体を守る働きをしており、小児期に最も活発に働く。

交感神経系【こうかんしんけいけい】
副交感神経系とともに自律神経系を構成する。交感神経系は副交感神経系と共同して、さまざまな腺や臓器、組織の不随意活動の多くを調節する。

酵素【こうそ】
化学反応を加速させる触媒として働くタンパク質。

抗体【こうたい】
体内に侵入した微生物（細菌など）を攻撃する可溶性のタンパク質。他の体内物質と協力して微生物を撃退する。

喉頭【こうとう】
気道の上端にある器官。喉頭の中には声帯がある。

喉頭蓋【こうとうがい】
喉頭の入り口にある軟骨の板で、物を飲み込むときは喉頭に蓋をして食物や液体が気道に入らないようにする。

呼吸【こきゅう】
体内の細胞が酸素をとり入れ、二酸化炭素を放出するプロセス。

骨髄【こつずい】
骨の中心部にある脂肪組織。赤色骨髄と黄色骨髄がある。赤色骨髄は、赤血球をつくる。

骨粗鬆症【こつそしょうしょう】
骨が吸収されるスピードが骨ができるスピードを上回るために、骨の量が減ってしまう病気。骨はすかすかになり、折れやすくなる。

骨盤【こつばん】
脊柱の土台となる洗面器の形をした骨で、大腿骨と股関節を形成している。

骨盤内炎症性疾患【こつばんないえんしょうせいしっかん】
女性生殖器に持続感染があらわれる病気。特に原因なく起こることもあるが、多くは性行為感染症に続いてあらわれる。

コラーゲン
骨、腱、靱帯などの結合組織にある重要な構造タンパク質（体の構造をつくるタンパク質）。コラーゲン線維はより合わされて束をつくる。

さ行

細菌【さいきん】
単細胞微生物の仲間で、数多くの種がある。病気を引き起こす細菌は、ごく一部。

臍帯【さいたい】
胎盤と胎児をつなぐ組織。母親の免疫物質、栄養素やホルモンは、胎盤と臍帯を通じて胎児に届く。

細動脈【さいどうみゃく】
動脈の最も細い部分。細動脈の先には、もっと細い毛細血管がある。

痔核【じかく】
肛門または直腸の下のほうにある静脈がふくらむ病気。外痔核、内痔核がある。

子宮【しきゅう】
筋肉でできた袋形の女性生殖器。胎児は子宮の中で育つ。

子宮外妊娠【しきゅうがいにんしん】
受精卵が子宮内膜以外の場所に着床した状態。卵管に着床することが多い。

子宮筋腫【しきゅうきんしゅ】
子宮の壁にできる線維組織と筋肉組織からなる良性の腫瘍。多くは30歳以降の女性にあらわれる。子宮筋腫はいくつもできることが多く、不快感を伴うことがある。

軸索【じくさく】
神経細胞から伸びる長い糸のような突起で、神経細胞に出入りするインパルスを伝える。神経は、軸索が集まって束になったもの。

自己免疫疾患【じこめんえきしっかん】
免疫系が異常をきたして、自分自身の組織や臓器を攻撃してしまうために起こる病気。

視床【ししょう】
脳の奥のほうにある灰白質のかたまり。感覚情報の中継点として働く。

視床下部【ししょうかぶ】
脳の底にある小さな組織で、神経とホルモン系による相互作用があらわれる。

耳小骨【じしょうこつ】
中耳にある3個の小さな骨で、つち骨、きぬた骨、あぶみ骨と呼ばれる。鼓膜の振動を内耳に伝える役割を担う。

視神経【ししんけい】
左右の眼の網膜から出て脳に視覚の情報を伝える神経で、2本ある。それぞれの視神経は、約100万本の神経線維でできている。

収縮期【しゅうしゅくき】
心臓が収縮するときをいい、心房が先に収縮したあと、心室が収縮する。収縮した心臓が広がるときを拡張期と呼ぶ。

十二指腸【じゅうにしちょう】
小腸の開始部分で、胃の内容物が入るところ。胆嚢、肝臓、膵臓から伸びる管の出口は、十二指腸にある。

出血【しゅっけつ】
血管の外に血液が出る状態。けがをしたときなどにあらわれる。

腫瘍【しゅよう】
異常な細胞が周囲とは無関係に増殖してできたかたまりのこと。良性と悪性がある。

消化管【しょうかかん】
消化器系のうち、口、咽頭、食道、胃、腸という、筋肉でできた管をまとめて消化管と呼ぶ。

消化性潰瘍【しょうかせいかいよう】
食道、胃または十二指腸の内側をおおう膜が胃酸や消化酵素でそこなわれ、びらんができた状態のこと。細菌感染で引き起こされることが多い。

小脳【しょうのう】
脳幹の後ろ側にある部位。小脳は、体のバランスをとり、こまかい動きを調節する働きを持っている。

静脈【じょうみゃく】
壁の薄い血管で、臓器や組織を出て心臓に向かう血液が通る。

食道【しょくどう】
咽頭（のど）と胃をつなぐ筋肉の管。食物を胃に運ぶ役目を持つ。

食塊【しょっかい】
よくかみ砕かれ、嚥下（えんげ）して胃に送る準備のととのった食物のかたまり。

徐脈【じょみゃく】
心拍数がおそくなること。運動選手の徐脈は病気ではないが、他の人の場合は病気の徴候であることがある。

自律神経系【じりつしんけいけい】
心臓の拍動などの無意識的な体の機能を調節する神経。自律神経系は、交感神経と副交感神経でできている。

心筋【しんきん】
心臓をつくる筋肉で、作業心筋と特殊心筋の2種類がある。特殊心筋はインパルスを発生させて心臓全体に伝え、作業心筋を収縮させる。

神経【しんけい】
ニューロン（神経細胞）から伸びた糸のような突起物のこと。神経は、脳、脊髄、体の各部を行き来する電気的な刺激（インパルス）の通り道。

神経伝達物質【しんけいでんたつぶっしつ】
神経線維から放出される化学物質。隣り合う神経線維や筋肉にたどりつき、そこで電気信号の「メッセージ」をつくり出すことによって情報を伝える役目を持っている。

心室【しんしつ】
心臓の中にある4個の部屋のうち、下の2個を心室という。

腎臓【じんぞう】
赤茶色のソラマメの形をした臓器で、腹腔の背中寄りにある。血液を濾過して老廃物をとり除く働きを持つ。

心臓弁【しんぞうべん】
心臓には4個の弁があり、血液を1方向にしか通さないよう働いている。

靱帯【じんたい】
コラーゲンという線維状のしなやかなタンパク質でできた帯状の組織。骨や関節を支える。

真皮【しんぴ】
皮膚の内側にある結合組織でできた層。真皮の中には血管、神経線維、毛包、汗腺などさまざまな組織がある。

心房【しんぼう】
心臓にある4個の部屋のうちの、上の2つをいう。心房の壁は薄い。

心膜【しんまく】
心臓と、心臓から出る太い血管のつけ根を包み込む丈夫な線維性の二重膜。

膵炎【すいえん】
膵臓が炎症を起こす病気。上腹部にはげしい痛みがあらわれる。

髄質【ずいしつ】
腎臓や副腎などの臓器の内側にある部分をいう。

膵臓【すいぞう】
胃の後ろ側にある腺で、消化酵素と血液中のブドウ糖の濃度を調節するホルモンを分泌する。

髄膜【ずいまく】
脳と脊髄を守る3層膜。3枚の膜はそれぞれ軟膜、クモ膜、硬膜と呼ばれる。

髄膜炎【ずいまくえん】
髄膜が炎症を起こす病気。ウイルスや細菌の感染が原因となることが多い。

精管→輸精管

精巣【せいそう】
精子をつくる性腺。陰嚢の中に入っている。睾丸ともいう。

声帯【せいたい】
喉頭にある2枚の膜。この間に空気が通ると、膜が振動して音が出る。

性ホルモン【せいほるもん】
男性・女性に固有の特徴を発現させる働きのあるステロイド系物質。性ホルモンは、精子や卵子の形成や月経周期をつくる働きも持つ。

脊柱【せきちゅう】
33個の輪のような骨（椎骨という）でできた柱。上から7個は頸椎、次の12個は胸椎、次の5個は腰椎と呼ばれる。5個の仙椎は癒合して仙骨、4個の尾椎は癒合して尾骨をつくる。脊椎（せきつい）ともいう。

癤【せつ】
炎症を起こして膿がたまった皮膚病変。感染した毛包の中でできることが多い。

赤血球【せっけっきゅう】
中心にくぼみのある小さな円板で、ヘモグロビンを含んでいる。1マイクロリットルの血液には約500万個の赤血球が含まれる。

接合子【せつごうし】
卵子と精子が融合したときにできる細胞。

染色体【せんしょくたい】
核を持つ細胞にある糸状の物質で、体をつくる遺伝情報がおさめられている。正常な人の体細胞には、23対46本の染色体がある。

ぜんそく
気道が一時的に狭くなり、呼吸が苦しくなる病気。

先天性【せんてんせい】
生まれたときから持っている性質をあらわす言葉。先天性障害には、遺伝による障害と、胎児期または出産時に生じた病気や損傷による障害が含まれる。

蠕動【ぜんどう】
腸などの管の形をした臓器の壁をつくる筋肉が収縮と弛緩を繰り返して、管の中の内容物を先に送ること。

前立腺【ぜんりつせん】
男性の膀胱の真下にある組織で、精液に含まれる液体成分をつくる。

僧帽弁【そうぼうべん】
心臓の左側にある2つの部屋（左心房と左心室）の間にある弁で、心臓弁のうちの１つ。

塞栓【そくせん】
凝血塊、気泡、脂肪、腫瘍細胞などの物質が血管の中を流れて、動脈をふさいだ状態。

続発【ぞくはつ】
ある病気に続いて起こる別の病気、または、ある病気が引き起こした別の病気を意味する言葉。もとの病気は原発疾患と呼ぶ。

た行

胎児【たいじ】
子宮の中で発達中の赤ちゃんのうち、妊娠8週から出生までの時期にある赤ちゃんを胎児と呼ぶ。胚を参照。

代謝【たいしゃ】
外からとり込んだ物質からエネルギーを得たり、体をつくる成分をつくるために行われる化学反応のこと。

大静脈【だいじょうみゃく】
人体最大の静脈で、上大静脈と下大静脈の2本がある。上下の大静脈を通る血液は、心臓の右心房に入る。

大動脈【だいどうみゃく】
心臓の左心室から出て体の中心を通る体内最大の動脈。肺動脈以外のすべての動脈に、酸素を満載した血液を送る。

大動脈弁【だいどうみゃくべん】
大動脈のつけ根にある弁で、3枚の弁膜がついている。左心室の血液を大動脈に通すが、逆方向には通さない。

大脳【だいのう】
脳の中でも最大の領域で、左右2つの脳半球でできている。大脳には、思考、人格、感覚、随意運動の中枢がある。

大脳辺縁系【だいのうへんえんけい】
脳の中で無意識的な身体機能や感情の表出、嗅覚にかかわる部分。

胎盤【たいばん】
妊娠中の子宮の中でつくられる円板状の臓器。胎児の血液は臍帯から胎盤に入り、そこで母親の血液から酸素や栄養分をもらう。

唾液【だえき】
唾液腺でつくられ、管を通って口の中に分泌される液体。咀嚼を助ける、味を感じやすくする、消化を助ける働きをしている。

胆管系【たんかんけい】
肝臓と胆嚢から出る胆管と、胆嚢をあわせて胆管系と呼ぶ。

胆汁【たんじゅう】
肝臓でつくられ、胆嚢で蓄えられる緑がかった液体。胆汁は脂肪の消化を助ける。

胆石【たんせき】
胆嚢の中でコレステロールやカルシウム、胆汁が固形になったもの。大きさはまちまちで、男性よりも女性に多い。

胆嚢【たんのう】
肝臓の下にある小さなイチジクの形をした袋で、肝臓でつくられた胆汁を蓄える。

胆嚢炎【たんのうえん】
胆嚢が炎症を起こす病気。胆石のせいで胆汁の流れがせき止められたために、起こることが多い。

膣【ちつ】
子宮と外性器をつなぐ通り道。伸縮性に富む筋肉でできている。

痴呆【ちほう】
変性性脳疾患や脳に血液を送る動脈が狭くなったために精神活動や記憶力が低下した状態。アルツハイマー病を参照。

中隔欠損【ちゅうかくけっそん】
心臓の中にある壁（中隔）に孔があるため、心臓の右側と左側の血液がまざってしまう状態。

中耳炎【ちゅうじえん】
中耳（鼓膜の奥にある空間）が炎症を起こす病気。鼻や喉に感染した細菌やウイルスが耳に入り込んだために起こることが多い。

虫垂【ちゅうすい】
大腸が始まる部分から飛び出している、いも虫のような形をした器官。虫垂の役割はまだわかっていない。

中枢神経系【ちゅうすうしんけいけい】
脳と脊髄をあわせて中枢神経系と呼ぶ。感覚のデータを受けとって分析し、反応を起こす働きを持つ。

テストステロン
精巣がつくる主な性ホルモン。副腎皮質や卵巣も少量のテストステロンをつくる。

転移【てんい】
悪性腫瘍などの病変がもとの病巣（原発巣）から離れた部位にもあらわれ、同じように進行すること。

てんかん
脳の特定の部分または脳の全体に無秩序な放電が周期的にあらわれること。発作には、全身発作と部分発作がある。

洞房結節【どうぼうけっせつ】
心臓の右心房にある特殊な筋肉細胞の集まりで、天然のペースメーカーとして働く。

動脈【どうみゃく】
弾力のある筋肉でできた壁を持つ管。心臓から全身の組織や臓器に血液を運ぶ。

動脈瘤【どうみゃくりゅう】
動脈の壁の弱った部分が血液の勢いに押されてふくらんだ状態をいう。

ドパミン
体の動きにかかわる神経伝達物質。ドパミンの類縁物質は、パーキンソン病の治療に使われる。

な行

軟骨【なんこつ】
丈夫な弾力性のある組織。線維性結合組織でできている。

肉腫【にくしゅ】
結合組織（軟骨など）や筋肉、線維組織、血管で発生する悪性腫瘍のこと。

ニューロン
電気的な刺激（インパルス）を伝える神経細胞のこと。

尿【にょう】
腎臓でつくられ、尿管、膀胱、尿道を通って体外に排泄される薄い黄色の液体。

尿管【にょうかん】
腎臓から膀胱に尿を運ぶ管。2本ある。

尿素【にょうそ】
尿に含まれる含窒素成分で、タンパク質が分解されてできた老廃物。

尿道【にょうどう】
膀胱にたまった尿を体外に出す管。男性の尿道は女性の尿道よりかなり長い。

尿路【にょうろ】
尿をつくり、体外に排泄する経路。腎臓、尿管、膀胱、尿道からなる。

ネフロン
腎臓の基本単位で、血液を濾過する腎小体と尿細管から構成される。ネフロンでは、老廃物が水や塩（えん）とともに血液からこしとられたあと、水や塩の多くが血液中に戻る。左右の腎臓にはそれぞれ100万個以上のネフロンがある。

粘膜【ねんまく】
粘液を分泌するやわらかい皮膚のような層。気道などの管や袋の形をした臓器の内壁は、粘膜でおおわれている。

脳幹【のうかん】
脳の下のほうにある部分で、呼吸や心拍などの生命の維持に欠かせない機能を調節する中枢がある。

脳幹網様体【のうかんもうようたい】
脳幹に網の目のように広がる神経細胞の集まりで、覚醒した状態を保ったり、外界の出来事に注意を払うなどの機能にかかわっている。

脳室【のうしつ】
脳の中にある脳脊髄液で満たされた空間。脳室は全部で4個ある。

脳神経【のうしんけい】
脳と脳幹から出る12対の末梢神経を脳神経という。嗅覚、視覚、頭と眼の運動、顔の動きと感覚、聴覚、味覚にかかわる。

嚢胞【のうほう】
多くは球状をした袋で、中に分泌液や半固形物が詰まっている。皮膚にできた嚢胞は粉瘤と呼ばれる。嚢胞の多くは良性。

膿瘍【のうよう】
壁で囲まれた空洞に膿（うみ）が詰まっている状態。炎症や壊死（えし）を起こした組織の中にできる。

脳梁【のうりょう】
脳の中にある弯曲した幅広の帯で、約2億本の神経線維が左右の大脳半球をつないでいる。

は行

パーキンソン病【ぱーきんそんびょう】
進行性の神経障害の一種で、手足がふるえる、筋肉がかたくなる、動作が緩慢になる、足を引きずって歩く、猫背になるなどの症状があらわれる。末期には痴呆があらわれることもある。

胚【はい】
子宮の中で発達中の赤ちゃんのうち、受精から妊娠8週までの時期にある赤ちゃんを胚と呼ぶ。胎児を参照。

肺炎【はいえん】
片側または両側の肺の中にある細い気道や肺胞が炎症を起こす病気。ウイルスや細菌の感染が原因になることが多いが、真菌や原虫なども肺炎を引き起こすことがある。

肺動脈【はいどうみゃく】
心臓から出た血液を肺に運ぶ動脈。血液は肺で酸素を受けとる。

肺胞【はいほう】
肺の中にある小さな袋。呼吸の際に、肺胞の中の空気と、肺胞の壁の奥にある血液の間でガス交換が行われる。

排卵【はいらん】
卵巣の中で成熟した卵胞から、卵子が放出される現象。排卵は毎月1回、月経周期の中ごろに起こる。

白質【はくしつ】
脳と脊髄のうち、神経線維が集まった部分をいう。灰白質を参照。

白血球【はっけっきゅう】
何種類もの無色の血球細胞の総称で、それぞれが独特の免疫機能を発揮する。

白血病【はっけつびょう】
骨髄の中で異常な白血球が増殖して、正常な血球を追い出してしまう病気。

発熱【はつねつ】
体温が上がった状態。口腔温であれば37度以上、直腸温であれば37.7度以上を発熱という。

表皮【ひょうひ】
皮膚のいちばん外にある層。表皮をつくる細胞は、表面に近づくにつれて平らなうろこ状に変わる。

貧血【ひんけつ】
血液中のヘモグロビンが少なくなった状態。

フィブリン
血液が凝固するときにつくられる物質。フィブリノーゲンという血液中のタンパク質から生じる不溶性のタンパク質で、網目のような構造をつくる。

風疹【ふうしん】
風疹ウイルスが引き起こす軽い病気。妊娠初期に風疹ウイルスに感染すると、胎児に大きな影響があらわれる。

副交感神経系【ふくこうかんしんけいけい】
交感神経系とともに自律神経系を構成する神経系。睡眠中には心拍数を下げるなど、エネルギーを節約する方向に働く神経だ。

腹膜【ふくまく】
腹腔の内面にあって内臓を包む二重膜。腹膜からは、臓器の摩擦をやわらげる液体が分泌される。

腹膜炎【ふくまくえん】
腹膜が炎症を起こす病気。細菌感染、膵臓の酵素や胆汁の漏れ、化学物質などが原因となる。

不整脈【ふせいみゃく】
心臓の収縮を促す電気的インパルスや伝導経路が異常をきたしたために心臓の拍動が不規則になった状態のこと。

プロゲステロン
卵巣と胎盤から分泌される女性ホルモン。プロゲステロンは、子宮内膜に働きかけて受精卵が着床できる状態にする働きを持つ。黄体ホルモンともいう。

プロスタグランジン
脂肪酸を原料にしてつくられる生体内物質で、ホルモンのような作用を持つ。

閉経【へいけい】
女性の生殖期が終わること。卵巣では卵子がつくられなくなり、月経が止まる。

ヘモグロビン
赤血球に含まれるタンパク質で、酸素を肺から体のすみずみまで運ぶ働きを持つ。

変形性関節症【へんけいせいかんせつしょう】
関節が変性する病気。関節の中でも特に大きな力がかかる軟骨の面がそこなわれるのが特徴である。

片頭痛【へんずつう】
頭皮と脳の動脈の一部が縮んだあと広がるために起こる頭痛で、頭の片側だけが痛むことが多い。視力障害、悪心（おしん）、はげしい頭痛があらわれる。

膀胱炎【ぼうこうえん】
膀胱が細菌に感染して炎症を起こした状態。頻尿や排尿痛があらわれる。失禁が起こることもある。

房水【ぼうすい】
角膜と虹彩・水晶体で囲まれた空間を満たす液。

ほくろ
母斑ともいい、さまざまな色や形のものがある。先天性のもあれば、生後にあらわれるものもある。

ホメオスタシス
外界の変化に関係なく、体内の環境を一定に保とうとする能動的なプロセス。

ホルモン
ある種の腺や組織から血液中に放出される化学物質で、体のさまざまな部分にある受容体に働きかける。

ま行

末梢神経系【まっしょうしんけいけい】
脳や脊髄から出て、体の各部まで伸びる神経のことで、脳神経と脊髄神経からなる。

マヒ
神経または筋肉がそこなわれるために筋肉が動かせなくなること（感覚が失われることもある）。

慢性【まんせい】
体の不調を招くような病状が長期間続くことを意味する用語。急性を参照。

慢性関節リウマチ【まんせいかんせつりうまち】
関節の変形を引き起こす病気。自己免疫疾患の一種と考えられている。

ミトコンドリア
さまざまな細胞の中にある小さい器官で、エネルギーの供給役として働く。ミトコンドリアの中には遺伝物質がある。

脈拍【みゃくはく】
心臓が血液を送り出す運動に合わせて、動脈がふくらんだり縮んだりする運動を脈拍という。

迷走神経【めいそうしんけい】
第X脳神経のことで、2本ある。心拍や消化などの自動的な身体機能を調節する。

免疫不全【めんえきふぜん】
エイズやがん治療、老化のために免疫系の機能が衰えること。

毛細血管【もうさいけっかん】
最も細い動脈と、最も細い静脈をつなぐ細い血管。

網膜【もうまく】
眼の奥にあって光に反応する膜。眼がとらえた画像を神経インパルスに変換して、視神経経由で脳に伝える働きを持つ。

や行

有糸分裂【ゆうしぶんれつ】
体細胞が分裂するときにあらわれる現象。1個の細胞が分裂すると、親細胞と全く同じ遺伝情報を持つ娘細胞が2個できる。

輸精管【ゆせいかん】
精巣でつくられた精子が通る管で、2本ある。輸精管は精嚢の管と合流して（ここで精子が液体成分とまざる）1本の射精管となり、尿道につながる。精管ともいう。

ら行

卵子【らんし】
卵巣の中で発達する卵細胞。受精すると胚になる。卵（らん）ともいう。

卵巣【らんそう】
子宮の左右に1個ずつある器官。卵子と女性ホルモンをつくる。

流産【りゅうざん】
胎児が子宮の外で生きていける状態にまで成長していない段階で、妊娠が自然に終わってしまうこと。

良性【りょうせい】
多くの場合は軽度で、広がらない傾向のものを示す言葉。悪性を参照。

緑内障【りょくないしょう】
眼の中を流れる液体（房水）が詰まって眼圧が上がる病気。放置すると眼の組織が傷つき、視覚がそこなわれる。

リンパ球【りんぱきゅう】
白血球の一種。免疫系の主役として、ウイルス感染や、がんから体を守る。

リンパ系【りんぱけい】
透明なリンパ液が流れるリンパ管とリンパ節をあわせてリンパ系と呼ぶ。リンパ系は余分な水分を血液循環に戻し、体に侵入した病原体や腫瘍細胞と闘う働きを持つ。

リンパ節【りんぱせつ】
リンパ腺に沿って点在する小さな楕円形の腺。病原体と闘う白血球を含んでいる。

瘻【ろう】
体の内部と皮膚の表面をつなぐ管、または内臓と内臓をつなぐ管のうち、正常な体にはないもの。

わ行

Y染色体【わいせんしょくたい】
性染色体の一つで、男性の特性を発現させるために必要な遺伝子。男性の体細胞の中には、Y染色体とX染色体が1本ずつ入っている。

索引

（五十音順）

あ行

REM（レム睡眠） 139
RSI（反復運動過多損傷） 327
RNA（リボ核酸） 46, 366, 374
IgE（免疫グロブリンE） 372
亜鉛 215
赤ちゃん
—出産 268-278
—新生児 280-281
—成長と発達 286-289
—先天性心疾患 352-353
アキレス腱（踵骨腱） 34, 35, 84
悪性 432
悪性黒色腫（メラノーマ） 312
悪性腫瘍（がん） 426-429, 432
アクロソーム 258
あご 216
足 34-35
—運動 100
足首
—腱 91
—骨折、損傷 317, 322
—骨→距骨 60, 63, 64
アジソン病 373
足の指（骨） 64
アストロサイト 103, 117
アスピリン 145
アスペルギルス症 369
アデニン 50
アデノイド（咽頭扁桃） 15, 189, 432
アデノウイルス 366
アデノシン三リン酸（ATP） 46, 49, 214
アデノシン二リン酸（ADP） 214
アテローム 346
アテローム性動脈硬化 346, 347, 432
アドレナリン→エピネフリン 162
アプガースコア 283
あぶみ骨 67, 148
アミノ酸 46, 210, 211, 213
—糸球体濾過 245
—タンパク質合成 50, 52
アミラーゼ 211, 218
アミロイド 333
アメーバ 398
アルコール性肝炎 396
アルコール性肝疾患 396
アルツハイマー病 333, 432
アルドステロン 162
α細胞 163
アレルギー性ぜんそく 372, 389
アレルギー反応 372, 389
アレルゲン 372, 432
鞍関節 79
アンドロゲン 165
胃 41, 65, 181, 189, 220, 222-223, 228, 268
—位置関係 24, 25
—機能 208, 209, 211, 226
—筋肉 223
—消化 222-223
—神経支配 130, 132
—ホルモン産生 158
ECG（心電図） 176
胃液 222, 226, 432
胃炎 432
胃潰瘍→消化性潰瘍 395, 434
移行上皮 57, 247
意思疎通 88-89
胃小窩 222
異常精子 420
胃静脈 181
胃・食道接合部 394
胃腺 222
痛み 145, 191, 324, 329
1型糖尿病（インスリン依存型糖尿病） 373
一次運動野 142
一次嗅覚野 142
一次骨核 286
一次視覚野 142
一次体性感覚野 142
一次聴覚野 142
胃腸→消化器系 24, 26, 41, 206-235
一過性脳虚血発作 336, 432
遺伝子 50, 302, 305, 432
—がん遺伝子 428
—伝達 302
—薬剤耐性遺伝子 365
—優性遺伝子 304
—劣性遺伝子 304, 305
遺伝子工学 371
胃動脈 25, 171
胃捻転 394
いぼ 311, 366
陰核（クリトリス） 28, 29, 132, 252, 254
陰茎（ペニス） 27, 42, 132, 250
陰茎海綿体 26, 250
陰茎亀頭 27, 250
インスリン 163
インスリン依存型糖尿病（1型糖尿病） 373
インターフェロン 432
咽頭 197, 209, 219, 220-221, 432
咽頭炎 378
咽頭扁桃（アデノイド） 15, 189, 432
陰嚢 26, 27, 250, 251, 416
陰嚢水腫 416
インパルス
—神経 104, 106, 107, 112
—心臓 176
陰部静脈
—内陰部静脈 33
陰部神経 98
インフルエンザ 366, 367, 380
陰毛 290, 291
ウイルス 366, 367, 432
—遺伝子組み換え 371
ウイルス性肝炎 366, 398
ウイルス性髄膜炎 339
ウェルニッケ野 142
烏口突起 19, 61
烏口腕筋 19
右心 356-357
右心室 23, 172, 176, 179, 354
右心不全 356-357
右心房 23, 172, 176, 179
腕 30-31
産毛 263, 280
膿 432
運動 141
運動神経 100
運動神経細胞 140
運動神経線維 101, 125, 129
運動ニューロン 432
運動ニューロン疾患 432
運動皮質 140, 432
永久歯 216, 287
ACTH（副腎皮質刺激ホルモン） 160
エイズ（後天性免疫不全症候群） 366, 367, 374, 375, 432
HIV（ヒト免疫不全ウイルス） 374, 432
ADH（バソプレシン。抗利尿ホルモン） 161
ATP（アデノシン三リン酸） 46, 49, 214
ADP（アデノシン二リン酸） 214
栄養血管 183
栄養素 181, 210-211
→「食物」参照
栄養膜 260, 264
会陰 274
会陰筋
—浅会陰横筋 28
腋窩静脈 16, 171
腋窩神経 30, 99
腋窩動脈 16, 171
腋窩リンパ節 189, 255
液胞 47
SLE（全身性エリテマトーデス） 373
S状結腸 25, 27, 29, 209, 232, 402
STD（性行為感染症） 418-419
エストロゲン（卵胞ホルモン） 158, 165, 252, 291-293, 299, 432
X染色体 303, 305, 432
エナメル質（歯） 217
NREM（ノンレム睡眠） 139
エネルギー 214
エピネフリン 162
FSH（卵胞刺激ホルモン） 160-161, 290-292, 299
mRNA（メッセンジャーRNA） 51, 52
MSH（メラノサイト細胞刺激ホルモン） 160-161
エリスロポエチン 158, 185
LH（黄体化ホルモン） 160-161, 290, 291, 293
遠位尿細管 243-246
円回内筋 83
遠近調節 155, 432
嚥下 113, 125, 211, 219
嚥下反射 221
塩酸 211
遠視 343
炎症性腸疾患 401
炎症反応 191
延髄 113, 118-119, 177, 432
塩素イオン 107, 232
円柱細胞 57
円柱上皮細胞 391
エンドルフィン 145, 432
横隔神経 99
横隔動脈 25
横隔膜 41, 65, 432
—位置関係 22-23, 25
—機能 196, 198, 202, 203
—せき反射 205
横行結腸 24, 25, 209, 232
横骨折 316
黄色脊髄 72
黄体 165, 252, 291, 292
黄体化ホルモン（LH） 160-161, 290-291
黄体ホルモン（プロゲステロン） 158, 165, 252, 291, 292, 432
黄疸 432
—新生児黄疸 280
黄斑変性 298
横紋（筋肉） 93
オキシトシン 161
オキシヘモグロビン 185
怒り顔 89
オステオン（ハヴァース系） 72, 73, 318, 432
おたふくかぜ（流行性耳下腺炎） 366
オッディ括約筋 231
おとがい下静脈 17
おとがい筋 14, 87, 89
おとがい舌筋 14
おとがい舌骨筋 14
親知らず（智歯） 287
オリゴデンドロサイト 103
オルガネラ（小器官） 46, 229
オルソミクソウイルス 366
悪露 284

か行

顆（関節） 60
回 108
外果（外くるぶし） 35, 60

外果動脈網 35
外頸静脈 13, 17, 171
外頸動脈 12, 334
回結腸静脈 181
外肛門括約筋 29, 235
外呼吸 201
外耳 148
外耳道 15, 148, 342
外性器（女性） 28, 254
外側胸筋神経 99
外側溝 108
外側広筋 32, 77, 82, 84
外側視索前核 137
外側足底神経 98
外側大動脈リンパ節 189
外側直筋 14, 153
外側隆起核 137
回腸 181, 209, 224, 233, 403, 432
—位置関係 24, 25
外腸骨静脈 26, 29, 181
外腸骨動脈 26, 29
外腸骨リンパ節 188
外転神経 125
海馬 110, 136, 143, 432
外胚葉 260
灰白質 432
—脊髄 120, 123
—脳 111, 113, 131, 133, 140
海馬傍回 136
外腹斜筋 18, 20, 22, 24, 32, 83, 85
開放骨折 316
外膜 183
海綿質（骨） 72, 73, 91, 296, 316, 318
回盲弁 232
潰瘍
—消化性潰瘍 395
—性器の潰瘍 418
潰瘍性大腸炎 401
解離性動脈瘤 360
外肋間筋 18, 20, 22, 83, 85, 202
下咽頭 15, 197
下横隔動脈 25
顔の表情 88-89, 333
下顎後静脈 12
下顎神経 146
かかとの骨（踵骨） 60, 62, 64, 91
蝸牛 149, 298, 342, 432
蝸牛神経 149, 342
核 46, 53, 93, 102, 368, 369
角（脊髄） 123
顎関節 216
顎骨 217
—位置関係 12, 14, 16
—下顎骨 12, 14, 16, 61, 62, 66, 67, 87, 216, 217
—上顎骨 12, 14, 61, 66, 67
拡散（分子）
—促進拡散 49
—単純拡散 49
核酸→DNA、RNA
核小体 47
覚醒 138
顎舌骨筋 14, 16, 87
拡張型心筋症 354
拡張期 179, 432
拡張期血圧 361
顎動脈 171
顎二腹筋 12, 17, 87
角膜 14, 152, 343, 432
核膜小孔 51, 52
下後鋸筋 20
下行結腸 24, 25, 232
下行膝動脈 170
下甲状腺静脈 17, 171
鵞口瘡 369
下行大動脈 40, 171, 173
—胎児の下行大動脈 282
下行路（下行神経路） 123, 177
仮骨 75
下肢 34-35
下肢帯 26
下斜筋 14, 95
下唇下制筋 87, 89
下伸筋支帯 34, 35, 91
下垂体（脳下垂体） 110, 137, 159, 160-161, 290, 291, 299, 432
—下垂体後葉 161
—下垂体前葉 160
—フィードバック機構 167
—門脈系 161
ガス交換 201
かぜ 366, 379
下双子筋 33,84
肩 30, 62
下大静脈 171, 173, 175, 180, 181, 238, 359
—位置関係 25, 171
—肝門脈系 181
—血液循環における役割 180
—胎児の下大静脈 282
下腸間膜静脈 181
下直筋 14
滑液 77, 324, 325
顎下腺（唾液腺） 16, 87, 218
顎下腺管 218
滑車 61
滑車神経 125
滑脱型食道裂孔ヘルニア 394
滑膜 77, 323, 324
括約筋 432
—オッディ括約筋 231
—下部食道括約筋 220, 221, 223, 226
—肛門括約筋 27-29, 235, 240
—尿道括約筋 247
—膀胱括約筋 130, 132
下臀動脈 33
果糖 211
可動範囲の小さい連結部分（骨）77
下鼻甲介 67
過敏性腸症候群 401, 432
下部食道括約筋 220, 221, 223, 226
カポジ肉腫 375, 433
ガメトサイト 368
ガラクトース 211
体の比率（成長に伴う変化） 287
カリウムイオン 107, 246
顆粒膜細胞 258
カルシウム 215, 319
—カルシウム調節 159, 164
加齢 296-299
仮肋（肋骨） 65
がん（悪性腫瘍） 424-429, 432
—基底細胞がん 312
—結腸がん 405
—子宮頸がん 414
—膵臓がん 399
—精巣がん 416
—前立腺がん 417
—乳がん 412
—肺がん 390
—皮膚がん 312
—扁平上皮がん 312
—卵巣がん 415
—転移 429
がん遺伝子 428
肝炎 398, 433
—B型肝炎ワクチン 371
感音難聴 342
感覚記憶 143
感覚受容器 144-145, 150
眼角静脈 13, 171
感覚神経 100, 128
感覚神経線維 101, 123-125, 129
眼角動脈 13
眼窩骨 153
眼窩上神経 13
肝鎌状間膜 24, 181, 228
肝硬変 396-398, 433
肝細胞 229
幹細胞（骨髄） 188, 192
カンジダ症 369
間質細胞 290, 295
鉗子分娩 277
癌腫 426, 433
肝障害 396
冠状静脈（冠静脈） 174, 175
冠状静脈洞（冠静脈洞） 175
冠状動脈（冠動脈） 174, 346-349, 433
肝静脈 228, 229
肝小葉 229
関節 76-79, 433
—鞍関節 79
—球関節 79
—構造 76
—車軸関節 78
—楕円関節 78
—蝶番関節 78, 91
—てこの原理を利用した動き 94
—病気 322-325
—平面関節 79
—老化現象 324
関節以外の骨の連結 77
関節炎 433
関節窩 19
関節軟骨 76, 78
—成長 74, 286
—変性 323-325
関節軟骨細胞 324
関節包 76
乾癬 313, 433
汗腺 54-55, 255
感染症 363-369
—上気道感染症 378
—尿路感染症 408
—脳感染症 338
肝臓 24, 41, 65, 181, 208, 209, 433
—右葉 228
—加齢の影響 297
—機能 229
—構造 228
—左葉 228
—神経支配 130
—新生児 280
—病気 396-398
杆体（網膜） 155
環椎 69, 78
貫通静脈 170
貫通線維（シャーピー線維） 91
貫通動脈 33, 170
肝動脈 25, 228, 229, 297
肝膿瘍 398
眼胞 118
眼房液 343
顔面静脈 13, 17, 171
顔面神経 12, 99, 124, 146
顔面動脈 13, 171
肝門脈系 181
眼輪筋 13, 83, 85, 87-89
肝弯曲部 25
記憶 140, 143
—固定 143
記憶T細胞 192
記憶B細胞 193
気管 41, 57, 164, 197, 198, 204, 433
—位置関係 15-17, 22, 23
気管支 131, 132, 196, 197, 433
—炎症反応 191
—細気管支 198
—主気管支 22, 198
—タバコの害 391
—葉気管支 22, 198
気管支炎 381, 388, 433
—急性気管支炎 381
—慢性気管支炎 388
気管支樹 433
気管支（気道）の壁 381, 391
気管支肺炎 382
気管軟骨 16, 204
気胸 385, 433
傷 310
偽声帯（室ひだ） 16, 204, 205
喫煙→タバコの煙 390, 391, 428
拮抗筋（大円筋） 95
基底核 111, 136, 333, 433
基底細胞がん 312
基底（細胞）層 55, 147, 312, 391

気道 196-197, 209
きぬた骨 67, 148
キモトリプシン 211
脚ブロック 349
逆流防止弁 183, 188-189
吸引分娩 277
嗅覚 147
嗅覚受容細胞 147
球関節 79
吸気 202, 203
嗅球 136, 147
球形嚢 150
弓状核 137
弓状静脈 243, 244
弓状線 18
弓状動脈 170, 243, 244
嗅上皮 147
嗅神経 124, 147, 433
急性 433
急性灰白髄炎（ポリオ） 366
急性気管支炎 381
急性胆嚢炎 400
橋 113, 118, 119, 136
胸郭 18-19, 38, 62, 65, 255, 433
胸管 189
胸棘筋 85
頬筋 38, 87
胸腔 22-23
凝血塊 297, 334, 354, 358, 359, 384, 433
胸骨 19, 61, 65
頬骨 14, 66, 67
頬骨弓 12, 61, 62, 87
胸骨甲状筋 13, 83
胸骨舌骨筋 13, 17, 87
胸骨柄 61, 65
胸最長筋 85
狭窄症（心臓弁） 350
胸鎖乳突筋 12, 13, 15, 17, 83-87
胸神経 127, 128
狭心症 347, 433
胸水 383
胸腺 40, 189
—新生児の胸腺 281
胸長肋筋 85
強直間代発作（大発作） 332
胸椎 21, 65, 68, 70
胸痛 347, 348, 355
胸部 18-19, 22-23
胸膜 196, 199, 383, 385, 433
—位置関係 17, 22-23
強膜 14, 152, 153
胸腰筋膜 20
棘下筋 21, 30, 85
棘筋（脊柱起立筋） 20
棘上筋 30, 85, 328
棘上筋腱炎 328
距骨 60, 63, 64
キラーT細胞 192-193, 433
近位尿細管 243-246
筋外膜 92
筋原線維 92, 93, 433
筋細胞 182
筋細胞膜 93
菌糸 369
近視 343
筋周膜 92
筋節 92, 93
筋線維 92, 175, 220, 224
筋層内筋腫 414
筋束 92
緊張性尿失禁 409
筋肉 52, 80-95
—体を支える働き 95
—協調運動 95
—腱とのつながり 90
—構造 92
—挫傷と断裂 326
—収縮 93
—種類 93
—てこの原理を利用した動き 94
—骨とのつながり 91
筋肉系 38
筋皮神経 99
筋フィラメント 92
グアニン 50
区域気管支 389
空腸 25, 209, 224
クエン酸回路 214
口 41, 209, 211, 218
屈筋支帯 84
クッパー細胞 229
首→頸部 12-17
首の筋肉 202
クプラ 151
クモ膜 115, 116, 120, 122, 338, 340
クモ膜下腔 116, 120, 122
クモ膜下出血 335
クモ膜顆粒 115, 116
グリア細胞 103, 108, 120, 433
グリコーゲン 213, 229
グリセリン 210-211, 213
クリトリス→陰核
クリプトコックス症 369
クルーズトリパノソーマ 368
グルカゴン 163
グルコース→ブドウ糖
クローン病 401, 433
黒にきび 310
クロマチン 46, 53
毛 144
—鼻毛 197
—毛幹 144
—毛包 54, 56, 310, 311
頸横動脈 12
頸管閉塞 423
脛骨 35, 60, 62, 77, 129
脛骨静脈 34, 35
脛骨神経 33, 34, 35, 98
脛骨動脈 34, 35, 40
憩室 404
憩室炎 404
形質細胞 190, 192
憩室症 404
憩室性疾患 404
傾斜円板弁 351
茎状突起 15
頸静脈 13, 16, 17, 22-23
頸神経 127, 128
頸神経叢 127
頸神経わな 13
頸椎 21, 61, 68, 70
頸動脈 12, 16, 22, 23, 334
頸動脈管 62
茎突舌骨筋 12, 87
ケイ肺症 387
頸板状筋 20, 85, 86
頸部 12-17
血圧 42, 361
血液循環 40, 170-171, 180
血液成分 184
血液脳関門 117
血管 130, 180, 181, 182-183
月経 43, 253, 291, 292-293
月経周期 292-293, 294
結合組織 55, 92, 178
—腱 90-91
血腫 433
血漿 182, 184, 433
楔状骨 60, 64
月状骨 64
血小板 182, 184, 358, 433
欠神発作 332
血清 370
血栓 351, 358, 359, 433
血栓症 358
結腸 233, 252, 401, 404, 433
—運動 234
—S状結腸 25, 27, 29, 209, 232, 402
—横行結腸 24, 25, 209, 232
—下行結腸 24, 25, 232
—上行結腸 24, 25, 232
—病気 401-405
→「大腸」参照
結腸がん 405
結腸静脈 181
結腸ひも 25
結腸膨起 25
結膜 152, 153
結膜炎 366
血友病 305, 433
解毒 181, 208, 229
ケラチン 56, 311, 433
腱 90-91, 433
—踵骨腱（アキレス腱） 34, 35, 84
—損傷 328, 329
腱炎 328, 433
肩甲挙筋 15, 21, 30, 86, 87, 95
肩甲骨 19, 30, 60-62, 79, 95
肩甲舌骨筋 12-13, 16, 83, 87
腱索 175, 178
犬歯 216, 287
原始脳胞 118
腱鞘炎 328, 433
剣状突起 61, 65
減数分裂 300-301, 433
腱断裂 329
原虫 368
原発 433
原発腫瘍 390
肩峰 19, 62, 328
腱膜
—内腹斜筋腱膜 18
孔 245
溝（脳） 108
好塩基球 184
口蓋骨 67
口蓋垂 15, 146
口蓋扁桃 15, 146, 433
後角（脊髄） 123
口角下制筋 87, 89
睾丸→精巣
交感神経 100, 130-131, 135, 177
交感神経幹 130, 134
交感神経系 134, 433
—心拍数の調節 177
後眼房 153
後期（有糸分裂） 53
口峡 146
咬筋 87
広頸筋 13, 83, 85, 87, 89
後脛骨筋 84
後脛骨静脈 34, 170
後脛骨動脈 34, 40, 170
高血圧症 335, 361
抗原 192, 193, 366, 371
後根 120, 123
虹彩 152, 153, 343
好酸球 184
後耳介筋 86
甲状舌骨筋 16, 87
甲状舌骨膜 16
甲状腺 39, 159, 160, 164, 204
—位置関係 15, 17
—下垂体による調節 160
—フィードバック機構 167
甲状腺刺激ホルモン(TSH) 160-161, 167
甲状腺刺激ホルモン放出ホルモン（TRH） 167
甲状腺静脈
—下甲状腺静脈 17
—上甲状腺静脈 13
甲状腺動脈 13
—上甲状腺動脈 13
甲状腺ホルモン 167
鉤状突起 12
甲状軟骨 15-17, 164, 204
後上腕回旋動脈 30
項靱帯 86
口唇ヘルペス 366
抗精子抗体 421
抗生物質 365
酵素 46, 229, 433
—心臓の酵素 348
—薬物の不活化 365
拘束型心筋症 354
抗体 52, 189-193, 370, 433

後大腿皮神経 33
好中球 184, 191, 382
後天性免疫不全症候群→エイズ
喉頭 16, 164, 197, 204, 205, 219, 378, 434
喉頭炎 366, 378
喉頭蓋 15, 16, 164, 197, 204, 205, 219, 434
後頭筋 86, 87
後頭骨 62, 66, 67
後頭静脈 12
後頭神経
—小後頭神経 12
—大後頭神経 12
後頭前頭筋 83, 85
後頭動脈 12
後頭葉 108-109, 117
喉頭隆起（のどぼとけ） 16, 17
広背筋 18, 20, 85
酵母 369
硬膜 114, 116, 127, 147
—感染 338
—脊髄 120, 122, 123
—頭蓋内出血 340
硬膜外腔 122
硬膜外出血 340
硬膜下出血 340
肛門 28, 41, 208, 235, 405
肛門括約筋
—外肛門括約筋 27-29, 235, 240
—内肛門括約筋 27, 29, 235, 240
肛門管 25, 27, 29, 235, 405
肛門尾骨靭帯 28
抗利尿ホルモン（ADH。バソプレシン） 161
口輪筋 13, 14, 87, 88, 89
交連（神経線維束） 111
コーレス骨折 317
股関節 79
呼気 202, 203
呼吸 195, 201, 202, 219, 434
—圧力の変化 203
呼吸器系 41, 194-205
—上皮組織 57
—病気 376-391
呼吸中枢 197
黒質 333
鼓索神経 146
鼓室階 149
骨化 286
骨格 59-62
骨格筋 82-85, 92, 93, 100
骨格系 38, 58-79
骨幹 73, 74, 286
骨間動脈 171
骨棘 325
骨細胞 73, 74, 319
骨小腔 73
骨髄 72, 185, 188, 434
—黄色骨髄 72
—赤色骨髄 38, 72, 185
骨折
—骨折しやすい場所 317
—修復 75
—種類 316
—脊椎骨折 320
骨層板 73, 318
骨組織 61
骨粗鬆症 318-319, 434
骨端 74, 286
骨端成長板 74, 286
骨盤 24, 38, 60, 66, 434
—女性 66, 270
—男性 66
骨盤位（さかご） 269
骨盤腔 25-29
—出産 270, 272
—女性 28-29, 240, 254, 413
—男性 26-27
骨盤底 28, 240, 241, 409
骨盤内炎症性疾患 419, 421, 422, 434
骨膜 72, 91, 122, 123, 286, 318
骨梁 61
固定された連結部分（骨） 77
子どもの発達 288-289
コドン（DNA） 50-51
ゴナドトロピン放出ホルモン（GnRH） 290, 291
鼓膜 148, 298, 342
固有受容器 125
固有卵巣索 253
コラーゲン 434
コラーゲン線維 91, 319, 358
ゴルジ装置 46
コルチ器 149
コルチゾール 162
コレステロール 215, 346, 359, 400

さ行

サーファクタント 199
細気管支 198-200, 381, 382, 389
細菌 364, 398, 434
細静脈 55, 183, 190
臍静脈 265, 282
臍帯 268, 269, 274, 275, 434
—構造 265
—切断 276
—双生児（分娩） 278
最長筋（脊柱起立筋） 20
細動脈 55, 182, 183, 190, 244, 434
臍動脈 265, 282
細胞 46, 48, 50, 53
—構造 46-47
—種類 48
—輸送機構 49
細胞核 48, 50
細胞骨格 47
細胞質 46, 50, 52, 53, 369
細胞性免疫 193
細胞体 102, 103, 107
細胞分裂 53, 300-301
細胞膜 47, 49, 50
—選択的透過性 49
細網線維 190
鎖骨 16, 19, 61, 328
坐骨 61, 66
鎖骨下筋 19, 83
鎖骨下静脈 16, 171, 189
鎖骨下動脈 12, 16, 171
坐骨結節 28
鎖骨骨折 317
鎖骨上神経 99
鎖骨上リンパ節 255
坐骨神経 32, 33, 98
挫傷 326
左心 356
左心室 173, 176, 179, 354
左心不全 356-357
左心房 173, 176, 179
擦過創 310
三角筋 83, 85-87, 95
—位置関係 12, 16, 19, 21, 30
三角骨 64
産後→産褥 284
三叉神経 124
産褥 284
三尖弁 172, 178, 352
三尖弁輪 175
酸素
—受け渡し 185
—交換 200, 201
—新生児の血液循環 283
—胎児の血液循環 282, 283
—母胎から胎児への受け渡し 262, 264
酸素をとり入れた血液 173, 196, 200, 356
酸素を放出した血液 173, 175, 196, 200, 356
産道 274, 275
→「腟」参照
三頭筋
—上腕三頭筋 19, 29-30, 83, 85
三半規管 149, 150, 298
GH（成長ホルモン） 160-161
GnRH（ゴナドトロピン放出ホルモン） 290, 291
CNS（中枢神経系） 98, 435
耳介 148, 342
耳介側頭神経 12, 99
視覚 152
—インパルス 138
—加齢の影響 298
—経路 154
—失明 343
痔核 405, 434
視覚連合野 142
耳下腺 16, 87, 218
耳下腺管 87, 218
歯冠 217
耳管 148, 342
色盲 305
子宮 161, 240, 253, 258, 259, 268, 269, 434
—異常（不妊） 420
—位置関係 28, 29
—産褥 284-285
—胚盤胞の着床 260-261
子宮円索 28
子宮外妊娠 422, 434
子宮筋腫 414, 420, 434
子宮頸がん 414
子宮頸部 29, 253, 258, 259, 268, 285, 420, 423
—出産 271, 285
—不妊 420
—淋菌感染症 418
子宮口の開大 273
子宮収縮 268
糸球体 243-246, 408
糸球体腎炎 408
糸球体濾過 245, 246
子宮脱 413
子宮内膜 259, 260, 292, 413, 414
—変化 294
子宮内膜症 413, 421
軸索 48, 102, 103, 106, 161, 434
—脊髄 120
—白質 111, 120
軸椎 78
視交叉上核 137
篩骨 66, 67
篩骨洞 380
自己免疫疾患 373, 434
—アジソン病 373
—1型糖尿病（インスリン依存型糖尿病） 373
—炎症性腸疾患 401
—重症筋無力症 373
—尋常性白斑 373
—心膜炎 355
—全身性エリテマトーデス（SLE） 373
—多発性硬化症 332, 373
—特発性肺線維症 386
—白斑（白なまず） 313
—バセドウ病 373
—慢性関節リウマチ 323, 386, 437
—溶血性貧血 373
歯根 217
視索上核 137
四肢マヒ 341
歯周靭帯 217
思春期 39, 43, 165
—女子 43, 291
—男子 43, 290
視床 110, 113, 136, 434
—視床後核 137
—視床前核 137
視床下部 110, 137, 159, 160, 171, 434
—思春期における役割 290-291
—心拍数の調節 177
—フィードバック機構 167
—ホルモン産生器官 159
視床下部背内側核 137
糸状菌 369
耳小骨 67, 148, 434

指静脈 170
歯神経 217
視神経 14, 99, 125, 154, 343, 434
視神経交叉 154
歯髄 217
指節骨 60, 62, 64
刺創 310
舌 146, 209, 218
支帯
—下伸筋支帯 35, 91
—屈筋支帯 34, 84
—上伸筋支帯 82
—伸筋支帯 31
膝蓋腱反射 129
膝蓋骨 32, 60, 63, 77
膝蓋靱帯 32, 84, 129
膝窩筋 84
膝窩静脈 33, 34, 170
膝窩動脈 33, 34, 170
膝窩リンパ節 188
膝関節 34, 76
室間孔 115
失禁 409
湿疹 313
室ひだ（偽声帯） 16
室傍核（視床下部） 137
児頭下降 272
児頭骨盤不均衡 270
指動脈 171
シトシン 50
シナプス 104, 131, 133
シナプス間隙 104-106
シナプス終末 103, 104, 105, 106
シナプス小胞 105
歯肉 217
脂肪（脂質） 199, 213, 359
—生成 46
—分解、消化 210-211, 231
脂肪肝 396
脂肪細胞 229
脂肪酸 210-211, 213, 214
脂肪組織 242
→「脂肪」参照
脂肪体 16
脂肪沈着物（プラーク） 297, 334, 346, 358
シャーピー線維（貫通線維） 91
斜角筋 15, 83, 87
尺側手根屈筋 31, 85
尺側手根伸筋 31, 85
尺側皮静脈 31, 171
車軸関節 78
射精管 251
射精の問題 420
尺骨 31, 61, 62, 78
尺骨静脈 171
尺骨神経 30, 31, 99
—深枝 98
尺骨動脈 171
終期（有糸分裂） 53
終期後半（有糸分裂） 53
集合管 243, 244
集合細管 244
終糸（神経系） 99
収縮期 434
収縮期血圧 361
収縮性心膜炎 355
重症筋無力症 373
舟状骨 60, 64, 78
舟状骨骨折 317
重層扁平上皮 55, 57
重炭酸イオン 232, 245, 246
十二指腸 25, 209, 226, 228, 230, 231, 399, 434
—食物の分解 210-211, 224
→「肝門脈系」参照 181
絨毛
—絨毛膜絨毛 264
—腸絨毛 225
主気管支 22, 381
宿主細胞 367
手根管症候群 327
手根骨 61, 64
種子骨 63
樹状突起 102, 103
受精 258, 259
腫脹 329
出血 434
—頭蓋内出血 340
—脳出血（脳内出血） 335
出産（分娩） 268-279, 409
—淋疾 418
主動筋（三角筋） 95
受動免疫 370
授乳 285
腫瘍 426-427, 434
—腫瘍の形成 428
受容器
—感覚受容器 144-145, 150
—痛覚受容器 145
受容体（細胞） 104, 106, 147
循環 180, 356
—新生児 283
—胎児 282
—リンパ系 188-189
—老化の影響 297
循環器 170-171
循環器系 40, 168-185
循環器障害 344-361
小陰唇 28, 29
上咽頭 15, 197
小円筋 30, 85
消化 210-211
上顆（骨） 61
消化管 208-209, 434
—通過時間（食物） 233
消化器 208-209
消化器系 24, 26, 41, 206-235
—エイズの影響 375
—食物の分解 210-211, 212
—病気 392-405
上顎洞 380
小角軟骨 16
消化酵素 158, 209, 212, 223, 230
—食物の分解 210-211, 224
消化性潰瘍 395, 434
松果体（脳） 159
上気道感染症 378
小臼歯 216, 287
小胸筋 22, 83
小頬骨筋 13, 87, 88
笑筋 13, 88
上後鋸筋 21
上行結腸 24, 25, 232
上甲状腺静脈 13
上甲状腺動脈 13
上行大動脈 23
小後頭神経 12
小後頭直筋 95
上行路（神経） 123
踵骨 60, 62, 64, 91
踵骨腱（アキレス腱） 34, 35, 84
踵骨隆起 34
小指外転筋 34, 35, 82, 90
上矢状静脈洞 117
小指伸筋腱 31
上肢帯 19
硝子体液（眼） 153
上斜筋 14, 95
上唇挙筋 87, 88
上伸筋支帯 84
上唇鼻翼挙筋 87
上双子筋 33, 84
掌側骨間筋 82
掌側手根動脈弓 171
上側頭静脈 13
上側頭動脈 13
上大静脈 22, 171-175, 178, 180, 384
—位置関係 22, 171
—肺高血圧症 384
小唾液腺 218
小腸 208, 210, 220, 224-225, 227, 232
—位置関係 24, 25
—食物の分解 224
上腸間膜静脈 181
上腸間膜動脈 171
上直筋（眼） 14
上臀動脈 33
小脳 114, 121, 127, 140, 143, 434
—外側の構造 109
—脳の発達 118-119
上皮細胞 57
上皮組織 57
小伏在静脈 33, 35, 40, 170
小胞 47
—シナプス小胞 106
小胞体 46, 50
小発作（欠神発作） 332
漿膜 223-225
漿膜下筋腫 414
漿膜下組織 223
漿膜性心膜 355
静脈 101, 117, 170, 434
—下大静脈 171, 173, 175, 180, 181, 238, 359
—構造 183
—上大静脈 22, 171-175, 178, 180, 384
静脈管（胎児） 282
静脈洞 114, 116, 117, 171
静脈瘤 360, 405
小菱形筋 21, 85, 86
小菱形骨 64
上腕筋 30, 83
上腕骨 19, 30, 61, 62, 78, 79, 95
上腕三頭筋 19, 20, 30, 31, 83, 85
上腕静脈 171
上腕深動脈 30
上腕動脈 30, 171
上腕二頭筋 18, 19, 30, 38, 83
食作用（好中球） 191
食道 41, 181, 197, 219, 220-221, 434
—位置関係 15, 25
—機能 209, 211
—蠕動 221
食道裂孔ヘルニア 394
食物
—エネルギー供給 214
—吸収 212, 224-225
—成分 213
—通過時間 233
—分解 210-211, 212, 224
食物繊維 213, 215, 405
鋤骨 67
女性ホルモン 165, 252
食塊 211, 216, 220, 221, 434
触覚 141
触覚受容器 144-145
ショ糖 211, 213
初乳 285
徐脈 434
自律神経系 100, 131, 133, 177, 434
視力障害 343
シルビウス裂 108
シワ 296
腎盂 242
腎盂腎炎 408
深横中手靭帯 90
伸筋 31
真菌 369
心筋 38, 93, 173, 348, 434
—病気 354
心筋炎 354, 366
心筋梗塞 348
伸筋支帯 31
心筋疾患 354
心筋症 354
—拡張型心筋症 354
—拘束型心筋症 354
—肥大型心筋症 354
心筋線維 348
神経 434
—インパルス 104, 106
—構造 101
—再生 107
—神経信号 129
—神経路 112, 123, 134
—阻害 107

—ネットワーク 119
—脳と脊髄のつながり 112
神経核（視床下部） 137
神経管（胎児） 118, 261
神経系 39, 98-99
—エイズの影響 375
—病気 330-343
神経根鞘 123
神経細胞（ニューロン）48, 102-103, 108, 436
神経周膜 101
神経終末 145
神経上膜 101
神経節 101, 130-131, 132-133, 134
神経線維 98, 100-102, 106, 107, 123, 150
—再生 107
—皮膚 55
—味蕾 146
→「軸索」参照
神経線維束 101, 111, 120, 123
神経叢 127
神経伝達物質 104-106, 107, 333, 337, 434
神経分泌細胞 161
神経路 134-135, 341
腎結石 409
人工弁（心臓） 351
心雑音 351
深指屈筋 83
深指屈筋腱 90
心室 172-173, 176, 179, 349, 352-354, 434
—収縮 179
心室中隔欠損 353
心室頻拍 349
腎症→糖尿病性腎症 408
尋常性痤瘡 310
深掌動脈弓 171
腎静脈 239, 243
腎髄質 243
腎錐体 243
新生児 280-281
—反射運動 288
新生児黄疸 280
真声帯（声帯ひだ） 16
真性動脈瘤 360
心臓 40, 65, 159, 170-171, 180, 196, 201
—冠状静脈の流れ 175
—機能 176
—血液供給 174
—構造 172-173
—骨格 175
—神経支配 130, 132, 177
—新生児 281, 283
—心拍数 130, 132, 177, 349
—心房と心室 23, 172-173
—胎児 282
—拍動（周期） 179, 349
—病気 344-361
—ホルモン産生器官 159
—ポンプ 173
腎臓 42, 130, 158, 239, 434
—加齢の影響 297
—血液供給 239
—構造 242-243
—集合管 243, 244
—赤血球の産生 185
心臓神経 177
心臓中枢 177
心臓弁 172-173, 178, 350, 434
—病気 350-351
心臓弁膜症 350
心臓発作 348, 361
深鼠径リンパ節 188
靱帯 71, 76-77, 434
—損傷 322
陣痛 268, 273
心停止 348
心電図（ECG） 176
腎動脈 171, 239, 243
心内膜 172, 178
腎乳頭 243
腎杯 242
—小腎杯 242
—大腎杯 242
塵肺→ケイ肺症 387
真皮 55, 310, 434
深腓骨神経 35, 98
腎皮質 243
腎被膜 242
深部筋 19, 21, 82, 84, 86
心不全 356-357
心房　172-173, 176, 179, 349, 435
—収縮 179
心房細動 349
心房性ナトリウムペプチド 159
心房中隔欠損 353
心膜 23, 173, 355, 435
心膜液貯留 355
心膜炎 355
心リズム異常 349, 356
真肋 65
膵アミラーゼ 211
随意筋 38, 100
髄液（脳脊髄液） 114-116, 120
膵炎 435
膵管 163, 230, 399
膵腔 72, 286, 318
髄質 435
水晶体 152, 153, 155, 298
水素 233
膵臓 158, 163, 211, 228, 435
—機能 208, 230
—神経支配 132
膵臓がん 399
錐体（網膜） 155
錐体筋 18
水痘（水ぼうそう） 366
髄膜 435
—脊髄 120
—脳 115-117, 120, 335, 338
髄膜炎 339, 366, 369, 435
髄膜炎菌性髄膜炎 339
睡眠 139
→「視床下部」参照
→「脳幹」参照
水溶性繊維 215
皺眉筋 83, 87, 89
頭蓋骨 12, 38, 61, 66, 67, 114, 121
—頭蓋底 62
—頭蓋内出血 340
—縫合 77
スクラーゼ 210-211
頭痛 337-339
—片頭痛 337
ステロイドホルモン 160, 166
ストレス反応 130-131, 160, 162, 361
スポロゾイト 368
精液 42, 250-251
精管（輸精管） 26, 165, 251, 437
性器
—イボ 414
—思春期 290, 291
—新生児 280
性器の潰瘍 418
性器ヘルペス 366, 418
精筋膜
—内精筋膜 26
性行為感染症（STD） 418-419
精細管 26, 165, 250, 295
性細胞 300-301
精索 250, 416
精子 26, 43, 48, 250-251
—形成 165, 290, 295
—抗精子抗体 421
—不妊 420
—卵子の受精 258-259
精子細胞 295
生殖器系 26, 28, 43, 248-255
—女性 43, 252-253
—男性 43, 250-251
—病気 410-423
生殖能力 43, 420
性染色体 303
精巣（睾丸） 39, 158, 160, 238, 241, 250, 295, 435
—位置関係 26, 27
—思春期 290
—停留睾丸 416
—病気 416
精巣がん 416
精巣挙筋 26, 251
精巣上体（副睾丸） 26, 165, 241, 250, 251, 295
精巣鞘膜 26, 251
精巣静脈 26, 239
精巣動脈 26, 239
精祖細胞 295
声帯 16, 204, 205, 219, 435
声帯靱帯 204
声帯ひだ（真声帯） 16
正中神経 99, 327
成長（小児期） 286
成長ホルモン（GH） 160
精嚢 251
性別の決定 303
精母細胞 295
性ホルモン 43, 165, 435
声門 219
赤色骨髄 38, 72, 185
脊髄 21, 39, 62, 68, 120-121
—神経線維束 123
—神経路 98, 99, 112, 113, 131, 133, 134
—損傷 341
—椎間板ヘルニアの影響 321
—長さ 121
—脳脊髄液の循環 114-115
—発達 118-119
—保護 122-123
—末梢神経系 100
脊髄神経 68, 120, 121, 123, 126-127
脊髄神経根 121
脊髄神経節 120, 122
脊髄反射 129
脊柱（脊椎） 21, 38, 60-62, 68-71, 115, 121, 122, 320, 435
—各部の名称 70
—構造 68-71
—脊髄の保護 122
—形 69
脊柱起立筋 27, 29
脊柱起立筋腱膜 20
脊椎（脊柱） 62, 435
脊椎関節 71
脊椎骨折 316, 320
せき反射 205, 219
赤痢アメーバ 368
癤 311, 435
舌咽神経 125, 146
舌下神経 125
舌下腺（唾液腺） 218
舌筋
—上縦舌筋 14
赤血球 38, 182, 184, 185, 229, 368, 435
—産生 185
—新生 185
接合子 259, 435
節後線維 131, 133, 134-135
舌骨 15, 17, 87, 164, 204
節後ニューロン→節後線維
切歯 216, 287
節前線維 131, 133, 134
節前ニューロン→節前線維
切創 310
Z帯（筋肉） 92
切迫性尿失禁 409
切迫流産 422
舌扁桃 14, 146
セメント質（歯） 217
セルトリ細胞 290
セルロース 215
セロトニン 337
線維芽細胞 75, 387
線維鞘 84, 90

繊維→食物繊維 213, 215, 405
線維性結合組織 55
線維腺腫 412
線維組織 387
線維軟骨 325
線維被膜 190, 427
前運動野 142
前外果動脈 35
前角（脊髄） 123
前眼房 153
前期（有糸分裂） 53
前鋸筋 18, 20, 22, 83
前脛骨筋 35, 76, 82
前脛骨筋腱 35, 82
前脛骨静脈 35, 170
前脛骨動脈 35, 170
前頸静脈 17
仙骨 27, 29, 61, 62, 66, 68, 70, 121, 126
仙骨管 27, 29
仙骨神経 126, 128
仙骨神経叢 126
前根 120, 122
浅指屈筋腱 90
浅掌静脈弓 170
線条体 333
浅掌動脈弓 171
染色体 47, 50, 53, 259, 303, 428, 435
染色体異常 352
全身性エリテマトーデス（SLE） 373
前正中裂（脊髄） 120
前前頭野 142
ぜんそく 372, 389, 435
浅側頭静脈 12, 171
浅側頭動脈 12, 171
前置胎盤 423
前庭 148, 150
前庭階 149
前庭神経 149
前庭窓 148
先天性 435
先天性心疾患 352-353
蠕動（蠕動運動） 208, 221, 226, 227, 234, 235, 435
前頭筋 15, 87,-89
前頭骨 12, 66, 67
前頭洞 380
前頭葉 12, 108, 110, 117
セントロメア（細胞分裂） 53
前脳 118
浅腓骨神経 98
腺房細胞 163, 230
喘鳴 381, 389
線毛 147, 365 ,391
泉門 281
前立腺 27, 238, 251, 435
前立腺がん 417
前立腺肥大（症） 241, 417
前腕 31
総肝管 228, 231
総肝動脈 25, 171
早期胎盤剥離 423
双極ニューロン 103
総頸動脈 12, 16, 22-23, 171, 334
象牙質 217
総指伸筋腱 31
桑実胚 259
総掌側指神経 98
爪上皮 56
双生児
—胎位 269
—分娩 278
臓側腹膜 209
総胆管 163, 228, 231, 400
総腸骨静脈 171
総腸骨動脈 171
総腸骨リンパ節 189
相同染色体 300
爪半月 56
総腓骨神経 33, 98
僧帽筋 38, 83, 85, 87, 95
—位置関係 12, 15, 16, 21, 30
—体を支える筋肉 95
僧帽弁 173, 178, 352, 435
僧帽弁閉鎖不全 351
僧帽弁輪 175
側角 123
足根骨 60, 62, 64, 79
足細胞 245
塞栓（塞栓子） 334, 336, 358, 359, 435
塞栓症 346, 359
足底筋 32, 84
足底腱膜 34
足底静脈弓 170
足底動脈弓 170
側頭筋 15, 83, 85-87
側頭骨 66, 67
側頭静脈 12-13
側頭動脈 12-13
側頭葉 108
側脳室 115
足背動脈 35
続発 435
鼠径靱帯 83, 238, 252
鼠径リンパ節 40

た行

大陰唇 29, 252
体液性免疫 192
大円筋（拮抗筋） 20, 30, 85, 95
体幹（体幹部） 11, 18-21
大臼歯 216, 287
大胸筋 12, 16, 18-19, 22, 83, 87
大頬骨筋 13, 83, 87, 88
大後頭孔 62
大後頭神経 12
大後頭直筋 95
第三脳室 115
第三腓骨筋腱 35, 82, 91
胎脂 263, 280
胎児 261, 262-263, 268, 435
—血液循環 282
—先天性心疾患 352-353
—胎位 269
—モニタリング（心拍数） 278
大耳介神経 12
体軸骨格 60
体肢骨格 60
代謝 435
体循環 180
帯状回 110, 136
帯状疱疹 366
大静脈 170-175, 178, 435
体性感覚連合野 142
大腿 32-33
大腿筋 129
大腿筋膜張筋 32
大腿骨 38, 60, 62, 76
—骨折 317
大腿静脈 170, 239
大腿神経 99
大腿神経枝 98
大腿深動脈 170
大腿直筋 32, 38, 82
大腿動脈 40, 170, 239
大腿二頭筋 32, 33, 34, 84
大腿ヘルニア 402
大腿方形筋 33, 84
大腸 41, 208, 210, 215, 232-235
→「結腸」参照
大臀筋 27, 28, 29, 32, 33, 84
大動脈 171, 172, 174, 175, 177, 178, 201, 238, 346, 347
—下行大動脈 40, 171, 173
—血液循環 180
—上行大動脈 23
—胎児の血液循環 282
—大動脈弓 173
大動脈騎乗 353
大動脈縮窄症 352
大動脈弁 173, 178, 179, 350, 435
大動脈弁輪 175
大内転筋 33, 84
第二次性徴 290
大脳 108, 111, 116, 121, 435
—神経路 112
—発達 118-119
大脳縦裂 109, 127, 143
大脳皮質 108, 111, 116
—運動と触覚 141
—記憶 143
—交感神経 131
—副交感神経 133
大脳辺縁系 110, 136, 435
胎盤 260, 262, 264-265, 269, 275, 282, 435
—双生児の分娩 278
—娩出 276, 279
胎盤ホルモン 264
大伏在静脈 35, 170
胎便 280
大発作→強直間代発作 332
大網 24
大網脈管 24
大腰筋 26, 28, 82
大葉性肺炎 382
第四脳室 114-115
大菱形筋 20, 21, 30, 85, 86
大菱形骨 64, 79
ダウン症候群 352-353
唾液 16, 146, 211, 218, 435
唾液腺 16, 131, 133, 189, 209, 218
楕円関節 78
多極ニューロン 103
多胎妊娠（双生児） 269, 278
多糖類 213
多嚢胞性卵巣 415, 420
タバコの煙 388, 390, 391, 428
多発性硬化症 332, 373
多列上皮 57
胆管 228, 229
—総胆管 163, 228, 231, 400
胆管炎 400
胆管系 231, 435
短期記憶 143
単球（白血球） 184, 188
単極ニューロン 103
短指屈筋 34
短指伸筋 35, 82, 84
胆汁 208, 229, 231, 435
胆汁酸塩 211, 215
胆汁色素 400
単純ヘルペスウイルス 418
短小指屈筋 34
炭水化物 210, 213
男性ホルモン 165
弾性膜 183
胆石 400, 435
胆石疝痛 400
淡蒼球 111
単臀位（胎位） 269
短橈側手根伸筋 31
単糖類 210-211, 213
短内転筋 82
胆嚢 24, 181, 208, 211, 228, 231, 400, 435
胆嚢炎 400, 435
胆嚢管 400
タンパク質 210-211, 213, 246
—合成 46, 50, 52, 160
—分解 210-211
—補体系 193
短腓骨筋 34, 35, 84
短母指外転筋 82, 90
短母指屈筋 34, 90
短母指伸筋 31, 35, 82
断裂 326, 329
恥丘 28
蓄膿（胆嚢） 400
恥骨 61, 66
恥骨筋 82
恥骨結合 60
—女性 28, 240, 253, 254
—男性 26, 66, 241
智歯（親知らず） 287

腟 42, 43, 240, 253, 254, 258, 259, 268, 435
—位置関係 28, 29
—出産後 284-285
—閉経 299
腟前庭球 254
痴呆 333, 409, 435
緻密質 72, 73, 318
チミン 50
中咽頭 15, 197
中隔
—心臓 173, 353
—鼻 14
中隔欠損（心臓） 435
中期（有糸分裂） 53
肘筋 31, 85
中耳 148
中耳炎 342, 435
中手骨 31, 60, 64, 79
中心管 114, 120
中心溝 108
中心小体（細胞） 46, 300
虫垂 24, 25, 208, 232, 403, 435
虫垂炎 403
中枢神経系（CNS） 98, 435
—機能 140-155
中足骨 60, 62, 64, 79
中臀筋 26, 29, 33, 85
肘頭 30, 31
中脳 113, 118, 136
中脳水道 115
中胚葉 260
中膜 182, 183, 360
虫様筋 34, 82
肘リンパ節 189
腸 130, 132, 158
—運動 227, 234
—新生児 280
—断面図 224
—内表面 233
聴覚 148-149
—インパルス 138
—難聴 298, 342
聴覚障害 342
聴覚連合野 142
長管骨 63, 72-73
腸間膜 25
腸間膜閉塞 402
腸間膜脈管 25
長期記憶 143
蝶形骨 12, 15, 63, 66, 67
蝶形骨洞 380
腸脛靱帯 32, 33, 84
腸骨 27, 29, 61, 62, 66
腸骨下腹神経 99
腸骨筋 26, 28
腸骨静脈 26, 27, 29
腸骨鼠径神経 99
腸骨動脈 26, 27, 29
腸骨稜 18, 20, 32
長指屈筋 34, 35, 82, 84
長指伸筋 35, 82, 84
長指伸筋腱 35, 82, 91
腸重積症 403
腸絨毛 225
長掌筋腱 90
聴神経路 342
長橈側手根伸筋 30, 31
長内転筋 82
腸内容物 226, 227, 232, 233
腸捻転 402
蝶番関節 78, 91
長腓骨筋 34, 35, 82, 84
腸閉塞症 402
長母指外転筋 31
長母指屈筋 34, 35, 84
長母指伸筋 35, 82
長母指伸筋腱 31, 35, 82, 91
腸腰筋 82
腸肋筋（脊柱起立筋） 20
直腸 181, 232, 240, 241, 251, 253, 268
—位置関係 25-29
—機能 208
—排便 235
直腸子宮窩 29
直腸膀胱窩 27
チロシン 166
鎮痛剤 145
椎間関節 69, 71
椎間板 69, 71
椎間板ヘルニア 321
椎骨 122
椎骨動脈 334
椎前神経節 131, 133, 134
対マヒ 341
通過時間（消化管） 233
つち骨 67, 148
爪の構造 56
手 31, 64
—運動（神経路） 140
—腱 31
—新生児 281
手足の骨 64
TRH（甲状腺刺激ホルモン放出ホルモン） 167
TSH（甲状腺刺激ホルモン） 160-161, 167
DNA（デオキシリボ核酸） 46, 50-51, 365, 366, 371
T細胞 192-193
底側骨間筋 34
デオキシリボ核酸（DNA） 46, 50-51, 365, 366, 371
手首 31, 64, 327
てこの原理を利用した動き（関節） 94
テストステロン 158, 165, 436
鉄 185, 215, 229
δ（デルタ）細胞 163
転移 390, 429, 436
伝音難聴 342
てんかん 332, 436
臀筋膜 28, 33
転写（遺伝子） 51
伝染性単核症 366
臀動脈 33
デンプン 211, 213
洞
—冠状静脈洞 175
—上矢状静脈洞（脳） 117
—静脈洞（脳） 114, 116, 117, 171
—蝶形骨洞（鼻） 380
—副鼻洞（副鼻腔） 197, 380
—リンパ洞 190
胴体 62
頭蓋冠 66, 67
頭蓋骨 12, 38, 61, 66, 67, 114, 121
動眼神経 125, 137
瞳孔 135, 153
橈骨 61, 62, 78
橈骨静脈 171
橈骨神経 30, 99
橈骨動脈 171
投射線維 112
豆状骨 64
動静脈奇形 335
闘争・逃走反応 136, 162
橈側皮静脈 16, 19, 31, 171
頭頂骨 63, 66, 67
頭頂葉 108-109, 117
糖とリン酸でできた柱（DNA） 51
糖尿病 373
—1型糖尿病（インスリン依存型糖尿病） 373
—糖尿病性腎症 408
頭半棘筋 15, 85-87, 95
頭板状筋 15, 85-87, 95
洞頬脈 349
頭部 12-15
—新生児 281
—頭蓋内出血 340
洞房結節 176, 177, 179, 349, 436
動脈 101, 116, 117, 170, 436
—加齢の影響 297
—構造 182-183
—先天異常 335
動脈管 282, 283
動脈瘤 335, 360, 436
透明中隔（大脳） 136
糖類 213
特異的免疫反応 192-193
特殊心筋 176, 349
毒素 181, 364
特発性肺線維症 386
ドパミン 333, 436
鳥肌 54
トリプシン 210-211

な行

内陰部静脈 33
内果（内くるぶし） 35, 60, 62
内腔 384
内頸静脈 13, 16, 22-23, 171
内呼吸 201
内耳 148
内耳神経 125, 149
内精筋膜 26
ナイセリア・ゴノロエ 418
内側広筋 77, 82
内側視索前核 137
内側足底神経 98
内側直筋 153
内腸骨静脈 27, 29, 181
内腸骨動脈 27, 29
内腸骨リンパ節 189
内乳房リンパ節 255
内胚葉 261
内皮細胞 117, 182, 183
内腹斜筋 20, 24, 26, 83, 85
内分泌系 39, 43, 156-167
内分泌腺 158-159
内閉鎖筋 33, 84
内包 112, 113
内膜 182
内肋間筋 18, 22, 83, 202
ナトリウムイオン 106, 107, 232, 246
軟口蓋 14
軟骨 68-69, 71, 286, 436
—関節軟骨 74, 76, 78, 286, 324
—気管軟骨 16, 204
—甲状軟骨 15, 16-17, 164, 204
—小角軟骨 16
—長管骨の骨端 73
—半月板 76, 322
—鼻軟骨 14
—披裂軟骨 16, 204
—輪状軟骨 15, 16, 164
—裂傷 322
—肋軟骨 61, 65
軟骨細胞 74, 324
軟組織の炎症 329
難聴 342
軟膜 116, 120, 338
肉腫 426, 436
二酸化炭素 200, 201, 214, 233
二次腫瘍 426-427, 429
二重らせん（DNA） 50
ニッスル小体 102
二糖類 210-211, 213
乳管 255, 285
乳歯 216, 287
乳腺 161, 255, 285
乳腺症 412
乳腺膿瘍 412
乳糖 211, 213
乳頭 255
乳頭体 136, 137
乳糜管 225
乳糜槽 189
乳房 161, 255
—思春期 291
—新生児 280
—乳腺疾患 412
ニューモシスチス・カリニ 375
乳様突起 12
乳輪 255, 266

ニューロフィラメント 105
ニューロン（神経細胞） 48, 102, 104, 108-109, 436
—インパルスの伝達 106
—再生 107
—細胞体 102
—支持細胞 103
—種類 103
—働く仕組み 104-105
→「神経」参照
尿 42, 239, 243, 246, 247, 436
—できる仕組み 246
尿管 42, 57, 238, 239, 242, 247, 251, 408, 436
—位置関係 26-27, 29
尿管口 26, 29, 239, 241, 408
尿細管 243-246
尿酸 245
尿失禁 409
尿素 245, 246, 436
尿道 26, 57, 238, 436
—女性 42, 238-241, 252
—男性 26, 27, 42, 238, 241, 250, 417
—閉塞 408
—淋疾 418
尿道海綿体 26, 250
尿道海綿体部 26, 241
尿道隔膜部 241
尿道括約筋 247
尿道口 27-29, 240, 241
尿道舟状窩 27
尿道前立腺部 241
尿路 237, 436
—病気 408
妊娠 266-267
—経過 266-267
—子宮外妊娠 422, 434
妊娠陣痛 271
ヌクレオソーム 50
ヌクレオチド塩基 50
寝汗 299
ネガティブ・フィードバック 167
熱帯熱マラリア 368
ネフロン 243, 244, 436
粘液
—気道 57, 205, 388, 389
—消化管 223, 225
—鼻 133, 147, 197
粘液嚢胞（胆嚢） 400
捻転
—胃捻転 394
—茎捻転（卵巣） 415
—腸捻転 402
粘膜 147, 197, 218, 222-225, 380, 395, 436
粘膜下筋腫 414
粘膜下組織 222-224, 395
脳 39, 66, 98-99, 115-117, 141-143
—感染症 338
—血液脳関門 117
—血流 117
—情報を扱う中枢 113
—神経路 112
—電気活動の異常（てんかん） 332
—内部構造 110
—脳室 115
—発達 118-119
—半球 12, 109
—表面構造 108-109
—末梢神経系 100
脳炎 338
膿痂疹 313
脳下垂体→下垂体
脳幹 110, 131, 133, 143, 197, 205, 221, 436
—機能 138
—情報を扱う中枢 113, 140, 197
—神経路 112
—副交感神経 133
脳幹網様体 436
脳弓 110, 136
脳室 436
脳出血（脳内出血） 335
脳腫瘍 339
嚢状動脈瘤 335
脳神経 100, 112, 124-125, 436
脳脊髄液（髄液） 114-116, 120
—脊髄の保護 122
脳塞栓 334
脳卒中 333, 334, 358, 361
脳底動脈 334
脳動脈 334, 336
能動免疫 370
脳における情報処理 140
脳膿瘍 339
脳波 332
脳半球 12, 108, 109, 117
—胎児 118
膿胞 310, 311
嚢胞 325, 412, 436
膿瘍 436
—肝膿瘍 398
—乳腺膿瘍 412
—脳膿瘍 339
脳梁 110, 111, 136, 436
喉→咽頭
のどぼとけ（喉頭隆起） 16, 17
ノルアドレナリン→ノルエピネフリン 162
ノルエピネフリン 162
ノンレム睡眠（NREM） 139

は行

歯 62, 209, 211, 216
—構造 217
—発達 287
パーキンソン病 333, 436
胚 259, 436
—成長 261
—脳の発達 118-119
肺 22, 23, 41, 65, 196-197, 202
—エイズの影響 375
—構造 198-199
—上皮細胞 57
—神経支配 130
—新生児 280
—胎児 282
—病気 381-391
パイエル板 188
肺炎 369, 382, 436
肺がん 390
肺換気 201
肺気腫 388
肺虚脱 385
肺高血圧症 384
杯細胞 57, 225, 388
肺循環 180
肺静脈 22, 171-173, 180
—ガス交換 196, 201
背側骨間筋 31, 35, 84
背側指静脈 170
背側指神経 98
背側指動脈 170
背側手根動脈網 171
肺塞栓 359
背側中足静脈 170
背側中足動脈 170
胚中心（リンパ節） 190
肺動脈 22, 171, 173, 177, 178, 180, 436
—ガス交換 196, 201
肺動脈幹 23, 173
—胎児 282
肺動脈弁 172, 178
—肺動脈弁狭窄 351, 353
肺動脈弁輪 175
排尿筋（膀胱壁） 238
胚盤 260
胚盤胞 259, 260, 264
排便 235
肺胞 198-200, 382, 388, 436
肺葉 198
—下葉 22-23
—上葉 22-23
—中葉 22-23
排卵 252-253, 291, 420, 436
ハヴァース管 73
ハヴァース系（オステオン） 72, 73, 318, 432
麦芽糖 210-211
薄筋 28, 33, 34, 82, 84
白質 111, 113, 120, 131, 133, 436
白線 18, 26, 28, 83
白癬 369
白内障 298
白斑（白なまず） 313, 373
—尋常性白斑 373
はしか（麻疹） 366
バセドウ病 373
バソプレシン（ADH。抗利尿ホルモン） 161
パチニ小体 145
発がん物質 390, 428
白血球 38, 48, 182, 184, 229, 374, 436
白血病 366, 436
発声 204
発達の目安（子ども） 288-289
発熱 436
発話 108, 142
鼻毛 197
鼻の外部構造 14
馬尾 121
パポバウイルス 366
ハマダラカ 368
パラミクソウイルス 366
バルトリン腺 254
半月板 76, 322
半腱様筋 33, 34, 84
反射運動 113, 288
—新生児 288-289
—せき反射 205
—脊髄反射 129
伴性遺伝 305
反復運動過多損傷（RSI） 327
半膜様筋 32,-34, 84
PNS（末梢神経系） 98-99, 100, 125, 436
B細胞 192-193
被蓋 111
皮下骨折 316
皮下脂肪 55
鼻筋 83, 87, 89
鼻腔 14, 147, 197
ひげ 290
腓骨 35, 38, 60, 62, 76, 77
尾骨 27, 29, 60, 62, 70
—女性 28, 29
—男性 27, 241, 251
鼻骨 12, 14, 66, 67, 87
腓骨静脈 170
腓骨神経 35
尾骨神経 126
尾骨神経叢 126
腓骨動脈 35, 170
ピコルナウイルス 366
膝 32, 34, 76-77, 78
—膝関節静脈網 170
—膝関節動脈網 170
膝がしら→膝蓋骨 32, 60, 63
皮脂 310
肘 30, 78
皮脂腺 54, 255, 310
皮質
—腎皮質 243
—大脳皮質 109-112, 116
—副腎皮質 162
微絨毛 47
尾状核 111
微小管（細胞） 47, 105
脾静脈 181
ヒスタミン 145, 191, 372, 389
微生物 364
鼻腺 133
脾臓 24, 25, 40, 65, 181, 189
肥大型心筋症 354
ビタミン 213, 229
ビタミンK 233

ビタミンD 164
ビタミンB 233
鼻中隔 15
尾椎 21
脾動脈 25
非特異性尿道炎（非淋菌性尿道炎） 419
ヒトのライフサイクル 256-305
ヒトパピローマウイルス 311, 414
ヒト免疫不全ウイルス（HIV） 374, 432
鼻軟骨 14
泌尿器系 26, 42, 236-247
—上皮組織 57
—女性 42
—男性 42
—病気 406-409
皮膚 100, 130, 160
—エイズの影響 375
—加齢 296
—構造 54-55
—触覚受容器 144-145
—新生児 280
—病気 308-313
—変色 313
皮膚がん 312
腓腹筋 32-34, 82, 84
腓腹筋腱 34
腓腹神経 35
皮膚糸状菌症 369
皮膚節 128
飛沫感染 379
表在筋 19, 82, 84, 86
標的細胞 104, 106, 107, 166
標的臓器 133, 134
表皮 55, 144, 310, 311, 312, 436
ヒラメ筋 34, 35, 82, 84
非淋菌性尿道炎 419
鼻涙管 153
披裂軟骨 16, 204
脾彎曲部 25
貧血 436
ファーター乳頭 230, 231, 399
ファゴソーム 191
ファロー四徴症 353
フィードバック機構 167
フィブリン 358, 436
フィラメント（細胞骨格） 47
風疹 352, 436
不規則形骨 63
腹横筋 18, 24, 26
腹腔 209
腹腔動脈 25
副睾丸（精巣上体） 26, 165, 241, 250, 251, 295
副交感神経 100, 132-135, 177
副交感神経系 134, 436
—心拍数の調節 177
—二重支配 135
副交感神経節 133-135
副甲状腺 159, 164
伏在神経 98
複雑骨折 316
副腎 39, 130, 158, 160, 162, 239
副腎アンドロゲン 162
副神経 124
副腎皮質刺激ホルモン（ACTH） 160
腹直筋 18, 24, 26, 28, 38, 83
腹直筋鞘 18
複臀位 269
腹内側核 137
副鼻腔 197
副鼻腔炎 378, 380
腹部 19, 24, 25
副伏在静脈 170
腹部ヘルニア 394
腹壁 24
腹膜 26, 29, 209 436
腹膜炎 403, 436
腹膜垂 25
ふくらはぎ 35
浮腫 191, 356
不随意筋 38, 54
不整脈 349, 356, 437
腹筋 202, 205
ブドウ球菌 311
ブドウ糖（グルコース） 117, 130, 211, 214, 245, 246
不妊 419-421
不飽和脂肪酸 213
浮遊肋 65
不溶性繊維 215
プラーク（脂肪沈着物） 297, 358
プラスミド 365
ブローカ野 142
プロゲステロン（黄体ホルモン） 158, 165, 252, 291, 292, 437
プロスタグランジン 159, 191, 437
粉砕骨折 316
分節運動 227
分娩 273-279
粉瘤 311
平滑筋 38, 93, 135
平滑筋細胞 48
閉経 299, 437
閉経期 43
平衡感覚 150-151
平衡斑 150, 151
閉鎖筋膜 28
閉鎖骨折 316
閉鎖神経 98
平面関節 79
ペースメーカー→洞房結節
β細胞 163
壁側腹膜 209, 238
ペクチン 215
臍 18
ヘテロ接合→優性遺伝子、劣性遺伝子
ペニス→陰茎 27, 42, 132, 250
ペプシン 211
ペプチダーゼ 210-211
ペプチド 210-211
ヘム 52, 185
ヘモグロビン 52, 185, 437
ヘリコバクター・ピロリ 395
ペルオキシソーム 47
ヘルニア 394, 402
ヘルペス
—口唇ヘルペス 366
—性器ヘルペス 366, 418
ヘルペスウイルス 366
便 210, 215, 232, 233, 235, 404
弁 350, 351
—逆流防止弁 183, 188-189
—三尖弁 172, 178, 352
—僧帽弁 173, 351, 352, 435
—大動脈弁 173, 178, 350, 352, 435
—肺動脈弁 178, 179, 350, 352, 435
—弁尖 178
変形性関節症 324-325, 437
片頭痛 337, 437
扁桃 40, 189
—口蓋扁桃 15
—舌扁桃 14
扁桃炎 378
扁桃体 136
扁平骨 63
扁平上皮がん 312
扁平上皮細胞 55, 57, 311, 391
片マヒ 341
鞭毛 258, 364, 368
ヘンレ係蹄 243, 244, 246
保因者（劣性遺伝子） 305
膨起往復運動 234
縫合 77
膀胱 238, 247
—女性 42, 240, 252, 268
—神経路 134
—男性 42, 241, 251
→「尿失禁」参照
膀胱炎 408, 437
膀胱括約筋 130, 132
縫工筋 32, 33, 82
膀胱三角部 238
膀胱尿逆流症 408
房室結節 176, 177, 349
帽状腱膜 86, 87
房水（眼） 153, 343, 437
紡錘糸 300-301
放線冠 112
膨大部（三半規管） 150
膨大部稜 150, 151
飽和脂肪酸 213
ほお骨→頬骨 14, 66, 67
ボーマン嚢 244, 245
ボール弁 351
ほくろ 312, 437
母指外転筋 34, 82, 90
母指対立筋 90
ポジティブ・フィードバック 167
補体系 193
発作 332
発疹 313, 339
ほてり 299
母乳をつくる腺 285
骨 60-75
—足 64
—海綿質 72, 91
—形 63
—腱とのつながり 91
—構造 72-73
—再吸収 319
—修復 75
—スポンジ状 72
—成長 74, 160, 319
—緻密質 72, 73, 318
—手 64
—てこの原理を利用した動き 94
—老化 296, 317-319
→「骨折」参照
骨・筋肉の病気 314-329
ホメオスタシス 437
ポリープ 405
ポリオ（急性灰白髄炎） 366
ポリペプチド 210-211
ホルモン 39, 42, 43, 52, 160-161, 223, 437
—産生器官 158-159
—女性ホルモン 165,252
—心拍数の調節 177
—性ホルモン 43, 165, 435
—男性ホルモン 165
—働く仕組み 166
—フィードバック機構 167
—副腎 162
—閉経期での役割 299

ま行

マイスネル小体（触覚） 145
マグネシウム 215
マクロファージ 188, 190, 200, 332, 382, 387
麻疹（はしか） 366
マスト細胞 372, 389
末梢神経系（PNS） 98-99, 100, 125, 437
—再生 107
マヒ 341, 437
麻薬 145
マラリア 368
マラリア原虫 368
マルターゼ 210-211
慢性 437
慢性関節リウマチ 323, 386, 437
慢性気管支炎 388
ミエリン鞘 101, 102, 107, 111, 332
味覚 146
ミクログリア 103
未熟児 269
水（水分） 210-211, 213, 245, 246
—結腸からの吸収 232, 233, 234
水ぼうそう（水痘） 366
ミトコンドリア 46, 50, 102, 105, 214, 369, 437
ミネラル 213

耳 148-149
—外耳道 15, 148, 342
—耳小骨 67, 148, 434
—耳胞 118
—病気 342
みみだれ→中耳炎 342
脈拍 437
脈絡叢（脳） 114
脈絡膜（眼） 152, 153
味蕾 146
無症候性キャリア 375
むち打ち症 321
胸→胸部
胸やけ 394
眼 14, 57
—眼窩骨 153
—構造 152
—新生児 281
—付属器官 153
迷走神経 99, 124, 146, 177, 437
迷路（内耳） 148
メタン 233
メッセンジャーRNA（mRNA） 51, 52
メラトニン 159
メラニン 160
メラノーマ（悪性黒色腫） 312
メラノサイト 160, 312
メラノサイト刺激ホルモン(MSH) 160
メルケル細胞 144
メロゾイト 368
免疫 370
免疫グロブリンE（IgE） 372
免疫系 24, 192-193, 372, 373
→「リンパ系」参照
免疫疾患 363, 372-375
免疫不全 374-375, 437
網 209
毛細血管 92, 117, 174, 201, 335, 437
—ネットワーク 183, 200
毛細胆管 229
毛細リンパ管 188-189
盲腸 24, 25, 224, 232, 403
網膜 152, 153, 154, 155, 437
毛様体（眼） 152, 153
毛様体筋 131, 133, 155
網様体賦活系（脳） 138
モルヒネ 145
門脈 180, 181, 228, 229, 297, 397
門脈圧亢進症 397
門脈系 181

や行

薬剤耐性菌 365
有棘（細胞）層 55, 311
有茎性筋腫 414
有鉤骨 64
有糸分裂 53, 437
優性遺伝子 304
有頭骨 64
幽門括約筋 223, 224, 226, 231
輸精管（精管） 26, 165, 251, 420, 437
輸送機構（細胞膜） 49
葉気管支 22
溶血性貧血 373
腰神経 126, 128
腰神経叢 126
羊水 262, 268
腰椎 21, 68, 70
羊膜 269
羊膜腔 260-261

ら行

ライフサイクル（ヒト） 256-305
ラクターゼ 210-211
卵円孔 282, 283
卵黄嚢 260
卵管 28, 253, 258, 259, 413
—障害・閉塞 420
卵管采 28, 253
卵形嚢 150
ランゲルハンス島 163, 230
卵細胞 43, 48, 258
卵子（卵） 48, 165, 252, 258, 292-293, 299, 437
卵巣 28, 43, 158, 160, 165, 259, 437
—機能 252, 253
—思春期 290, 291
—病気 410-415
—閉経 299
卵巣がん 415
卵巣采 28
卵巣静脈 28
卵巣動脈 28
卵巣嚢胞 415
ランビエ絞輪 102
卵胞 292-293
卵胞刺激ホルモン（FSH） 160-161, 290-292, 299
卵胞ホルモン→エストロゲン
リウマチ熱 354, 355
梨状筋 33, 85
リソソーム 47
立方骨 64
立方上皮 57
立毛筋 54
リパーゼ 210, 211
リボ核酸（RNA） 46, 366, 374
リボソーム 46, 50, 52
硫化水素 233
流行性耳下腺炎（おたふくかぜ） 366
流産 422, 437
両眼視野 154
菱形筋 95
良性 437
良性腫瘍 427
梁柱 190
菱脳 118
緑内障 343, 437
淋疾 418, 419
輪状甲状筋 17
輪状甲状靭帯 16
輪状軟骨 15, 16, 164
リンパ 188-189
リンパ管 188, 229, 255, 429
リンパ球 184, 188-190, 374, 379, 437
—特異的免疫反応 192-193
リンパ系 40, 186-190, 437
リンパ節 188-190, 255, 429, 437
—構造 190
リンホカイン 192-193
涙管 153
涙骨 66, 67
涙腺 133, 153, 189
類洞 229
ルフィニ終末 145
レジオネラ症 383
レジオネラ・ニューモフィラ 383
裂（脳） 108
劣性遺伝子 304, 305
レトロウイルス 366
レム睡眠（REM） 139
連合野（脳） 142
レンズ核 111
ロイコトリエン 191
瘻 437
—胆汁瘻 400
聾→聴覚障害 342
老化（現象） 324, 342, 350
老廃物 47, 245
濾過 245, 246
肋軟骨 61, 65
肋下神経 99
肋間筋 18, 20, 196, 202
肋間神経 99
肋骨 18, 23, 24, 61, 62, 127, 197, 202
—骨折 317
—接続部分 65

わ行

Y染色体 303, 437
若木骨折 316
ワクチン 370, 371
笑い顔 88
腕神経叢 12, 16, 99, 127
腕橈骨筋 30
腕頭静脈 17, 22, 23

ヒューマン・ボディ からだの図鑑《ずかん》

2014年7月10日　第1刷発行

編　者　ドーリング・キンダースリー
監訳者　小橋隆一郎《こはしりゅういちろう》
発行者　荻野善之
発行所　株式会社　主婦の友社
〒101-8911東京都千代田区神田駿河台2-9
電話（編集）03-5280-7537（販売）03-5280-7551

ISBN978-4-07-294912-2